CUERPO DE MUJER, SABIDURÍA DE MUJER

CHRISTIANE NORTHRUP

Cuerpo de mujer, sabiduría de mujer

Una guía para la salud física y emocional

EDICIÓN REVISADA

URANO

Argentina - Chile - Colombia - España
Estados Unidos - México - Perú - Uruguay - Venezuela

La autora expresa su agradecimiento por la autorización para citar las siguientes obras: fragmento de *Circle of Stones: Woman's Journey to Herself*, de Judith Duerk. Copyright © 1989 by LuraMedia; reproducido con autorización de LuraMedia, Inc., San Diego (California); fragmento de *Guided Meditations, Explorations and Healing*, de Stephen Levine. Copyright © 1991 by Stephen Levine; reproducido con autorización de Doubleday, división de Bantam Doubleday Dell Publishing Group, Inc.; fragmento de *Mothering Myself*, de Nancy M. Sheehan, M.Ed.; fragmento de *When Society Becomes an Addict*, de Anne Wilson Schaef. Copyright © 1987, HarperSanFrancisco.

Título original: *Women's Bodies, Women's Wisdom*
Editor original: Bantam Books, Nueva York
Traducción: Amelia Brito Astorga

© 1994 [1.ª edición] by Christiane Northrup, M.D.
© 1998 [2ª. ed., revisada] by Christiane Northrup, M.D.
© 2006 [3ª. ed., revisada] by Christiane Northrup, M.D.

This translation published by arrangement with the Bantam Dell Publishing Group, a division of Randon House, Inc.

© 1999 y 2010 *by* Ediciones Urano, S.A.
   Aribau, 142, pral. - 08036 Barcelona
   www.mundourano.com
   www.edicionesurano.com

ISBN: 978-84-7953-748-7
Depósito legal: NA. 1.950 - 2010

Fotocomposición: A.P.G. Estudi Gràfic, S.L.
Impreso por Rodesa, S. A. – Polígono Industrial San Miguel
Parcelas E7-E8 – 31132 Villatuerta (Navarra)

Impreso en España - *Printed in Spain*

Este libro está dedicado a todas aquellas personas que creen que es posible vivir una vida plena, sin tener en cuenta nuestras circunstancias actuales o pasadas.

A todas aquellas que reconocen la diaria presencia en nuestra vida del misterio, la incertidumbre y la esperanza.

A aquellas que anhelan estar bien y saben que la curación es algo más que tomar medicamentos o aplicar técnicas externas.

Este libro es para todos los profesionales de la salud y los enfermos que reconocen sinceramente cuánto ignoramos.

Es para aquellas personas que saben que nuestra curación no será completa mientras no recuperemos lo sagrado en nuestra vida cotidiana.

Este libro está dedicado con gratitud a los científicos y sanadores del pasado, el presente y el futuro que se han atrevido y continúan atreviéndose a avanzar en la fe, la esperanza y la alegría a pesar de los deprimentes efectos del pensamiento convencional.

Índice

PRIMERA PARTE: DEL CONTROL EXTERNO
A LA GUÍA INTERIOR

SEGUNDA PARTE: ANATOMÍA
DE LA SABIDURÍA FEMENINA

TERCERA PARTE: PROGRAMA DE SABIDURÍA FEMENINA PARA UNA CURACIÓN Y UNA SALUD VIBRANTES

Lista de figuras

Lista de cuadros

Agradecimientos

Un libro tan voluminoso como éste ha necesitado la asistencia de un dedicado equipo de parteras para esta encarnación.

Quiero agradecer a todas las personas que contribuyeron a las dos primeras ediciones de este libro, en 1994 y 1998, y ayudaron a poner los primeros cimientos sobre los que se construyó. A Leslie Meredith, y a los doctores Mona Lisa Schulz y Joel Hargrove. A mis primeras socias en Women to Women, las enfermeras Marcelle Pick y Annie Rafter, y la doctora Ellen Fenn. Gracias también a la doctora Bethany Hays, a la enfermera Susan Doughty y al doctor Hector Tarrazza. Y a Helen Rees, la agente que primero defendió este libro.

En cuanto a esta tercera edición, mis gracias y aprecio especiales van a Toni Burbank, mi editor extraordinario en Bantam Books, cuyas dotes continúan sorprendiéndome y fascinándome.

A Irwin Applebaum, presidente de Bantam, que ha creído en mi mensaje desde el principio.

A Barb Burg y Theresa Zorro, del Departamento de Publicidad de Bantan, por su consumada pericia en su trabajo.

A mi agente Ned Leavitt, con quien comparto una exquisita historia y afinidad espiritual.

A Sue Abel, por ayudarme a mantener encendidos los hogares y fuegos de la casa, la leña apilada y los gatos felices durante el proceso de escritura de este libro.

A Regena Thomashauer, por tener el valor de vivir una nueva historia para las mujeres y enseñarnos a todas una manera mejor de relacionarnos con los hombres.

A Chip Gray, a la familia Gray y al personal de la maravillosa Harraseeket Inn. Vuestras comidas bellamente preparadas y deliciosamente ecológicas, servidas en ese ambiente cálido y acogedor, me han sostenido durante la escritura de dos libros y dos revisiones. Os estoy profundamente agradecida.

Al personal de la Royal River Grillhouse, por hacer deliciosos y agradables mis almuerzos de trabajo, y por servir los mejores panes, capuchinos y mejillones que he saboreado.

A Katy Koontz, extraordinaria escriba, cuyas dotes para la redacción, organización e investigación, por no decir su sentido del humor, han hecho ir sobre ruedas este trabajo, y con más diversión de la que creía posible.

A La doctora Dixie Mills, cirujana especializada en los pechos y amiga, cuya esmerada revisión de las partes correspondientes de este libro ha sido una verdadera bendición.

A Fern Tsao y su hija Maureen Manetti, por ofrecernos a mí y mi familia sus fenomenales conocimientos y habilidad en la medicina china tradicional durante todos estos años.

A Julie Hofmeir por tu sanadora pericia en trabajo corporal.

A Deena Spear, terapeuta vibracional y buena amiga. Nuestras conversaciones sobre la Hogwhash School of Healing [Escuela de Salud Tonterías] y otros sucesos extraordinarios, más mis «puestas a punto» contigo, han sido no sólo una bendición sino, más importante aún, fuente de muchísima risa.

A Ina May Gaskin por tu visión del parto como un acontecimiento de éxtasis transformador de la vida, más las investigaciones que lo respaldan.

A Donna Abate y Judie Harvey, editoras de mi hoja informativa y cartas por *e-mail*; formáis un equipo fabuloso con el que me encanta trabajar.

A Mike Brewer, por tus dotes para el mantenimiento de la propiedad y tu buen corazón.

A Abby Shattuck, por tu irresistible encanto con las flores y el jardín.

A Louise Hay, Reid Tracy, Ron Tillinghast, Margarete Nielson, Nancy Levin y todo el personal de Hay House. Me habéis enseñado que el trabajo, el placer y la prosperidad van hermosamente unidos. Agradezco cada día de nuestra asociación.

A Paulina Carr, mi chica de los mandados, por hacer todo lo que es necesario hacer, incluso traer su camioneta si hace falta.

A Janet Lambert, por tus excelentes dotes para la contabilidad y los negocios.

A Diane Grover, cuyas dotes organizativas, intuición, lealtad, amistad y animación en bien de mi trabajo, salud, felicidad y prosperidad son regalos divinos en mi vida. No sé qué hice alguna vez para atraerme a una persona tan extraordinaria como mi primera enfermera en mi consulta hace veinticinco años. Gracias por entrar a batear y atreverte a crecer y cambiar junto conmigo, convirtiéndote en la Gerente de Todo. Por no decir hacer de madre adoptiva de mis hijas. Gracias también por prestarme a tu marido Charles para ir con él a las clases de tango.

Agradezco a mis padres el inmenso apoyo que me han ofrecido siempre: mi indómita madre Edna y mi difunto padre Wilbur, cuyo trabajo he continuado a mi manera. Mi corazón está lleno de gratitud y cariño por mi hermana Penny, su marido Phil, mi hermano John, su mujer Annie, y mi hermano Bill y su mujer Lori. Todos creáis un primer chakra increíblemente fuerte que hace sólidas y seguras mi inmunidad y sensación de formar parte de una familia. Os valoro ahora más que nunca.

Y por último, agradezco a mis dos hijas, Annie y Katie, que están viviendo el legado de este trabajo en sus vidas y transmitiéndolo cada a una a su manera única. Me inunda la gratitud por vuestra belleza, vuestra vibrante buena salud, vuestro entusiasmo por la vida y vuestra risa fuerte y bulliciosa (que no difiere de la mía).

DRA. CHRISTIANE NORTHRUP

La medicina de la potenciación

Han pasado veinte años desde que mis experiencias como tocoginecóloga, mujer y madre me llevaron a ver la necesidad de un enfoque nuevo y revolucionario de la salud y bienestar de las mujeres que reconozca la unidad sin solución de continuidad de nuestros cuerpo, mente y espíritu. Aunque esto no era evidente en los años ochenta y noventa, cuando yo estaba investigando los enfoques o planteamientos reseñados en este libro, ya no es un secreto que en el estado de salud de la mujer influyen muchísimo la cultura en que vive, su posición en ella, sus experiencias, y sus pensamientos, creencias y comportamiento día a día.

Me ha llevado casi treinta años conocer en la médula de mis huesos la verdad acerca de qué nos mantiene sanas y qué nos enferma. Y esto es lo que deseo que sepas: al margen de nuestras circunstancias personales, de nuestro pasado o de nuestra edad, cada una de nosotras tiene una guía interior a la que podemos acceder para crearnos una salud vibrante diariamente, ahora mismo. Nacemos con esta guía interior, que viene en forma del deseo de una vida mejor, buena educación, más amor, más alegría y más satisfacción cada día. Viene a través de la búsqueda de la libertad, el placer y la alegría. Aunque con mucha frecuencia se nos ha disuadido de nuestros deseos en la infancia, he comprendido que podemos fiarnos de todo aquello que nos procura un placer sostenible y nos hace desear levantarnos por la mañana. Nuestros deseos son la manera como la fuerza vital sanadora pasa por nosotros y repone nuestros cuerpos. Son lo que hacen la vida digna de vivirse. Forman nuestras esperanzas y sueños. Y siempre contienen la clave para ayudarnos a sanar, no sólo el cuerpo sino toda la vida. Como médica he visto una y otra vez cómo nuestra guía interior también se presenta en forma de síntomas corporales y enfermedades, sobre todo cuando llevamos una vida desprovista de placer, dicha y esperanza. Nuestras enfermedades están destinadas a hacernos parar en seco, obligarnos a descansar y llevar nuestra atención de vuelta a las cosas que son verdaderamente importantes y que dan sentido y alegría a nuestra vida, aspectos de la vida que muchas veces hemos relegado a un segundo plano, dejándolos para «algún día».

Los conocimientos y percepciones decantados por más de veinte años de ejercicio de la medicina, como también mis problemas de salud, desafiaban todo lo que aprendí sobre la salud de las mujeres en la Facultad de Medicina y en mi práctica como residente. Comencé a ver que el síndrome premenstrual, el dolor pelviano, los miomas, la vaginitis crónica y los dolores menstruales tienen relación con el contexto de la vida de la mujer, sus creencias sobre sí misma y lo que cree que es posible en su vida. Interesarme acerca de su dieta, de su situación laboral y de sus relaciones muchas veces me daba pistas para encontrar la causa de fondo de sus molestias. Aprendí a percibir y valorar las pautas de vida que hay detrás de los trastornos médicos de maneras que nunca había notado antes. Pero una vez que las vi, comprendí que esas percepciones contenían la clave para una salud y curación verdaderas.

Con los años, a medida que adquiría más sensibilidad hacia esas pautas de la salud y la enfermedad en mí y en mis clientas, llegué a comprender que sin un compromiso a mirar todos los aspectos de nuestra vida y acceder a nuestro poder para cambiarlas, mejorar los hábitos y la dieta no basta para efectuar una cura permanente de trastornos que llevan muchos años presentes. Durante casi treinta años he trabajado con muchas mujeres cuyas enfermedades no se pueden atribuir simplemente a lo que comen, y no se pueden curar sólo con medicación o cirugía. Seguir una dieta especial o correr cinco kilómetros al día no hará sentirse bien a una mujer si su salud está influida, consciente o inconscientemente, por la creencia de que no es lo bastante valiosa, o que debería haber sido hombre, o que sufrir es lo que le toca a la mujer. Si fue víctima de abusos sexuales por parte de su padre y no se ha permitido sentir las emociones relacionadas con esa historia, o fue una hija no deseada y/o maltratada en la infancia, no existe ningún fármaco que se le pueda recetar para sanar esa herida y los efectos físicos posteriores que suele haber. Sin embargo, probar con cambios dietéticos y alternativas a los fármacos y/o a la intervención quirúrgica suelen ser primeros pasos muy potentes, potenciadores de la salud, que nos abren a nuevas maneras de mirar nuestros cuerpos. Con una nueva actitud de que no somos simplemente víctimas de nuestros cuerpos y la seguridad de que todas tenemos en el interior la capacidad para sanar de cualquier cosa y luego vivir una vida llena de alegría, tenemos la fuerza para sanar mental, emocional, espiritual y físicamente. Llegamos a ver, por fin, que el placer, no el dolor, es nuestro derecho de nacimiento. A lo largo de este libro hay historias de esos tipos de curación y de ese despertar. Cuando por fin hacemos la conexión entre nuestros pensamientos, nuestras creencias, nuestra salud física y nuestras circunstancias en la vida, descubrimos que estamos en el asiento del conductor de nuestra vida. Nada es más estimulante ni más potenciador.

Una de mis lectoras me escribió hace poco para decirme que *Cuerpo de mujer, sabiduría de mujer* es una carta de amor a las mujeres y sus cuerpos. Tiene razón. Cuando leas esta nueva edición, ten presente que está escrito para ayudarte a que te enamores de tu cuerpo, carne y huesos; ayudarte a despertar a la preciosidad de tu cuerpo femenino y sus divinos procesos. Deja que te ayude a ser la encarnación física de tu alma para que descubras a la mujer que siempre has estado destinada a ser. Que te ayude a encontrar la mejor atención médica posible para tu situación personal. Pero por encima de todo, que te llene del valor necesario para hacer cambios radicales, vivificantes en tu mente y tu vida, cambios que te harán y mantendrán vibrantemente sana y feliz toda tu vida. El más fundamental de estos cambios es aprender a amar y aceptar a tu precioso yo, ¡con verrugas y todo!

Decir nuestra verdad

El mes siguiente a la publicación de la primera edición de este libro tuve varias veces la pesadilla de que había alguien en mi dormitorio a punto de matarme. Durante cinco noches consecutivas desperté gritando de terror, asustando a mis hijas y asustándome a mí. Mis sueños eran mi nada sutil guía interior, que quería informarme del miedo que tenía una parte de mí de dar a conocer al mundo lo que yo sabía. Me sorprendió ese miedo. Aunque intelectualmente sabía que muchas mujeres tienen un muro de miedo en su interior, que se levanta cuando se atreven a decir su verdad, no me había dado cuenta de lo mucho que yo lo compartía. En junio de 1994, cuando el libro ya estaba en venta, tenía miedo de asistir a la reunión periódica de tocología-ginecología, porque estaba segura de que mis colegas me rechazarían a mí y rechazarían mi trabajo. Hasta entonces había vivido una vida profesional doble. Una parte de mí les decía a mis clientas, en la intimidad de mi consulta, lo que realmente creía, y la otra parte, mi yo «oficial», se refrenaba un poco (o mucho) en el hospital o delante de muchos colegas. Mis condicionamientos sociales como médica me habían enseñado muy bien lo que era aceptable para mis colegas y el personal del hospital. Llevaba años caminando por una cuerda muy delgada. De hecho, en 1980, justo después del nacimiento de mi primera hija y antes de presentarme a los exámenes orales para recibir mi título en tocología y ginecología, aparecí en un reportaje sobre salud holística de mujeres en la revista *East West Journal* (ahora *Natural Health*). Con el fin de que nadie del hospital donde trabajaba viera el artículo, fui a la cooperativa donde se vendía la revista y compré todos los ejemplares de ese número. Nadie de mi hospital lo vio jamás, y si alguien lo vio, nunca dijo nada. Pero en 1994 no me iba a ser posible comprar todos los ejemplares de mi libro. Tenía que afrontar las consecuencias y, por primera vez, unir mis dos partes públicamente, y delante de los grupos de médicos ortodoxos.

Mi primer paso fue asistir a la reunión semanal del hospital. Cuando entré, me sentí aliviada porque nadie dijo nada sobre el libro y me trataron igual que siempre. Era como si no hubiera ocurrido nada. Tuve que reírme, porque en ese momento aprendí una lección sobre el egocentrismo: creer que todas las personas que me rodeaban estaban interesadas en lo que yo hacía o decía, cuando en realidad tenían su propia vida de la que ocuparse. Mi principal lección fue que mi miedo era sólo eso, todo mío, y que era hora de olvidarlo. Esto ha sido un proceso gradual. Cuando el libro cumplió un año, tuve una serie de sueños en los que alguien me grababa en vídeo desnuda. Seguía sintiéndome vulnerable, ¡pero al menos nadie me iba a matar! Después, los sueños han ido desapareciendo poco a poco.

A partir de 1994 me han invitado a hablar ante personal de hospitales y médicos de todo el país y del extranjero, y he recibido una acogida abrumadoramente positiva por parte de mujeres y hombres de Estados Unidos y del resto del mundo. No cabe duda de que el mundo está preparado para la sabiduría de las mujeres. El comentario que oigo con más frecuencia, en boca de mujeres y de hombres, e incluso de muchos médicos, es más o menos el siguiente: «En algún lugar profundo de mi interior siempre he sabido la verdad de lo que has dicho, pero no sabía cómo expresarlo. Y ciertamente, jamás había oído decirlo a ningún médico».

He llegado a comprender que la ciencia médica, si se combina con la sabiduría de nuestro corazón y nuestra mente, es una medicina verdaderamente poderosa. Y ese es el motivo de que casi tan pronto como se publicó este libro sentí la necesidad de revisarlo. Aunque nada puede reemplazar el desarrollo y el perfeccionamiento de nuestra sabiduría intuitiva femenina, es decir, esa guía interior que nos ayuda a decidir qué caminos tomar y cuáles evitar, he descubierto que esta guía interior funciona mejor cuando está equilibrada con una buena información, sólida y puesta al día.

Y si bien los principios de la verdadera sabiduría no cambian mucho con el tiempo, la información útil y práctica sí cambia. Necesitamos ambas cosas, tal como necesitamos los dos hemisferios cerebrales, el izquierdo y el derecho. Y con la aceptación cada vez mayor de la medicina alternativa en la corriente principal de la cultura (fenómeno que todavía me sorprende y me encanta), cada día hay más soluciones naturales para los problemas femeninos de salud documentados científicamente. Al mismo tiempo, también son útiles para muchas mujeres las buenas soluciones tecnológicas, como los nuevos dispositivos para mejorar la incontinencia urinaria por esfuerzo y las mejores técnicas quirúrgicas para extirpar miomas. Cada vez que he puesto al día mis pensamientos y recomendaciones, he deseado hacer llegar esa nueva información a mis lectoras para que también ellas puedan aprovecharla para mejorar su vida y su salud.

Escribir la primera edición de este libro me abrió a un mundo más grande de sabiduría femenina que está creciendo en todo el planeta. Debido a esto, cuento con el apoyo de más personas y lugares de lo que jamás habría creído posible. Por todas las cartas que recibo, sé que lo mismo está ocurriendo en otras partes del mundo. Este libro se usa como texto de estudio en escuelas de enfermería y hospitales de todo el país, y esto sirve para que la sabiduría femenina cobre velocidad e impulso.

He comprendido el poder que tiene decir mi verdad personal. Esto ha sido una parte muy importante en mi proceso de curación. Y he salido de él sintiéndome más fuerte y más libre que nunca. Espero que este libro estimule a otras mujeres a decir también su verdad personal. Sé que cuando cada una hace esto, el mundo y nuestra salud mejoran.

Introducción
a la primera edición (1994)

Médico, cúrate a ti mismo

Cuando nació mi primera hija en 1981, quise alimentarla sólo con mi leche y al mismo tiempo continuar con mis sesenta o más horas de trabajo a la semana. Por intentar hacerlo enfermé de una mastitis grave que al final fue causa de que me dejara de funcionar la mama derecha. En lugar de tomarme uno o dos días de baja en el trabajo a la primera señal de infección, que es lo que habría recomendado a cualquiera de mis clientas, continué trabajando. Actué así porque me sentía desgarrada entre dos direcciones. Creía entonces, como sigo creyendo ahora, que la leche materna es el mejor alimento para los bebés, y estaba resuelta a dar una alimentación óptima a mis hijos. Yo misma me traté con antibióticos, porque sabía que si iba a otro médico me ordenaría dejar de amamantar a mi hija. Al mismo tiempo, era consciente de que los médicos varones solían acusar a sus colegas mujeres de ser débiles o incapaces de trabajar como es debido, y yo no quería ser considerada así. En ese tiempo estaba trabajando con un respetado grupo de tocoginecólogos. A mis 31 años había conseguido éxito en un campo de la medicina dominado por los hombres, y trabajaba con colegas a los que respetaba. No quería poner en peligro mi carrera profesional. De modo, pues, que no me cuidé y continué trabajando, y empeorando más y más.

Aunque tomaba medicación, la infección era lo bastante grave para resistir a los antibióticos comunes. La enfermedad siguió avanzando hasta que una noche me subió muchísimo la fiebre, acompañada de escalofríos y delirio. Durante ese tiempo, según supe después, la infección se estaba amurallando en mi cuerpo en forma de un absceso, a mucha profundidad dentro del pecho. Incluso así fui a trabajar y continué cumpliendo mi deber. Al ser madre y médica al mismo tiempo, pensé que no tenía otra alternativa. Todos mis años de formación me habían enseñado a poner en último lugar mis necesidades.

Después de varias semanas de intentar tratarme yo sola, finalmente llamé a un cirujano que accedió a verme en su consulta cuando yo terminara de atender a mis clientas (tomando tabletas de Tylenol con codeína para calmar el dolor). Esa misma noche terminé en el quirófano, justamente lo que había decidido evitar.

El cirujano le dijo a mi marido, que también es médico, que la cavidad del absceso bajo mi pecho era muy grande y penetraba a través de la pared torácica, lo peor que había visto en sus treinta años de práctica. No se explicaba cómo había logrado yo seguir trabajando a pesar de eso. Yo no había hecho caso de la antiquísima enseñanza que dice: «Médico, cúrate a ti mismo». Me sentí avergonzada de no haberme tratado bien como médica, de haberme convertido en enferma, en paciente. También sentí en peligro mi validez como madre, si no podía dar el pecho a mi hija. (En todo caso, la leche ya me había disminuido bastante a causa del estrés.) Sin embargo, recuerdo que esa noche en el hospital pensé que tenía que volver al trabajo lo más pronto posible.

Cuando dos años después nació mi segunda hija, supuse que ya estaría reparado el daño. Aunque para alimentar a mi primera hija tuve que complementar con leche de fórmula la leche materna, me imaginé que esta vez no tendría que volver a hacerlo. Pero no hubo manera de que saliera una gota de leche para mi nueva hija por esa mama, aunque sí se producía leche cuando había de producirse. La infección anterior había destruido los conductos mamarios de mi pecho derecho. Nuevamente temí no ser capaz de alimentar a mi bebé. Había pagado un alto precio en mi cuerpo por tratar de demostrar mi valía dos años antes. Aunque asumí la plena responsabilidad de mi situación, me di cuenta de cómo había aprendido a no cuidar de mí. No hacer caso de mis necesidades físicas ni de mi cuerpo estaba incorporado a la trama misma de mi vida.

El tercer día después del parto, desesperada por la situación, llamé a la Liga Internacional La Leche, de Chicago, para pedir consejo. La mujer que me contestó había tenido el mismo problema y me informó que podía alimentar a la pequeña por una sola mama, siempre que le diera el pecho con más frecuencia y no me preocupara por estar «desequilibrada». Seguí su consejo y pude amamantarla lo suficiente para producir más leche. Aunque sí tenía que recurrir a la leche de fórmula cuando estaba lejos de mi hija en el trabajo, mi leche era la adecuada a sus necesidades siempre que estaba con ella, durante largos periodos de tiempo. Toda mi vida estaré agradecida a esa organización popular de mujeres, que fundaron en Chicago un grupo de amas de casa que querían amamantar a sus bebés en una época en que la medicina no apoyaba esto precisamente. (Hasta el día de hoy, no existen cursos formales sobre la lactancia para los tocoginecólogos en periodo de práctica, y por lo tanto éstos no tienen todos los conocimientos que debieran sobre esta importante función.)

Si bien yo sabía que las mamas suelen ser la metáfora física de dar, recibir y nutrir, en mi precipitación por nutrir a todos los demás me había dejado de lado yo misma. Sin embargo, mi cuerpo no estuvo dispuesto a aceptar el negligente trato que le daba y me comunicó una importante lección: los síntomas corporales tienen un sentido que trasciende el problema inmediato de salud del cual nos advierten. Carl Jung decía que los dioses nos visitan mediante la enfermedad, y he llegado a creer que prestando atención a los mensajes de nuestro cuerpo podemos beneficiarnos emocional, física y espiritualmente.

Yo siempre había creído esto con el intelecto, pero para ser eficaz como sanadora tuve que experimentarlo en persona. Únicamente viviendo un grave problema de salud llegué a comprender los problemas de salud y de vida que tienen otras mujeres. Mientras fui una mujer blanca muy eficiente y responsable en el trabajo, que jamás caía enferma y que veía el mundo desde el punto de vista imperante, es decir, el masculino, no fui capaz de percibir los hábitos que con tanta frecuencia se asocian a los problemas de salud femeninos. Mientras me consideré separada de las demás mujeres, no logré comprender que esos hábitos forman parte de la lucha de muchas mujeres por ser completas.

Lo personal es político

Tener a mis hijas y esforzarme por equilibrar mi trabajo y mi familia me hizo cambiar de una manera en que ninguna otra cosa lo habría logrado. En lugar de aprender de libros y profesores, comencé a aprender por experiencia lo que quieren decir las feministas con la frase: «Lo personal es político». Comprendí que no existen las «madres a media jornada». Una vez que una mujer tiene un hijo, ese hijo forma parte de ella las 24 horas del día, de una manera que nadie puede comprender hasta que le ocurre. Yo no estaba preparada para el dolor del corazón que se me producía cada día cuando dejaba a mi bebé para ir a trabajar. También comencé a poner en tela de juicio mi vieja idea de que el cuidado del bebé y la maternidad no son un verdadero trabajo.

Inmediatamente comprobé que estar en el trabajo era en muchos aspectos infinitamente más fácil que estar en casa con dos niñas pequeñas. ¡Podía hacer tantas cosas! Como buena hija del patriarcado, rendía culto en el altar de la eficiencia y la productividad. Comencé a replantearme por qué me parecía bien cuidar del cuerpo de otras personas pero no del mío ni del de mis hijas. ¿Por qué me sentía culpable siempre que me tomaba un descanso? Aun cuando tuviera mucho que hacer, ¿por qué me costaba tanto echarme en la alfombra y jugar con mis hijas una media hora? ¿Por qué me parecía que eso era una pérdida de tiempo? También reflexioné sobre el motivo de que cuidar de los hijos se considere propio de la mujer: ¿por qué mis hijas eran principalmente asunto mío? Mi marido y yo habíamos recibido la misma educación y ganábamos más o menos lo mismo. ¿Por qué su vida no cambió tanto cuando nacieron sus hijas?

Cuando me di cuenta de cómo la vida familiar afecta al bienestar de la mujer, tuve que retroceder y revaluar todo lo que siempre había creído sobre el éxito, la medicina y yo misma. Hasta el nacimiento de mi segunda hija, jamás me había considerado feminista. Siempre había podido realizar lo que fuera que me propusiera. No sabía qué querían decir «esas» mujeres cuando hablaban de las injusticias de la sociedad contra nuestro sexo. No sabía que a las mujeres y a los hombres se los trata de diferente manera, porque no había experimentado (o más bien, no había notado) personalmente esas diferencias.

Pero mi vida se desmoronó cuando me convertí en médica y madre en una sociedad que da a entender que una mujer tiene que elegir entre esos dos papeles si quiere hacer bien al menos uno de ellos. Nada me había preparado para eso. La supermujer estaba agonizando.

Las percepciones activadas por el absceso de mama influyeron no sólo en mis creencias sobre mi salud, sino también en las que tenía sobre mi trabajo como médica. Comencé a revaluar mis creencias y mi comprensión de la enfermedad. Comencé a comprender que el síndrome premenstrual, el dolor pelviano, los miomas, la vaginitis crónica y otros problemas que tenían mis pacientes suelen estar relacionados con el contexto de su vida. Enterarme de su dieta, su situación laboral y sus relaciones solía proporcionarme pistas sobre el origen de esos malestares corporales. Valoré los patrones de vida que se ocultan detrás de esas dolencias de una manera que jamás había considerado antes.

Con los años, a medida que me he ido volviendo más sensible a esos patrones de salud y enfermedad, tanto conmigo como con mis clientas, he llegado a comprender que si no nos comprometemos a mirar todos los aspectos de nuestra vida, mejorar nuestros hábitos y nuestra dieta no es suficiente para producir una curación permanente de enfermedades que padecemos desde hace mucho tiempo. Durante casi veinte años he trabajado con muchas mujeres cuyas enfermedades no se pueden atribuir simplemente a lo que comen, y no se pueden curar únicamente mediante medicamentos o cirugía. Seguir una dieta macrobiótica o correr cinco kilómetros diarios no va a hacer sentirse mejor a una mujer si aún vive con un alcohólico o un adicto al trabajo, o si sufrió la experiencia del incesto y no se ha permitido sentir las emociones que suelen acompañarla. No obstante, hacer cambios en la dieta y buscar alternativas a los medicamentos y la cirugía sí pueden ser los primeros pasos que abren a la mujer a nuevas maneras de considerar su salud. Con una nueva perspectiva sobre su cuerpo y sobre ella misma, con frecuencia comienza a sanar mental, emocional y espiritualmente, y también físicamente. A lo largo de todo este libro encontrarás historias de casos de curación y despertar espiritual.

Las enfermedades de estas mujeres y mi absceso de mama podemos considerarlos llamadas a despertar. Si bien estas experiencias fueron dolorosas para las mujeres que las vivimos, nos trajeron de vuelta a nuestro cuerpo y nos reconectaron con la conciencia de lo que es importante en la vida. A mí, mi enfermedad me enseñó que mi salud es un proceso de equilibrio y que, al haber desatendido mi cuerpo y a mi yo superior durante muchos años, tendría que mirar dentro en busca de las respuestas a las preguntas planteadas por mis problemas de salud y los de otras mujeres. Dado que los problemas de toda mujer se producen en parte debido a la naturaleza de ser mujer en esta cultura, que nos programa para poner en primer lugar las necesidades de los demás, necesitamos hacer cambios radicales en nuestra mente y nuestra vida para sanarnos y mantener nuestra buena salud.

De mujeres para las mujeres

Debido a todas estas revelaciones, en 1985 dejé mi puesto en el equipo con el que trabajaba, resuelta a crear un servicio en el cual pudiera incorporar al tratamiento de mis clientas no sólo la atención médica, sino también lo que sabía de nutrición, estilo de vida y la experiencia de ser mujer en esta cultura. Otras tres mujeres y yo decidimos abrir un centro médico para mujeres que valoraría lo que significa ser mujer. Sabíamos que tenía que haber alternativas al modo vigente de crear salud y tratar los problemas de salud femeninos. Queríamos hacer algo más que limitarnos a tratar los síntomas: deseábamos ayudar a las mujeres a cambiar las condiciones básicas de su vida que habían conducido a sus problemas de salud. No considerábamos suficiente «privatizar» y aislar la situación de cada mujer. Deseábamos enseñar a las mujeres que sus heridas físicas, psíquicas y espirituales forman parte de una herida cultural mayor que nos afecta potencialmente a todas.

Así pues, las cuatro (dos enfermeras y dos tocoginecólogas) fundamos Women to Women en diciembre de 1985, en una pequeña ciudad de Maine. No existía ningún modelo para lo que nos proponíamos hacer. Deseábamos ejercer la medicina dentro del contexto de la asistencia médica vigente, que tiene muchísimo que ofrecer. Yo había visto a muchas mujeres dedicarse obstinadamente a tratar de sanar de una enfermedad evitando la cirugía, que les habría sido muy útil para que su cuerpo se recuperase y para mantener la salud. (Cuando una mujer se concentra demasiado en curar una enfermedad, suele hacerlo para evitar afrontar los problemas que condujeron a esa enfermedad. De ahí que el propio proceso de curación se convierta en adictivo.) Pero también deseábamos reeducar a nuestras clientas en lo referente a los comportamientos favorecedores de la salud. Todas habíamos experimentado de primera mano el poder de los pensamientos y los síntomas corporales para conducirnos a la curación y a una comprensión más profunda de nuestro cuerpo y de nosotras mismas. Deseábamos ayudar a nuestras clientas a experimentar eso mismo. En esencia, eso es lo que trato de hacer en este libro.

Women to Women fue un salto de fe desde el comienzo. En todos esos años de trabajo me enteré de que no es pequeña la tarea de cambiar nuestro enfoque, dejando de centrarnos en «lo que puede ir mal» para concentrarnos en «lo que puede ir bien», y de que tampoco es nada fácil ayudar a las mujeres a pasar de los comportamientos destructivos a aquellos que generalmente se asocian a la salud. Con los años hemos tenido que reconocer lo arraigados que están nuestros habituales temores y hábitos que destruyen la salud. Nuestra frustración por los hábitos autodestructivos de nuestras clientas disminuyó cuando llegamos a comprender que todas compartimos esos mismos hábitos. Las cuatro descubrimos que teníamos que hacer ese trabajo en nosotras mismas, en nuestros comportamientos y modos de comunicarnos, para convertirnos en mejores sanadoras y practicantes de la medicina y mantenernos abiertas al constante proceso de aprendizaje que exige el ejercicio de nuestra profesión. Trabajamos por romper las barreras jerárquicas entre nosotras y nuestras clientas, de modo que éstas participaran en su curación de un modo consciente, por ejemplo elaborando la mejor dieta o eligiendo una combinación de tratamientos holísticos. No queríamos jugar a la diosa doctora o la diosa enfermera con ellas. En 1986 conseguimos la colaboración de un experto psicoterapeuta que nos ayudó a ser sinceras entre nosotras, en lugar de ocultar nuestros verdaderos sentimientos tras el velo de la «simpatía» (que es lo que se nos ha enseñado a la mayoría) cuando discutíamos y decidíamos nuestras tareas, turnos, guardias, vacaciones, días libres y otros asuntos importantes de nuestro trabajo y de nuestras relaciones.

Creación de salud

Durante los cinco primeros años de *Women to Women*, comprendimos que nuestras intuiciones iniciales habían sido correctas. El estado de salud de una mujer está efectivamente ligado a la cultura en la que vive y a la posición que tiene en ella, así como al modo personal en que lleva su vida. Nuestra formación médica formal no había reconocido lo que ahora nos parece evidente.

Pero reconocer que el contexto cultural de la vida de una mujer influye en su salud es sólo el primer paso en la creación de un nuevo modelo de bienestar femenino. El siguiente paso fue comprometernos a mejorar la salud de las mujeres cambiando activamente las circunstancias de nuestras respectivas vidas y las suyas.

En 1991 creamos un lema para *Women to Women*: «Nos comprometemos a vivir, crear y disfrutar de salud, equilibrio y libertad en todos los aspectos, personal y profesionalmente, al mismo tiempo que ofrecemos servicios educativos y médicos que sirvan a nuestras clientas para utilizar su propio poder para crear eso mismo en su vida». Me anima el solo hecho de leerlo. Es una visión que no exige perfección. Requiere que hagamos lo mejor posible, recordando que nadie nos puede arreglar la vida. Sólo nosotras mismas podemos hacerlo, y es necesario que nos lo propongamos conscientemente. No quiero decir que sea fácil. Cada una de nosotras necesita apoyo y orientación. *Women to Women* ha sido una fuente de apoyo y orientación para miles de mujeres, un lugar donde contamos nuestras historias, planeamos creativamente nuestro futuro, sanamos nuestras heridas y avanzamos hacia la creación de salud y alegría en nuestra vida.

Es mi objetivo que este libro sea también una fuente de apoyo y orientación, ya que presenta casos de curación de una serie de clientas, colegas, familiares y amigas mías. Estas mujeres encontraron su voz y comenzaron a sanar y crear salud en su vida día a día. Juntas, todas formamos parte de la conciencia femenina más grande, dando voz a nuestra auténtica identidad y nuestras verdaderas necesidades, recuperando la feminidad y siendo mujeres a nuestra manera.

Estas historias de casos están relatadas con las palabras e imágenes usadas por las mujeres que las han vivido y que a menudo han creado ritos personales que, sin embargo, tienen un valor colectivo. La mayoría de las mujeres que aparecen en este libro son retratos compuestos. Aunque las historias son de personas reales, se han cambiado sus nombres y otros detalles que podrían identificarlas. Espero que al leer estas historias te sientas estimulada a pensar en la historia de tu vida, no sólo de tu historial médico, y a reflexionar sobre ella de un modo nuevo. Espero también que te sientas movida a escribir tu vida y tu historial médico, para ver qué costumbres o hábitos surgen y qué vínculo hay entre ambos. Examinando tu vida, «identificándola» y después «recuperándola», también tú podrás sanar.

Con estas historias de casos vas a aprender también a escuchar a tu cuerpo y a confiar en su sabiduría, para aumentar tu bienestar físico y espiritual. En lo referente al aspecto médico, este libro habla de temas de la salud femenina y del cuidado de nuestros sistemas y órganos femeninos. Exploro las enfermedades, las molestias y el mal funcionamiento de todos los sistemas femeninos y ofrezco consejos sobre cómo sanarlos. Pero más allá de este enfoque y consejo médico explícito, la orientación más importante que espero presentar, con la ayuda de mis asesoras y colegas y los ejemplos de mis clientas, incluye información dirigida al «interior» de la mujer. Deseo despertar esa vocecita silenciosa y sabia que hay en todas nosotras, esa voz de nuestro cuerpo que nos hemos visto obligadas a desatender debido a la enfermedad, la mala información y la disfunción de nuestra cultura. Y deseo darte el valor de escuchar esa voz y actuar conforme a ella.

He llegado a comprender que todas estamos juntas en esto, y que mujeres de todas partes están dando a luz una nueva visión de la salud, el bienestar y la identidad de la mujer. Es esencial para esta visión que confiemos en lo que en el fondo sabemos: que nuestro cuerpo es nuestro aliado, y que siempre nos va a señalar la dirección que necesitamos seguir.

Que este libro sea una fuente de orientación, información y apoyo en tu viaje de curación.

Primera parte

Del control externo a la guía interior

1

El mito patriarcal:
El origen de la división
mente/cuerpo/emoción

El mundo que hemos creado es producto de nuestros pensamientos. No se puede cambiar sin cambiar nuestra forma de pensar.

ALBERT EINSTEIN

La creencia se convierte en biología.

NORMAN COUSINS

La conciencia crea el cuerpo, pura y simplemente. La conciencia no está sólo en la cabeza; es mucho más vasta que nuestros cerebros y cuerpos y existe más allá del tiempo y el espacio. Pero en un plano práctico, cotidiano, la conciencia es esa parte de nosotros que elige y dirige nuestros pensamientos. Los pensamientos que son optimistas, positivos y amorosos crean bioquímica y células sanas, mientras que los pensamientos que son destructivos, hacia nosotros o los demás, hacen exactamente lo contrario. Nacemos con amor y aceptación innatos de nuestros cuerpos. Con el tiempo, los pensamientos habituales y las creencias que guían nuestro comportamiento modelan nuestros cuerpos y estados de salud. Para mejorar la vida y la salud debemos reconocer la unidad sin solución de continuidad entre nuestras creencias, comportamientos y cuerpos físicos. Entonces debemos examinar con ojo crítico y cambiar las creencia y suposiciones erosivas para la salud que inconscientemente hemos heredado de nuestros padres y nuestra cultura y hemos interiorizado.

Nuestra herencia cultural

La civilización occidental se caracteriza por la creencia de que el intelecto es superior a las emociones, que la mente y el espíritu son superiores al cuerpo y están totalmente separados de él, y que la masculinidad es superior a la feminidad. También, durante los cinco mil últimos años, se ha apoyado en el mito del patriarcado, la autoridad de hombres y padres. Riane Eisler, historiadora de la cultura, llama a esto modalidad del dominador. Si, como dice Jamake Highwater, «todas las creencias y actividades humanas nacen de una mitología subyacente», entonces es fácil deducir que si nuestra cultura está totalmente «regida por el padre», nuestra visión del cuerpo femenino e incluso nuestro sistema médico también siguen leyes de orientación masculina.[1]* Sin embargo el patriarcado es sólo uno de los muchos sistemas de organización social posibles.

Incluso así, no seremos capaces de crear otro tipo de organización social mientras no nos sanemos dentro de la cultura en que estamos. He estado incontables veces en la sala de partos cuando nace una niña, y la mujer que la ha dado a luz mira a su marido y le dice: «Lo siento, cariño». ¡Le pide disculpas porque el bebé no es un varón! Es terrible presenciar cómo se rechaza a sí misma la madre al pedir disculpas por el producto de sus nueve meses de gestación, la labor del parto y el parto. Sin embargo, cuando nació mi segunda hija, me horroricé al oír surgir en mi cerebro esas mismas palabras de disculpa a mi marido, provenientes del inconsciente colectivo de la raza humana. No las dije en voz alta, pero aparecieron en mi cabeza, con absoluta espontaneidad. Entonces comprendí qué antiguo es y qué arraigado está este rechazo de lo femenino tanto en los hombres como en las mujeres. También sé que esto está cambiando.

De todos modos, nuestra cultura da a las niñas el mensaje de que su cuerpo, su vida y su feminidad exigen pedir disculpas. ¿Has notado con qué frecuencia pedimos disculpas las mujeres? Hace poco iba yo por la calle cuando un hombre chocó con una mujer que iba caminando tranquilamente y con el choque se le cayó un paquete al suelo. Pues bien, fue ella quien se deshizo en disculpas. En algún recóndito lugar de

---

* Las llamadas de notas con número remiten a las «Notas bibliográficas y aclaratorias», al final del libro. (N. del E.)

nuestro interior llevamos una disculpa por el solo hecho de existir. Anne Wilson Schaef escribe: «El pecado original de nacer mujer no se redime por las obras».[2] Por muchos títulos que obtengamos en la universidad, por muchos premios que recibamos, en cierto modo nunca damos la talla. Si hemos de pedir disculpas por nuestra existencia desde el día en que nacemos, podemos suponer que el sistema médico de nuestra sociedad nos va a negar la sabiduría de nuestro cuerpo de «segunda clase». En esencia, el patriarcado proclama a voz en grito el mensaje de que el cuerpo femenino es inferior y debe ser dominado, controlado.

Nuestra cultura niega habitualmente lo insidiosos y omnipresentes que son los problemas relacionados con el sexo. En el ejercicio de mi profesión, descubrí que el maltrato o abuso contra las mujeres (y los aspectos femeninos de los hombres) es epidémico, ya sea sutil o descarado. Y vi cómo ese maltrato prepara el camino para la enfermedad en el cuerpo femenino. Considera lo siguiente: es probable que más del 40 por ciento de las mujeres de mi país hayan sido víctimas de violencia, incluyendo abuso sexual (casi el 18 por ciento), ataque físico (más del 19 por ciento), violación (más del 20 por ciento) y violencia por parte de su pareja (casi el 35 por ciento).[3] Un 6 por ciento de todas las mujeres embarazadas experimentaron violencia también durante sus embarazos.[4] A pesar de que continúa esa violencia contra las mujeres en todas partes, menos del 10 por ciento de los médicos de centros de atención primaria preguntan a las pacientes acerca de violencia doméstica durante las visitas de rutina.[5] Sin embargo, si no se aborda el problema de la violencia, es probable que aumente, lo que pone a las víctimas en mayor peligro de suicidarse, de ser asesinadas y de sufrir muchas heridas o lesiones graves (por ejemplo daño en el cerebro), trastornos crónicos (entre otras enfermedades de transmisión sexual, virus del sida y sida, y abuso de drogas y alcohol).[6]

Según estudios realizados por el Southern California Kaiser Permanente Medical Group y los Centros de Control y Prevención de la Enfermedad, el maltrato o abuso de niñas está relacionado no sólo con muerte prematura y discapacidad más adelante en sus vidas sino también con enfermedades como cáncer, diabetes y cardiopatías.[7] Esta relación es acumulativa, según informes de los investigadores.

Un informe de la UNESCO en 2003 documenta que más de dos tercios de los 860 millones de personas analfabetas del mundo son mujeres, y que cuando las sociedades se ven ante recursos limitados, es más probable que se deje a las mujeres, no a los hombres, sin cubrir sus necesidades básicas, entre otras, alimento y medicina, aumentando así el riesgo de deterioro físico o mental.[8]

Malos tratos y abusos a las mujeres en otras partes del mundo son aún más horrorosas. Considera estos datos:

- La Organización Mundial de la Salud (OMS) estima que entre 100 y 140 millones de mujeres han sido sometidas a mutilación genital en todo el mundo y que cada año otros 2 millones de niñas están en peligro de ser víctimas de esta práctica (que se realiza más comúnmente en 28 países africanos).[9]

- En India se ha extendido tanto la práctica del aborto selectivo en favor de bebés varones que comienza a desbaratarse el equilibro entre hombres y mujeres. Un especialista en medicina fetal indio estima que en ese país cada año hay un millón de fetos femeninos abortados. El peligro es mayor en las zonas urbanas, en que hay más acceso a la amniocentesis y ecografía, aunque ahora están apareciendo ordenadores portátiles viajeros e ilegales con unidades de ultrasonido en regiones tan remotas que aún no tienen electricidad ni agua corriente.[10]

- En algunos países de Oriente Próximo sigue viva la práctica del asesinato por honor (asesinato a manos de familiares de las mujeres sospechosas de adulterio). Perpetradores de incesto han recurrido al «asesinato por honor» para encubrir sus delitos cuando sus víctimas han quedado embarazadas, y otros incluso para resolver litigios por herencias. Algunas víctimas han sido obligadas a suicidarse.[11]

- Según un informe de un departamento gubernamental de Chipre, de 2003, más de 2.000 mujeres al año, en particular aquellas llegadas allí de Europa del Este y de las ex repúblicas soviéticas con la esperanza de una vida mejor, acaban obligadas a prostituirse y son llevadas a otros países europeos y árabes.[12]

- Debido a la extendida práctica de la explotación, el abuso sexual y la discriminación, adolescentes del sur de África y del Caribe son infectadas con el sida de cuatro a siete veces más que los chicos.[13]

En una ponencia presentada en Nueva York en 2005, la UNESCO declaró que la violencia contra las mujeres y niñas (incluidas la violación y la tortura como «nueva estrategia de guerra») se ha convertido no sólo en un importantísimo problema de derechos humanos que afecta a una de cada tres mujeres de todo el mundo sino también en una «importantísima urgencia de salud pública» de proporciones mundiales.[14]

Riane Eisler, historiadora de la cultura y la evolución y autora de *The Chalice and the Blade* [*El cáliz y la espada*, H. F. Martínez de Murguía, Madrid, 1996], escribió en un reciente *e-mail* a personas solidarias: «El mundo en general está por fin despertando a la realidad de que ya no podemos hacer caso omiso de las víctimas de violencia doméstica y de la relación entre esta violencia y la violencia internacional, incluido el terrorismo». Después de muchos estudios de investigación, Riane Eisler cofundó el Center for Partnership Studies, no lucrativo, con el psicólogo social y futurista David Loye, para introducir un nuevo modelo de derechos humanos que ella llama «partnership» [compañerismo o relaciones solidarias] y para «mostrar la relación entre los "problemas de mujeres y niños"» y la violencia social, la pobreza y otros problemas mundiales [así como para] poner fin a la desigualdad entre los sexos y la violencia doméstica. (Para más información sobre cómo está ayudando a efectuar el cambio mundial, véase el programa 'Spiritual Alliance to Stop Intimate Violence' en el sitio web de este centro, en www.partnershipway.org).

El patriarcado produce adicción

La manera judeocristiana de ver el mundo que inspira la civilización occidental considera que el cuerpo y la sexualidad femeninos, representados en la persona de Eva, son los responsables de la caída de la humanidad. En su libro *Healing Eve: The Woman's Journey from Religious Fundamentalism to Spiritual Freedom* (Ampersand, Inc., 2005), Jimmy Laura Smull cita un comentario típico de Adrian, mujer criada en una familia fundamentalista: «Lo primero que comprendí acerca de mí misma fue que cometí un grave error al ser mujer, y no debería haber hecho eso. Desde el principio lo supe. ¿Sabe? Eva, la manzana mala mala, Eva». Durante miles de años las mujeres han sido golpeadas, maltratadas, violadas, quemadas en hogueras y culpadas de todo tipo de males simplemente por ser mujeres. En esta era de cambios rápidos, nos olvidamos de que las mujeres en Estados Unidos no obtuvimos el derecho al voto hasta 1920.

En 1953, en su libro *El segundo sexo*, Simone de Beauvoir escribió: «El hombre goza de la gran ventaja de tener a un dios que respalda las leyes que escribe. Y puesto que el hombre ejerce una autoridad soberana sobre las mujeres, es particularmente afortunado que esta autoridad se la haya otorgado el Ser Supremo. Para los judíos, mahometanos y cristianos, entre otros, el hombre es el amo por derecho divino; el temor de Dios reprimirá por lo tanto cualquier impulso hacia la revuelta entre las pisoteadas mujeres».[15] La creencia de que los hombres están destinados a mandar sobre las mujeres está muy arraigada en muchas tradiciones occidentales.

La organización patriarcal de nuestra sociedad exige que las mujeres, sus ciudadanos de segunda clase, no hagan caso de sus esperanzas y sueños, o se aparten de ellos, por deferencia hacia los hombres y las exigencias de su familia. En lugar de aprender a prestar atención a los genios de nuestra intuición y guía interior, interiorizamos la creencia de que no valemos bastante, no somos lo bastante inteligentes o guapas para llevar una vida de libertad, alegría y satisfacción. Los niños aprenden muy pronto a cerrarse a los sentimientos para que no los llamen «mariquitas» o los comparen de alguna otra manera con una chica inferior. La sistemática sofocación o negación de la necesidad humana universal de expresión emocional, amor, apoyo, asociación, realización y expresión personales causa un inmenso dolor, y también gasta muchísima energía. Por falta de una manera de identificar y cambiar sus situaciones, muchas mujeres (y muchos hombres) se entregan a adicciones como el exceso de trabajo, el exceso de atención a los demás, fumar y comer en exceso, que tienen por consecuencia un ciclo interminable de maltrato que nosotras mismas perpetuamos. Al ser maltratadas, por otros o por nosotras mismas, nos enfermamos. ¡Entonces recurrimos al sistema médico, que está equipado para dar principalmente soluciones farmacológicas rápidas a problemas que no se pueden remediar mientras no cambiemos nuestras creencias y pensamientos!

Anne Wilson Schaef escribe que «cualquier cosa se puede usar de modo adictivo, ya sea una sustancia (como el alcohol) o un proceso (como el trabajo). Esto se debe a que la finalidad o función de una adicción es poner un amortiguador entre nosotras y nuestra percepción de los sentimientos. Una adicción nos sirve para insensibilizarnos, para desentendernos de lo que sabemos y de lo que sentimos».[16] Ella dio el nombre de «sistema adictivo» al patriarcado, y explicó las características de las sociedades que aplastan el saber interior y las emociones de las personas, favoreciendo así el uso de sustancias o procesos adictivos para poder seguir funcionando (véase Cuadro 1 más adelante).

Sea que lo llamemos patriarcado, sistema adictivo, sociedad modelo dominador o división mente/cuerpo, está clarísimo que la manera como funciona nuestra sociedad es dañina para hombres y mujeres (los hombres mueren un promedio de siete años antes que las mujeres), y que los dos sexos participan totalmente en su continuación. Sin embargo, lo bueno es que cuando reconocemos y liberamos nuestro dolor emocional, conectamos inmediatamente con nuestros sentimientos y sistema de orientación o guía interior. Nuestro intelecto y nuestros pensamientos pueden entonces asumir su papel legítimo: servir a nuestros corazones y a nuestro conocimiento más profundo, y no al revés. Entonces puede ocurrir la curación. Este cambio tiene por consecuencia un nuevo tipo de actitud y sabiduría médicas que nos sirve para conectar con el mensaje que hay detrás de nuestro dolor, como primer paso para sanar.

Creencias fundamentales del sistema dominador

Te animo a hacer un intento por comprender de qué modo participas en las creencias y comportamientos característicos de una sociedad modelo dominador. Cuando tomes más conciencia de tu papel en este bucle de interacciones y cambies tus pensamientos y pautas de comportamiento, mejorarán tu salud como persona y nuestra salud como sociedad. Comprueba si te suenan como ciertas las siguientes descripciones de las actitudes de nuestra cultura con respecto a la mujer y la salud. Podrían servirte para ser más consciente de tu cuerpo y de tus problemas de salud.

Primera creencia: La enfermedad es el enemigo

Las sociedades de modelo dominador han sido correctamente definidas como sociedades que están preparándose para la guerra o recuperándose de una. Estas sociedades elevan los valores de la destrucción y la violencia por encima de los valores del sustento y la paz. Sólo tenemos que mirar lo que gasta nuestra sociedad en armamentos y defensa para ver dónde están sus valores, dado que la cantidad de dinero que gasta una sociedad en algo es una medida del valor que tiene ese algo en esa sociedad. El dinero que se destina a armas por minuto podría alimentar a 2.000 niños desnutridos durante un año, y el precio de un carro de combate militar podría proporcionar aulas para 30.000 alumnos.[17]

No es por error que el sistema médico establecido explica nuestro cuerpo no como un sistema diseñado homeostáticamente para tender a la salud, sino más bien como una zona en guerra. Abundan las metáforas militares en el lenguaje médico occidental. La enfermedad o el tumor es «el enemigo» que hay que eliminar a toda costa. Rara vez, y eso, se la considera un mensajero que intenta llamar nuestra atención. Incluso el sistema inmunitario, cuya función es mantenernos en equilibrio, se explica [en inglés] con terminología militar, con sus linfocitos T «destructores» [en inglés, *killer*, que matan]. No hace mucho en nuestro centro, en una reunión para hablar sobre un tumor, uno de los radiólogos dijo: «Las municiones que hemos disparado sobre esa zona [la pelvis en este caso] no han logrado limpiarla de la enfermedad».

La predilección médica moderna por los medicamentos y la cirugía para tratar la enfermedad nace directamente, sin solución de continuidad, de la ideología de nuestra cultura. Aquello que es natural y no tóxico se considera inferior a la «artillería pesada» de los fármacos, la quimioterapia y la radioterapia. Los métodos de tratamiento naturales no medicamentosos, cuyos beneficios están bien estudiados y documentados, como el masaje, el toque terapéutico y la oración, se ignoran en el peor de los casos,[18] o se toleran como «probablemente no dañinos» en el mejor. Un ejemplo clásico de esto en el campo de la tocoginecología es el impecable trabajo de investigación de los doctores Marshall Klaus y John Kennell sobre el efecto en la labor del parto del continuado apoyo de doulas (mujeres cuyo trabajo es acompañar a las parturientas y darles apoyo emocional). En una serie de seis estudios distintos, el doctor Kennell descubrió que la sola presencia de una doula acortaba la duración de la labor del parto en un promedio de dos horas y reducía en un 50 por ciento la necesidad de cesárea; también reducía la necesidad de analgésicos y aumentaba las posibilidades de amamantamiento. A comienzo de los años noventa, el doctor Kennell estimaba que tener una doula para apoyar a las parturientas ahorraría al sistema de atención sanitaria más de 2.000 millones de dólares al año en los innecesarios costes de epidurales, intervención quirúrgica, fiebres, etcétera. «Si el efecto doula fuera un fármaco, se consideraría no ético no usarlo», bromeó el doctor Kennell. Pero el efecto de un ser humano cariñoso en otro ser humano queda fuera del modelo de la medicina estándar, en el que el índice de cesáreas ya se ha elevado a un no igualado 30 por ciento en muchos hospitales de Estados Unidos.[19]

En la literatura médica abundan ejemplos similares, entre ellos muchos estudios que demuestran impresionantes beneficios de la oración y también del poder del placebo para sanar. Dados los beneficios y la total ausencia de efectos secundarios, un verdadero científico se sentiría fascinado y desearía estudiar aún más sus efectos. El doctor Bernie Siegel, el famoso cirujano pediatra de Yale y autor de *Love, Medicine & Miracles* [*Amor, medicina milagrosa*, Espasa-Calpe, Madrid, 1998], me contó una vez que cuando puso en el tablero de anuncios de la sala de médicos un estudio sobre los beneficiosos efectos de la oración en pacientes de ataque cardíaco, a las pocas horas ya un colega había escrito en la primera página: «CHORRADAS».

Nuestra cultura subordina el cuerpo al cerebro y a los dictados de la razón. Con frecuencia nos enseña a no hacer caso del cansancio, del hambre, de la incomodidad, o de nuestra necesidad de atención y cariño. Nos condiciona a considerar el cuerpo como un adversario, sobre todo cuando nos da mensajes que no queremos oír. El otro día vi una camiseta con el letrero: «Dolor es la debilidad que se marcha del cuerpo - U.S. Marine Corps». Se nos anima a matar al cuerpo, el mensajero, junto con el mensaje. Aunque es importante desafiar al cuerpo y exigirle esfuerzo para mantenerlo en buena forma y sano, es importante saber la diferencia entre exigirse y exigirse demasiado. Lo que nos revela que nos exigimos demasiado en lugar de sólo exigirnos, es la incapacidad de cuidar de nosotras mismas o descansar sin recurrir a una bebida, el tabaco o comer en exceso.

Segunda creencia: La ciencia médica es omnipotente

Se nos ha enseñado que nuestro sistema de atención sanitaria nos ha de conservar sanos. Estamos condicionados socialmente a acudir a los médicos cuando nos preocupa algo de nuestro cuerpo y nuestra salud. Se nos ha inculcado el mito de los dioses médicos, que los médicos saben más que nosotros sobre nuestro cuerpo, que el experto tiene la cura. No es de extrañar que cuando les pido a las mujeres que me digan lo que les pasa a su cuerpo, me respondan: «Eso dígamelo usted, que es la doctora». Para algunas mujeres los médicos son figuras de autoridad, junto con su marido y los jefes religiosos. Ahora bien, cada mujer sabe más de sí misma que cualquier otra persona.

La ambivalencia de la mujer hacia su cuerpo y su propio juicio la perjudica psíquicamente. No hace mucho me decía una mujer: «No confío en los médicos; no me gusta la medicina. Sin embargo, me obsesionan y estoy siempre examinándome a ver qué me funciona mal. Voy a muchos médicos en busca de soluciones, y después me enfado cuando lo único que me ofrecen son fármacos o cirugía». Otras mujeres rechazan las alternativas cuando se las ofrecen, porque están convencidas de que sólo los fármacos o la cirugía las podrán mejorar. Sea como fuere, la mayoría de las mujeres están entrenadas para buscar las soluciones fuera de ellas, porque vivimos en una sociedad en la cual los supuestos expertos desafían y subordinan nuestro juicio, una sociedad en la cual no se respeta, no se alienta e incluso no se reconoce nuestra capacidad para sanar o estar sanas sin una ayuda externa constante.

En mi calidad de médica, se me formó para ser paternalista, la experta sabelotodo externa. La gente, a su vez, está condicionada a creer que los médicos son los modelos de comportamiento sano, que van a juzgar sus defectos. Siempre me sorprendía que mis clientas supusieran, por ejemplo, que las iba a regañar por no haber ido a hacerse la citología Papanicolau o la mamografía anual, cosa que yo sí he hecho (como muchas de mis colegas).

La propia medicina tiene un enfoque muy patológico. Los científicos rara vez estudian a las personas sanas, y cuando personas que sufren alguna enfermedad crónica o mortal se recuperan completamente, desafiando los pronósticos médicos estadísticos, los profesionales de la salud suelen creer que había algún error en sus diagnósticos, en lugar de investigar por qué esas personas se han recuperado tan bien.[20] En la Facultad de Medicina yo practicaba con personas enfermas o muertas. Se me formó en lo que podía ir mal. Se me enseñó a prever todo lo que podría ir mal y a estar preparada para ello. En mi especialidad de tocología-ginecología, se me enseñó que el proceso normal de la labor del parto y el parto es un «diagnóstico retrospectivo», y que por cualquier motivo al azar, puede convertirse en un desastre, en cualquier momento y sin aviso. Cuando los médicos no ponemos en tela de juicio estas enseñanzas, el miedo y la tensión que llevamos a la sala de partos aumenta la ansiedad de la parturienta, lo cual produce cambios hormonales en su cuerpo que, si no se interrumpen, propician un torrente de hechos fisiológicos que conducen a un elevado índice de partos disfuncionales y con cesárea.

Nuestra cultura y su sistema médico ortodoxo creen que la tecnología y los exámenes nos van a salvar, que es posible controlar y cuantificar todas las variables, y que si tenemos más datos de más estudios podremos mejorar nuestra salud, curar las enfermedades y vivir eternamente felices. Para los estadounidenses y sus médicos, hacer más equivale a mejorar el servicio médico. También creemos que podemos «comprar» una solución con el dinero que haga falta. Tampoco en este caso confiamos en nuestra guía interior ni en nuestra capacidad de sanar.

Los médicos piden muchos análisis y exámenes porque les incomoda no estar seguros. Se les enseña a comportarse como si fuera intolerable no estar seguros. Cuanta más información tienen, más confiados se sienten de la validez de sus diagnósticos, aun cuando su confianza en la información no esté justificada. Los pacientes, por su parte, se sienten igual de incómodos con la incertidumbre de sus médicos. Desean saber las cosas de un modo absoluto. Cuando una mujer me pregunta acerca del herpes genital, por ejemplo, quiere saber: «¿Cómo lo cogí?», «¿Cómo sé si no se lo voy a contagiar a alguien?». Es absolutamente imposible contestar a estas preguntas con una certeza absoluta.

Tratándose de nosotros, los médicos sabemos todo esto. Y esto lleva a la actitud «haga lo que digo, no lo que hago». En un reportaje muy revelador realizado por la Universidad de California se descubrió que el 50 por ciento de las médicas no se hacen el autoexamen de los pechos una vez al mes, aun cuando dicen a sus clientas que se lo hagan (más sobre esto en el capítulo 10, «Los pechos»). Mi experiencia personal respecto a mí y a mis colegas corrobora esto. Yo creo que la discrepancia entre lo que los médicos dicen a sus pacientes que hagan y lo que hacen ellos tiene que ver con el conocimiento «privilegiado». Sabemos demasiado. Tenemos mucho más claras las limitaciones de la ciencia médica que los pacientes. Pero no nos atrevemos a decirlo, no sea que destruyamos el efecto placebo de la fe de los pacientes en nosotros. La solución a este dilema es que tanto médicos como pacientes reconozcamos lo desconocido y hagamos caso también del mensaje que hay detrás del síntoma. Esto despierta al guía o la guía interior, y es compatible con cualquier opción de tratamiento.

Tercera creencia: El cuerpo femenino es anormal

Dado que ser hombre siempre se ha considerado la norma en nuestra cultura, la mayoría de las mujeres interiorizan la idea de que hay algo que está fundamentalmente «mal» en su cuerpo. Se las induce a creer que deben controlar muchos aspectos de su cuerpo y que sus olores y formas naturales son inaceptables. Han sido condicionadas a pensar que su cuerpo es esencialmente sucio, que requiere una constante vigilancia de su limpieza y su «frescura», para no «ofender». Por naturaleza, las mujeres tenemos más grasa corporal que los hombres. Además, dada la mejor alimentación en las últimas décadas, en la actualidad somos también más voluminosas que nuestras madres y abuelas. Sin embargo, las modelos de alta costura, que representan nuestro ideal cultural, pesan un 17 por ciento menos que la mujer estadounidense normal. No es de extrañar entonces que la anorexia nerviosa y la bulimia sean diez veces más corrientes entre las mujeres que entre los hombres y que vayan en aumento.[21]

Esta denigración del cuerpo femenino ha sido la causa de que muchas mujeres tengan miedo de su cuerpo y sus procesos naturales o sientan repugnancia por ellos. Muchas, por ejemplo, jamás se tocan los pechos ni quieren saber lo que palpan en ellos, porque tienen miedo de lo que podrían descubrir. Es posible que se sientan culpables si los tocan, equiparando eso con la masturbación, ya que los pechos son eróticos para los hombres, lo cual es otra señal de cuán completamente hemos cedido nuestro cuerpo a los hombres.

Tanto entre los profesionales de la salud como entre las propias mujeres se ha convertido en norma habitual considerar enfermedades que precisan tratamiento médico incluso funciones corporales tan naturales como la menstruación, la menopausia y el parto. Da la impresión de que la actitud de que nuestro cuerpo es un accidente a la espera de ocurrir se interioriza a una edad muy temprana, y esto dispone el escenario para la relación futura de la mujer con su cuerpo. Dado lo que se nos enseña, no es extraño que tantas mujeres se sientan mal preparadas para relacionarse con —y confiar en— ellas mismas. Nos han «medicaliza-do» el cuerpo desde antes de que naciéramos.

Nuestra cultura teme todos los procesos naturales: nacer, morir, sa-nar, vivir. Diariamente se nos enseña a tener miedo. Cuando mi hija mayor tenía siete años, estaba un día en el jardín con su padre podando unos arbustos. De pronto comenzó a llorar y entró corriendo en casa con el dedo ensangrentado. Se había hecho un corte con el borde de una hoja del arbusto. Cuando yo tranquilamente le puse el dedo bajo un chorro de agua fría y vi que la heridita era muy pequeña, ella me miró y me dijo lo que yo considero un principio de curación importantísimo: «Sólo cuando me asusté comenzó a dolerme».

Dado que nuestra cultura venera la ciencia y cree que es «objetiva», pensamos que todo lo que lleva la etiqueta de «científico» tiene que ser cierto. Creemos que la ciencia nos va a salvar. Pero la ciencia, tal como se practica en la actualidad, es un edificio construido con todos los pre-juicios de la cultura en general. En realidad, no existe el dato «totalmen-te objetivo»; el sesgo cultural determina a cuáles estudios de investiga-ción hemos de creer y a cuáles no hemos de hacer caso. Nadie es inmune a esta conducta; todos tenemos nuestras vacas sagradas. Una vez, en un congreso médico, uno de los ponentes dijo: «La mente hu-mana es un órgano diseñado especialmente para crear anticuerpos con-tra las nuevas ideas».

Muchas de las intervenciones médicas que se realizan rutinariamen-te en el cuerpo femenino, no se basan en absoluto en datos científicos, sino que tienen su raíz en los prejuicios contra la sabiduría y el poder curativo innatos del cuerpo. Muchas de estas intervenciones tienen su origen en opiniones emocionales sobre las mujeres, provenientes de ge-neraciones anteriores. Ejemplo de esto son las episiotomías que se prac-tican rutinariamente en el parto (el corte del tejido situado entre la va-gina y el ano, que supuestamente da más espacio para la cabeza del bebé). A pesar de que en los diez últimos años los estudios han demos-trado que la episiotomía aumenta la pérdida de sangre, el dolor y el riesgo de lesiones perdurables en el suelo pelviano (algo que las coma-dronas llevan años diciendo), su práctica sigue siendo muy común. Sólo en 2005, debido a un estudio muy publicitado, publicado en el *Journal of the American Medical Association*, sobre los resultados de la episio-tomía rutinaria, tanto las mujeres como sus médicos comenzaron a po-ner en duda más en serio la conveniencia de esta intervención.[22]

El motivo de que esta práctica haya continuado tanto tiempo a pesar de los datos científicos en contra es que los tocólogos realmente creían que el cuerpo de la parturienta necesitaba esta intervención para proteger el suelo pelviano y asegurar un buen «estrechamiento» de la vagina después del parto. Una de las primeras cosas que me enseñaron en mi periodo de práctica fue a colocar lo que se llamaba «el punto de sutura del marido» en la incisión de la episiotomía.

Recuperar nuestra autoridad

La verdadera ciencia se basa en la observación, la experimentación y la continua adaptación de los procesos de pensamiento y creencias de acuerdo con los descubrimientos empíricos, y lo mismo puede decirse de la confianza en nuestra guía interior. He acabado por descubrir que me da mucha seguridad comprender que ningún estudio científico puede explicar exactamente por qué ni cómo mi cuerpo en particular actúa del modo como lo hace. Al final sólo es digna de confianza nuestra conexión con nuestra guía interior y con nuestras emociones. Esto se debe a que cada uno de nosotros contenemos una multitud de procesos que jamás han existido antes y que no volverán a repetirse. La ciencia debe reconocer sinceramente lo mucho que no sabe y dejar espacio para el misterio, los milagros y la sabiduría de la naturaleza.

Mi padre solía decir: «Los sentimientos son realidades. Préstales atención». Sin embargo, durante mi formación científica no tardé en darme cuenta de que los sentimientos, la intuición, la espiritualidad y todas las experiencias de la vida que no se pueden explicar con la parte lógica y racional de la mente ni se pueden medir con los cinco sentidos, se miran con desconfianza o se descartan como «pensamiento mágico». Dado que nuestra cultura pone tanto énfasis en el intelecto, aprendemos a tenerles miedo a nuestras reacciones emocionales y a valorar tanto el control de las emociones que nos desconectamos de ellas. Me llevó años y años romper esta pauta en mí. En su pionero libro *The Biology of Belief* [*La biología de la creencia*, Palmyra, Madrid, 2007], el biólogo celular Bruce Lipton, que ha hecho estudios pioneros sobre el efecto de la conciencia en las células, escribe: «Los biocientíficos son newtonianos tradicionales: si no es materia, no cuenta. La "mente" es una energía no localizada, y por lo tanto no interesa a la biología materialista. Por desgracia, esa percepción es una "creencia" que ha resultado ser claramente incorrecta en un universo mecánico cuántico». Los cuerpos femeninos, siempre relacionados con ciclos y sujetos al flujo y reflujo de ritmos naturales, se consideran especialmente emotivos y en necesidad de control. Toda nuestra sociedad funciona de maneras que nos mantienen desconectadas de lo que sabemos y sentimos.

En un sistema de modelo dominador, las personas en general y las mujeres en particular nos ponemos a la defensiva y somos propensas a la negación. Por ejemplo, cuando examinaba a una mujer embarazada y el resultado del análisis de sangre revelaba un elevado nivel de azúcar, casi siempre ella se ponía muy a la defensiva respecto a sus hábitos alimentarios. Por lo general negaba haber comido dulces o cosas no nutritivas, porque la avergonzaba que la hubieran «sorprendido» comiendo dulces a escondidas, impulso que es muy común entre las embarazadas. Entonces se pone a la defensiva y piensa que su cuerpo la ha traicionado al revelar un exceso de azúcar en la sangre. Para educar a la mujer (o a cualquier otra persona) acerca de la nutrición y la manera de reemplazar la comida basura por alimentos sanos, normalmente hay que abrirse paso por en medio de su actitud defensiva, lo que muchas veces consume un tiempo y una energía que estarían mejor empleados en hablar de su salud general. En psiquiatría tienen un nombre para las personas que no están dispuestas a hacer lo necesario para mejorar; las llaman «pretratamiento». Y todos hemos pasado por eso.

Continuar inconscientes de los hábitos adquiridos por aculturación tiene graves efectos emocionales y físicos en el cuerpo y en el espíritu. Estos hábitos nos impiden conectar con nuestra guía interior y nuestras emociones, y esta desconexión a su vez nos mantiene en un estado de sufrimiento que va aumentando en proporción al tiempo en que la negamos. Se requiere mucha energía para seguir desconectada de ese sufrimiento, y muchas veces recurrimos a hábitos culturales, como las sustancias adictivas, por ejemplo, para evitar enfrentarnos a esa infelicidad y ese dolor.

Casi todo el mundo entiende que el abuso del alcohol y de otras drogas lleva a la destrucción física. El 50 por ciento de las víctimas de accidentes que se atienden en la sala de urgencias lo son por abuso de alcohol. Uno de los anestesiólogos de nuestro equipo dijo una vez: «¡Si no fuera por el tabaco y el alcohol, yo no tendría trabajo!». Lo que muchas personas no entienden, sin embargo, son los efectos igualmente nocivos de los hábitos compulsivos, como trabajar en exceso y comer en exceso, a los que recurren las personas para evitar o negar sus sentimientos.

Las adicciones sexuales y de relación tienen implicaciones ginecológicas y conducen a las epidemias de enfermedades de transmisión sexual, como las verrugas venéreas, el herpes genital y el cáncer de cuello uterino. Una de mis clientas estaba casada con un alcohólico en recuperación y sufría de vaginitis crónica, a la que yo no lograba encontrar la causa. Finalmente un día comprendió lo que pasaba: «Mi marido lleva años medicándose conmigo, diariamente, con la relación sexual. He comprendido que mi cuerpo es su botella; ha estado usando mi cuerpo y el acto sexual igual que antes usaba el alcohol, y yo pensaba que era mi deber de esposa obedecer».

Mis experiencias en el ejercicio de mi profesión me han llevado a creer que la promoción de la salud y la educación no van a hacer nada por disminuir los gastos en asistencia sanitaria a menos que, como sociedad, reconozcamos la enormidad de nuestros hábitos adictivos y el sufrimiento personal que se esconde tras ellos. Sólo entonces podremos comenzar a participar en nuestra recuperación y a crear salud. Todas las mujeres obesas que conozco tienen muy claro lo que «deben» comer. No necesitan más información sobre buena nutrición. Antes que nada, necesitan «sentir» el dolor crónico que ese exceso de comida les alivia. Esto sólo podrá ocurrir cuando se responsabilicen de su salud y dejen que su guía interior se imponga; cuando aprendan, en esencia, a confiar en la sabiduría de su cuerpo.

El poder de identificar y poner nombre

Un primer paso hacia un cambio positivo en la vida o en la salud es identificar la experiencia del momento, ponerle nombre y permitirse sentirla en su totalidad, emocional, espiritual y físicamente. En los años ochenta fue importantísimo para mí comprender con qué frecuencia utilizaba mi papel de cuidadora y rescatadora para mantenerme desconectada de mis sentimientos. Fue esencial para mí ponerle el nombre «adicción relacional» a este comportamiento. Antes de eso recurría a los demás para que me afirmaran y me dijeran que estaba bien. Seguía el ejemplo de los demás para actuar, sentir y pensar, y siempre me veía a mí misma en relación a otras personas. Creía que si decía que no a alguien que me necesitaba, no sería valorada ni querida. Mirando mi vida en retrospectiva veo no sólo lo constante que era ese hábito sino también lo mucho que ha mejorado gracias a los cambios en la percepción y el comportamiento. Mi vida y mi salud han mejorado enormemente a consecuencia de identificar, ponerle nombre y cambiar ese comportamiento. Sencillo. Pero no fácil.

Llegué a comprender que mi tendencia a rescatar a las personas necesitadas, a ser condescendiente con los demás y a decir que sí a todo el mundo provenía de mi esfuerzo por ejercer una forma de dominio: creía que si decía sí me ganaría el amor de esas personas. Esto no era bueno ni para mí ni para ellas, ya que ponerme en la posición de salvadora de alguien, en sustitución de su propio poder superior y su guía interior, hacía que esta persona continuara desconectada de sus propias fuerzas. En realidad, mi comportamiento servía para crear víctimas que me necesitaban. Ahora sé que este comportamiento era una adicción relacional, y así lo llamo. Ahora, cuando alguien dice que me necesita, al instante se levanta una bandera roja en mi interior. Espero, analizo la situación y oigo lo que me dice mi guía interior antes de decidir cómo responder o reaccionar.

Una de las características más corrientes de la gente en nuestra sociedad adictiva es la dependencia. Anne Wilson Schaef escribe: «La dependencia es un estado en el cual suponemos que alguien o algo exterior va a cuidar de nosotros porque no somos capaces de hacerlo nosotros mismos. La persona dependiente confía a otros la satisfacción de sus necesidades emocionales, psíquicas, intelectuales y espirituales».[23] Durante siglos las mujeres han confiado a los hombres la satisfacción de sus necesidades económicas (no es que tuvieran mucha elección, ya que en todo ese tiempo han sido poseídas como una propiedad), mientras que los hombres han confiado a las mujeres la satisfacción de sus necesidades emocionales. Una de mis clientas comentó una vez acerca de su anterior matrimonio: «El pacto era que él ganaría el dinero y yo me encargaría de las emociones». Clarissa Pinkola Estés señala que uno de los motivos de que las mujeres hayan estado tan desconectadas de sus instintos creativos es que se han pasado mucho tiempo socorriendo a los que han estado en la guerra, ya sea en el campo de batalla o en las empresas.[24]

El problema de esta manera de relacionarse con los demás es que impide la verdadera intimidad, que sólo se puede dar en una relación de compañerismo, no en una relación basada en una mutua dependencia. Mis padres una vez me advirtieron: «Si un hombre te dice "Te necesito", escapa a toda prisa». Es un buen consejo.

Dar nombre a las características adictivas de nuestra vida cotidiana nos ofrece una manera de salir del trance inducido culturalmente que afecta a todas las mujeres: la definición cultural de una mujer «buena», la que satisface las necesidades de todo el mundo menos las suyas. Esta es una trampa que hace caer en el resentimiento, la rabia y finalmente la enfermedad. Aunque gana amor y aceptación durante un tiempo, siempre revierte en contra, porque nuestro cuerpo está hecho para estar sano en la medida en que seguimos los dictados del corazón. Cuando identifiques en tu intelecto una experiencia, toma conciencia de cómo la sientes en el cuerpo. Permítete sentirla físicamente. Si no, ni tu comportamiento ni tu salud van a cambiar. *Una vez que con plena conciencia damos nombre a una experiencia y la interiorizamos, física y emocionalmente, ya no puede afectarnos inconscientemente.* Cuando cambiamos la percepción, cambian todas las células de nuestro cuerpo. Entonces comenzamos a ver cómo hemos influido en nuestros problemas y los hemos perpetuado. Identificar algo que nos ha afectado de modo adverso forma parte de nuestra liberación de su continua influencia. Muchas veces la curación no puede comenzar mientras no nos permitimos sentir lo mal que están las cosas (o lo estuvieron en el pasado). Hacer esto libera la energía emocional y física que ha estado acumulada, estancada, negada o inadvertida durante muchos años. Cuando podemos permitirnos sentir exactamente lo que sentimos, sin juzgarlo, comenzamos a liberar nuestra energía. Sólo entonces podemos avanzar hacia lo que deseamos. El cuadro 1 te servirá para identificar y dar nombre a tus características adictivas.

Una de mis ex clientas tenía un herpes vulvovaginal crónico y doloroso que no respondía a la terapia vigente de medicamentos ni tampoco a terapias alternativas, tales como cambios dietéticos. Después de tres años de intentar infructuosamente detener los recurrentes brotes, llegó a la siguiente conclusión: «Tal vez lo único que necesito es andar por ahí diciendo que me duele la vagina. Nunca pude decirle eso a mi madre cuando era niña». Desde el momento en que dijo en voz alta esa verdad, comenzó a sanar. Me contó que su padre había abusado sexualmente de ella durante años y que su madre nunca le creyó. Capa tras capa, comenzó a descubrir sus heridas, a darles nombre y a sanar. Con mucha compasión por sí misma, reconoció el dolor de su pasado y progresó, dejando de criticarse a sí misma y de criticar a sus padres. Mientras lo hacía, fue disminuyendo poco a poco el dolor a la vez que empezaba a prosperar su vida creativa de escritora. Actualmente ya no tiene brotes de herpes.

Llames o no «sistema adictivo» a nuestra sociedad, te resultará muy potenciador cotejar tus comportamientos en el cuadro 1 con la mayor sinceridad posible. El grado en que notamos esas características en nosotras, las identificamos y luego decidimos cambiar nuestros pensamientos y comportamientos habituales es el grado en que estamos sanas. Cuando las personas hacen este trabajo, la sociedad en su conjunto sana más.

Con el tiempo llegué a ver que lo que la sociedad llama ser una «buena mujer», o una «buena médica» o una «buena madre» se acercaba peligrosamente a una invitación a que yo me entregara toda entera a servir a los demás a mis expensas. He comprendido que no debo cansarme tanto que no pueda ayudar a quienes están cansados, enfermarme tanto que no pueda ayudar a quienes están enfermos, ni ser tan pobre que no pueda ayudar a los pobres. ¡Sólo soy capaz de dar servicio y amistad óptimos hasta el punto en que estoy también sintonizada con lo que necesito hacer por mí! A lo largo de los años me he creado una vida en que mi familia, mis colegas y seres queridos se han comprometido también a vivir en equilibrio. ¡Gracias a haber aprendido a cuidar de mí y a escuchar a mi guía interior he llegado a ser mucho más eficiente para ayudar a los demás de lo que habría imaginado posible!

Una parte de crear salud es permitir que los demás pasen por sus propios procesos de aprendizaje. Nadie puede crearle salud a otra persona. He comprendido que no tengo las soluciones o respuestas para todo el mundo, como tampoco las tiene nadie más. Sólo la propia persona puede acceder a su guía interior cuando está preparada. Después de años de pensar que tenía la responsabilidad de tener todas las soluciones para los demás a expensas de mí misma, ya no trato de convencer a nadie de nada (bueno, la mayoría de las veces).

En muchos casos, ni el trabajo en que está ni su familia apoya la salud de la mujer. Pero si un número suficiente de mujeres aprendemos a valorarnos, identificamos y damos nombre a nuestros comportamientos adictivos y nos comprometemos a vivir en plenitud y alegría, comenzarán a cambiar nuestras circunstancias y situaciones laborales. Cambiar nuestros pensamientos y conciencia siempre es el primer paso hacia la curación.

CUADRO 1
CARACTERÍSTICAS DE UN SISTEMA ADICTIVO

Características	Definición	Ejemplos
Acusación	Creer que alguien o algo exterior a nosotras es la causa de lo que sea que nos suceda.	«No puedo evitar ser así: mi madre era alcohólica.» «Me casé con un hombre absolutamente incapaz de tener una relación íntima.»
Negación	Estar desconectada de los propios sentimientos, necesidades u otra información.	«Mis padres no eran alcohólicos; sólo eran bebedores sociales.» «Hay una tenue diferencia entre beber demasiado y ser alcohólica.» «No sé por qué he engordado diez kilos; jamás como algo que no sea sano.»
Confusión	Falta de claridad respecto a una situación o a las propias emociones.	«Jamás nadie me cuenta nada.» «Nunca sé qué pasa.»
Olvido	Quitarse algo de la cabeza, dejar de notarlo.	Olvidar citas, las llaves del coche, las pertenencias personales, las necesidades corporales.
Modelo escasez	Creer que hay una cantidad limitada de todo lo que es deseable: amor, dinero, hombres, felicidad.	«Si tengo éxito, otra persona tiene que sufrir.» «No está bien invertir tiempo o dinero en uno misma, ni reconocerlo.»
Perfeccionismo	Tener una necesidad extrema de orden externo para encubrir un caos interno.	Implacable búsqueda de un cuerpo, una casa, una pareja o un trabajo perfectos.

Características	Definición	Ejemplos
Ilusión de control u objetividad	Temer los sentimientos y necesidades y crearse la ilusión de ser capaz de controlarse; separarse de las emociones y creer que es posible ser totalmente objetiva y fría.	«Si lograra encontrar el medicamento adecuado, me libraría de estos ataques de pánico.» «Justo antes de la regla me convierto en otra persona. Soy como el Dr. Jekyll y Mr. Hyde; no soy yo.» «Hoy está muy elevado el nivel de ozono; quédate en casa.»
Negativismo	Ver la vida desde un punto de vista de carencia.	«Siempre cojo todas las epidemias.» «Ahora que ya he cumplido los cuarenta, todo va a comenzar a desmoronarse.» «No te puedes permitir eso, es demasiado caro.»
Dependencia	Creer que alguien o algo exterior va a cuidar de nosotras porque no somos capaces de cuidarnos solas.	«No puedo dejar a mi marido. ¿Quién me va a mantener?» «No puedo vivir sin él.»
Orientación hacia la crisis	Aprovechar o crear una crisis externa como forma socialmente aceptable de distraernos o apartarnos de nuestros sentimientos.	«No hay duda de que ansiamos el próximo trauma múltiple; nos pone en marcha.» (Enfermera de una sala de urgencias.)
Actitud defensiva	Ser incapaz de aceptar comentarios y de hacer cambios positivos.	«¿Quién eres tú para decirme que mis problemas premenstruales tienen relación con mi familia? Tuve una infancia perfecta.»

Características	Definición	Ejemplos
Falta de sinceridad	No decir la verdad.	«¿Que necesito un descanso? Me siento estupendamente.» «No fue tan terrible; puedo arreglármelas.»
Pensamiento dualista	Creer que sólo hay dos opciones: una es la correcta o buena, la otra es la incorrecta o mala.	«Las vitaminas y las hierbas son buenas; los medicamentos y la cirugía son malos.»

Fuentes: Anne Wilson Schaef, *When Society Becomes an Addict*, Harper & Row, Nueva York, 1987, pág. 72; Anne Wilson Schaef y Diane Fassel, *The Addictive Organization*, Harper & Row, Nueva York, 1988.

Identificar y sanar el dolor emocional y sus consecuencias físicas

Los pensamientos y emociones tienen un efecto tan profundo en nosotros porque están físicamente ligados al cuerpo a través de los sistemas inmunitario, endocrino y nervioso central. Todas las emociones tienen efectos físicos, incluso aquellas que se reprimen y no se expresan. Las emociones no expresadas tienden a «quedarse» en el cuerpo como pequeñas bombas de tiempo: son enfermedades en incubación.

Una cultura que no apoya a las mujeres prepara el camino para los problemas de salud, porque el contexto de la vida de una mujer contribuye enormemente al estado de su salud. Millones de mujeres sufren de dolor pelviano crónico, vaginitis, quistes ováricos, verrugas genitales, endometriosis y displasia cervical (células anormales detectadas en una citología), todas enfermedades de órganos que son exclusivamente femeninos. Estas enfermedades son el lenguaje que utiliza nuestro cuerpo para hablarnos. Por medio de ellas nos dice que necesitamos sanar de una herida más profunda, con frecuencia inconsciente: la de que nunca valemos lo suficiente y que en cierto modo estamos sucias.

Una ejecutiva de 41 años vino a verme porque tenía unos molestos sofocos. Estaba tomando una dosis de estrógenos que era cuatro veces la normal y no sentía ningún alivio. Además de estar relacionados con la reducción de los niveles de estrógeno, los sofocos son un problema neuroendocrino y aumentan con el estrés. Cuando se está estresada, la frecuencia y la intensidad de los sofocos aumenta, de modo objetivo y subjetivo. Hacía dos años que a esta mujer le habían practicado una histerectomía con extirpación de los ovarios a raíz de una grave endometriosis, y ya no veía alivio posible. Le llevó dos años contarme que cuando tenía seis años, el dependiente de una tienda de caramelos la acosó sexualmente en el sótano de la tienda. Cuando le sucedió eso, se sintió paralizada, incapaz de hablar. «Simplemente me paralicé. Me dijo que nunca se lo contara a nadie, porque si lo decía no me iban a querer. Me sentí terriblemente avergonzada.» El día que me lo contó, todavía se sentía como si hubiera hecho algo malo y ella fuera mala. Después me contaría que ese día salió de la consulta segura de que al saber yo la verdad sobre ella, jamás volvería a apreciarla.

Tratando de redimir «el pecado original de ser mujer» y el sufrimiento emocional resultante de él, esta mujer realizaba dos trabajos desde que acabó sus estudios y sacó un máster en gestión de empresas; tenía mucho éxito en su profesión. Se había entregado al trabajo, a la lucha por el éxito y a obtener más títulos como una manera de «demostrarse su valía» y evitar conectar con ese sufrimiento emocional de su infancia y la sensación de ser indigna y mala. Esa creencia nacía directamente del sistema adictivo y estaba reforzada por él. Aún no había sido capaz de derramar ni una sola lágrima por su experiencia, una liberación emocional que yo creo que la ayudará cuando esté preparada.

Estoy de acuerdo con ella en que las semillas de sus problemas físicos fueron plantadas por sus traumas emocionales. No quiero decir con esto que ese abuso sexual sufrido en su infancia fuera la «causa» de la endometriosis ni del dolor pelviano crónico. Lo que quiero decir es que ese abuso en la infancia, común a tantas de mis clientas, introdujo en ella un conjunto de creencias destructivas acerca de su valía y atractivo para ser amada que ha persistido hasta el presente, generando malestar en su cuerpomente. La verdad es que ya en el vientre de nuestra madre nuestros padres nos grabaron creencias y comportamientos, tal como hicieron sus padres con ellos. Eso es inevitable. La única manera de comenzar el proceso de curación es afirmar que somos seres preciosos y amables (dignas de ser amadas), permitiéndonos al mismo tiempo sentir el viejo dolor emocional no sanado. El corazón humano tiene una capacidad casi ilimitada para transformar el dolor emocional mediante el proceso de llorarlo, perdonar y dejarlo marchar. Este no es un proceso intelectual; ocurre en el cuerpo. Cuando estaba pasando por los trámites de un divorcio muy difícil, una de mis amigas inició una práctica de meditación. Un día, cuando estaba haciendo meditación, le vino la comprensión de que dudar de su belleza interior era dudar de Dios. Eso fue un momento decisivo en su salud y curación.

Solamente conectando con lo que sentimos en el cuerpo podemos valorar a nuestra guía interior. Sin embargo, esperamos que nuestras escuelas nos digan lo que vale la pena aprender, que nuestros gobiernos se encarguen de nuestras comunidades, y que nuestros médicos nos inmunicen contra los gérmenes de más reciente aparición. Se nos enseña que todo irá bien si nos atenemos a las reglas. Una de nuestras clientas, que hace poco enfermó de cáncer vulvar, dijo: «No logro entender cómo sucedió esto. Cada año he venido para el examen, mis citologías han resultado normales, y de todas maneras contraigo cáncer». Como esta paciente, solemos creer que los análisis nos van a impedir enfermar. Cuando mi hija menor comenzó su primer año de escuela, el primer día de clase le dijeron cuáles eran las horas aceptables para que los alumnos fueran al lavabo. Yo entré en la clase y le dije a su maestra que en mi consulta veo a mujeres adultas con estreñimiento y problemas urinarios que no pueden ir de vientre en los lavabos públicos debido a que «reglas» como ésa, impuestas en su casa y en la escuela, les dañaron la capacidad para saber cuándo su cuerpo necesita realizar una función normal, y que no quería que le ocurriera eso a mi hija. Puse especial cuidado en que mi hija oyera mi conversación con su maestra para que se sintiera apoyada y fuera al lavabo cuando necesitara ir.

Sanar significa dejar atrás las heridas

No podemos crearnos un mundo nuevo mientras nos aferremos a antiguas creencias autodestructivas acerca de nosotras y de nuestra valía, o la valía de los demás. Si no nos fijamos en cómo colaboramos diariamente con el sistema que nos está destruyendo, corremos el peligro de actuar según la modalidad víctima perpetua, siempre culpando a los demás de nuestros problemas. Más o menos como la mujer maltratada que finalmente se marcha porque un día comprende que si se queda se va a morir, cada una de nosotras debe reconocer cuándo y en qué estamos colaborando con nuestra propia opresión.

Una de mis amigas, que fue educada en el catolicismo en los años cincuenta, explica los efectos de la confesión en su cuerpo:

Recuerdo que a los siete años comencé a tener que ir a confesarme, a buscar delitos y faltas en mi conciencia, y a sentirme atrapada en el terrible dilema de tener que decir lo indecible: ¿quién tiene palabras para expresar la curiosidad sexual, la masturbación? Además, ¿eran capaces de eso las demás niñas? ¿Era yo la única que me encontraba en ese dilema? En una tarjeta de plástico que nos daban para ayudarnos en el proceso de la confesión, se decía que estas debilidades entraban en la categoría de «pensamientos y actos impuros». Incluso con esta versión saneada, yo no podía confesar las dimensiones sensuales de mí misma a un hombre medio oculto detrás de las rejillas del confesionario, cuyo aliento olía a tabaco y alcohol. Pero sin una confesión completa no estaba permitido comulgar, y si comulgaba sería condenada al infierno con un pecado mortal en el alma. (Era como si te hicieran entrar y salir del infierno.) Ese fue mi primer encuentro con un problema ético. Así pues, inconsciente e ingeniosamente, me inventé un escape.

Cuando estaba en los comienzos de la adolescencia, alrededor de los once años, comencé a desmayarme sistemáticamente durante la misa, justo antes de la comunión. Tenían que sacarme de la iglesia y allí, en las gradas de la entrada, recuerdo que podía respirar, oír a los pajaritos y sentir el sol. Esto continuó así durante un año. No tenía ningún control sobre esas sesiones de desmayos. Me producían vergüenza y me desconcertaba lo que hacía mi cuerpo: sudores fríos, zumbidos en los oídos y la inevitable oscuridad que se cerraba sobre mí. (Desde entonces siempre me he sentido oprimida en el recinto de una iglesia.) Las intolerables y contradictorias exigencias sencillamente me hacían perder el conocimiento.[25]

A muchas mujeres nos han hecho perder el conocimiento las contradictorias exigencias de nuestra cultura. Y muchas estamos despertando del desmayo. Casi siempre se estimula la curación de trastornos como el dolor pelviano, el síndrome premenstrual y el síndrome de cansancio crónico, causados por cuidar de demasiadas personas, cuando comprendemos que no somos las únicas que sufrimos y que nuestros problemas se dan en un contexto cultural que no suele apoyarnos. Recuperar la salud y aprender a crearnos una buena salud cotidianamente entraña llamar a nuestras experiencias por su nombre, por doloroso que sea, y luego comprender que el motor de nuestra vida se encuentra dentro de nosotras, con independencia de nuestro pasado.

Si bien es extraordinariamente útil tener un médico o profesional de la salud que reconozca la conexión mente-cuerpo, es aún más importante que comprendamos que nuestro cuerpo y sus síntomas forman parte de nuestra guía interior. Podemos liberarnos de la excesiva dependencia del sistema médico viendo de qué maneras nuestros creencias y comportamiento perpetúan las partes de este sistema que no nos ayudan a crear salud. Si continuamos pensando que nuestros síntomas y enfermedades, como la endometriosis, los miomas y el síndrome premenstrual, son problemas «simplemente médicos» y no están relacionados con otras partes de nuestra vida, participamos en el sistema adictivo de la asistencia médica y de ese modo lo perpetuamos.

Por otra parte, cuando aprendemos a sintonizar con el lenguaje de nuestro cuerpo, somos más capaces de tomar decisiones informadas respecto a los exámenes médicos y las técnicas de la medicina, lo cual puede llevar a relaciones más satisfactorias con las personas que nos atienden en materia de salud. Hemos de comenzar a confiar en nosotras mismas y en nuestras experiencias tanto como confiamos en los informes de laboratorio. Una de mis clientas, cuyos periodos menstruales eran muy infrecuentes, se dio cuenta de que siempre le venía la menstruación cuando «estaba enamorada». Llegó a convencerse de que no necesitaba tantos análisis hormonales cada vez que dejaba de tener la menstruación durante varios meses, y en su lugar se interesó por el significado oculto de sus menstruaciones y qué emociones estaban relacionadas con ellas. Trabajar en colaboración con este tipo de mujeres es para mí una verdadera alegría, y para sus otros médicos también. Tanto el médico como la paciente reconocemos nuestras zonas de conocimiento, nuestras zonas de ignorancia y lo desconocido que hay más allá.

Mientras lees este libro ten presente que todas tenemos opciones, y que todas disponemos de guía interior y ayuda espiritual para orientarnos en el camino hacia la salud, la alegría y la plenitud. Recuperarse de la división mente/cuerpo significa aprender a vivir plenamente desde el interior, en una cultura que suele negar este modo de ser en el mundo. Nuestro cuerpo y sus síntomas son nuestros mejores aliados en esta

CUADRO 2
EL CUERPO COMO PROCESO
Y EL PUNTO DE VISTA MÉDICO

El cuerpo como proceso	El punto de vista médico
• El cuerpo femenino refleja la naturaleza y la Tierra.	• El cuerpo femenino y sus procesos son incontrolables e indignos de confianza. Requieren un control externo.
• Los pensamientos y las emociones influyen en el cuerpo por medio de los sistemas inmunitario, endocrino y nervioso. Son procesos bioquímicos.	• Los pensamientos y las emociones están totalmente separados del cuerpo físico.
• Los aspectos físico, emocional, espiritual y psíquico de una persona están íntimamente ligados y no se pueden separar.	• Es posible dividir a una persona en compartimientos totalmente separados y que no se relacionan entre sí.
• La enfermedad forma parte del sistema de orientación o guía interior.	• La enfermedad es un acontecimiento fortuito que simplemente ocurre. Es muy poco lo que puede hacer una mujer para prevenirla.
• El cuerpo crea salud diariamente. Es un autosanador innato.	• El cuerpo siempre es vulnerable a los gérmenes, las enfermedades y el deterioro.
• La enfermedad se previene mejor viviendo en total acuerdo con nuestra guía interior a la vez que se crea salud diariamente.	• La prevención de la enfermedad no es posible en este sistema. La denominada «prevención» es en realidad una exploración para detectar la enfermedad.
• Esta postura implica vivir la vida plenamente. Se centra en lo que va bien sin negar la muerte.	• Esta postura implica evitar la muerte a toda costa. Sólo se centra en lo que puede ir mal.
• El verdadero yo no muere.	• La muerte se considera un fracaso y el final.

empresa, porque nada nos llama la atención con tanta rapidez. El cuerpo nunca miente; es un maravilloso barómetro de lo bien que estamos viviendo en el presente y cuidando de nosotras mismas.

En una entrevista acerca de su libro *The Change* [*El cambio: mujeres, vejez y menopausia*, Anagrama, Barcelona, 1993], Germaine Greer dijo: «Nadie sabe cómo sería una mujer sana. ¿Cómo se puede tratar a una mujer si no se sabe qué es ser mujer?». Veo que está aumentando el número de mujeres sanas en todo el mundo y me estoy convirtiendo en una de ellas, más y más cada día. Sé cómo es estar sana y bien, y el primer paso es aceptar nuestro cuerpo y saber que es la manifestación de pensamientos y creencias que siempre se pueden cambiar y poner al día. Imagínate sana, completa, curada y profundamente conectada con la sabiduría de tu cuerpo femenino. Recuerda que para estar sana y completa debes tener el valor de seguir los dictados de tu corazón y realizar tus deseos. ¿Qué sabes en el fondo, en la médula misma de tus huesos? Nada es más emocionante y estimulante que saber que nuestro cuerpo y nuestros sentimientos son un camino despejado y abierto hacia nuestro destino.

2

La inteligencia femenina y una nueva modalidad de curación

Al final descubro que no puedo separar el cerebro del cuerpo. La conciencia no está sólo en la cabeza. Ni tampoco se trata de que la mente domine al cuerpo. Si tomamos en cuenta el ADN que dirige el baile de los péptidos, el cuerpo es la manifestación exterior de la mente.

DRA. CANDACE PERT, ex jefe de bioquímica del cerebro del Instituto Nacional de Salud Mental de Estados Unidos

La mente y el cuerpo están íntimamente ligados a través de los sistemas inmunitario, endocrino y nervioso central. En la actualidad, los estudios sobre la relación mente-cuerpo están confirmando lo que las antiguas tradiciones de curación han sabido siempre: que el cuerpo y la mente forman una unidad. No hay ninguna enfermedad que no sea mental y emocional además de física.

Campos y sistemas energéticos

Los seres humanos estamos hechos de energía y estamos sustentados por ella. El cuerpo es un campo de energía siempre cambiante y dinámico, no una estructura física estática. El biólogo celular Bruce Lipton, autor de *The Biology of Belief* [*La biología de la creencia*, Palmyra, Madrid, 2007], escribe que cuando comprendamos verdaderamente el efecto de los pensamientos, sentimientos y energía en el cuerpo, «ya no discutiremos irritados acerca del papel de la educación y la naturaleza porque comprenderemos que la mente totalmente consciente supera a la naturaleza y a la educación. Y creo que también experimentaremos un cambio tan profundo y paradigmático en la humanidad como cuando en la civilización de la Tierra plana se introdujo la realidad de la Tierra redonda». No podría estar más de acuerdo.

La verdad es que el cuerpo es un holograma en el que cada parte contiene información sobre el todo. Por la física cuántica sabemos que a nivel subatómico, la materia y la energía, que también se puede llamar espíritu, son intercambiables. La mejor expresión de esto que he oído es que la materia es la forma de espíritu más densa, y el espíritu es la forma de materia más ligera. Podemos considerar que el cuerpo es una manifestación de energía espiritual. La mente y los pensamientos cotidianos forman parte de esta energía y tienen un efecto bien documentado sobre la materia y el cuerpo. La calidad de nuestros pensamientos y emociones diarios establece un campo electromagnético a nuestro alrededor (y en cada célula del cuerpo) que atrae hacia nosotros nuestro equivalente vibratorio. Esta tendencia se llama la ley de la atracción y es la ley más fundamental que rige el Universo. Lo semejante atrae a lo semejante. Así como vibramos, así atraemos. O, para decirlo más sencillo, los pájaros de igual plumaje vuelan juntos.

Los factores psíquicos y emocionales influyen enormemente en la salud física, porque las emociones y los pensamientos van siempre acompañados por reacciones bioquímicas en el cuerpo, por mediación de las membranas celulares, que son los verdaderos «cerebros» de las células. El continuo mente-cuerpo sólo se puede entender correctamente cuando nos percibimos como un sistema energético siempre cambiante que es influido por la energía que lo rodea, y también influye en ella. No acabamos en la piel. Esta realidad la ilustra bellamente la obra del doctor Masaru Emoto, investigador japonés que ha hecho un trabajo pionero sobre el efecto de las emociones en la estructura cristalina del agua. En su libro *The Hidden Messages in Water* (Beyond Words Publishing, 2004), y también en la película *What the Bleep Do We Know? (¿Y tú qué sabes?)*, el doctor Emoto documenta los efectos de diferentes emociones en la estructura de cristales de agua congelada, demostrando sin la menor sombra de duda que la energía del aprecio amoroso crea las formas cristalinas más increíblemente bellas. Dado que nuestro cuerpo es agua en más de un 70 por ciento, la investigación del doctor Emoto tiene repercusiones profundas para la salud. Nuestra manera de pensar, hablar y sentir acerca de nosotros graba una huella en nuestras células que nos afecta no sólo a nosotros sino también a las personas que nos rodean.

Aunque no podemos ver esta energía vibratoria que forma el cuerpomente y nos sustenta, es sin embargo una parte vital de nosotros. Es la fuerza vital que hace latir el corazón y respirar a los pulmones incluso cuando estamos dormidos. Cualquiera que haya tenido la experiencia de ver morir a una persona, te dirá que algo cambia después del momento de la muerte. Aunque el cuerpo físico sigue presente, la persona que conocimos ya no está allí. Su fuerza vital se ha ido a otra parte.

Los campos vibratorios interaccionan dentro de una persona. También interaccionan entre una persona y otra, y entre una persona y el mundo en general. Estas interacciones, cuya existencia está bien documentada, son importantes para el crecimiento humano y el desarrollo sano a lo largo de toda la vida. Por ejemplo, en un estudio realizado en la Universidad de Miami con bebés prematuros de igual peso, se comprobó que aquellos a los que se acariciaba regularmente aumentaban de peso a una velocidad un 49 por ciento mayor que los bebés que no eran acariciados (ambos grupos de bebés fueron alimentados con la misma cantidad exacta de alimento). Al cabo de ocho meses, los bebés acariciados estaban más desarrollados en estatura y tamaño de la cabeza y tenían menos problemas neurológicos que los del grupo de control.[1] Los bebés a los que no se los acaricia y acuna, aunque se los alimente bien y se los cuide físicamente, corren un gran riesgo de morir debido a lo que un evasivo diagnóstico denomina «fallo en el desarrollo».[2]

Numerosos estudios han demostrado que incluso los accidentes, que consideramos sucesos «fortuitos», tienen relación con el estado emocional y psíquico (o campos vibratorios) de las «víctimas». Varios estudios indican que las personas propensas a los accidentes tienen ciertos rasgos de personalidad, como impulsividad, resentimiento, agresividad, dependencia con necesidades insatisfechas, depresión, tristeza, soledad y aflicción no resuelta, entre otros. Tienden a castigarse cuando sienten rabia hacia otras personas. Por ejemplo, en su libro *Traffic Safety* (Science Service Society, 2004), Leonard Evans, presidente de la Science Service Society, presenta un análisis exhaustivo de los factores que contribuyen a los accidentes de coche, entre ellos las normas de seguridad, el estado de las carreteras, etcétera. Una parte de su análisis muestra que los conductores que corren más riesgo de tener accidentes son, entre otros rasgos, intelectuales, menos maduros e interesados en la estética, y al mismo tiempo más inestables emocionalmente, desgraciados, antisociales, impulsivos, francamente hostiles y agresivos. También tienen poca autoestima y pocas aspiraciones, y más probabilidades de que hayan tenido infancias desgraciadas. Así pues, en el lenguaje de estos sistemas, parece ser que el campo vibratorio de la persona «propensa a los accidentes» interacciona con el campo vibratorio del medio ambiente de una manera que aumenta su probabilidad de sufrir accidentes.

Está claro que las interacciones humanas tienen profundos efectos en la salud. Estos efectos pueden ser positivos o negativos, según sea el estado de ánimo de las personas participantes en esas interacciones. Cuando comencemos a percibirnos como campos vibratorios de energía, poseedores de la capacidad de influir en la calidad de nuestras experiencias, conectaremos con nuestra capacidad innata para sanarnos y crearnos una buena salud todos los días de nuestra vida.

Nuestro cuerpo está influido y, de hecho, estructurado por nuestros pensamientos y creencias. Cada pensamiento va acompañado por una emoción o sentimiento, y cada emoción produce una realidad bioquímica específica en el cuerpo. Los pensamientos que se refuerzan una y otra vez se convierten en creencias. Las creencias dirigen nuestra conducta. Muchas de estas creencias las heredamos de nuestros padres y de las circunstancias en las que fuimos criados y educados. Estudios científicos realizados por el epidemiólogo Leonard Sagan subrayan esto y demuestran que la clase social, la educación, las habilidades vitales y la cohesión de la familia y la comunidad son factores claves en la determinación de la esperanza de vida. De todos estos factores, sin embargo, la educación ha demostrado ser el más importante. Una revisión de «todos» los datos epidemiológicos importantes deja claro que los principales determinantes de la salud «no son» la vacunación, la dieta, la provisión de agua ni los antibióticos. En realidad, la espectacular reducción en los índices de mortalidad por enfermedades infecciosas producida a comienzos del siglo xx se inició mucho antes del uso rutinario de la penicilina y los antibióticos. *La esperanza, la autoestima y la educación son los factores más importantes en la creación diaria de salud,* sea cual sea nuestra historia y el estado de salud que hayamos tenido en el pasado.[3] El estado emocional influye en todas las enfermedades. La doctora Jeanne Achterberg ha demostrado que el curso que va a seguir un cáncer se puede pronosticar mejor por variables psíquicas, como la esperanza, que por mediciones médicas.[4]

El extenso estudio ACE (Adverse Childhood Experiencies: Experiencias adversas en la infancia) realizado en 1998, que documentó las dramáticas consecuencias en adultos de los malos tratos y la disfunción familiar en la infancia, ha demostrado sin el menor género de duda los efectos para la salud de creencias muchas veces heredadas acerca de la valía personal y de ser o no dignos de ser amados.[5] Este estudio fue motivado al principio por observaciones hechas a mediados de los años ochenta en un programa para la obesidad del Kaiser Permanente Department of Preventive Medicine de San Diego. Este programa tuvo un índice de abandono muy elevado y, sorprendentemente, las personas que lo abandonaron estaban logrando bajar de peso. Detalladas entrevistas a casi 200 de estas personas revelaron, inesperadamente, que el maltrato en la infancia era muy común y anterior al comienzo de la obesidad. Muchas personas hablaron francamente de esto; para ellas la obesidad no era un problema sino una solución protectora de problemas de los que nunca habían hablado con nadie. Por ejemplo, una mujer que subió 48 kilos durante el año posterior a haber sido violada, dijo: «A la obesa no se la mira. Y eso es exactamente lo que yo necesito».

En el estudio ACE se descubrió que las experiencias adversas en la infancia son muchísimo más comunes que lo que se reconoce o confiesa. Poco más de la mitad de los 17.000 participantes, de clase media y de edad madura, habían crecido en hogares disfuncionales de alcohólicos, casas en las que había una persona deprimida o enferma mental, o casas en las que habían experimentado abuso sexual o maltrato físico o emocional. Y esas experiencias tenían una correlación muy elevada con gastos de farmacia, visitas a médicos, visitas a salas de urgencia, hospitalización y muerte prematura.

Reflexionando sobre la enormidad de todo esto, el doctor Vincent Felitti, investigador de ACE, escribió: «Si las consecuencias de tratar lo que hemos descubierto en el estudio ACE son de gran alcance, los aspectos preventivos se ven francamente desalentadores. La naturaleza misma del material es tal que inspira disgusto y desagrado. ¿Para qué una persona va a desear dejar la relativa comodidad de una enfermedad orgánica tradicional para entrar en esta zona de peligrosa incertidumbre que a ninguno nos han enseñado a enfrentar?».

Sé qué quiere decir el doctor Felitti. Siempre es mucho más fácil para el médico y el paciente hacer caso omiso de lo que realmente ocurre, pero también es mucho más satisfactorio llegar al quid del asunto. Al fin y al cabo nuestros cuerpos no mienten y siempre intentan hacernos ver la verdad. Por lo tanto sugiero el camino del medio. Es prudente aplicar tratamiento médico sintomático a modo de puente para cruzar el río hacia la verdadera salud. Pero hemos de entender que para sanar realmente en el plano más profundo y darle a nuestras células el mensaje «vive», que crea salud, necesitamos cambiar y poner al día nuestros creencias y comportamientos. Esto incluye liberar emociones que tenemos sofocadas o reprimidas. El pasado no es nuestro destino. Nuestro poder para cambiar está en el presente. Este poder interior se capta afirmando nuestra valía y merecimiento de ser amadas, poniendo al día nuestras creencias, sintiendo nuestros verdaderos sentimientos y eligiendo pensamientos más animadores y sanadores.

Una de mis clientas me dijo: «Mientras venía a la consulta tuve un relámpago de comprensión. Cuando era pequeña, la única manera de atraer la atención de mi madre era enfermándome. Así pues, tuve muchas fracturas de huesos, después cáncer y ahora una citología anormal. Hoy acabo de darme cuenta de que ya no necesito enfermar para atraer su atención». Añadió que en el momento de tener esa revelación en el coche, apareció el sol por entre las nubes, reforzándosela con su resplandor.

Comprensión del cuerpomente

La comunidad médica está comenzando a ver a los enfermos como seres físicos que se renuevan constantemente. Nos estamos enterando de que el cuerpo es como un río de información y energía, y que cada una de sus partes tiene una comunicación dinámica con todas las demás. Estudios por radioisótopos han demostrado, por ejemplo, que los glóbulos rojos se renuevan cada 28 días, y que cada seis meses regeneramos todas las células del hígado. En esta continua reestructuración de nuestro cuerpo físico, cada día tenemos la oportunidad de crearnos una buena salud.

Aunque todos somos bombardeados diariamente por millones de estímulos, el sistema nervioso central y los órganos de los sentidos de la persona funcionan de tal manera que seleccionan y procesan *solamente aquellos estímulos que refuerzan lo que ya creemos sobre nosotros mismos*. Un experimento ganador del Premio Nobel subraya la importancia de este concepto. Los científicos criaron gatos en un ambiente que sólo contenía líneas horizontales, tanto en sus jaulas como en el recinto donde estaban. Cuando llegaron a la edad adulta, los colocaron en un ambiente normal, y los gatos comenzaron a chocar con todo lo que tuviera líneas verticales; literalmente, «no veían» nada que fuera vertical. Lo mismo, a la inversa, les ocurrió a unos gatos que fueron criados en un ambiente en el que sólo había líneas verticales. Cuando fueron adultos, chocaban con todo lo que era horizontal. Esto también lo podemos aplicar a las personas. Por ejemplo, las mujeres que fueron maltratadas en su infancia suelen ser mucho más propensas a ser repetidamente maltratadas de adultas. Han sido condicionadas a ser maltratadas y les resulta difícil reconocer a las personas afectuosas y los ambientes de cariño. Como adultos, nuestro sistema nervioso funciona para reforzar lo que experimentamos en nuestros primeros años, a no ser que cambiemos conscientemente los efectos de esa programación infantil. Las semillas de muchas enfermedades posteriores se siembran en nuestra infancia, y después son abonadas periódicamente por nuestros pensamientos y creencias, que esperan que se repitan esas experiencias.

La ciencia de la conexión mente-cuerpo, o psiconeuroinmunología, nos sirve para explicar cómo afectan al cuerpo las circunstancias de nuestra vida. La psiconeuroinmunología y las investigaciones relacionadas demuestran que los sutiles campos electromagnéticos de fuera y de dentro del cuerpo forman un vínculo importantísimo entre las heridas culturales (a las que llamamos «psíquicas» y «emocionales») y los problemas ginecológicos u otros que tenemos las mujeres (a los que llamamos «físicos»).

Muchas mujeres que han sobrevivido al abuso sexual en la infancia, por ejemplo, se divorcian de su cuerpo. Algunas se sienten en su cuerpo sólo del cuello para arriba. Una de mis clientas, que tenía continuos inicios de regla a destiempo, me dijo: «No quiero ni pensar en nada de lo que tengo bajo la cintura. Odio esa parte de mi cuerpo; ojalá me desapareciera». Esta fue una importante comprensión para ella; indicaba dónde necesitaba avanzar un paso hacia la curación. Esos continuos goteos menstruales le llamaban la atención hacia una parte no reconocida de su cuerpo que necesitaba sanar. Una de mis socias a veces pide a sus clientas que se dibujen a sí mismas. Una de ellas, que sufría de dolor crónico de pelvis, hizo su autorretrato sólo de la cintura para arriba. Mi socia le hizo ver que tal vez su pelvis quería atraer su atención mediante el dolor. ¡No la tomaba en cuenta!

Si la ciencia de la conexión mente-cuerpo nos sirve para explicar cómo nuestras heridas emocionales y psíquicas se convierten en físicas, también apoya nuestra capacidad para sanar de esos trastornos. Todo malestar, toda curación del malestar y toda creación de salud son al mismo tiempo físicos, psíquicos, emocionales y espirituales.

Hasta hace muy poco tiempo, los científicos creían que la información pasaba linealmente por el sistema nervioso de nervio a nervio, igual como en un cable eléctrico. Pero ahora sabemos que los órganos corporales se comunican directamente con el cerebro, y viceversa, mediante mensajeros llamados «neuropéptidos». Estos neuropéptidos llevan mensajes entre las neuronas; las moléculas receptoras de neuropéptidos reciben entonces mensajes cuyo envío han activado las emociones y los pensamientos. Se creía que las sedes de receptores de neuropéptidos sólo estaban situadas en las células del sistema endocrino y del inmunitario, además de estarlo en las neuronas. Ahora sabemos que órganos como los riñones y el intestino también tienen sedes receptoras de esas sustancias químicas llamadas cerebrales. ¡Y también los glóbulos sanguíneos! Estas sustancias químicas forman parte del modo como los pensamientos y las emociones afectan directamente al cuerpo físico.

Los órganos físicos no sólo contienen sedes receptoras de las sustancias neuroquímicas de los pensamientos y las emociones, sino que, junto con el sistema inmunitario, *también fabrican esas mismas sustancias.* Lo que esto quiere decir es que todo el cuerpo siente y expresa emociones; todas nuestras partes «piensan» y «sienten». Está bien documentado, por ejemplo, que el intestino produce más neurotransmisores que el cerebro.[6] Además, los glóbulos blancos producen sustancias analgésicas semejantes a la morfina, y contienen a su vez sedes receptoras de estas mismas sustancias. Esto da a la persona la capacidad de regular su dolor sin medicamentos. Los estudios están comenzando a documentar que los tejidos del útero, de los ovarios y de las mamas fabrican las mismas sustancias neuroquímicas de los pensamientos y las emociones que fabrican el cerebro y los demás órganos. Las hormonas, por ejemplo, son moléculas mensajeras de emociones y pensamientos. Las células inmunitarias también tienen receptores de neuropéptidos o moléculas mensajeras. Los ovarios, y probablemente también el útero, fabrican estrógeno y progesterona, hormonas que son también neurotransmisores que afectan a las emociones y los pensamientos. Y estos órganos tienen sedes receptoras que reciben mensajes del cerebro y del sistema inmunitario. Es fácil entonces comprender que cuando estamos tristes, nuestros órganos femeninos «se sienten» tristes, y sus funciones se ven afectadas.

Nuestros pensamientos, emociones y cerebro se comunican directamente con nuestros sistemas inmunitario, nervioso y endocrino y con nuestros órganos. Además, si bien estos sistemas corporales se estudian y se consideran separados, en realidad son aspectos del «mismo» sistema. Si el útero, los ovarios, los glóbulos blancos y el corazón fabrican las mismas sustancias químicas que fabrica el cerebro cuando piensa, *¿en qué parte del cuerpo está la mente, entonces?* La respuesta es: *la mente está situada en todo el cuerpo,* e incluso más allá.[7] De hecho, en un considerable número de estudios sobre la oración se ha documentado que la mente no es «local» y tiene profundos efectos a distancia del cuerpo.[8]

Es necesario ampliar considerablemente todo nuestro concepto de lo que es «la mente». *Ya no se la puede considerar encerrada en el cerebro o limitada al intelecto; existe en todas las células del cuerpo.* Cada pensamiento tiene su equivalente bioquímico. Cada emoción que sentimos tiene su equivalente bioquímico. Una de mis colegas dice: «La mente es el espacio que hay entre las células». Así pues, ¿estás preparada para escucharlo cuando te hable esa parte de tu mente que es tu útero, con el lenguaje del dolor o de una regla demasiado abundante?

Vino a verme una abogada de 35 años, casada, que había comenzado a tener goteos de sangre entre las reglas. Cuando le pregunté cómo le iba la vida, me contestó irritada: «Creo que este problema es médico». Con eso quiso decirme que el problema era puramente físico y no estaba relacionado de ninguna manera significativa con el resto de su vida. Amablemente le expliqué que le habría preguntado lo mismo si se hubiera fracturado una pierna, y le hice ver que todos los síntomas son «físicos». Entonces se calmó y me contó la verdad. Hacía poco había tenido una aventura extraconyugal y se sentía culpable; además, tenía miedo de haber contraído alguna enfermedad de transmisión sexual. Las pérdidas entre las menstruaciones le habían comenzado justamente después de esa aventura. Esta historia adicional me permitió darle un mejor tratamiento médico, y ella, por su parte, descubrió que no tenía por qué dividirse en partes no relacionadas entre sí.

Una de mis clientas fue a ver a un terapeuta de *biofeedback** por un dolor en el hombro causado por tensión muscular constante. Cuando estaba aprendiendo a relajar los músculos del hombro, advirtió que la tensión muscular le aumentaba siempre que le venían a la cabeza ciertos pensamientos. Uno de esos pensamientos era el de haber recibido una zurra en su niñez; otro era la mala salud de su marido y las posibles consecuencias para ella. Por otro lado, cuando pensaba en los aspectos positivos de su vida, la tensión muscular disminuía. Llegó a comprender que sus temores y creencias estaban codificados en su cuerpo. Gracias a esa terapia comprendió que sus tejidos musculares tienen sentimientos, pensamientos y recuerdos que forman parte de la sabiduría de su cuerpo.

La mente y el alma, que impregnan todo nuestro cuerpo, son mucho más vastas de lo que el intelecto puede comprender. Nuestra guía interior nos llega primero a través de nuestros sentimientos y de la sabiduría de nuestro cuerpo, no a través de la comprensión intelectual. Cuando buscamos una orientación interior sólo con el intelecto, como si ésta existiera fuera de nosotros y de nuestro conocimiento más profundo, nos quedamos estancadas en la búsqueda, y de hecho la silenciamos. El intelecto funciona mejor al servicio de la intuición, guía interior, alma, Dios o poder superior, sea cual sea el término que elijamos para llamar a la energía espiritual que anima la vida. Una vez que reconocemos que somos más que nuestro intelecto y que esa guía está a nuestra disposición en la mente universal, tenemos acceso a nuestra capacidad interior de curación. William James dijo una vez: «El poder para mover el mundo está en el inconsciente».

La inteligencia femenina: Cómo se corporeízan los pensamientos

Las mujeres tenemos la capacidad de saber lo que sabemos con el cuerpo y el cerebro al mismo tiempo, en parte debido a que tenemos cons-

---

* O bioinformación. Es una técnica que permite acceder a algunas respuestas fisiológicas y modificarlas en nuestro favor. Se utiliza en casos de trastornos cardiovasculares, respiratorios, neuromusculares, gastrointestinales, etc., así como en situaciones de depresión, angustia, insomnio, jaquecas, etc. *(N. del E.)*

tituido el cerebro de tal manera que, cuando nos comunicamos, tenemos un buen acceso a la información contenida en ambos hemisferios y en el cuerpo.

En el colegio me enseñaron a desconfiar de mi proceso de pensamiento, porque nunca cuadraba con la modalidad dualista en que está establecida la educación. En los tests de opciones múltiples, por ejemplo, siempre encontraba alguna razón por la cual podían ser correctas casi todas las respuestas. Siempre veía el «cuadro global» y comprendía cómo todo estaba relacionado con todo lo demás. Cuando veían mis respuestas equivocadas, mis profesores solían decirme: «Le atribuyes demasiado significado a todo. La respuesta correcta es evidente». A mí no siempre me parecía evidente. Ahora que he aprendido a valorar lo íntimamente ligados que están mis pensamientos, mis emociones y mi cuerpo físico, he comenzado a recuperar toda mi inteligencia. Es pasmoso comprobar cuántas mujeres inteligentísimas se creen tontas debido a que gran parte de su inteligencia ha sido subvalorada. La doctora Linda Metcalf dice: «Las mujeres creen que su intelecto es una estructura mental masculina metida en su cabeza».

Me he dado cuenta de que, como muchas mujeres, hablo y pienso de una forma multimodal y en espiral, usando al mismo tiempo mis dos hemisferios cerebrales y la inteligencia de mi cuerpo. La antropóloga y visionaria escritora Jean Houston describe así la evolución de la forma de pensar multimodal: «Durante siglos las mujeres estuvieron en sus cuevas, removiendo la sopa con una mano, meciendo al bebé en una cadera y echando fuera al lanudo mamut con un pie». Hemos evolucionado teniendo que concentrarnos en más de una tarea al mismo tiempo, comprendiendo de modo innato las consecuencias de nuestros actos, no sólo para nosotras mismas, sino también para toda nuestra unidad familiar o tribu. Es lógico que esta estructura cerebral evolucionara así en la mujer, cuyo cuerpo lleva y desarrolla a bebés, que son personas distintas a ella, que piensan y sienten ya antes de nacer. Al tener que concentrarnos en más de una cosa o persona al mismo tiempo, a lo largo de los siglos las mujeres hemos desarrollado una estructura cerebral y un estilo de pensar que son característicamente diferentes de los de muchísimos hombres.[9]

En la mayoría de las mujeres, el cuerpo calloso, esa parte del cerebro que conecta los hemisferios derecho e izquierdo, es más grueso que en la mayoría de los hombres. Es decir, los dos hemisferios cerebrales están «conectados» de distinta manera en los hombres y en las mujeres. Los hombres usan principalmente el hemisferio izquierdo para pensar y comunicar sus pensamientos; su razonamiento suele ser lineal y orientado hacia la solución: va «al grano». Las mujeres, por el contrario, empleamos más zonas del cerebro que los hombres para comunicarnos; utilizamos los hemisferios cerebrales derecho e izquierdo. Dado que el hemisferio derecho tiene conexiones más abundantes con el cuerpo que el hemisferio izquierdo, cuando hablamos y pensamos, las mujeres tenemos más acceso a la sabiduría de nuestro cuerpo que la mayoría de los hombres.

Esto no quiere decir que el cerebro masculino carezca en absoluto de esta capacidad; sólo se trata de que durante siglos no se ha animado a los hombres a desarrollarla. Durante los cinco mil últimos años, la sociedad occidental ha creído que el enfoque lineal del hemisferio izquierdo es la forma superior de comunicación, y que la forma más «corporeizada» de hablar y pensar de la mujer es inferior y «menos evolucionada». Anne Moir y Daniel Jessel, autores del libro *Brain Sex* [*El sexo en el cerebro*, Planeta, 1991], observan: «Al parecer los hombres son el sexo que dice lo primero que le viene a la cabeza, mientras que las mujeres se comunican haciendo uso de un repertorio mucho más amplio. Tomándolo todo en cuenta, los hechos pintan un cuadro completo de un intercambio de información más animado y más amplio en el cerebro femenino».[10] Lamentablemente, en lugar de desarrollar esta forma de pensar «corporeizada», hemos aprendido a rechazar y denigrar esta capacidad.

En un diálogo con la sociolingüista Deborah Tannen, Robert Bly dijo: «Las palabras están en un lóbulo del cerebro y los sentimientos en el otro. Eso significa, entonces, que las mujeres tienen la capacidad de mezclar esos lóbulos con mucha más rapidez que los hombres. Las mujeres tienen una superautopista para ir allí. Y como hiciera notar Michael Mead, los hombres nos quedamos con un tortuoso caminito rural, y tenemos suerte si pasa por ahí una palabra».[11]

Mi ex marido solía decirme: «¿No puedes decirlo con menos palabras? ¿No puedes ir al grano?». Esto manifiesta un estilo de comunicación típicamente masculino. Cuando yo pienso y hablo, uso el lenguaje para expresar la riqueza de lo que pasa por mi mente y mi cuerpo al comunicar mis pensamientos. Me gusta entretenerme con el lenguaje, vagar en él. Muchas veces he llegado a entender lo que siento hablando de ello un rato, dejando surgir los pensamientos de todo mi cuerpo y todo mi cerebro antes de decirlos. Procesar las ideas verbalmente o escribir mis pensamientos me sirve para conocerme más.

Mi ex marido, por el contrario, empleaba las menos palabras posibles. Él y los hombres como él quieren llegar al grano, al producto o la solución, y todo tiene que tener una; si no, no vale la pena hablar de ello. La mayoría de los hombres consideran y sienten tedioso e inútil el «proceso» de llegar al grano. (Suelen usar un puntero cuando dan una conferencia, y lo pasan muy mal si no tienen uno. Las mujeres rara vez usan un puntero, a no ser que hayan superdesarrollado selectivamente el hemisferio izquierdo.) El doctor George Keller, colega en medicina holística, dice: «Cuando hablan los hombres, se saltan los verbos. Cuando hablan las mujeres, se saltan los sustantivos». Refiriéndose a la física cuántica, que enseña que las partículas y las ondas son simplemente aspectos distintos de la materia, el doctor Keller observa: «Los hombres hablan un lenguaje partícula. Las mujeres hablan un lenguaje onda».

La forma de pensar multimodal, «corporeizada», hace posible a la mayoría de las mujeres ir a la compra sin lista y recordar todo lo que iban a comprar, además de otros artículos que de pronto recuerdan que necesitan. Cuando mis hijas eran pequeñas y yo hacía muchísimas operaciones quirúrgicas, era capaz de hacer la operación y al mismo tiempo estaba consciente de lo que estaban haciendo mis hijas y de que tenía que pasar a comprar servilletas de papel y pan de camino a casa. Mi marido, en cambio, sólo podía tener uno o dos pensamientos y tareas al mismo tiempo, y muchas veces olvidaba qué había ido a comprar a la tienda.

Las diferencias entre los estilos de comunicación masculino y femenino se hacen notar repetidamente en la vida diaria. Cuando le explico la enfermedad de una mujer a su marido o compañero, suelo decirle: «Escuche, cuando le explico lo que tiene su esposa [o su compañera], da la impresión de que hablo en círculos». Describo un círculo con el dedo. «Voy por allí, por aquí y por allí. Tal vez esto le parezca una digresión, y tal vez no vea la pertinencia de lo que le estoy diciendo. Pero todo está relacionado. Sígame, que ya llegaré al punto principal y se lo armaré todo».

Para las mujeres, entender la amplitud y riqueza de su inteligencia, y valorar el papel esencial que tienen en la inteligencia femenina esa orientación interior, la intuición y las emociones, contribuye a su salud y a su energía. Cuando aceptamos esos aspectos nuestros, nos cambia la percepción. Entonces podemos celebrar las diferencias entre inteligencia masculina y femenina, sin pensar que los hombres tienen algo mal o son inferiores, como tampoco las mujeres .

Las creencias son físicas

Los pensamientos son una parte importante de nuestra sabiduría corporal porque tenemos la capacidad para cambiar nuestra mente (y nuestros pensamientos) a medida que aprendemos y crecemos. Un pensamiento sostenido durante un tiempo y repetido muchas veces se convierte en creencia. La creencia entonces se convierte en biología. Las creencias son fuerzas vibratorias que generan la base física de nuestra vida individual y de nuestra salud. Si no trabajamos en cambiar los pensamientos autodestructivos y los consiguientes sentimientos («No valgo nada, soy un fracaso»), esos pensamientos y la emociones reprimidas nos predisponen para el malestar físico, debido al efecto bioquímico que tienen las emociones en nuestros sistemas inmunitario y endocrino. A las enfermedades como la artritis reumatoidea, la esclerosis múltiple, ciertas enfermedades del tiroides y el lupus eritematoso, por ejemplo, se las llama autoinmunes, que quiere decir que el propio sistema inmunitario ataca al cuerpo. ¿Por qué el sistema inmunitario va a atacar a las células de la persona en que funciona si no es porque está recibiendo algún tipo de mensaje destructivo de alguna parte muy profunda del cuerpo? La depresión mental se ha relacionado no sólo con comportamientos autodestructivos, sino también con la depresión del funcionamiento del sistema inmunitario.[12] Muchas mujeres aquejadas de este tipo de enfermedad también sufren de depresión. Los estudios han demostrado, por ejemplo, que el estrés y la soledad pueden ser causa de la activación de un virus de herpes latente (inactivo).[13] Lo mismo es cierto del virus de Epstein-Barr, el virus que está ligado al síndrome de cansancio crónico. A esto se debe que, aunque más del 90 por ciento de la población ha estado expuesta a este virus (o tiene anticuerpos suyos), sólo un pequeño porcentaje sufre realmente la enfermedad. Esta información concierne particularmente a las mujeres, ya que al menos un 80 por ciento de todas las enfermedades llamadas autoinmunes se dan en nosotras.[14] Incluso la endometriosis, la epilepsia, la menopausia prematura, la infecundidad y la vaginitis crónica tienen componentes autoinmunes.

Lo que cree una persona está muy influido por la cultura en la que vive. Las creencias sostenidas en común perpetúan el tipo de sociedad en que vivimos. Dada nuestra sociedad, no es de extrañar que las mujeres tengan tanto estrés percibido. En varios estudios científicos, se ha relacionado el estrés «ineludible» con una forma clara de inmunosupresión (supresión de la reacción inmunitaria). La conmoción emocional está asociada a la liberación de opiáceos endógenos (sustancias parecidas a la morfina) y de corticosteroides (hormonas de las glándulas suprarrenales), que impiden que los glóbulos blancos protejan al cuerpo del cáncer y de infecciones. Las personas que se sienten desesperadas e impotentes y que consideran incontrolablemente estresante su situación tienen niveles más elevados de corticosteroides e inmunosupresión que aquellas que son más resistentes o flexibles y saben arreglárselas para controlar el estrés.[15] Las personas expuestas a lo que ellas consideran un estrés «ineludible», liberan sustancias parecidas a los opiáceos (encefalinas) que literalmente insensibilizan a las células de su cuerpo (analgesia inducida por el estrés),[16] incapacitándolas para destruir las células cancerosas y las bacterias si esto se hace permanente.[17] Lo más esencial que hay que entender es lo siguiente: *No es el estrés en sí el que causa los problemas del sistema inmunitario. Es la percepción de que el estrés es ineludible, de que no se puede hacer nada para impedirlo, lo que causa la supresión del sistema inmunitario. ¡La percepción siempre se puede cambiar, y esa es la clave para mejorar y mantenerse en buena salud!*

Es importante comprender que las creencias echan raíces mucho más profundas que los pensamientos, y que sencillamente no podemos quitárnoslas a voluntad. Muchas creencias son del todo inconscientes, y al intelecto no le es fácil llegar a ellas. La mayoría no somos conscientes de las creencias destructivas que nos están minando la salud. Estas creencias no provienen sólo del intelecto, esa parte que cree estar al mando. Vienen de esa otra parte que en el pasado se alojó y enterró en los tejidos celulares.

Vino a mi consulta Jean, hermosa diseñadora gráfica de 45 años y pelo moreno. Estaba preocupada porque la menstruación le había cambiado de periodicidad con los años, pasando de venirle cada 28 días a venirle cada 25 a 34 días. No tenía ninguna pérdida de sangre entre regla y regla ni ningún otro síntoma. Esta historia me pareció totalmente normal, pero otro médico le había dicho que ese cambio en su ciclo podía significar cáncer, y le recomendó hacerse una biopsia uterina. Dado que tenía demasiado pequeña la abertura del cuello del útero para que entrara el instrumento para la biopsia, le recomendó una biopsia mediante legrado uterino con dilatación, que se hace con anestesia general. Jean decidió buscar una segunda opinión. Yo la examiné y la encontré normal, aunque sí tenía una abertura cervical muy pequeña y por lo tanto no se le podía hacer una biopsia en la consulta. La ecografía mostraba un revestimiento uterino normal.

Le dije que en mi opinión no parecía en absoluto una candidata al cáncer de útero y que no le recomendaría la biopsia con legrado uterino quirúrgico. Si estaba muy intranquila y deseaba que se la practicaran, se le podía hacer ciertamente para que estuviera segura de que no tenía cáncer. Para ayudarla a tomar su decisión, le pregunté qué experiencias de la enfermedad había tenido en su infancia, ya que las experiencias de la infancia influyen profundamente en la creencia de una mujer respecto a la salud y la enfermedad. Me dijo: «Yo era hija única y mi madre estaba siempre enferma. Constantemente tenía problemas intestinales, y yo debía cuidarla. En consecuencia, reacciono a todo lo que me ocurre en el cuerpo como si fuera una catástrofe, igual que mi madre».

«Si decidieras hacerte ese legrado con dilatación uterino y resultara que estás normal —le pregunté—, ¿podrías entonces relajarte y dejar de estar obsesionada por el cáncer?» Contestó que eso no cambiaría nada, que seguiría preocupada. Acordamos entonces que tendría que cambiar sus creencias acerca de su cuerpo y su vulnerabilidad, que habían sido fuertemente influidas por sus primeros años.

Para hacer eso, Jean tiene que comprender que su temor no es totalmente accesible a su intelecto. Gran parte de ese miedo está alojado en su cuerpo y en su inconsciente. Decirle a ella, o a cualquier mujer que tenga un problema similar, que se relaje, que está bien, que no tiene nada y que «todo está en su cabeza», no es científicamente correcto. La creencia sí la tiene en su mente, pero su mente está localizada en todo su cuerpo y en todos los órganos que forman parte de él.

Para que Jean deje de estar obsesionada por el cáncer (o por cualquier otra cosa), tendrá que pasar por un proceso por el cual también debemos pasar cada una de nosotras para sanar. Para explicar este proceso a mis clientas, recurría a los tres primeros pasos del programa de

Doce Pasos que tuvo su origen en Alcohólicos Anónimos. Puesto que estos doce pasos se basan en verdades espirituales, los he encontrado aplicables a casi todos los aspectos de la vida acerca de los cuales tanto yo como mis pacientes buscamos orientación. El primer paso es: «Admitimos que somos impotentes ante el alcohol y que nuestra vida se ha vuelto ingobernable». En lugar de la palabra «alcohol», se puede poner cualquier cosa que nos obsesione o nos haga sentir impotentes. En el caso de Jean, debe admitir que es impotente para cambiar su creencia y su obsesión por el cáncer sólo con su intelecto. Debe también admitir que su creencia no es sana y que hace ingobernables algunas partes de su vida. Su creencia no va a desaparecer si se castiga por tenerla, ni tampoco si trata de obligarse a cambiarla sólo con el intelecto. Debe entender también que el pensamiento obsesivo intenta impedirle sentir algo que tal vez no desea sentir (al intelecto le gusta creerse siempre al mando). Pero para sanar hay que sentir.

El segundo paso es: «Hemos llegado a comprender que un poder superior a nosotros podría hacernos recobrar la cordura». Este poder «superior a nosotros» es parte de nuestras guía interior y sabiduría corporal; se puede considerar el alma, esa parte que vive fuera del tiempo y el espacio. La palabra «cordura» equivale a paz interior o serenidad. Reconocer que tenemos acceso a la orientación de un poder superior a nuestro intelecto es un paso muy positivo hacia el acceso real a esa guía.

El tercer paso es: «Hemos tomado la decisión de entregar nuestra voluntad y nuestra vida al cuidado de Dios, *tal como Lo entendemos*» (puedes cambiar la palabra Dios por «guía interior», «sabiduría divina», «yo superior» o «Madre Divina»). Este paso se salta totalmente al intelecto. Es un salto de fe que reconoce que todos tenemos una guía interior que está a nuestra disposición, y que esa guía tiene el poder de eliminar nuestras creencias dañinas. Las palabras «tomado la decisión» son muy importantes. Para crearse salud, la mujer necesita tomar la decisión de hacerlo. Luego debe estar dispuesta a continuar con el proceso. Puede ser muy útil y práctico participar en reuniones de Doce Pasos y trabajar esos pasos en torno a un temor, una creencia e incluso una enfermedad para los cuales el intelecto ha resultado ser impotente. También me gusta el trabajo con afirmaciones de Louise Hay, la autora de *Usted puede sanar su vida*.

Para Jean y para miles de mujeres como ella, es muy útil saber que no están solas en sus temores y obsesiones. Jamás he conocido a nadie que no haya heredado al menos algunas creencias destructoras de la salud, ya las haya heredado de su familia o de la cultura en general. Decidiendo avanzar hacia la salud y la dicha, podemos descubrir esa profunda programación en nuestro cuerpo y cambiarla para que apoye la salud. ¡El motivo de que esto dé resultado es que el mismo proceso de decidir ser más feliz o más sana saca automáticamente a la luz las formas de pensar que han impedido más felicidad y salud! Muchas de mis clientas han logrado cambiar su estado de salud y su vida una vez que han entendido que, si bien todas las enfermedades son muy reales y físicas, suelen ir acompañadas y reforzadas por creencias inconscientes. Descubrir estas creencias y sanar de ellas es un proceso continuo, estimulante y positivo. Forma parte del proceso de crear salud. Requiere paciencia y compasión. Y da resultado.

Las creencias y los recuerdos son en realidad estructuras biológicas del cuerpo. Imagínate la mente como si fuera un iceberg. La parte consciente, la que cree estar al mando, es la que sobresale por encima de la superficie, pero sólo equivale a menos del 25 por ciento de ese témpano de hielo. La parte de la mente llamada «inconsciente» es mucho más grande, está bajo la superficie y equivale a más del 75 por ciento del iceberg. Nuestras historias personales se almacenan en todo el cuerpo: en los músculos, en los órganos y en otros tejidos. Esta información, igual que la parte sumergida del iceberg, generalmente no es reconocida por la parte que está fuera de la superficie, nuestro intelecto consciente. Nuestras células contienen bancos de datos, aun cuando la mente consciente no tenga conocimiento de ellos y en realidad trate de negarlos.

Una vez que llamé a un botones de un hotel a mi habitación para que me ayudara a bajar las maletas, vio una botella de jarabe chino para la tos que estaba en el cuarto de baño. Hizo una mueca, se apretó el estómago con las manos y dijo: «Creí que era aceite de ricino y recordé las veces en que mi madre me lo daba cuando era niño. Solía dolerme el estómago después de tomarlo. Sólo con ver la botella ahora me viene dolor de estómago». Ese hombre no tenía un control consciente sobre el recuerdo del dolor de su infancia; su cuerpo reaccionaba automáticamente a la vista de una botella parecida que ni siquiera tenía alguna relación con eso.

Una mujer con la que salí de excursión una vez me contó que hacía dos semanas le había entrado aceite protector del sol en el ojo, que le lagrimeó todo el día. Varios días después simplemente olió el mismo aceite cuando lo estaba usando otra persona y el ojo comenzó a lagrimearle. Ya tenía la memoria biológica codificada en el ojo, saltándose totalmente al intelecto.

Cómo se vuelven físicas las creencias

En cualquier momento dado, nuestro estado de salud refleja la suma total de nuestras creencias desde que nacimos. Toda nuestra sociedad funciona movida por muchas creencias compartidas y a veces dañinas. (Una que oigo con frecuencia es: «Bueno, ahora que tengo treinta años [o cuarenta o cincuenta], supongo que es normal que tenga dolores y achaques».) Todos los seres vivos reaccionan físicamente al modo en que «piensan» que es la realidad. El doctor Deepak Chopra, autoridad en el tema de la conciencia y la medicina, pone el ejemplo de unas moscas colocadas dentro de un frasco con la tapa puesta. Una vez que se quita la tapa, sólo salen del frasco unas pocas valientes pioneras. El resto de las moscas han asumido en su «cuerpomente» que están atrapadas. En los acuarios se ha comprobado que si dos bancos de peces se separan por una división de vidrio durante un cierto tiempo, cuando se quita esa división, los peces no invaden el recinto vecino.

De modo, pues, que podemos estar seguras de que los acontecimientos de nuestra infancia dispusieron el escenario para nuestras creencias acerca de nosotras mismas y, por lo tanto, de nuestras experiencias, entre ellas nuestra salud. Para que una mujer cambie o mejore su realidad y su estado de salud, primero tiene que cambiar sus creencias sobre lo que es posible. Esto es un proceso bastante sencillo, pero exige disciplina y perseverancia.

Que tenemos los recursos para superar nuestros hábitos destructivos e inconscientes es una verdad que veo demostrada cada día. Esta capacidad también ha sido documentada científicamente en un estudio de los efectos de las creencias sobre el proceso de envejecimiento. La doctora Ellen Langer realizó un estudio de cinco días en un centro de retiro con un grupo de voluntarios mayores de 70 años. Todos tuvieron que aceptar que vivirían en el presente como si fuera el año 1959. La doctora les dijo: «No os pedimos que "actuéis" como si estuvierais en 1959, sino simplemente que os limitéis a ser como erais en 1959». Tuvieron que vestirse como se vestían entonces, ver programas de televisión de 1959, leer periódicos y revistas de ese año y hablar como si realmente estuvieran en 1959. También llevaron fotografías de sí mismos de ese año y las colocaron en las salas del centro. La doctora Langer procedió entonces a medir muchos de los parámetros que suelen deteriorarse con la edad (y que no tienen por qué deteriorarse), tales como la fuerza física, la percepción, la cognición y los sentidos del gusto y el oído. Los parámetros reflejaban «marcadores biológicos» que suelen citar los expertos en geriatría. Durante ese periodo de cinco días, realmente mejoraron muchos de los parámetros seleccionados. Una serie de fotografías que se les hicieron mostraron también que los hombres representaban unos cinco años menos. Les mejoró la memoria y la audición. Al cambiar su actitud respecto al envejecimiento, también les cambió el cuerpo. La investigadora de Yale, doctora Becca Levy, ha documentado también el profundo efecto que tiene la creencia sobre cómo envejecemos. Descubrió que las personas mayores con percepciones más positivas sobre su envejecimiento, medidas 23 años antes, vivieron siete años y medio más que aquellas que tenían percepciones menos positivas sobre su envejecimiento.

La parte más fascinante de este estudio es que esos siete años y medio más de longevidad para aquellos que tenían actitudes más positivas hacia el envejecimiento continuaba aún después de tomar en cuenta otros factores, entre ellos edad, sexo, situación socioeconómica, soledad y salud general. Los investigadores utilizaron información de 660 personas de 50 años y mayores de una pequeña ciudad de Ohio que participaron en el Ohio Longitudinal Study of Aging and Retirement (OLSAR). La doctora Levy y sus colegas cotejaron los índices de mortalidad con las respuestas dadas veintitrés años antes por los participantes (338 hombres y 322 mujeres). Entre las respuestas debían manifestar su acuerdo o desacuerdo con afirmaciones del estilo «Al hacerse mayor es usted menos útil». Estas creencias actúan subconscientemente, sin que nos demos cuenta, y suelen comenzar en la infancia. Comentando el estudio los autores dijeron: «El efecto de percepciones más positivas sobre el envejecimiento y la supervivencia es mayor que el de las medidas fisiológicas de tensión arterial sistólica y colesterol bajos, que se relacionan con una vida más larga en cuatro años o menos. También es mayor que las aportaciones independientes del índice de masa corporal, historial de no fumar y la tendencia a hacer ejercicio; se ha comprobado que cada uno de estos factores contribuyen a alargar la vida entre uno y tres años».[18]

No existe ningún fármaco, régimen de ejercicios ni vitamina que se acerque al potencial de nuestras creencias para añadir siete años y medio a nuestra vida. Y por eso es esencial examinar con ojo crítico nuestras creencias para lograr estar sanas y continuar así. La doctora Langer escribe: «Los ciclos regulares e "irreversibles" del envejecimiento que vemos en las últimas fases de la vida humana podrían ser el producto de ciertas suposiciones sobre cómo se envejece. *Si no nos sintiéramos obligados a adoptar esas actitudes limitadoras, tal vez podríamos tener una mayor oportunidad de reemplazar esos años de deterioro por años de crecimiento y determinación*» (las cursivas son mías).[19]

Si tenemos el poder de invertir los efectos del envejecimiento, ¿qué no podría ser posible con la salud? Es imposible sobrevalorar la esperanza que suscitan estos resultados. Sugieren que si podemos salirnos de nuestros patrones culturales colectivos, la vida nos ofrecerá posibilidades que nunca hubiéramos imaginado. Pero para llegar allí, primero hemos de reconocer las líneas horizontales o verticales con las que muchos seguimos chocando. Una vez que «veamos» lo que ha estado allí siempre, podremos crear rutas alternativas.

Curación y cura*

La libertad y el destino se abrazan para formar significado; y dado el significado, el destino —con sus ojos, hasta el momento severos, ahora llenos de repentina luminosidad— se transforma y parece ser la gracia personificada.

Martin Buber

* La autora emplea dos palabras que en la práctica tienen el mismo sentido en inglés: *heal*, curar, sanar, de donde *healing*, curación, curativo, sanativo; y *cure*, curar, remedio, de donde *curing*, curación, dándoles el sentido que explica en el texto. En castellano podríamos usar *sanar* y *curar*, respectivamente, pero carecemos de un sustantivo que traduzca adecuadamente *healing*, ya que 'curación' es traducción tanto de *healing* como de *cure*. Se podría emplear el neologismo *sanación* ("acción y efecto de sanar"), pero en la práctica se lo usa para referirse a prácticas esotéricas (que no hay que confundir con las terapias alternativas, que la autora desea integrar en la medicina ortodoxa). Por eso nos hemos decidido por las palabras *curación* para traducir *healing* (el proceso natural de sanar), y *cura* para traducir *cure* (el tratamiento externo). *(N. de la T. y del E.)*

Yo hago una distinción entre curación y cura. La curación es un proceso natural de sanar para el que todos tenemos la capacidad. La cura, que es lo que se les pide a los médicos, suele consistir en un tratamiento «externo», que emplea medicamentos o una intervención quirúrgica para enmascarar o eliminar síntomas. *Este tratamiento externo no trata necesariamente los factores causales de los síntomas.* La curación ahonda más que la cura y siempre debe provenir de dentro. Trata el desequilibrio que subyace bajo los síntomas. La curación reconcilia aspectos, muchas veces ocultos, de la vida de la persona, relacionados con su enfermedad. Curación es diferente de cura, aunque la cura y el restablecimiento del funcionamiento físico pueden acompañar a la curación. La curación puede ser completa, y sin embargo la persona puede morir de su enfermedad. Esta es una comprensión esencial que suele faltar en los tratados de la medicina holística: la curación y la muerte no se excluyen mutuamente. En calidad de médica, se me ha formado para mejorar y conservar la vida. Pero a veces necesitamos olvidar esa formación y aceptar la muerte como parte natural de un proceso que es mucho más inmenso y misterioso de lo que creemos. Patricia Reis, que trabajó con los sueños y síntomas corporales de muchas de mis clientas, dice: «El principal sentido de la curación es la "integración", reponer las piezas que faltan en la vida de una persona. A veces esto puede incluso suponer encarar la muerte con una comprensión más plena. Ciertamente es una oportunidad para entrar en la vida con más profundidad y plenitud».

Si bien todo el cuerpo está influido por los pensamientos y emociones, y sus diversas partes se hablan entre sí, el lenguaje corporal de cada persona es único. *Haya ocurrido lo que haya ocurrido en su vida, una mujer tiene la capacidad de cambiar lo que esa experiencia significa para ella, y de ese modo cambia su experiencia, tanto en el aspecto emocional como en el físico.* En eso consiste la curación. No hay ninguna fórmula sencilla para descifrar el mensaje que oculta un síntoma, y únicamente la paciente puede en definitiva saber cuál es el mensaje. A veces, mediante una vaginitis crónica, el cuerpo le pide a la mujer que ponga fin a una relación. A veces los dolores de cabeza premenstruales son una señal de que necesita dejar la cafeína. En otras mujeres, estos síntomas podrían estar relacionados con algo muy diferente. A cada mujer le corresponde «sentarse con» sus síntomas de un modo totalmente receptivo y sin hacer juicios, para poder comenzar a comprender el lenguaje único de su cuerpo.

Aún no comprendemos del todo a qué se debe que una mujer que ha sido abandonada por su marido, por ejemplo, se deteriore emocional, mental y físicamente, y considere que ese determinado trauma es el causante de todas las desgracias de su vida, mientras que otra mujer a la que le ha sucedido lo mismo se recupere completamente y lleve una vida productiva. Algunas personas pueden decir que una circunstancia inicialmente dolorosa y traumática fue el estímulo que puso en marcha un importante crecimiento personal posterior. Los malos tratos, el abuso sexual, el incesto, la pérdida de un progenitor y otros traumas sufridos en la infancia no están absolutamente ligados de modo causa-efecto con el subsiguiente malestar o sufrimiento en la edad adulta. El efecto del trauma en nuestros cuerpos físico, mental y emocional está determinado principalmente por nuestro modo de interpretar el acontecimiento y de darle significado.

Generalmente hay factores emocionales implicados en los problemas ginecológicos comunes, además de la dieta, la conducta y la herencia. He comprobado que la mayoría de las mujeres aquejadas de persistentes verrugas genitales, herpes o quistes ováricos han experimentado o continúan experimentando estrés o inquietud emocional y psíquica. En estos casos está casi siempre presente una historia de abuso sexual, abortos que no han sido resueltos emocionalmente o algún conflicto en el que están involucradas las relaciones o la creatividad. Estos conflictos viven en el campo vibratorio del cuerpo hasta que son resueltos; son las «oportunidades de curación» que están simplemente aguardando a que les prestemos atención.

Una de mis colegas ginecólogas, la doctora Maude Guerin, ilustra bellamente esto con el ejemplo de una mujer llamada Joan, que sufría de endometriosis grave y dolor pelviano. La doctora Guerin «curó» a Joan con una histerectomía abdominal total, con extirpación de ovarios y trompas, el tratamiento estándar para ese problema. Sin embargo, después de la operación Joan comenzó a sufrir de dolor de espalda, depresión y unos sofocos muy molestos, que hicieron precisa una dosis cuatro veces mayor de hormonas. Aunque el dolor pelviano había sido «curado», en muchos sentidos no se sentía mejor que antes. En lugar de sanar, simplemente había cambiado un conjunto de síntomas por otro. La extirpación quirúrgica del útero y los ovarios no había resuelto los conflictos emocionales presentes en el campo vibratorio de su cuerpo, que eran la raíz del problema.

La doctora Guerin descubrió que Joan había sido víctima de abusos sexuales a los seis años, había sufrido la muerte de su hermana a los dieciséis, y había desarrollado una adicción al trabajo para eludir sus sentimientos. A pesar de todos esos importantes traumas sufridos en su vida, jamás había podido llorar. La doctora Guerin escribe:

> Esta paciente ha sido para mí una maestra maravillosa. Si bien nunca he descartado la idea de que los pensamientos y sentimientos influyen en la salud física, siempre había considerado relativa esa influencia. Esta paciente me enseñó que es obligatorio tomar en cuenta el vínculo mente-cuerpo en la asistencia médica de cada paciente, por muy claro que parezca ser el curso de su enfermedad.
>
> Claro que creí que había curado a esta mujer, y me sentí orgullosa cuando vino al control pasadas seis semanas. A las dos nos llevó años enterarnos de que si bien la enfermedad había sido «curada» por la operación, ésta no la había sanado a ella.
>
> Cuando pienso en su primera visita, que recuerdo muy claramente, y el tratamiento subsiguiente, veo que había muchos, muchísimos indicios de un cuadro mucho más grande que yo no fui capaz de ver en esos momentos. En su primera visita en mi consulta, se sentó en la mesa para el examen sin quitarse las bragas ni los pantis. No sólo tuvo dificultades para desvestirse para el examen, sino que también las tuvo para colocar el cuerpo en la posición correcta. Una vez instalada, me fue casi imposible introducirle el espéculo en la vagina debido a su extrema ansiedad y su tensión muscular. Desde entonces, mis pacientes han continuado ayudándome a ver el cuadro mayor de cada una de ellas. Sé que se pueden «curar» las enfermedades de muchas pacientes sin reconocer el vínculo mente-cuerpo, pero también sé que así van a «sanar» muy pocas.[20]

Una de mis clientas tuvo resultados anormales en su citología. Ella ya sabía que el simple hecho de extirparle las células anormales del cuello del útero («cura») no iba a tratar el desequilibrio de energía subyacente en su cuerpo, que estaba en la raíz de la anormalidad. Comenzó a trabajar en su diario cada mañana con la intención de estar receptiva a lo que era necesario para sanar. Meditó en lo que quería decirle este síntoma. Después de estar entregada durante varias semanas a este trabajo de curación interior, descubrió una creencia clave que le pareció importante. Esta creencia era que las células cervicales anormales eran un castigo por su sexualidad. Una vez que identificó esa creencia y le dio nombre, procedió a programar una terapia médica estándar, para que los procesos de «cura» y de «curación» trabajaran juntos. De camino a la cita para que le hicieran el tratamiento con láser para su trastorno, experimentó una oleada de perdón hacia sí misma y su sexualidad, que la conmovió hasta las lágrimas. Incluso sintió que se producía un cambio en su cuerpo. Cuando la examinaron en el consultorio, habían desaparecido todos los indicios de anormalidad y no fue necesario hacerle la intervención quirúrgica. Se siente muy agradecida por la cura física así como por la curación psíquica y emocional que tuvo lugar.

En nuestra sociedad, cuando un médico reconoce la capacidad innata de una mujer para sanar, da la impresión de que le está diciendo que ella se ha «causado» la enfermedad. Pero nuestras enfermedades no se basan en una simple relación de causa y efecto. Es simplista y potencialmente dañino creer que nos creamos consciente e intencionadamente la enfermedad o cualquier otra circunstancia dolorosa de la vida. Nuestras enfermedades suelen presentarse para atraernos la atención y volver a encarrilarnos. Creer que somos «culpables» nos mantiene estancadas e incapaces de avanzar hacia la curación. La parte de nosotras que «crea» una enfermedad no es la parte que siente el dolor de esa enfermedad. No es una parte consciente, pero la conciencia puede influir en ella una vez que ponemos en marcha el proceso de sanar. En cuanto a responsabilidad, hay un equilibrio. Debemos aprender a responsabilizarnos de las cosas que causamos o perpetuamos. Por otro lado, es igualmente importante desprendernos de la responsabilidad de aquellas cosas que no tienen nada que ver con nosotras. Muchísimas mujeres se enferman debido a la errónea idea de que es responsabilidad suya atender y cuidar de todas las personas de su familia (¡incluso de aquellas que ya tienen edad para cuidarse solas!) o en su trabajo.

Muchos médicos, sin embargo, equiparan responsabilidad y culpa, en cuanto a la enfermedad. Nuestra cultura en general supone que ser responsable significa tener la culpa. En el extremo opuesto, otros médicos piensan que, dado que sus pacientes no se causaron la enfermedad, no deben intervenir demasiado en su tratamiento. Es importante que tengas un médico o profesional de la salud cuyas creencias refuercen la curación. Estudios recientes han demostrado que las expectativas que tienen los médicos acerca de la capacidad sanadora de sus pacientes son captadas consciente e inconscientemente por éstos e influyen en su capacidad para mejorar. Claro que todas las relaciones, incluida la que se tiene con el médico, es una calle de doble sentido. El doctor McGraw dice: «Nosotros enseñamos a las personas cómo deben tratarnos». Cuando la mujer se potencia y es capaz de pedir lo que necesita, descubre al sanador que vive en el corazón de muchos médicos, sean de medicina ortodoxa o alternativa. Y consiguen mejor atención.

Todas las relaciones comienzan por la forma de tratarnos nosotras. Podemos comenzar a sanar nuestra vida en un plano muy profundo cuando comenzamos a valorar nuestro cuerpo y a honrar y respetar sus mensajes en lugar de sentirnos víctimas de él. Confiar en la sabiduría del cuerpo es un salto de fe en una cultura que no reconoce lo íntimamente conectados que están el cuerpo y la mente. Con la expresión «la sabiduría del cuerpo» quiero decir que hemos de aprender a confiar en que los síntomas corporales son con frecuencia la única manera que tiene el alma de atraer nuestra atención. Encubrir los síntomas con «curas» externas nos impide «sanar» las partes de nuestra vida que necesitan atención y cambio.

Yo solía chocar con lo que llamo «paredes de culpa» cuando pedía a mis clientas que participaran en el cuidado de su salud. Una vez, por ejemplo, le expliqué a una mujer que su mioma (tumor uterino benigno) podría estar relacionado con su forma de usar la creatividad en sus relaciones. Ella se enfadó y creyó que yo la estaba acusando. «¿Quiere decir que yo me lo he causado?», me preguntó. Le dije que debía dejar de pensar en la culpa y en la relación causa-efecto. Para sanar de su problema necesitaba relacionarse con su mioma de una manera nueva, considerándolo no el enemigo que hay que «curar», sino un aspecto de su propia guía interior que quería dirigir su atención hacia cambios en su vida que favorecieran la salud. Responder a una enfermedad y aprender de ella es una manera muy positiva de conseguir una curación permanente y transformar la vida.

Para que se produzca la curación, hemos de llegar a comprender que, más que responsables de las enfermedades, somos responsables ante ellas. Las personas más sanas que conozco no se toman tan a pecho sus enfermedades ni su vida. Dedican muy poco tiempo a reprenderse por sus enfermedades, las circunstancias de su vida o cualquier otra cosa. Viven la vida día a día y a su propio ritmo. Una joven expresó bellamente esta actitud cuando escribió: «Me responsabilizo totalmente, no de tener cáncer, ni de sobrevivir a él, sino más bien de la calidad de mi forma de responder a este pequeño caos que ha entrado en mi vida».

La historia de Martha, íntima amiga de mi familia, nos ofrece un asombroso ejemplo del misterio de la enfermedad y los síntomas corporales. Aunque es insólita en muchos sentidos, ilustra la gama de experiencias que se nos ofrecen cuando estamos receptivas a la curación, sea cual sea la forma en que se nos presente.

Cuando Martha tenía poco menos de 60 años, comenzaron a venirle penosos recuerdos de su infancia. Se dio permiso para sentir intensamente lo doloroso que fue ese periodo de su vida. Expresó y liberó esos sentimientos sollozando horas y horas durante varios días a lo largo de una semana. En ese proceso, recordó detalladamente cómo su padre, contrabandista de licores, la llevaba de bar en bar. Cuando estaba en esos lugares, lo veía besar a mujeres desconocidas. Recordó unos días en que su madre la dejó en casa de una tía para ocuparse de sacar de la cárcel a su padre. La tía, que era tuerta, alojó a Martha y su hermana en una habitación llena de cucarachas, iluminada por una bombilla que colgaba del techo, y sólo les daba galletas para comer. Cuando se permitió recordar esas y muchas otras cosas que había «matado y enterrado» hacía más de cincuenta años, pudo llorar y lamentarse todo el tiempo necesario con una amiga sentada a su lado. Esta «limpieza» continuó durante varios días, con intermitencias. Después diría: «Comprendí que nunca hubo la más mínima belleza en mi vida cuando era pequeña. Era peor de lo que jamás me había permitido recordar».

Una vez que pudo ver esa parte de su vida tal como había sido y expresar sus emociones en torno a ella, le desapareció totalmente el dolor crónico de cuello y hombros que había tenido durante años, al que le habían dado el nombre de «cambios degenerativos de la columna». Nunca le ha vuelto.

Un día de primavera me llamó para decirme que estaba experimentando un miedo a la muerte hasta un punto que jamás había creído posible. Basándose en su experiencia anterior de confiar en sus síntomas, decidió permanecer con sus sentimientos y síntomas para ver qué podrían enseñarle, en lugar de huir de ellos o tratar de suprimirlos o «curarlos» con medicamentos.

Martha conoce bien la muerte, ya que le tocó vivir la de dos de sus hijos y la de su marido, dos de estas muertes en el espacio de un año. El miedo a su muerte, que, según me dijo, la seguía a la cama por la noche y se enfrentaba a ella por la mañana, se presentaba acompañado por dolores en la parte superior del costado izquierdo del abdomen, que al principio atribuyó a haber tomado penicilina para una infección dental. El miedo era tan horrible que durante un tiempo ni siquiera pudo hablar de él.

Cuando empeoraron el terror y el dolor de estómago, su intuición le sugirió que le convenía ir en coche desde Nueva Inglaterra a Taos, en Nuevo México, donde vive una de sus hijas. Deseaba estar sola y pensó que le iría bien conducir una larga distancia. Yo jamás la había oído hablar tan alterada, pero no me preocupé. Me di cuenta de que necesitaba resolver algo, y pensé que ya sabría de ella cuando estuviera preparada para decírmelo. Varios días después volvió a llamar, todavía bastante alterada, y me contó lo siguiente:

Todo comenzó en las llanuras. Había conducido unos trescientos kilómetros, y de pronto sentí un tremendo dolor físico y emocional. Iba pasando junto a unos corrales de ganado, y vi a todos esos animales metidos hasta la barriga en sus excrementos. Pensé en cómo todos vivimos metidos en esa mierda, y luego la limpiamos con papel higiénico perfumado. Sentí una pena terrible por el estado del mundo, por todos los problemas del medio ambiente. Pensé en el miedo que siempre tenemos. Me vi como una pionera recorriendo a pie la llanura. «Vi» a miles y miles de mujeres, de todas las razas, de todas las edades, caminando penosamente por la llanura, sosteniendo al mundo con su trabajo y su esfuerzo. Sentí el miedo y el dolor de todas esas mujeres, el trabajo interminable. [Mientras veía estas imágenes, el dolor de estómago fue empeorando hasta que fue tan fuerte que tuvo que levantar las piernas y apoyárselas contra el abdomen. Sintió que tenía sangre en la boca, pero cuando escupió en un pañuelo de papel, no había nada de sangre.]

Entonces fue cuando me vino el recuerdo, como un relámpago. Yo era un vikingo, un hombre vikingo. Tenía una enorme espada en la mano. Maté a una mujer que estaba a punto de dar a luz. Los maté a los dos con esa espada. ¡Pensar que fui capaz de hacer eso! Sentí una inmensa compasión por los hombres, porque los han entrenado para hacer eso. El dolor de estómago, las lágrimas, la aflicción, todo continuó durante horas. Mientras subía el paso montañoso a través de las Rocosas, apareció el sol y pensé que desaparecería el dolor. Pero continuó el horror. Fue como un sueño horrible que era real, pero a la vez no lo era.

Necesitaba hacer esto sola en un ambiente que no fuera mi casa. Toda la noche del viernes, el día en que comencé el viaje, el dolor estaba en el lado izquierdo y parecía que se me iba a pasar. Pero el sábado, al continuar el viaje, sentí esas punzadas de miedo en el lado izquierdo del abdomen. Exactamente donde yo [el vikingo] clavé la espada.

Cuando llegué a Taos, tuve una sesión con Mary, una intuitiva muy dotada. Ella me hizo una lectura y le pareció que no era necesario que yo analizara nada más. Esa visión de las mujeres pioneras y yo como vikingo, matando a una mujer embarazada, me ha ayudado a liberarme del miedo a la muerte.

Sé que necesito poner fin a esto, necesito reconocerlo y concluirlo. Tal vez era necesario que la mujer fuera asesinada. Eso fue lo peor que he hecho jamás, lo que he tratado de ocultarle a Dios y a mí misma. Lo otro que comprendí es que toda la humanidad ha hecho esto. Todos hemos matado y asesinado. Me siento como si acabara de morir en otra vida. Ahora me estoy dando a luz. Nunca volveré a ser lo que fui antes, porque me han sucedido demasiadas cosas. No puedo ser lo que fui antes.

Durante unos días no me he sentido con toda mi energía física. Siempre he estado en óptima forma física. Esta experiencia me ha servido para comprender mi propia muerte. El medio ambiente, la Tierra y lo que le hemos hecho están clavados muy hondo en mí. Creo que ahora también he soltado mis ataduras a mis hijos, en el sentido de que estaba demasiado aferrada por temor. Ahora puedo avanzar.

Martha entendió que para su curación no era necesaria una total comprensión intelectual de lo que acababa de ocurrirle. Para sanar no era preciso que interpretara la visión ni la experiencia de «ser un vikingo» como algo perteneciente a una vida anterior, ni que hiciera ninguna otra cosa. Lo que sí necesitaba era «sentir» lo que le surgía desde lo más profundo de su interior. Una vez que reconoció el acto del asesinato, se sintió liberada de la carga y renovada. También comprendió que tenía que cambiar su forma de vivir. Debía dejar de pasar el tiempo con amigos que no aportaban nada a su vida, con amistades que estaban basadas en el hábito y no en un enriquecimiento mutuo.

Cuando volvió a su casa una semana después, aún sentía cierto temor residual, y deseaba liberarse de esa experiencia. Lo escribió todo y después salió al jardín. Bajo la noche estrellada cavó un hoyo, quemó lo que había escrito, enterró las cenizas y se incorporó. Por fin se sintió totalmente liberada, después de semanas de miedo, y volvió a entrar en su casa.

Al cabo de unas tres semanas, fue a visitar a unos tíos suyos en Ohio. Su tío Roy la llevó aparte y le dijo que presentía que no le quedaba mucho tiempo de vida y que había una cosa que deseaba regalarle. La llevó a un cuarto trasero, de un estante elevado sacó una estatua de bronce y se la entregó. Era un vikingo con una espada.

Las dos expresamos nuestra sorpresa ante esa sincronicidad. («La sincronicidad es la manera que tiene Dios de permanecer anónimo», dice el doctor Bernie Siegel.) «Ahora puedo tener esta estatua en mi casa —comentó—. Para mí es un símbolo de mi curación. Sé que si no me hubiera dado permiso para experimentar este recuerdo, sueño o lo que fuera, habría contraído una enfermedad fatal de estómago. Estoy segura de eso.»

Esta historia ilustra muy bien que la idea de que somos «culpables» de nuestras enfermedades, en cualquier sentido convencional, es inaplicable y estrecha. En cierto misterioso sentido, nuestro intelecto consciente no está al mando. Está al mando otra parte de nosotros: nuestro poder superior, alma o sabiduría interior. Es necesario expandir el concepto del «yo». Hay estudios que documentan el poder de la oración para sanar a distancia, al instante. El tiempo y el espacio no son absolutos. Sobre nosotros «actúan» fuerzas exteriores a nuestro control consciente. Podemos abrirnos para aprender de toda la vida, de nuestro yo interior y de todo aquello con lo que estamos conectadas.

Tenemos el cuerpo que tenemos porque ese es precisamente el vehículo con el que mejor podemos hacer lo que vinimos a hacer. Stevie Wonder ha dicho que su ceguera le ha servido para sentir el amor que lo rodea por todas partes, más que si pudiera ver. Tal vez no podría hacer el trabajo creativo que hace si estuviera en un cuerpo «normal». La difunta Elisabeth Kübler-Ross señaló que cuando nuestro cuadrante físico está enfermo o no funciona, nuestros cuadrantes espiritual y mental suelen expandirse más de lo que se expandirían normalmente. Pone el ejemplo de los niños enfermos de leucemia, que parecen ser más sabios de lo que correspondería a su edad.[21] Yo acepto por fe la verdad de esto. En realidad, no podemos esperar entenderla con nuestro yo lógico e intelectual. Sin duda hay más cosas en el cielo y la tierra de las que imaginan nuestras filosofías.

Manténte receptiva a los mensajes y misterios de tu cuerpo y sus síntomas. Sé entusiasta para escuchar y lenta para juzgar. Lo que oigas podría salvarte la vida.

3
La orientación o guía interior

Tan pronto como le diagnosticaron un cáncer de mama, Mary Lu me llamó para hablar de sus opciones de tratamiento. Le dije que parte de su curación sería aprender a confiar en sí misma, para tomar sus propias decisiones acerca del tratamiento después de reunir información de varios especialistas. Después me escribiría:

> Recuerdo que me asusté cuando te oí afirmar que durante la recuperación sabría qué hacer para tratar el cáncer. Recuerdo que pensé que esas eran opciones de vida y muerte, que no equivalían a decidir cómo pasar algún fin de semana. Entonces lo que vi de pronto fue que todos estos años mi alma ha estado siempre implicada en esto. Anne [Schaef] me recordó que yo había ido a mi primera sesión de grupo con ella en 1981, preocupada por mi salud. Fue justo después de un diagnóstico de colitis ulcerosa, y yo temía estarme matando a mí misma. Creo en la conexión mente-cuerpo-alma. Al tener que tomar decisiones respecto al tratamiento del cáncer, *tuve el presentimiento de que tendría una verdadera oportunidad de confiar en mi guía interior.* Confiar en mí misma con tal profundidad me asustaba, pero ahora, pasados varios meses, puedo decir agradecida que sí funciona, y que he confiado mucho en mi proceso durante todo esto. Y cada vez que me he guiado yo misma hacia mi curación, eso me ha dado un renovado valor para continuar confiando.

Nuestra guía interior nos dirige hacia aquello que más favorece nuestra vida y nos la hace más satisfactoria. Mary Lu comprendió que era capaz de encontrar al cirujano con el que necesitaba trabajar y el tratamiento que mejor resultado le daría, incluso al enfrentarse con el cáncer de mama. Y no sólo eso, aprendió también que podía disfrutar de la vida al mismo tiempo. Eso lo hizo *dejándose llevar por el modo en que se sentía en cada momento del día.* Con cada paso que daba por ese camino, avanzaba hacia la decisión que le parecía la mejor para ella.

Cuando se avanza hacia aquello que es más satisfactorio y sustentador de la vida, la curación va detrás, al margen de cómo esté la salud en esos momentos.

CUADRO 3
FUENTES DE ORIENTACIÓN

Orientación externa: Visión cultural dominante	Guía interior
• El mundo físico es inferior al espíritu.	• El espíritu lo impregna todo.
• La naturaleza es inferior a Dios y debe ser dominada.	• La naturaleza es un reflejo del espíritu divino.
• Los seres humanos somos superiores al mundo natural.	• Los seres humanos somos co-creadores con el espíritu y la naturaleza.
• El comportamiento se basa en el miedo y la crítica.	• El comportamiento se basa en el respeto hacia uno mismo, que tiene por consecuencia el respeto a los demás.
• La diferencia es sospechosa y debe ser controlada.	• La diferencia se celebra como un reflejo de la creatividad del espíritu.
• Sólo hay una manera correcta de vivir y de ser.	• Hay muchos caminos hacia la realización y la dicha. Ninguno de ellos es superior a otro.
• La gratificación tarda en llegar. Hay que ganarse el disfrute y la satisfacción.	• Vive el momento y disfruta del proceso de crear.
• El valor intrínseco de una persona está ordenado en una jerarquía de superior a inferior.	• La vida es una aventura interdependiente y de cooperación con todos los seres conectados holográficamente.
• La guía de conducta la dictan las leyes e instituciones desde fuentes externas.	• La guía de conducta viene de la conexión con la guía interior.

Orientación externa: Visión cultural dominante	Guía interior
• Existe una realidad puramente objetiva separada de la conciencia.	• Todo el Universo es una proyección de la conciencia.
• Actuar y esforzarse contra lo que no queremos es la única manera de conseguir algo.	• La conciencia crea todo lo que existe. Los pensamientos y sentimientos crean la realidad. Podemos utilizarlos adrede para mejorar nuestra vida.
• El apoyo y el sustento han de obtenerse de personas e instituciones exteriores a uno.	• La persona se autosustenta mediante su conexión con su ser interior y con su sistema de guía interior.
• La aprobación de los demás es la base de la felicidad.	• Aprobarse y aceptarse a uno mismo es la clave de la felicidad.
• Los seres humanos somos intrínsecamente defectuosos. Hay que ganarse la valía.	• Somos intrínsecamente valiosos y dignos de amor en virtud de nuestra existencia. No tenemos que demostrar ni ganarnos nada.
• La orientación espiritual sólo viene de los sacerdotes, pastores o iglesias.	• Nuestra guía interior y nuestro espíritu son intrínsecamente amorosos y benéficos. Nos hablan directamente.
• Dios y el espíritu son los jueces supremos de la valía.	• El Universo está desplegándose continuamente.
• Es posible dominarlo todo y a todos.	• Los seres humanos no somos capaces de entenderlo todo desde un punto de vista estrictamente físico. El misterio forma parte de la maravilla de la vida.

Nuestro sistema de orientación o guía interior nos conduce por medio de pensamientos, emociones, sueños y sensaciones corporales. Nuestro cuerpo está hecho para actuar como una estación receptora y transmisora de energía e información. Vivir conectadas con nuestra guía interior entraña tantear nuestro camino por la vida utilizando todas nuestras partes: mente, cuerpo, emociones y espíritu.

Cuando hablo de este proceso en este libro, me refiero a las diversas formas de escuchar y utilizar nuestra guía interior para efectuar cambios conscientes en la vida, comportamiento, relaciones con los demás y salud.

Escuchar al cuerpo y sus necesidades

Por lo general, podemos estar seguras de que nuestros «sentimientos viscerales» respecto a alguien o algo nos dan una información correcta. Esto se debe a que el plexo solar, que es el sitio donde normalmente sentimos esa «reacción visceral», es en realidad un cerebro primitivo. Es también un importante centro intuitivo, esa parte de nuestro cuerpo que nos hace discernir si estamos a salvo y si se nos está mintiendo. El doctor Michael Gershon, investigador de la universidad de Columbia, es un pionero en el campo de la neurogastroenterología. En su libro *The Second Brain* [El segundo cerebro], detalla el descubrimiento y gradual aceptación científica del sistema nervioso entérico, el que actúa independientemente del cerebro de la cabeza; también señala que el 95 por ciento de la serotonina que tenemos en el cuerpo se produce en el aparato digestivo.

Cada una debe desarrollar maneras de sintonizar con las necesidades de su cuerpo. Podemos comenzar por cosas sencillas. Cuando estés cansada, descansa. Cuando tengas ganas de ir al lavabo, ve. Si sientes deseos de llorar cuando leas un cierto párrafo de este libro, llora. Si sencillamente no puedes leer ciertas partes del texto, fíjate cuáles son: podrían referirse a temas que te resultan dolorosos. Limítate a tomar nota de tus reacciones. Observa cómo respiras mientras lees: ¿se te acelera la respiración o se hace más lenta según el tema que estás leyendo? ¿Qué hace tu corazón? ¿Está acelerado o tiene un ritmo lento? Leer sobre el útero o el ciclo menstrual, ¿desentierra viejos recuerdos o te produce sensaciones corporales?

Con frecuencia les pido a las mujeres que presten atención a cómo se siente su cuerpo en cada momento. Para sanar el cuerpo, tenemos que volver a entrar en él y experimentarlo. (Justo después de escribir esto, noté que tenía las piernas entumecidas. Llevaba demasiado tiempo sentada y no había hecho caso de mi necesidad de movimiento. Después de una caminata de diez minutos descalza por la hierba y unas cuantas respiraciones profundas, mi cuerpo se sintió mucho más despabilado y feliz.)

Tenemos que fiarnos de y reconocerle el mérito a nuestro cuerpo por su sabiduría innata. No es necesario que sepamos exactamente por qué le ocurre algo para responder a ello. No es necesario que sepamos *por qué* se nos acelera el corazón ni *por qué* tenemos ganas de llorar. La comprensión viene después de habernos permitido experimentar lo que estamos sintiendo. La curación es un proceso orgánico que ocurre *en el cuerpo* y en el intelecto. Así pues, si te sientes «indispuesta» o «desasosegada», simplemente permanece con ese sentimiento, permítele que se manifieste. Una vez que te hayas dado permiso para experimentarlo, entonces dedica un momento a repasar los acontecimientos de las últimas horas o los últimos días. Si te sientes mal, enferma, o experimentas ciertas molestias, reflexionar sobre los últimos acontecimientos puede darte una pista relativa a lo que precedió a los síntomas.

Tengo un ejemplo de una experiencia mía. Cuando estaba escribiendo este libro, me desperté con los signos visuales y el entumecimiento de las manos y la cara que son los síntomas de una inminente migraña. A los doce años comencé a tener las clásicas migrañas, una y a veces dos cada mes hasta mi segundo curso en la universidad. Después estuve veinte años sin volver a tener una migraña. En mis años de adolescencia fui decididamente una personalidad «migrañosa»: me exigía sin piedad en el colegio y en todas mis actividades. Con bastante frecuencia, el estrés producía «cortocircuitos» en mi sistema electromagnético.

Así pues, cuando comencé a notar esa vieja y conocida sensación, inmediatamente la aproveché como una oportunidad para aprender. Me puse una bolsa de hielo en la nuca, me eché en la cama, y en el silencio de la habitación, me concentré en calentarme las manos. (En una terapia de *biofeedback* había aprendido que es posible «abortar» una migraña relajándose totalmente y calentándose las manos.) Por fortuna, conseguí evitar una migraña hecha y derecha que en el pasado me tenía dolorida y con náuseas la mayor parte del día, y muy débil. Al cabo de una hora más o menos, logré empezar mis actividades, pero me sentía bastante deprimida. Repasé los tres días anteriores. Había estado trabajando enérgicamente por la casa, tratando de ordenar y organizar años de desorden en dos días. Hacia el final de ese fin de semana había estado de mal humor, casi no me había tomado el tiempo para comer o ir al lavabo, y había fregado y limpiado durante horas sin descanso. Esa noche me acosté con dolor de cabeza. A la mañana siguiente, me desperté con los síntomas de una migraña. Me quedó claro que mi capacidad para hacer caso omiso de las necesidades de mi cuerpo (descanso, diversión y sustento) durante largos periodos continuaba intacta. Sólo que ahora mi cuerpo no me lo permitía tanto como solía hacerlo antes. De ahí la migraña. Lo consideré un aviso.

El principio de curación que resume este aprendizaje es el siguiente: *si no haces caso al mensaje la primera vez, te golpea con un martillo más grande la siguiente.*

La finalidad de las emociones, al margen de cuáles sean, es ayudarnos a sentir y participar plenamente en nuestra vida. Para tomar conciencia de nuestro sistema de orientación interior, hemos de aprender a confiar en nuestras emociones. Esto no siempre es fácil, ya que a muchas mujeres se nos ha enseñado a vivir como si estuviéramos en una constante situación de emergencia. Pensamos: «Bueno, más tarde me ocuparé de esta emoción dolorosa. Ahora no tengo tiempo. He de terminar este informe» (o preparar la comida, o lo que sea). Esta postergación o negación exige al cuerpo hablar en voz más alta para llamar la atención. La próxima vez que te sientas con ganas de llorar o de reír, para lo que estés haciendo y experiméntalo. No lleva mucho tiempo, ¡y mejora enormemente la calidad de vida!

A muchas mujeres se nos ha enseñado a «pensar» (no a sentir) que debemos estar animadas y ser felices todo el tiempo. La tristeza o el dolor son partes naturales de la vida. Son también grandes maestros. Nadie va por la vida sin experimentar tristeza o dolor. Sin embargo, nuestra cultura nos enseña que hay algo malo en el dolor, que hay que drogarlo, negarlo o evitarlo a toda costa, y los costes son muy elevados.

Lo que no nos enseñaron es que tenemos la capacidad innata de hacer frente al dolor, que nuestro cuerpo sabe hacerlo. Llorar es una de las maneras que tenemos de liberar el cuerpo de toxinas; nos permite mover la energía por el cuerpo, y a veces volverla a canalizar o comprenderla de un modo diferente. Cuando no nos permitimos sentir nuestras emociones y usamos procesos adictivos como correr o tomar tranquilizantes para animarnos, en realidad producimos hormonas (encefalinas) que reprimen las lágrimas (y la completa expresión de la emoción).[1] Las lágrimas contienen toxinas de las que el cuerpo necesita liberarse.[2] Las lágrimas de alegría y las lágrimas de aflicción difieren en su composición química y están influidas por las hormonas. También tienen distinta finalidad. Cuando nos permitimos una liberación emocional completa, nuestros cuerpo, mente y espíritu se sienten limpios y libres. El conocimiento sobre qué hacer en una determinada situación sólo suele venir *después* de haber sentido las emociones que nos produce y haber derramado lágrimas si es preciso. Curiosamente, las lágrimas de alegría y las lágrimas de aflicción son fisiológica y químicamente distintas, aun cuando la tristeza y la alegría están muy relacionadas. No podemos sentir las alturas de nuestra alegría si no hemos sentido las bajuras de nuestra tristeza. Si bien la alegría y la tristeza expresan emociones diferentes, las dos son partes naturales de la forma en que el cuerpo procesa y «digiere» los sentimientos. Emitir sonidos (por ejemplo, gemir, sollozar o cantar), moverse y respirar hondo también forman parte del modo que tiene el cuerpo de pasar por las emociones dolorosas con rapidez y eficiencia.

Muchas enfermedades son simplemente el resultado final de emociones que se han ido acumulando durante años sin que las hayamos reconocido ni experimentado. Una de mis ex clientes, que tenía un largo historial de migrañas, me dijo: «Finalmente toqué fondo con mis dolores de cabeza cuando el neurólogo quiso empezar a tratarme con litio. Entonces me di cuenta de que no deseaba tener los efectos de ese fármaco en mi cuerpo. Comencé una terapia de *biofeedback* para aprender a relajarme. Tuve una infancia tan dolorosa que no tenía a qué recurrir fuera del dolor de cabeza. Ahora comprendo que no tengo por qué continuar teniendo el dolor. Noto que me comienza el dolor de cabeza tan pronto como dejo de cuidar de mí misma. Si no descanso ni duermo lo suficiente, o si no me defiendo ante mi familia, comienzan los dolores de cabeza. Me doy cuenta de que durante todo este tiempo los dolores de cabeza han estado tratando de mostrarme algo».

Limpieza emocional: Curación del pasado

La curación puede producirse en el presente sólo cuando nos permitimos sentir, expresar y liberar emociones del pasado que hemos reprimido o tratado de olvidar. A esto, yo lo llamo «incisión y drenaje emocional». Con frecuencia he comparado este profundo proceso con el tratamiento de un absceso. Cualquier médico sabe que para tratar un absceso hay que abrirlo con un corte y hacer salir el pus. Una vez hecho eso, el dolor desaparece casi de inmediato, y se puede formar tejido nuevo sano donde estuvo el absceso. Lo mismo ocurre con las emociones: también se encierran entre paredes, causan dolor y absorben energía, si no las experimentamos y liberamos.

Los niños liberan sus emociones de forma natural e inmediata, y todos tenemos la capacidad innata de hacerlo. Sin embargo, dado que nuestra cultura venera el dominio de las emociones y ensalza la virtud de sufrir en silencio, muy pronto aprendemos a reprimir esas liberaciones emocionales naturales, y también a distanciarnos de los mensajes que contienen. Cuando a una mujer le vienen ataques de pánico o de llanto o gritos, sé que algo emocional está saliendo a la superficie para ser procesado. A los observadores que no han experimentado este profundo proceso, puede parecerles que esta mujer está «derrotada», «desquiciada» o «descontrolada». Sin embargo, no está descontrolada; simplemente está permitiendo que tenga lugar un proceso de curación dentro de su cuerpo. Sólo el intelecto ha perdido el control: ha cedido el mando a la sabiduría innata del cuerpo.

Con muchísima frecuencia los médicos recetan medicamentos en estos casos. En consecuencia, el proceso natural de curación de la mujer puede quedarse estancado durante meses o años. E incluso aunque no se receten medicamentos, la mayoría de las personas de nuestra cultura se sienten incómodas con las emociones que les surgen cuando ven a otra persona sentir sus emociones. Se precipitan, por lo tanto, a «consolar» a la persona que ha comenzado a llorar o se ha «descontrolado». Esto detiene el proceso emocional de esa persona, y al mismo tiempo protege a quien la «consuela» de experimentar sus propios sentimientos. El proceso de curación se detiene para ambos.

Por otro lado, si se anima a la mujer a permanecer con lo que está sintiendo, a introducirse en ello y llorar, gemir o gritar todo el tiempo que sea necesario, estando plenamente con su yo más profundo, con frecuencia descubrirá que su cuerpo tiene la capacidad innata de sanar incluso recuerdos y acontecimientos muy dolorosos de su pasado. Cuando estemos dispuestas a permanecer con «lo que es» en lugar de huir de ello, seremos capaces de resolver experiencias dolorosas que han estado dormidas durante años, robándonos la energía. Stephen Levine, profesor de meditación y autor de *Healing Into Life an Death* (*Sanar en la vida y en la muerte*, Los Libros del Comienzo, 1995 y 2007) llama a esta experiencia «el dolor que pone fin al dolor».

Cuando nos hemos permitido una completa liberación emocional, el cuerpo, la mente y el espíritu se sienten limpios y libres. Surgen las percepciones profundas y vuelve la comprensión, enterrada desde hacía tanto tiempo. He visto a personas perdonarse a sí mismas y perdonar a personas después de llevar a cabo un profundo proceso, porque por fin están en paz con los acontecimientos dolorosos de su pasado. Esto suele ocurrir incluso después de años de una intelectualización que nunca las sanó realmente. Naturalmente se «aligeran», se relajan, y al final son capaces de reírse de sí mismas y de su pasado.

Un ejemplo asombroso de esto fue el profundo proceso de una médica especialista en infertilidad a la que llamaré Carol. Le daba mucha pena no conseguir que una mujer quedara embarazada a pesar de haber utilizado toda la tecnología actual a su disposición. Aunque su especialización no es una ciencia exacta, se tomaba muy a pecho el fracaso de las parejas en concebir. Esto llenaba de tristeza su actitud emocional hacia su vida profesional.

Durante un taller que yo estaba dirigiendo, la conversación comenzó a girar en torno al tema de las madres; muchas de las participantes se echaron a llorar. Carol se tendió en una esterilla y se permitió llorar y lamentarse. Durante este proceso, repetía una y otra vez: «No necesito crear más mamás. No necesito crear más mamás». Cuando acabó, comprendió que en realidad nunca había tenido madre en el sentido afectivo. Cuando era pequeña, su madre la castigaba una y otra vez pegándole. En parte había elegido su profesión debido al sufrimiento no resuelto de su primera infancia: en un plano inconsciente, trataba de «crear mamás» con el fin de crearse la madre que necesitaba afectivamente. A partir de esa profunda comprensión, logró volver a su trabajo renovada y libre, liberada por fin de la carga de asumir la total responsabilidad del embarazo de sus clientas.

Los sueños: Puerta hacia el inconsciente

Los sueños son otra parte de nuestro sistema de orientación interior. Hay pruebas científicas que demuestran que la cantidad de actividad cerebral cuando soñamos es idéntica a la cantidad de actividad cerebral cuando estamos despiertos. Durante los sueños, nuestra guía interior trabaja con el cerebro para trazar un mapa de las actividades y los objetivos que deseamos o necesitamos para un futuro sano y equilibrado. Los sueños también nos muestran las direcciones beneficiosas y perjudiciales hacia las cuales dirigimos nuestra energía, y cómo y dónde necesitamos hacer modificaciones.

Una de mis ex clientas, que estaba sanando de un dolor pelviano crónico, me contó que a medida que sanaba se volvía cada vez más hábil y poderosa en sus sueños. Para ella era un placer irse a la cama por la noche a ver de qué sería capaz en el siguiente sueño.

Otra clienta, que se estaba recuperando de un incesto, me contó:

«Hace poco soñé que una niña de cuatro años trataba de hablarme de alguien que le hizo daño. Sé que yo soy esa niña, y que es necesario que la escuche en mis sueños».

Otra mujer, aquejada de vaginitis crónica, pidió a sus sueños que la orientaran acerca de qué debía hacer, ya que ninguno de nuestros tratamientos físicos daba resultado. A la semana siguiente volvió a la consulta y me contó: «Tuve el sueño. Todo estaba negro, y oí una voz que me decía: "Cuando te libres de Larry, desaparecerá el problema"». Finalmente fue capaz de ocuparse de los problemas de su relación y el trastorno comenzó a solucionarse.

Aprende a prestar atención a tus sueños escribiéndolos tan pronto como despiertes. Antes de dormirte planea recordarlos. Ten junto a la cama una libreta y un bolígrafo.

Intuición y orientación intuitiva

La intuición es «la percepción directa de la verdad o realidad, *con independencia de cualquier proceso de razonamiento*». Un excelente ejemplo de intuición es cuando uno entra en una habitación oscura y de algún modo «sabe» que hay alguien allí, aunque no vea a la persona y no sepa de antemano que está allí. Todos nacemos con esa capacidad, y todos fuimos muy intuitivos en nuestra primera infancia. Sin embargo, debido a la educación, la mayoría perdemos ese modo de conocimiento alrededor de los siete años, cuando se activan los centros de razonamiento del lóbulo frontal y tienden a ahogar la voz de la intuición. En general, cuanto más educación recibimos en esta cultura, menos confiamos en nuestra intuición natural. Dado que nuestra sociedad glorifica cualquier forma de pensar lógica y racional del hemisferio cerebral izquierdo, se nos enseña a descartar otras formas de conocimiento por considerarlas primitivas o ignorantes.

Así pues, la capacidad intuitiva se ha convertido en sospechosa y se ha desaprovechado. Sin embargo, es una habilidad que se puede reaprender en cualquier momento, porque es un modo totalmente natural de conocer. Si bien las adicciones nos mantienen desconectados de lo que sabemos y lo que sentimos y la mayoría estamos desconectados de nuestra intuición la mayor parte del tiempo, cuando nos orientamos más hacia dentro y conectamos con nuestra guía interior, automáticamente accedemos a la intuición. Nuestra sociedad reconoce que incluso los genios que hay entre nosotros sólo usan alrededor de un 25 por ciento de su capacidad cerebral. Usar la intuición es simplemente aprovechar más la inteligencia de lo que solemos hacer.

La orientación intuitiva es la capacidad de leer nuestro campo energético (o el de otras personas). Tiene siglos de antigüedad y ha formado parte de muchos y antiquísimos sistemas de diagnosis y curación. Todos los chamanes tradicionales han trabajado de esa manera, así como los curanderos de la tradición wicca.[3] La intuición puede servirnos para detectar bloqueos de energía antes de que se conviertan en físicos. Teniendo esta información, podemos tomar medidas y mantenernos sanos.

Cómo funciona la guía interior

Una de mis amigas, compañera de la Facultad, que tiene mal la espalda, ha notado que siempre le viene el dolor de espalda cuando tiene que hacer algo que no desea hacer (esto es así a pesar de que tiene un problema supuestamente «físico» que por sí solo debería explicar sus síntomas). Ha proyectado escribir un ensayo sobre su campo de investigación, pero siempre que piensa en hacerlo y en los colegas con quienes se va a relacionar en ese trabajo, le duele el cuello y se le revuelve el estómago. Toda su formación le ha enseñado que publicar ese ensayo es lo que «debe» hacer para progresar en su profesión. Sin embargo, su guía interior, que le habla mediante sus sensaciones corporales, le dice algo muy distinto. Sabe que si quiere continuar sana debe dar el paso decisivo de elegir entre lo que le dice su guía interior y lo que le dice la sociedad sobre lo que es mejor. Última hora: esta amiga finalmente se creó una profesión muy satisfactoria y bastante diferente de lo que siempre pensó que haría: trabajar en un hospital para un laboratorio. Su cuerpo la llevó a eso.

El cuerpo está hecho para funcionar mejor cuando hacemos el trabajo que sentimos que es el correcto para nosotras. Si deseamos saber cuál es la voluntad de Dios para nosotras, lo único que tenemos que hacer es mirar nuestros dones y talentos, porque ahí es donde la encontraremos. Cuando una mujer trabaja en algo que la satisface, su salud mejora. Si una mujer desea saber cuáles son sus dones y talentos, puede pensar en cuando tenía entre 9 y 11 años, antes de que la cultura la «hipnotizara». ¿Qué le gustaba hacer? ¿Qué deseaba ser? ¿Quién creía que era?

Otra manera de conectar con nuestros dones y talentos es preguntarnos qué haríamos si supiéramos que sólo nos quedan seis meses de vida. ¿Seguiríamos en nuestro trabajo actual? ¿Continuaríamos con nuestra pareja?

Estamos destinadas a avanzar hacia lo que sea que nos procure satisfacción, crecimiento personal y libertad. Nacimos sabiendo qué actividades, cosas, pensamientos y sentimientos están relacionados con esas cualidades. Hemos de aprender a confiar en nosotras mismas y saber que podemos avanzar con naturalidad hacia aquello que es sanador y gratificante.

A muchas personas se les ha enseñado que no pueden tener lo que desean y que una vida llena de esfuerzos es más honorable que una vida llena de alegría. También se nos ha enseñado a desconfiar de lo que es demasiado gratificante o demasiado agradable. ¿Cuántas veces te has estado riendo en un restaurante o en casa y alguien dice: «Aquí hay demasiado jolgorio»? Esta creencia se nos refleja en el cuerpo. Un eminente investigador de la hipnosis hizo notar una vez que los efectos negativos, las ampollas por ejemplo, son dos veces más fáciles de inducir que los resultados positivos.[4] Sin embargo, cuando expresamos claramente lo que deseamos y por qué, al instante estamos en armonía con nuestra guía interior. Esto se debe a que sentimos agrado en el cuerpo al pensar y meditar en lo que deseamos y por qué lo deseamos.

Nos entusiasman y estimulan automáticamente estos pensamientos y sentimientos, lo cual a su vez nos mantiene en contacto con nuestros conocimiento interior y energía espiritual. El resultado es entusiasmo y alegría, la sensación del cielo en la Tierra.

En nuestra cultura es muy frecuente la enseñanza de que es egoísta tener deseos y sueños y disfrutar. A muchas chicas, cuando entran en contacto con su poder interior, se les dice: «¿Quién te crees que eres, la reina de Saba?». Muchas hemos oído eso de «No te vayas a romper el brazo dándote tantas palmaditas en la espalda» cuando hemos hecho un trabajo que nos enorgullece u otras personas han encontrado meritorio algo que hicimos con gusto, por el placer de hacerlo. Durante toda la vida ese tipo de frases nos han parado en seco. Se nos acusa de ser egoístas cuando damos prioridad a nuestra vida y nuestros intereses. Se nos ha educado para evitar a toda costa que nos consideren egoístas. Aprendemos a ganarnos amor y aceptación mediante la abnegación, el sacrificio, porque no nos sentimos dignas de lo mejor que nos ofrece la vida.

En general, a las mujeres de nuestra cultura les cuesta muchísimo buscar o tratar de lograr lo que desean y necesitan en un ambiente en el cual se supone que van realizar y responsabilizarse de todas las tareas de la vida cotidiana, como criar a los hijos y llevar la casa. Aun en el caso de que estas actividades sean exactamente lo que la mujer más desea hacer, es posible que descubra que esas tareas son subvaloradas y mal retribuidas. Sin embargo, nada va a cambiar en las circunstancias externas de una mujer mientras ella no aprenda a valorar su vida y sus dones tanto como le han enseñado a valorar y cuidar de la vida de los demás. Una amiga mía dice: «Si quieres ser una de las elegidas, lo único que tienes que hacer es elegirte».

Casi todas las mujeres que conozco han sido condicionadas socialmente a creer que lo correcto es poner a todo el mundo antes que ellas. Pero lo correcto es justamente lo contrario; no podemos estar por los demás a menos que estemos por nosotras primero. Dana Johnson, una amiga mía investigadora y enfermera cualificada, incluso se recuperó de una esclerosis lateral amiotrófica aprendiendo a respetar todos los aspectos de su cuerpo. Unos años después de habérsele diagnosticado la enfermedad, comenzó a perder el control de los músculos respiratorios además de los del resto del cuerpo. Sus dificultades para respirar la hicieron pensar que se iba a morir. Entonces decidió que deseaba experimentar el amor incondicional por sí misma al menos una vez antes de morir. Describiéndose a ella misma como «un trozo de gelatina en una silla de ruedas», se instalaba cada día frente a un espejo durante quince minutos y elegía diferentes partes de sí misma para amar. Comenzó por las manos, ya que en ese tiempo eran sus únicas partes que podía apreciar incondicionalmente, y después fue pasando a las otras partes. Día a día, su cuerpo físico fue mejorando a medida que aprendía a apreciarlo. También comenzó a escribir en un diario las percepciones que iba teniendo durante ese proceso; poco a poco llegó a comprender que desde su infancia había creído que, para ser útil y lograr la aceptación de los demás, tenía que sacrificar sus propias necesidades. Le fue necesaria una enfermedad que pusiera en peligro su vida para aprender que ser útil mediante el sacrificio no tiene ningún futuro. De hecho, se ha comprobado que hay correlación entre los efectos de factores psíquicos y el tiempo de supervivencia de los enfermos de esclerosis lateral amiotrófica. Dado que esta enfermedad no tiene causa ni cura conocidos, no se debe subvalorar la importancia de estos factores.[5] Aunque sentirse bien por ser útil es de por sí favorecedor para la salud, son demasiadas las mujeres que hacen pasteles, preparan el café y limpian la casa porque eso es lo que se espera de ellas y se sentirían culpables si no lo hicieran. Servir a los demás por sentirse obligada a hacerlo produce agotamiento y resentimiento.

Saber lo que no queremos

Además de saber lo que queremos, tenemos también la capacidad de saber lo que no queremos. Saber lo que no queremos es algo innato. Todos los bebés saben lo que les agrada y lo que les desagrada, y hasta alrededor de los seis años un niño va automáticamente hacia lo que le agrada y evita lo que le desagrada. Esta capacidad se ve en su forma más pura en un niño de dos años que acaba de aprender a decir «no».

La capacidad de decir «no» a lo que no nos apoya es una parte esencial de nuestro sistema de orientación interior. Jamás es demasiado tarde para comenzar a decir «no» a aquellas cosas que nos agotan y «sí» a las que reponen nuestra energía.

- Cuando una amiga te llame para pedirte un favor o ayuda, detente un momento y pregúntate: «¿De veras quiero ayudarla ahora o preferiría hacer otra cosa?». Dile a tu amiga: «Déjame pensarlo. Ya te llamaré para darte una respuesta». Si la respuesta es no y tu amiga se resiente, es el momento de poner en tela de juicio la validez de esa amistad.

- Cuando alguien te pida que hagas algo, fíjate en lo que pasa en tu cuerpo. ¿Cuáles son las zonas de tensión? ¿Sientes alguna «reacción visceral» de cualquier tipo? ¿Qué te dice tu cuerpo: «Sí, esto va a ser agradable» o «No, esto va a ser agotador»?
- Si estás cansada o irritable al final del día, pregúntate qué pensamientos, actividades o personas te agotaron la energía.
- Los días que te sientas estupendamente, pregúntate qué pensamientos, actividades o personas te aumentaron la energía.
- Lleva un diario y escribe en él todo lo que te aporta un flujo de energía positiva que te repone. Prestar atención a esas cosas atraerá más de ellas a tu experiencia.
- Practica la gratitud y el aprecio anotando todo lo positivo que tienes en tu vida. No olvides que aquello a lo que prestamos atención se expande.
- Aprovecha el poder de la atención. Dirigir conscientemente nuestra atención a los pensamientos, emociones y circunstancias que nos son agradables y animadores es potente medicina. Prestar atención a las cosas que funcionan bien en nuestra vida y agradecerlas nos cambia el ritmo de vibración, la frecuencia a la cual resonamos. Y nos atraemos más cosas buenas.

Una de mis ex clientas, asistenta social, vino a verme por primera vez aquejada de síndrome premenstrual y leves ataques de ansiedad. Al interrogarla para hacerle el historial, advertí que jamás tenía ni un ratito para ella, que su vida estaba sobrecargada de ocupaciones para atender las necesidades de otras personas mientras descuidaba las suyas. Le dije que debía observar qué actividades le reponían su energía y cuáles se la agotaban. También le dije que para acabar con esos síntomas tenía que dedicar como mínimo una hora al día a recargar sus pilas energéticas, descansando o haciendo algo que le gustara. Eso hizo, y un mes después ya le habían desaparecido todos los síntomas. Me dijo que estaba aprendiendo a ver cómo agotaba su energía en su vida cotidiana. «Cuando me echo o me siento a escribir en mi diario, noto cómo me vuelve la energía al cuerpo. Ha sido una revelación para mí descubrir lo importantísimo que es esto para mi bienestar físico y emocional.»

Periódicamente todos recibimos mensajes de nuestro cuerpo sobre lo que es bueno para nuestra salud y nuestro bienestar y lo que no lo es. Cuando estamos haciendo o incluso pensando algo que no nos apoya totalmente, el cuerpo lo sabe de inmediato. A una de mis amigas le da diarrea y calambres estomacales con sólo pensar en ir a visitar a sus padres. Durante toda su infancia fue maltratada física y emocionalmente, y ese maltrato ha continuado en su edad adulta. Su cuerpo sabe que visitar a sus padres no va a ser bueno para ella, y le envía los síntomas a modo de mensajes para que no vaya. Cuando se da permiso para no ir a visitarlos, sus problemas gástricos desaparecen de inmediato. (También ha tenido que aprender a calmar la ansiedad que le produce la arraigada creencia de que no visitarlos o no hacer lo que espera su madre significa que es una «mala» hija.)

Para crear salud diariamente, mucho antes de que nos sobrevenga la enfermedad, es necesario que prestemos atención a las sutiles señales que nos envía el cuerpo acerca de lo que nos gusta y lo que nos desagrada. La dificultad para pensar, los mareos, las palpitaciones, el acné y los dolores de cabeza, de espalda, de estómago y de pelvis, son algunos de los síntomas comunes pero sutiles que suelen señalar que es hora de que dejemos lo que no deseamos en la vida. He aquí un ejemplo de mi vida.

En los años ochenta, cuando tenía dos hijas pequeñas, trabajaba demasiadas horas y solía notar que algunos aspectos de mi trabajo no eran respetados por mis colegas. Con frecuencia me aparecían grandes espinillas, cosa que hasta entonces jamás había tenido, ni de adolescente ni en ninguna otra época de mi vida. Tomé vitaminas, cambié de dieta y empleé varias cremas para la piel. Nada dio resultado, hasta que dejé ese trabajo. A los seis meses ya había desaparecido el problema y jamás me ha vuelto.

Obviamente mi cara era un barómetro de mi bienestar durante esos años. Con el trastorno de la piel, mi cuerpo me decía que mi entorno laboral no me apoyaba de manera óptima. Mi piel registraba mi sensibilidad y mi enfado por no ser totalmente aceptada por mis colegas (yo tampoco me aceptaba del todo en ese tiempo, y mi ambiente laboral era un reflejo de eso). Todas estas emociones estaban bajo la superficie, aunque yo no me daba cuenta. Cuando «encaré» mis necesidades más profundas y abandoné la situación que sencillamente no me apoyaba, me mejoró automáticamente la piel. Cuando mi vida se limpió, también se me limpió la cara.

Las emociones negativas existen para comunicarnos que no estamos ante al camino más despejado para lo que queremos. Cuando comprendemos que nuestro cuerpo y sus síntomas (sentimientos) son nuestros aliados, que nos señalan lo que es para nuestro mayor bien y lo que no, nos liberamos. Siempre que te sientas enfadada o alterada, o tengas un dolor de cabeza u otros síntomas corporales, tómate un momento para reflexionar sobre lo que quiere decirte tu cuerpo. Cuando estoy atrapada en una espiral descendente de sentimientos negativos, al instante sé que me he desconectado de mi guía interior y que estoy prestando demasiada atención a lo que no deseo. He aprendido a notar cuándo me siento mal, y me detengo al momento. Si logro darme cuenta en el instante en que comienza el mal humor, suelo lograr que mi energía vuelva a fluir positivamente con el siguiente proceso:

1. Reconozco lo que siento *sin hacer ningún juicio sobre él.* Evito revolcarme en la emoción negativa y prolongarla, pero sí la *siento* totalmente. «Permanezco con el sentimiento.»
2. Reconozco que hay un motivo por el cual me siento así.
3. Dedico veinte segundos a identificar qué es lo que hace fluir negativamente mi energía. Por ejemplo, ayer me enfadé porque alguien del personal no me dio un mensaje importante a tiempo para llamar yo a mi vez en seguida.
4. Una vez identificada la causa de mi emoción negativa, me pregunto qué puedo hacer. (Le pido ayuda a una amiga si necesito ayuda para aclarar mis deseos de una manera positiva y no reactiva.) Normalmente lo que deseo es lo contrario de lo que estoy experimentando en el momento en que me siento mal. Preguntarme qué deseo vuelve mi enfoque hacia pensamientos positivos y eso mueve mi energía hacia mis deseos.
5. Le pongo nombre a lo que deseo. Declarar los deseos es un acto muy poderoso, porque los define claramente, permitiendo que nuestra energía creativa vaya hacia ellos. Así, en el caso citado antes, diría: «Deseo recibir los mensajes telefónicos a tiempo para poder responder a ellos pronto y eficazmente». Esta declaración refleja energía positiva que fluye hacia lo que deseo. Dado que es una declaración de pura energía positiva, que no contiene ninguna negatividad, contribuye a atraer a mi experiencia lo que deseo. Cuando estoy pensando o hablando de lo que deseo, la emoción negativa suele desaparecer sola.

6. Finalmente, afirmo que tengo el poder dentro de mí, mediado por mi guía interior y la fuerza de mi deseo e intención, para lograr lo que quiero.

7. Acuérdate de la ley de la atracción. Las personas y circunstancias que nos atraemos son siempre un reflejo de nuestros pensamientos y sentimientos. En mis primeros años de práctica y trabajo, con bastante frecuencia sentía la falta de ayuda y apoyo tanto en el trabajo como en casa. Actuaba influida por la creencia «si quiero que se haga, tengo que hacerlo yo». Con los años, poco a poco fui cambiando mis creencias sobre el apoyo y la ayuda y comprendí que me las merezco. Si pido ayuda la obtengo. Gracias a este cambio interior ahora tengo un personal y un sistema de apoyo increíble tanto en casa como en el trabajo. Yo lo llamo «vida asistida».

Hacer este proceso no es una manera de negar mis emociones ni de sofocarlas o enterrarlas. En realidad me sirve para reconocerlas, sentirlas totalmente y usarlas como guías hacia lo que deseo. Con frecuencia me siento, libreta en mano, y hago una lista de lo que deseo exactamente en una determinada situación. (También suelo escribir objetivos, que actúan como balizas para materializar el cielo en la Tierra.) Esto armoniza mis pensamientos con mi guía interior y me hace sentir bien. Generalmente a continuación viene la inspiración sobre qué hacer. Observa, por favor, que no intento imaginarme qué hacer ante una situación mientras no he pasado por todo el proceso de mirar en la dirección de lo que deseo. El motivo de esto es que el pensamiento dirigido crea vibraciones que después se convierten en inspiración. Me recuerdo que siempre que reacciono «contra» algo que no deseo, sólo me creo «más» de lo que no resulta, y mis actos se quedan fijados en lo que no quiero en lugar de dirigirse a crear lo que deseo. Antes, por ejemplo, mi ex marido solía pasar muchas horas en el hospital y no llegaba a tiempo para la hora de la cena. Yo solía mirar por la ventana esperándolo, tratando de tener la comida caliente, sintiendo rabia contra él y lástima por mí. Cuanto más le exigía que llegara a tiempo, más se convertía esto en un problema en nuestra relación. Un día sencillamente decidí no esperarlo y comer sola y después continuar con las actividades de la noche y pasármelo bien. Esto lo hacía siempre que él no estaba en casa a la hora en que había dicho que estaría. Al final comenzó a llegar a la hora espontáneamente. Comprendí que mi atención a su continuada ausencia reafirmaba o reforzaba esa penosa situación. Cuando reconoces que te atraes las experiencias vibratoriamente, te has instalado en el asiento del conductor de tu vida. También has de estar dispuesta a abandonar las expectativas y dejar de convertir el comportamiento de los demás en motivo de infelicidad.

Por desgracia, en lugar de aprovechar nuestros sentimientos como una guía interior, fuimos educadas para temer o negar nuestros sentimientos y emociones negativos, o juzgarlos «malos». A la mayoría se nos enseñó que ser capaz de controlarnos y dominar nuestras emociones es encomiable y una señal de éxito. Cuando asesinaron a John Kennedy, mi madre comentó que Jackie era un estímulo y un modelo para la nación porque caminó detrás del ataúd con dignidad, sin derramar ni una sola lágrima ni demostrar ninguna emoción. Aunque puede ser admirable mantenerse tranquila y serena en ese tipo de situaciones apremiantes, con muchísima frecuencia ese autodominio se convierte en un hábito tan arraigado que las mujeres se desconectan de sus emociones incluso en situaciones en que no hay ningún riesgo en expresarlas y sí sería sanador hacerlo. Los hombres corren aún mayor riesgo que las mujeres de desconectarse de sus sentimientos, dado que desde niños aprenden que «los chicos no lloran». A una amiga mía le enseñaron que si tenía ganas de llorar debía hundir la cara en la almohada para que el resto de la familia no tuviera que oírla. No obstante, llorar y emitir sonidos forma parte de nuestro sistema «digestivo» emocional y es una manera de mantener circulando la energía por nuestro cuerpo.

Nuestra cultura tiene una especie de orientación hacia «no vivir». Esta orientación nos anima a ocultar las cosas, como en la frase: «Mejor no meneallo». Al aprender a edad muy temprana que las emociones son malas o vergonzosas, aprendemos a no confiar en nuestra guía interior ni en nuestro cuerpo. Cuando se nos anima a desconectarnos de lo que sabemos y lo que sentimos en general, se nos entrena sistemáticamente para no satisfacer nuestros más profundos deseos, y a aceptar lo que no deseamos. Incluso la religión nos enseña a aplastar nuestras alegría y creatividad innatas, y que lo agradable es pecado. Matthew Fox afirma: «Nuestra civilización no ha hecho un buen trabajo con la energía llamada placer y alegría».[6] Necesitamos saber que la esencia de una vida basada en la guía interior es una abundancia de placer y alegría.

Todos los bebés sonrientes y risueños de tres meses que he conocido reflejan la verdadera naturaleza gozosa con que todos nacemos. El famoso antropólogo y biólogo social, doctor Ashley Montagu, dijo una vez que la mayoría de los adultos no somos otra cosa que «niños desintegrados». Afortunadamente, nuestra guía interior está siempre a nuestra disposición para recordarnos la dirección hacia la satisfacción. Cuando nos volvemos a conectar con nuestra guía interior y dejamos de creer que nuestros cuerpo y sentimientos son malos cuando nos ofrecen información, estamos en el camino hacia una vida llena de crecimiento y dicha.

4
El sistema energético femenino

Comprender que los pensamientos y emociones afectan al funcionamiento de la energía en el cuerpo femenino nos sirve para descifrar el lenguaje único de nuestro cuerpo individual. La localización física de una enfermedad, es decir, dónde se produce, tiene un significado psíquico y emocional. Pautas mentales y emocionales concretas están relacionadas con lugares específicos del cuerpo. Los pensamientos, emociones y comportamientos se reflejan o quedan estampados simultáneamente en el cerebro, la médula espinal, los diversos órganos, la sangre, el tejido linfático (inmunitario) y el campo electromagnético que rodea todas estas zonas. Entender las diferentes formas dinámicas de energía que nuestro cuerpo origina y en las cuales actúa, va a servirnos para valorar cómo se manifiestan en el cuerpo individual las energías positivas o negativas.

El continuo materia-energía

El sistema vibratorio del cuerpo va cambiando siempre, y la *posibilidad* de sanar o de enfermar está presente en todo momento. Las células precancerosas, por ejemplo, se producen con regularidad; pero sólo forman cánceres invasores cuando se deterioran los controles internos.[1] La energía mental y emocional entra y sale de la forma física con regularidad, oscilando en el continuo formado por energía y materia, partículas y ondas. La terapeuta vibracional Deena Spear dice: «El cáncer entra y sale de la realidad física constantemente. Pero una vez que te lo diagnostican, echa raíces y se establece». Dicho muy sencillamente, la energía mental y emocional puede volverse física en el cuerpo.

Cuando tenemos un estrés emocional constante no resuelto en un determinado aspecto de la vida, este estrés se registra en nuestras vibraciones como una perturbación que puede manifestarse en forma de enfermedad física. He aquí cómo ocurre: cuando estamos obsesionadas por alguien o por algo, o seguimos aferradas a pensamientos o comportamientos autodestructivos, el cuerpo pierde energía vital. Cuando nos obsesionamos, obstruimos la energía (*chi, ki, prana* o *qi*) en un proceso negativo que la desvía de nuestras células, con lo cual se interrumpen los procesos celulares vitales. Perdemos energía en cualquier situación en la que la ira o el miedo domina nuestra capacidad para avanzar en la vida. Si bien la mayoría de los médicos no consideran el comienzo de la enfermedad desde el punto de vista de estas pérdidas de energía, es interesante notar que algunas investigaciones médicas respaldan esta observación. En un estudio, por ejemplo, se demostró que las células cancerosas «roban» energía a los tejidos normales adyacentes (en la forma de la molécula DPN [difosfopiridina nucleótido], que es parecida al ATP [trifosfato de adenosina]).[2]

Percibir el cuerpo como campo energético que pierde energía nos es útil para entender y comenzar el proceso de curación. Cuando nos empeñamos en continuar enfadadas con una persona que nos ha hecho daño, por ejemplo, una parte de nuestro espíritu está ocupada con esa persona y no está disponible para la curación. Los chamanes creen que cuando una persona ha sido gravemente maltratada, una parte de su espíritu huye para escapar del maltrato. Una de las tradiciones curativas del chamanismo se llama «recuperación del alma», en la cual se llama al «espíritu» que ha huido, para que vuelva. Muchas mujeres que sufrieron abusos sexuales en su infancia cuentan que «abandonaban su cuerpo» durante el abuso. Algunas recuerdan que una parte de ellas salía de su cuerpo, subía hasta el cielo raso y desde allí «observaba». Es posible que esa parte separada de su espíritu no la tengan disponible en el presente para sanarse.

Muchas veces no somos conscientes de esas pérdidas de energía. Pero si continúan sin ser sanadas, la consecuencia suele ser el malestar corporal. Los síntomas corporales pueden servirnos para llevar la atención a esa zona de modo que pueda comenzar la curación. Una de mis ex clientas, que estaba pasando por la menopausia y vino a verme porque sufría de insomnio y depresión, me contó que cuando era niña habían abusado sexualmente de ella. No había tenido conciencia del abuso hasta una semana antes de venir a verme. Había pasado por un penoso divorcio a los cuarenta y pocos años, y no hacía mucho había roto con su compañero, una relación que había durado siete años. Me dijo: «Ahora comprendo que me he pasado toda la vida tratando de no recordar que abusaron sexualmente de mí. Ahora que sé lo que sucedió, entiendo por qué nunca he tenido una relación satisfactoria. Siempre apartaba de mí a las personas. No sabía estar totalmente presente en una relación. Pero no sabía hacer otra cosa. Ahora lloro por mis primeros años y por haber tardado tanto tiempo en recordar y liberar el pasado. Pero por fin ha desaparecido el permanente nudo que tenía en el estómago. Me siento libre. Me siento muy aliviada». Sus problemas de insomnio y depresión mejoraron espontáneamente cuando surgieron los recuerdos del abuso y salieron de su campo energético.

Cómo sanar las pérdidas de energía

Para sanar o mantenernos sanas es útil que nos fijemos por dónde nos «gotea» la energía. Un buen momento para hacerlo es cada noche al acostarnos. Para comenzar el proceso de sanar las pérdidas de energía, simplemente fíjate en quién o en qué estás pensando, quién o qué te preocupa u obsesiona. ¿Qué pensamientos, emociones, acontecimientos o personas te vienen continuamente a la cabeza? ¿Hay alguna emoción o pensamiento que te obsesiona? Obsérvate para ver si sientes resentimiento contra alguien. Cuando encuentres esas zonas, debes llamar a tu espíritu para que vuelva. Una manera de hacerlo es emplear toda tu voluntad y la fuerza de tu deseo para llamar a esas partes tuyas que están atrapadas en situaciones pasadas o presentes y que no se ocupan de tu mayor bien. Es útil hacerlo en voz alta. Di simplemente: «Espíritu, vuelve aquí, te necesito aquí conmigo». Cuando llames a tu espíritu, también te servirá afirmar con palabras tu conexión espiritual. Repite la siguiente afirmación (o alguna similar), sintiendo realmente su verdad: «Siempre estoy divinamente guiada en todos los aspectos hacia mi Bien Superior. El amor divino disuelve todo lo que no está en mi camino diseñado divinamente». Tus partes separadas no están acostumbradas a esta llamada, pero finalmente responderán a tus esfuerzos, y volverá tu energía.

La mayoría de las obstrucciones de los sistemas vibratorios son de naturaleza emocional. Es útil imaginarse el sistema energético como si fuera un río. Mientras esta corriente de energía sea sana y te sientas a gusto contigo misma, hay mucho menos riesgo de enfermedad. Las toxinas ambientales, la grasa de las comidas y el exceso de azúcar y de alcohol, por ejemplo, normalmente no se manifiestan como enfermedad a no ser que otros factores ya hayan establecido el patrón de bloqueo en el sistema energético del cuerpo.[3] Los factores de riesgo ambientales o alimentarios se pueden comparar a «escombros» llevados por la corriente de energía corporal. Estos escombros continúan flotando en la corriente a no ser que se encuentren con un árbol caído u otro obstáculo en el agua que fluye por el río. Cuando ocurre esto, los escombros se acumulan en las ramas del árbol caído. Con el tiempo, acumulaciones similares en la corriente de energía que circula por el cuerpo pueden ser causa de enfermedad física. De hecho, hay estudios científicos que han relacionado un fallo en el flujo de información entre las células con la inducción de cáncer en esas células. Una barrera física de cualquier tipo que obstruya la comunicación entre las células es una influencia cancerígena.[4] La grasa y el tejido conjuntivo que forman un mioma, por ejemplo, solamente lo forman cuando la circulación de la energía alrededor y dentro del útero ya está bloqueada de alguna manera.

Nuestras emociones suelen quedarse estancadas en la infancia, cuando no se nos permitió experimentarlas plenamente. En esta cultura, que nos enseña a separar nuestro conocimiento intelectual adulto de nuestra realidad y de nuestras necesidades emocionales, una persona puede tener un doctorado en filosofía por la Universidad de Harvard pero un cuerpo emocional de un niño de dos años. Las emociones no expresadas ni reconocidas se quedan estancadas energéticamente. En cambio las emociones que se expresan y se sienten, simplemente fluyen por el sistema energético sin dejar asuntos «inconclusos» residuales.

No tenemos por qué esperar a contraer cáncer u otras enfermedades para recibir el mensaje que necesitamos cambiar nuestro punto de atracción vibratorio y comenzar a crear salud. Nadie está del todo libre del miedo, la ira y el estrés que van y vienen como parte de la vida normal. Cuando estas emociones se hacen lo suficientemente intensas para afectar a nuestro bienestar psíquico y emocional con mucha frecuencia, vamos en dirección a la enfermedad física a no ser que las resolvamos de una manera sana. Cuando el sufrimiento, la rabia y la frustración cotidianos no resueltos nos roban la energía vital productora de salud, es esencial llevar curación y comprensión a nuestros pensamientos, emociones y actos diarios.

Hay aquí un punto importantísimo: es completamente posible que una mujer viva toda su vida libre de enfermedades físicas aunque haya sido violada, maltratada o desatendida cuando era niña. Los problemas de la primera infancia no causan necesariamente perturbaciones de la energía ni enfermedad física. Estas cosas suelen ocurrir después de que la mujer comienza a desarrollarse como individuo y forma su identidad y sus opiniones, «distintas» de las de su familia y su pasado. En ese momento es posible que comprenda que lo que le ocurrió cuando era niña no era aceptable. Sin embargo, eso lo comprende desde el punto de vista de una persona madura, no de la niña que era entonces.

Las heridas del pasado de una mujer sólo se hacen potencialmente destructivas para ella, desde el punto de vista físico o emocional, cuando le viene la idea de que lo que le ocurrió en el pasado estuvo mal, que no debió haber ocurrido, y que en su familia la maltrataron intencionada y conscientemente. Entonces introduce en su patrón emocional y psíquico un modelo conflictivo de cómo debió haber sido su vida. Esto dispone el escenario para los efectos tóxicos de la acusación y la culpa. Aunque una mujer haya sido aterrorizada y maltratada cuando era niña, ese maltrato en su infancia no la afecta a ella ni a su cuerpo a no ser que comience a creer que tenía derecho a una vida diferente. En ese momento empieza a revivir y revaluar sus primeras experiencias desde el punto de vista de una persona que examina el escenario de un crimen. Entonces podría muy bien producirse la interrupción del flujo de energía y la subsiguiente enfermedad si es incapaz de resolver su dolor emocional y psíquico con perdón y comprensión hacia sí misma y los demás.

La química del conflicto, o indignación justiciera, requiere dos energías importantes: la primera se produce cuando la mujer comienza a recordar que efectivamente fue violada de alguna manera. La segunda se produce cuando interpreta esos acontecimientos desde la perspectiva de que su familia eligió hacerle eso a ella de un modo intencionado y consciente. Esta actitud, no el maltrato, es la que produce la enfermedad.

He aprendido a reconocer los efectos nocivos de la «indignación justiciera» en mi propio cuerpo. Quedarse atascada en esa energía durante mucho tiempo es autodestructivo. Sentir rabia y furia por malos tratos o abusos del pasado es un primer paso necesario hacia la curación; la rabia nos moviliza y nos da la energía para hacer los cambios para mejorar la vida que deberíamos haber hecho mucho antes; es con mucho preferible a la inmovilidad de la depresión. La clave es sentirla y luego pasar a otra cosa. La rabia y la acusación son una parada necesaria en el camino de la vida, pero hacen pésimo el destino. Cuanto más tiempo permanecemos en esa modalidad, buscando a un agresor a quien culpar de lo que nos sucedió, ya sean hombres, nuestra madre, el Gobierno o médicos, más se nos agota la energía del cuerpo.

La circuncisión de las chicas, por ejemplo, la realizan rutinariamente mujeres mayores en las culturas en las que se practica. La idea tribal es que la joven será considerada «mercancía manchada» si no ha sido circuncidada. Toda la tribu comparte esta creencia, por lo que la chica a la que se la han hecho no se siente maltratada necesariamente. Según nuestro punto de vista cultural occidental, eso es barbarie. Dado que se está tomando más conciencia de los efectos físicos, psíquicos y espirituales de la circuncisión femenina, ahora se está sacando a la luz el tema, se discute y se revalúa. El incesto y otras violaciones de los derechos humanos han sido la norma durante los últimos 5.000 años. «No se consideraron delitos, como se consideran ahora —escribe la teóloga e intuitiva médica Caroline Myss— hasta que comenzamos a revaluar nuestros límites personales dentro del marco tribal.» En mi opinión, esta revaluación colectiva constituye una recuperación, una liberación del sistema adictivo en que hemos estado atrapadas.

Sin duda los primeros años de vida familiar tienen una profunda influencia en el carácter y la salud de la persona. Un famoso estudio prospectivo de la doctora Caroline Thomas, por ejemplo, indica que la falta de intimidad de un hombre con sus padres, o tener un padre que no se involucra física y emocionalmente, permitiría pronosticarle una discapacidad precoz y muerte por suicidio, hipertensión, enfermedad coronaria y tumores.[5] Esto corrobora los descubrimientos del estudio ACE de que hablé en el capítulo 2.

La energía de la Tierra

Las filosofías orientales tradicionales describen la profunda interacción entre la energía de la Tierra y la del cuerpo físico humano, y la fuerte conexión entre la energía femenina y la atracción natural de la Tierra. Entender que la naturaleza de la mujer, con sus flujos y reflujos, es positiva y poderosa, nos da la oportunidad de sanar y vivir de forma equilibrada y sana.

Según algunas creencias orientales, el cuerpo de las mujeres difiere del de los hombres en que la energía de la Tierra sube por nuestro cuerpo y lo penetra. Esta energía femenina «atrae hacia dentro», es una fuerza centrípeta, y es irresistible. Es tan poderosa, que si se vive en un ambiente familiar, la mayoría de los miembros de la familia giran alrededor de la persona que tiene la mayor energía centrípeta (generalmente la madre), y cuando ya no está lo notan agudamente. Los hijos se guardan sus quejas para contárselas a su madre al final del día si ella no ha estado en casa. Mis hijas siempre necesitaban saber en qué parte de la casa estaba. Si salía de una habitación, antes de que pasara un minuto me llamaban: «Mamá, ¿dónde estás?». Cuando eran más pequeñas siempre tenían que estar conmigo en la misma habitación. No pude darme un baño sola hasta que la mayor tenía alrededor de nueve años. En cambio, cuando las niñas eran pequeñas, mi ex marido tenía que estar ausente mucho más tiempo que yo para que ellas lo notaran. Esa energía centrípeta de la mujer está en funcionamiento cuando se pone el bebé al pecho, y cuando acepta el pene en su vagina (si es heterosexual) y su óvulo envía señales químicas a los espermatozoides para que naden hacia él. Esta potente energía está presente no sólo en nuestra biología sino también en el corazón y la mente, en forma de nuestros sueños y deseos únicos. Cuando la mujer encuentra el valor para expresar esos deseos, a sí misma y a otras personas, no tarda en descubrir que su irresistible energía centrípeta la ayuda a hacerlos realidad.

Michio Kushi, el maestro de macrobiótica que fue el primero en ilustrar y escribir sobre esta forma de energía para lectores occidentales, señala que la fuerza centrípeta de la Tierra que sube por los pies está presente también en los hombres, así como la fuerza del cielo, que baja y entra en el cuerpo por la cabeza (fuerza centrífuga), está también presente en las mujeres. Lo que difiere es el grado en que está presente cada energía. En general, en las mujeres hay más energía de la Tierra que sube. Me han dicho que las mujeres del pueblo navajo usan faldas porque eso aumenta el acceso del cuerpo a esa energía de la Tierra a través del círculo que forma la falda (véase figura 1). La tradición lakota sostiene que la energía de las mujeres durante la menstruación (llamada periodo lunar) baja en espiral en sentido inverso a las manecillas del reloj, y entra en la Tierra. (Debido a eso las mujeres que están menstruando no participan en las ceremonias de sauna, porque su energía está reñida con la energía en espiral hacia arriba de la ceremonia.)[6]

La energía centrípeta es una fuerza conectora que influye en todas las personas que nos rodean, porque las mujeres tendemos a ser el

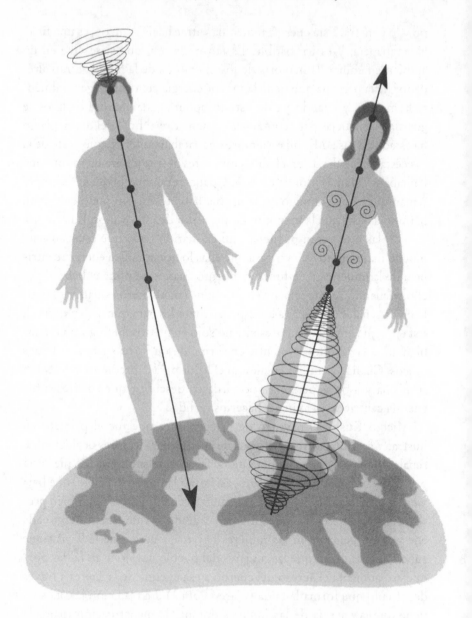

FIGURA 1. LA ENERGÍA DE LA TIERRA QUE SUBE

Energía femenina = fuerza centrípeta o «que atrae hacia dentro». La energía de la Tierra entra por los pies y sube en espiral hacia el útero, los pechos y las amígdalas.

Fuente: Adaptado de Michio Kushi.

que desarrollemos todo un repertorio de habilidades que abarquen la gama completa de expresión emocional.

Una cosa más: si bien las energías asociadas con la acusación, la culpa, la ira y la pérdida se han relacionado con ciertas zonas del cuerpo, un estudio exhaustivo de la literatura médica psicosomática indica que esta visión es incompleta. Estas energías afectan a cada zona del cuerpo simultáneamente, aunque se podrían manifestar como problemas de salud en la zona del cuerpo más vulnerable. Lo mismo vale respecto a las energías favorecedoras de la salud asociadas con el amor, la esperanza y el perdón.

Los centros femeninos inferiores: Los tres primeros chacras

Los tres chakras de abajo están relacionados con nuestra vida física: personas, acontecimientos, recuerdos, experiencias y objetos físicos de nuestro entorno, pasados y presentes. Estos tres centros femeninos inferiores están inseparablemente ligados e interaccionan entre sí. Por lo tanto, aunque me refiero a cada uno por separado, hay que tener presente que se influyen mutuamente. (En última instancia, los siete chakras se influyen e interaccionan entre sí.)

La zona del *primer chakra* está influida por lo seguras y a salvo que nos sentimos en el mundo y por lo bien que podamos equilibrar la confianza y la desconfianza, la independencia y la dependencia, la soledad y la pertenencia a grupos. También le influye el equilibrio que logramos entre sentirnos audaces y permitirnos sentir totalmente nuestros miedos. Es influida, muy literalmente, por lo conectadas que nos sentimos con la Tierra y sus procesos. Las zonas del cuerpo correspondientes a este chakra son la columna vertebral, el recto, las articulaciones de las caderas, la sangre y el sistema inmunitario. Los cimientos de nuestro sentimiento de seguridad suelen formarse en la infancia, cuando captamos o percibimos si este planeta es o no un lugar seguro. Por lo tanto, en este primer chakra están representados los asuntos familiares y de supervivencia física no resueltos, los concernientes a nuestra casa, nuestra familia, nuestra identidad sexual y nuestra raza. Una persona que tiene problemas en el primer chakra, probablemente dirá o pensará con regularidad: «No tengo a nadie», «Estoy totalmente sola», «A nadie le importo», «Me voy a morir de hambre».

La salud de la zona del *segundo chakra* está relacionada con dos aspectos distintos. El primero tiene que ver con nuestras ambiciones en el mundo exterior, y en él entran, entre otras cosas, nuestra forma de obtener lo que queremos y aquello que deseamos o buscamos. Cuando vamos en pos de lo que queremos, ¿lo hacemos de forma activa o pasiva? ¿De modo directo o indirecto? ¿Somos personas inhibidas o desinhibidas? ¿Se nos considera emprendedoras, dinámicas, o hacemos que las cosas «nos vengan»? Finalmente, cuando vamos tras lo que deseamos, ¿lo hacemos «sin vergüenza» o nos sentimos avergonzadas, creyendo que no somos dignas de tener lo que queremos?

El otro aspecto tiene que ver con las relaciones y con comprender que son una necesidad humana básica. ¿Somos dependientes o independientes? ¿Los demás nos necesitan o nosotras necesitamos a los demás? ¿Tomamos o damos más en las relaciones? ¿Cuál es nuestro equilibrio entre necesitar que otros satisfagan nuestras necesidades y depender sólo de nosotras? ¿Damos para ganarnos el amor de los demás? ¿Sabemos recibir y aceptar ayuda o apoyo? ¿Tenemos límites bien definidos o sus contornos están desdibujados? ¿Nos hacemos valer o somos sumisas? ¿Protegemos a los demás o los demás nos protegen? ¿Tendemos a oponernos a los demás o nos sometemos a sus opiniones y actos?

A la zona del segundo chakra corresponden los órganos pelvianos y reproductores (vulva, vagina, útero, cuello del útero y ovarios), así como la vejiga y el apéndice. La salud de esta zona está influida por el grado en el que nuestras relaciones se basan en la confianza, o en el control (o dominio), la acusación y la culpa. Si utilizamos la sexualidad, el dinero, la acusación o la culpa para controlar la dinámica de nuestras relaciones (incluida la relación con nosotras mismas), entonces los órganos de este segundo chakra se verán afectados adversamente. Una persona con problemas en el segundo chakra podría decir o pensar con frecuencia: «No me siento escuchada por ti», «Nunca vienes a verme», «Él no me escribe ni me llama», «Nadie me va a amar jamás», «Nunca estás por mí».

El *tercer chakra* está relacionado con la autoestima, la confianza en y el respeto por nosotras mismas, y el sentido de responsabilidad. Es decir, cómo equilibramos la sensación de capacidad y valía con la de inferioridad en lo que hacemos en el mundo externo de trabajo o en nuestros logros. ¿Somos excesivamente responsables o irresponsables? ¿Somos agresivas o tendemos a estar a la defensiva? ¿Somos propensas a amenazar e intimidar a los demás? ¿Somos territoriales? ¿O nos sentimos atrapadas y deseamos escapar? En el trabajo, ¿dependemos excesivamente de los límites o tenemos problemas con las limitaciones? Finalmente, ¿sabemos equilibrar nuestra competitividad? ¿Sabemos ganar y perder con elegancia? ¿Cómo llevamos las ganancias y las pérdidas? Todos estos aspectos afectan positiva o negativamente a la salud de esta zona. Los cimientos del sentido de sí misma de una mujer los forman las emociones, los recuerdos y la sabiduría almacenados en los campos energéticos de los dos primeros chakras. Para tener una buena autoestima, la mujer debe sentirse segura en el mundo (primer chakra) y tener relaciones basadas en el respeto y el apoyo mutuos (segundo chakra).

Los órganos asociados con el tercer chakra son la vesícula biliar, el hígado, el páncreas, el estómago y el intestino delgado. Las afirmaciones que dañan la salud de esta zona serían: «Si no lo hago yo, nadie lo hará», «Nunca valdré lo suficiente», «Está bien, lo haré yo».

Todos los tipos de estrés no resueltos de los primeros años de nuestra vida física relacionados con personas, acontecimientos, recuerdos y experiencias extraen energía *principalmente* de los tres centros de poder de la parte inferior, los tres primeros chakras.

Tipos de estrés que afectan a los tres primeros chakras:

- Cualquier rabia no resuelta.
- Resentimiento y sensación de rechazo.
- Necesidad de venganza.
- Desear dejar una relación pero temer las consecuencias económicas.
- Vergüenza del propio cuerpo.
- Vergüenza de los antecedentes familiares o de la posición social del marido.
- Maltratar a los hijos o ser una hija maltratada.
- Un historial de incesto o violación.
- Sentimiento de culpabilidad por un aborto.
- Incapacidad de concebir.
- Incapacidad de dar a luz las propias creaciones.

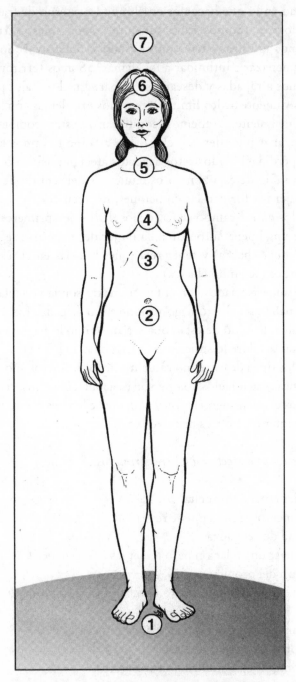

FIGURA 2. DIAGRAMA DE LOS CHAKRAS
EN EL CUERPO FEMENINO

CUADRO 4
ANATOMÍA DE LA ENERGÍA: ACTITUDES MENTALES
Y EMOCIONALES, LOS CHAKRAS Y EL CUERPO FÍSICO

Chakra	Órganos	Actitudes mentales y emocionales	Disfunciones físicas
7	Cualquier sistema orgánico	Claro sentido de la finalidad de la vida o confiar en que la vida tiene una finalidad que podría no estar clara Conexión con Dios o con la fuente universal de energía Comprender la paradoja de que podemos influir en los acontecimientos de nuestra vida, y al mismo tiempo confiar en que las cosas ocurren como deben ocurrir, y que algunas escapan a nuestro control	Trastornos de desarrollo (parálisis cerebral); trastornos genéticos; esclerosis múltiple; esclerosis lateral amiotrófica; anormalidades de sistemas múltiples; cualquier enfermedad o accidente grave que pone en peligro la vida y sirve de llamada a despertar
6	Cerebro, ojos, oídos, nariz, glándula pineal	Percepción: claridad o ambigüedad Pensamiento: hemisferio cerebral izquierdo o hemisferio cerebral derecho; racional o irracional, lineal u holográfico, rígido o flexible Moralidad: conservadora o liberal; sigue las normas o comprende que las normas tienen excepciones Represión o desinhibición	Tumores cerebrales o accidentes cerebrovasculares; trastornos neurológicos; ceguera y/o sordera; vértigo de Ménière; mareos; tinnitus (campanilleo en los oídos); enfermedad de Parkinson; discapacidades de aprendizaje; ataques epilépticos

Chakra	Órganos	Actitudes mentales y emocionales	Disfunciones físicas
5	Tiroides, tráquea, vértebras cervicales, garganta, boca, dientes y encías	Comunicación: expresión o comprensión (hablar o escuchar) Sentido de la oportunidad: precipitarse o esperar Voluntad: voluntariedad o sumisión	Bronquitis, ronquera; irritación crónica de la garganta; úlceras bucales; problemas de encías; problemas de la articulación temporomaxilar; problemas de los discos cervicales; dolor crónico del cuello; laringitis; inflamación de los ganglios del cuello; problemas del tiroides
4	Corazón, pulmones, vasos sanguíneos, hombros, costillas y pechos, diafragma, parte superior del esófago	Expresión emocional: capacidad para sentir totalmente, expresar y resolver los sentimientos de rabia, hostilidad, alegría, amor, aflicción, perdón Capacidad para formar relaciones de compañerismo recíproco, con equilibrio entre dar y recibir, sustentarse y sustentar a los demás, intimar con otras personas y estar sola (intimidad consigo misma)	Enfermedad de la arteria coronaria; infarto de miocardio (ataque al corazón); hipertensión; arritmias cardiacas; dolor de pecho; prolapso de la válvula mitral; cardiomegalia; fallo cardiaco congestivo; asma y alergias; cáncer de pulmón; neumonía; problemas de la parte superior de la espalda y los hombros; problemas de mamas, incluido el cáncer

Chakra	Órganos	Actitudes mentales y emocionales	Disfunciones físicas
3	Abdomen, parte superior de los intestinos, hígado y vesícula biliar, parte inferior del esófago, estómago, riñones y páncreas, glándulas suprarrenales, bazo, parte central de la columna	Autoestima, confianza en y respeto de sí misma Sensación de capacidad o inferioridad respecto a la competencia y las habilidades en el mundo exterior Responsabilidad o irresponsabilidad Abuso de sustancias adictivas Agresividad o actitud defensiva Competitividad o no competitividad: ganar o perder Territorialidad o demasiados límites Miedo a asumir responsabilidades o a tomar decisiones sola Sentirse demasiado responsable	Úlceras gástricas o duodenales, problemas de colon o intestinales, colitis ulcerosa, síndrome de colon o intestino irritable, acidez o gastritis, pancreatitis o diabetes, estreñimiento y diarrea, indigestión, crónica o aguda, anorexia y bulimia, disfunción hepática, hepatitis, disfunción suprarrenal
2	Útero, ovarios, vulva, vagina, cuello del útero, intestino grueso, vértebras inferiores, pelvis, apéndice, vejiga	Ambiciones equilibradas en el mundo exterior relativas a sexualidad, dinero y relaciones Capacidad para crear en colaboración con otras personas Fertilidad y capacidad para concebir Dinámica relacional: dependencia o independencia; dar y recibir, límites definidos o poco claros, dinamismo o pasividad	Problemas ginecológicos o tocológicos, dolor pelviano y de la parte inferior de la espalda, problemas en la creatividad, fecundidad y potencia sexual, problemas urinarios, apendicitis

Chakra	Órganos	Actitudes mentales y emocionales	Disfunciones físicas
1	Soporte del cuerpo físico; articulaciones de las caderas; columna; sangre; sistema inmunitario	Seguridad en el mundo; saber cuándo confiar o desconfiar. Saber cuándo sentir miedo y cuándo no. Equilibrio entre independencia y dependencia	Problemas crónicos de la columna; dolor de espalda; ciática; escoliosis; cáncer o tumores rectales; cansancio crónico; fibromialgia; enfermedades autoinmunes; artritis; problemas de piel.

Fuentes: C. N. Shealy y C. M. Myss, *The Creation of Health: Merging Traditional Medicine with Intuitive Diagnosis*, Stillpoint Publications, Walpole (New Hampshire), 1988 [*La creación de la salud*, Luciérnaga, Barcelona, 1998.] Documentación científica del sistema energético humano e información puesta al día de Mona Lisa Schulz, *Awakening Intuition: Using Your Mind-Body Network for Insight and Healing*, Harmony Books, Nueva York, 1998 [*Despierta tu intuición*, Ediciones Urano, Barcelona, 1999].

Todos estos problemas pueden afectar a los órganos situados de la cintura para abajo, debido al modo de funcionar juntos los tres primeros chakras. A continuación me referiré a los problemas de cada chakra con detalle.

El primer chakra: Cómo se almacenan en el cuerpo las heridas familiares

La salud del primer chakra está relacionada con la educación recibida y los primeros años de la vida. Esto incluye a la familia inmediata y demás parientes, la raza, la posición social, el nivel de educación, el legado familiar y las expectativas de nuestra familia tal como nos han sido transmitidas generación tras generación. Para describir la amplitud de los asuntos asociados con el primer chakra, Caroline Myss emplea la palabra «tribu». Por ejemplo, todos aprendemos muy pronto lo que significa ser miembro de un grupo definido: católico o judío, de la familia

Jones, de la familia Smith, etc. Otra «herencia» del primer chakra es la programación tribal de muchas familias inmigrantes de primera y segunda generación en Estados Unidos, que suelen transmitir la creencia de que para realizar cualquier cosa valiosa uno debe sufrir y sacrificar su felicidad y su placer personales. Las cicatrices familiares y la información social y familiar que forma la idea de realidad de la persona están conectadas con la zona del primer chakra.

La mente tribal no es una mente individual. Es principalmente un cerebro colectivo que desea mantenerse y lucha por sobrevivir en el mundo. La mente tribal está interesada en la «lealtad», no en el amor, la amabilidad ni la ternura. Lo que la tribu llama «amor» es, en realidad, obligación para con la tribu. Un ejemplo de esto es un miembro de la familia que le dice a otro: «Si realmente me amaras, vendrías a visitarnos a tu familia y a mí con más frecuencia». La conciencia tribal, por lo tanto, no es una conciencia de alto nivel ni muy evolucionada. Sin embargo, todos la compartimos hasta cierto punto, y muchas mujeres reconocen que, cuando se hacen mayores, oyen hablar en sí mismas a esa mente tribal. Mis clientas solían decirme: «A veces oigo salir de mi boca palabras de mi madre, y no me lo puedo creer». Por encima de todo, la mente tribal busca estabilidad manteniéndolo todo igual; por ejemplo, las vacaciones familiares y las fiestas de cumpleaños u otras se convierten en «obligaciones», dejan de ser momentos de alegre y feliz participación.

A veces llamo «cangrejos en el cubo» a la mente tribal. Si tenemos unos cuantos cangrejos en un cubo con agua y uno de ellos intenta escaparse por el borde, los demás tiran de él para que siga en el cubo con el resto. Más o menos lo mismo suele sucedernos a las mujeres con nuestros familiares cuando decidimos liberarnos de comportamientos limitadores. Casi siempre los familiares nos sabotean el intento, al menos al principio.

Innumerables mujeres han tenido la experiencia de enfrentarse a sus padres por acosos sexuales o incesto después que han recordado estos acontecimientos, y descubren que ellos los niegan rotundamente. El motivo inconsciente de preservar la tribu es la causa de que muchos padres nieguen haber violado jamás a uno de los miembros de la tribu. En cierto sentido, la memoria tribal ha absorbido el recuerdo de modo muy diferente a como ha registrado el mismo acontecimiento el miembro individual. La persona que despierta del trance tribal casi siempre es considerada «traidora» a la familia.

Asuntos del primer chakra que pueden predisponer para la enfermedad

- Problema inconcluso con los padres
- Incesto (que es también problema del segundo chakra)
- Maltrato o desatención en la infancia
- Programación psíquica limitadora en los primeros años, por ejemplo:
  - «Eres una estúpida», «Eres una inútil», «Eres una niña mala»
  - «Sólo los católicos van al cielo»
  - «Tu cuerpo es algo que tienes que esconder por vergüenza»
  - «Las chicas están hechas para servir a los hombres»
  - «Siempre los hombres primero» (Por ejemplo, en muchas familias, a los hombres se les sirven los mejores cortes de carne y a las mujeres se les da lo que queda.)
  - «Las chicas no deben ser ambiciosas ni inteligentes»
  - «Las mujeres no deben ganar dinero. Deben casarse con un hombre que lo gane»

En la mayoría de las tribus o familias no hay intención de envenenar a sus miembros; lo que hacen es simplemente transmitir lo que consideran sabiduría tribal, incluso en la forma de ideas limitadoras y dolorosas. Es útil pensar en la tribu de ayer como la familia disfuncional de hoy.

No hace mucho mi amiga Carla comprendió, después de resolver sus muchas enfermedades físicas, que las semillas de sus enfermedades habían sido plantadas en su infancia. De pequeña, su madre la zurraba repetidamente, no por maldad ni por falta de cariño, sino simplemente siguiendo su programación tribal sobre cómo amar y preparar a su hija para la vida. Le decía que las palizas eran su manera de demostrarle cariño; siempre que veía a otra madre golpeando a su hija en el supermercado, le decía que esa mujer realmente amaba a su hija. La madre de Carla creía firmemente que la vida es muy difícil y está llena de sufrimientos, y que para conseguir cualquier cosa su hija tendría que sufrir. Después, cada vez que lograba algún acariciado objetivo, Carla contraía una enfermedad grave. Ahora está comprendiendo que puede conseguir sus objetivos alegremente usando sus dones y talentos innatos y su guía interior, y que las enfermedades y los sufrimientos no tienen por qué formar parte de su experiencia.

El segundo chakra: Espacio creativo simbólico

El segundo chakra tiene que ver con los aspectos físicos de la vida cotidiana, con las personas con quienes nos relacionamos y con la calidad de nuestras relaciones. También está asociado con todo lo que poseemos: dinero, relaciones y pasiones. Puesto que nuestra primera programación es servir a la tribu, la mayoría de los hombres y mujeres entran automática e inconscientemente en el papel de su segundo chakra. Eligen parejas que satisfagan las necesidades de su segundo chakra. Así, las mujeres tienden a casarse por la seguridad física, el dinero, la posición social, los hijos, y movidas por el miedo al abandono. Entonces desempeñamos nuestro papel según estas necesidades. Estamos programadas para atender a las necesidades de nuestra tribu personal, y con frecuencia estamos totalmente dominadas por los miedos del segundo chakra.

Asuntos del segundo chakra: Cómo se manifiestan en el cuerpo las heridas de las relaciones

- Miedo al abandono
- Seguridad económica
- Posición social
- Hijos
- Creatividad

El útero y los ovarios son los principales órganos del segundo chakra. Esta zona es literal y figuradamente un espacio creativo en el que las mujeres pueden generar hijos, relaciones, profesiones, novelas, percepciones profundas y otras obras creativas o artísticas. Cuando la energía no circula bien en esta zona del cuerpo, pueden producirse problemas ginecológicos como los miomas (tumores fibrosos).

Cuando pienso en el útero como un «espacio potencial», también pienso en lo que normalmente se espera que las mujeres «almacenemos» allí. Una expresión vulgar para referirse al útero es «la bolsa», y como seres humanos que tenemos o hemos tenido un útero, somos también las que llevamos todas las cosas que los demás no quieren llevar. Las mujeres casadas que tienen hijos saben que ellos les entregan a ellas (y no a sus padres) los bocadillos a medio comer, las envolturas de chicles y otras basuras que ya no quieren llevar. En inglés existe la expresión *old bags* [bolsas viejas] para referirse a las ancianas. Cuando yo estaba embarazada, y después, al amamantar y cuidar a dos niñas pequeñas, me sentía «la señora bolsa múltiple».

Las mujeres no sólo llevamos un exceso de carga física, sino que también se espera de nosotras que llevemos el exceso de carga emocional de los demás, generalmente de los hombres, pero no siempre. Una ex clienta mía de 60 años, cuyos tres hijos adultos ya se habían marchado de casa y su marido se había jubilado recientemente, me contó que estaba impaciente por hacer otras cosas que siempre había deseado hacer en su vida, como viajar y escribir. Pero a su marido no lo entusiasmaban mucho sus proyectos; aún no sabía qué hacer con su recién adquirida libertad laboral. Me dijo: «Mi marido todavía quiere que yo cargue con su *ánima*, es decir, con sus estados de ánimo, su entusiasmo, su diversión. Y cuando lo desilusiono y manifiesto sentimientos que no son de entusiasmo, se deprime». Ánima, palabra de origen latino acuñada por el famoso psicólogo Carl Jung, es el aspecto femenino interior del hombre, que él suele proyectar en las mujeres de su vida cuando no está dispuesto a sentir y trabajar sus emociones. ¿Cuánto material inconsciente almacenamos en nuestros centros corporales con el que ni nosotras ni nadie quiere cargar? Cuando existen problemas no resueltos en el segundo chakra, problemas de relaciones, de creatividad o sentimiento de seguridad, pueden hacerse vulnerables a la enfermedad la zona pelviana y la de la parte inferior de la espalda.

Un buen número de problemas del segundo chakra disponen el escenario para la enfermedad. Los estudios de la doctora Gloria Bachmann indican que el abuso sexual en la infancia está asociado con los trastornos en el comer, la obesidad y las enfermedades somáticas en el sistema genitourinario, así como con las drogadicciones y otros comportamientos autodestructivos.[8] Estudios realizados por el doctor Robert Reiter y otros han descubierto que el abuso sexual previo es un importante factor de riesgo que predispone al dolor pelviano crónico.[9]

Siempre que veo a una mujer con problemas uterinos, como miomas, por ejemplo (que los tienen el 40 por ciento de las estadounidenses), le pido que reflexione acerca de sus relaciones, su creatividad y su sensación de seguridad. ¿Su energía creativa está aplastada en un trabajo o una relación sin futuro? ¿Qué le dice su mioma de estas cosas? Los miomas, la endometriosis, las enfermedades de los ovarios y otros trastornos pelvianos son manifestaciones de «energía bloqueada» en la pelvis. En una cultura misógina, en la que por lo menos el 20 por ciento de las mujeres han sufrido abusos sexuales y una de cada cuatro es violada físicamente, no es difícil adivinar por qué ocurre esto.

Cuando le hice el examen anual a Gina, ex clienta que tenía 38 años entonces, le encontré un pequeño mioma. Le pedí que meditara en la «energía bloqueada» que tenía en la pelvis, y en la siguiente visita me dijo: «En cuanto llegué a casa, dediqué un tiempo a pensar en esto, y entonces recordé que cuando murió mi hermano en un accidente, yo me sentí furiosa con él por haberse ido. Yo tenía veinticinco años y no podía permitirme sentir rabia, de modo que la alojé en la pelvis. Hacía años que no pensaba en eso». Tres meses después, en un examen de seguimiento, descubrí que el mioma había desaparecido. Creo que al expresar y experimentar todo el impacto de su ira por primera vez, cambió la modalidad de energía en su pelvis y realmente desmaterializó el mioma, transformándolo de materia en energía. Gina me dijo: «Entré en la consulta con la impresión de que me dirías que el mioma había desaparecido. Literalmente lo sentí marcharse». He visto otros casos de mujeres que reducen o eliminan sus miomas cuando recuerdan y liberan viejas experiencias.

El tercer chakra: Autoestima y poder personal

Los cimientos del sentido de sí misma de una mujer, su autoestima (tercer chakra), están formados por su sentimiento de seguridad y de estar a salvo en el mundo (primer chakra) combinado con la calidad de sus relaciones (segundo chakra). Si nos sentimos seguras y a salvo y tenemos relaciones sustentadoras, que nos apoyan, estaremos en una buena posición para conseguir nuestros objetivos en el mundo exterior y para realizar tareas que nos ayuden a desarrollar la autoestima y el sentido de valía personal. La fuerza o la debilidad del tercer chakra se corresponden con la sensación de ser capaces y competentes en el mundo, o bien ser inferiores, y con el grado en que nos responsabilizamos de nuestra vida o cedemos nuestro poder a otras personas. La capacidad de aprender de los triunfos y las derrotas o pérdidas genera salud en esta zona. Por otro lado, la excesiva competitividad y la necesidad de ganar siempre debilita al tercer chakra, que también es influido por el equilibrio que se consigue entre las actitudes agresiva y defensiva.

A consecuencia de las historias colectiva e individual de la mayoría de las mujeres, muchas tienen poca autoestima. Durante siglos no se ha validado ni valorado a las mujeres a no ser en su calidad de servidoras y complacedoras de los demás. Así pues, cuando nos convertimos en personas por derecho propio, suele suceder que nuestra familia no nos apoye para que seamos todo lo que podemos ser.

Esto se debe a que normalmente las familias tienen un «miedo» tribal inconsciente a que sus miembros femeninos las abandonen para servir a sus propias necesidades y hacer realidad sus sueños personales sin la familia. Todos hemos heredado la creencia de que la mujer no puede desarrollarse plenamente sin sacrificar al mismo tiempo su capacidad para servir a su familia. Y dado que se nos ha condicionado a ver la familia como el principal trabajo de la mujer, tenemos dificultad para esperar y para obtener la ayuda y el apoyo que necesitamos.

Además de emprender la clásica lucha por equilibrar nuestros intereses personales con nuestras responsabilidades, las mujeres solemos poner nuestra autoestima al ritmo del ciclo de nuestra pareja. Si la pareja de una mujer obtiene un enorme éxito, es posible que ella se deprima porque no puede estar a su altura; o puede que no respalde una nueva andadura de su pareja en diferentes ideas o territorios creativos nuevos por temor a que él (o ella) la abandone. Por otro lado, cuando su pareja no tiene éxito en el mundo exterior y se deprime o la maltrata, esto también afecta al tercer chakra de la mujer (y también al primero y al segundo). Este tipo de conflictos provocan una disfunción en el sistema energético del tercer chakra y pueden ser causa de trastornos en el comer (anorexia nerviosa y bulimia) o de enfermedades físicas en el estómago (úlceras), la vesícula biliar, el intestino delgado, el hígado y el páncreas (diabetes).

Los arquetipos y los tres primeros chakras

Cuando una mujer se siente obligada a participar en una actividad que no le gusta, su cuerpo, mente y espíritu corren el riesgo de sufrir daño.[10] Cuando inconscientemente participa en comportamientos abusivos contra sí misma o contra otras personas, actúa bajo la influencia de lo que en medicina vibracional se llama «arquetipo violación».

Los arquetipos son patrones psíquicos y emocionales que influyen en nosotras sin que nos demos cuenta hasta que tomamos conciencia de su poder. Son ideas, imágenes y pautas de pensamiento universales que todos compartimos en el subconsciente. Si bien al principio el concepto de arquetipo puede parecer escurridizo, estos patrones inconscientes de pensamiento y de conducta tienen efectos muy reales en nuestros cuerpo y emociones.

Para explicar con más claridad el concepto de arquetipo, voy a emplear un ejemplo: el arquetipo madre. Una mujer que inconscientemente actúa bajo la influencia del arquetipo madre (como existe en esta cultura en la actualidad), es obsesiva respecto a las necesidades de sus hijos, olvidando las suyas propias. Incluso cuando sus hijos son lo bastante mayores para atender a sus necesidades físicas solos, la mujer a veces centra sus pensamientos en si han comido bien, si son felices, si están bien protegidos del calor o del frío, haciendo caso omiso de sus propias necesidades o suprimiéndolas para hacer algo por ellos. Este lo conozco bien; hasta hace muy poco me sentía mal conmigo misma si mi hija me pedía un pañuelo de papel y yo no tenía. Este hábito de preocuparse, alentado por la cultura, puede ser un estereotipo dañino. Otro ejemplo es el del arquetipo héroe. Cuando vemos la palabra «héroe», al instante pensamos en una persona fuerte, osada y valiente. Es un héroe quien intrépidamente acude en rescate de otros y descuida su seguridad y sus necesidades debido a una compulsión por «salvar» a otras personas. Si este tipo de comportamiento es inconsciente, también puede ser dañino para la salud.

Cuando participamos inconscientemente en comportamientos arquetípicos, nos desconectamos de nuestro yo más profundo y de nuestras necesidades interiores. Cuando una mujer desatiende los deseos de su corazón y en su lugar actúa solamente para satisfacer las necesidades de otras personas, es posible que esté bajo la influencia del arquetipo violación, o el de prostituta, o el de madre, según sean las circunstancias.

El arquetipo de violación y el de prostituta están muy estrechamente ligados. Cuando una mujer se entrega a actividades sexuales que no desea en realidad, pero se siente incapaz de impedir, actúa bajo la influencia del arquetipo violación. El mismo arquetipo está presente cuando se niega el placer sexual porque piensa que eso es lo que desea su pareja, y se siente incapaz de cambiar su situación. El arquetipo violación puede darse cuando la mujer participa en su propia violación, cuando participa en cosas como un aborto que desea su pareja pero no ella. Una mujer que siente resentimiento contra su pareja pero continúa de todos modos en la relación, por motivos económicos u otros, no actúa a partir de su fuerza individual, sino bajo el hechizo del arquetipo prostituta. La mujeres solemos hacer frente a este arquetipo culpándonos o absorbiendo nuestra furia y rabia por temor a que nos abandonen si expresamos esos sentimientos.

Los órganos del segundo chakra femenino también corren un riesgo cuando la propia mujer se convierte en agresora. Las mujeres participan en el arquetipo violación, por ejemplo, cuando violan los límites físicos y psíquicos de sus hijos. Los enemas diarios y la limpieza brusca de los genitales son otros ejemplos comunes de mujeres violadoras. Las mujeres usan armas emocionales, mientras que los hombres añaden los puños. Las mujeres que maltratan lo pagan no sólo con la energía de sus órganos femeninos del segundo chakra, sino también con la de los órganos de los chakras primero y tercero. Según Caroline Myss, el comportamiento agresivo puede estar asociado con el cáncer de los órganos de los tres primeros chakras.

Es importante que entendamos y aceptemos que las mujeres sí podemos ser agresivas. Cuando nos negamos a reconocer un problema, simplemente lo perpetuamos. Recuperarse de las influencias patriarcales no es culpar a los hombres, porque en nuestra cultura todos somos víctimas y agresores en potencia. En mi primera sesión con Caroline Myss, por ejemplo, ella me dijo que mi cuerpo registraba una violación ocurrida entre los 21 y los 29 años, la época en que estaba en la Facultad de Medicina y realizando mis prácticas en un hospital. Aunque no fui violada físicamente, el sistema energético de mi cuerpo había sido «violado» emocional y psíquicamente por mi formación médica, algo de lo cual yo no tenía conciencia en ese tiempo. Caroline Myss afirma que casi todo el mundo de esta cultura ha sufrido al menos una violación psíquica o emocional de su yo más profundo. Esa es una explicación de por qué tantas mujeres que jamás han sufrido de abusos sexuales físicos, padecen sin embargo de dolor pelviano crónico y otros problemas del segundo chakra. Muchas mujeres se sienten estancadas en trabajos en los que los arquetipos de violación y prostituta son una realidad diaria.

Cuando continuamente sólo vemos a las mujeres como víctimas, no reconocemos el daño que se hacen a sí mismas y hacen a los demás. Si alguna vez has tenido que aguantar los malos tratos de otra mujer o has maltratado tú, comprenderás la importancia de este punto de vista.

La vergüenza y los tres primeros chakras

Otro problema para muchas mujeres es la vergüenza, que ataca los primeros tres centros femeninos y los órganos internos relacionados, entre ellos el útero y los ovarios. La vergüenza puede ser consecuencia de la programación social que le dice a la mujer que es inferior, y puede ser consecuencia de relaciones familiares, por ejemplo una relación no sana con sus hijos o una mala posición social de su pareja. La vergüenza por la violación, sea esta física, emocional o psíquica, afecta a la zona vaginal. La vergüenza por la propia sexualidad podría ser causa de vaginitis, dolor pelviano, etcétera.

Las investigaciones corroboran estas disfunciones energéticas. Henry Dreher, autor de *Mind-Body Unity: A New Vision for Mind-Body Science and Medicine* (Johns Hopkins University Press, 2003), señala un abundante número de estudios que demuestran que las mujeres que han experimentado abuso sexual son más propensas a tener trastornos gastrointestinales, entre ellos el síndrome de intestino irritable.

Otros estudios indican que hay diferencias de personalidad entre las mujeres que contraen cánceres internos y las que contraen cánceres externos.[12] La percepción de una persona respecto a si su cuerpo es o no permeable y puede o no ser penetrado fácilmente por influencias externas, ya sean físicas o emocionales, está relacionada con la propensión al cáncer. Las mujeres que creen que su cuerpo es permeable, son más propensas a cánceres localizados en el interior del cuerpo, en los ovarios o el útero, por ejemplo. Las mujeres que creen que su cuerpo es fuerte y está protegido contra las influencias del exterior, son más propensas a cánceres en las zonas genitales externas.

En estudios realizados por Lydia Temoshok, autora con Dreher de *The Type C Connection: The Mind Body Link to Cancer and Your Health* (Plume, 1992), se comprobó que las mujeres que enferman de los cánceres más agresivos y peligrosos (incluidos el de mama y del cuello del útero) tienden a ser más abnegadas y sacrificadas y menos conscientes de sus necesidades e incluso de sus sensaciones físicas, que las demás mujeres.

El cuarto chakra

Las zonas corporales asociadas con el cuarto chakra son el corazón, los pechos, los pulmones, las costillas, la parte superior de la espalda y los hombros. El cuarto chakra está relacionado con nuestra capacidad de expresarnos emocionalmente y de participar en verdaderas relaciones de pareja en las que los dos miembros son igualmente poderosos e igualmente vulnerables. Cuando nos expresamos emocionalmente, necesitamos un equilibrio entre la rabia y el amor, la alegría y la serenidad. ¿Podemos ser estoicas a veces y en otras ocasiones «perder» la serenidad emocional? ¿Somos capaces de permitirnos sentir plenamente la aflicción y la pérdida? En la relación de pareja, ¿podemos permitirnos momentos de intimidad equilibrados por momentos de soledad? ¿Somos capaces de cuidar a los demás y dejarnos cuidar por ellos? Los problemas emocionales y psíquicos relacionados con la mala salud en la zona del cuarto chakra son la incapacidad de dar o recibir amor y cuidados (de nosotras mismas y de los demás), la incapacidad de perdonar, y la aflicción y/o la hostilidad no resueltas.

Los chakras segundo y cuarto tienen una relación única entre sí. Al útero se lo llama a veces «el corazón de abajo», mientras que al corazón que tenemos en el pecho se lo llama «el corazón de arriba». Se ha dicho que si el corazón de abajo se ha cerrado, debido a una violación, incesto, malos tratos o vergüenza, la mujer no puede abrir realmente el corazón de arriba. En esta cultura, las mujeres también tendemos a cerrar el corazón de abajo, o nuestras sexualidad y necesidades eróticas, porque se nos ha enseñado que las chicas «buenas» no son sexuales; también se nos enseña, sin embargo, que está bien que conectemos con nuestras emociones y sentimientos, de modo que están servidos los conflictos en los chakras segundo y cuarto. Además, se nos enseña que si somos poderosas y económicamente prósperas, estaremos aisladas de los demás y no podremos experimentar plenamente una relación íntima. Además, se nos suele programar para creer que si somos poderosas y tenemos éxito con el dinero y en la profesión (segundo chakra), nadie nos amará y perderemos en lo relativo a la intimidad (cuarto chakra). Por otro lado, a los hombres se los ha condicionado a creer que su masculinidad depende de su capacidad de alimentar a su familia y tomar las decisiones económicas importantes en la relación de pareja. Actualmente estamos en una encrucijada histórica en que los hombres y las mujeres están aprendiendo a renegociar estos comportamientos y creencias heredados (en muchos casos, obsoletos) respecto a la relación de pareja y la intimidad.

Las disfunciones energéticas suelen surgir cuando la mujer está confundida respecto a cómo usar de modo óptimo sus energías amorosas (cuarto chakra) y sus energías creativas (segundo chakra). El principal conflicto es que la mayoría seguimos creyendo que para ser amadas, recibir amor y tener la garantía de que alguien nos necesite, hemos de atender a las necesidades físicas externas de nuestros seres queridos. Pero esas relaciones de amor, que dependen de lazos de obligaciones familiares y tradiciones tribales, se reconocen como adicciones relacionales una vez que la mujer comienza a individuarse y a ser consciente de sus comportamientos. Son muy comunes en nuestra cultura las disfunciones energéticas en las zonas de los chakras segundo y cuarto. Suelen producirse cuando la mujer participa inconscientemente en el arquetipo de violación y el de madre al mismo tiempo.

Sally, camarera de 26 años, tenía cáncer del cuello del útero (segundo chakra) en fase temprana, y múltiples quistes de mama (cuarto chakra). Cuando era niña, su padre era distante en los aspectos emocional y físico. Para llenar ese vacío, en su adolescencia tuvo muchas parejas sexuales, chicos a los que ni quería ni respetaba. Este comportamiento adictivo (arquetipos de violación y prostituta) le bloqueó las energías de la zona de su segundo chakra, y sufría de brotes de herpes vaginal muy dolorosos y frecuentes. También tenía verrugas genitales.

Al igual que su distante padre, su madre tampoco atendía a las necesidades físicas y emocionales de su hija ni a las suyas propias. Sally jamás aprendió a atender sus necesidades emocionales, ya que nadie le sirvió de modelo para ese comportamiento. Tanto ella como su madre tenían bloqueos energéticos en la zona del cuarto chakra relacionados con la falta de respeto y de cuidado hacia sí mismas. Las dos tenían problemas de mamas. La madre de Sally ya había tenido cáncer de mama, y a ella le habían hecho dos biopsias por tumores benignos.

Ni Sally ni su madre son únicas en nuestra cultura. He visto a muchas mujeres como ellas. Cuando una mujer desatiende sus necesidades interiores, cuando cocina, limpia y atiende a las necesidades físicas de su familia de forma adictiva, cuando se entrega obsesivamente a su trabajo, para «demostrar» su valía, y cuando accede a relaciones sexuales a petición, por sentirse obligada o culpable, se convierte en propensa a enfermedades en los chakras segundo y cuarto. Sobreponerse al miedo de ser abandonada o de no valer lo suficiente y ocuparse de aumentar su autoestima le agota la energía emocional. Su miedo al abandono y su creencia de que no vale le agota la fuerza vital.

Respaldando estas teorías sobre las disfunciones energéticas, los estudios han demostrado que los rasgos de personalidad de las mujeres que tienen enfermedades sólo en el segundo chakra difieren de los de las mujeres que sólo tienen enfermedades en el cuarto. (Entre los numerosísimos estudios no hay ninguno sobre la personalidad de las mujeres que tienen tumores malignos tanto en la zona del segundo ckakra como en la del cuarto.)

Las pacientes de tumores malignos de mama (el corazón de arriba) tienen rasgos de personalidad distintos de las que padecen de cáncer del cuello del útero (el corazón de abajo). En un estudio se comprobó que el 50 por ciento de las pacientes de cáncer de cuello uterino (enfermedad del segundo chakra) habían perdido a su padre, por muerte o abandono, durante sus primeros años (emoción relacionada con el segundo chakra). En los casos de las pacientes de cáncer de mama (enfermedad del cuarto chakra), el padre era distante emocionalmente (característica relacionada con el cuarto chakra).[13] Otros estudios han demostrado que un número bastante mayor de pacientes de cáncer de cuello uterino tienen comportamientos que sugieren un desequilibrio energético en el segundo chakra: se habían casado muchas veces, tenían una elevada incidencia de actividad sexual con parejas a las que ni querían ni respetaban y estaban muy preocupadas por su figura; también tenían la sensación de haber sido desatendidas cuando eran niñas. En comparación, los estudios de pacientes de cáncer de mama sugieren comportamientos relacionados con una disfunción del cuarto chakra: tenían una mayor tendencia a continuar en un matrimonio sin amor, una probabilidad relativamente alta de haber cargado con la responsabilidad de sus hermanos menores cuando eran niñas, y una mayor posibilidad de negarse atención médica y cuidado físico.[14]

Las observaciones de Caroline Myss y de Mona Lisa Schulz confirman aún más estos estudios. En general, consideran que las emociones del tipo rabia hieren bajo la cintura. Por otro lado, la tristeza que no se puede expresar golpea encima de la cintura. Hablaré de esto con más detalle en los capítulos 5 al 10.

Cómo sanar las heridas de los chakras inferiores

Las heridas de los chakras inferiores *no sanan mientras no sean atestiguadas*. Alguien tiene que decir: «Sí, te ocurrió esto». Una de las funciones de este libro es dar este testimonio. En mi calidad de médica, represento a una figura de autoridad. Cuando yo u otra persona da validez a las heridas de una mujer, ella puede usar eso como un activador muy potente para sanar. Pero es incluso más importante que la propia mujer reconozca su herida y su necesidad de sanar. Mientras esté atascada en su negación («Es que en realidad no fue tan terrible. Él nunca me golpeó» o «Mi familia me quería muchísimo; mi padre jamás habría hecho eso»), no podrá decirse la verdad a sí misma. Sus secretos continuarán encerrados en sus células, ocultos al testimonio y la curación.

Después de dar fe de sus heridas, la mujer debe investigar cómo han afectado a su vida. Esta es la fase de dar nombre, en la cual comprende que su vida ha sido en efecto afectada adversamente por alguien o algo. Ha abandonado la negación. La fase final necesaria para su curación y el funcionamiento óptimo de su sistema energético entraña soltar el poder que tiene la herida para dominar su vida. Es necesario que se perdone a sí misma y perdone a los demás. Al mismo tiempo, al entender su pasado está preparada para asumir el dominio personal de su vida y de sus decisiones para el futuro.

Los otros chakras

El *quinto chakra* está relacionado con la comunicación, el sentido de la oportunidad y la voluntad. Cuando comunicas tus ideas en el mundo exterior, ¿hablas tanto como escuchas? ¿Te expresas tan bien como comprendes a otras personas? En cuanto al sentido de la oportunidad, ¿te lanzas a hacer las cosas o esperas? Finalmente, ¿tiendes a imponer tu voluntad o eres excesivamente sumisa? En la zona de este chakra están la garganta, la boca, los dientes, las encías, la glándula tiroides, la tráquea y las vértebras cervicales. Entre las disfunciones de este chakra, se encuentran la irritación crónica de garganta, las úlceras de garganta y boca, las enfermedades de las encías, la enfermedad de la articulación temporomaxilar, los trastornos del tiroides, problemas de los discos cervicales, la inflamación de los ganglios del cuello y la laringitis. Las mujeres con problemas en el quinto chakra, como el hipotiroidismo, suelen tener dificultad para defenderse y sostener sus puntos de vista, y es posible que hablen en un tono de voz bajo, lo cual les dificulta hacerse oír. Por otro lado, una voluntad excesivamente desarrollada puede ser causa de enfermedades como el hipertiroidismo y de un excesivo uso de la voluntad intelectual sin reconocer una «voluntad superior» o «poder superior»; por ejemplo: «No me importa lo que me diga el cuerpo, lo voy a hacer de todos modos».

El *sexto chakra*, llamado a veces el tercer ojo, está relacionado con la percepción, el pensamiento y la moralidad. Cuando percibimos el mundo exterior, ¿somos capaces de verlo con claridad mientras al mismo tiempo toleramos la ambigüedad? ¿Sabemos enfocar la atención con absoluta precisión a veces y en otras ocasiones relajarnos y desenfocarla? ¿Sabemos cuándo no ser receptivas a las ideas de otras personas y cuándo sí serlo? ¿Somos capaces de acumular conocimientos, pero también permitirnos estar receptivas a lo que aún nos falta aprender? ¿Sabemos reconocer nuestras zonas de ignorancia? ¿Sabemos valorar el pensamiento racional y lógico del hemisferio cerebral izquierdo, pero también reconocer los dones del hemisferio derecho: lo no racional y lo no lineal? ¿Son rígidos, obsesivos y cavilosos nuestros procesos de pensamiento, o somos flexibles en nuestra forma de pensar? Por último, ¿cómo aplicamos nuestras creencias morales a nosotras mismas y a los demás? ¿Tendemos a ser personas reprimidas y ciudadanas modelo excesivamente rigurosas que nos juzgamos y juzgamos a los demás según criterios rígidos, o nos permitimos en algunos casos ser más liberales, arriesgadas y desinhibidas? Este chakra está situado entre los ojos, cerca de los oídos, la nariz, el cerebro y la glándula pineal. Entre las disfunciones asociadas con este chakra están los problemas visuales, los tumores cerebrales, los trombos (la formación de coágulos sanguíneos está relacionada con la detención de la corriente de información intuitiva), los trastornos neurológicos, la ceguera, la sordera, la epilepsia y las dificultades de aprendizaje. Estas son algunas de las expresiones detractoras de la salud relacionadas con la pérdida de energía en esta zona: «No me importa cómo te sientes; dime lo que piensas», «No tengo información suficiente para tomar una decisión», «¿Por qué me lo discutes? ¿No ves que sé de qué hablo?», «Me sorprende que siendo una persona intelectual y educada creas en esa estupidez de la relación mente-cuerpo».

El *séptimo chakra* está relacionado con ver la finalidad más importante de nuestra vida. También está asociado a las actitudes, la fe, los valores, la conciencia, la valentía y el humanitarismo. ¿Tenemos un sentido claro de finalidad de nuestra vida? ¿Reconocemos que tenemos el poder de crearnos nuestra propia vida y que al mismo tiempo funcionan fuerzas más grandes en el Universo? ¿Entendemos la paradoja de saber que podemos influir en ciertos acontecimientos mientras al mismo tiempo sabemos que ocurren cosas que escapan a nuestro control, que podrían no gustarnos pero que en último término sirven a una finalidad que en esos momentos no entendemos? Este chakra está situado cerca de la coronilla, y es el marco metafísico en torno al cual formamos nuestros valores, nuestra moralidad y nuestra conciencia.

Cualquier acontecimiento peligroso para la vida o cualquier enfermedad grave tienen la capacidad de despertar la sabiduría en esta zona, conectándonos con una visión más grande del Universo y de nuestra finalidad personal en él. Las personas que han tenido una experiencia de muerte clínica temporal suelen explicar cómo ésta les ha cambiado la vida en todos los aspectos, dejándolas con una profunda certeza acerca de cómo pasar de la mejor manera posible el resto de su vida. Aunque toda enfermedad peligrosa para la vida puede tener un sentido en el séptimo chakra, entre las que están concretamente relacionadas con el despertar de la sabiduría en este chakra se encuentran la parálisis y las enfermedades que afectan a los sistemas muscular y nervioso, como la esclerosis múltiple y la esclerosis lateral amiotrófica. Una persona puede nacer con un reto del séptimo chakra en forma de enfermedad genética. Los accidentes peligrosos también están relacionados con este chakra y pueden ser importantes llamadas a despertar.

Entender la anatomía vibratoria y la ley de la atracción es la clave para la verdadera curación, en lugar de simplemente enmascarar los síntomas, porque ofrece una visión global y holística de cómo cada persona participa en la creación de su salud o su enfermedad.

Fuera como fuera nuestro pasado, el poder para sanar y mantenernos sanas lo tenemos en el momento presente, ahora. Cuando estamos verdaderamente presentes, podemos sanar casi cualquier cosa. Pero la mayoría de las personas ocupan la mayor parte de su energía en heridas de su pasado, y el resto lo consumen preocupándose por el futuro. No se puede sanar nada si en el momento presente no disponemos de una importante cantidad de energía y ánimo. El doctor Lewis Thomas, del

Memorial Sloan-Kettering Cancer Center de Nueva York, dijo una vez que había llegado a creer que el cáncer es la metáfora física para expresar una extrema necesidad de crecer. El crecimiento sano entraña tener disponibles todas las partes posibles de uno mismo en el momento presente, en el «ahora», que es el único momento en que puede ocurrir la curación. Rara vez está una persona siempre presente en el momento, el ahora, hoy. Vivir en el presente es una habilidad que se desarrolla mediante la introspección, la meditación, y saltos de fe hacia la libertad y la alegría; un salto pequeño cada vez, día a día.

SEGUNDA PARTE

Anatomía de la sabiduría femenina

5
El ciclo menstrual

Imagínate qué habría significado para ti si el día en que por primera vez te vino la regla tu madre te hubiera regalado un ramo de flores, te hubiera llevado a comer fuera, y después las dos hubierais ido a la joyería, donde os esperaba tu padre, te hubieran hecho agujeros en las orejas y él te hubiera regalado tu primer par de pendientes, y luego hubieras ido con algunas de tus amigas, y también con amigas de tu madre, a pintarte por primera vez los labios; y después,
por primera vez, hubieras asistido
a la asamblea de las Mujeres
a aprender
la sabiduría femenina.
¡Qué diferente podría haber sido tu vida!

JUDITH DUERK, *Circle of Stones*

Podemos recuperar la sabiduría del ciclo menstrual sintonizando con nuestra naturaleza cíclica y celebrándola como una fuente de poder femenino. El flujo y reflujo de los sueños, la creatividad y las hormonas que intervienen en las diferentes partes del ciclo nos ofrecen una profunda oportunidad de ahondar nuestra conexión con nuestro saber interior. Este es un proceso gradual para la mayoría de las mujeres, un proceso que supone desvelar nuestra historia personal, y después, día a día, pensar de modo diferente acerca de nuestros ciclos y vivirlos de una forma nueva.

CUADRO 5
ANATOMÍA DE LA SABIDURÍA FEMENINA

Órgano o proceso corporal	Sabiduría codificada	Disfunción energética	Manifestación física
CICLO MENSTRUAL	Sabiduría cíclica intuitiva y reciclaje y procesado emocionales	Negativa a aceptar las emociones difíciles y las agradables, la oscuridad y la luz No permitirse ver el lado oscuro ni trabajar con él Creer que el ciclo menstrual es malo o vergonzoso	Faltas de reglas, reglas muy abundantes, irregulares y/o dolorosas; síndrome premenstrual
ÚTERO	Centro creativo en relación con el yo	Esclavitud a las emociones de otras personas Incapacidad de dar a luz al yo más creativo	Miomas
OVARIOS	Impulsos creativos en el mundo exterior Dinamismo y seguridad en el mundo exterior Ambición excesiva, insuficiente o desequilibrada en los planos económico, creativo o de las relaciones	Adicción a la autoridad o la aprobación externa No creer en la propia capacidad creativa	Anormalidades en la ovulación, quistes ováricos, cáncer de ovario, endometriosis

Órgano o proceso corporal	Sabiduría codificada	Disfunción energética	Manifestación física
MAMAS	Expresión emocional y relaciones	Incapacidad para sentir plenamente, expresar y resolver las emociones Incapacidad para participar en relaciones equilibradas Desequilibrio entre la intimidad consigo misma (pasar tiempo sola) y la intimidad con otras personas	Quistes o dolor en las mamas, cáncer de mama, problemas pulmonares, problemas en los hombros
EMBARAZO	Capacidad para concebir una idea o una vida con otra persona, sostenerla, sustentarla y permitirle nacer	Energía insuficiente para generar y mantener una nueva vida Incapacidad para confiar en el proceso de dar a luz Ambivalencia respecto al efecto del embarazo y el cuidado de los hijos en el trabajo, la imagen corporal y las necesidades personales Aferramiento a la aflicción y al sentimiento de pérdida	Infecundidad, aborto espontáneo, labor del parto disfuncional

Órgano o proceso corporal	Sabiduría codificada	Disfunción energética	Manifestación física
CUELLO DEL ÚTERO, VAGINA, VULVA	Discreción acerca de la relación íntima Capacidad para establecer límites sanos	Límites mal definidos en las relaciones Relaciones sexuales o de otro tipo (laborales, por ejemplo) que no favorecen el bienestar Sentimiento de culpabilidad o vergüenza por el placer sexual o la sexualidad	Herpes, verrugas, dolor vulvar crónico, infecciones vaginales, citologías anormales, cáncer de cuello del útero
VÍAS URINARIAS, VEJIGA	Capacidad de sentir plenamente las emociones y liberarlas por completo	Sentirse fastidiada («meada») permanentemente por la vida en general Flujo estancado de emociones en la relación Dependencia en las relaciones Incapacidad para desaferrarse de pensamientos anticuados Incapacidad para «fluir con la corriente»	Infección crónica de las vías urinarias, cistitis intersticial

Órgano o proceso corporal	Sabiduría codificada	Disfunción energética	Manifestación física
MENOPAUSIA	Transición a los años de sabiduría Capacidad de estar receptiva al conocimiento intuitivo constante Siembra de nuevas semillas en la comunidad	Asunto incluso del pasado que no se ha tratado Miedo al proceso del envejecimiento	Sofocos discapacitadores, tristeza o melancolía, depresión, palpitaciones, ansiedad, olvidos

Nuestra naturaleza cíclica

El ciclo menstrual es el más básico y terrenal que tenemos. La sangre es nuestra conexión con lo femenino arquetípico. Los ciclos macrocósmicos de la naturaleza, las fases crecientes y menguantes de la Luna, el flujo y reflujo de las mareas y los cambios de estación, se reflejan a menor escala en el ciclo menstrual del cuerpo femenino individual. La maduración mensual de un óvulo y el embarazo o la evacuación de la sangre menstrual subsiguientes reflejan el proceso de la creación como ocurre no sólo en la naturaleza, inconscientemente, sino también en las empresas humanas. En muchas culturas, el ciclo menstrual se ha considerado sagrado.

Incluso en la sociedad moderna, en la que estamos desconectadas de los ritmos de la naturaleza, el ciclo de la ovulación está influido por la Luna. Los estudios han demostrado que los índices más elevados de concepción, y probablemente de ovulación, se producen durante la Luna llena o el día anterior. Durante la Luna nueva disminuyen los índices de ovulación y concepción, y a un número cada vez mayor de mujeres les viene la menstruación. La investigación científica ha documentado que la Luna rige el flujo de los líquidos (tanto el de las mareas como el de los fluidos corporales) e influye en el inconsciente y en los sueños.[1] En cuanto a la distribución en el tiempo del ciclo menstrual, del ciclo de fecundidad y del parto, también siguen el ritmo de las mareas, dominadas por la Luna. Está documentado el papel de los factores ambientales, como la luz, la Luna y las mareas, en la regulación de los ciclos menstruales y la fecundidad de la mujer. En un estudio realizado con cerca de 2.000 mujeres con ciclos menstruales irregulares, más de la mitad consiguieron regularizarlos a ciclos de 29 días durmiendo con una luz cerca de la cama durante los tres días más cercanos a la ovulación.[2]

El ciclo menstrual rige el flujo no sólo de los líquidos, sino también de la información y la creatividad. Recibimos y procesamos información de forma diferente en las distintas fases del ciclo. Me gusta explicar la sabiduría del ciclo menstrual de la siguiente manera: desde el comienzo de la menstruación hasta la ovulación, estamos madurando un óvulo y, al menos de forma simbólica, preparándonos para dar nacimiento a alguien (o algo), papel que la sociedad honra. Muchas mujeres encuentran que están en su cima de expresión en el mundo exterior desde el comienzo del ciclo menstrual hasta la ovulación: su energía es extrovertida y animada; se sienten llenas de entusiasmo y nuevas ideas, y también muy dispuestas a doblar las toallas y cumplir su papel percibido de ayudar a los demás. A mitad del ciclo somos naturalmente receptivas a los demás y a ideas nuevas, es decir, «fértiles». En muchas mujeres el deseo sexual también llega a su cima a mitad del ciclo, cuando nuestro cuerpo secreta feromonas que nos aumentan el atractivo sexual.[3] (Nuestra sociedad dominada por los hombres valora muchísimo esto, y nosotras lo interiorizamos como una «buena» fase de nuestro ciclo.) Una camarera de una cafetería de carretera adonde van a comer muchos camioneros, me ha dicho que las propinas que recibe son mayores a mitad de su ciclo, alrededor de la ovulación. Un hombre describía a su mujer como «muy vital y eléctrica» durante esa fase de su ciclo.

Las fases folicular y lútea

El propio ciclo menstrual refleja el modo en que la conciencia se convierte en materia y el pensamiento crea la realidad. En el plano estrictamente físico, durante el periodo comprendido entre la menstruación y la ovulación (llamado «fase folicular»), se desarrolla y crece un óvulo, mientras en el interior de la pared del útero también comienzan a formarse colecciones circulares de células del sistema inmunitario llamadas «agregados linfoides».[4] En el plano más amplio de las ideas y la creatividad, esta primera mitad del ciclo es también una muy buena época para iniciar nuevos proyectos. Una investigadora amiga mía me dice que durante esta parte de su ciclo tiene la máxima energía para poner en práctica ideas para nuevos experimentos. La ovulación, que ocurre a mitad del ciclo, viene acompañada por un brusco aumento de la hormona foliculoestimulante (HF) y la hormona luteinizante (HL). El aumento del nivel de estrógeno que lo acompaña se ha relacionado con un aumento de la actividad del hemisferio cerebral izquierdo (fluidez verbal) y una disminución de la actividad del hemisferio derecho (capacidad visual y espacial, como la de dibujar un cubo o entender un mapa).[5] Pero esto podría ser contrarrestado por la simultánea cima en la producción de testosterona, que aumenta la capacidad visual-espacial y también la libido. La ovulación representa la creatividad en su grado máximo; la base biológica de esto podría ser la oleada de HF y HL que la acompaña y el consiguiente aumento de la producción hormonal. Las semanas siguientes a la ovulación conducen a la menstruación; este es un periodo de evaluación y reflexión, en que se contempla lo que se ha creado y los aspectos negativos o difíciles de nuestra vida que necesitamos cambiar o modificar. Mi amiga investigadora observa que durante esta parte de su ciclo prefiere hacer tareas rutinarias que no requieran mucha participación de otras personas ni pensamiento expansivo por su parte.

Nuestro ciclo creativo biológico y psíquico va paralelo a las fases de la Luna; en estudios recientes se ha descubierto que el sistema inmunitario del tracto reproductor también es cíclico: llega a su punto máximo durante la ovulación y después mengua. Desde épocas muy antiguas, algunas culturas han llamado «lunares» a los periodos menstruales. Cuando las mujeres viven en ambientes naturales, su ovulación tiende a ocurrir durante la Luna llena, y la regla y el periodo de reflexión durante la fase oscura de la Luna. Hay datos científicos que sugieren que los ciclos biológicos, así como los ritmos de los sueños y las emociones, están regulados por la Luna y las mareas, y también por los planetas. Concretamente, la Luna y las mareas interaccionan con el campo electromagnético de nuestro cuerpo, influyendo por consiguiente en nuestros procesos fisiológicos internos. La propia Luna tiene una fase en que está cubierta por la oscuridad, y después, a partir de la Luna nueva, lentamente se nos vuelve a hacer visible y va creciendo hasta llenarse. Las mujeres también

FIGURA 3. CICLO MENSTRUAL (DÍAS)

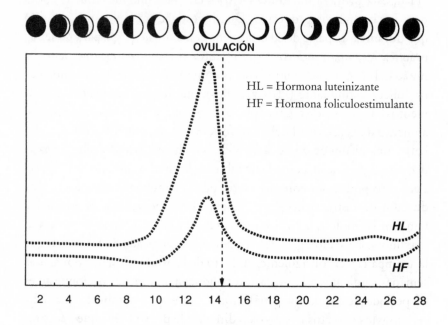

pasamos por un periodo de oscuridad cada mes, periodo en que nuestra fuerza vital parece desaparecer (fases premenstrual y menstrual).[6] No tenemos por qué tener miedo ni pensar que estamos enfermas si nos menguan la energía y el ánimo durante unos cuantos días cada mes. En muchas partes de India es perfectamente aceptable que las mujeres aminoren su ritmo de trabajo y descansen más durante la menstruación. He llegado a comprender que todo tipo de enfermedades relacionadas con el estrés disminuirían muchísimo si sencillamente siguiéramos la sabiduría de nuestro cuerpo una vez al mes. Demetra George escribe que es entonces, en la oscuridad de la Luna, cuando «la vida se limpia, revitaliza y se transforma en su desarrollo evolutivo en espiral hacia la sintonía con su naturaleza esencial».[7] Hay estudios que demuestran que muchas mujeres comienzan su periodo menstrual durante la fase oscura de la Luna (Luna nueva) y empiezan a sangrar entre las cuatro y las seis de la mañana, la parte más oscura del día.[8] Muchas mujeres, entre ellas yo, hemos observado que el primero o los dos primeros días de la regla sentimos el deseo de ordenar la casa o el lugar de trabajo, hacer limpieza de los armarios, y de nuestra vida. La limpieza biológica natural va acompañada de una limpieza psíquica.

Si no quedamos biológicamente embarazadas durante la ovulación, pasamos a la segunda mitad del ciclo, la fase lútea, es decir, la que va desde la ovulación hasta el comienzo de la menstruación. Durante esta fase, de modo natural nos retiramos de la actividad exterior y nos dedicamos más a la reflexión. Nos volvemos más hacia el interior, *preparándonos para desarrollar o dar nacimiento a algo que procede de lo más profundo.* La sociedad no se muestra tan entusiasta por esta fase como por la fase folicular. Así pues, juzgamos «malas e improductivas» la energía, las emociones y la introversión premenstruales. (Véase figura 4.)

Dado que por lo general nuestra cultura sólo valora lo que podemos entender racionalmente, muchas mujeres tienden a bloquear en toda ocasión el flujo de información «lunar» inconsciente que les llega antes de la menstruación o durante ella. La información lunar es reflexiva e

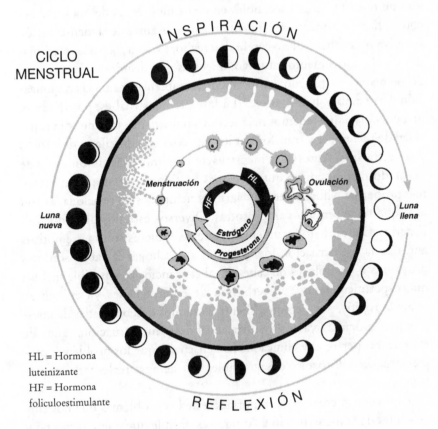

FIGURA 4. CARTA LUNAR DEL CICLO MENSTRUAL

intuitiva. Nos la transmiten los sueños, las emociones y los anhelos. Se nos presenta bajo la capa de la oscuridad. Cuando bloqueamos rutinariamente la información que nos llega durante la segunda mitad del ciclo menstrual, ésta no tiene otra alternativa que volver como síndrome premenstrual o el llamado furor menopáusico, igual como nuestros otros sentimientos o síntomas corporales suelen causar enfermedades si no les hacemos caso.[9]

La fase lútea, desde la ovulación hasta el comienzo de la menstruación, es la fase en que las mujeres están *más sintonizadas con su saber interior y con lo que no funciona en su vida*. Se ha demostrado que los sueños son más frecuentes y más gráficos durante las fases premenstrual y menstrual del ciclo.[10] Antes de la menstruación es más delgado el «velo» que separa los mundos visible e invisible, lo consciente de lo inconsciente; tenemos acceso a partes con frecuencia inconscientes del yo que nos son menos accesibles en otros momentos del mes. De hecho, se ha demostrado experimentalmente que antes de la menstruación se activa más el hemisferio cerebral derecho, es decir, la parte relacionada con el conocimiento intuitivo, mientras que disminuye la actividad del hemisferio izquierdo; curiosamente, también aumenta la comunicación entre ambos hemisferios.[11] La fase premenstrual es, por lo tanto, un periodo en que tenemos más acceso a nuestra magia, a nuestra capacidad de reconocer y transformar los aspectos más difíciles y dolorosos de nuestra vida. Antes de la menstruación estamos más sintonizadas de un modo natural con lo que tiene más sentido en nuestra vida; somos más propensas a llorar, pero las lágrimas siempre están relacionadas con algo que tiene sentido para nosotras. Diversos estudios de la doctora Katerina Dalton han documentado que las mujeres son más emotivas antes de la menstruación, tienden más a desahogar la rabia, son más propensas a los dolores de cabeza y al cansancio, y es posible incluso que experimenten una exacerbación de enfermedades ya existentes, como la artritis, por ejemplo. Mientras estemos desconectadas de nuestras partes ocultas vamos a sufrir antes de la menstruación. Años de experiencia personal y clínica me han enseñado que los problemas premenstruales dolorosos o desagradables son siempre reales y deben tratarse.

Es necesario creer en la importancia de los problemas que nos surgen antes de la menstruación. Aunque es posible que nuestro cuerpo y nuestra mente no expresen estos problemas e inquietudes del modo como lo harían durante la primera parte del ciclo (los llamados días buenos), nuestra sabiduría interior ciertamente nos pide que les prestemos atención. Una mujer me contó, por ejemplo, que siempre que está en la fase premenstrual se inquieta porque la casa, el coche y las inversiones están solamente a nombre de su marido. Cuando se lo dice, él le contesta: «¿Y qué hay de malo en eso? ¿Acaso no confías en mí?». Yo a eso lo llamaría «chequeo» premenstrual de una realidad que necesita atención. Un hombre me explicaba que durante la fase folicular su esposa era fabulosa, estaba siempre alegre y animada, tenía la casa en orden y cocinaba; pero que después de la ovulación se «dejaba estar» y hablaba de volver a estudiar y salir más. Yo le dije que esos problemas que surgen antes de la menstruación deberían tomarse en serio, y le pedí que considerara que las necesidades de su mujer eran para su pleno desarrollo personal. Le señalé que ese comportamiento difícil antes de la menstruación era su manera de expresar esas necesidades. ¡Claro que ella también necesita aprender a expresar verbal y francamente sus necesidades!

Durante todo el ciclo menstrual hay una estrecha relación entre la psique de la mujer y el funcionamiento de sus ovarios. Antes de la ovulación estamos extravertidas y animadas; durante la ovulación estamos muy receptivas hacia los demás, y después de la ovulación (antes de la menstruación) estamos más introvertidas y reflexivas. Un asombroso estudio realizado en los años treinta apoya mis observaciones. La doctora Therese Benedek, psicoanalista, estudió las historias psicoterápicas de un grupo de pacientes mientras su colega el doctor Boris Rubenstein estudiaba los ciclos hormonales ováricos de esas mismas mujeres. Fijándose en el contenido emocional de la mujer, la doctora Benedek era capaz de decir con increíble precisión en qué fase de su ciclo menstrual estaba. Los autores escribieron: «Nos complace y nos sorprende descubrir una correspondencia exacta de las fechas de ovulación determinadas independientemente por los dos métodos», es decir, el material psicoanalítico contrastado con los hallazgos fisiológicos. Descubrieron que antes de la ovulación, cuando el nivel de estrógeno está en su cúspide, las emociones y el comportamiento de las mujeres estaban dirigidos hacia el mundo exterior. Durante la ovulación, sin embargo, se sentían más relajadas y contentas y estaban muy receptivas al cariño y la atención de los demás. Durante la fase postovulatoria y premenstrual, cuando es el nivel de progesterona el que está en la cúspide, las mujeres tendían más a centrarse en sí mismas y estaban más interesadas por actividades orientadas hacia el interior. Curiosamente, en las mujeres que tenían reglas pero no ovulaban, los autores encontraron ciclos similares de emociones y comportamiento, sólo que alrededor de la fecha en que la ovulación debía haberse producido, estas mujeres no sólo no presentaban la ovulación, sino que tampoco tenían las emociones que suelen acompañarla; es decir, no estaban relajadas, ni contentas, ni receptivas a la atención de otras personas.[12]

Dada nuestra herencia cultural y las creencias acerca de la enfermedad en general y del ciclo menstrual en particular, no es difícil entender cómo las mujeres han llegado a equiparar su fase premenstrual con una enfermedad o maldición y no a considerarla un periodo para la reflexión y la renovación. De hecho, se ha demostrado experimentalmente que el lenguaje empleado por nuestra cultura para referirse al útero y los ovarios afecta al ciclo menstrual de las mujeres; una mujer a la que, en estado hipnótico, se le dicen cosas positivas respecto a su ciclo menstrual, es mucho menos propensa a sufrir de molestias relacionadas con la menstruación.[13] Por otra parte, en un estudio se comprobó que las mujeres a las que se les hizo creer que tenían problemas premenstruales cuando en realidad no los tenían, decían que experimentaban más síntomas físicos adversos (retención de líquido, dolor e irritabilidad) que las mujeres de otro grupo a las que se les hizo creer que no tenían problemas premenstruales.[14] Estos estudios son excelentes ejemplos de cómo los pensamientos y creencias tienen el poder de influir en las hormonas, la bioquímica y la experiencia subsiguiente.

Sanar a través de nuestros ciclos

Una vez que comenzamos a valorar el ciclo menstrual como parte de nuestro sistema de orientación interior, comenzamos a sanar tanto en el aspecto hormonal como en el emocional. No cabe duda de que antes de la menstruación muchas mujeres se sienten más introvertidas y más conectadas con su dolor personal y el dolor del mundo. Muchas están también más conectadas con su creatividad y tienen sus mejores ideas antes de la menstruación, si bien es posible que no las lleven a la práctica hasta más adelante. Durante la fase premenstrual necesitamos tiempo para estar solas, para descansar y para alejarnos de nuestros deberes diarios, pero tomarse ese tiempo es una idea y una práctica nuevas para muchas mujeres. El síndrome premenstrual es una consecuencia de no respetar la necesidad de subir y bajar como las mareas. A esta sociedad le gusta la acción, de modo que con frecuencia no respetamos nuestra necesidad de descansar y reponernos. Haríamos bien en recordar que todas las funciones corporales tienen una fase activa (yang) y una fase receptiva (yin). El corazón se contrae durante la sístole y envía sangre a los vasos sanguíneos (este es el primer número, o el más alto, cuando nos toman la tensión arterial). El intervalo entre contracción y contracción del corazón, llamado diástole (representada por el número más bajo) es igualmente importante. Sin la apropiada relajación durante esta fase, sufre el sistema cardiovascular por exceso de esfuerzo; lo mismo vale para nuestra vida y durante nuestro ciclo menstrual. El ciclo menstrual está para enseñarnos la necesidad de inspiración y espiración en los procesos de la vida. Cuando nos estamos acercando a la menstruación y nos sentimos frágiles, necesitamos descansar y cuidarnos durante uno o dos días. En la asamblea lunar de los aborígenes norteamericanos, las mujeres que estaban menstruando se reunían para renovarse y soñar juntas, y de ahí salían estimuladas y también llenas de estímulos para los demás. Creo que la mayoría de los casos de síndrome premenstrual desaparecerían si todas las mujeres modernas abandonaran sus deberes durante tres o cuatro días cada mes y otra persona les llevara la comida.

En cuanto a mí, descubrí que, simplemente *y sin pedir disculpas*, declarar a mi ex marido mi necesidad de una huelga de brazos caídos una vez al mes era lo único que hacía falta. Cuando manifestaba mi respeto por mí y por los procesos de mi cuerpo, él también los respetaba, y mi cuerpo reaccionaba con agrado y gratitud. En efecto, mi experiencia de mi ciclo menstrual comenzó a cambiar cuando advertí que mis percepciones más significativas respecto a mí misma, mi vida y mis escritos se producían uno o dos días antes de la menstruación. A los treinta y tantos años comencé a esperar con ilusión mis reglas, a comprender que son un periodo de tiempo sagrado que nuestra cultura no honra. Cuando estaba en la fase premenstrual, las cosas que me inspiraban deseos de llorar eran aquellas que tenían más importancia para mí, las que me conectaban con mi poder y mis verdades más profundas. Mi mayor sensibilidad era un regalo de percepción profunda. No me enfadaba, aunque si me enfadaba, le prestaba atención al enfado y no lo achacaba a «mis estúpidas hormonas». Me gustaba seguir la pista de las fases de la

Luna en el calendario para ver si ovulaba cuando la Luna estaba llena, cuando estaba oscura o en el periodo intermedio. Cuando ovulaba durante la Luna llena y menstruaba en la fase oscura de la Luna, mi periodo reflexivo interior estaba sincronizado con la oscuridad de la Luna. Si la regla me venía con la Luna llena, era más intensa: estaba más emotiva que de costumbre, y el sangrado era más abundante que lo habitual. Descubrí que a veces el simple deseo de tener la regla cuando la Luna estaba oscura tendía a mover mis ciclos en esa dirección, aunque no siempre (no intentaba controlar eso). Observar mi ciclo personal en relación con el ciclo de la Luna me conectaba conscientemente con la Tierra y me ayudaba a sentirme vinculada con las mujeres del presente y del pasado. Apreciar y recibir bien mis ciclos de esa manera me hizo mucho más fácil también la transición a la menopausia.

Nuestra herencia cultural

El ciclo menstrual y el cuerpo femenino se consideraron sagrados hasta hace cinco mil años, cuando las pacíficas culturas matriarcales de la vieja Europa fueron derrocadas.[15] El significado original de la palabra «tabú» era «sagrado», y a las mujeres que estaban menstruando se las consideraba sagradas; ahora, en algunas sociedades se las considera sucias. Sus sueños y visiones solían aprovecharse para guiar a la tribu. Las culturas aborígenes de todo el mundo han honrado a las jóvenes con ceremonias de mayoría de edad. La primera menstruación significaba ser iniciadas en los «oficios del sexo femenino», iniciación que hacían las madres, las tías y otras mujeres iniciadas.[16] Testimonios arqueológicos de más de seis mil años de antigüedad apuntan a que los primeros calendarios eran huesos en los que se hacían pequeñas marcas y que usaban las mujeres para llevar la cuenta de sus ciclos.[17] Sin embargo, en la mayor parte de la historia occidental escrita, e incluso en los códigos religiosos, el ciclo menstrual se ha relacionado con la vergüenza y la degradación, con la naturaleza oscura e incontrolable de las mujeres. A las mujeres que estaban menstruando se las consideraba sucias. En su *Historia Natural*, Plinio el Viejo escribió en el año 65 de nuestra era:

> Pero nada se podría encontrar fácilmente que sea más singular [nótese la ambigüedad de la palabra elegida] que el flujo mensual de las muje-

res. A su contacto el vino nuevo se agria, las cosechas se hacen estériles, las semillas de los jardines se secan, los frutos de los árboles se caen. Se opaca la brillante superficie de un espejo que simplemente lo refleje, se mella el filo del acero y se apaga el resplandor del marfil. Morirán colmenas de abejas. Incluso el bronce y el hierro se oxidan al instante y un olor espantoso impregna el aire. Probarlo enloquece a los perros, cuya mordedura infecta con un veneno incurable.[18]

El tabú asociado al ciclo menstrual ha continuado hasta hoy. A generaciones de mujeres se nos ha enseñado que somos más vulnerables físicamente durante la menstruación, y que no podemos bañarnos, nadar ni lavarnos el pelo mientras la tengamos. Estas creencias nacieron de la teoría victoriana de que bañarse, lavarse la cabeza o nadar podría «dar marcha atrás» al flujo menstrual, causando trombosis, locura o un comienzo rápido de tuberculosis.[19] Más recientemente se ha pensado que el contacto con el agua durante ese tiempo podría ser causa de resfriado. No hay ninguna base científica que respalde ninguno de estos tabúes; sin embargo, durante generaciones han servido para que las mujeres tengan miedo de un proceso corporal natural.

Si queremos recuperar nuestra sabiduría menstrual y honrar nuestra naturaleza cíclica, al mismo tiempo hemos de reconocer las actitudes negativas hacia el ciclo menstrual que la mayoría hemos interiorizado. Hemos de reconocer el dolor y las molestias que muchas experimentan cada mes. Nuestra naturaleza cíclica ha sido el blanco de todo tipo de chistes y burlas. Para muchas mujeres, la pubertad y la primera menstruación han estado saturadas de vergüenza y humillación. Aparte de la violencia y el miedo, nada en nuestra sociedad ha sido más eficaz para mantener «en su lugar» a las mujeres que la degradación del ciclo menstrual. Es gratificante ver que esta actitud está cambiando, al comprender nuestra cultura que la primera menstruación es un importante rito de pasaje o transición.

Parte de nuestra curación consiste en reemplazar por información correcta los nocivos mitos heredados sobre el ciclo menstrual. Después de la menarquia (primera menstruación), que generalmente ocurre alrededor de los 12 años en esta sociedad, la mujer llega a su madurez sexual. Es necesaria una cierta composición corporal para el comienzo de la menarquia. Normalmente la masa corporal debe estar formada por aproximadamente un 17 por ciento de grasa para que una

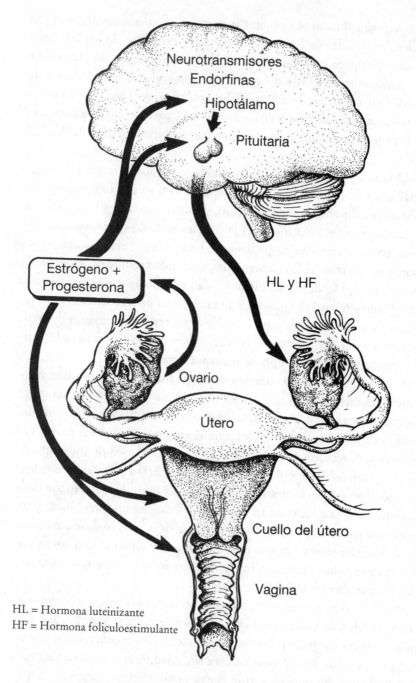

FIGURA 5. EL CONTINUO MENTE-CUERPO FEMENINO:
INTERACCIONES ENTRE EL CEREBRO Y LA PELVIS

chica comience a tener la regla. Los estudios han indicado que, para la mayoría de las mujeres, es necesario que el nivel de grasa sea más o menos el 22 por ciento del peso corporal para que haya ciclos ovulatorios ininterrumpidos.[20] Este es un motivo de que las jóvenes anoréxicas y las bailarinas y atletas que son muy delgadas no tengan reglas regulares, aunque en estas situaciones también tienen un papel importante ciertos factores emocionales que afectan al hipotálamo del cerebro. Si bien normalmente los primeros ciclos de una jovencita no son ovulatorios, durante los años siguientes se va volviendo fértil poco a poco y sus ovarios comienzan a producir un óvulo cada mes. Si el óvulo mensual no es fecundado en la mitad de ciclo, esto produce un periodo menstrual más o menos 14 días después de la ovulación. En el flujo menstrual se elimina el revestimiento del útero (endometrio), que cada mes se forma y desprende cíclicamente, estimulado por una compleja y asombrosa interacción entre las hormonas producidas por los ovarios, la glándula pituitaria y el hipotálamo (véase figura 5). Dada la complejidad de esta interacción hormonal, muchos aspectos de la vida de la mujer afectan al ciclo menstrual. El ciclo a su vez afecta a muchos aspectos de la vida de la mujer.

La mayoría de las chicas aprenden lo referente al ciclo menstrual de una forma aséptica y clínica, sin respeto por su cuerpo femenino ni su sexualidad. Rara vez se habla de cómo están relacionados su cuerpo y su sexualidad con el ciclo menstrual. Antes, a muy pocas niñas se les presentaba la menstruación como un rito positivo de pasaje a otra etapa de su vida. Mi madre me habló de los «hechos de la vida» y me explicó lo de los óvulos y los espermatozoides. Recuerdo que me quedé muy desconcertada y perturbada por esa información. Estaba en el cuarto curso de enseñanza básica. Mi hermana, once meses menor que yo, le había dicho ese día: «Mamá, sé de donde salen los bebés, pero ¿cómo llegan allí?». Mi madre nos llevó a su dormitorio y nos leyó un libro que decía que las niñas tienen un periodo menstrual alrededor de los 12 años, y que después de tener ese periodo podrían tener un bebé si tuvieran relaciones sexuales.

No me hizo nada feliz esa información. Continué con la esperanza de que las mujeres pudieran quedarse embarazadas con besos y no con ese repugnante acto que nos explicó mi madre. El motivo de que encontrara todo eso tan repugnante podría tener que ver con la iniciación de mi propia madre en la pubertad. Ella no estaba interesada por el significado del ciclo menstrual ni la sacralidad del cuerpo femenino, aunque era y es una mujer verdaderamente sabia y adelantada a su época. Mi madre había entendido que una vez que tuviera su regla, en cierto modo ya no podría disfrutar de la misma manera. Sus actividades favoritas cuando era niña habían sido jugar al béisbol y trepar a los árboles con los chicos. Pero cuando se «transformó en mujer», ya no le permitieron jugar con ellos. Años después me contó que le había suplicado a su madre que la llevara al hospital para que «la compusieran» y así no tener más reglas y poder volver a jugar al béisbol. Puesto que mi madre sólo pudo resolver totalmente sus sentimientos adolescentes sobre su ciclo menstrual pasados los 60 años, yo asimilé algo de sus sentimientos inconscientes en torno a la menstruación, aunque ella me la presentó como una parte normal de la vida.

En lugar de celebrar nuestra naturaleza cíclica como un aspecto positivo de nuestro ser femenino, nuestra cultura nos enseña que no debemos reconocer nuestras reglas en absoluto, no sea que vayamos a desatender las necesidades de nuestro marido y nuestros hijos. Fíjate en este extracto de una hoja adjunta a una caja de tampones en 1963:

CUANDO SEAS ESPOSA

No te aproveches de tu marido. Esta es una vieja norma de buen comportamiento conyugal que continúa siendo tan válida y sensata hoy como lo ha sido siempre. Claro que no vas a tratar de aprovecharte, pero a veces las formas de aprovecharse no son evidentes.

No lo relacionarías con la menstruación, por ejemplo. Sin embargo, si descuidas las sencillas normas que hacen de la menstruación un periodo normal del mes, y te retiras cada mes durante unos días como si estuvieras enferma, te aprovechas de la afabilidad de tu marido. Él se casó con una esposa a jornada completa, no a jornada parcial. Así pues, deberás estar activa, animosa y alegre todos los días.[21]

Siempre alegre, como en esas viejas películas de Doris Day. No es de extrañar que tantas mujeres tengan el síndrome premenstrual. Cuando pienso en el adoctrinamiento representado por esa hoja de 1963, el año que tuve mi primera regla, me maravilla que las mujeres hayamos llegado hasta donde hemos llegado.

El ciclo menstrual, las píldoras anticonceptivas y la intuición femenina

Nuestra intuición funciona de diferente modo durante las diversas fases del ciclo menstrual, y vuelve a cambiar después de la menopausia. Uno de mis colegas, médico osteópata, advirtió esta conexión entre la intuición y el ciclo menstrual; me envió a una paciente para un cambio en su método de control de la natalidad. Ella llevaba varios años tomando la píldora, pero él pensó que eso obstaculizaba su capacidad para saber cuáles debían ser sus próximos pasos en la vida. En la nota que me envió me decía: «Las píldoras anticonceptivas le obstaculizan la función intuitiva. Sugiérale alternativas». Aplaudo a este médico por su profunda percepción.

En una época en la que a causa del consumo de píldoras anticonceptivas millones de cuerpos femeninos están más sintonizados con las empresas farmacéuticas que con la Luna, no es pequeña tarea reconsiderar un medicamento que ha ofrecido a tantas mujeres ventajas muy pregonadas. Después de todo, la píldora da a las mujeres menstruaciones que jamás les van a estropear los fines de semana, suele disminuir los dolores o espasmos menstruales y se la relaciona con un menor riesgo de cánceres de ovario y de endometrio. Actualmente se les venden los beneficios de Seasonale [estacional], píldora anticonceptiva con la que se sólo se tienen cuatro reglas al año: ¡una por estación! Pero, claro, nadie está seguro de si la píldora aumenta o no el riesgo de cáncer de mama, aunque los estudios han demostrado que sí aumenta el riesgo de cáncer de cuello del útero.

Laurie, una de mis colegas tocoginecóloga, tomó la píldora durante más de nueve años, hasta que cambió de opinión respecto a sus ventajas. Rutinariamente había presionado a sus clientas a que la tomaran, como si fuera la panacea, utilizando su experiencia personal a modo de coacción. Cuando les explicaba por qué todas debían tomar la píldora, siempre terminaba su sermón con esta afirmación: «A mí nunca me van a hacer dejar la píldora». Sólo cuando comenzó a comprender que sus enfermedades eran manifestaciones físicas de las dolencias de su espíritu, fue capaz de revaluar su postura acerca de la píldora. El descubrimiento se produjo en parte porque su relación con su marido había comenzado a deteriorarse. Tenían frecuentes peleas en torno al tema de la relación sexual. Ella lo explica así: «Me enfurecía que él separara totalmente eso de todo lo demás que ocurría en nuestra relación. Al mismo tiempo, mi desagrado por el volumen y la forma de mi cuerpo, mis inhibiciones con respecto a hacer manifestaciones sonoras y mi incomodidad durante la relación sexual, más los confusos mensajes de mi infancia acerca de la sexualidad y la seducción, plagaban la relación sexual de connotaciones negativas y a veces de obstáculos insuperables».

Laurie estaba captando cómo nos hablan las diferentes partes del cuerpo mediante síntomas, como una parte de nuestro sistema de orientación o guía interior. Cuando lo comprendió, se dio cuenta de que continuar tomando la píldora podría impedir a sus órganos femeninos comunicarse óptimamente con ella, sobre todo en una crisis personal sobre su propia sexualidad. Comenzó a tomar conciencia de cómo, sin darse cuenta, se había separado de su cuerpo por seguir los dictados de la cultura en lugar de los de su guía interior. Este despertar fue acompañado por un interés por el feminismo por primera vez en su vida. Hasta entonces se había considerado muy realizada y funcional, que era como parecía ser aparentemente. Sin embargo, había tenido un quiste ovárico benigno, del que se había operado hacía varios años, y durante su práctica como residente la habían operado de cáncer de tiroides. Su sabiduría interior emergente le mostró que esas enfermedades habían sido la manera como su cuerpo trataba de llamar su atención para hacerle saber que algo estaba desequilibrado en su vida. Ya se sentía preparada y deseosa de prestar atención a lo que le decía su cuerpo, sobre todo dado que estaba sana.

«Me entristeció no haber valorado, haber adormecido con fármacos o llamado "maldición" todas las maravillosas funciones de mi cerebro, mis hormonas, mi útero y mis ovarios. Nadie celebró jamás mi primera menstruación. Nadie me ayudó a conectar con el poder de dar vida a mi sexualidad. Deseé recuperar algo de esa magia y ese misterio perdidos. Pero me llevó casi dos años retirar las cortinas y limpiar de telarañas mi vida para lograr por fin sentir que podía comenzar tímidamente a confiar en mi cuerpo.»

Después de esos dos años de lucha personal, decidió tomarse un año libre de su atareado trabajo de tocóloga en una gran ciudad. Estaba agotada con las exigencias de tres hijos, el ejercicio de su profesión y un matrimonio que se iba a pique. Sabía que necesitaba reflexionar sobre su vida y explorar nuevas direcciones. Cuenta que cuando finalmente llegó a hacerlo, dejar la píldora fue «algo así como un acto de celebración y rebelión». Para ella estaba claro que el divorcio era inminente. «Como ya no necesitaba anticonceptivos, se me ocurrió que ese podía ser el momento para permitirme el lujo de mis hormonas, de modo que tiré la última caja de píldoras y esperé. Estaba bastante segura de que, después de nueve años de recibir órdenes de Ortho Pharmaceutical, mis ovarios estarían totalmente confundidos, así que me dispuse a tener paciencia. Estaba preparada para tener hinchazones, irritabilidad, fuertes emociones y confusión. Pero no estaba preparada para lo que ocurrió.»

Dos semanas después de haber dejado de tomar la píldora, Laurie estaba sentada con un grupo de mujeres contándoles los acontecimientos de los dos últimos años. «De pronto me eché a llorar y casi no podía hablar. Recuerdo que pensé: "Vamos, esto sí que es raro"». Le llevó un tiempo darse cuenta de que antes, cuando todavía tomaba la píldora, aunque sentía tristeza por los cambios en su vida, hablaba de ellos y de sus sentimientos sin tener ninguna reacción emocional ni fisiológica. Descubrió que para ella la ovulación iba acompañada de una mayor capacidad de sentir y expresar sus emociones profundas. Escribe: «Durante otros dos días no me di cuenta de que la excesiva mucosidad del cuello del útero [señal muy común de ovulación] y la repentina apertura de mis compuertas emocionales eran signos de ovulación. Incluso cuando lo comprendí, me negué a confiar en mi cuerpo. "Bueno —pensé—, esperaré dos semanas para ver." Dos semanas más tarde, allí estaba con su traje rojo mi primera regla espontánea en más de nueve años; nunca una visión fue tan bien acogida. Me sentí como si hubiera recibido un maravilloso regalo de un amigo perdido hacía mucho tiempo. Este cuerpo, al que había maltratado durante tanto tiempo y de tantas maneras, me volvía a hablar, me daba valor y ánimo. No estaba todo perdido».

Además de descubrir que tenía más acceso a sus emociones, Laurie descubrió también que estaba más conectada con rabias que antes habría negado. Al poco tiempo de haberse reanudado sus reglas, según cuenta: «Descubrí mi rabia; mi ira justiciera, feroz, candente. Lógicamente, mi marido fue el desprevenido receptor de lo que parecían veinte años de emoción reprimida. No sé si se lo merecía todo o no, ciertamente no se lo merecía todo de una vez. Pero a medida que brotaba, recuerdo que pensé: "¡Esto es asombroso! Soy yo de verdad. Mis hormonas. ¡Mi magia!'". Ahora creo que si hubiera sentido esa rabia a medida que iba viniendo durante todos esos años, igual podría continuar casada. O bien me habría divorciado mucho antes. Cualquiera de las dos cosas habría sido mejor que lo que sucedió. No estuvo bien haberme perdido tanto de mí misma».

Laurie supo respetar y prestar atención a lo que le ocurría, aun cuando algo de eso fuera doloroso. Después diría: «Desde entonces sé que periódicamente voy a tener noticias de mis hormonas. Ellas me dicen dónde debo poner la atención. Cuando de repente me echo a llorar, sé detenerme a considerar qué trabajo emocional me queda aún por hacer en ese aspecto. Cuando me viene la rabia, me recuerdo que guardármela dentro no es un regalo. La rabia no expresada produce enfermedad. Su sitio está fuera de mi cuerpo».

Lo otro que observó fue la conexión entre su ciclo menstrual y su sexualidad innata. Muchas mujeres me han contado lo mismo. Laurie me comentó: «Hay una especie de deseo loco que corre por mi cerebro durante varios días cada mes alrededor de la ovulación. Mis amigas me lo habían dicho, pero es algo increíble. Y yo todos esos años creyendo que la píldora favorecía mi vida sexual al librarme de todos esos fastidiosos anticonceptivos barrera». (La píldora suprime la oleada de testosterona a la mitad del ciclo.)[22] Había usado el diafragma sólo cuando estaba dando el pecho a sus hijos, y comprendió que había achacado la culpa de su falta de deseo sexual al fastidioso uso del diafragma. Se dio cuenta entonces de que su falta de deseo se debía más bien a las hormonas de la lactancia y al agotamiento de la energía, no al diafragma. Muchas madres lactantes simplemente no sienten interés por la relación sexual, debido a complejos motivos relacionados con falta de apoyo y de sueño, como también a las prácticas convencionales para asistir el parto, que disminuyen los niveles de oxitocina y endorfinas. Esto no tiene por qué ser así; el deseo sexual vuelve de forma gradual a medida que el niño o la niña va creciendo, pero su falta no es inevitable.[23]

Laurie advirtió otro cambio que es muy común. Después que dejó de tomar la píldora, su cuerpo quiso al parecer recuperar el tiempo perdido, con ovulaciones más frecuentes durante una temporada hasta ir regulándose aproximadamente a una vez al mes. «Cuando recuperé mis ciclos, al principio eran muy cortos, más o menos cada tres semanas. Aunque me pasó fugazmente por la cabeza el pensamiento de que sería una lata sangrar una de cada tres semanas, me di cuenta de que el pensamiento era condicionado. Muchísimas mujeres de 40 años me habían hablado de la creciente frecuencia de sus ciclos suplicándome que "hiciera algo" para arreglarlo. Comprendí entonces que se me había concedido el regalo de ciclos cortos para "ponerme al día". Me gustó tener la menstruación más a menudo. Tenía que ovular cada tres semanas. Tenía más lecciones que aprender acerca de mi cuerpo. Fue como un curso condensado de fisiología femenina, la mía. Comencé a celebrar tener la menstruación cada tres semanas y deseé que no me viniera la menopausia hasta que tuviera 65 años. Habiéndome dado permiso para disfrutar de todas esas nuevas enseñanzas, aprendí que no era yo quien estaba al mando; los ciclos comenzaron a alargarse, primero a tres semanas y media y después a cuatro semanas. Creo que fue sencillamente una prueba, eso de tener ciclos de tres semanas. Fue para ver si realmente deseaba recuperar mi cuerpo. Y sí, lo deseo.»

La historia de Laurie ilustra cómo es recuperar nuestros sabiduría y poder menstruales. Si bien la píldora ha sido un beneficio para muchas mujeres, también las ha desconectado de algunas partes esenciales de su sabiduría femenina. Cuando las personas están en íntimo contacto mutuo, por ejemplo, una manera de comunicarse entre sí es a través de las feromonas. Pero se ha comprobado que los anticonceptivos orales eliminan parte de nuestra vía de comunicación feromonal, incluida nuestra comunicación sexual con los hombres. Ya está bien comprobado que alrededor de la fase de ovulación las mujeres secretan feromonas que decididamente producen mayor interés romántico en los hombres. Las píldoras anticonceptivas bloquean esta producción.[24] Las mujeres que viven juntas suelen tener también juntas los ciclos, lo que una de mis amigas llama «convertirse en hermanas ováricas». Esto no les ocurre a las que toman la píldora. Los estudios han demostrado que las mujeres que tienen estrechas relaciones con otras personas tienen ciclos más cortos y más regulares, mientras que las que se aíslan tienen más propensión a tener ciclos irregulares.[25]

Dolores menstruales (dismenorrea)

El 60 por ciento de las mujeres sufren de dolores menstruales. Un porcentaje menor son incapaces de funcionar durante uno o más días cada mes debido a la intensidad del dolor. El hecho de que en nuestra cultura la mayoría de las mujeres sufran de dolores menstruales es una indicación muy clara de que algo va mal en nuestra relación con nuestro cuerpo. Esto testimonia que hemos perdido mucha conexión con nuestra sabiduría menstrual. La literatura psicológica y ginecológica de los años cincuenta abundó en estudios que sugerían que los dolores menstruales eran principalmente psíquicos, relacionados con el sentimiento de infelicidad por ser mujer. Caroline Myss dice que los dolores menstruales y el síndrome premenstrual son indicadores clásicos de que una mujer está en conflicto con su realidad femenina, con su papel en la tribu y con lo que ésta espera de ella. Dadas las expectativas tradicionales de nuestra sociedad actual respecto a las mujeres, es raro que no suframos todas de dolores menstruales y síndrome premenstrual.

Los dolores menstruales no son lo mismo que el síndrome premenstrual, aunque hay mujeres que suelen sufrir de los dos. Hay dos tipos de dismenorrea: la dismenorrea primaria son dolores o espasmos que no están producidos por otra enfermedad orgánica en la pelvis. La dismenorrea secundaria son dolores o espasmos causados por endometriosis u otra enfermedad pelviana. Los tratamientos que van bien para la dismenorrea primaria también suelen ir bien para la secundaria.

Yo tuve dismenorrea primaria en mi adolescencia y me continuó hasta después de nacer mi primera hija. A veces tenía que llamar a mi madre desde el colegio para que me llevara a casa a causa del dolor. Una vez, durante mis prácticas como residente, tuve que abandonar una intervención quirúrgica importante debido a los dolores menstruales. Uno de mis compañeros residentes me dijo: «Oye, Chris, ¿tú con dolores? ¡Entonces debe ser que no todo está en la cabeza de las mujeres!». (Recuerda que por entonces yo era una de «los tíos» y hacía todo lo que estaba en mi poder para mantener esa posición. Te podrás imaginar qué golpe fue para mí tener que abandonar el quirófano debido a esa terrible debilidad femenina: *¡dolores menstruales!*)

A partir de fines de los años setenta se realizaron estudios que demostraron que las mujeres que sufren de dolores menstruales tienen elevados niveles de la hormona prostaglandina F2 alfa en su sangre menstrual. Cuando esta hormona es liberada en el torrente sanguíneo al romperse el revestimiento endometrial, se producen espasmos en el útero, y a eso se deben los dolores.[26] (Los dolores menstruales no están en la cabeza al fin y al cabo, ¡están en el útero!) En realidad no es lo uno o lo otro: lo que pasa por la cabeza afecta a lo que pasa en el útero.

Cuando tuve mi primera regla también se me produjo astigmatismo y miopía, y tuve que usar gafas. Eso me fastidió, porque nadie en mi familia llevaba gafas. Ahora sé que había algo que yo no deseaba ver. Era inequívocamente una chica en una familia en que los intereses y actividades masculinos reinaban como amos absolutos. Leer sin dar un adecuado descanso a los ojos agravaba mi problema de la vista. Mi conflicto era crecer en general y crecer como chica en particular, tal como le ocurrió a mi madre. El mayor estrés de la pubertad producía elevados niveles de las hormonas del estrés cortisol y noradrenalina, y consiguientemente de insulina, la hormona que procesa la glucosa. Los elevados niveles de hormonas del estrés, junto con el exceso de productos lácteos y carbohidratos refinados que comía, eran causa de una sobreproducción de insulina y de la sobreproducción de la sustancia química inflamatoria prostaglandina F2 alfa en el revestimiento de mi útero. La consecuencia eran esos fuertes dolores menstruales. Estos dolores desaparecieron un tiempo después del nacimiento de mi primera hija, pero volvieron cuando mi segunda hija tenía unos cinco años, aunque mucho más suaves y no con cada menstruación. Ese periodo sin dolores menstruales me hizo comprender que cuando mi vida estaba en equilibrio no tenía dolores. Cuando estaba demasiado ajetreada o estresada, por lo que producía cortisol, noradrenalina e insulina en exceso, mi cuerpo producía un exceso de sustancias químicas inflamatorias y sufría de dolor el primer día de la regla unas cuantas horas. Esas sustancias me frenaban y eran un buen recordatorio de que necesitaba hacer algunas modificaciones y sintonizar con la sabiduría de mi cuerpo.

Tratamiento

Dieta. Una dieta pobre en nutrientes, compuesta por un exceso de alimentos refinados que elevan demasiado rápidamente el nivel de azúcar en la sangre (llamados de índice glucémico alto o elevado) favorece la producción de sustancias químicas inflamatorias en todo el cuerpo, que son causa de dolor y daño en los tejidos. Hay una amplia variedad de estas sustancias inflamatorias (también llamadas eicosanoides), entre ellas las citocinas, bradicininas, interleucinas, prostaglandinas (que incluye la F2 alfa) y prostaciclinas. Muchos de los fármacos más comunes del mercado, por ejemplo la aspirina, bloquean los efectos de estas sustancias. Cuando la persona que consume alimentos de índice glucémico elevado tiene también en circulación altos niveles de hormonas del estrés, empeora más aún la producción de sustancias químicas inflamatorias. Los dolores menstruales son sólo una manifestación de este círculo vicioso. Otras son la retención de líquido, dolores de cabeza, insomnio y dolores y molestias musculares. En realidad, todos los síntomas del síndrome premenstrual (véase más adelante) están causados en parte por inflamación celular debida a la sobreproducción de sustancias químicas inflamatorias.

Por lo tanto, un método dietético que disminuya la producción de estas sustancias inflamatorias es la espina dorsal del tratamiento de los dolores menstruales y otros problemas de salud (véase el capítulo 17 para información más detallada sobre alimentación). El método básico es el siguiente: elimina o reduce en gran parte el consumo de todos los alimentos «blancos», como aquellos hechos con harina y azúcar blancas; disminuye el consumo de productos de cereales a no más de dos o tres raciones al día. La dieta debería componerse principalmente de verduras y frutas frescas junto con proteína magra, como carne de pollo, pescado, tofu, huevos, legumbres y productos de soja. Los ácidos grasos esenciales también son importantísimos para producir un equilibrio hormonal y eliminar la inflamación celular. También lo son una cantidad adecuada de vitaminas C y E, magnesio y muchos otros nutrientes. (Recomendaciones sobre vitaminas, en el capítulo 17).

TRATAMIENTOS NUTRICIONALES

• Elimina de la dieta los productos lácteos, sobre todo helados, requesón y yogur.

Según mi experiencia clínica, a muchas mujeres se les alivian síntomas como los dolores menstruales, las reglas abundantes, el dolor de las mamas y el producido por endometriosis cuando dejan de consumir productos lácteos. Esto no vale para todas, pero suele ir lo suficientemente bien para hacer la prueba. Aunque no está claro por qué los productos lácteos parecen estar relacionados con los síntomas pelvianos, tengo unas cuantas teorías al respecto. Una explicación posible es que actualmente la mayor parte de la leche se obtiene de vacas tratadas con la hormona del crecimiento bovino, que les estimula las ubres. Estas vacas son más propensas a infecciones en las ubres y por lo tanto necesitan antibióticos. Los residuos de las hormonas y los antibióticos presentes en la leche podrían estimular el sistema hormonal femenino de un modo que todavía no logramos determinar. Sí sabemos que los antibióticos que se dan al ganado entran en la cadena alimentaria humana. Los antibióticos cambian el modo como se metabolizan las hormonas en el intestino, y por lo tanto pueden cambiar los niveles hormonales. Otros estudios sugieren que la lactosa (azúcar de la leche) podría tener un efecto tóxico en los ovarios. Un estudio realizado por el doctor Daniel Cramer en el Brigham and Women Hospital de Boston, ha relacionado el consumo de lactosa con un mayor riesgo de cáncer de ovario. Descubrió que las mujeres que consumían una o más raciones de leche desnatada o semidesnatada al día corrían un riesgo un 32 por ciento mayor de enfermar de cáncer de ovario epitelial que aquellas que consumían tres o menos raciones al mes.[27]

Al parecer, los productos lácteos de leche producida biológicamente, sin la hormona de crecimiento bovino, antibióticos ni pesticidas en el alimento de las vacas, no tienen los mismos efectos adversos en el tejido uterino y mamario. Muchas mujeres han observado que cuando empiezan a tomar productos lácteos biológicos u orgánicos, los síntomas desaparecen. Experimenta y descubre qué te va bien a ti. Pero has de estar dispuesta a dejar los alimentos lácteos por un tiempo para ver si notas algún beneficio. Asegúrate que obtienes el calcio de otras fuentes.

- Reduce o elimina los carbohidratos refinados. Más que cualquier otro alimento, el exceso de carbohidratos (en especial los refinados, como los que contienen los pasteles, bollos, galletas, patatas fritas, etcétera) aumentan los niveles de azúcar y de insulina en la sangre, lo que tiene por consecuencia la producción de prostaglandinas y prepara el escenario para dolores menstruales.
- Limita el consumo de carne roja y yemas de huevo a no más de dos raciones por semana, o elimínalos. Si comes carne roja, que sólo sean cortes magros de animales criados ecológicamente. La carne roja y las yemas de huevo son muy ricas en ácido araquidónico (AA), que podría tener por consecuencia más inflamación celular y dolores uterinos en personas susceptibles. No todas las personas son sensibles a

este ácido, de modo que esta recomendación no vale para todas; para saber si eres sensible al ácido araquidónico, evita la carne roja y las yemas de huevo durante tres semanas, después come varias raciones en un día y ve si te vuelven los síntomas. La carne roja puede contener gran cantidad de grasas saturadas, que también aumentan la inflamación celular; por eso es necesario que consumas sólo carne magra.

- Toma ácidos grasos esenciales. Se ha demostrado que los ácidos grasos omega-3, en forma de aceite de pescado, que contiene DHA (ácido docosahexaenoico) y EPA (ácido eicosapentaenoico), van bien para los dolores menstruales, incluso en mujeres que no han cambiado otros aspectos de su dieta. Un estudio reciente recomendaba una dosis diaria de 1.000 mg de EPA y 720 mg de DHA, junto con 1,5 mg de vitamina E; puedes tomar cualquier cantidad que se aproxime a éstas. Dado que el aceite de pescado degenera con la exposición al oxígeno, toma cápsulas con vitamina E añadida (para prevenir la oxidación). Una alternativa mucho más barata y con frecuencia más sana es comer sardinas enlatadas en su aceite o en aceite de oliva dos o tres veces a la semana. Otros pescados de aguas frías, como la caballa, el salmón y el pez espada son también buenas fuentes de aceite de pescado.[28] Existe DHA extraído de algas marinas (el nombre de marca es Neuromins, y la dosis habitual es de 400 mg una o dos veces al día). Puedes tomar aceite de semillas de lino (500 mg de dos a cuatro veces al día) si no encuentras aceite de pescado o encuentras inaceptable su sabor. O puedes comprar semillas de lino frescas, molerlas en un molinillo de café y añadirlas a sopas, ensaladas o cereales. Normalmente son suficientes una a dos cucharaditas al día de semillas frescas molidas.
- Toma un suplemento multivitamínico-mineral. El efecto antioxidante de las vitaminas y los minerales previene la inflamación celular.
- Toma 100 mg de vitamina B_6 diarios, combinada con las otras vitaminas del complejo B. Se ha demostrado que la vitamina B_6 disminuye la intensidad y la duración de los dolores menstruales.[29]
- Toma magnesio, hasta 100 mg cada dos horas durante la menstruación, y tres o cuatro veces al día durante el resto del ciclo. El magnesio relaja los tejidos de los músculos lisos. Toma la forma quelada.[30] (Véase el capítulo 17.)
- Toma 50 mg de vitamina E tres veces al día durante todo el ciclo. Se ha demostrado que la vitamina E también mejora la dismenorrea.[31]

La vitamina E debe tomarse en forma de d-alfa tocoferol para que tenga efecto biológico.

• Elimina las fuentes de ácidos grasos trans siempre que sea posible. Éstos aumentan la producción de las sustancias químicas inflamatorias relacionada con los dolores menstruales. Estos ácidos se encuentran en todos los alimentos que contienen aceites parcialmente hidrogenados, como la margarina. Lee las etiquetas de todos los alimentos preparados.

MEDICAMENTOS. Los antiinflamatorios no esteroideos (AINE), como Advil, Nuprin, Anaprox y Motrin, inhiben la síntesis de la prostaglandina F2 alfa cuando se toman justo al comienzo de la menstruación, «antes» de que comience el dolor, o lo más pronto posible cuando ya ha comenzado. Una vez que empieza a desprenderse el revestimiento endometrial y entra en el torrente sanguíneo la prostaglandina F2 alfa, es mucho más difícil interrumpir los consecuentes espasmos uterinos que causan el dolor.

Las píldoras anticonceptivas, que eliminan la ovulación y por lo tanto los cambios hormonales asociados con los espasmos dolorosos, van bien para muchas mujeres a las que no les interesa hacer cambios de estilo de vida o dietéticos. Algunas mujeres, sin embargo, tienen dolores aun tomando anticonceptivos orales. Las píldoras de más reciente fabricación pueden tomarlas sin riesgo la mayoría de las mujeres mayores de 35 años, siempre que no fumen.

MEDICINA ENERGÉTICA

• Reducción del estrés.

• Aprender a valorar y apreciar los ritmos del ciclo menstrual.

• Aplicación de compresas de aceite de ricino en la parte inferior del abdomen por lo menos tres veces a la semana durante varios meses para mejorar el funcionamiento del sistema inmunitario y disminuir los niveles de estrés y de adrenalina (véase más adelante, en «Sangrado uterino disfuncional»). No se han de aplicar las compresas cuando se esté sangrando en abundancia.

• Se ha demostrado que la acupuntura elimina o disminuye enormemente los dolores menstruales, y yo recomiendo con regularidad este tratamiento a mis clientas. El tratamiento normal de acupuntura es de 10 sesiones, pero muchas mujeres sienten alivio después de sólo tres sesiones.[32]

- El ejercicio moderado baja los niveles de hormonas del estrés, con lo que disminuye la inflamación celular. También es bueno hacer yoga, que suele aliviar los dolores.

HIERBAS. En medicina china, los dolores menstruales se suelen relacionar con lo que llaman «estancamiento del hígado». Podría ir bien la fórmula herbolaria china Bupleurum (Xiao Yao Wan, también llamado Hsiao Yao Wan).[33] Se puede comprar a cualquier practicante de medicina china, y a muchas de mis clientas les ha ido muy bien con ella. Toma cuatro o cinco de esas diminutas pastillas cuatro veces al día, dos semanas antes de la menstruación, y continúa tomándolas durante el primer día. Podría llevarte de dos a tres meses experimentar resultados óptimos. (Para proveedores, véase «Recursos».)

- Menastil, producto en barra de aplicación externa, es también muy eficaz.
- También se puede tomar la hierba caulofilo *(Caulophylum thalictroides)* como remedio preventivo. Esta hierba se encuentra en forma de comprimido o extracto en las tiendas de alimentos naturales. Sigue las indicaciones del envase.

A muchas mujeres les van muy bien otros tratamientos, como el masaje, el yoga o la homeopatía. Es mejor que los remedios homeopáticos los recete un médico competente que conozca este campo. También es útil la técnica Wurn, que es un masaje de los tejidos profundos, no invasor ni quirúrgico, realizado por fisioterapeutas especializados (para más información, visita el sitio web de Clear Passage Therapies, en www.clearpassage.com).

MASAJE MAYA TRADICIONAL. Desde muy antiguo, los curanderos mayas de Centroamérica han empleado una técnica llamada masaje maya abdominal para tratar muchos trastornos de los órganos pelvianos, por ejemplo, reglas dolorosas. Después de estudiar los métodos curativos tradicionales de Centroamérica, la doctora Rosita Arvigo fue la primera persona que trajo estas técnicas a Norteamérica. Es oriunda de Chicago, tiene un título en medicina naprapática y ahora ejerce su profesión en Belice. La naprapatía es un sistema de manipulación conocido para tratar daños en los ligamentos, como los de las articulaciones, de la columna vertebral y de la pelvis. (En su libro *Sastun: My Apprenticeship with a Maya Healer*, [HarperSanFrancisco, 1994], relata la historia de su aprendizaje y formación con su mentor el famoso chamán de Belice, don Elijio Panti).

La técnica consiste en un suave masaje a los músculos y ligamentos de la región pelviana y la realineación de cualquier órgano que haya cambiado de posición (por ejemplo el útero ladeado o prolapsado); cuando estos órganos no están bien alineados se interrumpe la circulación sanguínea, linfática, nerviosa y del *chi* o *qi* (que significa, más o menos, «fuerza vital»), y esto pone en peligro el funcionamiento de otros órganos pelvianos. Además de reglas irregulares o dolorosas, explica la doctora Arvigo, pueden producirse otros trastornos, como endometriosis, infecciones de la vejiga y fúngicas, aborto espontáneo, infertilidad, quistes ováricos, miomas uterinos, sangrado uterino y dolor en la parte baja de la espalda. Los practicantes del masaje maya abdominal explican que esta técnica reduce las adherencias provenientes de operaciones anteriores, endometriosis, miomas y quistes ováricos, y que la buena alineación pelviana es esencial para tener un embarazo, labor del parto y parto normales. (Para más información, y un directorio de practicantes titulados de esta técnica, visita www.arvigomassage. com.)

HISTORIAS DE MUJERES

JANE: CURACIÓN DE LOS DOLORES MENSTRUALES. Jane vino a verme por primera vez cuando tenía 26 años. Llevaba años de reglas muy dolorosas, que le comenzaron poco después de su primera menstruación a los 13 años. Los dolores le empezaban antes de que le viniera la regla y continuaban hasta después de acabada. Temía tener algo grave en los órganos reproductores, como endometriosis o algún quiste ovárico.

Hacía unos años había hecho la prueba de tomar píldoras anticonceptivas durante un mes más o menos, pero las dejó porque no le gustó cómo se sentía con ellas. También había probado con Anaprox, antiinflamatorio no esteroideo similar al Motrin que ahora se vende sin receta con el nombre de Aleve. Ese medicamento la había aliviado algo, pero de todos modos se sentía muy incapacitada durante las reglas. Además de los dolores, el flujo menstrual era muy abundante (necesitaba un tampón por hora el segundo día), y antes de la regla sufría de irritabilidad, acné, hinchazón, sensibilidad en los pechos y picor vaginal. Ninguna de sus dos hermanas sufría de dolores menstruales ni tenía ningún otro problema ginecológico. Principales en su dieta eran los productos lácteos, como el requesón, los helados y el yogur, los que comía con frecuencia.

Jane era maestra de enseñanza primaria y no estaba muy contenta con su trabajo. Me contó que siempre había deseado trasladarse a Idaho, pero que se sentiría culpable si lo hacía porque sus padres no querían que se fuera a vivir tan lejos: encontraban que era muy egoísta de su parte actuar de acuerdo a sus intereses, y pensaban que era su deber quedarse cerca de ellos, continuar con su trabajo seguro en la enseñanza, casarse y tener hijos. Su deseo de la infancia de complacer a sus padres estaba en franco conflicto con su necesidad de crecimiento personal. Llegó a comprender que permanecer cerca de ellos y hacer caso omiso de sus necesidades sólo sería causa de enfermedad para ella. Yo le hice ver que estaba en un clásico dilema de codependencia y que necesitaba resolver eso para sanar totalmente. El estrés de satisfacer las expectativas de sus padres, sumado al de hacer un trabajo que ya no le resultaba gratificante, la estaba hundiendo.

El examen demostró que tenía la pelvis totalmente normal, sin ningún indicio de quiste, irritación ni ninguna otra cosa que sugiriera una enfermedad de los órganos reproductores. Le recomendé las siguientes medidas:

- Aplicarse compresas de aceite de ricino en el bajo abdomen dos veces a la semana. (Una buena alternativa es darse un baño caliente de 20 a 30 minutos; añade unas gotas de aceite esencial de rosa, tratamiento aromaterápico conocido por su efecto calmante.)
- Dejar totalmente los productos lácteos y la carne roja.
- Tomar un suplemento multivitamínico tres veces al día.
- Comenzar los planes para trasladarse a Idaho.
- Leer algo sobre la codependencia.

Cuando pasados tres meses volvió a mi consulta, sus dolores se habían aliviado notablemente. Me dijo que estaba impresionada por las diferencias que había notado después de dejar los productos lácteos y la carne roja. La cantidad de sangre menstrual había disminuido considerablemente. Comprendió que la dieta había tenido un gran efecto en sus dolores y me dijo que las compresas de aceite de ricino eran «fabulosas». Mientras las tenía aplicadas aprovechaba el tiempo en sintonizar consigo misma y sus necesidades, y pensaba en vivir sus sueños en lugar de quedarse estancada en viejos comportamientos que ya no le servían. Leyó algunos libros sobre la codependencia, y llegó a ver que desde la infancia había sido entrenada para «complacer a los demás». Comprendió que tenía que aprender a gustarse a sí misma si quería encontrar gratificante su vida. Ya era demasiado mayor para seguir siendo la niña buena de la familia.

Pasados otros tres meses, sus reglas ya eran mucho más fáciles y había podido reducir considerablemente la dosis de Anaprox, al cambiar de dieta y disminuir su nivel de estrés. Lo más impresionante fue que hizo planes para trasladarse a Idaho, y no iba a comenzar el nuevo año escolar en un trabajo y un lugar que no le gustaban. Aunque la asustaba la perspectiva de trasladarse a un lugar desconocido, era también estimulante. Si no hubiera hecho planes para vivir su propia vida aparte de sus padres, creo que finalmente su salud habría estado en peligro debido a su «amabilidad». Al aprovechar la sabiduría de su cuerpo, Jane no sólo sanó de sus dolores menstruales, sino que también sanó su vida.

El síndrome premenstrual

Ningún trastorno moderno apunta más directamente a la necesidad de replantearnos las ideas que tenemos respecto a la menstruación y de recuperar la sabiduría de nuestros ciclos como la dolencia tan común llamada «síndrome premenstrual». Habiendo tratado a cientos de mujeres aquejadas de este problema, sé que es necesario ese replanteamiento para llegar a sus causas. El cambio de dieta, el ejercicio, las vitaminas y la terapia con progesterona son métodos útiles para tratar el síndrome premenstrual, y yo los recomiendo inicialmente a muchas mujeres. Pero en los casos persistentes existe un desequilibrio más de fondo que un cambio de estilo de vida por sí solo no va a sanar. Según han confirmado los estudios, los problemas emocionales no resueltos pueden alterar el ritmo menstrual y el medio hormonal normal.[34]

Al menos un 60 por ciento de mujeres padecen síndrome premenstrual. Es más probable que ocurra en mujeres que están entre los 30 y los 40 años, aunque también puede darse en la adolescencia y en los años premenopáusicos. El síndrome premenstrual se conoce desde muy antiguo, pero fue popularizado en los años ochenta por un artículo aparecido en la revista *Family Circle*, que expresaba elocuentemente el sufrimiento mensual de millones de mujeres. Los medios de comunicación continuaron con el tema, y en pocos meses el síndrome premenstrual se convirtió en un problema de conocimiento público en Estados Unidos y en un nombre conocidísimo.[35] También se convirtió en un tema de moda entre las feministas, que alegaban que el diagnóstico se usaría en contra de las mujeres. A los médicos les preocupó que éste se pudiera convertir en un diagnóstico «comodín» que podrían usar de excusa las mujeres o su familia cuando nadie pudiera descubrir lo que ocurría realmente. Mientras tanto, muchísimas mujeres tenían por fin un nombre para su sufrimiento mensual y buscaron ayuda para él.

Fue tal la demanda de tratamiento para el síndrome premenstrual por parte de las mujeres y los medios de comunicación, que a mediados de los años ochenta era un tema que se trataba en muchos congresos importantes de especialistas en tocología y ginecología, y comenzaron a aparecer estudios de investigación en las revistas. Así como el deseo de parto natural obligó a los médicos a reformar su patriarcal enfoque de la práctica tocológica, también el deseo de las mujeres de entender el síndrome premenstrual influyó en la práctica de la medicina y sirvió para que ésta avanzara hacia una actitud mejor informada con respecto al cuerpo femenino.

Diagnóstico

En el síndrome premenstrual pueden estar presentes una amplia variedad de síntomas. Para hacer el diagnóstico lo importante no es qué síntomas concretos tiene la mujer antes de la menstruación sino «la forma cíclica en que se presentan». Las mujeres que anotan sus síntomas durante tres meses o más suelen ver un patrón que les permite predecir cuándo es probable que comiencen los síntomas en su ciclo. La mayoría de las mujeres tienen por lo menos tres días durante el mes en que se sienten totalmente libres de los síntomas enumerados aquí, a excepción de los casos graves. Durante la segunda mitad del ciclo menstrual se exacerban muchos trastornos subyacentes, como el glaucoma, la artritis y la depresión. La exacerbación de los trastornos subyacentes no se define como síndrome premenstrual, aunque están relacionados. Hay más de cien síntomas conocidos del síndrome premenstrual.[36] Cada uno de ellos está relacionado con inflamación celular, consecuencia de una compleja interacción de factores emocionales, físicos y genéticos.

Si no se hace nada para interrumpir el síndrome premenstrual, suele empeorar con el tiempo. Al principio las mujeres hablan de síntomas que aparecen unos pocos días antes de la menstruación y

Síntomas del síndrome premenstrual

- acné
- agresividad
- ansias de comer dulces
- ansias de comer sal
- ansiedad o angustia
- asma
- atracones de comida
- cambios en los impulsos sexuales
- cansancio o fatiga
- confusión
- convulsiones
- depresión
- desmayos
- dificultades de coordinación
- dificultades urinarias
- dificultades visuales
- dolor de cabeza
- dolor de espalda
- dolores abdominales
- edemas
- exacerbación de trastornos ya existentes (artritis, úlceras, lupus, etc.)
- hemorroides
- herpes
- hinchazón abdominal
- hinchazón y dolor de las articulaciones
- hinchazón y dolor de los pechos
- inestabilidad emocional
- insomnio
- intolerancia al alcohol
- introversión y alejamiento de los demás
- ira
- irritabilidad
- irritación de garganta
- letargo
- migraña
- moretones
- náuseas
- orzuelos
- palpitaciones
- pensamientos suicidas
- problemas de senos nasales
- propensión a los accidentes
- urticaria

acaban bruscamente cuando ésta comienza. Después, poco a poco los síntomas se presentan una o dos semanas antes del comienzo de la regla. Algunas mujeres experimentan un grupo de síntomas durante la ovulación, seguidos por una semana sin síntomas y luego recurrencia de los síntomas una semana antes de la menstruación. Con el tiempo, la mujer puede tener sólo dos o tres días al mes sin síntomas. Finalmente no queda ningún patrón para discernir entre los días «buenos» y los días «malos»; la mujer se siente «premenstrual» casi todo el tiempo.

Algunas mujeres equiparan los dolores menstruales con el síndrome premenstrual, pero éste es diferente de los dolores que se sienten durante la menstruación (dismenorrea). Esta diferencia no está siempre clara en los escritos sobre el síndrome premenstrual. Muchas mujeres que sufren de este problema tienen reglas totalmente indoloras, y muchas mujeres que sufren de intensos dolores menstruales no sienten ninguna molestia premenstrual. Los dolores menstruales están causados por contracciones del útero debidas al exceso de prostaglandina F2 alfa, la hormona que se produce cuando se rompe el revestimiento del útero durante la menstruación. En el síndrome premenstrual intervienen las prostaglandinas y otras sustancias químicas inflamatorias. Por ese motivo, el cambio de dieta, los suplementos de vitaminas y minerales y la medicación antiprostaglandinas (generalmente antiinflamatorios no esteroideos, como el Advil) suelen ir bien tanto para los dolores menstruales como para el síndrome premenstrual.[37]

Aunque algunos médicos aún buscan «la lesión bioquímica» causante del síndrome premenstrual, y se han escrito cientos de artículos científicos sobre el tema, nadie ha logrado encontrar esa causa ni una píldora mágica para curarlo. Un enfoque reduccionista, que busca la «causa» y la «cura» químicas, sencillamente no resulta, porque las causas del síndrome premenstrual son multifactoriales y deben tratarse de forma holística. Para tratarlo es necesario tener en cuenta los efectos de la mente, las emociones, la dieta, la luz, el ejercicio, las relaciones, la herencia y los traumas de la infancia. Todo se combina para producir el resultado final de inflamación celular, que se manifiesta de muchas maneras diferentes.

Todas las circunstancias siguientes producen cambios hormonales en el cuerpo. Es probable que estos cambios inicien o exacerben el síndrome premenstrual a menos que se comience un tratamiento.

Circunstancias asociadas con el comienzo del síndrome premenstrual

- Inicio de las reglas, un año o dos años anteriores a la menopausia.
- Dejar de tomar píldoras anticonceptivas.
- Un periodo sin reglas (amenorrea).
- El nacimiento de un hijo o el término de un embarazo.
- Embarazos complicados por toxemia.
- Ligadura de trompas, sobre todo como se hacía en los años setenta, en que se destruía gran parte de las trompas de Falopio por cauterización eléctrica unipolar, método de cauterización que ya no se emplea.
- Un trauma inusitado, como la muerte de un familiar.
- Disminución de la luz en otoño e invierno, y también falta de exposición a luz natural de espectro completo.

Diversos factores nutricionales favorecen el síndrome premenstrual. Según los estudios, las mujeres que sufren de este síndrome tienden a tener las siguientes características alimentarias y fisiológicas:

Factores que favorecen el síndrome premenstrual

- Elevado consumo de productos lácteos.[38]
- Consumo excesivo de cafeína, en forma de bebidas gaseosas, café o chocolate.[39]
- Consumo excesivo de alimentos que elevan el nivel de azúcar en la sangre, que tiene por consecuencia la elevación del nivel de insulina y la consiguiente inflamación celular.
- Un nivel relativamente elevado de estrógeno en la sangre, causado o bien por su excesiva producción debida a grasa dietética y corporal, o bien por una menor descomposición del estrógeno en el hígado. El nivel elevado de estrógeno se relaciona con una insuficiencia de las vitaminas del complejo B, especialmente las B_6 y B_{12}. El hígado necesita estas vitaminas para descomponer y desactivar el estrógeno.[40]
- Un nivel relativamente bajo de progesterona, la hormona que equilibra el exceso de estrógeno. Se cree que este nivel bajo está causado o bien por una falta de producción, o bien por un exceso de descomposición de esta hormona en el cuerpo.[41] Los estudios en este campo no concuerdan.

- Una dieta que favorece tanto el aumento de la hormona prostaglandina F2 alfa como un excesivo nivel de estrógeno y un insuficiente nivel de progesterona.[42] Se sabe que las vegetarianas que siguen una dieta pobre en grasas y rica en fibra excretan dos o tres veces más estrógeno en las heces que las no vegetarianas. También tienen niveles un 50 por ciento menores de estrógenos no conjugados (que es un tipo de estrógeno metabolizado) que las mujeres que comen la dieta estadounidense estándar, y en consecuencia hay menos incidencia de síndrome premenstrual entre ellas.[43] (Observación: según mi experiencia, las personas vegetarianas tienden a comer más frutas y verduras y menos ácidos grasos trans que las no vegetarianas. Son cada vez más las pruebas de que la carne no es la culpable, como creíamos, mientras se consuma en cantidades moderadas y se acompañe de abundantes verduras de hoja verde, cereales integrales, frutas y otros alimentos integrales, y mientras la dieta no se componga de una excesiva cantidad de alimentos de índice glucémico elevado o que contengan ácidos grasos trans.)
- Exceso de peso, que aumenta las posibilidades de elevados niveles de estrógeno y el riesgo de síndrome premenstrual.[44] La grasa corporal fabrica estrona (uno de los estrógenos) y también se relaciona con un aumento de sustancias químicas inflamatorias.
- Bajos niveles de vitaminas C y E y de selenio. Como ocurre con las vitaminas B, el hígado también necesita estas sustancias para metabolizar bien el estrógeno.[45]
- Insuficiencia de magnesio, que es muy común.[46] El deseo de comer chocolate se ha asociado a niveles bajos de magnesio. El hígado necesita magnesio, junto con las vitaminas B, para metabolizar óptimamente el estrógeno.
- Falta de ejercicio.

Luz sobre la conexión entre el trastorno afectivo estacional y el síndrome premenstrual

Muchas mujeres que sufren del síndrome premenstrual han observado que sus síntomas empeoran en otoño, cuando los días se acortan. Muchos de los síntomas del síndrome premenstrual son exactamente los mismos que acompañan a la forma de depresión llamada trastorno afectivo estacional (SAD). La luz actúa como nutriente en el cuerpo; cuando toca la retina, influye directamente en todo el sistema neuroendocri-

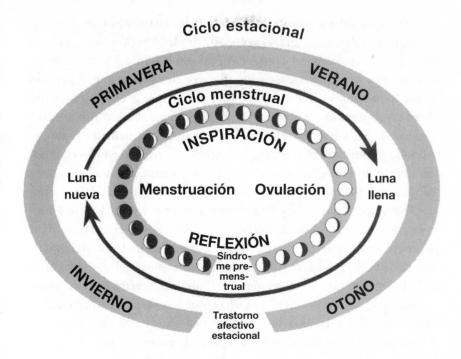

FIGURA 6. TRASTORNO AFECTIVO ESTACIONAL (TAE)
Y SÍNDROME PREMENSTRUAL (SP)

El síndrome premenstrual es al ciclo mensual lo que el trastorno afectivo esta-cional es al ciclo anual. Estos dos trastornos responden al mismo tratamiento a la vez que nos pide profundizar nuestra conexión con nuestra sabiduría cíclica.

no a través del hipotálamo y la glándula pineal. En un estudio realizado con pacientes de síndrome premenstrual, éstas respondieron de forma muy positiva al tratamiento con luz brillante. Con dos horas de exposi-ción a la luz brillante al anochecer, se solucionaron los problemas de subida de peso, depresión, ansias de comer carbohidratos, aislamiento social, cansancio e irritabilidad.[47] Esto no es sorprendente, ya que la luz natural y el consumo de carbohidratos elevan el nivel de serotonina, que alivia la depresión. Vivir bajo luz artificial gran parte del tiempo sin exposición regular a la luz natural no sólo puede afectar profundamen-te a la regularidad del ciclo menstrual sino que también puede provocar el síndrome premenstrual.[48]

La conexión entre el síndrome premenstrual y el trastorno afectivo estacional es un profundo ejemplo de cómo la sabiduría femenina está codificada simultáneamente en el ciclo de las estaciones y en nuestros ciclos mensuales. La figura 4 (p. **163**) ilustra la conexión entre las fases de la Luna y las fases del ciclo menstrual. En la figura 6 he añadido las estaciones a este diagrama, para poder ver claramente que el periodo del ciclo mensual en que es más común el síndrome premenstrual corre paralelo al periodo calendario en que se produce el trastorno afectivo estacional. La tendencia natural a volvernos hacia dentro durante el periodo premenstrual se refleja en la tendencia natural a volvernos hacia dentro durante el otoño del año. Toda la naturaleza nos refleja esta sabiduría. En otoño e invierno, los árboles envían su energía a sus raíces, bajo tierra, donde hay una intensa actividad y revitalización aunque no lo veamos. Durante la fase lútea del ciclo menstrual, que sigue a la ovulación, nuestras energías bajan a lo profundo de nuestras raíces para que podamos hacer balance y prepararnos para el siguiente ciclo de crecimiento exterior en el mundo. Dado que nuestra cultura no entiende esta sabiduría cíclica, se nos ha enseñado a temer los periodos de nuestros ciclos y las estaciones del año en que la sabiduría exige que entremos en la oscuridad, nos retiremos y hagamos balance de nuestra vida.

Se nos ha enseñado a desconfiar de estas energías naturales, y muchas mujeres las consideran debilidades que hay que dominar e ignorar. ¡No permita el cielo que hagamos caso omiso de nuestra sabiduría corporal y nos tomemos un descanso que nos impida hacer todo el trabajo!

La segunda mitad del ciclo menstrual y el otoño son periodos en que la marea está baja y todo lo que no queremos ver en el lodoso fondo de la bahía está al descubierto a la vista de todos. Las mujeres hemos de aprender a prestar atención a la información que se nos ofrece en esos periodos del mes y del año. Imagínate que esta información es un rico abono vegetal que vas a usar para crear nuevo crecimiento en tu vida una vez que vuelva la luz.

Tratamiento

Muchas mujeres reciben tratamientos sintomáticos para el síndrome premenstrual que a la larga no dan resultados. Tratar la hinchazón con diuréticos, los dolores de cabeza con analgésicos y la ansiedad con Valium con frecuencia sólo sirve para crear nuevos efectos secundarios, producidos por esos fármacos, y deja sin tratar los desequilibrios subyacentes que son las causas del síndrome. Antes solía recomendarse psicoterapia a las mujeres afectadas por el síndrome premenstrual, y si bien ésta podría servir para comprender con más profundidad el estrés, deja de lado los aspectos nutricionales y bioquímicos de este trastorno. Actualmente, en muchos casos se recetan fármacos que aumentan los niveles de serotonina, por ejemplo Prozac. En estudios se ha comprobado que estos fármacos son muy útiles para aliviar los síntomas en los casos graves. Es mejor tomar estos medicamentos en dosis bajas y sólo durante la fase lútea del ciclo.[49] Pero si no se toman comprendiendo que el síndrome premenstrual forma parte de un desequilibrio mucho mayor, no ayudan a la mujer a aprender del síndrome ni a crear salud mediante él. Además, pasado un par de años dejan de hacer efecto y, peor aún, podrían anular la capacidad del cuerpo de fabricar serotonina.

Programa para aliviar el síndrome premenstrual

- *Método dietético.* Véanse las sugerencias dietéticas para la dismenorrea (pág. 121) y también el capítulo 17.
- *Un suplemento multivitamínico-mineral.* Deberá contener de 400 a 800 mg de magnesio (la insuficiencia de magnesio es común en los casos de síndrome premenstrual), y 50-100 mgde la mayoría de las vitaminas B. Todas las mujeres deberían tomar este suplemento diariamente todo el mes, y no sólo durante el periodo premenstrual.[50]
- *Eliminación del azúcar, los productos farináceos refinados, y los ácidos grasos trans.*[51]
- *Eliminación de la cafeína.* A lo largo de los años he comprobado que sólo dejar la cafeína, aunque su consumo sea tan mínimo como una taza de café o una lata de cola al día, puede tener en algunas mujeres un efecto espectacular para el síndrome premenstrual.
- *Consumo de suficientes ácidos grasos esenciales.* Los ácidos grasos esenciales se encuentran en los frutos secos y semillas crudos, en pescados de agua fría como el salmón y las sardinas, y en muchas plantas. El aceite de sésamo es excelente fuente, como también los de girasol, cártamo y nuez. También se pueden tomar en forma de suplementos, que se encuentran en las farmacias y tiendas de alimentos naturales. Por lo general, 500 mg de aceite de pescado tres o cuatro veces al día

es una dosis adecuada. También puede ir bien el aceite de semilla de lino: 500 mg cuatro veces al día. (Véanse sugerencias dietéticas para la dismenorrea, en pág. **179.**) El metabolismo óptimo de los ácidos grasos esenciales requiere niveles adecuados de magnesio, vitamina C, cinc, vitaminas B_3 y B_6. (Véase el capítulo 17.)

* *Reducción del estrés y medicina energética.* Las mujeres que practican la meditación u otros métodos de relajación profunda son capaces de aliviar muchos de sus síntomas premenstruales. La relajación de todo tipo disminuye los niveles de cortisol y adrenalina en la sangre y contribuye a equilibrar la bioquímica corporal, reduciendo la producción de sustancias químicas inflamatorias, por ejemplo. Hay numerosos tipos de meditación que dan resultado. Cada mujer deberá elegir el que más le atraiga e incorporar esta disciplina a su rutina diaria.

  Por ejemplo, la reacción de relajación recomendada por el doctor Herbert Benson se practica de 15 a 20 minutos dos veces al día. Esta meditación consiste en: 1) sentarse en silencio en una postura cómoda con los ojos cerrados; 2) relajar profundamente todos los músculos, comenzando por los de la cara y continuando hasta los pies; 3) respirar por la nariz y poner la atención en la respiración, y 4) decir la palabra «uno» en silencio al espirar. En un estudio se comprobó un importante alivio del síndrome premenstrual a los tres meses de práctica periódica.[52]

* *Reflexología.* También se ha demostrado que el tratamiento de digitopresión en puntos concretos de las orejas, manos y pies alivia los síntomas del síndrome premenstrual. La duración normal del tratamiento, con un reflexólogo formado, es de una sesión de media hora una vez a la semana durante ocho semanas. En el libro *Woman Heal Thyself*, de Jeanne Blum, se encuentra un programa entero de terapia de puntos de presión para aliviar el síndrome premenstrual, la dismenorrea y la endometriosis.[53]

* *Ejercicio de tipo aeróbico,* por lo menos 20 minutos tres veces a la semana.[54] Lo único que se necesita es una caminata enérgica. Este acondicionador ejercicio disminuye muchos síntomas premenstruales; también aumenta el nivel de endorfinas (sustancias parecidas a la morfina que ayudan al cuerpo a hacer frente a la depresión y al dolor físico). Se estima que la mitad de todas las depresiones se pueden tratar mediante el ejercicio solo (véase el capítulo 18).

- *Luz de espectro completo.* Expónte a una luz de espectro completo durante dos horas cada noche o cada mañana (2.500-10.000 lux; lux es la unidad de intensidad de la luz), ya sea de luz natural o artificial.[55] Un día nublado en el norte de Europa da una luz de 10.000 lux. Un día soleado cerca del ecuador da 80.000 lux. (Para proveedores de luz de espectro completo, véase «Recursos».)
- *Terapia de progesterona natural cuando sea aconsejable.* La progesterona natural, combinada con cambios en el estilo de vida, suele producir enorme mejoría de los síntomas del síndrome premenstrual.[56] En su calidad de neurotransmisores, el estrógeno y la progesterona actúan sin duda sobre el estado de ánimo. Si no lo contrarresta la progesterona, el estrógeno tiende a irritar el sistema nervioso; la progesterona, en cambio, va conectada con la tranquilidad y es un relajante del sistema nervioso central; se une a los mismos receptores que el Valium en el cerebro y tiene un efecto relajador y calmante.[57]

Recomiendo progesterona natural a las mujeres que sufren de un síndrome premenstrual de moderado a fuerte que no responde a simples cambios de estilo de vida y que antes de la menstruación suelen describir un cambio de personalidad estilo Jekyll y Hyde. La progesterona natural también va bien a las mujeres cuyo principal síntoma premenstrual es el dolor de cabeza tipo migraña. Estos dolores de cabeza suelen comenzar con el gradual cambio en los niveles de estrógeno y progesterona que tienden a producirse durante los años anteriores a la menopausia.

Progesterona natural no es lo mismo que progesteronas sintéticas (progestinas), como el acetato de medroxiprogesterona (Provera) y la noretindrona, que normalmente se emplean en la elaboración de las píldoras anticonceptivas. La progesterona natural no tiene ningún efecto secundario importante si se toma en las dosis habituales. A veces podría causar goteos entre reglas o retrasar la regla. Normalmente esto se resuelve solo en uno o dos meses. Las dosis muy elevadas, mucho mayores que las que yo recomiendo, se han relacionado con euforia y un ocasional mareo en casos excepcionales. La progesterona natural oral se puede comprar con receta del médico. También se encuentra en forma de cremas para la piel. Hay que tener presente que, aunque la progesterona natural se sintetiza de ñames mexicanos silvestres, las cremas que sólo contienen extracto de ñame, aunque útiles para algunas mujeres, no son lo mismo que las que contienen cantidades adecuadas de progesterona natural. No todas las farmacias tienen progesterona natural ni todos los médicos saben dónde obtenerla.

Para aplicarla a la piel, se puede usar una de varias cremas de progesterona natural que se venden sin receta, o pedirle al médico que recete una para una farmacia especializada en prescripciones individualizadas. Durante muchos años he recomendado crema de progesterona al 2 por ciento, como Emerita. (En «Recursos» encontrarás una lista de nombres de marcas.) Estas cremas al 2 por ciento contienen como mínimo 375 mg de progesterona natural por cada 30 gramos. Se ha comprobado que de un cuarto a media cucharadita de crema aplicada a la piel una o dos veces al día provee de niveles de progesterona que concuerdan con los que se encuentran en la fase lútea normal.[58]

Las instrucciones generales son aplicar un cuarto de cucharadita (aproximadamente 20 mg) sobre las partes suaves de la piel (pechos, abdomen, cuello, cara, parte interior de los brazos y manos) por la mañana y nuevamente por la noche. Alterna los lugares en cada aplicación; hazte aplicaciones desde el día 14 al 28 de tu ciclo menstrual durante al menos tres meses, aunque los días y la dosis exactos varían de mujer a mujer. Es importante que la progesterona penetre en el organismo para experimentar normalmente el cambio de ánimo. Es necesario aplicar la crema uno o dos días antes de la ovulación, o uno o dos días «antes» de que comiencen los síntomas. Para algunas mujeres, esto será el día 21 del ciclo; para otras será el día 12 o 13. Continúa aplicándola el primer día de la regla (día 1 del ciclo). Esto suele prevenir los síntomas o aliviarlos enormemente. Por lo general, no da resultado esperar a tener síntomas para comenzar el tratamiento. Aumenta o disminuye la dosis según sea la intensidad de los síntomas; la mayoría de las mujeres tienen que experimentar hasta encontrar la dosis que les da resultado. Podrías usar tranquilamente progesterona natural durante más de dos semanas de tu ciclo siempre que interrumpas su uso en cada ciclo durante al menos 12 horas.

Las progestinas, en cambio, que son progesterona sintética, no natural, tienen muchos efectos secundarios conocidos, como hinchazón, dolor de cabeza y aumento de peso. Lamentablemente, a muchas mujeres se les dice que progestina es lo mismo que progesterona natural. Pero en realidad las progestinas pueden empeorar los síntomas del síndrome premenstrual porque al tomarlas baja el nivel de progesterona natural.

Va bien la progesterona a las mujeres que suelen experimentar un rápido cambio de estado de ánimo, que se inicia después de la ovulación y acaba justo cuando comienza la regla. Se sienten estupendamente, y a las pocas horas les parece que ha descendido sobre ella una «nube negra»;[59] cuando les comienza la regla se sienten como si se «hubiera hecho la luz». Estas mujeres describen un cambio bioquímico en el cuerpomente que es muy real y no sólo está «en sus cabezas».

El posible desequilibrio relativo entre estrógeno, progesterona y otras hormonas asociado con el síndrome premenstrual parece ser un fenómeno dinámico, cambiante, que no se puede documentar con los actuales análisis de laboratorio. Con las reglas irregulares y el estrés emocional también va asociado un sutil desequilibrio hormonal. El estrés emocional aumenta el nivel de la hormona ACTH [corticotropina] en la sangre, hormona que suele provocar ciclos anovulatorios (ciclos en los que no se libera óvulo) caracterizados por niveles no adecuados de progesterona.[60]

Con el tiempo, el uso de progesterona natural contribuye a reequilibrar la proporción estrógeno/progesterona. El uso de progesterona natural produce una gradual mejoría de los síntomas en cada ciclo. Muchas mujeres logran disminuir las dosis una vez que sus síntomas se han aliviado completamente (aunque la progesterona tiene muchos efectos beneficiosos y algunas podría convenirles continuar usándola después que han desaparecido sus síntomas). Sin embargo, es mejor comenzar con las dosis habituales elevadas y continuar con ellas durante varios meses.

En último término, cuando la mujer está dispuesta a ver los problemas emocionales ocultos tras el síndrome premenstrual, finalmente puede cambiar su situación hormonal interna sin hormonas externas. El proceso de sanar los estreses emocional y psíquico produce cambios bioquímicos en el cuerpo.

HISTORIAS DE MUJERES

GWENDOLYN: TRANSFORMACIÓN DEL FUROR PREMENSTRUAL. Gwendolyn tenía 36 años cuando vino a verme por primera vez. Era alta, delgada, elocuente y con un gran sentido del humor, pero lo pasaba tan mal con su síndrome premenstrual que rutinariamente le daban ataques de rabia y se tornaba maniática. En una de esas fases maniáticas de mucha energía se quedó toda la noche pintando la cocina y después, sin haberse tomado ningún descanso, continuó con toda su jornada de trabajo. A eso siguieron varios días de depresión y cansancio tan enormes que no pudo levantarse. Hubo un momento en que su familia se preocupó tanto por su comportamiento que consideraron necesario quitar a sus hijos de su cuidado y me llamaron para pedirme consejo. El síndrome premenstrual y los fuertes cambios de humor le habían comenzado en la adolescencia y solían ir acompañados por comportamientos autodestructivos que la ponían en situaciones peligrosas. Durante una de esas ocasiones fue violada por una pandilla. En otra ocasión quedó embarazada y después se hizo un aborto. Dada la gravedad de sus síntomas, al principio le receté una elevada dosis de progesterona. Finalmente, mejoró de su síndrome premenstrual cuando trató los desequilibrios de su vida.

Cuando ya estaba recuperada me comentó: «En esos episodios premenstruales salían fuera toda la rabia, amargura y desengaños, muchas veces con tal intensidad que me resultaba cada vez más difícil continuar con mi matrimonio y el cuidado de mi hija autista y mis dos hijos pequeños».

La primera vez que vino a visitarme ya se había divorciado y hacía meditación con regularidad, comía alimentos integrales, en una dieta tipo macrobiótico, lo cual la ayudaba hasta cierto punto. Hacía ejercicios y tomaba los adecuados suplementos. Estas prácticas dietéticas y de estilo de vida suelen ser suficientes para curar el síndrome premenstrual en sus fases moderadas. Sin embargo, a pesar de estas modificaciones, continuaba pasando un «infierno» emocional cada mes. Tenía tantos asuntos emocionales inconclusos en su vida que su sabiduría premenstrual la estaba obligando a mirar con más profundidad los desequilibrios de su vida.

Cuando comenzó el tratamiento con progesterona, muchos aspectos de su vida estaban totalmente descontrolados. Llegó a ver que esa «quiebra» emocional que experimentaba cada mes antes de la menstruación quería obligarla a quitarse todas las capas de negación de su vida. Al mirar hacia atrás, llegó a comprender que ese proceso era esencial para su curación. Un importante factor de su curación fue entrar en un programa de doce pasos llamado Adictos al Sexo y al Amor Anónimos (SLAA). Se dio cuenta de que tenía un historial de pasar de una relación abusiva a otra sin encontrar jamás al hombre «ideal», pero siempre obsesionada por el hombre con quien estaba. Cuando su amigo pintor le comunicó su necesidad de acabar la relación, Gwendolyn estaba justamente en su fase premenstrual y le dio un ataque de ira tal que lo golpeó físicamente con un furor que la sorprendió y asustó. Entonces cayó en la cuenta de que tenía un problema de relación importante y fue a terapia para explorar y sanar su agresividad. Comprendió que la adicción al sexo y al amor suele ser consecuencia de abuso sexual en la infancia, y comenzó a conectar una experiencia de abuso y violación del pasado con su comportamiento autodestructivo del presente. Comenzó a darse cuenta de que ese furor premenstrual era el de una niña no sanada que necesitaba tratar ese problema ahora que era adulta. Mientras tanto continuó haciendo meditación y ejercicio, comiendo bien, yendo a terapia y asistiendo a las reuniones de los doce pasos.

Sustentando su cuerpo físico con progesterona natural, buena alimentación y el profundo descanso periódico de la meditación, desarrolló la fuerza interior necesaria para «enfrentar todo lo que tenía que salir fuera y limpiar mi cuerpo». Durante sus visitas a mi consulta, yo le recordaba una y otra vez que por muy mal que se sintiera, permaneciera con sus sentimientos, que sentir la rabia y el furor está bien y que es una parte natural del proceso de curación. Tenía necesidad de sentir su rabia e incluso aporrear una almohada si era preciso. Pero que en lugar de atacar a una persona con su furia, tenía que respetar esa rabia y considerarla un mensaje que le decía algo que necesitaba saber. En ese proceso de curación descubrió que bajo el furor y la rabia premenstruales estaban esperándola la sabiduría y la verdad. Al sentir su rabia y permanecer con ella, descubrió las lágrimas y una profunda sensación de abandono, consecuencias de maltratos. «Los sentimientos de abandono eran abrumadores a veces —me dijo, entonces—, pero si me permito sentir la tristeza, al final salgo de ella más fuerte». Después de nueve meses de terapia con progesterona, pudo reducir la dosis. «Solamente tomo progesterona dos días al mes, y sólo debido a irritabilidad moderada —me dijo—. De vez en cuando me doy contra una pared emocional, pero la diferencia es que ahora me las arreglo mucho mejor sabiendo de dónde viene todo. Creo que cuando una mujer tiene el síndrome premenstrual, es necesario tratarlo todo, lo físico, lo emocional y lo espiritual, para que su ser humano pueda volver a sentirse completo.»

Han transcurrido varios años desde que Gwendolyn comenzó a escuchar y a comprender su sabiduría premenstrual, aprendiendo a confiar en su rabia y a transformarla. La última vez que hablé con ella, se sentía mejor que nunca. Me dijo que si tuviera que describir su vida en una sola palabra, esta sería «sensación-de-poder». Está ocupándose de viejos asuntos, haciendo las paces con aquellos a quienes ha herido y diciendo la verdad a aquellos que la han herido. La emociona comprobar que «los talentos con que nací están floreciendo: mi voz, la música, el arte. Creo que todos tenemos estos talentos. Pero se nos hace sentir que no tenemos nada valioso». Me escribió una nota que decía: «Cuando llego a enfadarme, me busco un espacio tranquilo, entro en mi interior y me pregunto "¿De qué tienes miedo y de qué dolor intentas escapar?". Casi siempre obtengo una respuesta con la que puedo trabajar».

El síndrome premenstrual y la codependencia

Hay una fuerte correlación entre el síndrome premenstrual y el haberse criado en un sistema familiar de alcoholismo, en el cual los padres o los abuelos eran alcohólicos. Es enorme la relación entre síndrome premenstrual y renunciar a la propia vida para satisfacer las necesidades de otras personas (la adicción relacional). En muchas familias en las cuales los hombres tienen tendencia al alcoholismo, las mujeres tienden a sufrir de síndrome premenstrual. Los hijos de alcohólicos tienen un 40 por ciento de posibilidades de convertirse en alcohólicos, no sólo porque tienen una predisposición genética hacia el alcoholismo, sino también porque han aprendido que beber alcohol es la manera de sofocar las emociones. Este comportamiento suele transmitírseles junto con los genes que los predisponen a beber. Las mujeres de familias alcohólicas o cuyas parejas son alcohólicas, enferman de síndrome premenstrual a consecuencia de reprimir o desconectarse de sus sentimientos. He trabajado con innumerables mujeres que han decidido romper la cadena de síndrome premenstrual experimentado por generaciones de mujeres de sus familias. (La hipoglucemia, o bajo nivel de azúcar en la sangre, y la consecuente tendencia a desear tomar azúcar, son también muy comunes en las mujeres de familias alcohólicas que tienen el síndrome premenstrual; este trastorno suele ser mucho peor durante el periodo premenstrual y se puede tratar con las recomendaciones dietéticas que ya he explicado.)

Leslie, ama de casa de 49 años y ex maestra, vino a verme a causa del síndrome premenstrual; antes de la regla experimentaba fuertes cambios de humor, ansias de comer azúcar y cansancio. Al leer su historial observé que su marido era alcohólico y que ella detestaba su trabajo de maestra. Había vivido con su madre y hermana alcohólicas y jamás le había prestado atención a ninguno de esos problemas familiares. Durante la primera visita le aconsejé sustentar su cuerpo durante el ciclo menstrual con buena nutrición y ejercicios, y le insistí en que no «curaría» sus molestias premenstruales mientras no estuviera dispuesta a hacer caso de los mensajes que éstos le enviaban acerca de su situación familiar. Me di cuenta de que no estaba preparada para oír esas cosas, y no volvió a una segunda visita.

Sin embargo, pasados siete años, volvió a verme. Me dijo: «Cuando vine a verla en 1985, usted me dijo que necesitaba controlar mi codependencia y que el síndrome premenstrual y mi falta de energía estaban relacionados con eso. Yo me fui pensando: "La doctora Northrup es muy simpática pero no sabe de qué habla, y en realidad creo que está loca. ¿Cómo puede estar conectada la codependencia con el síndrome premenstrual?". Pero ahora entiendo la conexión entre lo que ocurre en mi vida y el síndrome premenstrual. Finalmente me he dado cuenta de que mi marido lleva años maltratándome de palabra. Estoy en medio de los trámites de divorcio y ahora comprendo que había dejado de ser yo misma completamente».

Me contó que había entrado en un grupo de Doce Pasos y que estaba rearmando los trozos de su vida y aprendiendo los efectos de vivir tantos años con malos tratos verbales y alcoholismo. Los sentimientos de Leslie ya no están ahogados. Se está convirtiendo en ella misma y decidiendo qué va a aceptar y qué no va a aceptar del comportamiento de su familia. La mayoría de los meses ya no tiene el síndrome premenstrual, pero cuando lo tiene le presta atención, desacelera y hace las modificaciones necesarias en su vida, para satisfacer sus necesidades.

Reglas irregulares

Después de casi treinta años de ejercicio de la medicina, continúa sorprendiéndome con qué claridad están conectados el ciclo y el sangrado menstruales con el contexto de nuestra vida. El sangrado uterino anormal está casi siempre relacionado de algún modo con problemas familiares. Como dice Caroline Myss, la sangre es familia, siempre. Una mujer me contó que ella y sus dos hermanas, que viven en diferentes partes del país, tuvieron una falta de regla el mismo mes en que su cuarta hermana tuvo un aborto espontáneo, aunque eso sólo lo supieron la siguiente vez que se vieron. Una de mis clientas, de 55 años, que tuvo su última regla a los 52 y cuya menopausia fue la clásica, con sofocos y «cambio de vida» confirmado por análisis de laboratorio, tuvo sin embargo una regla completamente normal después que murió su madre. Cuando una mujer menopáusica tiene una regla posmenopáusica, siempre le pregunto si pasa algo entre ella y su familia. Generalmente me dice que un acontecimiento emocionalmente importante precedió al sangrado. Yo tuve mi última regla el día en que mi hija menor se fue de casa para entrar en la universidad. Llevaba once meses sin tener la regla.

La sangre menstrual, sobre todo cuando se presenta fuera de programa, es un mensaje. Contiene sabiduría de algún tipo. Caroline Myss observa que la mayoría de los problemas hemorrágicos tienen su origen en un desequilibrio del organismo: demasiada emoción y falta de la suficiente energía mental e intelectual para equilibrarla. Hace notar que las anormalidades menstruales se exacerban cuando la mujer interioriza señales contradictorias de su familia o la sociedad respecto a su placer y necesidades sexuales. Es posible, por ejemplo, que la mujer desee placer sexual pero se sienta culpable por sentirlo, o sea incapaz de pedir francamente lo que desea. Es posible que no tenga conciencia de su conflicto interior.

La mayoría de los médicos en ejercicio han visto el profundo efecto que puede tener la psique en el ciclo menstrual. En 1949, S. Zuckerman reconoció que las perturbaciones emocionales pueden desorganizar el ritmo menstrual, acelerar el sangrado uterino e influir también en el momento de la ovulación. Es posible que esta conexión entre las emociones y las actividades uterina y ovárica esté mediada por la difusa red de nervios que conectan el cerebro con los ovarios (llamados vías pregangliónicas autónomas).[61] También sabemos que los pensamientos y creencias son transmitidos por todo el cuerpo mediante los neurotransmisores, las sustancias químicas que produce el cerebro cuando piensa.

¿Qué son reglas regulares?

Antes de examinar el tema de la irregularidad del periodo menstrual, es necesario explicar qué es lo normal. A veces se nos enseña que las reglas son irregulares si no se producen cada 28 días. Yo considero *regulares* las reglas cuando se producen aproximadamente cada 24 a 35 días. Tener la regla cada 28 días como un reloj es algo que le ocurre a algunas mujeres, pero no a todas. Miles de mujeres que no calzan con el modelo «cada 28 días» tienen la impresión de que sus reglas son irregulares, cuando en realidad son totalmente normales.

La regularidad menstrual está determinada por una compleja interacción entre el cerebro (hipotálamo, glándula pituitaria y lóbulos temporales), los ovarios y el útero. La pauta de periodicidad menstrual puede cambiar con los cambios de estación, condiciones de luz, la alimentación, los viajes, o durante los periodos de estrés familiar. Los ciclos menstruales irregulares y anovulatorios se asocian con la pérdida prematura de masa ósea. Muchas veces las mujeres saben que han ovulado porque expulsan un flujo transparente pasados entre 12 y 16 días del primer día de la última regla. (Esto se verá con más detalle en el capítulo 11.) Los ciclos en que la mujer ha ovulado se caracterizan también por lo que se llama «molimina» premenstrual. Molimina es un conjunto de «síntomas» producidos por los cambios hormonales cíclicos normales del cuerpo. Entre ellos están una ligera redistribución del líquido corporal que se experimenta como «hinchazón» o una moderada sensibilidad de los pechos, suaves dolores o molestias en el bajo abdomen, y cambios de humor relacionados con un estado más reflexivo y menos activo. Generalmente las mujeres que no ovulan no experimentan estos cambios y suelen tener alguna regla «repentina», sin tener idea de que debía venir una. Cuando no ha habido ovulación, las reglas tienden a ser más irregulares.

Engrosamiento excesivo del revestimiento uterino (hiperplasia endometrial, hiperplasia quística y adenomatosa)

En algunas mujeres que tienen reglas irregulares, la biopsia endometrial (del interior del útero) revela un trastorno en el cual el revestimiento normal del útero ha sido reemplazado por un tejido glandular excesivamente desarrollado. Al microscopio, las glándulas endometriales se ven amontonadas y demasiado apretadas entre ellas. Este desarrollo excesivo es consecuencia de la sobrestimulación del revestimiento uterino por estrógeno no equilibrado por progesterona. El trastorno se llama hiperplasia quística y adenomatosa (que quiere decir demasiadas glándulas) del endometrio.[62] (No hay que confundirla con la endometriosis, de la que hablaremos en detalle en el capítulo 6.) La hiperplasia se produce cuando los ovarios no han ovulado regularmente: en lugar de un engrosamiento uniforme del revestimiento uterino (endometrio) y después su expulsión, por las hormonas asociadas con la ovulación regular, el endometrio se desincroniza. Algunas partes del revestimiento «creen» que es el día 7, mientras que otras «creen» que es el día 28. Esto tiene por consecuencia un sangrado irregular e intermitente.

La hiperplasia quística y adenomatosa, o hiperplasia endometrial simple, no se considera peligrosa a no ser que se encuentren células anormales al hacer la biopsia del revestimiento uterino. Es bastante normal encontrar algo de hiperplasia endometrial simple en una biopsia, y no es motivo de alarma si esto ocurre sólo una o dos veces. Muchas mujeres de más de 40 o 50 años no ovulan de vez en cuando ya que sus ovarios están pasando por los cambios que conducen a la menopausia. Cuando se le hacen irregulares las reglas no precisa necesariamente una biopsia uterina, aunque esta es una decisión que se debe tomar caso por caso según sea el historial de la mujer y lo que se encuentre en el examen.

Tratamiento

Advierto que para este y otros trastornos me refiero a los tratamientos que se recetan más corrientemente en Estados Unidos. Estos tratamientos no van dirigidos a los problemas subyacentes a los síntomas. Esos problemas subyacentes y lo que puede aprender la mujer de ellos los trato en las historias de casos individuales al final de este capítulo.

En muchos casos la hiperplasia endometrial simple desaparece sola. Sin embargo, en un porcentaje muy pequeño de mujeres con este trastorno se encuentran células atípicas en la biopsia. La hiperplasia endometrial ha de ser controlada y seguida para estar segura de que se marcha y no progresa. Estadísticamente sí hay una mayor incidencia de cáncer de útero entre las mujeres que no ovulan durante muchos años. Los ginecólogos están formados para tratar a todas las mujeres como si estuvieran en riesgo de enfermar de cáncer. Por lo tanto, el tratamiento convencional inicial de la hiperplasia endometrial consiste en dar una progestina sintética como Provera o Aygestin durante uno a tres meses y después repetir la biopsia endometrial para ver si ha desaparecido el trastorno. Yo suelo recomendar progesterona natural para este fin, sobre todo a aquellas mujeres a quienes la progestina sintética provoca efectos secundarios adversos. (En el «Programa para aliviar el síndrome premenstrual» [pág. 197] se explica la diferencia entre la progesterona sintética, o progestina, y la natural.) Entre los médicos hay bastante variación respecto a la dosis que recetan y la duración del tratamiento. A veces se llama «legrado médico» al tratamiento con fármacos progestínicos, porque éstos causan un desprendimiento del revestimiento uterino de modo uniforme y todo de una vez, y esto libera al útero de la acumulación de tejido. La progesterona natural, en cambio, tiene la capacidad de regular los receptores de estrógeno, lo cual significa que reduce la sensibilidad de las células al estrógeno; esto suele hacer desaparecer la hiperplasia endometrial benigna.

Algunas mujeres afectadas por hiperplasia endometrial persistente no responden al tratamiento con progestinas ni con progesterona y es posible que sea necesario practicarle un legrado quirúrgico, en el quirófano. En casos muy raros, es posible que se haga necesaria una histerectomía si el trastorno no desaparece, o si progresa hasta producir células anormales.

Sangrado uterino disfuncional

Se llama sangrado uterino disfuncional a las faltas de reglas más que ocasionales o a la frecuente pérdida de sangre entre reglas. (Véase también la sección «Ovarios poliquísticos» y anovulación en el capítulo 7.) Las mujeres que han dado a luz con cesárea podrían tener sangrados ocasionales debido a las alteraciones del revestimiento uterino causadas por la cicatriz en el útero. Muchas anormalidades menstruales suelen tener origen «hipotalámico», lo que significa que están relacionadas con esa compleja interacción entre el cerebro, los ovarios y el útero. La ansiedad y la depresión intensas cambian la cantidad de neurotransmisores del cerebro y pueden afectar a la actividad hipotalámica. El sangrado uterino disfuncional suele ir acompañado por ciclos anovulatorios y demasiado estrógeno en relación con la progesterona. También está relacionado con un desequilibrio hormonal causado por elevados niveles de cortisol e insulina, que cambian el modo como se metaboliza el estrógeno. Aunque he sido formada para buscar anormalidades endocrinas, como problemas tiroideos o pituitarios, por ejemplo, que puedan ser causa de las anormalidades menstruales, rara vez encuentro algo anormal mediante los análisis de sangre estándar y el examen físico. Dado que este trastorno también puede estar relacionado con un elevado nivel de prolactina en la sangre, causado por tumores pituitarios, siempre pido que en el análisis de sangre se compruebe también el nivel de esta hormona. Sin embargo, no es común que haya un nivel demasiado elevado de la hormona prolactina, trastorno que se llama hiperprolactinemia.

El diagnóstico de sangrado uterino disfuncional se hace basándose en la historia personal, análisis de sangre que comprueben los niveles de las hormonas pituitaria y tiroidea, y a veces una biopsia del interior del útero para ver si en el revestimiento uterino hay señales de anovulación o células anormales.

Tratamiento estándar

El tratamiento estándar del sangrado uterino disfuncional consiste en administrar hormonas como la píldora anticonceptiva para regular los periodos menstruales. Actualmente este tratamiento corriente se da hasta la menopausia a mujeres que no fuman. Las píldoras anticonceptivas sí tienen por consecuencia reglas más regulares, y tomarlas podría ser la primera opción para mujeres que tienen una vida demasiado ajetreada para poder cambiar su dieta, tomar suplementos o hacer ejercicio. Pero las píldoras no sanan nada, simplemente enmascaran los problemas subyacentes del cuerpo o «adormecen» por un tiempo los desequilibrios. Sin embargo, como la mayoría de los ginecólogos, yo he recetado píldoras anticonceptivas a muchas mujeres, tanto para anticoncepción como para el sangrado uterino disfuncional, porque tomar la píldora es la manera más fácil que tiene la mujer de eliminar sus síntomas sin hacer el trabajo de cambiar los aspectos de su vida que contribuyen al problema.

Según las estadísticas, las mujeres mayores de 40 años que tienen este trastorno están en mayor riesgo de hiperplasia endometrial, y muchos médicos hacen una biopsia del endometrio antes de iniciar el tratamiento hormonal. La hormona progestina (progesterona sintética como Provera o Aygestin) suele ser el tratamiento elegido, tanto para eliminar la hiperplasia si la hay como para detener el sangrado anormal. Yo recomiendo progesterona natural para este mismo fin (gel vaginal Crinone o Prochieve o cápsulas de Prometrium). Si la mujer tiene faltas de reglas y desea quedar embarazada, suele recetarse el medicamento para la fertilidad Clomid, que engaña al cerebro y a los ovarios para que produzcan una ovulación.[63]

Un subgrupo de mujeres con este trastorno tienen sobrepeso. No ovulan regularmente, en parte debido a que la grasa corporal produce demasiado estrógeno. El estrógeno estimula excesivamente el revestimiento uterino y puede producir anovulación. A veces estas mujeres tienen un trastorno llamado síndrome de ovario poliquístico, en el cual los ovarios desarrollan un engrosamiento de la pared externa, bajo la cual muchos óvulos, parcialmente estimulados y no expulsados, forman quistes. En los exámenes por ultrasonido, los ovarios aparecen agrandados y presentan en ellos múltiples quistes pequeños. (Es interesante observar que las personas intuitivas médicas señalan exactamente esto mismo cuando hacen su lectura de estas mujeres.) Los estudios han demostrado que el riesgo de irregularidades menstruales es dos a tres veces mayor en mujeres obesas que en las que tienen un volumen corporal normal.[64] Un cambio dietético para disminuir el exceso de grasa corporal puede servir para bajar los niveles de estrógeno. Estas mujeres también tienen elevados niveles de andrógenos, lo que contribuye al problema. Los andrógenos son un grupo de hormonas, entre ellas la testosterona, que se producen en los ovarios, las glándulas suprarrenales y la grasa corporal.

Y al igual que los casos de síndrome premenstrual y dolores menstruales, un estrés constante, una dieta rica en alimentos refinados y pobre en nutrientes, y la falta de exposición a la luz natural, pueden ser causa de sangrado uterino disfuncional. A muchas de mis clientas les ha ido bien con solo hacer cambios en el estilo de vida y en la dieta. Algunas hacen estos cambios además del tratamiento hormonal.

Programa alternativo de tratamiento

Mi plan de tratamiento suele incluir uno o más de los puntos siguientes:

- *Mejorar la dieta* (véase cap. 17 y la dieta recomendada para dolores menstruales en pág. 180).
- *Suplemento multivitamínico-mineral y ácidos grasos esenciales.* Éstos contribuyen a metabolizar el exceso de estrógeno y andrógenos y a disminuir la inflamación celular. (Véase información sobre ácidos grasos esenciales en Tratamiento para los dolores menstruales, pág. 182).
- *Progesterona natural.* Ésta se puede tomar por vía oral o transdérmica. La dosis depende de los síntomas; normalmente es de 50 a 200 mg diarios por vía oral, desde mitad de ciclo hasta el comienzo de la regla (por lo general los días 14 a 28 del ciclo), durante al menos tres meses. Para los casos moderados, aplicar una crema de progesterona al 2 por ciento, un cuarto de cucharadita una o dos veces al día, los mismos días. También se puede administrar progesterona natural en supositorios, por vía vaginal, durante treinta días o más, según la paciente.
- *Compresas de aceite de ricino.* Se aplican en el bajo abdomen al menos tres veces por semana, 60 minutos cada vez. Este programa deberá seguirse durante un mínimo de tres meses, y pasado ese tiempo se puede reducir a una vez a la semana. No hay que ponerse compresas mientras se está con regla abundante.

El aceite de ricino (llamado también palmacristi o higuerilla) se ha usado durante cientos de años por sus propiedades curativas. Las compresas de aceite de ricino son un tratamiento que solía recetar el intuitivo médico Edgar Cayce para muchos y diferentes trastornos. A mí me las dio a conocer la doctora Gladys McGarey, que las ha usado en su práctica médica durante más de cuarenta años. Se preparan empapando un paño de lana o franela de algodón doblado en cuatro con aceite de ricino prensado en frío. La franela empapada en aceite se coloca directamente sobre la piel del bajo abdomen y se cubre con un trozo de plástico (de bolsa de plástico por ejemplo). Sobre la compresa se aplica calor, por ejemplo una bolsa de agua caliente o una almohadilla eléctrica. Sobre la fuente de calor se puede colocar una manta o toalla para sujetarla. Yo prefiero una fuente de calor no eléctrica y recomiendo una bolsa de agua caliente. La paciente entonces permanece una hora echada con esto sobre el bajo abdomen. Le pido que durante el tratamiento preste atención a los pensamientos, imágenes y sentimientos que surjan y los anote en un diario. Estudios preliminares sobre las compresas de aceite de ricino realizados en la Facultad de Medicina George Washington indican que mejoran el funcionamiento del sistema inmunitario.

- *Terapia de luz.* Determina cuál fue el primer día de tu última regla con la mayor exactitud posible (tal vez tengas que limitarte a suponerla). Desde los días 14 al 17 del ciclo, duerme con una lámpara normal de mesa de noche encendida en el suelo, al lado de la cama, con bombilla de 100 vatios, y con una pantalla que haga reflejar la luz en el techo y pared, pero que perturbe lo menos posible tu sueño. Haz esto durante seis meses. En un estudio realizado con 2.000 mujeres, más del 50 por ciento regularon sus ciclos, antes irregulares, a un ciclo regular de 29 días con este sistema.[65]

- *Acupuntura y hierbas.* La acupuntura y las hierbas pueden solucionar el sangrado uterino disfuncional y muchos otros problemas ginecológicos. Así como hay muchos estados emocionales y disfunciones de la energía que podrían disponer el escenario para trastornos menstruales, hay muchos tratamientos orientales, apropiados y específicos, con acupuntura y con hierbas, que se pueden recetar. Cuando una mujer busca tratamiento de acupuntura y de hierbas orientales para su trastorno menstrual, es posible que reciba uno de entre muchos diagnósticos, algunos de los cuales son: insuficiencia de riego sanguíneo del corazón, bazo o hígado; insuficiencia de *chi*; sangre estancada; *chi* estancado. Según sea su historial o síntomas físicos, así como el examen físico, se seleccionarán los puntos concretos de acupuntura y las hierbas apropiados para su trastorno. La mujer que se sienta atraída hacia ese método debe buscar un practicante de medicina oriental adecuadamente formado y con quien ella se sienta segura.

- *Meditación y reducción del estrés.* Cualquier modalidad que reduzca el estrés puede servir para regular los periodos menstruales, debido a la profunda relación que existe entre el estrés emocional o psíquico y el desequilibrio bioquímico.

HISTORIAS DE MUJERES

DEBORAH: RUPTURA DE LAZOS FAMILIARES. Deborah tenía 17 años cuando salió de su casa para estudiar en la universidad. Según su descripción, su familia era «de clase media baja y no orientada a la educación universitaria». De hecho, ella era la primera persona de su familia que se iba de casa por algo que no fuera casarse. Su familia no estaba de acuerdo con que viviera lejos de casa y querían que fuera a visitarlos todos los fines de semana.

Durante su primer año en la universidad, conoció a muchas personas interesantes que la entusiasmaban; se le abrió todo un mundo de retos intelectuales y posibilidades profesionales. Se sentía más feliz y satisfecha que nunca. Desgraciadamente, su madre, temiendo perderla, comenzó a llamarla todas las noches para decirle que era una fracasada y que jamás triunfaría en nada si continuaba en la universidad. La amenazó con llamar al decano para que le rescindiera la beca y no le quedara otra opción que volver a casa.

Deborah se deprimió y por primera vez desde su menarquia comenzó a tener reglas irregulares. Le venían dos o tres veces al mes, o pasaba dos o tres meses seguidos sin regla. Para sentirse mejor consigo misma, comenzó a correr como forma de hacer ejercicio. Al principio esto la hizo sentirse más fuerte físicamente, más independiente y más al mando de su vida. Pero el ejercicio no le regularizó los periodos menstruales; en realidad, contribuyó a largos periodos de amenorrea (falta de reglas). Fue a ver a un ginecólogo y éste le dijo que el examen pelviano era completamente normal. El motivo de su problema, le dijo, era que «andaba tonteando con demasiados tíos». Dado que en esos momentos no estaba relacionada con ningún hombre, no se sintió ayudada por el médico y no volvió a ver a un ginecólogo en los once años siguientes.

Sin embargo, sí consultó con un acupuntor, que le recetó hierbas chinas además de acupuntura. Estos tratamientos le regularon las reglas en dos meses, pero muy pronto descubrió que tenía que tratar la causa de su depresión, que le volvía cada vez que tenía que dejar de correr debido a alguna lesión. (Comprobó que la menstruación volvía a la anormalidad tan pronto dejaba los tratamientos de acupuntura y de hierbas.) Se dio cuenta de que la causa de sus problemas era su relación con su madre, y finalmente se trasladó de estado, lejos de las continuas llamadas telefónicas de su madre, para romper el control de ésta sobre su vida.

Cuando vi a Deborah por primera vez, se estaba recuperando de la adicción al ejercicio y de la relación con su madre. Había comenzado una psicoterapia y estaba explorando esos problemas. Le recomendé un seminario intensivo para aprender a conectar con sus sentimientos, una dieta de alimentos integrales, crema de progesterona natural y un suplemento de calcio y magnesio. En los seis meses siguientes se le regularizaron la reglas a cada 28-29 días, y se le acabó la depresión. Ha roto los lazos con su familia de origen, que estaban en la raíz de su problema, y su vida se está equilibrando en todos los aspectos.

DONNA: FAMILIA DISFUNCIONAL Y SANGRADOS DISFUNCIONALES. Donna, profesora universitaria de 42 años, vino a verme con un historial de seis meses de reglas irregulares; tenía reglas de dos semanas seguidas, después nada durante seis meses, después unos pocos días con pérdidas pequeñas, etcétera. También le venían ataques de ansiedad y depresión intensas que le duraban tres semanas, alrededor del tiempo en que le comenzaba la irregularidad. Una biopsia endometrial reveló hiperplasia quística y adenomatosa, anormalidad relacionada con la anovulación (no ovulación).

La madre de Donna también había tenido periodos menstruales anormales y cambios de estado de ánimo pasados los 40 años, pero había decidido que «todo esto es cuestión de hormonas y simplemente hay que aguantarlo». Donna estaba bastante segura de que su madre tenía problemas no resueltos con su padre, ya que el recuerdo que tenía de su abuelo, cuando ella era niña, era el de una persona que le inspiraba miedo, la asustaba estar con él.

Me contó que había tenido sueños y recuerdos sobre abusos sexuales por parte de sus tíos. «Me aterra la idea de que si le cuento a alguien lo que ocurrió o lo que creo que ocurrió, Dios me va a castigar —me dijo—. ¿Puedo obligarme a tratar este asunto más rápido?» Como le ocurre a muchas mujeres, tenía la impresión de que el mero hecho de contar los hechos (quién, qué, dónde y cuándo), le serviría para solucionar las molestias y continuar con su vida de una vez por todas.

Pero no es así como funciona la curación de la vida. Tenemos que permitir, respetuosamente, que el trabajo de curación siga su curso suave, gradual.

La educación de Donna la llevaba a pensar: «Todo en la vida es culpa mía. Vivo pensando que estoy loca y que debo haberme inventado este asunto». La tranquilicé diciéndole que en esta cultura a las mujeres se las ha llamado locas durante siglos por decir la verdad, y que lo que le estaba pasando era muy normal, dada su historia. Decidió entrar en un grupo de supervivientes de incesto para con su ayuda trabajar en resolver su propia negación y la de su familia. Pasados varios meses de trabajo, se le practicó otra biopsia de endometrio, para comprobar si había células anormales, y resultó perfectamente normal, como también las hormonas de la pituitaria. Poco a poco se le habían ido regularizando las reglas.

Tratar sus traumas emocionales fue lo que realmente «curó» los problemas menstruales de Donna. Sus reglas, mediante su irregularidad, le habían comunicado su sabiduría corporal. La sangre menstrual le llamó la atención hacia la curación que necesitaba hacer en su relación con su familia, con su línea de sangre.

DARLENE: REGLAS IRREGULARES DESDE LA MENARQUIA. A Darlene, profesora, la atendí por primera vez cuando ella tenía 32 años. Estaba casada, no tenía hijos, y desde la pubertad mostraba un largo historial de sangrado uterino disfuncional. Pasaba largos periodos de tiempo sin regla, seguidos por hemorragia casi continua durante un mes y después pérdidas pequeñas infrecuentes. Tenía problemas de ansiedad continua y ataques de pánico si se veía obligada a estar fuera de casa un periodo largo. Su matrimonio era una causa de infelicidad más que de agrado. Generalmente estaba nerviosa, tenía problemas para dormir y sufría de frecuentes dolores de cabeza.

Su infancia y adolescencia habían sido estresantes. Su padre y al menos un abuelo eran alcohólicos, aunque había muchísima negación respecto a esto en su familia. Su madre, su abuela materna y una prima habían tenido problemas de hemorragia uterina que habían llevado a histerectomías. Su tía y otra prima tenían cáncer de útero y también les habían practicado histerectomías.

El motivo de venir a verme fue para trabajar la fertilidad. Dado el cuadro de hemorragias, le hicimos una biopsia endometrial, que reveló hiperplasia endometrial. Para tratar este trastorno le recetamos elevadas dosis de progestina sintética. Sin embargo, a diferencia de muchas mujeres que siguen este tratamiento, no se le detuvieron las hemorragias. Después del tratamiento con progestina se le practicó una segunda biopsia, y esta vez se encontró la anormalidad de hiperplasia quística y adenomatosa. El siguiente paso sería legrado quirúrgico con dilatación para estar seguras de que no tenía cáncer de útero.

Pero a ella la aterraba esta intervención y me suplicó que le diera un tratamiento alternativo. Al ver su fuerte reacción, cedí y le recomendé compresas de aceite de ricino en el bajo abdomen, tres a cuatro veces por semana, para mejorar su sistema inmunitario. Yo sabía que eso le daría la oportunidad de reflexionar al menos tres veces por semana sobre su trastorno y los mensajes que éste quería transmitirle. Acordamos que si eso no le cambiaba las células, seguiríamos adelante y haríamos el legrado quirúrgico.

Pasadas dos semanas le hice otra biopsia de endometrio. El tejido era normal, en consonancia con la primera fase de su ciclo menstrual. Darlene estaba eufórica y lloró de alivio. Durante esos meses había cambiado su bioquímica ayudándose con la técnica de *biofeedback*, que hacía para el insomnio, dolores de cabeza y ansiedad. Comprendiendo que su matrimonio no había sido saludable para ella, se separó de su marido, comenzó el proceso de divorcio y se lió en un romance con el cual satisfacía sus necesidades sexuales, lo que resultó ser muy sanador para ella.

Tres años después, cuando vino a verme para su examen anual, me contó que estaba desarrollando una sensación de poder alrededor de su ciclo menstrual que le resultaba nuevo y muy estimulante. «Tengo los pechos más grandes —me dijo—; me siento poderosa y camino como si supiera los secretos del Universo. Creo que durante años mi familia se ha sentido aterrada de mi poder. Recuerdo que pensaba eso cuando era pequeña. Aunque tener este poder me parece algo nuevo, también me parece algo que he sabido desde hace mucho tiempo.» Darlene ha recuperado su conexión con el femenino universal y con su sexualidad. Al hacerlo, ha roto el ciclo de sangrados irregulares que duraba generaciones en su familia.

Reglas excesivamente abundantes (menorragia)

Algunas mujeres sangran de forma tan copiosa durante la menstruación que rutinariamente manchan la ropa aun llevando uno o dos tampones más una compresa. La sangre les pasa a la ropa incluso durante el segundo o tercer día de regla. Las hay que no pueden salir de casa esos días debido al sangrado tan abundante. Una de mis pacientes decidió hacerse una histerectomía después de mancharse la ropa y manchar la tapicería del asiento del avión en dos viajes de negocio que hiciera a Europa.

Este tipo de sangrado tan abundante se llama menorragia. Las mujeres que sufren de este trastorno tienen reglas regulares pero muy copiosas. Con el tiempo la menorragia puede ser causa de anemia (pocos glóbulos rojos) si la mujer no toma suficiente hierro en la dieta o si su cuerpo no puede reponer la sangre que pierde cada mes. La menorragia puede estar causada por miomas, por endometriosis o por adenomiosis. Excepcionalmente está relacionada con un problema tiroideo. Algunas mujeres sangran abundantemente sin ningún motivo aparente.

Las reglas crónicamente abundantes pueden estar relacionadas con estrés constante debido a problemas del segundo chakra, entre otros, de creatividad, relaciones, dinero y control de los demás. Una de mis clientas que tenía a veces reglas muy abundantes, observó que esto le ocurría cuando estaba dolida y necesitaba llorar. «Cuando sangro así creo que es como si la parte inferior de mi cuerpo llorara las pérdidas que he sufrido en mi vida», decía. Cuando se tomaba el tiempo para prestar atención a los diferentes problemas que estaba teniendo y se permitía sentir las desilusiones y la pena, tenía reglas normales. Otra clienta, que sufría de fuertes dolores todos los meses y sangraba profusamente, comenzó a pensar que el dolor uterino estaba relacionado con su fuerte necesidad de espacio creativo en su vida. Empezó a reservarse una hora al día para hacer escultura. Cada vez que lo hacía, conectaba con la alegría de crear por crear y poco a poco le fue disminuyendo el dolor pelviano y la cantidad de sangre cada mes.

La adenomiosis, causa común de reglas abundantes, es un trastorno en el cual las glándulas que normalmente se desarrollan en el revestimiento del útero o endometrio, penetran en las paredes del útero. (A veces llamada endometriosis interna, la adenomiosis se presenta junto con miomas y/o endometriosis, pero no siempre.) Este trastorno puede invadir de sangre el interior de la pared uterina en cada periodo menstrual, lo cual es causa de menstruaciones dolorosas y muy abundantes. La pared uterina se esponja y congestiona con sangre, lo cual causa un trastorno en el que los músculos uterinos no pueden contraerse normalmente para disminuir el sangrado.

Generalmente se puede sospechar de adenomiosis por la historia de la mujer y por una característica sensación de que el útero está «pantanoso» al palparlo en el examen pelviano. Sin embargo, sólo se puede hacer un diagnóstico definitivo por resonancia magnética nuclear o por biopsia de la pared uterina, que consiste en extraer quirúrgicamente un trozo de útero, o extirparlo todo entero.

Tratamiento

Como para todos los trastornos mencionados en esta sección, las modalidades que cambian el campo electromagnético que rodea el cuerpo y desbloquea la energía de la pelvis pueden tener un efecto beneficioso en la menorragia. La acupuntura, la meditación y el masaje están entre esas modalidades.

- *Cambio de dieta.* Esté o no causada la menorragia por adenomiosis, suele responder bien a una dieta que equilibre las hormonas, disminuya los efectos del exceso de insulina y reduzca el exceso de estrógeno y andrógenos en circulación.
- *Suplementos.* Para las reglas muy abundantes, sobre todo durante la perimenopausia, prueba con los siguientes suplementos diarios: vitamina E (100-400 UI) y vitamina A (5.000-10.000 UI).[66] Al parecer la vitamina A regula el nivel de estrógeno; la vitamina E previene el exceso de coagulación y mantiene más normal el flujo; la vitamina A se puede tomar en dosis de hasta 100.000 UI diarias pero sólo durante tres meses, porque hay riesgo de toxicidad (aunque 5.000-10.000 UI de vitamina A está dentro del margen no tóxico, es mejor no tomarla si estás tratando de quedar embarazada.) Se ha demostrado también que la vitamina C con bioflavonoides (500 mg diarios) y la vitamina A disminuyen el sangrado menstrual.[67] Yo recomiendo también un buen suplemento multivitamínico-mineral que contenga cantidades adecuadas de todas las vitaminas, ya que éstas tienden a funcionar de modo sinérgico (en el capítulo 17 encontra-

rás recomendaciones de dosis). También suele ir bien eliminar todos los productos lácteos (incluso los desnatados) durante al menos tres meses.

- *Medicamentos*. A las mujeres cuya menorragia no responde a la dieta o que prefieren otras opciones suele irles bien progestina para controlar el sangrado. Normalmente yo recomiendo de 5 a 10 mg de Provera o Aygestin, tomados una o dos veces al día durante las dos últimas semanas de cada ciclo menstrual. En muchos casos pueden ir bien las píldoras anticonceptivas. También se puede usar progesterona natural, tomada por vía oral o aplicada en la piel en forma de crema. La dosis depende de la gravedad del problema. Para progesterona oral, desde el día 14 al 28 del ciclo: 100 mg cuatro veces al día en los casos más graves; 50 mg dos veces al día en los casos más moderados. Para la crema de progesterona (400 mg de progesterona por cada 30 gramos): media cucharadita dos veces al día en las zonas suaves de la piel: pechos, cuello, cara, abdomen, parte interior de los muslos, brazos o manos. Seguir la dieta reseñada en el capítulo 17 suele disminuir o eliminar con el tiempo la necesidad de progestina o progesterona. Algunas mujeres han seguido este tratamiento durante meses e incluso años como alternativa a la histerectomía.

- Los inhibidores de la prostaglandina como ibuprofén (Advil o Motrin), naproxeno sódico (Aleve) o ácido mefenámico (Ponstel) también han ido bien a algunas mujeres para disminuir el sangrado menstrual.[68] Es mejor tomar estos medicamentos una o dos veces al día durante tres o cuatro días antes de que deba comenzar la menstruación, y continuar tomándolos durante los días en que la regla es normalmente más abundante.

- *Cirugía*. La ablación endometrial, en la que se cauteriza el revestimiento del útero, es un tratamiento quirúrgico para las mujeres cuya menorragia no ha respondido a ninguno de los demás tratamientos. Es una excelente alternativa a la histerectomía y controla eficazmente la profusión de sangre en más del 85 por ciento de los casos. Se puede practicar como tratamiento ambulatorio, o con una estancia de una noche en el hospital.[69] Las mujeres que optan por esta intervención deben ser concienzudamente exploradas antes para estar seguros de que el trastorno va a responder, porque no en todas da resultado. Otra opción es la histerectomía.

Sanar nuestra historia menstrual: Preparar a nuestras hijas

Muchas mujeres, como aquellas de las que he hablado en este capítulo, le han dado la vuelta completa a sus dolorosas experiencias menstruales y han comenzado a recuperar la herencia que les corresponde: su sabiduría corporal y menstrual. Cuando una mujer hace esto, transmite a la generación siguiente una imagen corporal y una relación con su cuerpo más positivas. De esta manera se libera ella y libera a otras de la degradación patriarcal de lo femenino, y con eso aumenta enormemente la posibilidad de sanar los ciclos de todas las mujeres.

Durante demasiado tiempo a las chicas se les ha presentado el ciclo menstrual únicamente desde el punto de vista de la relación sexual y de la posibilidad de quedar embarazadas sin darse cuenta. La mayoría de las chicas no están preparadas emocionalmente para comprender la plenitud de su sexualidad femenina mientras no sepan y comprendan el funcionamiento de su útero, trompas de Falopio, ovarios y la naturaleza cíclica menstrual. Recuperar la sabiduría menstrual entraña que las mujeres imaginemos una manera nueva y positiva de pensar y hablar sobre la experiencia menstrual, con nosotras mismas, con nuestras hijas y con los hombres de nuestras familias. Además, supone educarnos a nosotras mismas y educar a los demás acerca de la sexualidad femenina. Muchos hombres expresan su inquietud por la pubertad de sus hijas. Al parecer los padres tienen la percepción, muy antigua y probablemente no analizada, de que es necesario proteger a sus hijas de otros hombres y chicos. Si esta protección realmente diera resultados y sirviera a las mujeres para sentirse seguras en sus cuerpos femeninos, podríamos sentirnos muy felices de ella. Sin embargo, en la realidad, los padres sencillamente no pueden proteger eficazmente a sus hijas, y las niñas y mujeres no pueden y no deben continuar buscando hombres para que las protejan y mantengan.

Muchas mujeres me han contado sobre la falta de apoyo que encontraron en sus padres al llegar a la menarquia: «Tan pronto como tuve mi primera regla, las cosas cambiaron entre nosotros. Mi padre jamás volvió a abrazarme ni a acariciarme. Nuestra relación ya no fue la misma, nunca más». Una mujer que tenía miomas uterinos recordó que una vez, cuando tenía 14 años y estaba muy arregladita para salir con un chico, su padre le gritó: «¡Eres una guarra, una puta!». Hacía años que no recordaba eso. Cuenta que se sintió como si esas palabras le penetraran el cuerpo y se quedaran allí, influyendo en su modo de sentirse consigo misma como mujer durante los veinte años siguientes.

Desde el nacimiento se nos adoctrina con la idea de que nuestros cuerpos están sujetos a la mirada posesiva de otras personas y expuestos al comentario y observación públicos. Hacemos desfilar a nuestras hijas pequeñas ante las miradas de los demás, y con frecuencia las vestimos como si fueran pequeños confites para agradar. Uno de mis colegas nos explicó que cuando su hija de 13 años se sentó a la mesa, el hermano mayor comentó: «Veo que hemos tenido la visita del hada de los pechos». Él lo contó riendo a carcajadas, pero me imagino que su hija no lo encontró nada divertido.

Para muchas chicas de esta sociedad, la pubertad ha sido una época de pérdidas. Cuando mi hija mayor tenía 11 años y yo la estaba metiendo en la cama una noche, me dijo que le preocupaba una cosa. Tenía un bulto en el pecho que le dolía y estaba asustada. Me pidió que se lo examinara. Eso hice, y vi que bajo el pezón izquierdo le estaba comenzando a asomar el pecho; el primer signo de pubertad. Le dije que eso era normal y que no tenía nada de qué preocuparse. ¡La felicité!

Más tarde esa noche entró en mi habitación; no podía dormirse.

—¿Podemos hablar? —me preguntó.

—Por supuesto.

Le pregunté qué le preocupaba y se echó a llorar.

—No quiero crecer —dijo.

La abracé y le conté que yo recordaba haber sentido lo mismo. Hacía años que no lo recordaba. Pero al verla ahí en mis brazos, en el umbral de la pubertad, recordé la profunda tristeza que me produjo la idea de crecer. Recuerdo que no quería irme de casa jamás; no quería que mi vida cambiara nunca. Estuvimos allí sentadas en la cama hablando de eso, teniéndola abrazada.

Pasado un rato le pregunté si quería hablar de eso con su padre.

—Sí —dijo, y le preguntó—: Papá, ¿alguna vez te sentiste triste por crecer?

—No —dijo él—, hasta estos últimos años.

Los tres nos echamos a reír por su respuesta. Después de otros minutos de reconocer los sentimientos de mi hija hacia la pubertad, ella nos dio las gracias y se bajó de la cama, feliz. Esa experiencia fue para mí un fabuloso ejemplo de cómo nuestras emociones, cuando las respetamos y expresamos, pasan naturalmente por el cuerpo y se marchan.

Mi hija no volvió a tocar este tema, pero sabía que podía. Cuando le vino la regla a los 14 años estaba bien preparada, y le encantó recibir un ramo de flores de su padre y una muñeca especial y un libro de mí. Esa celebración del paso a mujer de nuestra hija no habría tenido lugar si yo no hubiera comprendido que en un plano muy profundo, indecible, ella sabía que pasar de la inocencia de la infancia a la pubertad no es una perspectiva totalmente feliz en una cultura en que el cuerpo femenino es un artículo de consumo. Cuando trabajamos juntas para crear nuevos ritos de pasaje o transición para las mujeres, debemos reconocer que avanzar también significa dejar atrás y llorar lo que se pierde.

Ciertamente, no podemos llevar a nuestras hijas a un espacio donde nunca hemos estado. No podemos ofrecerles plena curación en aspectos en los cuales todavía estamos profundamente heridas nosotras mismas. Si todavía llevamos en nosotras generaciones de vergüenza por los procesos de nuestro cuerpo femenino, no podemos esperar transmitirles a nuestras hijas un verdadero amor por su cuerpo. Pero en el instante en que decidimos abordar todo esto, pensarlo de una manera nueva y comenzar el proceso de recuperar nuestra sabiduría menstrual, cambia todo el panorama. Podemos comenzar a idear nuevas ceremonias y nuevos ritos de pasaje para nosotras y nuestras hijas mientras al mismo tiempo trabajamos con nuestra vieja programación y nuestro viejo dolor.

Lo bueno es que esto ya está ocurriendo en todo el planeta. En Estados Unidos, por ejemplo, un grupo de defensoras de la salud menstrual ha fundado la Red Web Foundation (www.redwebfoundation), llevada por sus miembros, dedicada a favorecer una visión social positiva de los cuerpos de niñas y mujeres y de los ciclos menstruales, desde la primera a la última regla, y a crear bienestar físico, emocional y espiritual. Esta fundación ofrece una amplia gama de recursos para introducir a las niñas en su primer ciclo menstrual de una manera potenciadora, y también educar a las mujeres de todas las edades acerca de los efectos positivos de sus ciclos.

La Red Web Foundation fue inspirada por el trabajo pionero de la difunta Tamara Slayton, fundadora de la Menstrual Health Foundation. Tamara me explicó que muchas niñas no están preparadas para comprender del todo su sexualidad mientras no hayan conectado primero sus ciclos de creatividad con sus ciclos menstruales. Con ese fin solía enseñar potenciación menstrual mediante actividades como hacer muñecas y otras artes creativas. Un número reciente de la hoja informativa de la Red Web, que informa de un maravilloso rito moderno en Inglaterra para celebrar a la niña que se hace mujer, es un testimonio de la original visión de Tamara y de lo lejos que ha llegado1. Aunque hay muchísimas maneras de celebrar la transformación en mujer de una niña en su familia, no hay nada más potente que hacerlo en un grupo grande. Cuando la niña está rodeada por su importantísimo grupo de amigas y compañeras para esta celebración, desaparecen su vacilación y azoramiento, y se siente abrazada y aceptada por su comunidad más grande de un modo poderoso. Simplemente saber que este tipo de celebración es posible es muy enriquecedor en todos los planos.

MODERNA CEREMONIA TRIBAL DE CELEBRACIÓN DE LA MENARQUIA

El siguiente relato lo escribió Rachael O'Neill, educadora en la salud. Lo presento aquí para ilustrar cómo se está recuperando la sabiduría de las mujeres en todo el planeta.

En mayo de 2005 tuve la suerte de participar en una gran ceremonia para la menarquia en Dorset, Reino Unido, y me dieron ganas de contaros esta experiencia.

La ceremonia se celebraba para todas las niñas que habían comenzado a menstruar a lo largo del año anterior. Al principio de la semana cada niña eligió una «Madre Luna», la que más avanzada la semana asistiría con ella a la ceremonia, la ayudaría a prepararse, le contaría historias de menstruaciones, y la noche anterior al rito soñaría con un «Nombre Luna» para ella. Después las chicas asistieron a un taller para hacer pulseras y collares. Emplearon abalorios coloreados con las diferentes fases del ciclo: blanco (fase virgen: preovulación), azul (fase madre: ovulación), rojo (fase transformadora: regla) y negro (fase hechicera: posregla). A estas joyas las niñas añadieron plumas, hilos hermosos y cuentas de oro y plata. Mientras hacían las joyas conversé con las chicas acerca de antiguas tradiciones tribales, casas o tiendas «Luna» para pasar el tiempo de la menstruación, y del poder intuitivo de la mujer. Después de eso cantamos hermosas canciones de mujeres.

Durante la semana las mujeres del campamento se reunían a organizar la ceremonia y los hombres también se reunían entre ellos: escribieron una canción y en las reuniones relataban historias sobre las tradiciones de los hombres y acerca de honrar a las mujeres. Su parte en la ceremonia sería «vigilar» el sagrado espacio ceremonial vestidos de guerreros y caminar por fuera tocando tambores y entonando cánticos. Cada niña eligió a un Padre Luna que le haría una corona para la ceremonia, y después entraría para representar a todos los hombres de la comunidad.

El rito comenzó con la decoración de una tienda muy alta en la que se pusieron coloridas colgaduras y una entrada hecha con ramas de sauce y flores. Encendieron el incienso y se preparó el espacio para cantar y entonar cánticos. A las mujeres se las invitó a vestirse con colores que indicaran la fase de su ciclo (blanco, rojo y negro, para las fases premenstruación, menstruación y menopausia, según conviniera)

Mientras tanto las chicas se estaban preparando con sus Madres Luna, eran ungidas con agua sagrada y vestidas de blanco con una cinta blanca en el pelo. La entrada de la tienda estaba guardada por las sabias «abuelas/viejas hechiceras», que dieron la bienvenida a las niñas. Después de cantar «Merry Maidens» [Alegres doncellas], las niñas se marcharon a cambiarse ropa, gritando sus nombres, lo que simbolizaba que dejaban atrás su parte «niña». Cada mujer dijo tres palabras para resumir su experiencia menstrual y el aire se llenó de palabras como «conexión, dolor, pérdida, renovación», e incluso «¡No estoy embarazada!».

En medio del canto volvieron a entrar las chicas, vestidas con hermosa ropa roja, y fueron recibidas con los cantos. Era el momento del corte de pelo ceremonial, en que se corta el pelo con la cinta blanca, simbolizando nuevamente que dejan atrás la niñez. Después yo ungí a cada niña con una luna creciente en la frente trazada con almagre (ocre rojo). Entonces todas bebieron zumo de grosella negra en la copa sagrada y recibieron bellos regalos de su Madre Luna, quien les susurró al oído su Nombre Luna. A esto siguió una increíble actuación de una bailarina árabe.

Las abuelas, que hasta el momento habían estado guardando la entrada, entraron para dejar entrar a los hombres, pero no antes de desafiarlos con las pregunta: «¿Entráis en este espacio con amor y respeto por vuestras hermanas?». Lógicamente todos contestaron «¡Sí!». Entraron los Padres Luna y coronaron a las chicas, mientras los hombres cantaban la canción de regalo que habían compuesto. Nuestro regalo a cambio de proteger nuestro espacio fue contarles una historia del misterio de la sangre. Después de esto las músicas comenzaron a tocar acompañadas por tambores masculinos, y comenzó otra parte de la celebración.

Después del rito las chicas salieron con sus Madres Luna a recuperar sus energías con pastel de chocolate. Más tarde, en esa noche de Luna llena, las mujeres pasamos un maravilloso rato en una celestial tienda-sauna.

Para mí toda esta experiencia fue una montaña rusa de emociones. Me conmovió muchísimo la participación de los hombres y niños, que se sentían honrados por tomar parte, y me sentí arrollada por el amor y apoyo de esta «tribu» moderna.[70]

Muchas no tendremos la oportunidad de participar en una celebración de la menarquia con un grupo grande. Pero de todos modos podemos honrar la primera menstruación de nuestras hijas con una comida especial, una salida de compras, flores o un regalo especial. Es importante incluir a sus padres también. Todos tenemos una necesidad innata de ritos y reconocimiento. Hace unos años asistí el nacimiento de la hija de una amiga y guardé su cordón umbilical; lo enrollé en un tubo de cartón de papel higiénico y lo puse a secar junto a una ventana asoleada. (Si es invierno se puede hacer esto en un horno a temperatura suave.) La larga y delgada espiral de fibra que quedó es un poderoso símbolo del vínculo que unía a esta niña con su madre. Mi idea era regalársela en la fiesta de su paso a mujer, pero su madre y yo nos desconectamos y dejamos de vernos. Además, me gusta tener el cartón como recordatorio de mi experiencia tocológica. Algunas tribus de indios norteamericanos trenzaban el cordón umbilical en las crines del cuello del primer poni que tenía la niña, como protección. En muchas otras culturas se da un uso especial al cordón. A mis hijas las fascinó este cordón y me preguntaron por qué no había hecho lo mismo con los de ellas. Les dije que en esos momentos no se me había ocurrido. Ahora lamento no haberlo hecho. En el capítulo 15 de *Mother-Daughter Wisdom* (*Madres e hijas*, Urano, 2006) presento una sección ampliada sobre el paso de niña a mujer.

Claro que la potenciación menstrual no acaba con una ceremonia del paso a mujer. Aprender a aceptar nuestro cuerpo, nuestros ciclos y nuestra sexualidad es un proceso continuo. Muchas de las adolescentes de hoy en día son «fértiles bombas de tiempo», porque no tienen ningún conocimiento de sus ciclos, y usan la sexualidad y la relación sexual como rito de pasaje.[71] Aconsejo enseñar a todas las chicas adolescentes a hacer el amor consigo mismas, para que no sientan la necesidad de chicos adolescentes para desahogarse. Cuando enseñamos a nuestras jovencitas el respeto por sus cuerpos y sus ciclos, y cuando nosotras también nos sanamos en estos aspectos, contribuimos a romper los ciclos de maltrato y abuso que han durado siglos.

Después de leer un artículo sobre el trabajo de Patricia Reis con la Diosa y los cuerpos femeninos, Marge Rosenthal recordó que ella había creado un mito para explicar el ciclo menstrual a su hija. En una carta a Patricia Reis, escribió:

Cuando mi hija tenía cuatro o cinco años y yo tenía molestias premenstruales y andaba en busca de algo positivo sobre los dolores, el mal humor y todos los demás placeres de ser mujer, inventé los Menstruos de la Diosa. Esto surgió de una situación espontánea: mamá malhumorada, la pequeña preguntándose por qué, y yo deseosa de darle una respuesta creíble.

Le dije que una vez al mes los Menstruos de la Diosa visitaban el cuerpo de la mujer y que la diosa era muy misteriosa. A veces se introducía en nosotras sin previo aviso, y a veces se hacía anunciar por fuertes tirones dentro del cuerpo. Le expliqué que cuando los seres humanos sangran es señal de enfermedad o herida, pero que la sangre que nos produce la diosa es una reafirmación de la vida; es una limpieza de nuestro cuerpo. Le dije que la llegada de la diosa es un momento de celebración, un momento para comprar flores o algo pequeño y especial, sólo para nosotras las mujeres.

Le expliqué que el mal humor se debía a que yo no escuchaba a mi cuerpo. Si hubiera prestado atención a los tirones, habría sabido ser más amorosa conmigo misma (¡y tal vez habría tomado un par de aspirinas!). Gracias a que hice esto comprendí todo el valor positivo de crear nuestras propias diosas. Me creé una pequeña diosa para hacer asociaciones positivas con el ciclo menstrual. Es una diosa muy vital y enérgica que nos gasta bromas en el cuerpo, llegando adelantada o retrasada, callada o tormentosa, dándonos tirones o revolcándose en nosotras, pero una vez que reconocemos su presencia, se alegra mucho de instalarse silenciosamente y esperar, hasta la próxima vez.

Al acercarme a la menopausia, sé que echaré de menos a la diosa. Habrá llegado el momento en que ella se quedará en la juventud que compartimos y me dejará para permitir que el siguiente espíritu entre en mi cuerpo. ¿Cómo se llamará ella?, me pregunto.

Crear salud a lo largo del ciclo menstrual

Sentada en silencio, pregúntate: «¿Cuál es mi verdad personal sobre el ciclo menstrual? ¿Cómo me hace sentir esta información? ¿Qué mensajes acerca de la menstruación y las hormonas he aprendido de mi familia? ¿Qué información he transmitido a las mujeres más jóvenes de mi vida? ¿Qué me digo a mí misma sobre mi periodo menstrual? ¿Qué puede enseñarme éste?». Al margen de tu grado de conocimiento y crecimiento, sé amable contigo misma.

Durante los tres meses siguientes, lleva un diario lunar, destinado concretamente a observar los efectos de tu ciclo menstrual en tu vida. Síguele la pista a las fases de la Luna (suelen aparecer en los diarios, en almanaques y calendarios). Observa si notas alguna correlación entre tu ciclo y las fases de la Luna. Fíjate en si ansías comer ciertos alimentos durante la fase premenstrual. ¿Cuáles son esos alimentos? ¿Te sería tan agradable darte un buen baño como tomar ese exquisito helado de frutas?

Dedica un tiempo a sintonizar con tu naturaleza cíclica y afirmarla. Escribe una corta entrada en tu diario cada día. Las recompensas de hacer eso serán inconmensurables. Te sentirás conectada a la vida de un modo totalmente nuevo, con un mayor respeto por ti misma y tus magníficas hormonas.

Celebra los Menstruos de la Diosa a tu manera especial y única, sabiendo que hacerlo mejorará tu vida en todos los aspectos.

6

El útero

El oráculo más antiguo de Grecia, consagrado a la Gran Madre de la tierra, el mar y el cielo, se llamó Delfos, palabra que significa «útero».

BARBARA WALKER,
The Women's Encyclopedia of Myths and Secrets

El útero está situado en el centro inferior de la pelvis, en el medio de la cavidad pelviana. También llamado hara, este centro corporal en el bajo vientre (que también incluye los ovarios) está relacionado con el poder, la pasión y la creatividad. Lo que es bastante lógico, porque el útero es el receptáculo en que se nutre y se hace realidad una nueva vida. El útero está conectado con la vagina por el cuello del útero, y con las paredes pelvianas laterales por los ligamentos ancho y cardinal. La parte posterior de la vejiga está unida a la parte anterior e inferior del útero, el segmento uterino inferior. Las trompas de Falopio salen de cada lado de la parte superior del útero, llamada «fondo». Los ovarios están situados bajo los extremos de las trompas o fimbrias, que parecen delicadas hojas de helecho (véase figura 7).

Los ovarios, las trompas y el útero son todos partes del sistema hormonal femenino. Cada una de estas estructuras está íntimamente conectada con las demás. La circulación de la sangre hacia los ovarios depende en parte de que el útero esté intacto. Después de una histerectomía, los cambios que se producen en la irrigación sanguínea de los ovarios son causa de una menopausia prematura en muchas mujeres. El útero es de por sí muy sensible a los efectos de las hormonas. Siendo el órgano central de la pelvis, el útero y sus enlaces con las paredes laterales de la pelvis, los ligamentos cardinales, son componentes importantes pero subvalorados de la anatomía pelviana.

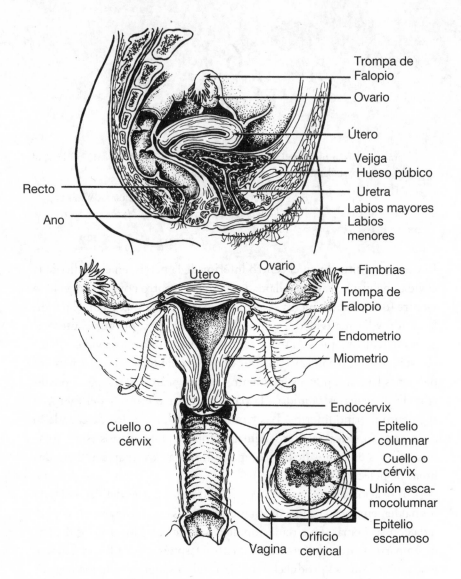

FIGURA 7. ÚTERO, OVARIOS Y CUELLO DEL ÚTERO

Nuestra herencia cultural

Prácticamente no se ha estudiado el útero separándolo de su papel en la reproducción, hecho que refleja los sesgos culturales de fondo de esta sociedad.[1] El útero se considera el hogar en potencia de otra persona, y se valora cuando está capacitado para desempeñar ese papel. Una vez que ha acabado esa función, o cuando la mujer decide no tener hijos, el útero no tiene ningún valor intrínseco para la medicina moderna. Los ovarios suelen considerarse más o menos del mismo modo, porque la ciencia médica cree que la administración de hormonas de origen artificial puede funcionar igual de bien o incluso mejor que los propios ovarios de la mujer. Durante siglos a las mujeres se les ha enseñado a considerarse más o menos del mismo modo, valiosas como madres o compañeras, pero sin ningún valor propio intrínseco.

Cuando hacía mis prácticas como residente, uno de nuestros colegas oncólogos (médico especializado en cáncer ginecológico) nos decía: «There's no room in the tomb for the womb» [«No hay lugar para el útero en la tumba»]. Otra frase que recuerdo de esos años es: «El útero existe para desarrollar bebés o para desarrollar cáncer». De tanto en tanto, cuando uno de nuestros profesores médicos extirpaba un útero que parecía perfectamente normal, bromeábamos llamándolo diagnóstico UPC, la sigla de «útero persistente crónico». Estas actitudes han impregnado la medicina durante años, pero ahora están cambiando rápidamente.

La posibilidad de que el útero pueda tener otra función fuera de la reproductora o de producir tumores se ha incorporado sólo recientemente a la formación de tocólogos y ginecólocos. Hasta hace unos años, si una mujer que tenía un mioma deseaba conservar su útero aun cuando no le interesara tener hijos, su equipo médico solía considerarla excesivamente emotiva o sentimental, algo supersticiosa, y no muy bien informada respecto a ese órgano. El tono despectivo general de algunos médicos indicaba que si esa mujer fuera más culta, sabría que el útero no le sirve de nada si no es para tener hijos.

Por ejemplo, una vez le extirpé un mioma a una mujer de 48 años que no quería que le hicieran una histerectomía. La residente jefa que me ayudó en la operación me dijo: «¿Y por qué no le haces sencillamente una histerectomía? A mí me pueden sacar el útero cuando quieran. Ahora que ya he tenido a mis hijos, sólo me sirve para desarrollar cáncer». Le dije que le habían lavado el cerebro.

En realidad, el útero sí desempeña un papel en la regulación hormonal, en la satisfacción sexual, y también en el funcionamiento del intestino y la vejiga (véase más adelante en este capítulo la sección sobre la histerectomía), y su extirpación no es aconsejable a menos que sea absolutamente necesaria.

Esta infravaloración del útero por parte de médicos y público en general ha contribuido a que la histerectomía sea la segunda operación importante realizada con más frecuencia en Estados Unidos, después de la cesárea. En los años ochenta, alrededor del 60 por ciento de las mujeres de 65 años ya tenían extirpado el útero.[2] La edad promedio de la mujer que se hace una histerectomía es de 42,7 años. Estas cifras se han mantenido constantes durante las dos últimas décadas. El índice de histerectomías varía según la región del país: el sur tiene la mayor incidencia de esta operación, y el noreste la menor. También se practica más en afroestadounidenses que en blancas, y la practican más ginecólogos que ginecólogas. El número de histerectomías llegó a su cima en 1985, en que, según los informes, se realizaron 724.000 operaciones. Desde entonces ese número ha bajado. En 1991 se realizaron 544.000 histerectomías. Según los datos estadísticos de los CDC (Centros de Control y Prevención de la Enfermedad), en 2003 pasaron por esta operación más de 615.000 mujeres. Más de un cuarto de estadounidenses ya habrán pasado por ella al cumplir los 60 años.[3] Entre las mujeres de 40 a 44 años se da el índice más elevado de esta operación, más pronunciado en las del grupo ligeramente mayor. En 1994, a 8,9 de cada mil mujeres de 45 a 54 se les practicó la histerectomía. En 1999 esa cifra se elevó a 10 de cada mil.[4] Aunque a partir de 1985 ha bajado el índice total de histerectomías, esta operación continúa realizándose con demasiada frecuencia a pesar de haber otras opciones. El índice de histerectomías por trastornos benignos (no cancerosos) es cinco veces mayor en Estados Unidos que en Europa.[5] El número de histerectomías no cambiará de forma importante mientras las mujeres no cambien sus creencias acerca de los órganos pelvianos. Dado que los pensamientos y creencias influyen en el cuerpo, los mensajes negativos sobre el útero que reflejan estas estadísticas y que interiorizamos a lo largo de la vida son causa de un buen número de los problemas que experimentamos las mujeres respecto a esta zona.[6]

Anatomía de la energía

Si bien hay claras diferencias entre las energías de los ovarios y las del útero, muchas mujeres tienen problemas en estos órganos al mismo tiempo. Por ejemplo, bastantes mujeres que tienen los ovarios afectados por endometriosis también tienen miomas (tumores fibrosos) en el útero. Es útil, por lo tanto, hablar en general de la naturaleza global de las formas de energía emocional y psíquica que generan salud y enfermedad en los órganos pelvianos.

Los órganos pelvianos *internos* (ovarios, trompas y útero) están relacionados con asuntos del segundo chakra; y los asuntos del segundo chakra siempre tienen que ver con dinero, sexualidad y poder. Por lo tanto, su salud depende de que la mujer se sienta capaz, competente o poderosa para crearse abundancia y estabilidad económica y emocional, y para expresar plenamente su creatividad. Debe ser capaz de sentirse bien consigo misma y con las relaciones que mantiene con las demás personas de su vida. Por otra parte, las relaciones que ella encuentra estresantes y limitadoras y cree no tener ningún control sobre ellas, afectan adversamente a sus órganos pelvianos internos. Así pues, si la mujer continúa en una relación no sana porque piensa que no es capaz de mantenerse económica o emocionalmente, sus órganos pelvianos internos corren un mayor riesgo de enfermedad.

La enfermedad sólo se crea cuando la mujer se siente frustrada por no poder efectuar los cambios que necesita hacer en su vida. La probabilidad y la gravedad de la enfermedad están relacionadas con cómo funcionan los diversos aspectos de su vida. Una vida conyugal y familiar alentadora, por ejemplo, puede compensar en parte un trabajo estresante. Una clásica pauta psíquica asociada con problemas físicos de la pelvis es la de la mujer que desea liberarse de comportamientos limitadores en sus relaciones (con su marido o en el trabajo, por ejemplo), pero que no es capaz de afrontar el miedo a la independencia que le producirá ese cambio. Aunque tal vez percibe que otras personas le limitan la capacidad de liberarse, su principal conflicto está en realidad en ella misma, en torno a sus propios temores. A una de mis clientas se le formó un mioma uterino y un quiste ovárico a los 40 años. Le pregunté si lograba satisfacer su necesidad de creatividad, y me dijo que deseaba muchísimo dejar el trabajo que tenía y poner una floristería. Desde su infancia le habían interesado las flores, pero sus padres siempre la desanimaron por considerar que ese era un interés «frívolo». Obedientemente, ella siguió sus consejos y estudió mecanografía y secretariado. Por último, se convirtió en administrativa en una empresa de contabilidad. Aunque ese trabajo no le resultaba satisfactorio, continuó en él porque le aportaba ingresos fijos y buenos beneficios, y tenía miedo a arriesgarse a trabajar por su cuenta. Cuando se acercaba su cuarenta cumpleaños, sintió la necesidad de hacer realidad su pasión infantil y empezó a soñar con campos de flores a los que no podía acceder porque estaban vallados por alambres de púas. Llegó a comprender que el centro de concepción de su cuerpo trataba de decirle algo mediante el quiste ovárico y el mioma uterino.

Otro problema que afecta a los órganos pelvianos es la competición entre diversas necesidades. Cuando la necesidad interior de compañía y apoyo emocional está en competición con la necesidad de éxito externo, autonomía y aprobación tribal, esta situación puede manifestarse en los órganos pelvianos internos, los ovarios y el útero. Nuestra cultura nos enseña que no podemos tener al mismo tiempo satisfacción emocional y éxito económico, y que nuestras necesidades de ambas cosas son mutuamente excluyentes; que, como mujeres, no podemos tenerlo todo. Normalmente a las mujeres no se nos enseña a manejar los bienes económicos porque el sistema patriarcal depende de que seamos dependientes. Puesto que tener dinero y una buena posición social nos protege y nos hace sentir seguras, se nos ha enseñado que para encontrar seguridad tenemos que casarnos, y a los hombres se les ha enseñado que tienen que proporcionar dinero y una buena posición social a las mujeres. El éxito, en el modelo dominador de sociedad, nos permite dominar a los demás. Estas creencias y el comportamiento dominador que resulta de ellas son el terreno propicio para los problemas pelvianos.

En lo que respecta a la energía, el útero está relacionado con el sentido de identidad más íntimo de la mujer y con su mundo interior. Simboliza sus sueños y los yoes a los que le gustaría dar a luz. La salud del útero refleja la realidad emocional interior de la mujer y su fe en sí misma en el grado más profundo. La salud del útero está en peligro si la mujer no cree en sí misma, es excesivamente autocrítica o pone demasiada energía en un trabajo o una relación sin futuro.

La energía uterina es más lenta que la energía ovárica. El tiempo de gestación biológica del feto es de nueve meses lunares, mientras que el tiempo de gestación biológica de un óvulo es solamente de un mes lunar. Podemos imaginar el útero como la tierra, ya sea simbólica o biológica, en la cual van a desarrollarse con el tiempo las semillas creativas de los ovarios.

La energía ovárica es más dinámica y cambia más rápidamente que la del útero. En los años reproductores, los ovarios sanos crean nuevas

semillas cada mes de forma dinámica. Cuando esta energía ovárica dinámica necesita que le prestemos atención, los ovarios son capaces de
cambiar con mucha rapidez. Un quiste ovárico puede hacerse grande en
cuestión de días en las circunstancias adecuadas.

La salud de los ovarios está directamente relacionada con la calidad
de las relaciones de la mujer con las personas y cosas que la rodean
(véase el capítulo 7). Los ovarios están en peligro cuando la mujer se
siente controlada o criticada por otras personas, o cuando ella controla
o critica a los demás.

Dolor pelviano crónico

El dolor pelviano puede producirse en un órgano (un ovario, por ejemplo), en varios órganos pelvianos o en toda la pelvis, incluso cuando se
han extirpado todos estos órganos. A un cierto porcentaje de mujeres
que sufren de dolor pelviano no les alivia nada la extirpación quirúrgica
ni el tratamiento médico. Aunque en algunos casos la histerectomía sí
alivia el dolor pelviano crónico, casi a un 25 por ciento de las mujeres a
las que se les extirpa el útero no se les alivia el dolor.[7] Las mujeres que
sufren de dolor pelviano crónico suelen tener complejos historiales psíquicos y emocionales. Según los estudios realizados, es muy probable
que estas mujeres hayan buscado tratamiento para dolencias somáticas
no relacionadas, hayan tenido un número mayor de parejas sexuales y
hayan experimentado traumas psicosexuales importantes en el pasado.[8]
El dolor físico también está asociado con un dolor emocional no resuelto, ya sea en sus relaciones pasadas o actuales, con su pareja o en su
trabajo, debido a un maltrato emocional, un abuso sexual o una violación (de cualquier grado). El estrés emocional en la vida personal, laboral o profesional que la mujer considera insoluble contribuye enormemente al dolor pelviano. Los acontecimientos traumáticos del pasado
no resueltos residen en el sistema energético del cuerpo, aun después de
que se hayan extirpado quirúrgicamente los órganos pelvianos. Con
mucha frecuencia veo súbitas manifestaciones de dolor pelviano en mujeres que desvelan recuerdos de incesto, visitan el lugar donde tuvo
lugar éste, o trabajan en empleos en los que están muy controladas
pero en los cuales se sienten obligadas a continuar. A estas mujeres les
digo que, mediante el dolor, el cuerpo les pide que le presten atención

y cuidado. En su sabiduría, el cuerpo desea que la mujer vuelva su atención al lugar del dolor emocional para que pueda comenzar el proceso de sanar.

En muchos casos de dolor pelviano crónico no se logra encontrar ninguna causa física, y por lo tanto la profesión médica no lo toma en serio. Pero el dolor pelviano crónico que proviene de un dolor emocional no resuelto es real, no está solamente «en la cabeza». El dolor está grabado o almacenado física y químicamente en nuestros sistemas nervioso, inmunitario y endocrino; está en el cuerpomente. Sencillamente no se puede extirpar con una intervención quirúrgica.

Endometriosis

La endometriosis es un trastorno misterioso pero cada vez más común. El tejido que forma el revestimiento del útero, o revestimiento endometrial, normalmente se desarrolla dentro de la cavidad uterina (y es responsable de los ciclos menstruales). En la endometriosis, por algún motivo, este tejido se desarrolla en otras zonas de la pelvis y a veces incluso totalmente fuera de ella. (Hay casos documentados de endometriosis en el revestimiento de los pulmones, e incluso en el cerebro.) El lugar más común de desarrollo de endometriosis son los órganos pelvianos, sobre todo detrás del útero, pero también en las paredes laterales de la pelvis (que rodean los órganos del interior de la cavidad pelviana), y a veces en el intestino.

La endometriosis va acompañada a veces por infecundidad y dolor pelviano, aunque no siempre. Dado que los miomas y la endometriosis suelen estar presentes en la misma mujer al mismo tiempo, todo lo que diga sobre los miomas suele aplicarse también a la endometriosis. A semejanza de los miomas, la endometriosis está relacionada con la dieta, la inmunidad, los niveles hormonales y la energía pelviana bloqueada.

La endometriosis es la enfermedad de la competitividad.[9] Aparece cuando las necesidades emocionales de la mujer compiten con su funcionamiento en el mundo exterior. Cuando la mujer se encuentra en una situación en la cual sus necesidades emocionales más íntimas están en conflicto directo con lo que el mundo exige de ella, la endometriosis es una de las maneras como su cuerpo trata de atraer su atención al problema.

El caso de Alycia ilustra bien este punto. Cuando vino a verme porque sufría de dolor pelviano y endometriosis, me contó que cuando estaba haciendo el curso preuniversitario había quedado embarazada y había abortado. Aunque le había dolido tomar esa decisión, y hasta cierto punto deseaba tener ese bebé, se había sentido obligada a seguir con sus estudios y entrar en la Facultad de Derecho. Me dijo que en cierto modo jamás había logrado resolver el conflicto entre tener un bebé y su deseo competitivo de ser creativa en el mundo exterior de las leyes y empresas. Este conflicto suele estar asociado con la endometriosis y el dolor crónicos. El conflicto expresado por Alycia es casi arquetípico, y lo veo con regularidad. En la actualidad las mujeres forman parte del mundo tradicionalmente masculino de la competitividad y los negocios, y muchas no reciben apoyo emocional en su hogar o en su vida personal. Otras han abandonado la idea de que tienen necesidades emocionales. Muchísimas de las mujeres que he visto con endometriosis se exigen mucho a sí mismas, implacablemente, en el mundo exterior; rara vez descansan, y rara vez sintonizan con sus necesidades más íntimas y deseos más profundos. Tiene mucho sentido que haya tantas mujeres con esta enfermedad en esta época de nuestra historia. Un psicoanalista junguiano ha llamado a la endometriosis «sacrificio cruento a la Diosa». Es nuestro cuerpo, que intenta que no nos olvidemos de nuestra naturaleza femenina, de nuestra necesidad de cuidarnos y querernos, ni de nuestra conexión con las demás mujeres.

Históricamente, a la endometriosis se la llamó «la enfermedad de la mujer profesional». Se pensó que las mujeres que posponían la maternidad eran las que corrían más riesgo de enfermar de ella. Hasta no hace mucho, a muchas mujeres que padecían endometriosis se les decía que se quedaran en casa y tuvieran hijos y así mejorarían. Esa es una afirmación controvertida, además de ofensiva, ya que estudios recientes demuestran que no hay ninguna diferencia en la incidencia de endometriosis entre las mujeres que han estado embarazadas y las que no. El doctor David Redwine, especialista en endometriosis de fama internacional, concluye que el embarazo no ofrece ninguna protección contra la endometriosis. Lo que protegería de la enfermedad sería un trabajo y un entorno personal que no requieran una división entre la mente y las emociones. Esta división es el motivo de que muchas mujeres abandonen el mundo empresarial para trabajar en casa e iniciar su propia empresa. Al margen de lo que elija, la mujer que sufre de endometriosis puede trabajar hacia su curación inmediatamente, comenzando por una buena disposición a escuchar a su cuerpo.

Síntomas

Por lo general, la endometriosis va acompañada de dolor pelviano, ciclos menstruales anormales e infecundidad. Estos síntomas varían muchísimo de mujer a mujer. Algunas mujeres con endometriosis avanzada jamás han tenido síntoma alguno, y ni siquiera saben que tienen la enfermedad hasta que el médico se la diagnostica. Otras, pacientes de endometriosis mínima, pueden tener sin embargo molestos dolores pelvianos casi continuamente. La mayoría de las mujeres se encuentran en algún lugar entre estos dos extremos. La zona más común donde se produce la endometriosis es detrás del útero, entre el útero y el recto, lugar llamado «saco rectouterino o rectovaginal». La endometriosis en esta zona puede hacer doloroso el acto sexual, causar presión rectal y producir dolor al ir de vientre, sobre todo antes de la menstruación.

Diagnóstico

La endometriosis de la cavidad pelviana sólo se puede diagnosticar definitivamente por laparoscopia, aunque yo suelo sospechar su presencia en mujeres cuyos síntomas son consecuentes con la endometriosis, por ejemplo un historial de dolor pelviano y pérdidas de sangre entre reglas. En algunos casos excepcionales, se puede apreciar durante el examen pelviano si hay lesiones endometriales en el cuello uterino, la vagina o la vulva. Lamentablemente, los estudios demuestran que por lo general la mujer que tiene endometriosis ha de acudir a unos cinco médicos para que finalmente se la diagnostiquen, porque muchos otros trastornos, el síndrome de intestino irritable entre ellos, imitan a la endometriosis.

Algunas autoridades creen que se puede encontrar endometriosis en cualquier mujer si se mira con suficiente atención.[10] Yo estoy de acuerdo con esto. He encontrado endometriosis en un sorprendente número de mujeres, totalmente asintomáticas, al hacerles una ligadura de trompas laparoscópica. Ni ellas ni yo lo habríamos sospechado.

Lo que me gustaría saber es la incidencia de endometriosis en mujeres que no tienen ningún problema. Creo posible que todas las mujeres tengamos en la cavidad pelviana células embrionarias que podrían transformarse en tejido endometrial. Pero si todas tenemos posibilidades de desarrollar una endometriosis, ¿por qué algunas tienen los síntomas y otras no? Mientras más estudios de investigación no aclaren esto, la respuesta está dentro de cada mujer. A ella le corresponde descifrar lo que sus síntomas quieren decirle y dar los pasos para cambiar los factores que favorecen la formación de endometriosis.

Preguntas corrientes

¿POR QUÉ TANTAS MUJERES SUFREN DE ENDOMETRIOSIS? En mis años de formación no veíamos tantos casos de endometriosis como vemos ahora. Son varios los motivos de que haya una mayor percepción de la enfermedad. En primer lugar, con el advenimiento de la laparoscopia, la diagnosticamos con más frecuencia. La paciente entra y sale del hospital el mismo día. La facilidad para mirar el interior de la pelvis sin realizar una intervención quirúrgica importante ha sido causa de que se ofrezca bastante rutinariamente una laparoscopia a las mujeres que presentan dolor pelviano.

Otro factor en el aparente aumento de los casos de endometriosis es que actualmente las mujeres retrasan la maternidad y tienen más ciclos menstruales que en el pasado. En el caso de tener hijos, los tienen en menor número. Dado que la endometriosis es un trastorno hormonodependiente, cuando el cuerpo tiene en circulación elevados niveles de estrógeno no interrumpidos por el embarazo y la lactancia, eso favorece su manifestación.

¿ES HEREDITARIA LA ENDOMETRIOSIS? La endometriosis suele venir de familia, de modo que hay un vínculo hereditario. He visto a pacientes cuyas hermanas y madres la han tenido. Tener una hermana con endometriosis no significa que una también vaya a tenerla, sobre todo si lleva otro estilo de vida. La posibilidad genética de endometriosis no tiene por qué manifestarse a no ser que el entorno y los hábitos de salud la favorezcan. La dieta estadounidense estándar, pobre en nutrientes, que favorece la inflamación celular y el desequilibrio hormonal, contribuye a la endometriosis, y es usual en las familias en las que suele darse este trastorno. Según mi experiencia clínica, el consumo de productos lácteos procesados del modo convencional y alimentos refinados está particularmente asociado con un exacerbado dolor de endometriosis.

¿AFECTA A LA FERTILIDAD LA ENDOMETRIOSIS? Muchas pacientes de endometriosis son mujeres fértiles cuyo principal problema es el dolor. La endometriosis no causa infecundidad, pero se cree que es un factor. En la actualidad, entre el 40 y el 50 por ciento de las mujeres a las que se les practica una laparoscopia para determinar la causa de su problema de infecundidad, presentan endometriosis.[11] Muchas pacientes de endometriosis tienen las abundantes cicatrices pelvianas que normalmente acompañan a la infecundidad. El doctor David Redwine dice: «Estudiar la enfermedad en mujeres predominantemente infecundas sólo sirve para complicar el asunto».[12] Sea cual fuere la causa de los síntomas de endometriosis, podría ser también responsable de la infecundidad, pero una no causa la otra.[13]

¿QUÉ CAUSA LA ENDOMETRIOSIS, ENTONCES? Son abundantes las teorías médicas al respecto, pero nadie sabe realmente qué es la endometriosis ni por qué está tan extendida en la actualidad. La teoría clásica es que se produce por menstruación retrógrada, o menstruación hacia atrás, es decir, que parte de la sangre menstrual y del tejido que reviste el útero se devuelve hacia las trompas de Falopio, después se implanta en el tejido pelviano y comienza a proliferar.[14] Puesto que probablemente la menstruación retrógrada ocurre en todas las mujeres en algún momento, esto no explica por qué algunas contraen la enfermedad y otras no. Otra teoría es que los tejidos pelvianos se convierten espontáneamente en tejido endometrial, debido posiblemente a una irritación o a una actividad hormonal de toxinas ambientales, como la dioxina, que puede tener una actividad parecida a la del estrógeno.

Obviamente, el dolor de la endometriosis es consecuencia de una mayor producción de sustancias químicas inflamatorias, como citocinas y prostaglandinas, producidas por las lesiones de la endometriosis. Estas lesiones son estimuladas en parte por las hormonas del ciclo menstrual, y el dolor empeora durante la ovulación y las fases premenstrual y menstrual del ciclo. Dado que las lesiones endometriales son iguales que el tejido interior del útero, es comprensible que cuando la mujer sangra, junto con su menstruación le sangren también microscópicamente dentro del cuerpo los implantes de endometriosis. Algunos especialistas opinan que las lesiones endometriales secretan algún tipo de sustancia química que produce hemorragia en los capilares que rodean el peritoneo (la membrana parecida a plástico que tapiza la cavidad pelviana, donde se encuentra la endometriosis). Se cree que con el tiempo esta sangre que entra mensualmente en la cavidad pelviana es la causa de dolorosos quistes y adherencias que tienden a recrudecerse si las circunstancias lo favorecen.

La teoría que para mí tiene más lógica es que la endometriosis es un trastorno congénito que está presente en el nacimiento.[15] Según esta teoría, la endometriosis surge del tejido genital embrionario femenino que no llegó a entrar en el útero durante el desarrollo. Esto explicaría por qué esta enfermedad viene de familia y por qué algunas niñas tienen fuertes dolores de endometriosis tan pronto como comienzan sus reglas. Sin embargo, en esta teoría todas las mujeres tenemos la capacidad de desarrollar endometriosis si las células embrionarias de la pelvis son estimuladas por el conjunto de circunstancias apropiadas.

Si bien a la mayoría de los ginecólogos se nos ha enseñado que la endometriosis es una enfermedad progresiva que empeora con el tiempo, algunos estudios, entre ellos los del doctor Redwine, demuestran que la endometriosis no se propaga ni empeora con el tiempo (aunque cambia su apariencia), ni vuelve a producirse si se extirpa totalmente por cirugía, o dejan de existir las condiciones que la estimulan.

Cuando realizan laparoscopias para diagnosticar la causa del dolor pelviano, muchos ginecólogos no ven la endometriosis en sus primeras fases porque se les enseñó a buscar solamente las características lesiones negras parecidas a «quemaduras de pólvora». En realidad, las lesiones endometriales se presentan en diversos colores: claras, blancas, amarillas, azules y rojas. Muchas de estas primeras lesiones son muy sutiles y cuesta verlas sin un equipo apropiado.[16]

El color de las lesiones endometriales puede estar relacionado con el goteo de sangre de los capilares vecinos. Con el tiempo, las lesiones pasan de claro a negro, según sea la cantidad de cicatrices presentes. Cuanto mayor es la mujer que sufre de endometriosis, mayores son las posibilidades de que tenga la endometriosis «clásica», con lesiones negras parecidas a «quemaduras de pólvora» y quistes ováricos de color «chocolate». (La endometriosis en los ovarios puede formar grandes quistes ováricos llenos de sangre vieja. Cuando se operan, el contenido de los quistes parece chocolate líquido.)

La conexión neuroendocrino-inmunitaria

Las íntimas interacciones entre los pensamientos, las emociones y la inmunidad contienen la clave para interpretar el mensaje que tiene la endometriosis para cada mujer. Los estudios del sistema inmunitario de mujeres con endometriosis sintomática demuestran que estas mujeres suelen producir anticuerpos contra sus propios tejidos, llamados «autoanticuerpos». Esto significa que en algún plano profundo, la mente de su pelvis rechaza aspectos de sí misma.

Los autoanticuerpos dificultan diversos procesos de la reproducción humana, entre ellos la actividad de los espermatozoides, la fecundación y el progreso normal del embarazo. Su presencia podría explicar la asociación entre infecundidad y endometriosis en aquellas mujeres que tienen los dos problemas al mismo tiempo. La endometriosis ha sido claramente relacionada con un menor índice de fecundación del óvulo, un menor índice de éxito en la fecundación *in vitro* (o «en probeta») y un mayor número de abortos espontáneos. La experiencia clínica de la terapeuta Niravi Payne con mujeres que sufren de infecundidad y endometriosis demuestra claramente que en estas mujeres podría haber una cierta ambigüedad inconsciente respecto a quedar embarazadas; tal vez lo desean con la mente, pero en el corazón no están seguras. La presencia de estos autoanticuerpos anormales en pacientes de endometriosis es la clave para entender muchas características de esta enfermedad que los científicos no logran explicar cuando sólo lo consideran un problema estructural, como si fuera un tumor que hay que extirpar.[17]

Fabricar anticuerpos contra los propios tejidos es característico de otras enfermedades autoinmunes que confunden a la ciencia médica y que no pueden ser «curadas» en el sentido convencional. El sistema inmunitario es muy sensible, y nuestra supervivencia depende de su capacidad de reconocer y distinguir el yo del no-yo. Un nuevo conjunto de estudios está documentando la estrecha relación entre un sistema inmunitario sano y un ecosistema bacteriano sano en los lugares del cuerpo que comunican con el medioambiente; estos son la vagina, la boca, los pulmones, y también toda la superficie del vientre. Cuando se pierde el equilibrio del ecosistema bacteriano, sufre el funcionamiento del sistema inmunitario. Está bien documentado, por ejemplo, que los antibióticos destruyen las bacterias sanas en todos esos lugares, lo que lleva a una sobreproliferación de hongos y moho. Se ha demostrado que estos hongos y mohos desencadenan reacciones alérgicas en los pulmones cuando éstos se exponen a esporas de mohos, y ese es uno de los motivos de que ahora los niños sufran más de asma y alergias que en el pasado. A los niños se les dan demasiados antibióticos, y hay un creciente uso de desinfectantes para el hogar.[18] El desequilibrio del sistema inmunitario resultante podría explicar los componentes inmunitarios de la endometriosis. Cuando la mujer deja de tomar antibióticos, toma un buen probiótico para reponer la flora bacteriana intestinal y vaginal (la vida bacteriana normal en estas zonas), toma suplementos estimulantes del sistema inmunitario, como la vitamina D (1.000 UI al día), y además hace una dieta que detiene la inflamación celular, el dolor de la endometriosis suele desaparecer en unas pocas semanas.

Tratamiento

A las mujeres que sufren de endometriosis sintomática les va bien un programa de tratamiento exhaustivo que les refuerce totalmente el sistema inmunitario al mismo tiempo que se mantienen receptivas a descubrir qué necesitan cambiar en su vida. Mis clientas han sanado síntomas de endometriosis con diversos tratamientos. Lo más importante es que muchas de ellas han llegado a una mayor comprensión de lo que necesitan aprender para sanar de verdad y no sólo enmascarar los síntomas.

HORMONAS. El tratamiento más común para la endometriosis, una vez diagnosticada, es la terapia hormonal, en forma de píldoras anticonceptivas, progestina, danazol (Danocrine) o agonistas de la GnRH (hormona liberadora de gonadotropina), como Synarel y Lupron. Estos fármacos actúan en la glándula pituitaria para producir una menopausia temporal, permitiendo así la regresión de la endometriosis al detener su estimulación hormonal cíclica.

Todas estas terapias hormonales cambian las cantidades de estrógeno y otras hormonas en el organismo, para que no se active la endometriosis. Cuando disminuyen los niveles de estas hormonas, suelen desaparecer los síntomas y la enfermedad se vuelve inactiva. Danazol y los agonistas de la GnRH se emplean también para disminuir la cantidad de endometriosis antes de operar (en algunos casos, para facilitar la extirpación quirúrgica). El problema de estos métodos es que en realidad no curan la enfermedad; simplemente suprimen el estímulo hormonal durante un tiempo. Además, algunas mujeres no toleran bien los efectos secundarios de estos tratamientos. Danazol es caro, y puede tener un efecto masculinizante, como el enronquecimiento de la voz y la aparición de vello; muchas mujeres aumentan de peso cuando lo están tomando. La terapia con agonistas de las GnRH produce sofocos, adelgazamiento del tejido vaginal y pérdida de masa ósea. Sin embargo, otras mujeres tienen una enorme necesidad de estos tratamientos hormonales para aliviar el dolor, aunque éste suele volver cuando se deja de tomar el fármaco.

Una vez vi a una clienta que estuvo tomando Synarel (agonista de las GnRH) todo el verano. «Fue maravilloso poder ir de camping, y practicar esquí acuático y parapente sin tener que preocuparme por el dolor —me dijo—. Me sentí estupendamente. Sé que no lo puedo seguir tomando para siempre, pero la verdad es que fue fabuloso.» Llevaba dos semanas sin tomarlo cuando vino a verme y ya le comenzaba a volver el dolor. Hablamos de sus opciones, y me dijo que cuando tenía dolores antes de tomar el fármaco, con frecuencia lograba un alivio total con un masaje. Eso la sorprendía, pero encontraba demasiado caro el masaje (entre 30 y 45 dólares), y un cambio dietético le resultaba muy difícil dado su horario de trabajo. Sin embargo, Synarel costaba 400 dólares al mes en ese tiempo [280 euros].[19] Después de pensarlo, decidió hacer la prueba de cambiar su horario para comer mejor y estuvo dispuesta a seguir métodos no medicamentosos durante un periodo de prueba de tres meses. Sabía que la cirugía era una opción. La última vez que la vi le iba bien con los cambios en su estilo de vida.

Si bien los síntomas menopáusicos que acompañan a la toma de agonistas de la GnRH se acaban cuando se deja de tomarlos, este tipo de terapia no es apropiada para todas las mujeres si se sigue más de unos cuantos meses. Yo recelaría de recetarlos a cualquier mujer que haya tenido menstruaciones irregulares o algún trastorno del sistema nervioso central, ya que en algunas mujeres su toma ha ido acompañada por problemas de memoria. El estilo de vida de la paciente que podría necesitar estos fármacos se caracteriza por un trabajo muy estresante y realizado durante muchas horas, frecuentes viajes de trabajo, casi nada de tiempo para ella, y una falta de deseo o de capacidad para cambiar de profesión o trabajo. Tomar fármacos en este tipo de situación le hace más fácil a la mujer continuar realizando actividades que de todos modos la están dañando en cierta medida. Me preocupa que tome los medicamentos, pero también confío en su proceso, sabiendo que algo aprenderá de la opción que elija, sea cual sea. Confío, además, en que lo que la llevó a ver médico la hará receptiva a aprender acerca de su cuerpo. El cuerpo tiene una capacidad innata para sanar, y cuando tiene un verdadero deseo de estar bien, la paciente casi siempre encuentra la modalidad que le va mejor.

La progesterona natural suele ir muy bien para aliviar los síntomas de la endometriosis, y es mi primera línea de tratamiento después de una mejor alimentación. La forma normal es aplicarse una crema de progesterona al 2 por ciento, como Emerita, por ejemplo, entre un cuarto y media cucharadita en la piel dos veces al día (véase «Programa para aliviar el síndrome premenstrual», en el capítulo 5). La progesterona natural contrarresta la endometriosis al disminuir los efectos del estrógeno en las lesiones endometriales. No produce efectos secundarios y se tolera muy bien. Aplícatela del día 10 al 28 de cada ciclo; algunas mujeres podrían necesitarla diariamente. A veces es necesario aumentar la dosis a más de lo que proporciona una crema al 2 por ciento. En estos casos se puede recetar una crema transdérmica que debe preparar un farmacéutico especializado en fórmulas. Otra opción son las cápsulas de progesterona natural tomadas por vía oral; la dosis usual es de 50 a 200 mg diarios, tomados desde el día 10 al 28 de cada ciclo. También existe en forma de gel vaginal, que precisa receta.

CIRUGÍA. Muchas mujeres con una endometriosis grave, que durante años han tomado hormonas y medicamentos para el dolor, suelen acabar cuando todavía son jóvenes con una histerectomía total, que incluye la extirpación de los ovarios. Este tratamiento lo considero el último recurso, después de haber probado otras alternativas más benignas.

Puede ser muy útil una intervención quirúrgica más cautelosa, que sólo extirpa la endometriosis y conserva los órganos pelvianos. Cada vez son más los ginecólogos especializados en cirugía pelviscópica, y han aprendido a extirpar la endometriosis sin saltarse ninguna lesión; es probable que el dolor vuelva si queda alguna lesión de endometriosis. La cirugía pelviscópica realizada correctamente tiene un índice de recurrencia del dolor de sólo el 10 por ciento. En estas mujeres, el dolor suele estar asociado no con la endometriosis, sino con miomas, adherencias y adenomiosis (véase el capítulo 5). La mujer que quiera someterse a una operación para aliviar el dolor endometrial deberá acudir a alguien que esté especializado en esta forma de tratamiento.

MEDICINA ENERGÉTICA. Cualquier cosa que mejore el funcionamiento del sistema inmunitario y aumente la circulación de energía en el cuerpo probablemente va a sanar la endometriosis. Hazte las siguientes preguntas y contéstalas con sinceridad:

- ¿Cuáles son mis necesidades emocionales?
- ¿Qué me gustaría que ocurriera en mi trabajo o en mi vida que me satisficiera plenamente?
- ¿Estoy atrapada en algún tipo de competitividad? ¿Estoy dispuesta a hacer cambios?
- ¿Descanso lo suficiente?
- ¿Creo que tengo el poder para cambiar las condiciones de mi vida? Afirma este poder diciendo esta afirmación en voz alta delante del espejo dos veces al día durante un mes: «El poder sanador que creó el Universo está ahora trabajando en mí y a través de mí, creando el resultado perfecto, el resultado perfecto, rápida y fácilmente».

Aplícate una compresa de aceite de ricino en el bajo vientre por lo menos tres veces a la semana, durante una hora cada vez (instrucciones en p. 210). Presta atención a todos los pensamientos, imágenes y sentimientos que te surjan. Considera la posibilidad de hacer un tratamiento de acupuntura conjuntamente con la toma de hierbas chinas (capítulo 5). Ve a que te hagan un masaje corporal total al menos cada dos semanas durante dos meses; observa cómo te sientes después del masaje. Considera también la posibilidad de encontrar un fisioterapeuta formado en la Técnica Wurn, tipo de masaje del tejido profundo que es muy útil para tratar la endometriosis y el dolor pelviano (para más información, visita el sitio web de Clear Passage Therapies en www.clearpassage.com).

CAMBIO DE DIETA. La endometriosis es una enfermedad sensible al estrógeno, por lo que esta hormona intensifica los síntomas. También exacerban los síntomas un exceso de sustancias químicas inflamatorias, como la prostaglandina F2 alfa, que es la hormona que produce los dolores menstruales. Se ha comprobado que las mujeres que sufren de mucho dolor por endometriosis tienen más inflamación celular en los quistes endometriales que aquellas que no lo sufren.[20] El objetivo del cambio dietético es reducir la excesiva producción de estrógeno en el cuerpo y, consiguientemente, la inflamación celular. El alivio de los síntomas suele ser espectacular.

Método dietético

• Consumir ácidos grasos esenciales: 500 a 2.000 mg diarios. Fuentes: semillas de lino molidas, salmón salvaje, aceite de pescado, semillas de cáñamo molidas, aceite de semilla de lino, nueces macadamia, aceite de nueces macadamia.
• Eliminar de la dieta las grasas parcialmente hidrogenadas (grasas trans).
• Tomar un suplemento multivitamínico-mineral que contenga buenas dosis de las vitaminas del complejo B, cinc, selenio, vitamina E y magnesio. Se necesitan entre 50 y 100 mg de cada una de las vitaminas B, y entre 300 y 800 mg de magnesio. Dian Mills, nutricionista de Londres y ex administrador de la British Endometriosis Society, informó sobre un estudio de suplementos dietéticos, con el método de doble ciego, cuyo resultado fue un 98 por ciento de mejoría de los síntomas entre las participantes que tomaron el suplemento. Los suplementos usados fueron: tiamina, riboflavina y piridoxina, 100 mg de cada; citrato de cinc, 20 mg, y magnesio aminoquelato, 300 mg.[21]
• Eliminar de la dieta la carne roja, los productos lácteos y las yemas de huevo al menos durante dos semanas. Después reintrodúcelos y ve si vuelven los síntomas.
• Eliminar la cafeína. (En el capítulo 17 hay información más detallada sobre alimentación).

Una de mis clientas llevaba muchos años con endometriosis. Había probado sin éxito Danocrine y tratamientos quirúrgicos. Pero después de eliminar los productos lácteos de su dieta se libró de los síntomas de la endometriosis y ha continuado así durante 10 años. Hace poco concibió a su primer hijo sin dificultad, aun cuando otro médico le había dicho que probablemente nunca podría quedar embarazada.

Se ha comprobado que las crucíferas, como los diferentes tipos de col, el brécol y los nabos, son alimentos que regulan los niveles de estrógeno. Trata de comer una o dos raciones de estos alimentos diariamente (o toma un suplemento que contenga indol-3-carbinol, que es el ingrediente activo de estas verduras). También van bien la soja y sus derivados: tofu, tempeh, salsa de soja y miso; cómelos con regularidad, toma un suplemento de soja en polvo, hecho con los granos enteros. Una dieta rica en fibra también puede disminuir el total de estrógeno en circulación. Prueba con 25 g diarios de fibra en forma de cereales integrales, legumbres, arroz integral, verduras y frutas. Advertencia: la mayoría de los cereales secos contienen demasiados carbohidratos refinados para justificar su contenido en fibra. Es mejor atenerse a la avena y al trigo triturado.

Es importante dar a estos métodos nutricionales por lo menos dos o tres meses para ver resultados óptimos.

HISTORIAS DE MUJERES

Doris: Aprender de la endometriosis. Doris tenía 41 años cuando vino a verme por primera vez. Era una profesional muy próspera que pasaba mucho tiempo viajando y trabajando, pero tenía muy poco tiempo para sí misma y sus necesidades personales y emocionales. Sus menstruaciones eran muy abundantes, empeoraban por la noche y a veces le empapaban la sábana. Se quejaba de retención de líquido, hinchazón y fuertes dolores menstruales. Los miomas le habían agrandado el útero al tamaño de 10-12 semanas de embarazo. Tenía un historial de infecundidad, varios abortos espontáneos y un aborto provocado. Una laparoscopia hecha por otro médico había confirmado la presencia de endometriosis además de los miomas; el ginecólogo pensó que eso estaba relacionado con los abortos espontáneos y le recomendó hacerse una operación porque, según le dijo, continuaría teniendo reglas difíciles y acabaría operándose de todos modos. A ella no le gustó ese diagnóstico y vino a verme para saber qué otras alternativas tenía.

Cuando la examiné, tenía muchísima sensibilidad detrás del útero, lo cual es muy común en pacientes de endometriosis. La interrogué acerca de su estilo de vida, su dieta, los abortos espontáneos, el aborto provocado, el ejercicio que hacía y su nivel de estrés. Estuve de acuerdo en que la operación no era algo que fuera necesario considerar en esos momentos y le sugerí varios tratamientos alternativos. Entre ellos estaban eliminar de la dieta los productos lácteos, tomar suplementos vitamínicos, aplicarse compresas de aceite de ricino en el bajo vientre y leer acerca del perfeccionismo, la adicción y los alimentos integrales. Por lo que me había contado de sí misma, me pareció que necesitaba sanar sus sentimientos por los abortos espontáneos y el aborto provocado. Decidió seguir mis sugerencias. Para hacer aflorar sus sentimientos con respecto a su fertilidad, decidió escribirles cartas a esos seres en potencia no nacidos que habían estado en su cuerpo. Después me escribió: «Evidentemente todavía estaban de algún modo en mi mente y habían tomado la forma de miomas y tal vez de endometriosis en mi cuerpo. Después de escribir esas cartas, me ocurrió la experiencia más increíble. Había estado recordando mis sueños con gran regularidad mediante técnicas de visualización. Una noche, en un sueño, tomé plena conciencia de mi cuerpo y vi cómo de mi útero salían volando miles de palomas blancas. Me invadió una increíble sensación de ligereza y desperté llorando de alegría».

Tres meses después de ese sueño, la examiné y descubrí que muchos de los miomas habían desaparecido, como también toda esa dolorosa sensibilidad uterina. Los miomas restantes parecían haberse solidificado en una masa lisa que era categóricamente más pequeña que la que palpé en el primer examen. Descubrió que cuando se cuida y sigue la dieta, hace ejercicio y se dedica a ella misma, se siente fabulosamente y no tiene síntomas pelvianos de ningún tipo. Aunque los miomas no le desaparecieron del todo, pasaron años sin crecer. La última vez que la vi no sintió ningún dolor en el examen, prueba de que su endometriosis estaba muy inactiva.

Doris aprovechó la sabiduría de su cuerpo para sanar experiencias muy dolorosas por las cuales no se había permitido llorar. Estuvo dispuesta a arriesgarse cambiando su manera de verse en el mundo, cambio que suele ser necesario si la mujer quiere sanar en el plano más profundo. Muchas veces esto entraña examinar con sinceridad microscópica cómo nos sentimos por ser mujeres a la vez que afirmamos nuestra valía y bondad innata. También puede entrañar reducir las actividades mundanas y crear un equilibrio sano entre el yo interior y el yo exterior.

Miomas (tumores fibrosos)

Los miomas son tumores benignos del útero. Se desarrollan en diversos lugares sobre y dentro de la pared uterina o en la cavidad uterina (figura 8). El sistema estándar para calcular el tamaño de un mioma es comparar el tamaño del útero con el que tendría en las diversas etapas del embarazo. Así pues, a la mujer se le dice que tiene un mioma del tamaño de 14 semanas si tiene el útero del tamaño que tendría si estuviera embarazada de 14 semanas. Los miomas están formados por tejido duro, blanco y cartilaginoso de una forma parecida a la de una concha. Están presentes en un 20 a 50 por ciento de todas las mujeres.

Una de mis clientas, que vio la extirpación de su mioma por un espejo, comentó después: «Me sorprendió su apariencia. Me imaginaba que tendría un aspecto caótico y sucio. El mioma parece un trozo de plástico de polietileno de alta densidad, ese material con que se hacen los tajos de cocina».

Los miomas son responsables de hasta un 33 por ciento de todas las admisiones hospitalarias ginecológicas en Estados Unidos, y son el principal motivo para practicar histerectomía a mujeres de 45 a 54 años.[22] Son de tres a nueve veces más comunes entre las mujeres negras que en las blancas. Muchas mujeres que los tienen no lo saben hasta que se los descubren en un examen pelviano de rutina. Desde el punto de vista médico ortodoxo, nadie sabe qué los causa.

Caroline Myss explica que los miomas representan la creatividad que nunca nació, en la que se cuentan las imágenes «fantásticas» de nosotras mismas que nunca han visto la luz del día y los secretos creativos de nuestros otros «yoes». También se forman cuando estamos desperdiciando energía vital, por ejemplo en trabajos sin futuro o en relaciones que están acabadas. A las mujeres que tienen miomas les pido que mediten acerca de sus relaciones con otras personas y en cómo expresan su creatividad. Estos tumores suelen ir asociados a conflictos con la creatividad, la reproducción y las relaciones.[23] A mí se me formó un mioma, que se desarrolló hasta un buen tamaño, unos cinco años antes de mi divorcio; comprendí que había estado poniendo muchísima energía en hacer funcionar una relación que no tenía futuro. En una cultura tan cambiante, en la que el papel de las mujeres está en un proceso de rápido cambio, a mí me parece bastante evidente que los conflictos relativos a la crianza de los hijos, la expresión personal de la creatividad y

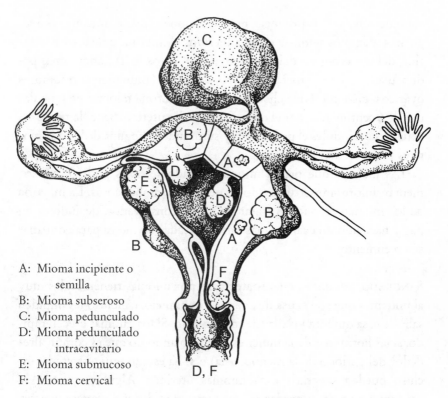

A: Mioma incipiente o
    semilla
B: Mioma subseroso
C: Mioma pedunculado
D: Mioma pedunculado
    intracavitario
E: Mioma submucoso
F: Mioma cervical

FIGURA 8. TIPOS DE MIOMAS

los cambiantes papeles en las relaciones son fenómenos culturales, no individuales. Después de ver su mioma, una paciente comentó que es fácil verlo como una forma de rabia, dura e implacable. El hecho de que sean tantas las mujeres que tienen estos tumores es tal vez una prueba de que nuestra energía creativa colectiva está bloqueada en nuestra cultura.

Síntomas

Muchas mujeres que tienen miomas no tienen síntomas; suelen enterarse de que los tienen en los exámenes pelvianos de rutina. Que cause o no síntomas un mioma depende de su tamaño y su ubicación dentro del útero. Es posible que aquellos que están situados en la pared muscular del útero, justo bajo la superficie (los subserosos) no sean sintomáticos. Pero los que se desarrollan en el propio revestimiento uterino (los submucosos) suelen provocar menstruaciones muy abundantes o irregulares. Algunos miomas están adheridos al interior, e incluso al exterior, del útero por un delgado pedúnculo. Éstos se llaman miomas pedunculados. Si están fuera del útero, a veces se confunden con tumores ováricos. He tenido dos clientas que «expulsaron» miomas pedunculados de 6 centímetros por el orificio del cuello uterino. Sencillamente los extirpé, cortándoles el pedúnculo y suturando. Ninguna de las dos mujeres tuvieron más problemas.

Las mujeres que tienen miomas y endometriosis podrían experimentar dolores menstruales, dolor pelviano o ambas cosas. La mayoría de los miomas se pueden tratar de modo conservador, dejándolos en paz y haciendo un examen más o menos cada seis meses para controlar su crecimiento.

SANGRADO. Algunas mujeres afectadas por miomas tienen reglas muy abundantes que son causa de anemia y cansancio, e incluso les impiden salir de casa durante los días de mayor flujo. Si los miomas crecen rápido, si las hormonas de la mujer están cambiando (lo que es común alrededor del periodo de la menopausia) o si ha estado muy estresada, incluso pueden sangrarle esos miomas uterinos. Algunas mujeres se acostumbran tanto a perder esas enormes cantidades de sangre una vez al mes, que ni siquiera saben cómo sería tener un flujo normal. A algunas incluso se les produce una anemia grave sin saberlo.

Los miomas pueden ser causa de mucha pérdida de sangre porque el útero tiene una irrigación sanguínea muy rica. Si el mioma es submucoso, es decir, si está situado justo debajo del revestimiento uterino, al cuerpo le resulta particularmente difícil arreglárselas con el mecanismo normal que detiene el flujo menstrual. El flujo menstrual se detiene en parte por la contracción muscular del útero; los miomas pueden obstaculizar este mecanismo. En los casos de sangrado anormal, es necesaria una biopsia del endometrio (extraer una muestra de tejido del interior del útero) o a veces un legrado con dilatación, para asegurarse de que la hemorragia está causada por miomas y no por cáncer (aunque rara vez se encuentra cáncer). Esto vale especialmente en aquellas mujeres que sangran a intervalos irregulares durante el mes.

DEGENERACIÓN DEL MIOMA. Un mioma puede comenzar a degenerar después de un rápido crecimiento. Esto puede ocurrir, por ejemplo, durante un periodo de tiempo muy estresante o emocionalmente difícil, durante la menopausia, o durante el año (aproximadamente) anterior a la menopausia. La degeneración puede ocurrir si el mioma crece tanto que no tiene irrigación sanguínea. Cuando ocurre esto, el centro del mioma queda desprovisto del oxígeno que aporta la sangre, y los nervios interiores de este tejido experimentan esta falta de oxígeno como dolor, igual que el dolor de los dedos de los pies cuando se congelan. Este dolor puede ser molesto, pero no se trata de nada grave. La degeneración del centro del mioma suele ser causa de la reducción de su tamaño, y a veces un mioma degenera totalmente y desaparece. Si el mioma se reduce o desaparece, el dolor suele remitir del todo al cabo de más o menos una semana, cuando los nervios se adaptan.

OPRESIÓN PELVIANA Y MICCIONES FRECUENTES. A veces la posición de un mioma produce síntomas porque oprime otro órgano, como el recto o la vejiga. Entonces es posible que se sienta una opresión o una sensación de plenitud en el recto, la parte inferior de la espalda o el abdomen. Si el mioma está en la parte anterior del útero o relativamente bajo, la presión sobre la vejiga puede disminuir la capacidad de ésta para retener la orina, lo cual aumenta la frecuencia de las micciones, que son menos abundantes. Estos síntomas son molestos, pero no son dañinos para el cuerpo en general. Nunca he visto que un mioma benigno dañe a un órgano contiguo. Un ocasional mioma muy grande puede bloquear parcialmente el uréter (el tubo que va desde el riñón a la vejiga) cuando la mujer está acostada. Ni los urólogos ni los ginecólogos sabemos con seguridad si esta situación puede finalmente causar problemas renales. ¡Nunca he visto ocurrir esto ni oído decir que haya ocurrido! La mayoría de las mujeres que tienen miomas lo suficientemente grandes para producir presión en el uréter prefieren que se las opere, porque no les gusta verse como si estuvieran embarazadas. Varias de mis clientas, sin embargo, han estado muy bien sin cirugía, y sus riñones funcionan a la perfección. A una de estas mujeres, que llevaba por lo menos diez años con un útero muy grande por causa de miomas, que a veces le bloqueaban el uréter, comenzaron a reducírsele rápidamente los miomas al pasar por la menopausia. Esto es común.

Preguntas corrientes

¿CÓMO SÉ SI TENGO UN MIOMA? Cuando se palpan miomas por primera vez, recomiendo hacerse una ecografía de la pelvis para medirlos y comprobar el estado de los ovarios. En un examen pelviano es imposible a veces distinguir entre un tumor ovárico y un mioma uterino.

¿PUEDEN SER CANCEROSOS LOS MIOMAS? Casi nunca son cancerosos. Menos del uno por mil se convierte en sarcoma uterino, que es un tipo de cáncer muy excepcional del músculo uterino. Sin embargo, la única manera de saberlo con certeza es extirparlos y examinarlos al microscopio. Dado que la tasa de mortalidad por histerectomía es del uno por mil, el riesgo de la intervención quirúrgica es mayor que el riesgo de que el mioma sea maligno.

El problema más común de los miomas es su tendencia a crecer y causar hemorragia. Pero como ocurre en muchas mujeres con las que he trabajado, si se tratan las formas de energía subyacentes, los asuntos vitales, los conflictos y los problemas emocionales relacionados con los miomas, normalmente no crecen ni causan problemas.

¿SON GENÉTICOS LOS MIOMAS? Los miomas suelen venir de familia. Una de mis clientas que los tenía me contó que todas las mujeres de su familia, en tres generaciones, han tenido miomas. Ella pretende ser la primera mujer de su tribu que llega a la menopausia con su útero intacto. Ha cambiado de dieta y ahora está totalmente libre de síntomas.

Tal como ocurre cuando hay un marcado historial de alcoholismo en la familia, cuando hay un marcado historial de miomas, la mujer se encuentra ante un sistema familiar de creencias del que es muy difícil liberarse. Una vez leí un artículo sobre el cáncer ovárico de familia titulado «Mi madre, mis células», en el cual la autora expresaba su problema por haber «heredado» la propensión a una enfermedad que la aterraba y sobre la cual creía no tener ningún control.

En este país tendemos a creer que una predisposición genética es una «sentencia» inevitable de que vamos a contraer la enfermedad. Sin embargo, los factores ambientales tienen un importantísimo papel en si se manifiesta o no la enfermedad. Por ejemplo, algunas personas que tienen el gen de la fibrosis quística prácticamente no manifiestan ningún signo de la enfermedad y llegan muy bien a los cincuenta y más. Algunas mujeres que tienen marcados historiales de cáncer de mama en su familia jamás contraen la enfermedad.

Mujeres en cuya familia hay un marcado historial de miomas, quistes ováricos o endometriosis han tenido estos trastornos, pero han sanado de ellos. Una clienta resumía así una parte necesaria de su curación: «Finalmente he comprendido que no soy mi madre. No tengo por qué vivir su vida en mi cuerpo». En las familias en las cuales hay una enfermedad genética, deberíamos estudiar a aquellos miembros que «no» contraen la enfermedad. Lo más probable es que sean personas que rompieron ese molde familiar, justamente aquellas que no han vivido para estar a la altura de las expectativas familiares a nivel celular o cualquier otro.

¿VAN A AFECTAR A MI EMBARAZO LOS MIOMAS? Durante el embarazo, los niveles de hormonas son muy elevados y los miomas preexistentes pueden crecer rápidamente. Si comienzan a degenerar, pueden a veces provocar contracciones uterinas que inducirían un parto prematuro. Pero esto no ocurre con todos los miomas. He visto a mujeres con miomas de tamaño de 14 semanas quedar embarazadas, llegar a término y dar a luz sin ningún problema.

Una mujer de 29 años vino a verme, ya embarazada de 12 semanas y con un mioma grande en la parte posterior del útero. El embarazo no había sido planeado, pero ella estaba entusiasmada. Su médico le había dicho que tenía que abortar y hacerse extirpar el mioma antes de volver a concebir. Le dijo que probablemente el mioma sería causa de un parto demasiado prematuro para que el bebé pudiera vivir. Muy consternada por el dilema, decidió que necesitaba a un médico que estuviera dispuesto a seguir con el embarazo sabiendo que podría haber un problema, pero a la vez abierto a la posibilidad de que todo fuese bien. El embarazo continuó normalmente, y llegó a término sin dolor, hemorragias ni parto prematuro. Dio a luz a una niña que pesó 3,26 kg, después de una labor del parto de ocho horas. El mioma se le había reducido a un tamaño de 8 semanas cuando vino a mi consulta para el control posparto, al cabo de seis semanas.

Los miomas pueden ser causa de aborto espontáneo e incluso de infecundidad, sobre todo si han deformado mucho la cavidad uterina. Al parecer, que haya problemas depende de la situación del mioma dentro del útero y de lo cerca que esté del bebé en desarrollo y la placenta. Una ecografía o una histerosalpingografía (radiografía del útero y las trompas previa inyección de una sustancia opaca), como también una exploración por resonancia magnética nuclear, puede dar una idea de la ubicación del mioma antes del embarazo.

Algunas embarazadas tienen miomas que comienzan a degenerar. Son hospitalizadas para observación mientras descansan en cama con analgésicos. Generalmente los miomas no causan daño al bebé en desarrollo, a no ser que produzcan tanta irritabilidad uterina que el útero comience a contraerse y provoque un parto prematuro. No hay ninguna garantía de que no haya problemas con los miomas durante el embarazo, porque todo el útero crece, incluida la pared con miomas. Cuanto más lejos de la cavidad uterina esté situado el mioma, menos probabilidades hay de que la mujer tenga problemas. Algunos médicos están dispuestos a adoptar la actitud de esperar para ver en los casos de miomas y embarazo, y sugieren a la mujer que trate de quedarse embarazada y ver qué ocurre. Otros le sugieren la extirpación de los miomas antes de intentar concebir.

¿CRECEN LOS MIOMAS? ¿DESAPARECEN? A muchas mujeres que tienen miomas se les dice que deberían hacerse la histerectomía cuando son relativamente pequeños para que no sea necesaria después, cuando sería más complicada y arriesgada si crecieran. Los estudios han demostrado que hay poca o ninguna justificación para hacer esto.[24] Los miomas sí crecen a veces, pero no siempre. Tienden a crecer con bastante rapidez durante los años anteriores a la menopausia, cuando hay grandes oscilaciones en los niveles hormonales, y después se reducen drásticamente pasada la menopausia. Una de mis clientas perimenopáusicas, o «casi menopáusicas», de 49 años, a la que atendí durante más de diez años, notaba fácilmente los miomas a través de la pared abdominal presionando con los dedos. Decía que sus miomas crecían hasta llegarle al ombligo justo antes de la menstruación, y tres días después de finalizar la regla, se reducían y quedaban justo por encima del hueso púbico. Los miomas suelen cambiar de tamaño durante cada ciclo menstrual, llegando al máximo durante la ovulación y antes del comienzo de la menstruación. También pueden crecer durante los periodos de estrés. Un médico u otro terapeuta cualificado puede seguir la evolución de los miomas con un examen cada seis meses más o menos. No hay ningún motivo para apresurarse a operar, a no ser que haya repetidos episodios de fuerte hemorragia que no se puede controlar con tratamientos hormonales u otras medidas.

A veces los miomas desaparecen totalmente. Hace poco conocí a una mujer religiosa que tenía programada una histerectomía a causa de miomas. Oró por ellos diariamente. Seis semanas después, cuando volvió a su médico, los miomas habían desaparecido y no fue necesaria la operación.

Una de mis clientas, Persis, de 43 años, que es música y terapeuta musical, vino a verme por primera vez con un mioma del tamaño de 4-5 meses de embarazo. Después de dos años de estricta dieta, trabajo interior reflexivo, masajes y sonido terapéutico, su útero engrandecido casi recuperó el tamaño normal.[25] Rara vez veo reducirse tanto un mioma. Esta reducción no se debió a la menopausia. Todavía tiene menstruaciones normales. He aquí su historia:

Durante el verano de 1988 me diagnosticaron endometriosis y un mioma del tamaño de un pomelo. Los años anteriores había tenido terribles dolores, cada vez mayores, que casi me hacían perder el conocimiento mientras conducía. Estaba acostumbrada a tener dolores durante dos semanas y a recuperarme en las dos semanas siguientes. Me aterraba tener la regla.

El médico que me atendía en ese tiempo me explicó todas las alternativas para corregir el problema. Su predilecta era la histerectomía: «En todo caso, a su edad ya no necesita el útero», me decía. Después estaba la terapia hormonal para detener las reglas durante uno o dos años: «Se le va a enronquecer la voz y va a perder el deseo sexual». Y la última oferta que me hizo fue que podía continuar con los dolores y reglas hasta que me llegara la menopausia.

Puesto que yo quería conservar mi cuerpo entero, no me hacía ninguna gracia la idea de perder mi feminidad con la terapia hormonal, y no podía soportar el dolor, busqué otro tratamiento. Me comprometí con mi vida. Acepté la responsabilidad de cuidar de mí misma. Acepté la amorosa ayuda de los demás; comencé un régimen muy estricto de dieta macrobiótica, baños de asiento, ejercicio y meditación. Al mirar hacia atrás, no sé cómo metí todo eso en mi ajetreada vida. Lo que sí sé es que ahora soy otra persona.

También comencé a explorar suavemente los motivos ocultos de mis «problemas femeninos». Acepté mi naturaleza codependiente y empecé a abrirme a la pena de mi infancia y juventud. Mi dolor de vientre era una culminación de una vida de dolores. Sabía que quitarme el útero no «arreglaría» los demás dolores de mi vida.

Ahora tengo poco dolor y me siento extraordinariamente bien. Estoy y siempre estaré en proceso durante toda mi vida. Gracias a la meditación y a la aplicación del sonido sanador en mí misma, he renovado mi fe interior. Acepto mi vida y mi capacidad de sanarme a mí misma y de ayudar a sanar a otras personas. Lo que hago por los demás, lo hago también por mí.

SI ME OPERO, ¿VOLVERÁN A CRECER LOS MIOMAS? En esto hay que individualizar la respuesta. En general, no es probable que le vuelvan a crecer los miomas a la mujer que está a cinco años de la menopausia cuando se los extirpan, porque su nivel de estrógeno va a disminuir de forma natural. A veces hay muchos miomas diminutos en la pared uterina. Puede ser difícil quitarlos todos en el momento de la operación. Si no se ha cambiado la forma de energía subyacente, los problemas emocionales o los niveles hormonales asociados con los miomas, esos llamados «miomas incipientes» pueden comenzar a crecer. Las mujeres que cambian drásticamente su dieta disminuyen la posibilidad de que los miomas vuelvan a desarrollarse. Los miomas de la mayoría de mis clientas no volvieron a crecer ni empeoraron. Es posible que esto se deba a la ley de la atracción; las mujeres que se hacen eco de mi método están muy motivadas para asumir la responsabilidad de su curación. Recomiendo cambio de dieta, trabajo corporal, homeopatía y otros métodos alternativos, incluso a aquellas mujeres que eligen la intervención quirúrgica. La cirugía o la ablación del mioma no cambian por sí solas la pauta fundamental del cuerpo que estimula el crecimiento de los miomas. Es esencial escuchar lo que nuestro cuerpo trata de enseñarnos y afirmar nuestra capacidad para estar sanas.

Tratamiento

En ningún momento es apropiado que un médico recomiende tratamientos dictaminando lo que la mujer debe hacer con su útero. No se trata de que sea correcto o incorrecto. Es mejor ofrecerles maneras de pensar acerca de su útero, sus ovarios y su cuerpo, para que cuando necesiten tomar una decisión sobre hormonas, fármacos, cirugía o ablación, sepan cuál es su verdad personal respecto a esos órganos. Actualmente hay más tratamientos que nunca para los miomas. Una vez que la mujer ha reunido información acerca de todos ellos, puede conectar con su guía interior para elegir el que más le convenga.

Para muchas mujeres, sólo saber que tienen elección es un gran alivio. Para algunas, por ejemplo, la intervención quirúrgica significa aún más maltrato, cuando no pueden elegir libremente hacérsela. Las supervivientes de abusos sexuales me dicen a veces que la sola idea de un procedimiento invasor en su cuerpo, particularmente de naturaleza ginecológica, les parece una violación. Evidentemente, en estos casos conviene probar con modalidades alternativas de tratamiento, en lugar de activar nuevamente el ciclo de abuso.

A continuación explico diferentes métodos de tratamiento para problemas del útero, con algunos casos ilustrativos, que demuestran que no existe una sola manera correcta de tratar los problemas uterinos. Cada una de las mujeres mencionadas en esta sección necesitaba tratamiento para síntomas bastante claros y corrientes, y cada una eligió uno distinto; sólo una optó por la histerectomía. Cada una fue capaz de acordar un tratamiento que respetara su elección personal. Usada conscientemente en un tratamiento individualizado, la tecnología médica puede ser una importante ayuda en la curación de la vida de una mujer. Afirmar que la histerectomía es siempre la elección incorrecta o inferior es una actitud tan dualista y dañina como afirmar que todos los remedios naturales son charlatanería. En ninguno de estos casos trato los problemas concretos psíquicos y emocionales conectados con la «energía bloqueada en la pelvis». No todas las mujeres están receptivas o preparadas para explorar sus problemas profundos, y yo respeto su decisión de esperar el momento oportuno.

TRATAMIENTO CONSERVADOR: OBSERVAR Y ESPERAR. Si los miomas no causan ningún problema, recomiendo un examen pelviano cada seis a doce meses, según sea la situación. También recomiendo inicialmente una ecografía para estar segura de que se trata de un mioma y no de un quiste o un tumor ovárico. Se pueden pedir ecografías para medir el tamaño del mioma y comprobar el estado de los ovarios. Al tratamiento conservador se lo llama en ocasiones «negligencia benigna». Muchas veces es la mejor terapia.

TERAPIA HORMONAL: PROGESTINA O PROGESTERONA NATURAL. A las mujeres cuyo principal síntoma es la hemorragia, recomiendo un tratamiento con progestina (progesterona sintética) o con progesterona natural, para impedir que el revestimiento del útero se engrose demasiado.

En muchos casos, esta terapia resulta muy buena para controlar la hemorragia, y es mucho más benigna que una operación abdominal importante. La progesterona o la progestina son opciones para mujeres que no pueden cambiar de dieta, o para aquellas cuyos síntomas no se han aliviado con el cambio de dieta. Algunas mujeres se deprimen mientras están tomando progestina; otras se sienten hinchadas, con síntomas premenstruales o dolores de cabeza. Mi modo de recetar esta hormona varía según la mujer. Por lo general la progesterona bioidéntica (o natural) no causa efectos secundarios y es mi primera opción. Dado que la situación de cada mujer es diferente, es necesario individualizar su tratamiento médico.

FÁRMACOS AGONISTAS DE LA GnRH (hormona liberadora de gonadotropina). Estos fármacos, como Lupron y Synarel, son hormonas sintéticas que inducen a la glándula pituitaria a detener la actividad de los ovarios. Después de un mes de tomarlos, se produce una menopausia artificial. Baja mucho el nivel de estrógeno y cesan las menstruaciones. Se detiene la estimulación cíclica del tejido fibroso, y en muchos casos los miomas se reducen de tamaño. Estos fármacos se usan actualmente en casos muy determinados para reducir los miomas antes de operar, o para reducirlos lo suficiente para que no sea necesario operar. Algunos médicos recetan estos fármacos para mantener asintomáticos los miomas hasta que la mujer llegue a la edad de la menopausia, en cuyo momento se reducen de un modo natural; de esta manera la mujer puede evitar la intervención quirúrgica. Estos fármacos tardan unos tres meses en producir su efecto máximo, pero la mayoría de las mujeres sólo los necesitan dos meses para reducir los miomas lo suficiente para que se pueda realizar la miomectomía. No todas las mujeres obtienen el mismo resultado, porque no todos los miomas se generan de la misma manera.[26]

Como ya he dicho, los agonistas de las GnRH son muy caros y se recomienda no tomarlos durante más de seis meses. Una vez que se deja de tomar el medicamento, los miomas vuelven a crecer rápidamente, a no ser que la mujer entre en la menopausia de modo natural durante el tiempo en que ha estado tomándolo.

Es muy comprensible que muchas mujeres duden en tomar estas hormonas sintéticas porque son relativamente nuevas. Muchísimas, de la generación posterior a 1946, recuerdan que el dietilestilbestrol se tomó con entusiasmo durante cerca de treinta años para prevenir el aborto espontáneo. En 1971 este fármaco se retiró del mercado, por haber sido relacionado con ciertos cánceres vaginales raros y otras anormalidades del tracto genital en las hijas (e incluso los hijos) de las mujeres que lo tomaron. Habiendo dicho esto, está claro que los fármacos agonistas de las GnRH tienen su lugar en el tratamiento de los miomas. Se pueden tomar para reducir los miomas mientras a la vez se administran suficientes hormonas que disminuyan sus efectos secundarios menopáusicos sin poner en peligro su eficacia. Este método podría salvar a algunas mujeres de someterse a histerectomías durante la perimenopausia.

ABLACIÓN ENDOMETRIAL. Christine llevaba años con reglas muy abundantes; tenía que usar dos tampones súper además de una compresa. A veces necesitaba cambiárselos cada media hora durante el segundo día de regla, lo cual le hacía muy difícil viajar, e incluso salir de casa para hacer la compra. Los mínimos cambios de dieta que hizo no le dieron resultado. Otros exámenes revelaron que tenía múltiples miomas muy pequeños en la pared uterina.

Christine quería por encima de todo evitar la histerectomía, de modo que probamos con la terapia de progestina, las dos últimas semanas de cada mes durante tres meses.[27] Aun cuando este tratamiento casi siempre disminuye el sangrado, en su caso no resultó. Tampoco dio resultado un legrado con dilatación. La envié a hacerse una operación llamada «ablación endometrial mediante histeroscopia». La histeroscopia es una técnica quirúrgica en la que se puede visualizar y operar el revestimiento del útero introduciendo una sonda por el cuello del útero desde la vagina. Hay diversas técnicas, entre ellas la cauterización y el láser; la que se emplea depende de estado de la paciente y de la elección del cirujano. A veces los cirujanos expertos en esta técnica pueden extirpar de esta manera los miomas submucosos. Esta operación, que se realiza con anestesia general en el quirófano, cauteriza y elimina el revestimiento endometrial, que es la parte del útero que sangra cada mes. Cuando resulta, cesan las reglas o se vuelven muy ligeras. A Christine le dio un resultado maravilloso. En lugar de pasar un mes en recuperación si le hubieran extirpado de útero, entró en el hospital el día de la operación y salió al siguiente. Aunque este tipo de cirugía no es apropiada para todas las mujeres, es una opción fabulosa para algunas. En algunos casos no se puede hacer, según sea la situación de los miomas.[28]

EMBOLIZACIÓN. La embolización de la arteria uterina consiste en inyectar una sustancia (como partículas de alcohol polivinílico), en la arteria uterina, lo que bloquea la irrigación sanguínea del mioma y lo reduce. Un radiólogo específicamente formado en esta técnica introduce un catéter en la vena femoral para llegar a la arteria uterina. Normalmente la mujer está consciente durante la operación (aunque sedada y sin sentir dolor), y después suele pasar una noche en el hospital. Muchas mujeres reanudan sus actividades normales pasados siete a diez días.

Los resultados son alentadores. La Society of Interventional Radiology informa que entre el 85 y el 90 por ciento de las mujeres que se han hecho esta operación experimentan un alivio total o importante de sus síntomas, entre ellos reglas excesivamente abundantes o irregulares, dolor, agrandamiento del útero y otros, como la mayor frecuencia urinaria, que tienen que ver con el tamaño del mioma. La recurrencia dentro de los diez años desde la operación es excepcional, aunque aún no hay datos de estudios de seguimiento de largo plazo. El índice de complicaciones es bajo, sobre todo si se compara con los de la miomectomía y la histerectomía. De todos modos, sí podría haber algunas complicaciones graves, como la insuficiencia renal o una reacción alérgica al agente coagulante.[29]

Una de mis colegas ginecólogas se hizo la operación y quedó muy contenta con el resultado. Dado que se ha pasado los años de profesión haciendo muchas histerectomías y miomectomías, esto me dice muchísimo. Si te atrae esta operación, busca el consejo de un centro especializado en que se realice con frecuencia la embolización de la arteria uterina. También puedes visitar el sitio web de la Society of Interventional Radiology, en www.scvir.org.

EXABLATE (tratamiento de miomas con ultrasonido). En el otoño de 2004 el FDA aprobó un nuevo aparato que combina la exploración por resonancia magnética para localizar los miomas y luego proyecta ultrasonido de alta intensidad que calienta y destruye el tejido del mioma. El tejido de estos tumores fibrosos se aviene muy bien a este tratamiento porque los vasos sanguíneos que los irrigan contribuyen a disipar el calor que se genera. A este tratamiento se le ha dado el nombre de ExAblate, y se realiza en sistema ambulatorio. No es invasor y deja intactos el útero y los ovarios. Consiste en estar tendida boca abajo más o menos hasta tres horas en un tubo de resonancia magnética mientras el ultrasonido calienta y destruye el tejido del mioma. Entre los efectos secundarios podrían quedar ampollas en la piel del abdomen, calambres, náuseas, y un cierto dolor susceptible de alivio con analgésicos de venta sin receta.

En estudios se ha comprobado que el tratamiento reduce los síntomas de los miomas en alrededor del 70 por ciento de las mujeres, pero el 20 por ciento van a necesitar otra operación pasado un año. El FDA informa que si bien el tratamiento ExAblate reduce los síntomas en la mayoría de las mujeres, a algunas les volverán esos síntomas. Y también volverán a formarse miomas. Por eso recomiendo a todas las mujeres que sufren de miomas que también hagan todo lo posible por recurrir a las modificaciones de estilo de vida de que he hablado, que cambian el metabolismo de las hormonas, para reducir naturalmente los miomas. De todos modos, creo que ExAblate es un importante paso adelante y un estimulante empleo de la tecnología. Si hubiera existido este tratamiento cuando yo tuve mi mioma (que era muy grande), habría considerado muy seriamente la opción. Observación: las mujeres que desean quedar embarazadas no deberían recurrir a esta técnica porque aún no tenemos información suficiente para determinar qué les ocurre a la pared y al revestimiento uterinos después de la operación. Para más información puedes visitar el sitio web de InSightec, la empresa que ideó esta técnica, en www.uterine-fibroids.org.

MIOMECTOMÍA (**extirpación de los miomas**). La miomectomía es una intervención quirúrgica por la cual se extirpan los miomas, pero el útero queda en su lugar, reparado. Los avances en las técnicas quirúrgicas de los diez últimos años han hecho de esto una agradable opción para las mujeres que desean conservar intactos sus órganos pelvianos o tener hijos. Muchas de mis clientas optaron por la miomectomía incluso después de haber eliminado todos los síntomas mediante cambios dietéticos; aunque no cause síntomas, de todos modos la presencia de un mioma podría abultar el abdomen, lo cual afecta a la apariencia de la mujer y el modo de sentirse consigo misma. Cada vez son más las miomectomías que se realizan mediante el laparoscopio (instrumento telescópico que se introduce en la cavidad pelviana a través de la pared abdominal y hace innecesaria una incisión abdominal grande). Esta operación suele reservarse para los miomas de 6 cm o más pequeños, pero eso depende del cirujano. Muchos médicos recetan primero un fármaco agonista de las GnRH para reducir los miomas y hacer más fácil su extirpación.

Cuanto más pequeño es el mioma, mayores son las posibilidades de extirparlo mediante el laparoscopio.

Gloria tenía 45 años cuando vino a verme por primera vez; tenía dos hijos y su marido se había hecho una vasectomía. Su problema era un mioma uterino grande que le oprimía la vejiga, produciéndole micciones frecuentes que la obligaban a levantarse muchas veces por la noche; tenía reglas regulares y no sentía ningún dolor. Su ginecólogo le recomendó una histerectomía, pero a ella eso le pareció una opción demasiado drástica; optó por la miomectomía. Ahora yo le habría ofrecido las opciones de embolización de la arteria uterina o ExAblate. En ese tiempo su ginecólogo no aceptó esta operación debido «a su edad», actitud muy discriminadora por su parte. Como muchos ginecólogos de formación tradicional, pensaba que el útero era inútil para Gloria, ya que tenía más de 40 años y no quería tener más hijos. La miomectomía que finalmente se hizo la alivió totalmente de sus síntomas urinarios, y ahora puede dormir toda la noche de un tirón. Se siente muy feliz de haber conservado su útero.

Cuando la posición o el tamaño de un mioma hace problemático tener hijos, la miomectomía es una buena opción. (Ni ExAblate ni la embolización de la arteria uterina se recomienda para mujeres que quieran seguir teniendo hijos. Hasta el momento, no sabemos cómo estos sistemas podrían afectar a la fertilidad.) Antes de practicarles la miomectomía, a muchas mujeres les dicen que una vez que estén en el quirófano, el cirujano podría encontrar necesario convertir la operación en una histerectomía. Yo no he visto ni un solo caso en que esto fuera necesario, ni en mi experiencia ni en las clientas a las que enviaba a hacerse la operación. En general, las miomectomías las realizan mejor los ginecólogos especializados en cirugía para tratar la infertilidad; este tipo de cirugía se centra en reparar la pelvis, no en extirpar órganos.

HISTERECTOMÍA. La histerectomía es probablemente la opción que más corrientemente se ofrece a las estadounidenses que tienen miomas. Esta opción suele elegirse cuando la mujer lleva meses e incluso años sangrando, está anémica por la pérdida de sangre, tiene un abdomen que parece de embarazada, no puede salir de casa por temor a mancharse la ropa, y tiene micciones frecuentes por la presión de un mioma sobre la vejiga.

Según han demostrado los estudios, una histerectomía puede mejorar la calidad de vida de la mujer si se le han ofrecido otras opciones alternativas a la operación.[30] Sin embargo, si una mujer se hace una operación para la cual no está preparada, sin explorar adecuadamente las alternativas, los resultados pueden ser desastrosos. Con los años he llegado a comprender que las mujeres que consideran muchísimo sus opciones antes de decidirse por la operación se sienten mucho más felices con el resultado. (Sobre cómo prepararse para la operación y el proceso de recuperación, véase el capítulo 16.) Desgraciadamente, en medicina suele haber una tendencia a crear una situación de crisis y precipitarse. A veces a una mujer que sólo ha tenido un episodio de fuerte hemorragia con un mioma, se le dice que se someta a una histerectomía lo más pronto posible. Dado su temor y la sensación de ser presionada por el médico o la familia, ella lo hace cuando debería haber esperado. Creo que las mujeres que lamentan sus decisiones después, suelen ser las que creyeron que no tenían otra opción aparte de la intervención quirúrgica, que suele ser una histerectomía. Antes de embarcarse en cualquier tratamiento, la mujer debe tomarse tiempo para reunir toda la información necesaria y sopesar todas las opciones.

Fran, profesora y madre de una hija, vino a verme a sus 42 años. Durante los seis meses anteriores había tenido hemorragias entre las reglas, dolores menstruales cada vez más intensos y cierto dolor durante el acto sexual. Cuando la examiné, le encontré un mioma del tamaño de un pomelo grande (de unos 11 centímetros de diámetro). Hacía años que yo conocía a Fran, y la había asistido en el parto de su hija. Durante el día viajaba a muchas escuelas diferentes y siempre le había resultado difícil seguir una dieta sana. Tenía bastante sobrepeso y estaba casada con un hombre que detestaba su trabajo y estaba algo deprimido.

Dada su situación, el tratamiento elegido fue la histerectomía con preservación de los ovarios. Ella sabía que aunque yo podía extirparle el mioma y dejarle el útero intacto, eso no le garantizaría quedar libre de los dolores y las menstruaciones irregulares.

A Fran no le interesó tomarse un tiempo para probar modalidades alternativas de tratamiento; tampoco le interesó enterarse de lo que podría querer decirle su mioma. La idea de librarse de las reglas, de los dolores y del temor a quedar embarazada le resultó atractiva. Se le hizo la operación, sin complicaciones, y al mes ya había vuelto a su rutina normal. Jamás ha lamentado su decisión. Fran es un buen ejemplo de una mujer que sabía que tenía opciones y que tenía clara su elección.

Respuesta sexual. Alrededor de la mitad de las mujeres a las que se les han extirpado los ovarios (operación que muchas veces acompaña a la histerectomía), sea cual sea su edad, experimentan una insuficiencia de testosterona, de forma bastante repentina, debido a la falta total de producción de esta hormona por los ovarios, y la subsiguiente reducción de andrógenos suprarrenales.[31] En general, la incidencia de disfunción sexual después de la histerectomía está entre el 10 y el 40 por ciento de las mujeres. En estudios realizados en el Reino Unido, por ejemplo, entre el 33 y el 46 por ciento de las mujeres han dicho tener una menor respuesta sexual después de una ooforohisterectomía (extirpación de los ovarios y el útero).[32] Pero en el Estudio de la Salud de las Mujeres realizado en Maine en 1994, los resultados no dieron un índice tan elevado.[33] Y, de hecho, algunas mujeres informan de una mayor respuesta sexual después de la histerectomía. Por ejemplo, investigadores holandeses informaron que a muchas mujeres que se hacían histerectomía por motivos diferentes al cáncer, les aumentaba el placer sexual después de la operación. Estos resultados se mantenían válidos al margen del tipo de histerectomía. De las mujeres estudiadas que no eran sexualmente activas antes de la operación, el 53 por ciento iniciaron la actividad sexual después.[34] Los médicos no han prestado suficiente atención a la conexión entre la histerectomía y la respuesta sexual, y estos cambios en la respuesta sexual o pérdida de interés en la actividad sexual los han considerado psicogénicos, es decir, que «todo está en la cabeza». Aunque el cerebro es desde luego el órgano sexual más grande del cuerpo, también es cierto que la histerectomía puede afectar y afecta a los nervios y a la irrigación sanguínea de la pelvis, que son importantes para la respuesta sexual. Una mujer que vino a verme para una segunda opinión me contó que su médico le había preguntado por qué estaba tan apegada a sus ovarios (quería extirpárselos cuando le hiciera la histerectomía); para hacérselo entender ella le preguntó por qué él estaba tan apegado a sus testículos. Como sabemos la mayoría de las mujeres, la mente y el cuerpo son una unidad. En palabras sencillas, si la mujer se siente positivamente conectada con sus órganos sexuales, su extirpación afecta a su vida sexual, por motivos biológicos y psíquicos.

Ahora sabemos que la menor respuesta sexual en algunas mujeres después de una ooforohisterectomía tiene una base fisiológica. La pérdida de la hormona androgénica que acompaña a la extirpación de los ovarios es un factor importante en la pérdida de libido que sigue a la operación. Aun en el caso de que queden intactos los ovarios, algunas mujeres experimentan el orgasmo de modo distinto después de la histerectomía, probablemente debido a que el cuello uterino y el útero actúan a modo de punto desencadenante del orgasmo; para estas mujeres, las contracciones intensas y rítmicas del útero son una parte muy satisfactoria del orgasmo. Cuando ya no está el útero, a veces tienen la experiencia de esa pérdida como una disminución de la intensidad orgásmica. Es posible que las mujeres que experimentan el orgasmo principalmente por estimulación del clítoris no tengan esa misma experiencia. En una revisión de artículos sobre el funcionamiento sexual después del tratamiento de cáncer del cuello del útero, un grupo de investigadores europeos llegaron a la conclusión de que el tratamiento dejaba considerables bloqueos en los nervios vaginales y de las vías urinarias. Se desconoce hasta qué punto una cirugía pelviana para enfermedad benigna podría cortar nervios importantes para el orgasmo femenino. Aunque no se han localizado bien las vías nerviosas para el orgasmo femenino, estudios con animales dan algunas pistas. En 1986, el doctor Alan F. Dixson, estudioso británico de los primates, estudió la reacción sensorial genital de monos tití, y comprobó que en las hembras existían dos vías sensoriales distintas: una se activaba por estimulación clitórica o labial, y otra vía neural por estimulación vaginal y del cuello del útero. Por otra parte, en las mujeres que han experimentado dolor en el acto sexual durante años o que han tenido dolor pelviano por problemas uterinos u ováricos, la histerectomía puede mejorar enormemente la calidad de su experiencia sexual y la de su vida en general.

Las mujeres que sufren de pérdida del deseo sexual o pérdida general de energía después de la histerectomía deberán hacerse comprobar los niveles de estrógeno, testosterona y DHEA (deshidroepiandrosterona), y luego usar hormonas naturales para normalizar esos niveles. Según mi experiencia, el mejor tratamiento hormonal es el de testosterona natural en crema para la piel. La dosis habitual es de 1 a 2 mg cada día o en días alternos. La crema debe recetarla un médico y prepararla un farmacéutico especializado en fórmulas. A algunas mujeres, pero no a todas, les va bien la DHEA; la dosis habitual es de 5 a 10 mg una o dos veces al día. Unas pocas mujeres se sienten mejor con 25 a 50 mg diarios.

Menopausia. La extirpación del útero solo no produce necesariamente niveles hormonales menopáusicos en la mujer que todavía ovula; sí produce siempre el cese de la menstruación. De todas formas, aunque no se extirpen los ovarios, la histerectomía altera su irrigación sanguínea; esto cambia el medio hormonal del cuerpo y podría ser causa de síntomas menopáusicos y de menopausia prematura. En un estudio, esto les ocurrió a alrededor del 50 por ciento de las mujeres estudiadas.[35] (Muchas mujeres dicen tener sofocos durante varios meses después de la histerectomía, incluso cuando les han dejado los ovarios. Lo mismo puede ocurrir después de extirpar un solo ovario y nada más. A veces un ovario tarda un tiempo en restablecer su funcionamiento después de la operación, o en asumir la función de los dos.) Hay algunas pruebas de que a las mujeres que se han hecho histerectomía les comienza antes la osteoporosis, incluso cuando les han dejado los ovarios. Y desde luego, cualquier cosa que debilite la función de los ovarios de un modo u otro puede tener como consecuencia una disminución de la libido.

Problemas urinarios. Las mujeres que se han sometido a una histerectomía son más propensas a experimentar incontinencia urinaria por esfuerzo en años posteriores. El motivo es que los nervios de la vejiga están muy cerca del útero y algunas de las fibras nerviosas pueden ser dañadas durante la histerectomía.[36]

Enfermedad cardiaca. Algunos estudios han comprobado que la extirpación de los ovarios anterior a la menopausia natural (la edad promedio para la menopausia es de 52 años) puede tener un efecto adverso en el sistema cardiovascular. Dado que los ovarios continúan aportando hormonas después de la menopausia, es posible que su extirpación produzca efectos adversos, incluso después de la menopausia.[37]

DESPUÉS DE LA MENOPAUSIA: TRATAMIENTO HORMONAL DE LA NATURALEZA. Los miomas suelen reducirse drásticamente una vez que la mujer llega a la menopausia (por lo general, entre los 50 y los 52 años). Con frecuencia, las mujeres que tienen miomas sólo experimentan síntomas entre los 45 y los 50 años, la edad en que más suele practicarse la histerectomía. Si la mujer lo prefiere, se puede evitar esta operación manteniendo los miomas en un tamaño razonable hasta que se reduzcan de modo natural durante la menopausia. Esto se puede conseguir mediante una combinación de cambio dietético, terapia de progesterona, reducción del estrés, ejercicio y atenta espera.

Bea, profesora soltera y sin hijos, vino a verme por primera vez en 1984; tenía un mioma uterino y un historial de sangrado abundante que le duraba entre 12 y 18 horas en cada ciclo menstrual. Debido a la anemia causada por la pérdida de sangre, tomaba hierro. El mioma era submucoso, es decir, del tipo que afecta al revestimiento endometrial y que suele ir acompañado por fuertes hemorragias. Había comenzado una dieta macrobiótica, pero continuaba sangrando bastante cada mes. Al tomar hierro mantenía el nivel de glóbulos rojos sólo ligeramente bajo. En el primer examen que le hice, tenía el útero de un tamaño de 12-14 semanas. Pasados seis meses se había reducido a un tamaño de 8-10 semanas, lo que yo atribuí a la dieta. Varios meses después de comenzar la dieta, inició un tratamiento con un masaje shiatsu semanal. Ella encontraba que el shiatsu le era más beneficioso que la dieta.[38] Durante los ocho años siguientes, según lo bien que siguiera la dieta, el tamaño del útero le variaba entre 10 y 20 semanas; esto le ocurrió justo antes de la menopausia. Yo le recordaba una y otra vez que podía optar por miomectomía o histerectomía (las opciones que existían en ese tiempo), pero a ella sencillamente le desagradaba la idea de operarse. Durante los tres a cuatro años anteriores a la menopausia, periodo en que los niveles de estrógeno suben y bajan de modo irregular, le fue necesaria una terapia con progestina, para controlar las hemorragias. De vez en cuando las reglas eran tan abundantes que su familia se asustaba. Pero a pesar de eso, evitó operarse y poco a poco entró en la menopausia. El mioma comenzó a reducírsele con mucha rapidez: pasó de un tamaño de 20 semanas a uno de 14 en sólo una semana. A lo largo de los 10 años en que atendí a Bea, continuó con su método dietético y firme en su decisión de evitar la operación.[39] Pasó por la menopausia y lamentó el cese de sus reglas.

En teoría, después de la menopausia cualquier terapia hormonal podría hacer volver a crecer los miomas, pero en general las bajas dosis de hormonas que se emplean en estas terapias no causan problemas.

CAMBIO DIETÉTICO. El cambio dietético es el pilar de mi tratamiento para mujeres interesadas en métodos alternativos a los fármacos y la operación. Dado que el útero es sensible al estrógeno, cualquier cosa que modifique los niveles de estrógeno en la sangre puede afectarlo (y a los miomas y la endometriosis). Hay muchas pruebas de que una dieta rica en grasas parcialmente hidrogenadas y saturadas, rica en carbohidratos refinados y azúcar (que elevan los niveles de azúcar y de insulina) y pobre en fibra aumenta el nivel de estrógenos en circulación. La dieta estadounidense estándar pone a la mujer en riesgo de sufrir de miomas, endometriosis, cáncer de mama y obesidad.

A la mujer que cambia de una dieta muy refinada y pobre en nutrientes (alimentos envasados, pasteles, pan blanco, patatas fritas, caramelos y pastas) a una rica en frutas, verduras y otros alimentos completos, la sorprenderá la rapidez con que este método le disminuye el sangrado menstrual, la hinchazón e incluso el tamaño de los miomas. Muchas mujeres están bien dispuestas a probar este método primero, sabiendo que después pueden optar por una intervención quirúrgica si el régimen no les da resultado.

Normalmente sugiero hacer una prueba de tres meses con una dieta rica en fibra a base de alimentos integrales, eliminando los productos elaborados con azúcar y harina refinados y los lácteos. La dieta para tratar los miomas debe ser bastante estricta durante un tiempo, para disminuir los niveles de estrógeno en circulación. Los factores lipotrópicos metionina, colina e inositol (1.000 mg diarios de cada uno) se encuentran en forma de suplementos dietéticos; si se toman junto con las vitaminas del complejo B, el nivel de estrógeno suele bajar y los síntomas se alivian. Recomiendo un suplemento multivitamínico-mineral que contenga un mínimo de 600 mg de magnesio y las mismas cantidades de vitaminas B y los demás nutrientes ya mencionados en las páginas 245-246 (véase el capítulo 17 para las cantidades de nutrientes que hay que buscar en los suplementos de vitaminas).

La gran mayoría de mujeres que tratan sus miomas mediante la dieta mejoran del dolor y la hemorragia abundante en un plazo de tres a seis meses. Una dieta de alimentos integrales «adormece» los miomas, pero no cura el trastorno. Es necesario también trabajar en liberar los bloqueos de energía en la pelvis. De hecho, he visto a mujeres que siguen dietas macrobióticas muy estrictas cuyos miomas en realidad les crecen. Generalmente estas mujeres tenían problemas de la infancia no resueltos, como el incesto, por ejemplo, o eran maltratadas por su cónyuge.

LIBERACIÓN DE LA ENERGÍA BLOQUEADA. Estas terapias pueden ser muy sanadoras cuando las realiza una persona bien preparada y dotada.

La medicina y acupuntura chinas tradicionales, la digitopresión, la terapia de la polaridad y el masaje suelen ir muy bien para los síntomas de los miomas, aunque éstos no siempre se reducen.

Aunque no tengo formación en ella, acepto incondicionalmente la medicina homeopática, que trata la naturaleza vibratoria de la vida en sus planos más profundos. Sus practicantes dicen que con el remedio adecuado los miomas se reducen o desaparecen y se alivian los síntomas. La homeopatía es un tipo de medicina natural que fue muy popular a comienzos del siglo pasado. En realidad, los primeros estudios clínicos con método de doble ciego y con grupo de control con placebo fueron ideados por homeópatas para demostrar la eficacia de los remedios homeopáticos, que deben recetarse individualmente.

La literatura sobre la acupuntura china indica que suelen necesitarse cien o más tratamientos diarios para eliminar miomas grande. Los tratamientos diarios exigen una gran entrega por parte de la paciente y del terapeuta. He visto reducirse miomas más pequeños con sesiones de acupuntura semanales.

Una terapia relativamente nueva, llamada NAET (Técnica Nambudripad de Eliminación de la Alergia) se ha empleado para tratar miomas y una gran variedad de otras enfermedades también. Esta técnica la ideó Devi Nambudripad, acupuntora y quiropráctica que sufría de alergias muy graves. Se basa en la premisa de que las alergias (y otras enfermedades, como los miomas) son consecuencia de reacciones alérgicas y emocionales que se originan simultáneamente en el cerebro y el cuerpo. Mediante un proceso llamado quinesiología, que consiste en realizar una serie de pruebas para comprobar el movimiento y el tono musculares, el terapeuta localiza los alérgenos culpables y las emociones que los acompañan. Después, aplicando presión en puntos de acupuntura concretos, limpia el cuerpo de esas emociones. La base filosófica de esta técnica tiene muchísima lógica y la recomendaría si la realiza un terapeuta bien preparado.

Casi todas las poblaciones de Estados Unidos y de muchos otros países cuentan con médicos de orientación holística. Antes no estaban bien integrados en la comunidad médica ortodoxa; afortunadamente esto está cambiando, ya que lo exigen las mujeres que se han informado bien acerca de las alternativas eficaces y sin riesgos a los fármacos y cirugía.

Programa sanador para los miomas

- Una dieta de alimentos completos que mantenga estable los niveles de azúcar e insulina en la sangre: nada de productos lácteos durante al menos tres meses, muchas verduras de hoja verde, productos derivados de la soja y verduras crucíferas.
- Suplementos: una combinación de vitaminas y minerales completa que contenga las vitaminas del complejo B, más los factores lipotrópicos metionina, colina e inositol, de 500 a 1.000 mg diarios de cada uno.
- Crema de progesterona al 2 por ciento: de un cuarto a media cucharadita una o dos veces al día durante las dos o tres semanas anteriores al comienzo de la menstruación, para inhibir los efectos de la producción excesiva de estrógeno.
- Ejercicio de tipo aeróbico, 20 minutos tres veces a la semana.
- Masaje, tai-chi, meditación, acupuntura: para aumentar la circulación de la energía en la pelvis.
- Compresas de aceite de ricino en el bajo vientre, tres veces a la semana como mínimo; prestar atención a los pensamientos, imágenes y sentimientos que surjan durante el tratamiento.
- Llevar un diario: anota todo lo que deseas crear en tu vida. Observa cuánto entusiasmo y cuánta energía logras reunir simplemente imaginándote cómo sería dejar manifestarse totalmente tus talentos creativos y tus yoes secretos. Observa dónde tienes algún bloqueo que te dificulte este proceso. Generalmente se identifican en afirmaciones del tipo «sí, pero...», por ejemplo: «Sí, me gustaría coserme ropa bonita con regularidad, pero no veo la manera de encontrar tiempo para hacerlo». Pronto podrás identificar las creencias limitadoras que te bloquean la creatividad.
- Realizar los pasos del capítulo 15 de este libro.

Prueba este programa durante al menos tres meses y luego haz las modificaciones que creas necesarias. Cada mujer tiene necesidades diferentes; por lo tanto, hay que individualizar este programa. Ve qué puedes aprender sobre tu cuerpo y sus reacciones a este nuevo régimen. Escucha los mensajes de tu cuerpo.

HISTORIAS DE MUJERES

Los miomas, como los demás trastornos, no aparecen salidos de la nada para instalarse en el útero. Cuando la mujer está dispuesta a relacionarse con su útero permitiendo que sus mensajes le hablen, ha dado el primer paso hacia la curación, en lugar de limitarse a enmascarar o eliminar los síntomas. Una vez que está en contacto con los mensajes de su útero, puede elegir el tratamiento que funcione mejor para ella, ya sea la intervención quirúrgica, la dieta, la acupuntura o una combinación de las tres.

Muchas mujeres logran relacionar la aparición de sus miomas con el comienzo de un maltrato verbal por parte de su pareja, un estrés laboral, u otros problemas en sus relaciones con el mundo exterior. El trabajo interior suele ser muy útil para encontrar nuevas formas de afrontar estas situaciones perjudiciales o limitadoras.

SHIRLEY: MIOMAS Y CREATIVIDAD. Shirley, enfermera de 45 años, llevaba un tiempo con reglas irregulares y muy abundantes cuando le encontré un pequeño mioma al hacerle el examen anual. Un año antes había estado en tratamiento por un trastorno en el comer y codependencia. Cuando le diagnostiqué el mioma, estaba en medio de un cambio profesional, tratando de decidir si dejaba un puesto directivo sofocante pero lucrativo.

Le recomendé que siguiera una dieta pobre en grasas y rica en fibra y se aplicara compresas de aceite de ricino. También le pedí que pensara en lo que en realidad deseaba hacer, lo que hallaba realmente satisfactorio. Cuando lo pensó, se dio cuenta de que su creatividad estaba ahogada en su trabajo. Le preguntó a su cuerpo qué quería decirle y le pidió que se lo revelara en sueños o meditaciones. Al cabo de varios meses me dijo: «He aprendido a rodearme de amor y de energía sanadora durante las aplicaciones de compresas de aceite de ricino, las meditaciones y la terapia».

Hizo sesiones de Reiki, que es un tipo de tratamiento energético similar al toque terapéutico que implica sanar con las manos. Dos semanas después de su visita, me contó: «Tuve una visión: la masajista me extraía del abdomen una cosa parecida a un bolo y me decía que lo dibujara. Al dibujarlo vi que era como uno de esos erizos que se pegan en los calcetines en el bosque; tenía exactamente cuarenta y cinco pinchos

[Shirley tenía 45 años]. Esa aparición, el erizo, me representaba a mí con mi manera de aferrarme a las cosas de una forma no sana. Simbolizaba mi apego al trabajo y a las personas por medio de las cuales trataba de encontrar satisfacción. Mis sueños y meditaciones me hicieron comprender que el tumor uterino era una manifestación física de mi creatividad sofocada, que jamás podría expresar plenamente a través de mi dependencia de los demás. Durante mi proceso de curación emocional y física, el mioma se redujo de tamaño y fui conducida a un trabajo más creativo y gratificante que implicaba la atención directa a enfermos». En el examen de seguimiento, al cabo de tres meses, comprobé que tenía el útero mucho más pequeño y no encontré ningún mioma.

MARSHA: RELACIONES NO SUSTENTADORAS. Marsha, terapeuta masajista de 41 años, de otro estado, vino a verme por primera vez en 1986, a pedirme una segunda opinión sobre sus miomas. Si bien tenía el útero sólo moderadamente agrandado, del tamaño de un embarazo de 12 semanas, y ningún síntoma, le habían dicho que debía hacerse una histerectomía. Su madre también había tenido miomas y le habían practicado una histerectomía. Ella deseaba evitar la operación. Durante años se había maltratado comiendo en exceso y enredándose en relaciones con hombres que la maltrataban. Había abortado tres veces y no tenía hijos. Cuando vino para esa primera visita, ya estaba siguiendo una dieta macrobiótica para detener el crecimiento de los miomas.

Dado que todo lo demás estaba normal según las ecografías, yo apoyé su decisión de tratar los miomas con cambios dietéticos, y le recomendé que visitara a su ginecólogo cada seis meses. Dada su comprensión de sus pautas de comportamiento, pensé que debería trabajar con alternativas a la cirugía. En su ciudad siguió el plan de tratamiento.

Al cabo de cuatro años volvió a verme porque había tenido varias menstruaciones muy abundantes y su ginecólogo le había recomendado encarecidamente la histerectomía. Ella estaba haciendo el programa de Doce Pasos de Adictos al Sexo y al Amor Anónimos, y me dijo que acababa de salir de una relación muy perjudicial y adictiva de cuatro años. Seguía totalmente obsesionada por esa relación, aunque los dos habían estado de acuerdo en que todo había terminado. «He comenzado a darme cuenta de que toda la rabia que he sentido con él ha sido una manera de evitar hacer mi trabajo en mí misma, mis emociones y mi pasado», me dijo. Empezó a responsabilizarse de su vida y su situación y continuó con su autocuración. En su trabajo de recuperación fue descubriendo que todas las relaciones que había tenido, desde su infancia, con un padre alcohólico, habían sido disfuncionales. Reconoció que era una experta en crearse dramas en la vida para llenar el vacío de sentimientos amortiguados y para compensar su falta de conexión con su cuerpo.

Marsha estaba empezando a comprender la profunda conexión que había entre sus relaciones y su sentido de identidad, y cómo esto se manifestaba en su cuerpo. Sabía que no todos los aspectos de sus miomas estaban relacionados concretamente con la comida, y que utilizaba ésta para tapar sus emociones. Su recuperación, día a día, la fue poniendo poco a poco en contacto con su sabiduría interior. Cuando la vi en la visita de control en 1992, el tamaño de sus miomas era estable y tenía reglas regulares. Había entrado en una fase de curación que a veces es necesaria para algunas mujeres, aunque no para todas: sentía la necesidad de alejarse de los hombres por un tiempo y estar principalmente con mujeres. Cada vez que la veía estaba más serena, más positiva y más fuerte. Comprendía que sus miomas eran una señal que la llamaba de vuelta a sí misma y a su propia vida.

LOUISE: HIJAS Y PÉRDIDA. Louise es una mujer que está dispuesta a participar en el cuidado de su salud y no teme expresar sus opiniones. Trabaja como productora en una emisora de radio, vino a verme para que le diera una segunda opinión respecto a su mioma en el útero. El mioma se le había desarrollado poco después de que su segunda hija decidiera dejar la casa para entrar en un colegio interna. Después de su visita conmigo, le escribió la siguiente carta a su ginecólogo, que le había recomendado la histerectomía:

Estimado doctor:
Por recomendación suya, busqué una segunda opinión respecto a hacerme una histerectomía debido a mi mioma uterino. Permítame que le cuente la historia que hay detrás de mi proceso, con la que espero que en el futuro incorpore un método más amplio y menos convencional para tratar a otras mujeres que presenten miomas.
En primer lugar, me impresionó la sensación de impotencia que me produjo su recomendación de operarme. De pronto comencé a considerarme una mujer enferma. Pero mi corazón me decía: «¡No, no te pasa nada!». De modo que obedecí a la voz de mi corazón. Leí

todo lo que logré encontrar sobre miomas, sobre todo libros y artículos que presentaban alternativas a la operación.[40] Me he enterado de cuántas histerectomías innecesarias se realizan cada año en este país, y de los importantes problemas postoperatorios que se presentan, muchas veces de larga duración.

Incluso la pequeña cantidad de estudios realizados sobre la actividad del útero, en particular después de la menopausia, sugieren que éste es una parte integrante de la salud general. Las hormonas químicas no pueden reemplazar el magnífico funcionamiento de los órganos femeninos.

Así pues, he decidido conservar mi útero, y no sólo por motivos físicos. Usted no me preguntó nada acerca de mis sentimientos, mi familia ni mi estilo de vida, ni sobre cómo podría afectar a todo eso una histerectomía.

Mis dos hermosas hijas se han ido de casa en un año. La de 19 años está en su segundo curso universitario, y la de 15 se ha ido a un colegio particular de Vermont, por insistencia de ella. Aunque yo las apoyo, al mismo tiempo es un importante reajuste en la vida de una madre que las dos se vayan de casa con tan poco tiempo de diferencia. Mis hijas, los frutos de mi útero, no están, y entonces va usted y me dice que tengo que sacarme el útero también. No, gracias. Lo conservaré por el momento, y espero que siempre. Si tuviera una enfermedad en el útero que amenazara mi vida, tal vez pensaría de otro modo.

Todo esto debe de parecerle extraño, pero yo creo firmemente que contribuimos a las enfermedades de nuestro cuerpo; la otra cara del asunto es que también podemos contribuir a sanarlas. Le recomiendo encarecidamente que dedique un poco de tiempo extra a sus pacientes para escuchar toda la historia. Si no hubiera puesto en duda lo que usted me dijo, podría haber sido uno de los casos de histerectomía innecesaria. Habría sido una comodidad, tal vez, librarme de las reglas abundantes, pero a qué precio en dinero, en trabajo perdido, en una larga terapia hormonal y en daño psíquico de larga duración.

Le ruego que explique a sus pacientes todas las opciones y les dé el tiempo necesario para pensarlas.

Sinceramente

Louise T.

El ginecólogo de Louise no es una persona poco común. A los médicos no se nos ha preparado para escuchar los sentimientos de nuestros pacientes sobre lo que significan las enfermedades para ellos. En su libro *Meaning and Medicine* [Significado y medicina], el doctor Larry Dossey cuenta la historia de Frank, un hombre que sufría de dolor en el pecho al que admitió en la unidad de cuidados intensivos coronarios. Frank podía cambiar su ritmo cardiaco a voluntad pensando en lo que su dolor de pecho significaba para él. Le dijo al doctor Dossey que si permitía que el dolor significara un ataque al corazón, inmediatamente se ponía nervioso pensando en su corazón lesionado, sus arterias bloqueadas, la pérdida de su trabajo y la posibilidad de otro ataque al corazón. Pero si pensaba que ese dolor sólo significaba lo mismo que un dolor muscular o una indigestión, se sentía aliviado y su ritmo cardiaco se desaceleraba. El doctor Dossey descubrió que el monitor cardiaco de Frank actuaba a modo de «medidor de significado». Lo mismo vale para los miomas.

Cuando volví a ver a Louise, siete meses después de su primera visita, había encontrado un empleo en otro estado, en una emisora de radio donde su trabajo era muy valorado. Había comprendido el grado de pérdida que significaba para ella que sus hijas se hubieran ido de casa y se había tomado el tiempo necesario para lamentarlo. Mientras hacía entrevistas en la nueva ciudad, comprendió que la relación con su marido había sido insatisfactoria durante años, y que en realidad seguían juntos por sus hijas. Lo vio claramente y comenzó sus planes para divorciarse, lo cual hicieron de mutuo acuerdo. Después encontró un nuevo compañero, algo que jamás había soñado que le ocurriría y que ni siquiera buscaba. Esa relación resultó ser muy sensual y significativa para ella. También cambió su dieta de forma importante y dejó de tomar productos lácteos.

Cuando la examiné, su mioma casi había desaparecido. Prácticamente había cambiado por entero la energía de sus chakras primero y segundo.

PAULA: MIOMAS Y ABORTO. De vez en cuando veo a mujeres cuyos miomas parecen estar relacionados con uno o varios abortos. Al decir «relacionados con» no quiero decir «causados por». El aborto, en muchos estudios, no ha sido asociado con efectos físicos adversos en el cuerpo. Los problemas que tienen las mujeres después de abortar, si es que tienen alguno, están relacionados con el significado que tiene el aborto en su vida y en la sociedad en que viven.

Paula vino a verme para un examen anual cuando tenía 36 años. Había abortado tres veces, cuando era adolescente y veinteañera, y no tenía hijos. No conozco las circunstancias de los abortos, aparte de que ella hablaba de ellos con naturalidad. Pasados los treinta años, se le desarrollaron miomas, y llevaba al menos cinco años sufriendo de dolor pelviano. Cuando la vi, se sentía bien y sana, y pensaba que su bienestar se debía a la siguiente historia: «Tenía cada vez más problemas de sangrado entre reglas y dolor pelviano. No me hacía ninguna gracia la perspectiva de operarme o tomar hormonas, así que fui a ver a un curandero indio norteamericano. Me dijo que tenía que liberar a los espíritus de los seres que habían estado conmigo antes de los abortos. Realizó un rito liberador durante el cual literalmente vi salir volando alas blancas de mi vientre. Lloré durante horas, de pena y alivio. Después de eso, se me normalizaron las reglas y desde entonces no he vuelto a tener ni un solo día de dolor».

La historia de Paula es un extraordinario ejemplo del poder sanador que tiene la liberación emocional. Aunque yo le palpé un útero con miomas que se lo agrandaban a un tamaño de ocho semanas, eso era un problema que sólo precisaba controles periódicos. Me dijo que era un alivio para ella poder contarle su historia a un médico, ya que estaba segura de que la mayoría se reirían y pensarían que estaba loca. A eso se debe, lógicamente, que los médicos rara vez escuchen estas maravillosas historias en que sus pacientes recuperan la salud. Esas historias son comunes, y sin embargo se guardan en secreto porque con muchísima frecuencia son descartadas o desdeñadas con aire de superioridad por los profesionales médicos.

Recuperar de verdad la salud, no simplemente curar el cuerpo o aliviar la ansiedad mental, entraña la transformación de nuestro campo energético y nuestra conciencia. En las mujeres cuyas historias acabo de referir, la curación llegó porque cada una de ellas creó un significado de los mensajes y síntomas que le enviaba su útero acerca de cómo estaba usando su poder creativo en el mundo. Y luego dio el siguiente paso. Afirmó su salud innata y se atuvo a un plan de acción para manifestar esa salud en el presente, en el aquí y el ahora. ¡Tú puedes hacer lo mismo!

7

Los ovarios

[...] ella canta inspirada en el conocimiento de los ovarios, conocimiento que le viene de lo más profundo del cuerpo, de lo más profundo de la mente, de lo más profundo del alma.

CLARISSA PINKOLA ESTES

Desde el punto de vista de la medicina energética, los ovarios son el equivalente femenino de los testículos masculinos. Se pueden considerar como los «cojones femeninos», porque representan exactamente eso mismo en el mundo. Cuando un hombre se lanza al mundo a realizar actos de dificultad o valor que requieren manipular el mundo exterior, de cosas o personas, se dice que «tiene cojones». Para salir al mundo una mujer, particularmente a un mundo orientado a los hombres, necesita «tener cojones», pero ella debe usar su energía ovárica. No deberá tratar de imitar al hombre, porque su relación con el mundo exterior puede afectar adversamente a sus ovarios y su campo energético. Para mantener la salud necesita aprender a usar sus «cojones» de un modo favorecedor de la vida.

La sabiduría ovárica representa nuestra creatividad más profunda, ésa que espera nacer de nuestro interior, ésa que sólo puede nacer a través de nosotras, de nuestra capacidad creativa única, sobre todo en cuanto se relaciona con lo que creamos en el mundo exterior. Biológicamente, cuando una mujer ovula, el óvulo atrae hacia él al espermatozoide enviándole una señal. El óvulo se limita a esperar que llegue el espermatozoide, no lo busca activamente. La creación biológica resultante, un bebé, tiene su propia vida y su propia conciencia conectadas a las de su madre, pero también separadas de ellas. Aunque la madre influye inmensamente en su desarrollo y su crecimiento, éstos están al mismo tiempo separados de ella. La madre no puede usar su voluntad para obligar a su bebé a crecer más rápido; tampoco puede usar su voluntad para determinar cuándo va a nacer. Y una vez que el bebé nace, ella debe reconocer que tiene y siempre tendrá una vida y una personalidad propias, aun cuando haya sido creado de su carne y su sangre.

De modo similar, todas las creaciones que proceden de lo más profundo de nuestro interior, de nuestra sabiduría ovárica, sean bebés, libros u obras de arte, tienen una vida propia que tenemos la responsabilidad de iniciar y permitir, pero no de controlar. No podemos forzar nuestra creatividad más profunda. Hemos de darle tiempo y espacio para desarrollarse y crecer en armonía con su propio ritmo interior. Como madres biológicas, en cuanto mujeres debemos estar abiertas a la unicidad de nuestras creaciones con sus energías e impulsos propios, sin tratar de obligarlas a tomar una forma predeterminada. Nuestra capacidad de ceder a nuestra creatividad, de reconocer que no podemos controlarla con el intelecto, es la clave para comprender nuestro poder ovárico. Hemos de *permitir* que ese poder se manifieste en nosotras.

La sociedad trata de controlar en exceso la creatividad mediante la imposición de fechas límite (a veces, el factor tiempo literalmente limita nuestra creatividad), cuotas e índices de productividad. Una colega mía, que siempre ha tenido los ovarios muy sanos, hacía experimentos científicos como ayudante de investigación en un laboratorio. El director del laboratorio siempre le decía exactamente qué deseaba que produjera. Una vez, por ejemplo, quería que elaborara una célula artificial llamada «liposoma». Ella siempre trataba de crear el modelo de célula llevando el experimento según las indicaciones predeterminadas del director, usando su voluntad y su intelecto para forzar y controlar el método, pero cada vez que lo hacía le salía mal y la célula artificial no funcionaba. Se sentía muy frustrada. Entonces miraba más allá de la exigencia concreta del director y se preguntaba: «¿Qué es lo que quiero saber en esta situación? ¿Cómo puedo descubrir más acerca de un aspecto de la vida haciendo este experimento? ¿Qué puede enseñarme esto sobre las células en general?». Entonces conectaba con las posibilidades más amplias intrínsecas al experimento. Invariablemente ideaba un experimento que daba mucha más información de lo que se había esperado de ella. El resultado final no era nunca exactamente el que le había pedido el director, pero por lo general era más valioso y enriquecedor. En el experimento con el liposoma acabó creando no sólo un modelo de célula artificial, sino también un diseño experimental que podía servir para producir una vacuna contra una enfermedad grave. Un subproducto de eso fue que el director quedara siempre entusiasmado con sus resultados, hasta que finalmente aprendió a dejarla idear sus experimentos sin entrometerse. Su trabajo científico era brillante. Al permanecer fiel a su sabiduría creativa más profunda, sus resultados finales beneficiaban a todos. Esto es creatividad femenina en toda su magnificencia. Lo podemos hacer en nuestra vida y nuestro trabajo considerando siempre cómo está conectada una tarea con las demás, recordando nuestras interconexiones, y cómo un acto puede construir puentes hacia otros.

Anatomía

Los ovarios son esos órganos pequeños, de forma oval y color perla, situados debajo de las trompas de Falopio, uno a cada lado del útero. Producen los óvulos (u ovocitos). La mujer tiene en sus ovarios el mayor número de óvulos que va a tener jamás, alrededor de 20 millones, cuando es un feto de 20 semanas en el vientre de su madre. Si bien a partir de ese momento comienzan a disminuir los óvulos, todas las mujeres continúan teniendo muchos más óvulos de los que van a necesitar jamás. Aunque desde hace mucho tiempo se ha creído que los ovarios de los mamíferos pierden la capacidad de producir óvulos nuevos después de la vida fetal, un nuevo estudio con ratones ha establecido la existencia de células que reponen óvulos a lo largo de toda la vida reproductiva de las hembras.[1] Ciertos resultados de este estudio insinúan la existencia de células madres de óvulos también en mujeres adultas. Comentando este estudio, el doctor Roger G. Gosden, que en ese tiempo era el director científico del Jones Institute for Reproductive Medicine de la Facultad de Medicina de Virginia en Norfolk, donde se realizó la investigación, dijo: «Las implicaciones son alucinantes. La capacidad para producir más óvulos sería una revolución en la salud de las mujeres. En teoría, permitiría tener más control sobre el momento de la menopausia, desarrollar más óvulos para el tratamiento de la infertilidad, prevenir la menopausia prematura, recuperar la fecundidad después de quimioterapia, etcétera, etcétera». Aunque estos hallazgos sólo son preliminares, nos permiten pensar en nuestros ovarios y óvulos de una manera totalmente nueva, más positiva.

Los ovarios producen óvulos alrededor de una vez al mes a partir de los 14 o 15 años, a veces antes, a veces después. A partir de la primera menstruación, la ovulación tarda dos o tres años en regularizarse, así como a partir de la menopausia tarda unos años en acabar completamente. Dado que la ovulación siempre produce un pequeño quiste en el ovario, es muy común que los ovarios tengan pequeñas zonas quísticas, que son el resultado de nuevos óvulos en desarrollo o de ovulaciones que ya se han producido. Cuando el óvulo comienza a desarrollarse cada mes, a su alrededor se forma una zona o vesícula llena de líquido nutritivo, que lo envuelve o aísla del resto del ovario. Esta zona llena de líquido, llamada «quiste», es fisiológica y totalmente normal, hecho que muchas mujeres no comprenden. En la ovulación, cuando se expulsa el óvulo y este es cogido por la trompa de Falopio, el quiste se rompe, como parte del proceso ovulatorio, y el líquido que lo rodea, llamado «líquido folicular», es también liberado en la cavidad pelviana junto con el óvulo.

Después de la ovulación, en el espacio donde estaba el óvulo, comienza a desarrollarse otra pequeña zona quística llamada «cuerpo lúteo» [cuerpo amarillo], que comienza a secretar progesterona. El cuerpo lúteo es finalmente reabsorbido por el ovario. Con frecuencia ocurre que comienza el proceso de desarrollo del óvulo y se forma un pequeño quiste, pero no se produce la ovulación en ese determinado sitio. En ese caso va a quedar allí el pequeño quiste por un tiempo. Dado este proceso mensual de desarrollo ovular y formación de quiste, es perfectamente normal que una mujer tenga pequeños quistes ováricos llenos de líquido en casi cualquier momento a lo largo de toda su vida reproductiva. De hecho, casi siempre hay pequeños quistes en los ovarios.

Siempre que se hace un examen pelviano por ecografía, a causa de dolor, mioma u otra razón, también se examinan los ovarios, y entonces se ven estos quistes. Los quistes pequeños, de uno a tres centímetros, son casi siempre normales, porque producir estos pequeños quistes fisiológicos que vienen y van forma parte de lo que hacen los ovarios normales. Gestan pequeños óvulos, pequeños quistes o, como se dice en el lenguaje de la medicina energética, nuevas ideas rebosantes de potencial.

Durante todo el ciclo vital, los ovarios también producen hormonas, entre ellas el estrógeno, la progesterona y los andrógenos, aunque la cantidad que producen cambia (y no necesariamente para disminuir) según la edad de la mujer. Antes se creía que los andrógenos, tipo de hormonas relacionadas con la libido, eran producidos casi totalmente por las suprarrenales, que son las glándulas endocrinas situadas encima de los riñones. Pero diversos estudios realizados durante los últimos 20 años han establecido que, tanto antes de la menopausia como después, los ovarios producen una importante cantidad de andrógenos, tal vez hasta un 50 por ciento de la provisión total del cuerpo.[2]

Estaba extendida la idea de que los ovarios quedan esencialmente inactivos después de que la mujer deja de menstruar, pero en la actualidad se está revaluando su papel en la segunda mitad de la vida. Ahora sabemos que no deben extirparse quirúrgicamente los ovarios, porque conservan su capacidad para producir hormonas esteroideas durante varios decenios después de la menopausia.[3] Partes de los ovarios sí comienzan a reducirse de tamaño pasados los 30 años, y sí pierden masa con más rapidez a partir de los 45 más o menos, pero no son las masas de tejido fibroso inerte que se creía que eran.

A medida que la mujer envejece, sólo se produce regresión en una parte de los ovarios, la parte llamada «teca». La teca es la cubierta externa del ovario donde se desarrollan y crecen los óvulos y donde se forman los quistes fisiológicos. En la mitad de la vida hay regresión de la teca, pero la parte más interior del ovario, llamada «estroma interna», se activa bastante por primera vez en la vida.[4] Es decir, cuando se está acabando una función comienza otra. Este proceso merece ser estudiado mucho más de lo que ha sido estudiado hasta el momento. En la segunda mitad de la vida, los ovarios siguen produciendo cantidades importantes de una hormona llamada «androstenodiona», que es un tipo de andrógeno. Esta sustancia suele convertirse en estrona (un tipo de estrógeno) en los depósitos de grasa corporal. Los estudios han demostrado que los ovarios producen progesterona y estradiol incluso después de la menopausia. Estas hormonas son importantes en la prevención de la osteoporosis, y también para mantener la energía y la libido.[5]

Hasta hace bastante poco, la menopausia se ha estudiado principalmente como una «enfermedad carencial». Dada esta actitud cultural hacia la menopausia, los científicos han estudiado este proceso natural solamente para descubrir lo que falta. Si ideáramos estudios de mujeres posmenopáusicas en los que se partiera de la base de que los ovarios son activos y útiles, probablemente descubriríamos cada vez más cosas acerca del papel de los ovarios en el mantenimiento de un equilibrio normal de nuestro cuerpo con el paso del tiempo. ¡La verdad es que los ovarios son órganos dinámicos que forman parte de la sabiduría de nuestro cuerpo durante toda la vida, no algo inútil o potencialmente dañino para nosotras una vez que hemos pasado los cuarenta!

Algunas tradiciones antiguas apoyan esta visión. En las culturas taoístas, se cree que los ovarios contienen grandes cantidades de la fuerza vital que produce energía sexual constantemente. Se pueden aprender los ejercicios especiales de «respiración ovárica» para liberar la energía vital que producen y «almacenan» los ovarios con el fin de revitalizar los demás órganos del cuerpo, mientras la persona logra un estado superior de conciencia. La energía sexual ovárica se convierte así en *chi* (energía vital) y *shen* (energía espiritual).[6] En el fascinante libro *The Sexual Teachings of the White Tigress* (*Enseñanzas sexuales de la tigresa blanca*, Obelisco, 2003), Hsi Lai presenta enseñanzas de Japón que sugieren que, trabajando conscientemente esta energía, las mujeres pueden mantener su atractivo sexual hasta bien entrada la vejez.

Cuando la mujer no hace caso de su sabiduría creativa interior debido a miedos o inseguridades sobre el mundo exterior, pueden presentarse problemas de ovarios. Pueden surgir situaciones en las que la mujer se considera dominada o criticada por fuerzas externas a ella. Las amenazas económicas o físicas del mundo exterior afectan a los ovarios, sobre todo si la mujer cree que no tiene posibilidad de mitigarlas. Así, una mujer que es abandonada por su pareja o se siente estresada en el trabajo, podría tener problemas ováricos si cree que no tiene forma de escapar de su situación y que el mundo «exterior» le impide cambiar. Así como las tensiones de la vida pueden ser causa de problemas uterinos, también pueden causar problemas ováricos. Los problemas uterinos y ováricos suelen estar estrechamente relacionados, pero también hay diferencias entre ellos. La energía primaria que atañe a los problemas uterinos es la percepción de la mujer que la hace creer que no puede, no debe o no se merece liberarse de una situación limitadora o crearse soluciones que la apoyen y sustenten. El útero está muy estrechamente ligado al tercer chakra y a la autoestima. Se producen problemas uterinos cuando las inseguridades personales y emocionales de la mujer le impiden expresar plenamente su creatividad. En esos casos, ella cree que carece de los recursos interiores necesarios para hacerlo; es decir, es «ella» misma quien se lo provoca.

Los problemas ováricos, por otra parte, son consecuencia de que la mujer cree que personas y circunstancias *exteriores a ella* le impiden ser fiel a sí misma y vivir desde su centro: «ellos» se lo provocan. Hay otra energía que sólo afecta a los ovarios, no al útero: la de la venganza y el rencor, o el deseo de desquitarse. La zona del tercer chakra es la parte del cuerpo donde tradicionalmente llevamos las armas, como las pistolas o los cuchillos, y la cartera. Cuando la mujer utiliza sus armas para permitirse ser muy crítica o vengarse, son sus ovarios los que están en peligro, no su útero.

Los tumores benignos de ovario difieren del cáncer solamente en el grado de energía emocional implicada. El cáncer en la zona ovárica está también relacionado con una extrema necesidad que tiene la mujer de autoridad o aprobación masculinas, cuando sus necesidades emocionales son su última prioridad.

Observación: esta llamada aprobación masculina podría provenir no de fuera sino de una forma de pensamiento crítico «masculino» que la mujer ha interiorizado y que la impulsa a exigirse implacablemente. Una vez vi un extraordinario ejemplo de esto. Estaba haciendo ejercicios en el gimnasio de un hotel, y la mujer que estaba a mi lado en otro aparato elíptico no paraba de hablar por su teléfono móvil. Esto continuó durante 30 minutos, haciéndola incapaz de mover los brazos y respirar bien para obtener todo el beneficio del ejercicio. Cuando terminó, salió del gimnasio cojeando, sí, cojeando, y todavía hablando por teléfono. No se molestó en tenderse a hacer estiramientos o para enfriarse. Y su cojera (de la pierna derecha; la derecha representa el lado masculino) sugería que había perfeccionado el arte de no hacer caso en absoluto de su cuerpo ni de su necesidad de equilibrio. Aunque yo no tenía manera de saber cómo estaban de salud sus ovarios, me quedó muy claro que si su comportamiento en el gimnasio era indicativo del equilibrio general de su vida, iba encaminada a una crisis de salud (o por lo menos a una lesión ortopédica que la obligaría a descansar con los pies en alto).

Una mujer que corre el riesgo de cáncer ovárico es aquella que piensa que no tiene suficiente poder, sea económico o de otro tipo, para abandonar o cambiar incluso una situación de maltrato. A diferencia del cáncer de útero, que puede estar incubándose durante años, el de ovario suele desarrollarse bastante rápido debido a un trauma psicosocial precipitador, como, por ejemplo, que su pareja le anuncie que la va a abandonar.[7]

Una amiga mía desarrolló un quiste ovárico cuando comenzó a darse cuenta de que no le convenía su trabajo y que su relación con su marido no era mutuamente sustentadora. Durante ese mismo periodo él comenzó una aventura extraconyugal. Tratar el quiste le sirvió para comprender que había problemas reales en su vida cotidiana que tenía que resolver, y que su cuerpo estaba materializando sus insatisfacciones emocionales y, en su sabiduría, estaba atrayendo su atención hacia su necesidad de cuidar de sí misma.

Una de mis clientas, Beverly, tenía un largo historial de endometriosis y, cuatro años antes de que yo la conociera, le habían extirpado el ovario derecho debido a un tumor benigno. Cuando vino a verme, estaba aquejada de dolores intermitentes relacionados con el ovario izquierdo. Le preocupaba la idea de que tal vez sería necesario extirparle también ese ovario. Sólo tenía 32 años y no quería tomar hormonas artificiales para reemplazar las naturales de su cuerpo. Estaba dispuesta a trabajar hacia el nivel más profundo de su curación interior. En la ecografía vimos que en el ovario había pequeños quistes, como resultado de la endometriosis. La intuitiva médica Caroline Myss le hizo un diagnóstico; éste reveló que durante toda su vida Beverly había truncado sus necesidades creativas para satisfacer las exigencias de su familia, que vivía cerca. Además, detestaba su puesto ejecutivo de mucho poder que le ocupaba unas 70 horas semanales.

Caroline le dijo que no se pondría bien mientras no se tomara al menos una hora de tiempo creativo diario sólo para ella. Durante ese tiempo tendría que olvidar todas sus expectativas de productividad. Simplemente debía dejar fluir su creatividad de la forma que ésta necesitara. A Beverly siempre le habían gustado las telas y tenía mucha habilidad para las labores de aguja. Comenzó a instalarse cada día a crear muñecas de apariencia muy mágica, que según ella «parecían tener vida propia». Me contó que las muñecas le dictaban cómo querían verse y qué querían llevar. Cuando me trajo unas cuantas a la oficina, me maravillaron y le compré dos para regalárselas a mis hijas por Navidad. Al permitirse ese tiempo creativo, finalmente le desapareció el dolor pelviano. Le volvía a intervalos, cuando se quedaba atrapada en las exigencias del mundo externo a expensas de su trabajo creativo. Con su insistente voz, su ovario se convirtió en un barómetro personal que le indicaba si estaba dejando fluir su creatividad innata. Ha comenzado a cambiar todo su enfoque de la vida. Las muñecas que nacen a través de ella también continúan evolucionando y cambiando.

Quistes ováricos

Las mujeres estamos hechas para expresar nuestra naturaleza creativa a lo largo de toda nuestra vida. Nuestras creaciones irán cambiando y evolucionando a medida que crezcamos y nos desarrollemos. Nuestros ovarios también están siempre cambiando, formando y reabsorbiendo esos pequeños quistes fisiológicos. Mientras expresamos la creatividad que fluye desde nuestro más profundo interior, los ovarios se conservan normales. Cuando de alguna manera se bloquea nuestra energía creativa, pueden producirse y persistir quistes grandes y anormales. Esos bloqueos de energía que producen quistes ováricos pueden ser consecuencia del estrés. El estrés no es necesariamente negativo; por ejemplo, una mujer puede tener un trabajo que le gusta, pero a veces descuida su necesidad de descanso. El resultado puede ser un quiste.

El lado izquierdo del cuerpo representa el lado yin, femenino y receptivo, mientras que el lado derecho es el lado yang, masculino, más analítico y orientado a la acción. Y, sorprendentemente, estas diferencias se reflejan en las conexiones de cada ovario en el cerebro, que difieren.[8] La mayoría de los quistes ováricos que he visto están en el lado izquierdo, lo cual simboliza, creo yo, lo femenino herido en esta cultura. Muchas mujeres tratan de imitar la forma de ser masculina en el mundo, que no siempre conviene a sus necesidades interiores. Cuando Caroline Myss me hizo la primera lectura intuitiva, me dijo que si hubiera continuado en el grupo médico en que trabajaba, en menos de un año habría desarrollado un quiste ovárico no fisiológico que probablemente habría requerido una operación. Ya se estaba formando en mi campo energético corporal. ¡Al oír eso comprendí que mi guía interior y mi decisión de dejar ese trabajo me habían evitado una crisis de salud!

En las mujeres premenopáusicas en general, los quistes que miden menos de 4 centímetros de diámetro se consideran normales. Se llama «funcional» a un quiste ovárico cuando su formación es parte del proceso de ovulación. Un quiste mayor de 4 centímetros se puede observar unos cuantos meses para ver si desaparece. Un quiste anormal puede contener líquido, sangre y desechos celulares bajo la superficie que recubre el ovario o dentro del ovario.

Quistes ováricos funcionales sintomáticos

QUISTES FOLICULARES. Muchos quistes ováricos que crecen hasta medir más de 4 centímetros de diámetro y persisten después de dos o tres ciclos menstruales son en realidad funcionales. Esos quistes se forman cuando el folículo, que es el quiste fisiológico en el cual se desarrolla el óvulo, no crece ni expulsa el óvulo de modo normal. Cuando ocurre esto, es posible que el folículo ovárico continúe creciendo hasta pasado el momento en que debería haber tenido lugar la ovulación. A veces crece hasta medir 7 u 8 centímetros de diámetro y puede ser doloroso. En los informes de las ecografías, a estos quistes se los llama «uniloculares y de pared delgada», lo cual quiere decir que están constituidos por una sola acumulación de líquido dentro de una membrana delgada. Por lo general desaparecen solos, pero algunos persisten y es necesario extirparlos quirúrgicamente. Si bien algunos médicos recetan píldoras anticonceptivas para detener el proceso ovulatorio y permitir así que se reduzca el quiste, las píldoras más recientes con baja dosis de estrógenos no contienen suficientes hormonas para parar la actividad ovárica e influir en el quiste.

QUISTES LÚTEOS. Otro tipo de quiste funcional es el llamado «cuerpo lúteo». Se forma un cuerpo o quiste lúteo cuando el óvulo maduro sale de su folículo en la ovulación. Este proceso va acompañado a veces de una pequeña hemorragia en el lugar de la ovulación en la cápsula del ovario (y en ocasiones también en la cavidad pelviana) en el momento en que el óvulo sale del ovario.

Algunos quistes ováricos son totalmente asintomáticos, mientras que otros producen dolor. El dolor puede ser agudo y punzante si, por ejemplo, el quiste se rompe y derrama su contenido en la cavidad pelviana, o sordo y más extendido si el trastorno es más crónico, como ocurre en muchos casos de endometriosis del ovario. A veces la ovulación va acompañada de un pequeño dolor, causado por la entrada de sangre en la cavidad pelviana; se conoce como «dolor medio». La sangre que entra en una cavidad quística o en la cavidad pelviana suele causar dolor porque dilata la cápsula ovárica (el tejido de la superficie del ovario). Este dolor puede durar de unos cuantos minutos a unos cuantos días. Si continúa la hemorragia en la membrana quística durante más de unas horas, el cuerpo lúteo se convierte en lo que se llama «cuerpo hemorrágico», es decir, «cuerpo que sangra». El sangrado de un cuerpo hemorrágico puede durar varias horas e incluso días, y a veces imita un embarazo ectópico (tubárico). Podría ir acompañado de hemorragia vaginal. Los quistes hemorrágicos suelen desaparecer solos, pero pueden ser causa de varios días de dolor. Muy de vez en cuando la hemorragia no se para y se hace necesaria una intervención quirúrgica, normalmente con laparoscopio. La mayoría de las veces este procedimiento detiene la hemorragia y no es necesario extirpar el ovario.

La mayoría de los quistes ováricos funcionales se diagnostican por examen de la pelvis seguido por una exploración por ecografía. Se examinan y comparan ambos ovarios para estar seguros de que lo que se palpa es un quiste ovárico y no otra cosa, como un mioma, por ejemplo. Ninguno de estos dos tipos de quistes ováricos funcionales (folicular y lúteo) conduce al cáncer. Algunas mujeres tienen frecuentes síntomas, mientras que otras sólo los tienen una vez en su vida. Lo más importante que hay que tener en cuenta es que estos quistes se pueden formar en cuestión de unas pocas horas o días, porque el cuerpo es capaz de producirlos con rapidez. También pueden desaparecer rápidamente.

QUISTES NEOPLÁSICOS BENIGNOS. Dado que los ovarios contienen células capaces de proliferar para formar seres humanos completos, también contienen células capaces de proliferar para formar una amplia variedad de quistes y tumores, reflejando nuestra enorme capacidad creadora. Cuando nuestra expresión creativa está frustrada, esta energía creativa nos llama la atención hacia ella mediante el cuerpo y se manifiesta en el ovario en lugar de introducirnos suavemente en el mundo exterior. La educación médica ortodoxa enseña que la causa de los quistes ováricos no se conoce, a menos que sean los de la variedad «funcional» y estén relacionados con la ovulación.

Los quistes ováricos no funcionales benignos se forman cuando empiezan a reproducirse esas células del ovario que no están relacionadas con la ovulación. Suele usarse el adjetivo «neoplásico» cuando se habla de estos y otros tumores, sean benignos o malignos. «Neoplasia» simplemente significa «nueva formación de tejido».

OTROS QUISTES. Además de los quistes foliculares, lúteos, hemorrágicos y neoplásicos benignos, hay algunos que son de carácter sólido y no desaparecen pasados dos o tres ciclos menstruales. Se supone que estos quistes son tumores ováricos producidos por algo ajeno a la ovulación. Requieren más exploración y tratamiento por medios quirúrgicos, porque mientras no se extraiga tejido para examinarlo al microscopio, no es seguro que sea benigno. De vez en cuando he tenido clientas que llevaban muchos años con quistes ováricos detectables en el examen pelviano y visibles en una ecografía, pero que no cambiaban en ningún sentido ni causaban síntomas. Estas mujeres sabían que corrían un riesgo, en el sentido convencional, al no operarse. Estaban dispuestas a correr ese riesgo y continuar años con sus ovarios intactos y sin diagnosticar. Si bien mi formación no recomienda este sistema, también respeto la decisión de evitar la intervención quirúrgica cuando la toman adultas bien informadas acerca de todas las opciones que he explicado.

Ovarios poliquísticos

Muchas mujeres tienen un trastorno llamado «ovarios poliquísticos», que son una señal de mal funcionamiento hormonal. Se trata de un trastorno complejo porque también influyen en él las emociones, los pensamientos, la alimentación y la historia personal de la mujer.

Los médicos llamaban «enfermedad poliquística de los ovarios» a este trastorno, pero actualmente no se considera enfermedad sino una señal de un desequilibrio subyacente. Unos cuantos casos son congénitos y por lo tanto vienen de familia, pero en la mayoría no hay ningún vínculo hereditario conocido. La medicina ortodoxa no sabe explicar por qué ni cómo se produce este trastorno, pero sí sabemos que está muy relacionado con el exceso de grasa corporal. Alrededor de un 50 por ciento de las mujeres con ovarios poliquísticos tienen exceso de grasa corporal. Las mujeres que tienen la cintura muy ancha en relación con las caderas (figura en forma de manzana) son más propensas a tener disfunciones ováricas.[9]

El principal problema que acompaña a los ovarios poliquísticos es que los ovarios no producen óvulos y el cuerpo produce demasiados andrógenos, y en consecuencia las menstruaciones podrían cesar o volverse muy irregulares. Los andrógenos se producen naturalmente, tanto en los hombres como en las mujeres, pero en las mujeres con ovarios poliquísticos el nivel de andrógenos es más alto que el normal, muchas veces debido al elevado nivel de insulina en circulación;[10] y el elevado nivel de insulina es consecuencia directa de una dieta de alimentos refinados que eleva muy rápidamente el nivel de azúcar en la sangre. Es importante que la mujer comprenda esta conexión, porque está relacionada con muchas otras enfermedades. El nivel elevado de insulina en la sangre aumenta el nivel de andrógenos en circulación, como también el riesgo de obesidad, diabetes, enfermedad cardiaca, hipertensión e hirsutismo (excesiva vellosidad facial).[11] Además, un nivel de andrógenos constantemente elevado obstaculiza el desarrollo cíclico normal de los óvulos, impidiéndoles crecer hasta llegar a la madurez completa. Cuando el ciclo hormonal normal de la mujer está inhibido por la producción excesiva y permanente de andrógenos, ni ella ni sus ovarios experimentan los cambios cíclicos naturales que acompañan a la actividad ovárica normal. Sus niveles hormonales permanecen estáticos; los ovarios, entonces, contienen muchos quistes pequeños producidos por óvulos subdesarrollados. En la ecografía los ovarios se ven agrandados, con múltiples quistes pequeños bajo toda la superficie (de ahí el nombre de ovarios poliquísticos). El cambio dietético produce mejoría increíblemente rápida. (Véase el capítulo 17, sobre nutrición.)

La conexión mente-cuerpo en la amenorrea

Siempre que una mujer tiene un problema en algo tan complejo como el proceso ovulatorio, sabemos que podría haber un problema del mecanismo regulador del ciclo menstrual, que está en el cerebro. El hipotálamo es afectado por factores emocionales y psíquicos, como el estrés y los sufrimientos reprimidos del pasado, los cuales pueden ser causa de disfunción del ciclo menstrual. Dado que la mayor parte de las causas de amenorrea son de naturaleza hipotalámica, lo cual significa que están de algún modo relacionadas con alteraciones en el delicado equilibrio entre los niveles de neuropéptidos en el cerebro, todavía muy poco comprendidos, es posible que el hipotálamo tenga algo que ver con los ovarios poliquísticos. En las mujeres que tienen este trastorno, la liberación cíclica de las hormonas hipotalámicas está cambiada respecto a como es en las mujeres que ovulan normalmente. No se sabe si este cambio es consecuencia o causa del problema ovárico. Está bien documentado que la hormona del estrés cortisol también aumenta el nivel de insulina en la sangre. Por lo tanto, la dieta y el estrés emocional o de otro tipo puede afectar y afecta al funcionamiento ovárico.

Entre los estreses emocionales que, según se ha descubierto, suprimen la actividad ovárica y el ciclo menstrual, están los sentimientos negativos respecto a ser mujer y sentirse subordinada o inferior. He descubierto que cuando una mujer ha crecido oyendo que las mujeres somos inferiores, en cierto modo no desea ser ni hacerse mujer. En algunas, estos sentimientos negativos podrían actuar en el cuerpo para que deje de ovular y se vuelva un ser «andrógino».[12] De hecho, en estudios realizados con monas se ha comprobado que las que están en posición de subordinación social suelen experimentar dificultades en la ovulación.[13]

En algunos estudios se ha comprobado también que las mujeres que no ovulan suelen estar tensas y nerviosas, y son más dependientes y menos productivas mentalmente que las que ovulan. Es posible que también tengan rabia reprimida contra su madre. Algunas se sienten culpables y temerosas por necesitar del cuidado y la protección de sus padres, y también temen perder esa protección. Cuando crecen, esto se puede manifestar como amenorrea, un intento de «parar» el proceso de convertirse en mujeres totalmente maduras.[14]

Tratamiento de los ovarios poliquísticos

Dado que en la mayoría de los casos de ovarios poliquísticos la medicina estándar no conoce la causa, el tratamiento está orientado solamente a calmar los síntomas. Por lo tanto, en la actualidad se recetan píldoras anticonceptivas, fármacos antiandrogénicos (como la espironolactona), inhibidores de aromatasas (que cambian el modo de metabolizar las hormonas), reductores de insulina (como la metformina) y/o progestina (para provocar periodos menstruales cíclicos). Estos tratamientos no tratan la falta de ovulación ni el estado hormonal del cerebro, aunque pueden ser útiles. Las píldoras anticonceptivas y la progestina también impiden el exceso de estimulación hormonal en el revestimiento del útero. Estos agentes, por lo tanto, disminuyen el riesgo de cáncer uterino, que podría ser consecuencia de los años de acumulación de revestimiento uterino si la mujer no tiene su menstruación. Si bien las píldoras anticonceptivas y otras terapias hormonales previenen algunos de los riesgos y síntomas que acompañan a los ovarios poliquísticos, sólo enmascaran parcialmente el problema y nunca tratan la causa de fondo.

En las mujeres que desean quedarse embarazadas, a veces se puede inducir la ovulación con medicamentos. El más usado es el citrato de clomifeno (Clomid).

Las siguientes medidas pueden servir para restablecer la actividad ovulatoria cíclica en caso de tener ovarios poliquísticos:

- Obsérvate atentamente en busca de mensajes negativos que puedas haber interiorizado en la infancia respecto a ser una mujer fértil. Comprométete a sacar a la conciencia esos mensajes para que ya no dominen tu cuerpo ni tus ovarios. Una de mis clientas, a la que le habían diagnosticado ovarios poliquísticos tres años antes de venir a verme, comprendió que había interiorizado una mala percepción de sí misma como mujer debido a que fue violada por su padre; inconscientemente culpaba a su madre por no haberla protegido, y a causa de eso consideraba impotentes a las mujeres. Cuando tomó conciencia de esos mensajes, dejó de tomar píldoras anticonceptivas (para los ovarios poliquísticos) y comenzó a celebrar su naturaleza femenina; se le restablecieron solas las reglas y ovulaciones en unos seis meses. (También necesitó que yo le dijera que los ovarios poliquísticos no tenían por qué ser para ella un trastorno crónico con el que debía cargar toda la vida.) Una de las maneras más rápidas para descubrir y transformar los viejos mensajes negativos es afirmar mensajes nuevos y más sanos. Pega la siguiente afirmación en el espejo de tu cuarto de baño u otro que veas siempre y, mirándote a los ojos, repítela cada mañana y cada noche durante por lo menos treinta días: «Doy las gracias por mi fertilidad y feminidad. Estoy totalmente a salvo siendo todo lo que soy».

- Restablece tu flujo emocional cíclico. Permítete sentir toda la gama de reacciones emocionales ante los acontecimientos de tu vida. Trata de escribirlas en un diario para descubrir el ritmo natural de tus emociones y estados anímicos. ¿Están relacionados con las estaciones, la hora del día y otros ciclos? Lleva la cuenta de las fases de la Luna en un calendario y en tu agenda; es bien sabido que el ciclo de crecimiento y mengua de la Luna influye en el ciclo menstrual. Si vives cerca del mar, lleva la cuenta de las mareas. Como ya he dicho, simplemente prestar atención a las pistas ambientales, entre ellas la luz, la Luna y las mareas, puede regular el ciclo menstrual y la fertilidad de la mujer.[15]
- Restablece el flujo ovulatorio cíclico mediante la conexión con la luz y la naturaleza. Sal al aire libre y expónte a la luz natural tanto como te sea posible. La luz natural actúa en el hipotálamo y la pituitaria e influye en la ovulación. Duerme con la luz encendida durante tres días al mes (véase p. 196). Incluso podría ser útil comprar una fuente de luz de espectro completo y tenerla en casa, sobre todo durante los meses de otoño e invierno.
- Nutre tu cuerpo totalmente con una dieta de alimentos integrales, rica en nutrientes, que equilibre los niveles de insulina y glucagón y disminuya la inflamación celular (la dieta que recomiendo para el síndrome premenstrual, la endometriosis y los miomas). La disminución del exceso

de grasa corporal aumenta la sensibilidad a la insulina y normaliza su secreción, con lo cual se normaliza también el nivel de azúcar en la sangre y se reduce la producción de andrógenos. Las mujeres que padecen de diabetes de adulto suelen mejorar inmensamente su salud con este método.[16] (Recomiendo encarecidamente el programa USANA Reset para este fin; véase el capítulo 17, sobre nutrición.)

- Toma un buen suplemento multivitamínico-mineral. Un sistema dietético que nutre el cuerpo totalmente también nos facilita conectar con nuestro lado espiritual e intuitivo. Esto sirve para restablecer el flujo emocional y suele normalizar los niveles hormonales y aliviar los síntomas de los ovarios poliquísticos.

- Usa una crema de progesterona al 2 por ciento como se indica en la sección sobre el síndrome premenstrual, para aliviar los síntomas del exceso de estrógeno.

HISTORIAS DE MUJERES

Las siguientes historias son ejemplos de cómo varias de mis clientas han aprovechado sus quistes ováricos para cambiar y mejorar su vida. Estas historias muestran a mujeres que despiertan a los mensajes que les envía su cuerpo y luego cambian su vida. El mensaje para todas está particularmente claro: ver la forma como participamos inconscientemente en el sistema dominador y nos dejamos arrastrar por autoridades externas en lugar de hacer caso a nuestra guía interior; y luego comprender cómo podemos cambiar nuestro punto de atracción cambiando nuestras percepciones y redirigiendo nuestros pensamientos.

GAIL: ACELERACIÓN CRISTALIZADA. Hace años que Gail y yo somos amigas. En 1989 me consultó por primera vez por un quiste ovárico persistente que, finalmente, cuando se acercaba a los cuarenta, fue necesario operar. He aquí su historia:

> En 1984, durante un examen pelviano de rutina, una ginecóloga me encontró un quiste ovárico grande en el lado izquierdo. Esta pulcra doctora del SoHo de Nueva York me anunció que eso era peligroso y que había que extirparlo lo antes posible. Después tendría que guardar cama de cuatro a seis semanas, me dijo. Ella, lógicamente, estaría encantada de hacer la operación. Todo eso duró unos quince minutos.

Yo me aterré y quedé totalmente abatida. En ese tiempo no me conocía lo suficiente para saber por qué me asustaba tanto esa información. Como era mi costumbre en esa época, cubrí el terror aumentando mi actividad y poniendo la marcha en directa. Eso me resultaba facilísimo en 1984, ya que dirigía una iniciativa por la paz mundial que me obligaba a viajar a varios continentes diferentes en un mes. Además de tapar mis sentimientos con la acción, tenía una fuerte intuición de que ese quiste ovárico ni era tan urgente ni tan grave como parecía pensar la doctora. No me sometí a la operación.

Transcurrieron varios años y la verdad es que no pensaba demasiado en el quiste. Yo era un guerrero acelerado, que estaba cambiando el mundo y la vida de muchas personas sin hacer caso de la mía. Si bien gran parte de esta actividad era positiva y tenía un sentido muy profundo para mí, mi vida estaba desequilibrada.

A fines de 1987 murió mi padre. Aunque tenía 85 años y había llevado una vida plena, yo no tenía idea del efecto que eso tendría en mí. Experimenté una especie de crisis espiritual. A través de lo que yo considero pura gracia, una amiga me recomendó un terapeuta que podría ayudarme. Mi viaje con ese hombre maravilloso me cambió la vida. Con consumada habilidad y una excepcional amabilidad, me capacitó para reconocer y sanar muchas partes de mí misma que hasta entonces yo había tenido miedo de mirar. Una cosa importantísima para mi curación fue entender que yo había traicionado mi parte femenina/madre y había tomado partido por mi parte masculina/padre. Durante gran parte de mi vida esto había tenido por consecuencia una lealtad absoluta a hacer por encima de ser, a pensar por encima de sentir, y al mundo exterior por encima del mundo interior. Para mí eso era una profunda traición personal, a la vez que un símbolo de la traición social colectiva a lo femenino que ha herido tan profundamente a nuestra cultura.

Comencé a ver mi quiste ovárico como una manifestación física de esa parte guerrera y masculina de mi personalidad, que me hacía estar tan acelerada todo el tiempo. Lo llamé «aceleración cristalizada». Había traicionado a mi lado femenino más profundo hasta tal punto que ese quiste guerrero estaba ocupando literalmente la mayor parte del espacio del centro creativo femenino de mi cuerpo. Ya había crecido hasta el tamaño de un pomelo grande.

Aunque comencé a tener más claridad emocional y espiritual respecto al quiste, seguía con el problema de cómo tratarlo en el aspecto físico. Jamás lo sentía, no tenía absolutamente ningún dolor. Más bien era una especie de presencia amenazadora que me recordaba que algo en mí estaba desequilibrado.

En otoño de 1991 Gail vino a verme. Las últimas ecografías mostraron que el quiste estaba comenzando a crecer otra vez y que su interior estaba cambiando, volviéndose más sólido y denso. Cuando el quiste se solidifica quiere decir que sus partes líquidas son reemplazadas por más células que crecen en su interior. Se estaba haciendo más denso. Pensé que ella ya lo había observado bastante tiempo y que esos cambios significaban la posibilidad de que las células se convirtieran en precancerosas. (Si la persona no hace caso de la sabiduría del cuerpo que se anuncia por medio de un tumor, éste suele necesitar hablar más fuerte y más claro. Así pues, podría crecer más rápidamente y volverse sintomático. Los quistes ováricos no fisiológicos tienen la capacidad de crecer con mucha rapidez, según las circunstancias.) Además, Gail estaba comenzando a sentir opresión en la vejiga. Le recomendé operarse, ya que me pareció que ese persistente quiste, que estaba cambiando, le agotaba la energía. Como hemos visto, un tejido no sano literalmente «agota» las moléculas necesarias para el metabolismo celular de los tejidos sanos circundantes. (Véase el capítulo 4.)

Una consulta con Caroline Myss confirmó mis sospechas. Su evaluación fue que el quiste estaba «despertando» y activándose; tenía la capacidad de crecer rápidamente en las circunstancias adecuadas. Caroline pensaba que debería extirparse antes de que transcurrieran tres meses. Confirmó que el tumor se había desarrollado debido al conflicto de Gail entre sus necesidades personales interiores y las exigencias de su mundo exterior. También dijo que la diferencia de energía entre Gail y su marido estaba en su punto más extremo; ella se sentía atraída hacia lo femenino arquetípico, silencioso y reflexivo, mientras que él (que también era su compañero de trabajo) estaba en el apogeo de reconocimiento y actividad en el mundo exterior. Ese era un reconocimiento del que Gail podía participar si quería. Ella sentía agudamente la competición entre esa «energía que la atraía hacia dentro desde el centro de su ser» y la necesidad de éxito en el mundo exterior, para lo cual había trabajado durante años. Si no participaba de ese éxito mundano, la cultura consideraría que lo «sacrificaba todo inútilmente». A pesar de ese conflicto entre sus mundos interior y exterior, su profunda sabiduría ovárica la estaba atrayendo más que nunca hacia dentro. Este es un ejemplo clásico del tipo de competición en energía y lenguaje corporal que hiere a las mujeres en los ovarios.

Gail accedió a hacerse la operación si la realizaba yo, porque confiaba en mí. Como parte de su preparación, trabajó con un grupo que hacía estudios espirituales. Entre otras cosas, este trabajo consistía en una especie de meditación guiada en la que visualizaba la operación en imágenes arquetípicas, con su aspecto masculino y guerrero instalado detrás de la cama del hospital protegiendo su emergente aspecto femenino y místico. Así lo explica ella:

> El guerrero acariciaba suavemente la frente de la mística. Al final de la operación, mi mística le entregaba el quiste al guerrero, quien lo cogía y se inclinaba profundamente ante ella. Esta imagen tuvo un significado muy profundo para mí. En ese momento comprendí que mediante la operación se equilibraría algo muy viejo en mi esencia misma.
>
> Junto con este cambio de guardia mítico, otra amiga me orientó en una meditación varios días antes de la operación. Tuve un diálogo con mi quiste. Lo visualicé dentro de una bola de oro. Le dije que estaba dispuesta a soltar su «aceleración cristalizada». Estaba dispuesta a poner equilibrio entre mi aspecto guerrero exterior y mi aspecto místico y reflexivo interior. De verdad ansié eso para mi curación.
>
> Durante esa segunda meditación le di permiso a Chris [Northrup] para que me abriera el cuerpo y sacara el quiste. Medité sobre la extirpación del quiste. Sentí un vasto espacio en el cuerpo, el color turquesa del mar Caribe que me sanaba y me limpiaba. En ese turquesa infinito apareció el linaje femenino de mi familia, una larga fila en la que estaban mi hermana, mi madre, mi abuela, etcétera. Ellas me agradecieron que recuperara mi yo femenino para mí y para ellas.

Así imbuidos su mente y su corazón con esas imágenes sanadoras, Gail se preparó un bolso de remedios con cosas que tenían sentido para ella. Entre otras, unos cristales que le habían regalado, piedras especiales de una playa que le encantaba, fotos de su madre y su abuela, y algunos juguetes infantiles. Hizo su maleta y partió para Maine, a hacerse la operación en el hospital donde yo operaba. Después escribió:

Mi marido y dos de mis más queridas amigas estuvieron conmigo antes y después de la operación. Su presencia creó un centro sereno, amoroso y alegre del cual pudiera desplegarse mi operación-iniciación.

La operación fue sobre ruedas y armoniosamente. Chris extirpó el quiste que había reemplazado a mi ovario izquierdo. Me dijo que tenía hermosos y sanos el útero y el ovario y la trompa derechos. Cuando les enseñó el quiste extirpado a mis queridas amigas, una de ellas dijo que se parecía a los músculos enrojecidos que abultan el cuello de un corredor que se esfuerza demasiado. La aceleración misma.

Después de la operación sentí un poco de dolor y un efecto moderado de la anestesia. A los dos días salí del hospital con una sensación tremendamente positiva de mi aventura allí. Mi cuerpo comenzó el milagroso proceso de sanarse.

Estoy disfrutando de un tiempo de retiro sanador. Es demasiado pronto para comprender todo lo que ha cambiado y ocurrido en mí. Lo que sí sé es que he enfrentado a uno de mis más temidos dragones y que gracias a eso soy una persona más plena y rica. Sé que puedo pedir apoyo cuando tenga miedo, y sé que soy amada y cuidada por muchos seres queridos. Sé que he cambiado y he equilibrado una vieja asociación conmigo misma, en la cual el guerrero baila valses con la mística.

En muchos casos de quistes ováricos grandes y complejos, como el de Gail, el tejido ovárico sano es sustituido casi del todo por el del quiste y prácticamente no hay manera de distinguir el tejido sano del no sano; por lo tanto, es necesario extirpar todo el ovario.[17] Sin embargo, Gail continúa bien. El modo mismo en que consideró su quiste, su hospitalización y el cuidado postoperatorio es un buen ejemplo de cómo dejar entrar en la vida una energía más femenina, intuitiva y sustentadora, parte de la lección que aprendió de su ovario izquierdo.

MARY JANE: CASADA CON EL TRABAJO. Mary Jane es una bióloga molecular que se ha pasado toda su vida profesional trabajando en instituciones dominadas por hombres. Cuando estaba en el instituto deseaba estudiar física y matemáticas avanzadas, pero su padre, profesor de física, le dijo que era mejor que estudiara mecanografía, porque le sería mucho más útil. Como muchos hombres de su generación, creía que su hija sólo se casaría y tendría hijos y que no sacaría provecho de esa educación superior. Finalmente Mary Jane continuó estudiando hasta obtener un título superior en ciencias, y ha publicado muchos más artículos científicos que su padre. Aunque estuvo casada una vez y tiene una hija, su matrimonio fue insatisfactorio para ella casi desde el comienzo. Se divorció y se casó con su trabajo.

Mary Jane había sido clienta mía durante varios años, siempre viajando desde otro estado a mi consulta en Maine para su examen anual. En uno de esos exámenes le palpé un quiste de 7 centímetros en el ovario izquierdo, que fue confirmado por una ecografía. Dado que estaba muy dispuesta a trabajar con los síntomas de su cuerpo de modo consciente, le dije que esta manifestación estaba allí para enseñarle algo sobre sus problemas del segundo chakra, concretamente sus relaciones y su creatividad. Le aconsejé que hablara con su ovario para ver qué quería decirle. Mi plan era volver a examinarla más o menos tres meses después.

Una lectura intuitiva hecha por Caroline Myss reveló que el quiste estaba lleno de rabia, la rabia por violación. También tenía «energía cancerosa». Eso no es lo mismo que cáncer físico, pero avanza hacia él. Caroline era de la opinión de que el quiste tendría que extirparse pronto. Si bien no había cáncer en ese momento, la energía de la rabia en el quiste era muy fuerte.

Después de esa lectura intuitiva, Mary Jane inició un diálogo con su ovario. «Descubrí que estaba lleno de rabia, de una sensación de abandono y de envidia. Pero también había amor. Aunque había sentido ese amor alguna vez, no supe expresarlo. Necesitaba un lugar donde poner todo eso, y se me fue al ovario.»

Pidió una excedencia del trabajo. Había decidido hacerse la operación debido al aviso de Caroline Myss. Yo apoyé su decisión y le dije que no debía considerar la operación una renuncia a sus capacidades autosanadoras. La operación puede ser una opción muy sanadora, y le permitiría avanzar rápidamente en la curación de su vida en todos los aspectos. Su curación personal implicaba trabajar en sanar su relación con su padre y con su trabajo.

Se operó y todo fue bien. El quiste era benigno. Durante el periodo postoperatorio inmediato, pasó por un proceso de profundo duelo y dejó marchar la inalcanzable visión de la relación con su padre que siempre había deseado pero no pudo tener. Comprendió que sus ansias de aprobación paterna, que nunca había llegado, le habían marcado una pauta de relaciones insatisfactorias con los hombres, que también afectaba a su trabajo y sus relaciones laborales. Comprendió que tenía que liberar a su padre de sus expectativas y exigencias. Comprendió también que sus investigaciones habían sido un método para conquistar la aprobación de sus compañeros, y no algo hecho simplemente por la alegría del descubrimiento científico. Cuatro semanas después, cuando vino a su control de seguimiento, la encontré fabulosamente bien, y agradecida a su ovario por mostrarle una verdad sobre su vida que el intelecto no veía. Mary Jane aprovechó el tumor ovárico como un viaje transformador que volvió a conectar la sabiduría de su cuerpo con la alegría del trabajo de su vida.

CONNY: CREATIVIDAD TRUNCADA Y NECESIDAD DE APROBACIÓN EXTERNA. Conny tenía 38 años cuando se le desarrolló un quiste benigno de 6 centímetros en el ovario izquierdo. Se le extirpó quirúrgicamente, dejándole algo de tejido ovárico normal. Durante el tiempo en que se le desarrolló el quiste, había estado tratando de decidirse a tener un hijo. Durante el periodo de la operación habíamos hablado sobre cómo podía aprovechar al máximo la experiencia con el quiste para cambiar y crecer. Sabía que su trabajo la ahogaba. Deseaba muchísimo satisfacer sus deseos de hacer cerámica, y en realidad era muy buena para eso; siempre lograba vender lo que tenía tiempo para hacer. Pero su trabajo le reportaba «grandes beneficios». Le dije que considerara si valía la pena que se matara por sus «beneficios».

Un año después de la operación, volvió a mi consulta, aquejada del dolor en el lado izquierdo que había sufrido cuando tenía el quiste ovárico. Esta vez no había ningún quiste, pero el dolor era el mismo. Descubrió que tan pronto como llegaba al trabajo le comenzaba el dolor e iba empeorando. Ya se había operado una vez. Las condiciones que habían desembocado en el quiste, la energía de su cuerpo, no habían cambiado en realidad.

Conny comprendía intelectualmente su problema, y sabía que algo tenía que cambiar, pero siempre que pensaba en dejar el trabajo para seguir sus instintos creativos, en lo más profundo de su interior escuchaba la voz de su padre que le decía: «Eres tonta si dejas la seguridad de tu trabajo. Hacer arte no es trabajo, es un pasatiempo. Eso es lo que se hace después del horario laboral». Desde niña había llevado esa creencia de su padre; su trabajo representaba la aprobación paterna. Así permitía que fuerzas exteriores a ella controlaran su creatividad innata. Mientras tanto negaba la rabia y la ira que acompañaban a su situación.

Le pedí que considerara qué haría si le dieran seis meses de vida. Lo pensó muchísimo. Finalmente, agotada, deprimida y dolorida, pidió una excedencia de tres meses, con la aprobación de su empresa, para considerar sus posibilidades. El dolor desapareció casi de inmediato, le volvió la energía, y su lado artístico comenzó a florecer. El desafío era equilibrar sus necesidades creativas con su trabajo.

Cuando volvió al trabajo después del permiso, la colocaron en un puesto distinto, uno en que no tenía que tratar directamente con el público, sino trabajar detrás de las bambalinas procesando documentos y facturas. El cambio le fue bien a sus necesidades sólo por un tiempo; no era un trabajo gratificante, y muchos aspectos de su vida continuaban dominados por su necesidad de aprobación de sus padres y sus jefes. Pasados tres meses de un examen pelviano totalmente normal, se le había desarrollado un tumor precanceroso en el ovario izquierdo. Le estaba creciendo tan rápidamente que notaba un bulto en la pared abdominal que no estaba allí una semana antes. Al extirparlo se descubrió que era un «tumor limítrofe», es decir que está a medio camino entre benigno y maligno. En el momento de la operación el tumor se veía limitado al ovario izquierdo, de modo que después de consultarlo con un oncólogo ginecológico sólo se le extirpó el ovario izquierdo, dejándola con el útero y el ovario derecho normales. (Los tumores ováricos limítrofes suelen crecer con tanta lentitud que es posible extirpar solamente la anormalidad dejando intactos los otros órganos pelvianos y la fecundidad física.)

De todos modos ella comprendió que en un plano celular profundo su creatividad estaba desesperada por expresarse y que su cuerpo no se conformaría con nada que no fuera su entrega total a su sabiduría interior. Dejó su trabajo y se dedicó a la cerámica todo el tiempo que podía. Finalmente decidió volver a la escuela a estudiar medicina holística. La última vez que la vi se había levantado el velo de depresión que la había rodeado los tres años anteriores. Estaba gozando de la plenitud de su yo creativo. Nunca había sido mejor la relación con sus padres. Estaba haciendo las paces con la realidad de que tal vez ellos nunca comprenderían sus necesidades creativas, pero que eso no significaba que no pudiera tener una buena relación con ellos. También comprendió que no debía responsabilizarlos de esos años en que ella optó por reprimir su creatividad. El mensaje de su ovario lo consideraba una «patada en el trasero» que realmente necesitaba. Estaba agradecida.

Cáncer de ovario

Muchos ginecólogos estadounidenses están formados para extirpar los ovarios pasados los cuarenta años si a la mujer se le hace cualquier tipo de operación pelviana. El motivo para hacer esto es prevenir el cáncer de ovario. Sin embargo, el cáncer de ovario sólo afecta a 1 de cada 80 mujeres en Estados Unidos. Esto significa que a millares de mujeres de todo el país se les extirpan órganos normales para «prevenir» una enfermedad que en realidad va a afectar a muy pocas de ellas. Miles de mujeres quedan privadas de los beneficios esenciales que aportan estos órganos productores de hormonas. De hecho, la extirpación prematura de los ovarios se asocia a un mayor riesgo de osteoporosis y enfermedad cardiaca, así como de muchísimos síntomas menopáusicos, entre ellos el adelgazamiento de la piel, lo cual da una apariencia envejecida, y posiblemente una mayor propensión a las magulladuras y lesiones.[18] Entre otros problemas están la disminución del deseo y la atención sexuales. En un estudio realizado por la doctora Winnifred Cutler, se comprobó que la histerectomía con extirpación de los ovarios disminuye o anula la capacidad de la mujer para producir feromonas, lo que le disminuye el atractivo sexual para encontrar una pareja adecuada.[19] La buena nueva es que esto lo invierte el uso de feromonas elaboradas comercialmente (véase el capítulo 8, «Recuperación del erotismo»).

Sin embargo, en esta cultura la medicina se concentra en la extirpación de ovarios por sus posibles beneficios en la prevención del cáncer y quita importancia a cualquier factor adverso relacionado con esa extirpación. La extirpación de los ovarios para prevenir el cáncer se basa en las siguientes suposiciones: 1) que la extirpación «profiláctica» de los ovarios durante la histerectomía está relacionada con la menor incidencia de cáncer de ovario, y 2) que las hormonas propias de la mujer pueden ser fácilmente sustituidas por medicamentos hormonales. Pero los estudios han demostrado que la primera suposición no siempre es cierta.[20]

En ausencia de enfermedad ovárica, es mejor dejar los ovarios en su lugar, a no ser que se haya identificado un riesgo genético muy claro, es decir que la mujer tenga una o más parientas de primer grado que hayan tenido cáncer de ovario. Ni las hormonas sintéticas ni las bioidénticas pueden igualar la compleja mezcla de andrógenos, progesterona y estrógeno que producen los ovarios normales. Si tomamos en cuenta el comportamiento de las pacientes al tomar sus medicamentos, incluyendo descuidos al tomarlos y otros factores de irregularidad que impiden la absorción y acción del fármaco, conservar los ovarios tiene por consecuencia una mayor supervivencia.[21]

Necesitamos otro enfoque para impedir el sacrificio inútil de nuestros ovarios. Comprender la sabiduría y la energía ováricas es la clave. El cáncer de ovario podría ser consecuencia de la energía de la rabia o el rencor no expresados, codificados en la zona del segundo chakra. Es posible que la mujer no conozca conscientemente esta codificación. Pero esa energía podría estar presente en una mujer cuyo marido o jefe está siempre enfadado con ella o que tal vez la maltrate. También podría estar en una relación de abuso con el trabajo o consigo misma, y eso le afectaría del mismo modo los ovarios. La mujer que permanece en este tipo de relación o de trabajo debido al miedo al abandono físico o emocional o a problemas económicos no cree en su capacidad interior para cambiar sus circunstancias. No está conectada con su poder innato, y puede que su cuerpo intente llamarle la atención mediante los ovarios, sobre todo si siente rencor o rabia, o culpa a otras personas de sus circunstancias. (Recordemos que el útero tiene una energía más pasiva que los ovarios.)

Aunque podría tener otras opciones, esa mujer cree conscientemente que está obligada en contra de su voluntad a continuar con su vida tal como está. Está dominada inconscientemente por el comportamiento del que hablamos en el capítulo 4, el arquetipo de violación. Si la mujer permanece en una relación negativa en la que es continuamente violada, ya sea emocional o físicamente (o en la que se maltrata o viola ella misma), desde la perspectiva de la energía es violada. Ni ella ni su pareja abusiva o su situación laboral opresiva reconocen su dignidad innata ni su poder interior creativo, y por lo tanto su dignidad también es violada. Esa mujer suele sentirse paralizada por la rabia, energía que si se reconoce y se expresa podría servirle para generar un cambio. Otra parte de su parálisis es la creencia de que su trabajo, su marido u otro factor externo tiene dominio sobre ella. Finalmente, es posible que su herida emocional no haya sido confirmada o atestiguada en cierto aspecto o grado. Sin embargo, en la mayoría de las situaciones de atropello en que las mujeres se sienten impotentes, rara vez el marido, el jefe u otra autoridad externa asume su responsabilidad en ese abuso continuado; también son incapaces de validar la herida. Para enfrentarse con esto, las mujeres en esas situaciones suelen culparse a sí mismas, o absorber su rabia y su furia en lo más profundo de su interior. Con frecuencia tienen miedo de que, si llegaran a expresar sus sentimientos, serían abandonadas. La mujer en esta situación puede comenzar a prestar atención a la sabiduría de su cuerpo, y su guía interior puede ayudarla a generar los cambios necesarios en su vida.

El síndrome de los grilletes de oro

Desde el punto de vista epidemiológico, el cáncer de ovario está relacionado con una posición socioecónomica elevada. Las mujeres de posición social más elevada suelen sufrir del síndrome de los «grilletes de oro», es decir, una situación en que la mujer se siente desgraciada en su matrimonio o en su trabajo, e incluso desprecia a su marido o su trabajo, pero ese mismo marido o trabajo le proporciona los recursos económicos que le permiten tomarse vacaciones caras, vivir en una hermosa casa y pertenecer a un elegante club de campo. Temiendo perder todos esos «beneficios» si abandona su situación, continúa en ella, acumulando sus emociones en su cuerpo y sintiéndose desgraciada y en cierto modo atrapada.

He conocido en mi consulta a varios maridos de mujeres que padecen de cáncer de ovario, y sentido de un modo palpable la energía de la crítica que emana de ellos. Recuerdo haberme sentido vulnerable, en guardia y a la defensiva en su presencia. Aunque no dijeran nada, estaba segura de que en silencio estaban criticando todo lo referente a mí y mis métodos. Al final de una visita, uno de ellos me estrechó la mano ¡sin mirarme! Cuando ese hombre se marchó con su mujer, le comenté a mi enfermera: «¿Cómo puede una mujer convivir con esa energía cada día? Sólo con estar en su presencia me he sentido golpeada».

La diversidad de tipos de cáncer de ovario es tan amplia que hablar en detalle de todos ellos escapa al alcance de este libro. En esencia, el cáncer de ovario se produce cuando algún tipo de célula ovárica comienza a reproducirse y proliferar formando un tejido anormal. El cáncer de ovario puede extenderse con mucha rapidez. Casi todos los ginecólogos que conozco han tenido la experiencia de ver a una mujer con un examen pelviano normal que de tres a seis meses después tiene la pelvis invadida por un cáncer de ovario que se ha extendido y diseminado con mucha rapidez.

Factores causales posibles

La medicina ortodoxa no sabe qué causa el cáncer de ovario, aunque epidemiológicamente está relacionado con una dieta rica en grasas y el consumo de productos lácteos. Estos factores ambientales pueden obstruir el organismo cuando ya hay bloqueos de energía en el segundo chakra y desviar las células hacia la enfermedad. Hay estudios que han comprobado que las enfermas de cáncer de ovario consumían un 7 por ciento más de grasa de origen animal de lo que es saludable, en forma de mantequilla, leche entera y carne roja, y comían más yogur, requesón y helados.[22] Cuanto más elevada es la posición socioeconómica y más suculenta es la comida, mayor es el índice de cáncer de ovario.

Se sabe que la incidencia de cáncer de ovario es mayor en aquellos países en los que hay más consumo de productos lácteos (Suecia, Dinamarca y Suiza), y menor en los países donde menos se consumen estos productos (Japón, Hong Kong y Singapur).[23] La galactosa, el azúcar que se produce durante la digestión de los productos lácteos, se ha asociado con el cáncer de ovario. El requesón y el yogur parecen ser los peores culpables de la producción de esta toxina para el ovario, porque en estos alimentos los azúcares lácteos están «predigeridos» y ya convertidos en galactosa. El cuerpo ni siquiera necesita dar este paso. Mientras tanto, las mujeres que tienen intolerancia a la lactosa y que por lo tanto no consumen productos lácteos corren menos riesgo de contraer cáncer de ovario.[24]

Varios estudios han relacionado el tipo más común de cáncer de ovario, llamado «cáncer epitelial», con el uso de polvos de talco, aplicados ya sea en los genitales externos o en las compresas sanitarias. El talco puede entrar en la cavidad pelviana a través de la vagina y el cuello del útero y pasar por las trompas de Falopio.[25] El talco y, posiblemente, otras sustancias podrían irritar la membrana que recubre el ovario y ser así un factor de riesgo de cáncer de ovario. Se ha demostrado experimentalmente, por ejemplo, que partículas de carbono aplicadas a la zona de la vulva pueden entrar en la cavidad pelviana a través de sus órganos en poco tiempo.[26]

Otros factores relacionados con el cáncer de ovario son:

- Diversas toxinas que envenenan los oocitos (células originales de los óvulos) podrían aumentar el riesgo de contraer cáncer de ovario.
- La radiación, las paperas, los virus, hidrocarburos policíclicos (presentes en el humo de cigarrillos, la cafeína y el ácido tánico).
- Niveles elevados de gonadotropinas. Aunque no todos los estudios respaldan esto, se ha teorizado que el motivo de que las píldoras anticonceptivas disminuyan el riesgo de cáncer de ovario es que bajan los niveles de gonadotropinas y por lo tanto disminuyen la estimulación ovárica.[27] A la inversa, los fármacos para la fertilidad elevan los niveles de gonadotropinas, lo cual se ha considerado el motivo de que estos fármacos vayan asociados al cáncer de ovario.[28]
- Niveles permanentemente elevados del andrógeno androstenodiona. Los investigadores que descubrieron esta conexión no lograron demostrar ninguna relación entre los niveles elevados de gonadotropinas y el cáncer de ovario, pero encontraron una conexión relativamente fuerte entre los andrógenos y el cáncer de ovario.[29] Los andrógenos aumentan debido a un nivel de insulina constantemente elevado por causa de la dieta y/o estrés crónico.

Varios estudios han demostrado una importante reducción del riesgo de cáncer de ovario, de hasta un 37 por ciento, después de una ligadura de trompas o una histerectomía.[30] La explicación podría ser, en parte, que después de cualquiera de estas dos operaciones el conducto desde los órganos genitales externos a la cavidad pelviana interna queda permanentemente bloqueado.

Lo que sugieren estos datos es que las mujeres preocupadas por la posibilidad de cáncer de ovario harían bien en evitar consumir productos lácteos, sobre todo yogur y requesón, pasados los 35 años, que es cuando normalmente tienden a subir los niveles de gonadotropinas. Estos datos no sugieren que todas las mujeres mayores de 40 años deban tomar anticonceptivos orales, dado que éstos también tienen efectos secundarios y riesgos.

Diagnóstico

Uno de los mayores problemas para diagnosticar el cáncer de ovario en sus primeras fases es que los síntomas son muy pocos. Suelen citarse vagas molestias abdominales, como indigestión, por ejemplo. Lamentablemente, hay un buen número de otros problemas que pueden producir también esas molestias.

Con mucha frecuencia se diagnostica el cáncer de ovario en sus fases avanzadas, pero entonces ya es mucho menos curable. Todavía no contamos con ningún método de exploración bien probado para diagnosticarlo en sus primeras fases, y mucho menos para prevenirlo. De hecho, según el informe de los Servicios Preventivos de Estados Unidos y Canadá acerca de los exámenes de salud periódicos, todavía no es posible definir el «alto riesgo» (aunque las mujeres con síndrome hereditario de cáncer deben consultar a un especialista).[31]

Bioindicadores genéticos o moleculares como BRCA1 podrían indicar si una mujer está en riesgo particularmente alto de contraer cáncer de ovario, aunque su uso como instrumento exploratorio está en fase experimental y actualmente se limita a fines de investigación.[32]

Hoy en día son centenares las mujeres que piden que se les haga una ecografía y el análisis de sangre llamado Ca-125, que comprueba la presencia de antígenos de un tumor, es decir, proteínas que se desprenden de la superficie de las células cancerosas. Por desgracia, ninguna de estas dos pruebas da una respuesta garantizada a la pregunta: «¿Tengo cáncer de ovario?».[33]

Un resultado elevado en el análisis Ca-125 en una mujer por lo demás normal genera mucha ansiedad y miedo, aun cuando no significa necesariamente cáncer de ovario; la endometriosis, los miomas, las enfermedades hepáticas y otros factores desconocidos también pueden dar esos resultados altos. Al mismo tiempo, si el nivel de Ca-125 en la sangre es normal, eso no garantiza que la mujer no tenga cáncer de ovario. (De las mujeres a las que se les han extirpado los ovarios, al 10 por ciento puede desarrollárseles una forma de cáncer que se origina en el revestimiento peritoneal de la pelvis. Aunque este tipo de cáncer no se produce en el ovario, tiene la apariencia de un cáncer de ovario y actúa igual.) Los estudios indican que el análisis Ca-125 rutinario (con o sin ultrasonido) aumenta la esperanza de vida en menos de un día por mujer explorada.[34] En resumen, en su mayor parte, los análisis Ca-125 no son fiables ni justifican su coste en estos momentos.

La ecografía u otra exploración por ultrasonido tampoco dan respuestas definitivas. Según estimaciones de un estudio, usar ultrasonido para explorar a 100.000 mujeres mayores de 45 años descubriría 40 casos de cáncer de ovario, junto con 5.400 resultados positivos falsos.[35]

Nadie puede garantizar que todo esté bien mientras no se realice una cirugía laparoscópica para explorar la pelvis, operación que requiere anestesia general. Incluso entre las mujeres consideradas de alto riesgo a las que se les practica laparotomías, se diagnostican relativamente pocos cánceres de ovario. En un estudio de 805 mujeres de alto riesgo, con 39 laparotomías se descubrió un solo caso de cáncer de ovario (más ocho tumores benignos).[36]

Está claro que tratándose de cáncer de ovario, los actuales métodos de exploración y análisis no son la solución para salvar vidas. Dilema muy real para las mujeres y sus médicos, este tipo de cáncer requiere un método diagnóstico totalmente diferente del que se ha usado durante al menos cuarenta años. Respecto a esto, no hace mucho uno de los especialistas en cáncer ginecológico de nuestro centro dijo en un congreso: «Todo parece tener éxito al principio, pero nada resulta a largo plazo. Despiértenme cuando se haya encontrado». La interacción entre el sistema inmunitario, las emociones, la nutrición y los factores genéticos en el cáncer de ovario se merece más investigación de maneras nuevas y creativas.

Cáncer de ovario hereditario

Una mujer cuya hermana, madre, prima hermana materna, tía materna u otro familiar de primer grado, tiene o ha tenido cáncer de ovario, corre un riesgo mayor del normal de contraer esta enfermedad. El cáncer de ovario hereditario se hizo de conocimiento público por la historia de Gilda Radner.[37] Algunas mujeres en cuya familia hay un historial de cáncer de ovario muy marcado (de un 20 a un 30 por ciento de posibilidades de contraer la enfermedad) optan por una ooforectomía (u ovariectomía) profiláctica. A estas mujeres suele recomendárseles la extirpación profiláctica de los ovarios una vez pasada la edad de concebir. Sin embargo, en estos casos la extirpación profiláctica de los ovarios no previene necesariamente la enfermedad. Incluso después de la extirpación es posible que se desarrolle un cáncer en las células del revestimiento de la cavidad pelviana que no se puede distinguir del cáncer de ovario.[38]

He observado que las mujeres que han visto morir de cáncer de ovario a una amiga muy querida se inclinan a hacerse extirpar los ovarios por miedo. Aunque puede que esto no sea científico, me parece que la mayoría de las decisiones importantes que tomamos en nuestra vida se basan en nuestra realidad emocional y no en las estadísticas.

Siempre que una enfermedad viene de familia, hemos de comprender que no sólo estamos ante una simple cuestión de genética. Las actitudes también vienen de familia. Sería muy interesante estudiar solamente a aquellas mujeres de familias con historial de cáncer de ovario que no contrajeron la enfermedad. Lo más probable es que esas fueran las mujeres que han roto el molde familiar y abandonado su tribu, tanto en el ámbito energético como en el físico.

La ooforectomía durante otra operación en la pelvis

Cuando una mujer decide hacerse una histerectomía para extirpar un útero con miomas u operarse de otro trastorno benigno, debe decidir si extirparse los ovarios también. Antes de la operación, le pregunto a cada mujer cuál es su grado de miedo al cáncer de ovario y le pido que compruebe qué piensa de sus ovarios. No siempre es posible discernir el estado de los ovarios antes que el cirujano los vea durante la operación. Si en ese momento se ve un problema, podría ser necesario extirparlos.

Si antes de la operación la paciente ha decidido conservar los ovarios, debe someterse al criterio del cirujano si éste ve los ovarios anormales durante la operación. Es mejor encontrar un médico que sea «amigo de los ovarios». La decisión definitiva corresponde a la paciente, después de haberla informado sobre todas estas posibilidades. Entran en juego muchos factores, conscientes e inconscientes cuando se toman decisiones importantes acerca del propio cuerpo.

Como te puedes imaginar, las mujeres a las que atrae mi método normalmente optan por conservar sus ovarios al hacerse la histerectomía, porque, como yo, valoran sus órganos femeninos. Si bien mi formación me llevaba a creer que los ovarios deberían extirparse ya a los 35 años, hace mucho que he pasado esa edad y valoro mis ovarios como

308 CUERPO DE MUJER, SABIDURÍA DE MUJER

partes de mi cuerpo que continuarán funcionando y sustentándome todo el tiempo que viva. Sé que forman parte de mi sistema de orientación interior, y que me lo comunicarán si es necesario hacer algún ajuste para su salud.

La mayoría de los ginecólogos se forman en grandes centros universitarios donde, dada la naturaleza de su especialidad, tratan a más mujeres con cáncer de ovario en una semana que los ginecólogos en funciones en una década. Así pues, los ginecólogos tienden a ver muchos más casos de cáncer de ovario durante sus años de formación que en su práctica posterior. Esto genera una actitud de prejuicio contra los ovarios. Es difícil tratar a una mujer que se está muriendo de cáncer de ovario, y muy doloroso verla. Puede haber mucho dolor, obstrucciones intestinales recurrentes, una gran acumulación de líquido en el abdomen y otras diversas secuelas terriblemente penosas. Un médico o una médica que ha visto morir a alguien de cáncer de ovario tiende a sentir prejuicios en su relación con los ovarios a partir de ese momento, aun cuando la gran mayoría de las mujeres no enferman de ese cáncer.

Uno de los hospitales donde trabajé es el principal centro médico de nuestro estado. El patólogo-ginecólogo de ese tiempo decía: «Le tengo un miedo de muerte al cáncer de ovario. Voy a hacer que mi mujer se extirpe los ovarios cuando llegue a los cuarenta. Incluso creo que debería hacerse una extirpación profiláctica de mamas también». No lo decía muy en serio, pero este médico se pasaba los días haciendo autopsias a mujeres de todo el nordeste de Estados Unidos que habían muerto de cáncer de mama y de ovario. Veía diariamente los estragos que producen estas enfermedades. Abría enormes tumores y veía cadáveres en que el útero, las trompas, los ovarios e incluso la vagina, la vejiga y el recto habían sido reemplazados por el tumor. Veía los desastres producidos por tumores de mama que han erosionado la pared torácica. No es de extrañar que pensara lo que pensaba, y no es de extrañar que se recomiende tan encarecidamente la extirpación de los ovarios en el momento de la histerectomía.

Tratamiento estándar

Cuando se diagnostica en fase avanzada, el cáncer de ovario se considera una enfermedad difícil de tratar. El tratamiento estándar es la intervención quirúrgica, seguido por quimioterapia y radioterapia, según lo extendido que esté. Para ciertos tipos de tumores pelvianos, el propio diagnóstico suele hacerse definitivo en el momento de la operación. A pesar de los avances en el tratamiento y los intentos de hacer un diagnóstico temprano, los datos estadísticos no son favorables; el número de pacientes blancas que sobreviven cinco años es inferior al 46 por ciento.[39] Sin mirar el interior del abdomen y hacer una biopsia, no hay manera de saber si el tumor ovárico es benigno o maligno.

Si es maligno, normalmente el tratamiento consiste en extirpar los ovarios, las trompas, el útero, el epiplón (doble pliegue del peritoneo que parece un delantal y suele contener grandes depósitos de grasa) y cualquier tumor que se haya extendido por la pelvis. A esto sigue quimioterapia. Recientemente se demostró que un nuevo tratamiento mejora la tasa de supervivencia en un promedio de 16 meses. Este tratamiento consiste en inyectar dos fármacos genéricos, paclitaxel y cisplatino, directamente en la cavidad abdominal de la enferma que satisface ciertos criterios médicos. Este nuevo tratamiento, si bien no es una cura, es sin duda un importante avance. De hecho, se considera tan importante que el Instituto Nacional del Cáncer emitió un anuncio clínico a comienzos de 2006 para animar a los médicos a emplear el tratamiento abdominal o enviar a las pacientes a centros médicos que lo aplican.[40] Para más información, puedes entrar en el sitio web del Instituto Nacional del Cáncer, en http://ctep.cancer.gov//highlights/ovarian.html. En las etapas muy tempranas de cáncer de ovario la intervención quirúrgica puede ser curativa. Permíteme apresurarme a añadir que ha habido casos bien documentados de remisión espontánea, incluso en casos de cáncer de ovario avanzado.[41] Eso significa que siempre hay esperanza.

HISTORIAS DE MUJERES

Una de mis clientas, que murió de cáncer de ovario, sanó más su vida y sus problemas emocionales en su último mes de vida que en todos los años anteriores. Había pasado por una extensa intervención quirúrgica y había seguido también métodos dietéticos. Había hecho todas las cosas «correctas», pero los tumores se seguían desarrollando. La cura física no formaba parte de la obtención de su salud, pero en el curso de la búsqueda de la cura física le llegó la salud.

Un médico amigo mío que trabajaba con ella para aliviarle el dolor la condujo por un proceso de meditación durante una relajación profunda en el que le preguntó al cuerpo de ella qué era lo que alimentaba sus tumores. Ella contestó: «El miedo y la tristeza». Entonces él le pidió que recordara y volviera a experimentar un momento en que no hubiera sentido ese miedo y esa tristeza. Ella volvió a la época en que era un feto de doce semanas en el útero de su madre. Su madre había tratado de abortar tomando una pastilla roja y blanca. En sus últimos días logró llevar a la conciencia esa información y contársela a su madre, la cual hacía muchos años que necesitaba sanar de ese incidente. Mi clienta murió en los brazos de su madre, sin dolor y finalmente libre de una pesada carga que había llevado toda su vida.

Cuidado del útero y los ovarios, o espacio pelviano

- Comprende que tu creatividad innata simbolizada por tus ovarios está siempre presente en ti, estén estos físicamente en tu cuerpo o no.
- Encuentra una actividad creativa que te haga detener el tiempo. Sumérgete en algo tan absorbente que se te olvide comer. Si no sabes qué, pídele a tu Poder Superior que te guíe para encontrarlo. Lo que buscas también te anda buscando a ti.
- Hazte un tiempo cada día para hacer algo creativo que tenga sentido para ti. Déjalo manifestarse a través de ti. Esto podría ser tan sencillo como ordenar bellamente tu cajón de ropa interior.
- Haz una lista de tus creaciones pasadas. Observa cuántas de ellas tienen vida propia ahora.
- Conscientemente despréndete de ellas para entrar en una creatividad aún mayor.
- Si todavía estás aferrada a alguien o algo que has creado e intentando controlarlo, experimenta cómo es soltarlo y confiar.
- Comprende que el mundo exterior necesita muchísimo tu poder creador. Este poder puede servirte muy bien a ti y servir a otras personas cuando accedes a él plenamente y no tratas de controlarlo ni de forzarlo. Reconoce tu poder ovárico, tus cojones femeninos.

8

Recuperación del erotismo

Si no somos capaces de mirar francamente nuestra sexualidad,
jamás descubriremos nuestra verdadera espiritualidad.
Tu espíritu terrenal te lleva a descubrir tu espíritu celestial.
Mira lo que te creó para descubrir lo que te hará inmortal.

HSI LAI, *Enseñanzas sexuales de la tigresa blanca*

Cuando hablo de erotismo, lo hago como una afirmación de la fuerza vital de
las mujeres, de esa poderosa energía creativa cuyo conocimiento y uso recuperamos ahora en nuestro lenguaje, nuestra historia, nuestra danza, nuestro amor,
nuestro trabajo, nuestra vida.

AUDRE LORDE

Somos seres sexuales

Valorar y aceptar nuestra sexualidad es importante para mantener o recuperar la salud. Desde el momento de nacer estamos programadas para
el placer sexual. Los seres humanos somos los únicos primates cuyo
deseo y funcionamiento sexuales no están necesariamente relacionados
con el ciclo reproductor. La sexualidad femenina implica dar y recibir
placer sexual, además de la reproducción. De hecho, el clítoris es el único órgano humano cuya única función es generar placer sexual. Y aunque sin duda el clítoris es la parte más erógena del cuerpo femenino
(con sus 8.000 terminaciones nerviosas), nuestra experiencia sexual no
está determinada por los genitales, ni se limita a los genitales externos,
como tampoco la sexualidad masculina se define solamente por el pene.
A decir verdad, está bien documentado que las mujeres que tienen lesiones en la médula espinal, y no pueden sentir nada más abajo de la
cintura, son de todos modos capaces de tener orgasmos. Esto se debe a
que el cerebro recibe señales de respuesta sexual por otras vías distintas

de la médula espinal. La doctora Gina Ogden, conocida investigadora de la sexualidad y autora del pionero libro *The Heart and Soul of Sex* (Trumpeter Books, 2006), ha descubierto que algunas mujeres pueden tener orgasmos con sólo pensar en cosas que las estimulan eróticamente.[1]

La sexualidad es una función orgánica, normal, física y emocional de la vida humana, y somos capaces de funcionar sexualmente y tener este placer toda la vida. La vagina tiene una reacción sexual cíclica de lubricación cada más o menos quince minutos durante el ciclo del sueño, mientras que los hombres tienen erecciones. Durante la excitación sexual, el clítoris se llena de sangre y se vuelve muy sensible, la vagina se alarga y su tercio más interior se hincha, empujando hacia arriba el cuello del útero y el útero. Si se produce el coito después de una respuesta sexual femenina completa, esta forma cambiada de la vagina sirve para llevar los espermatozoides hasta el cuello del útero, facilitando así la concepción. Pero para la expresión y el placer sexuales no se necesita el coito.

Muchas mujeres experimentan dolor durante el acto sexual si la penetración ocurre antes de que su excitación sea suficiente para levantar y quitar del camino el cuello del útero y el útero. En esos casos, es posible que se toquen los ovarios con las repetidas embestidas, causando dolor. En general esto no ocurre cuando su pareja le da tiempo suficiente para la excitación total antes del acto sexual propiamente dicho. Lo esencial para que la relación sexual sea placentera para parejas heterosexuales es saber que a la mujer normal le lleva alrededor de 30 minutos de estimulación y excitación para llegar al orgasmo. ¡Normalmente el hombre puede tener un orgasmo sólo a los cinco a diez minutos de haber comenzado a hacer el amor!

Durante la excitación sexual, la vagina produce líquidos lubricantes de distintas fuentes. Secretan líquido las glándulas (de Bartholin y de Skene) situadas en el punto de encuentro de la vulva y la abertura de la vagina (el introito). Durante la estimulación sexual, las paredes de la vagina producen un líquido llamado «trasudado». Algunas mujeres experimentan una efusión de fluido de la vagina durante el orgasmo, que recibe el nombre de «eyaculación femenina». La eyaculación femenina está formada por diferentes líquidos provenientes de distintas partes del sistema urogenital, entre ellas una glándula «prostática» femenina.[2] A este líquido se lo ha llamado *amrita*, o néctar divino. Un buen número de mis clientas confunden esta eyaculación femenina con una pérdida de orina durante el orgasmo, pero este líquido no es orina, aun cuando en parte sale por la uretra. Esta liberación de líquido, que podría equivaler a una taza o más por vez y que puede producirse más de una vez mientras se hace el amor, es un componente normal de la respuesta sexual femenina. Conocer su verdadera naturaleza es muy tranquilizador para las mujeres.

Caroline y Charles Muir, pareja que ha popularizado la antiquísima conexión entre sexualidad y espiritualidad, dicen que este néctar suele producirse cuando se activa (normalmente mediante una relación sexual tierna) una zona situada muy en el interior de la vagina llamada «el lugar sagrado»,[3] aunque no siempre es necesario el estímulo directo para que se produzca. La liberación del amrita puede producirse incluso sin orgasmo, como cuando una mujer «lo pierde» debido a la risa, la alegría o el amor. En estos casos, en realidad no «se pierde», sino que se convierte en la energía de la alegría o el amor, y la mujer, lejos de perder nada, gana la esencia de esos sentimientos de éxtasis.[4] Si bien cada mujer tiene la capacidad de experimentar esta efusión de néctar divino, sólo puede hacerlo aprendiendo a rendirse a la felicidad profunda, que puede ser sexual o no.

Los Muir enseñan que ese «lugar sagrado», bien escondido muy en el interior de la vagina, suele ser el sitio donde las mujeres almacenan sus heridas y dolores personales relativos a la sexualidad. En muchas mujeres, las primeras veces que se excita ese lugar, la excitación suele ir acompañada de dolor o recuerdos desagradables. La mujer y su pareja que entiendan esto van a proceder con lentitud en su relación sexual y a perseverar, y el dolor comenzará a sanar en todos los aspectos. Sanar de esta manera puede despertar a la mujer a una dicha que jamás ha conocido antes.

Una vez que vino a verme para un control Elizabeth, contable de 47 años que comenzaba a entrar en la menopausia, me contó lo siguiente: «Durante las vacaciones de Acción de Gracias conocí a un hombre maravilloso a través de un amigo común. Inmediatamente nos sentimos atraídos y comenzamos una relación. Cuando me hizo el amor por primera vez, fue algo muy, muy hermoso. Pero en cierto momento, cuando me estaba estimulando la vagina, tuve un recuerdo relámpago del abuso sexual que sufrí en mi infancia. Comencé a temblar y a llorar. No pude evitarlo, y me preocupó que fuera a creer que él había hecho algo mal. Pero me abrazó y me dijo que no pasaba nada, que él estaba a mi lado. Ahora, cuando hacemos el amor, todavía me altero un poco de cuando en cuando, pero ya no me dura tanto, y cada vez me siento más segura. También me ha aumentado el placer. No tenía ni idea de que pudiera ser tan maravilloso estar con un hombre. Es amable y cariñoso, y se toma su tiempo. Me siento muy agradecida». Las atenciones sexuales de un hombre afectuoso suelen hacer muchísimo para ayudar a una mujer a alcanzar su verdadero potencial sexual.

Lo irónico es que nuevos estudios están demostrando que los anticonceptivos orales, gracias a cuya eficacia las mujeres se sienten más libres para tener relaciones sexuales sin temor a quedar embarazadas, a la larga podrían en realidad contribuir a una disfunción sexual, porque la píldora baja el nivel de la testosterona, incluso después que la mujer ha dejado de tomarla. (Para más información véase la sección sobre anticonceptivos orales en el capítulo 11, «Nuestra fertilidad»).

El punto G: ¿Mito o magia?

El punto G (o punto Gräfenberg, llamado así por Ernest Gräfenberg, el ginecólogo que lo describió por primera vez en la literatura médica occidental), es una zona de tejido eréctil del tamaño de un céntimo situado en la pared vaginal anterior (o delantera) a más o menos cinco centímetros de la abertura vaginal, a medio camino entre el hueso púbico y el cuello del útero. Cuando se estimula, esta zona se hincha y puede provocar un orgasmo (o incluso muchos orgasmos, que a veces van acompañados por eyaculación femenina). El tejido que forma el punto G es análogo al de la próstata en los hombres.

Cuando en 1982 se publicó *The G Spot and Other Recent Discoveries About Human Sexuality*, de Alice Kahn Ladas, Beverly Whipple y John D. Perry (Holt, Rinehart & Winston; trad. cast.: *El punto G y otros descubrimientos sobre la sexualidad humana*, Grijalbo/Mondadori/Neo Person, 1983/2000/2007), se convirtió en el primer libro popular que describía esta zona y hablaba sobre cómo encontrarla, aunque el tema ya estaba expuesto en antiguos textos indios y chinos desde hacía mucho tiempo. Aunque el tema ha causado polémica (el *American Journal of Obstetrics and Gynecology* llamó «mito moderno» al punto G),[5] existen estudios que respaldan las afirmaciones de Ladas, Whipple y Perry.[6]

Para encontrar tu punto G, es mejor que comiences cuando ya estés bastante excitada, porque es más fácil encontrar este tejido en lo profundo de la pared vaginal cuando ya está hinchado. Usa mucho lubricante, y también podría convenirte limarte bien las uñas para no arañarte. (Por cierto, si usas diafragma, éste podría obstaculizarte la sensación, lo que les ocurre a algunas mujeres, así que tal vez te convenga experimentar antes de insertártelo.)

Si haces la exploración tú sola, te resultará más fácil si tienes el cuerpo levantado (de rodillas es ideal) en lugar de tendida. Si estás explorando con tu pareja, puedes estar tendida boca abajo con las caderas ligeramente levantadas. o de espaldas. Introdúcete uno o dos dedos en la vagina, o que los introduzca tu pareja, unos cinco centímetro (normalmente hasta los nudillos), con la palma hacia tu parte delantera, buscando un lugar ligeramente hinchado. Experimenta con diferentes formas de fricción y con diferentes presiones. Algunas mujeres prefieren el movimiento como de golpecitos; otras prefieren introducir y retirar los dedos de la vagina, doblándolos al retirarlos, como haciendo el gesto «ven aquí». Continúa la estimulación; esa zona seguirá hinchándose (hasta más o menos el tamaño de una avellana) y se volverá esponjosa. Podrían notarse ligeras nervaduras, más o menos como la pana.

Dado que el punto G está situado a lo largo de la uretra y cerca del cuello de la vejiga, las mujeres suelen sentir deseos de orinar cuando se estimula este punto. Si temes dejar salir unas gotas mientras te estás explorando, sabe que lo más probable es que no pase nada y que el deseo pasará. (Puedes orinar antes de comenzar si quieres estar segura de que tienes vacía la vejiga.)

Como en cualquier tipo de actividad sexual, lo más importante es que te relajes y te tomes tu tiempo. Mantén una actitud de curiosidad, más que dirigida al acto sexual. No tengas ningún objetivo aparte de pasarlo bien y ver qué ocurre. Si crees que ya estás demasiado vieja para este tipo de cosas, recuerda que algunos especialistas creen que las mujeres mayores de 40 y de más edad sienten más placer con la estimulación del punto G que las mujeres más jóvenes, porque el menor nivel de estrógeno adelgaza el revestimiento vaginal, lo que hace más prominente el punto G cuando se estimula. Diviértete con esto.

Al margen del momento en que la mujer comience a recuperar y explorar su sexualidad, es útil saber que, por su propia naturaleza, la sexualidad femenina es una experiencia sensorial total en la que interviene todo el cuerpo, no sólo los genitales (lo mismo vale para los hombres, por cierto, aunque muchos no son tan conscientes de esto como muchas mujeres). La sexualidad femenina puede incluir el contacto con alguien o no. No necesita una pareja ni una persona que signifique mucho para ella para estar conectada con su sexualidad. Ni siquiera puede requerir un orgasmo o tocamientos físicos. La sabiduría corporal de cada mujer le indica lo que le conviene sexualmente. En la sociedad actual, el predominio de las relaciones sexuales, la adicción a las relaciones, la falta de autoestima y el miedo al abandono bloquean la capacidad de la mujer para escuchar la sabiduría y los mensajes de su cuerpo. A veces, lo que una mujer desea sexualmente puede estar muy lejos de lo que nuestra cultura considera normal para las mujeres, e incluso puede ser similar a lo que culturalmente se considera normal para los hombres.

Nuestra herencia cultural

El funcionamiento de los órganos sexuales y la respuesta sexual están determinados en gran parte por nuestro condicionamiento cultural respecto a la sexualidad. Para comprender la respuesta sexual femenina y el funcionamiento de los órganos que intervienen en ella, debemos también comprender la herencia cultural de las mujeres. En esta sociedad, la sexualidad está estrechamente ligada a la imagen corporal y la autoestima. Se suele decir que los hombres y las mujeres jamás serán iguales mientras la mujer no pueda ser calva y barrigona y se la siga considerando bien parecida. A las mujeres se nos educa para pensar que sólo merecemos placer sexual si tenemos un cierto aspecto, una cierta figura o un cierto peso. No sólo eso, también está el miedo a quedar embarazadas. Hay motivos para creer que en las remotas épocas prepatriarcales, las mujeres conocían el modo de controlar naturalmente su fecundidad y comprendían la importancia del placer sexual como una parte natural de la experiencia humana. Muchas parejas que siguen un método natural de control de la natalidad en su planificación familiar llegan a compenetrarse profundamente en lo que se refiere a la fertilidad y los ciclos sexuales de cada uno. Este método no sólo les procura los medios para planificar y evitar la concepción cuando quieren, sino que con frecuencia descubren que también les aumenta la intimidad y el placer.

La cultura también cree en la teoría «big bang» del placer heterosexual, que sostiene que la penetración del pene en la vagina es la parte más placentera de la sexualidad. Aunque esto es así para algunas mujeres, no lo es para otras. Ese es sólo un aspecto de la sexualidad y el placer, y las mujeres que no lo disfrutan no tienen por qué sentirse anormales de ninguna manera. Para muchas mujeres, el coito, con penetración, el tipo de acto sexual que se nos enseña que es el «verdadero», no es particularmente satisfactorio. Por lo tanto, muchas de ellas «fingen» el orgasmo para que su pareja piense que es un buen amante. Esto es una lástima, y priva a los dos miembros de la pareja de verdaderos placer e intimidad.

En una encuesta realizada en 1980 a 486 mujeres, Naura Hayden descubrió lo siguiente:

- 310 dijeron que fingían el orgasmo cada vez que tenían relaciones sexuales.
- 124 dijeron que fingían el orgasmo la mayoría de las veces.
- 52 dijeron que fingían el orgasmo algunas veces.[7]

Estas cifras estadísticas están cambiando, porque nuestra cultura comienza a tomar conciencia de las diferencias entre la sexualidad masculina y la femenina y a reconocer también la importancia de la satisfacción sexual femenina. Los estudios demuestran que la estimulación clitorídea, vaginal y uterina, o una combinación de las tres, lleva al orgasmo.[8] Normalmente sólo un 25 por ciento de las mujeres llegan al orgasmo mediante el coito.

No es poco común que la *frecuencia del coito* sea la única medida por la cual se juzga la calidad de la relación sexual, sobre todo en los círculos médicos.[9] Está claro, sin embargo, que son muchos los otros factores que determinan la verdadera calidad de la relación además del número de veces por semana que una pareja tiene relaciones sexuales.

Tampoco la calidad de la vida sexual de una persona está determinada por el número de parejas sexuales que tiene o ha tenido. Una vida sexual nada sana y potencialmente destructiva es aquella en que la mujer recurre a la relación sexual para solucionar sus necesidades emocionales usando el cuerpo de otra persona. Algunas mujeres tratan su temor a la soledad y el abandono teniendo relaciones sexuales con hombres a los que no aman ni respetan, utilizando la relación adictivamente. Las mujeres que tienen estas relaciones sexuales nada sanas suelen haber sufrido abusos sexuales en su infancia, sea de forma sutil o descarada.

Está muy profundamente arraigado el imperativo cultural que juzga la valía de una mujer por su unión con un hombre, y por su atractivo sexual para los hombres (para todos los hombres). En consecuencia, muchísimas mujeres, demasiadas, se convierten en rosquillas intentando ser lo que creen que desean los hombres. Son muchísimas las mujeres que han interiorizado como suyos los hábitos y necesidades sexuales de los hombres aprobados culturalmente, cuando es muy probable que la sexualidad masculina y las necesidades sexuales de los hombres sean más diferentes y variadas de lo que se nos ha hecho creer.[10] Incluso en las relaciones lesbianas la mujer puede utilizar a su pareja para definir su valía. Una de mis amigas lesbianas me contó que, debido a su título de ingeniera, se la considera «un buen partido» y «una buena fuente de ingresos». Dice que en la comunidad lesbiana de su ciudad del oeste de Estados Unidos se suele decir: «Dime con quién te acuestas y te diré quién eres».

Está claro que muchas mujeres creen que es su deber satisfacer los deseos sexuales de su pareja y con frecuencia pasan por alto sus propias necesidades eróticas o físicas. Es posible que participen en actos sexuales de los cuales reciben muy poco más que un embarazo no deseado y/o diversas enfermedades. En un estudio sobre dispareunia (coito doloroso), por ejemplo, de las 324 mujeres encuestadas, sólo el 39 por ciento dijeron que jamás habían sentido dolor, mientras que el 27,5 por ciento lo habían sufrido en alguna época de su vida. Un

33,5 por ciento (105 mujeres) todavía sentían dolor durante el coito, por lo menos algunas veces, en el momento del estudio, mientras que el 25 por ciento de ellas tenían el problema casi todo el tiempo. Sin embargo, la frecuencia del coito entre todos estos grupos de mujeres era prácticamente la misma. En el estudio también se comprobó que la mayoría de las mujeres jamás habían hablado de este problema con su médico. Esto significa que un número muy grande de mujeres sufren durante el acto sexual y no dicen nada. Puesto que cualquier rotura de la mucosa vaginal aumenta la posibilidad de contagio de enfermedades de transmisión sexual, la dispareunia no sólo es dolorosa, sino que además pone a la mujer en peligro debido a lesiones en sus tejidos.[11]

Además de aguantar el dolor, algunas mujeres arriesgan su vida cuando tienen relaciones sexuales. En noviembre de 1991, cuando apareció la noticia de que Magic Johnson tenía el sida, un artículo de la revista *Time* señalaba lo siguiente: «La relación sexual y el deporte casi se han convertido en sinónimos». El artículo informaba de que «Wilt Chamberlain alardea de haberse acostado con 20.000 mujeres, un promedio de 1,4 al día, durante 40 años», y citaba las palabras de otro jugador de baloncesto: «Cuando llegué a Los Ángeles en 1979, me esmeré en complacer al mayor número posible de mujeres, la mayoría de las veces en relaciones sexuales sin protección».[12]

Preguntándose qué tipo de mujer se acostaría con un hombre por una noche, aunque fuera uno famoso, el artículo comentaba que «para las mujeres, muchas de las cuales no tienen trabajos satisfactorios, la única manera de identificarse a sí mismas es decir con quién se han acostado».[13] A sus propios ojos estas mujeres ya no eran nadie: lo que importaba era que se habían acostado con una estrella del deporte. Aunque ese hombre no las quisiera en absoluto o ni siquiera las recordara, habían logrado una especie de perversa posición social al dejar que utilizara su cuerpo de esa manera. Sólo hay que escuchar las letras de las populares canciones rap para ver que esta actitud continúa siendo muy común.

Muchas mujeres están tan entregadas a una relación sexual a expensas de ellas mismas que repetidamente se arriesgan a quedarse embarazadas o contraer enfermedades de transmisión sexual antes que poner en peligro la relación. Una adolescente le escribió una carta a Ann Landers en la que se quejaba de que lo único que quería hacer su chico era tener relaciones sexuales; ya casi no le hablaba, y prácticamente no hacían nada juntos aparte de acostarse; ¡pero ella tenía miedo de hablarle de este asunto porque tenía miedo de perderlo!

Hace varios años di una charla en un colegio privado de enseñanza media acerca de las decisiones que se han de tomar antes de la relación sexual. Después de la charla se acercaron unos jóvenes a decirme que las chicas con quienes tenían relaciones sexuales ni siquiera les pedían que usaran condón; incluso les habían dicho: «No pasa nada, no tienes por qué usar nada». Estas chicas (de clase media alta, la mayoría blancas y de colegio privado) consideraban que hablar de anticoncepción con sus chicos era arriesgar su valía social. Actualmente algunas chicas de colegios de enseñanza media ofrecen sexo oral a los chicos como forma de atraerse su atención. Durante siglos, las mujeres han sido condicionadas socialmente a poner en riesgo su cuerpo para consolidar relaciones interpersonales que en realidad no las apoyan ni les proporcionan bienestar. Aunque algunos estudios indican que ha aumentado el uso de preservativos, sigue siendo cierto que muchos adolescentes no utilizan ningún medio anticonceptivo, pese a que a los 19 años el 85 por ciento de los chicos y el 77 por ciento de las chicas ya han tenido relaciones sexuales.[14] En 2005, un informe de la Campaña Nacional para Prevenir el Embarazo de Adolescentes, reveló que alrededor de un 44 por ciento de chicos y un 55 por ciento de chicas dijeron que usaban condones a veces, y un 8,6 por ciento de chicos y un 17,8 por ciento de chicas dijeron que no los usaban en absoluto.[15]

Las mujeres que han sufrido violación e incesto tienen aún más dificultades que las que no han tenido estas malas experiencias para establecer relaciones sexuales satisfactorias que estén libres de elementos abusivos y malos tratos. Muchas de estas mujeres nunca han tenido una relación sexual enriquecedora y placentera.

Patricia Reis, terapeuta que trabajó bastante tiempo en nuestro consultorio, asesoró durante varios años a una de mis clientas, Lydia, respecto a su vaginitis crónica. Se enteró de que al marido de Lydia le gustaba muchísimo el sexo oral y alquilaba numerosas películas pornográficas para estimularla a que se lo hiciera. Lydia había sido violada cuando era adolescente; durante la violación tuvo que hacerle sexo oral a su agresor; el olor y el trauma de esa situación fueron tan terribles para ella que pensaba que desde entonces le repugnaba el sexo oral. Por fortuna para ella, después de dos años de terapia fue capaz finalmente de decirle con firmeza a su marido que eso no era algo en lo que pudiera

cooperar de forma voluntaria en esos momentos. Se había sentido sexualmente utilizada por él durante años y necesitaba distanciarse de ese tipo
de actividad sexual por un tiempo y conectar de nuevo con sus propios
deseos sexuales para después poder estar dispuesta a considerar la posibilidad de hacerle sexo oral con amor.

Siempre que las personas utilizan la actividad sexual para disminuir,
dominar o dañar a otras, eso no contribuye a la salud de ninguno de los
dos participantes. Muchas mujeres han experimentado las actitudes con-
troladoras y los efectos negativos de ciertas religiones en la sexualidad
femenina. Los dogmas de la Iglesia Católica y de otras iglesias cristianas
degradan la sexualidad, que es una actividad humana normal, y la subordinan a la reproducción. Las consecuencias de esta represión se ven en los
problemas que tienen las mujeres para expresar su sexualidad, así como
en las desviaciones sexuales de algunos representantes de la Iglesia (por
ejemplo, sacerdotes que han abusado sexualmente de niños).

La mayoría de las religiones occidentales rara vez consideran la
sexualidad femenina y la maternidad partes componentes de un mismo
todo.[16] Las iglesias cristianas tienen, por ejemplo, una muy larga historia de separar la maternidad de la sexualidad, produciendo una división
virgen/puta en nuestra psique, que ha sido causa de gran sufrimiento
para muchas mujeres. Barbara Walker, que ha explorado extensamente
esta historia y su finalidad, escribe:

> La insostenible virgen madre era la resolución de los conflictos edí-
> picos deseada por todos los hombres: la maternidad pura, jamás des-
> viada de su devoción por los deseos sexuales. [...] En efecto, los teó-
> logos separaron las dos mitades de la Diosa pagana cuya feminidad
> realista combinaba una sexualidad y una maternidad abundantes. A
> una mitad se la llamó «ramera y tentadora», y a la otra «mujer asceta
> incluso en la maternidad». Los clérigos solían presentar la doctrina
> del parto virginal como «ennoblecedor» para la mujer, ya que consi-
> deraban degradante la sexualidad natural femenina.[17]

Elizabeth Cady Stanton, una de las más famosas primeras feministas, escribió lo siguiente a fines del siglo diecinueve:

> Creo que la doctrina que presenta la maternidad de la Virgen como
> algo superior, más hermoso y noble que la maternidad corriente, es

un insulto a todas las maternidades naturales del mundo. [...] De esa doctrina, y de lo que se relaciona con ella, han surgido todos los monasterios y monjas del mundo, que han deshonrado, deformado y desmoralizado la masculinidad y la feminidad durante mil años. Yo coloco junto a esa pretensión falsa, monjil y antinatural [...] a mi madre, que fue tan santa en su maternidad como la propia María.[18]

Descubrir nuestra verdadera sexualidad

Nuestra tarea como mujeres es distinguir nuestra verdad personal sobre nuestra sexualidad de las deformaciones que hemos heredado de la cultura. El primer paso para definir nuestra sexualidad desde dentro hacia fuera es considerarnos «sujetos» sexuales en lugar de «objetos» sexuales. Este es un cambio de modelo revolucionario que puede cambiarnos la vida. Comienza con el conocimiento absoluto de que es posible tener todo el placer y diversión que has deseado en la vida con o sin un hombre. No necesitas a un hombre para ser feliz. Esto exige volver del revés la programación de los últimos 5.000 años y comprender que nuestro placer y felicidad deben ser prioritarios y un principio orientador en nuestra vida. Es la única manera de tener algo de valor para compartir con otro. Cuando recuperamos nuestra sexualidad y la experimentamos según nuestras condiciones, cambia todo el mundo. Cuando aprendemos a excitarnos con la vida, en lugar de esperar que llegue un príncipe azul a hacerlo por nosotras, entonces tenemos las riendas de la revolución en nuestras manos. Está claro que los viejos mitos ya no resultan.

Debido al grado en que nuestra cultura rinde culto al sufrimiento, hace falta valor y fe para comprender nuestra sexualidad según nuestras condiciones, y luego tomarnos el tiempo para saber qué nos da placer. Pero cuando tenemos el valor de hacerlo, el mundo cambia. Se está produciendo una callada revolución a medida que las mujeres descubren el placer sexual según sus condiciones y luego lo enseñan a los hombres de sus vidas. Recibí la siguiente historia de una subscriptora de mi hoja informativa:

Durante años, mi vida sexual ha estado influida por la creencia de que las necesidades de los hombres están en primer lugar. Aunque logro llegar al orgasmo la mayor parte del tiempo, he centrado la atención en mi marido, no en mí. A decir verdad, la relación sexual se había vuelto bastante ordinaria en mi matrimonio. Yo solía bromear diciendo que mi marido y yo estábamos en un matrimonio de siempre-lo-mismo en lo sexual. Lo mismo, lo mismo, una y otra vez. Entonces una amiga me regaló el libro *It's My Pleasure*, de Maria y Maya Rodale, y comencé a pensar más y más en el placer y en cómo incorporarlo a mi vida. Por la ley de la atracción, también me atrajo el libro *Extended Massive Orgasm* [*Sobre el orgasmo*, Debolsillo, Barcelona, 2003], de Steve y Vera Bodansky [véase más adelante]. Soy terapeuta de *biofeedback*, y sé que los Bodansky han tocado algo importante respecto al sistema nervioso. Por mi trabajo sé que es posible entrenar el sistema nervioso humano de tal manera que cambie nuestra percepción del dolor. Es lógico que también seamos capaces de sentir más placer de lo que se nos ha llevado a creer. En todo caso, con el deseo de ver qué era posible, seguí las instrucciones del libro de los Bodansky respecto a experimentar más placer con mi cuerpo. Comencé con las palmas de las manos, simplemente palpándolas y sintiéndolas totalmente. Después pasé a la parte interior de mis muñecas, luego los muslos, los pies, y finalmente mis genitales. Una vez que me sentí más y más cómoda y a gusto con mi cuerpo, decidí introducir a mi marido en un nuevo mundo de placer sensual. Lo animaba y le daba las gracias cada vez que lo captaba y lo hacía bien. Esto lo ha hecho sentirse un héroe y ha transformado nuestra vida. Siempre he creído, al menos intelectualmente, que si queremos ser más felices y más sanos, tenemos que empezar por nosotros mismos. Ahora me he demostrado absolutamente lo cierto que es esto, tanto en el dormitorio como fuera.

Mientras no hagas este cambio de modelo y planes para tener más placer en tu vida, es posible que tu vida sexual no sea lo que podría ser. En realidad, bien podría ser causa de discordia y resentimiento, para ti o para tu pareja. ¿Cuántas mujeres, por ejemplo, están verdaderamente preparadas para el acto sexual al final del día de trabajo, justo antes de dormirse? He visto a innumerables mujeres en mi consulta que piensan que algo les funciona mal porque no desean tener relaciones sexuales por la noche. Cuando mis hijas todavía estaban en casa y yo trabajaba a jornada completa, no lo deseaba; para mí las tardes son mucho mejores. (Reconozco que puede hacer falta cierta planificación.)

De hecho, nada mata la libido con más rapidez que un día de trabajo, después los quehaceres de la casa, luego lavar los platos de la cena y hacer las demás tareas de atención a la familia. Para la mayoría de las mujeres, su deseo de hacer el amor está directamente relacionado con la calidad de su conexión con su pareja. Las ideas son sexualmente atractivas para mujeres y hombres por igual, porque la relación sexual es una forma de comunicación no verbal; la buena comunicación y la buena relación sexual están directamente ligadas. Y no se puede hacer bien, o estar entregada a ello con mente y cuerpo, cuando se está agotada, y tal vez no debería hacerse.

Todo lo que dijo o no dijo su pareja durante el día afecta al deseo de la mujer de manifestar su sexualidad con esa persona. Pero cuando la mujer aprende a hacerse cargo de su placer y luego le enseña a su pareja a hacerlo, tiene el poder para transformar su vida sexual. Tanto para los hombres como para las mujeres, la atención y la ternura forman parte de hacer el amor, haya o no haya coito. Son muchísimas las mujeres que me preguntan: «¿Por qué no puedo besar o abrazar a mi pareja sin que eso siempre conduzca al dormitorio?». Trágicamente, muchísimos hombres han aprendido a separar la actividad propiamente sexual de los demás aspectos de la relación; demasiados interpretan una caricia o un abrazo como una señal de que es el momento del acto sexual. Lo que muchos hombres no comprenden es que tienen a su disposición todo un mundo de mayor placer cuando moderan el paso y aprenden a sentir realmente; no tienen idea de lo excitante que puede ser un beso sensual. Pero dar y recibir placer requiere práctica e intención. Además, es necesario extender la relación sexual más allá del contacto genital.

Todo un mundo de salud y placer es posible entre hombres y mujeres (o mujeres y mujeres, u hombres y hombres) cuando ambos están engranados mutuamente, en cuerpo, mente y espíritu. Con mucha frecuencia esto se pierde cuando las mujeres tienen relaciones sexuales porque se sienten obligadas, y no por libre voluntad, sólo por el placer de hacerlo. Hacer el amor para obtener algo o conseguir un objetivo que no sea el placer es en último término contraproducente, porque automáticamente nos cierra a los sentimientos. Los sexólogos suelen enseñar a las parejas una técnica llamada enfoque sensorial, que consiste en pasar de 15 a 20 minutos sólo acariciándose, únicamente por su placer mutuo. Tienen que evitar el coito y mantenerse concentrados en la sensualidad del momento. ¿Y sabes qué? Si de verdad están presentes en el ejercicio, se sienten mucho más excitados de lo que se sentirían de otra manera. Eso se debe a que nada en el mundo es tan excitante como que otra persona esté sintiendo placer con uno.

Por lo tanto, si una mujer considera que es su deber de esposa tener relaciones sexuales con su marido aunque ella esté cansada y no lo desee, simplemente por satisfacer las necesidades de él, sin hacer caso de las suyas, no está creando salud en su vida ni siguiendo a su propia guía interior. Algunas mujeres ven y disfrutan la ocasional película «sucia» y de esa manera se enteran de cosas acerca del sexo; piensan que eso forma parte de su libertad sexual. Otras mujeres que gozan de plena satisfacción en sus relaciones sexuales encuentran que ver películas «porno» disminuye mucho su deseo sexual. Se sienten degradadas por la forma en que se representa la relación sexual en esas películas. A una de ex mis clientas, que era lesbiana, en esos momentos tenía una nueva pareja y siempre había disfrutado de una vida sexual sana y vigorosa, esta nueva pareja le pidió que hicieran el amor mientras veían una película pornográfica. Ella se mostró dispuesta a probar esa nueva experiencia, pero su cuerpo se sintió asqueado por la película y todas las actividades de esa noche. No hay nada malo o bueno, correcto o equivocado, en una situación como esa. La mujer necesita dejar que su cuerpo decida.

El significado original de la palabra «virgen» no tenía nada que ver con la sexualidad. Se llamaba así a una mujer que era íntegra y completa por sí misma (dueña de sí), que no pertenecía a ningún hombre.[19] Es hora de que todas restablezcamos nuestra virginidad en ese sentido.

La sexualidad femenina y la naturaleza

Para muchas mujeres, entre las que me cuento, la sexualidad está íntimamente conectada con la naturaleza. Una de mis amigas recuerda la mañana de un domingo de primavera, cuando al salir de su iglesia, el olor cálido y terrenal de un campo cercano recién arado le despertó los sentidos. Encontró muy erótica la combinación del olor y la luz del sol.[20] Eso tiene lógica: las vías cerebrales del sentido del olfato están muy cerca de las relacionadas con la excitación y la sexualidad. Otra mujer, lesbiana, dice que siempre piensa en el Gran Cañón cuando está haciendo el amor. Otra cuenta que nadar con los delfines fue la experiencia más erótica de su vida.[21] Tomar el sol también va acompañado por excitación sexual en muchos hombres y mujeres. En la antigua Grecia, los hombres solían correr desnudos por la playa para exponer sus testículos al sol. Estudios modernos han demostrado que eso aumenta su nivel de testosterona. Es probable que en las mujeres la exposición al sol aumente el nivel de andrógeno, la hormona parecida a la testosterona asociada al deseo sexual.

El mar y las olas son imágenes eróticas para muchas personas. Antes de que las sociedades patriarcales se volvieran dominantes, la fertilidad, la sexualidad y la naturaleza se celebraban juntas como aspectos de la misma energía y el mismo fenómeno. Beltane, el festival pagano de primavera, celebraba la sexualidad humana y la fertilidad de la Tierra al mismo tiempo. (Este festival lo describe bellamente Marion Zimmer Bradley en su novela *The Mists of Avalon* [*Las nieblas de Avalón*, Salamandra, Barcelona, 1996/2003].) La mayoría de las festividades cristianas fueron originariamente festivales muy terrenales, que celebraban los ciclos de fertilidad de la Tierra. Para las mujeres que viven en ciudades u otros lugares donde su contacto con la naturaleza es mínimo, no son perceptibles las sutiles fuerzas eróticas conectadas con la Tierra. Encerradas entre las barreras de la luz artificial y el ruido la mayor parte del día, se ven impedidas de sintonizar con los olores, ritmos y sensaciones de la Tierra.

Las antiguas prácticas taoístas, enseñadas todavía hoy, consideran que la energía sexual es energía vital. Dirigida conscientemente durante la meditación, esta energía puede reconstruir los órganos internos del cuerpo. La energía sexual es una de nuestras más potentes energías para generar salud. Usándola conscientemente, estemos o no en una relación, podemos aprovechar una verdadera fuente de juventud y vitalidad. Empleando ciertas técnicas con intención amorosa y consciente, podemos aprender a dirigir el orgasmo hacia arriba por el cuerpo para que todos los órganos se beneficien de esa rejuvenecedora experiencia, y no sólo los genitales.[22] (Entra en www.jadegoddess.com.)

Aunque lleva tiempo aprender estas técnicas, la salud de todas las mujeres puede beneficiarse de fortalecer los músculos del suelo pelviano, entre ellos el pubococcígeo, uno de los principales que se contraen durante el orgasmo. Las mujeres que tienen los músculos pelvianos sanos y fuertes son menos propensas a sufrir problemas vaginales y de incontinencia urinaria por esfuerzo, y tienden a tener un funcionamiento sexual más satisfactorio, con mejor irrigación sanguínea de la pelvis, mejor lubricación vaginal y orgasmos más intensos. Hay varias maneras de acondicionar y fortalecer los músculos del suelo pelviano, entre ellas los ejercicios de Kegel o el uso de dispositivos especiales para ejercicios de resistencia (véase Tratamiento para la Incontinencia urinaria por esfuerzo en el capítulo 9). A las mujeres que han sufrido un trauma sexual o pelviano de otro tipo, les recomiendo ver a un fisioterapeuta especializado en rehabilitación del suelo pelviano.

Las experiencias humanas que nos causan el mayor éxtasis o el mayor sufrimiento son la relación sexual, el amor y la religión. En su libro *Sacred Pleasure* [Placer sagrado], Riane Eisler escribe:

Candelas, música, flores y vino; todos sabemos que estos son los elementos del romance, la relación sexual y el amor. Pero las candelas, las flores, la música y el vino también forman parte de los ritos religiosos, de nuestros ritos más sagrados. ¿Por qué existe esta sorprendente aunque rara vez notada similitud? ¿Es sólo por casualidad que pasión sea la palabra que empleamos tanto para las experiencias sexuales como para las místicas? ¿O existe una conexión ya olvidada pero todavía poderosa? ¿Podría ser que las ansias de tantos hombres y mujeres de relación sexual como algo hermoso y mágico sea nuestro impulso tanto tiempo reprimido hacia una manera más espiritual y al mismo tiempo más intensamente apasionada de expresar la sexualidad y el amor?[23]

Un motivo de que la relación sexual, el amor y la religión nos causen tanto sufrimiento es que nuestra cultura modelo dominador nos ha lavado el cerebro haciéndonos creer que es santo sufrir y pecaminoso experimentar placer. ¡Se nos ha enseñado que si nos sentimos «demasiado felices» o «demasiado bien», debemos esperar que la sensación caiga en picado! Y dado que nuestras creencias avergüenzan a nuestra realidad, eso es exactamente lo que pasa. Por eso tenemos frases como «Ninguna buena obra queda sin castigo». Pero lo natural es que los seres humanos busquemos la dicha y el placer. Nacemos así, y luego nos convencen de que no. ¡Por eso nuestra cultura nos enseña a buscar la experiencia del éxtasis por medios adictivos, como la comida, los cigarrillos, el alcohol, las drogas, o incluso con prácticas sadomasoquistas, los que en realidad con el tiempo nos atontan más aún!

Cómo fortalecer el suelo pelviano para tener mejores relaciones sexuales

Los ejercicios de Kegel están pensados para fortalecer y tonificar los músculos del suelo pelviano, en particular el pubococcígeo (el que se contrae para detener el chorro de orina). Recomiendo el siguiente conjunto de estos ejercicios:

Contracciones lentas. Contrae el músculo pubococcígeo (PC) y manténlo contraído contando lentamente hasta 3. Relájalo contando hasta 5 y vuelve a contraerlo. Ve aumentando poco a poco la cuenta hasta que a las pocas semanas llegues a contar lentamente hasta 10 con el músculo contraído. Mientras lo haces debes tener relajados el vientre y los muslos, no lo olvides.
Contracciones rápidas o aleteos. Contrae y afloja rápidamente el músculo PC; 1 contracción por segundo. Ve aumentando hasta 10 contracciones.

Haz 5 veces este conjunto de ejercicios, entre 3 a 5 veces al día, y ve aumentando hasta llegar a 10 repeticiones por cada uno. Pasada una semana añade 5 repeticiones a cada uno, con lo que haces un total de 15. A la semana siguiente ve añadiendo repeticiones hasta llegar a 20, siempre haciéndolos de 3 a 5 veces al día. Los resultados comienzan a notarse dentro de 6 a 8 semanas, y entre esos resultados está una mejor relación sexual, con orgasmos más intensos y mejor lubricación. Para mantener el efecto beneficioso es necesario hacer estos ejercicios periódicamente. Existen otros métodos para fortalecer el suelo pelviano, entre ellos las pesas vaginales. Para más información, te remito al capítulo 9, en la sección «Incontinencia urinaria por esfuerzo».

La energía sexual, o *eros*, es la fuerza vital que impregna toda la creación y forma parte de la dicha de la creación de la vida. Es exactamente lo contrario a *tánatos*, la fuerza que conduce a la muerte. Durante muchísimo tiempo nuestra cultura ha insistido en *tánatos*, sin un equilibrio por parte de *eros*. Se nos ha enseñado a temer, denigrar y reprimir nuestro erotismo, en lugar de emplear nuestras sensaciones eróticas como la señal segura y saludable de que vamos avanzando hacia una vida plena y sana.

Es importante comprender que la capacidad humana para el éxtasis es una parte normal de lo que somos, y que la experiencia sensual extática puede ser una experiencia espiritual. Podemos experimentar la energía extática elevadora mediante el arte, mediante intensos sentimientos de amor, y durante las experiencias como las que sentimos en el culto religioso o la meditación, en que participamos de una energía extática que puede ser de naturaleza erótica. Solamente reconociendo que el éxtasis y la espiritualidad forman parte de la naturaleza humana podemos generar maneras de procurar experiencias de éxtasis y conexión mutuas que no sean destructivas ni adictivas. Hemos de alimentar el alma además del cuerpo.

Programa para recuperar conscientemente el erotismo en nuestra vida

Antes que comiences los pasos que sugiero a continuación, quiero recalcar que todos los hombres y mujeres que conozco han sido afectados adversamente, en uno u otro grado, por la visión de nuestra cultura de la sexualidad y por la forma como explota y convierte en objetos a hombres y mujeres. Casi ninguna mujer tiene la figura ni la apariencia que tienen los símbolos sexuales de nuestra cultura. Muchas no aceptan ni aman totalmente sus cuerpos. Muchas mujeres han sido maltratadas sexualmente de alguna manera. Otras han soportado comentarios muy hirientes de sus parejas, los que han dañado su autoestima. Los hombres también han sido dañados por la visión de nuestra cultura del sexo dominador; muchos se sienten ineptos o incompetentes y temen no ser aceptables para las mujeres.

Los hombres se sienten tan a gusto en relaciones sensuales y amorosas como las mujeres. También desean que el amor y la relación sexual vengan juntos, en el mismo paquete. En definitiva, tanto los hombres como las mujeres buscan amor y aceptación incondicionales tanto como placer sensual. Muchos ansían encontrar todo eso en una pareja bienamada. La mayoría de los hombres y mujeres nunca han aprendido a ser buenos amantes. La mayoría desean realmente saber dar placer a su pareja y hacerlo bien.

Continuar mucho tiempo en una actitud de sentirse herido o herida, echándole la culpa a los hombres, a las mujeres, a la familia o a la cultura no le hace bien a nadie. Si queremos sanar nuestra relación con nuestra sexualidad y disfrutar del placer sexual que es nuestro derecho, tenemos que comenzar por nosotras. Ahora mismo. Estés sola o en una relación, seas homosexual o heterosexual, cuando cambies tú y tu relación con tu sexualidad, cambiará también su experiencia externa de relaciones sexuales con otros. Una última cosa: ten presente que el sexo, el dinero y el poder son asuntos del segundo chakra. En los treinta últimos años la gran mayoría de mujeres han entrado en la fuerza laboral y tienen la capacidad para ganarse sus propios ingresos. Esto ha sido un paso necesario hacia una verdadera relación solidaria entre hombres y mujeres. Por lo general una mujer que gana su dinero y sabe subsistir sola, sin un hombre, está en una posición mucho más fuerte para recuperar su sexualidad según sus condiciones, comparada con aquellas que dependen económicamente de un hombre para mantenerse. Las relaciones, incluidas las sexuales, funcionan mejor cuando los dos miembros de la pareja se sienten libres para dejar la relación si lo necesitan. (Al mismo tiempo, es simpático que a veces un hombre te pague la cena o te abra la puerta del coche.) Con esa advertencia, los siguientes pasos te pondrán en marcha para crearte una vida sexual más satisfactoria.

1. **Decide conscientemente ser un sujeto sexual y sentirte sexy.** Comienza por afirmar que eres sexy; no importan ni tu edad ni tu apariencia. Créeme. Esto es un trabajo interior. Di la siguiente afirmación en voz alta, para ti, por lo menos dos veces al día: «Soy una mujer sexy, irresistible». Inventa tus propias afirmaciones. Steve y Vera Bodansky enseñan que el deseo de una mujer es una fuerza tremendamente poderosa para crearse una vida más placentera. Estoy de acuerdo. Cuando la mujer se siente sexy y sabe excitarse conscientemente sintiéndose sexy y rezumando sexualidad (sólo para darse placer ella), envía una señal al mundo que cambia lo que y a quienes atrae.

   Otra sugerencia. En su travieso libro *Life Magic: The 7 Keys to Unlocking Your Magical Life* (Miramax, 2005), la dotada clarividente Laura Bushnell recomienda lo siguiente: imagínate que una persona a la que consideras muy sexy (Sofía Loren, Salma Hayek, por ejemplo, tú eliges) está a tu lado presionándote el costado izquierdo (el lado femenino, receptivo). Aspira su esencia unos dos minutos, imaginando que sus cualidades sexys pasan a tu cuerpo. Haz esto dos veces al día durante unas seis semanas. Notarás un cambio. Decide conscientemente hacer cosas que te hagan sentirte sexy. Usa ropa interior sexy bajo el traje para el trabajo; date baños más sensuales; lee novelas románticas sexys; fantasea más. (Sé que esto es difícil cuando tienes hijos pequeños y trabajas a jornada completa. Pero como ocurre con todas las cosas buenas, tienes que decidir conscientemente tener una buena vida sexual.)

2. **Centra más la atención en lo sexual.** Si quieres que mejore tu vida sexual, tienes que pasar un tiempo pensando en cosas sexuales. Aunque es cierto que nuestra cultura está obsesionada con el sexo y lo utiliza para vender de todo, pocas personas lo hacen realmente una prioridad en su vida. Nos volvemos mironas, no participantes. Es hora de que eso cambie. Desarrollar la capacidad para el placer sexual es una habilidad que se puede aprender, como cualquier otra. Cuanto más practicas mejor te vuelves. Esto comienza con la intención consciente. Cuanto más decides pensar en el sexo, más te excitarás sexualmente. La libido aumentará naturalmente. Comprométete a explorar tu sensualidad y sexualidad. Dedica un tiempo a acariciarte la piel y observa qué sientes agradable. Experimenta con diferentes tipos de presión. Cuanto más sensual te sientas contigo misma, más atractiva serás para los demás. Coge un espejo y examínate los genitales para conocerlos. Dedica un tiempo a tocártelos y acariciártelos para aprender qué es lo más placentero.

3. **Ponte en forma y sana.** Una persona sexy es una persona sana. Toma un buen multivitamínico y haz ejercicio aeróbico tres veces a la semana durante 20 minutos. No puedes estar en tu mejor forma sexual sin una buena irrigación sanguínea de la pelvis, y el ejercicio y los nutrientes adecuados nos ayudan en eso. Haz también los ejercicios de Kegel con regularidad.

4. **Conócete.** Llega a conocer tu cuerpo, incluido el clítoris. El clítoris es la clave para la satisfacción sexual para la gran mayoría de las mujeres, aunque hay muchas otras partes del cuerpo que son erógenas, como los labios y los pezones. En general, la parte del clítoris

que está en el cuadrante superior izquierdo es el más sensible. Usando un lubricante como K-Y Jelly o Crème de la Femme, prueba a frotarte esa parte notando las sensaciones placenteras. No puedes llevar a otra persona adonde no has estado nunca tú; y no puedes esperar que otra persona sepa darte placer si no sabes dártelo tú. Así pues, comprométete a darte placer dos veces a la semana con el fin de enterarte de qué tipos de caricias o fricciones te gustan. Entonces puedes enseñarle esto a tu pareja. Usa un vibrador o las manos; lo que te vaya mejor. No todos los vibradores son iguales. Recomiendo el llamado Eroscillator, que funciona según el principio de suave oscilación hacia delante y hacia atrás en lugar de vibrar todo entero. Viene con un buen número de diferentes accesorios y es muy efectivo en hacer llegar al orgasmo y ayudar a las mujeres a saber qué partes de su cuerpo son las más sensibles. También lo pueden usar las parejas. (Para más información, entra en www.eroscillator.com.)

En su libro *Five Minutes to Orgasm Every Time You Make Love: Female Orgasm Made Simple* (JPS Publication, 2000), la escritora D. Claire Hutchins señala que las mujeres más satisfechas sexualmente son aquellas que saben qué hacer para darse placer, y luego hacerlo con una pareja, lo que incluye estimularse el clítoris a fin de llegar al orgasmo cada vez. Responsabilizarse del propio placer libera al hombre de la de «hacérselo ocurrir» a su pareja. Pensar que es su tarea llevar a la mujer al orgasmo es para el hombre una carga tan pesada como lo es para la mujer creer que es su tarea llevar al hombre al orgasmo. (Puedes imaginarte cómo apremia eso.)

Observando que a los hombres y a las mujeres les lleva más o menos el mismo tiempo llegar al orgasmo dándose placer solos (unos 4 minutos) Claire Hutchins desmiente el mito de que a las mujeres siempre les lleva más tiempo que a los hombres. El motivo de que a las mujeres les lleve más tiempo durante el acto sexual (30 minutos, mientras que a los hombres unos 10 minutos) es que las mujeres hemos sido educadas para ser más inhibidas en la cama; nos preocupa más cómo nos vemos. Y si no nos parecemos a las chicas de los pósters de *Playboy*, dudamos de ser merecedoras de placer o atención sexual. Observa que a la mayoría de los hombres barrigones y calvos no les preocupa en absoluto lo de merecerse o no una buena vida sexual.

Claire Hutchins también señala que para muchas mujeres la mejor solución es recurrir a buenas fantasías para excitarse. Lo interesante es que diversos estudios han demostrado que el material erótico visual excita a las mujeres tanto como a los hombres; pero nos han hecho creer que no debemos excitarnos con eso. Ten presente que una fantasía no le hace daño a nadie; no es algo que uno pueda hacer realmente. Pero si te resulta la idea de una relación sexual con un desconocido en un ascensor, pues recurre a ella. Cuando usas la imaginación para excitarte, tu cuerpo reacciona en conformidad debido al poder de la conexión mente-cuerpo. Francamente, una de las mejores fantasías para toda mujer es imaginarse sexy e irresistible. Esta es una afirmación de fantasía que va bien de verdad: «Me encanta el placer que me da mi cuerpo, y siempre llego al orgasmo con rapidez y facilidad».

Además de las fantasías, también recomiendo emplear la posición mujer arriba para el coito para estimular al máximo el clítoris. Así como un hombre sabe cómo moverse durante el coito para obtener el máximo placer de las sensaciones, la mujer arriba puede hacer exactamente lo mismo. Y si necesita ayuda extra, en esa posición también puede usar el dedo (o un vibrador) para darle a su clítoris una estimulación extra.

5. **Aumenta conscientemente tu capacidad para el placer.** Comprende que los seres humanos tenemos capacidad para mucho más placer que el que se nos ha hecho creer. Ahora todo el mundo sabe que las mujeres son multiorgásmicas. Lo que no saben muchas personas es que los hombres también pueden serlo. Es posible para las parejas ayudarse mutuamente a reprogramar su sistema nervios central para tener orgasmos prolongados, e incluso los hombres pueden tener muchos orgasmos, y aprenden a tenerlos sin eyacular, manteniendo así la erección. Para un programa de lo que puede hacer el hombre sin la pareja, véase el libro de Barbara Keesling, *How to Make Love All Night (And Drive a Woman Wild)*, HarperCollins, 1994.

Orgasmo prolongado (ESO: Extended Sexual Orgasm) es una técnica pensada para intensificar el placer orgásmico al menos mucho más rato que los normales sesenta segundos. Aprender la técnica exige tiempo y el compromiso de dar y recibir placer. El placer se da con las manos; y hay que practicar. Pero dado el tiempo que dedicamos a pensar en y hablar de sexo, y dados también los beneficios para la salud del placer sexual, el mayor goce sexual es un objetivo por el que vale la pena esforzarse. Para más información sobre ESO, recomiendo *Extended Massive Orgasm: How You Can Give and Receive Intense Sexual Pleasure*, de Steve y Vera Bondansky [*Sobre el orgasmo*, Random House Mondadori, Barcelona, 2002]. Este libro tiene las mejores instrucciones que he leído para salir de la cabeza y sentir más las sensaciones en el cuerpo. Por lo tanto es útil incluso para personas que aún no tienen pareja. También me gustan *Hot Monogamy*, de Patricia Love y Jo Robinson (Dutton, 1994), y *The Passion Prescription: 10 Weeks to Your Best Sex—Ever!*, de Laura Berman (Hyperion, 2006).

6. **Ayuda a tu pareja a ser buen amante**. Te interese o no el orgasmo prolongado, comprende que ni los hombres ni las mujeres (ni los monos, si es por eso) nacen sabiendo ser buenos amantes. Hay que aprender. Los hombres suelen sentirse muy apremiados para ejecutar bien el acto; se les ha enseñado que es su tarea llevar al orgasmo a la mujer. Pero eso es difícil si la mujer no sabe qué le da placer y no sabe decir qué desea. No olvides que su capacidad para dar verdadero placer a una mujer hace sentirse al hombre francamente bien consigo mismo. La mayoría de los hombres desearán dar placer a la mujer si ella les da a entender con gestos o sonidos lo que están haciendo bien. Haz el esfuerzo de aprender más sobre sexo. Busca vídeos (para una guía muy completa de vídeos eróticos para parejas, visita www.clitical.com/sensual-senses/porn-for-couples), lee libros. Habla del tema, eso puede ser muy erótico. Un muy buen recurso es la página de enlaces del sitio web de Candida Royalle (www.royalle.com); su libro se titula *How to Tell a Naked Man What to Do* (Fireside, 2004). También me encanta el libro de Olivia St. Claire, *227 Ways to Unleash the Sex Goddess Within* (Harmony Books, 1996).

Steve y Vera Bondansky hacen notar que muchas mujeres están enfadadas con los hombres en cierto modo debido a todo el tiempo que hemos sido ciudadanos de segunda clase. Y aunque este enfado es justificado, el problema que plantea en una relación individual es que obstaculiza nuestra capacidad para experimentar placer sensual. La manera de sortear esto es decidir que prefieres tener placer a estar enfadada. Aprende a descargar tu rabia eficazmente sin culpar. (Véa-se Tercera parte: Programa de sabiduría femenina para la curación y la salud). Aunque no es fácil, haz todo el esfuerzo posible, por favor, por dejar tus resentimientos fuera de la puerta del dormitorio. Co-munícalo a tu pareja cuando lo está haciendo bien. La mayoría de los hombres (suponiendo que tu pareja es un hombre) están orientados a la ejecución; les gusta saber que lo están haciendo bien; si se les dice cuándo lo hacen bien, se desviven por hacerlo bien siempre. Cuando logran dar placer a la mujer, se sienten a gusto consigo mismos. Y las mujeres que conocen sus cuerpos y que se sienten a gusto consigo mismas están en la mejor posición para enseñarle a un hombre a ser un buen amante.

Al hacerlo, pierde de vista la orientación al objetivo. Nada es más esquivo que el orgasmo que «intentas» lograr. Y nada es menos sen-sual que la orientación al objetivo de las apresuradas parejas de hoy en día. El problema de este sistema es que lleva a relaciones sexuales muy rutinarias, y también limita el potencial erótico de cualquier pareja. Está bien un «revolcón» de vez en cuando, pero procura te-ner algunas tardes o anocheceres ininterrumpidos en que el único objetivo sea explorarse mutuamente y no tratar de llegar a una meta. Acuérdate de que el orgasmo no tiene por qué ser el objetivo último. Para muchas mujeres, la sensación de intimidad y unión es igual-mente (o incluso más) valiosa.

En realidad, una vez que sabes la manera de tener un orgasmo, no tienes por qué preocuparte. Eres libre para abandonarte a las sensa-ciones de la piel, aroma, besos, etcétera, de tu pareja. Esto es lo que falta en las relaciones sexuales de muchas parejas. Y este es el motivo de que sea tan común la falta de deseo. Tenemos que entrenarnos, literalmente, en estar en el momento y revolcarnos en las deliciosas sensaciones de ser acariciadas o besadas, sin ningún otro objetivo en la cabeza. Es como volver a tener 17 años, cuando no estabas prepa-rada para el coito y os pasabais horas y horas besuqueándoos y ha-ciendo arrumacos. La cantidad de deseo y satisfacción que se puede acumular es maravillosa.

7. **Échale una mano a la naturaleza si fuere necesario.** Está bien do-cumentado que los seres humanos secretamos feromonas de atrac-tivo sexual en el sudor. Estas son particularmente potentes en las

mujeres durante la ovulación, la que, cuando las mujeres vivían juntas a la luz natural, tendía a ocurrir en la Luna llena. Un ejemplo del poder de las feromonas es su efecto en los mosquitos. También está bien documentado que la actividad de picar de los mosquitos hembra aumenta 500 veces durante la Luna llena. Durante la ovulación, las mujeres se atraen más picaduras de mosquitos, y las rubias más que las morenas.[24] Según los estudios de investigación de la doctora Winnifred Cutler, y de otros investigadores, las feromonas producidas por una fórmula especial imitan las propiedades de atractivo sexual de las feromonas que se producen naturalmente, por lo que al aplicárselas a la piel, la usuaria es más atractiva para posibles parejas sexuales. Uno de sus estudios, de mujeres que se habían hecho histerectomía y usaban feromonas, tuvieron que pararlo porque era muy evidente que las que usaban feromonas atraían más atención que las del grupo de control.[25]

Sólo estamos empezando a valorar este nuevo e interesante aspecto de la biología humana. Por ejemplo, hay pruebas de que cuando se les da la hormona oxitocina en forma de aerosol nasal, las personas se vuelven más confiadas.[26] La oxitocina es la hormona del vínculo afectivo, y se produce en grandes cantidades en el cuerpo durante el parto y el amamantamiento, y en menores cantidades durante interacciones sociales placenteras, y también durante la relación sexual.

Las feromonas son hormonas de una clase diferente de la de la oxitocina, pero pongo el ejemplo simplemente para documentar el potente efecto que pueden tener moléculas pequeñas en el cerebro y la conducta. Dado que los olores son lo que más se recuerda y van directamente a las zonas primitivas del cerebro, afectando a todas las funciones corporales, yo no vacilaría en hacer una prueba usando feromonas. Al fin y al cabo todo el mundo ha tenido la experiencia de que un cierto olor le traiga potentes recuerdos de su niñez. Aunque generalmente las feromonas que existen en el mercado son inodoras, suelen mezclarse con colonia o perfume o aplicarse en la piel tal como vienen. Hay feromonas a la venta en el Athena Institute de Winnifred Cutler (www.athenainstitute.com y también en www.love-scent.com). ¡Recuerda, eso sí, que la mejor «feromona» será siempre tu capacidad para entusiasmarte y excitarte apreciándote tú mientras al mismo tiempo centras la atención en otra persona!

8. Sé creativa. No temas probar cosas nuevas, sal de lo rutinario, haz trabajar tu inventiva y expande tus ideas acerca de lo que eres. Por ejemplo, una colega mía se turna con su novio para leer novelas eróticas en voz alta en la cama. «El libro que estamos leyendo es uno de la serie Herotica, de novelas escritas por mujeres, y contiene casi sesenta historias, así que si una no nos atrae, simplemente pasamos a otra que sí nos atraiga. Me encantan estas historias porque están escritas por mujeres, lo que es mucho mejor para las parejas que las de orientación masculina (muchas de esas son repugnantes para mí)». Encuentra que leer en voz alta esas historias da resultado porque es mucho menos amedrentador decir las palabras de otra persona que encontrar las propias.

También ha experimentado vendándose los ojos con un pañuelo de seda. «No tiene por qué ser algo pervertido. Simplemente intensifica los sentidos (cuando eres tú la que lleva la venda) y genera enorme expectación. La primera vez que hicimos esto, ante un maravilloso fuego una fría noche de invierno, mi novio me dio un masaje fabuloso con aceites esenciales. Lo que hicimos no fue necesariamente extraordinario, pero tener vendados los ojos intensificó la excitación, por lo que lo encontré muy extraordinario. Un beneficio añadido es que esto también fomenta la confianza, porque la persona que tiene vendados los ojos confía en su pareja, y la pareja se siente honrada por ser la receptora de esa confianza».

Otra idea que ha probado es escuchar un CD especialmente creado para pulsar ondas cerebrales que intensifican el placer sexual. El CD llamado *Ecstasy* lo creó Brain Sync (véase www.brainsync.com). Mi colega dice: «A mí no me importa mucho si realmente hace algo o es el efecto placebo. Es divertido, y eso es lo que cuenta. El único inconveniente: hay que tener cuidado de no quedar enredada en los cables de los auriculares».

Lógicamente, cada mujer tiene que descubrir lo que le va bien a ella, y las variaciones son infinitas. A mí personalmente me gusta la literatura erótica editada por Lonnie Barbach, como *Erotic Interludes* (Plume, 1995. *Interludios eróticos*, Alcor, D. L., 1990).

Circuncisión y sexualidad: El punto crítico

Si queremos recuperar el erotismo en nuestra vida y avanzar hacia una sociedad solidaria en que se celebre igualmente la sexualidad de hombres y mujeres, debemos estar dispuestas a examinar nuestra participación en prácticas que son tan dañinas para la sexualidad de los hombres como de las mujeres. Es decir, las mujeres no son las únicas que han sufrido sexualmente en nuestra sociedad de modelo dominador. La circuncisión rutinaria de bebés varones practicada en sus primeros tres días de vida y muchas veces sin anestesia es una forma de abuso sexual masculino aprobado por la sociedad que extirpa un tejido erótico muy importante en los hombres. Pocas personas discutirían que la circuncisión femenina rutinaria, la extirpación del clítoris y los labios de la vulva, es totalmente inaceptable. De hecho, la ONU ha emitido un decreto en su contra. Afortunadamente, el índice de circuncisión masculina continúa disminuyendo en Estados Unidos.

Incircunciso es la norma. La gran mayoría de hombres del mundo, entre ellos la mayoría de los europeos, son incircuncisos. Y antes de 1900 la circuncisión también era inexistente en Estados Unidos, a excepción de los judíos y musulmanes, que llevan cientos de años realizando circuncisiones por motivos religiosos. Lo creas o no, la circuncisión se introdujo en los países angloparlantes a fines del siglo XIX para controlar o prevenir la masturbación, de modo similar a como la circuncisión femenina se fomentó y continúa defendiéndose en algunos países musulmanes y africanos para controlar la sexualidad de las mujeres.[27] Cuando se hizo evidente lo absurdo de esta posición, nuevas justificaciones, como la prevención de los cánceres del cuello del útero y del pene, recibieron la bendición del sistema médico. Pero estas son justificaciones que la ciencia no ha podido respaldar. Tampoco hay ninguna prueba de que la circuncisión prevenga enfermedades de transmisión sexual.

Los placeres del coito natural

El prepucio, uno de los tejidos más inervados e hiperelásticos del cuerpo masculino, existe por un motivo. En su bien documentado libro *Sex as Nature Intended It* (Turning Point Press, 2001), Kristen O'Hara explica por qué un pene intacto no sólo asegura la máxima sensación sexual al hombre sino que también satisface al mismo tiempo la necesidad de estimulación del clítoris de la mujer. Muchas estadounidenses no han experimentado la sensación del coito con un hombre incircunciso porque aquí la mayoría de los hombres han sido circuncidados, sobre todo los nacidos antes de 1980. Una vez Kristen O'Hara tuvo un romance con un hombre incircunciso, y eso fue la chispa que la propulsó a dedicar años a estudios de investigación, cuyo resultado es su revelador libro.

- Las principales zonas de placer del pene natural (incircunciso) están situadas en su parte superior, que comprende el glande o cabeza, el revestimiento interior del prepucio y el frenillo (el repliegue membranoso que conecta el prepucio con el glande). Cuando se circuncida a un hombre, se le extirpan algunas de las partes más eróticamente sensibles del pene: el prepucio, que normalmente cubre el glande, y parte de o todo el frenillo.

- El frenillo contiene elevadas concentraciones de terminaciones nerviosas que son sensibles a un tenue contacto. El glande fue diseñado por la naturaleza para estar cubierto siempre a excepción de los momentos se actividad sexual. Con la erección, las dos capas del prepucio se despliegan sobre el miembro, dejando al descubierto el frenillo (con su multitud de terminaciones nerviosas), el glande y el revestimiento interior, todos preparados para la actividad sexual. Este es uno de los motivos de que la punta del pene sea el foco de la excitación sexual.

- Nuevas pruebas científicas demuestran que un tejido muy erógeno, equivalente al clítoris femenino, está situado en el centro del pene, debajo de la corona (el reborde casi circular del glande) y la punta coronal. Este tejido sensible se extiende a todo lo largo del pene hasta el montículo púbico y sobre el hueso pelviano de manera análoga a la anatomía del clítoris. Aunque el pene contiene nervios que se excitan con la presión, su punta contiene la mayor densidad de estos nervios y es por lo tanto la parte más sexualmente sensible, así como el clítoris es la parte más sensible en la mujer. Y al igual que la punta del clítoris, la punta del pene es sexualmente estimulada por las placenteras sensaciones producidas por la frotación al moverse el prepucio sobre ella durante el coito.[28] Durante el acto sexual, estos nervios exquisitamente sensibles a la vez excitan al hombre y controlan el ritmo de las embestidas del pene. Kristen O'Hara escribe: «Cuando entra el pene natural, las paredes vaginales rozan los nervios eróticamente sensibles del glande, del revestimiento interior del prepucio y del frenillo, y entonces estos nervios producen intensas sensaciones de placer. La penetración mantiene continuadas estas sensaciones placenteras, pero una vez que han actuado estos nervios, el pene siente una reducción de las sensaciones, así que detiene la penetración y comienza la retirada, en busca de sensaciones más fuertes. Durante el movimiento de retirada, la capa externa del prepucio se desliza hacia delante y cubre los nervios de su revestimiento interior, a la vez que este revestimiento interior cubre el frenillo. Una vez cubiertos, estos nervios se permiten descansar de la estimulación hasta la siguiente embestida de penetración. Cuando el prepucio se desliza hacia delante sobre el pene, se apretuja detrás del reborde de la corona y podría a veces rodar por encima, según sea el largo de la embestida. Esto presiona el tejido interior de la corona y la punta coronal, donde los nervios que se excitan con la presión producen una oleada de excitación sexual en toda la parte superior del pene. El pene recibe sensaciones placenteras de un conjunto de nervios sensoriales en la penetración, y de otro conjunto de nervios en la retirada. Con el ritmo apropiado puede mantener una corriente continua de sensaciones muy placenteras». Y lo fascinante es que dado que la zona de sensaciones sexuales está tan localizada en la punta, el pene tiene que viajar sólo una corta distancia para excitar uno y otro conjunto de nervios. Es decir, no tiene que retirarse mucho para recibir placer en el movimiento hacia fuera. Esto le permite continuar muy adentro en la vagina manteniendo el montículo púbico del hombre en estrecho y frecuente contacto con la zona del clítoris de la mujer, lo que le aumenta a ella el placer y la sensación de unión e intimidad. A muchas mujeres les encanta realmente la sensación de fundirse con su pareja que favorece esta posición.

La señora O'Hara entrevistó a más o menos 150 mujeres, las suficientes para hacer estadísticamente fiable su estudio. Una de las entrevistadas comentó su relación sexual con un hombre incircunciso: «El acto sexual con una pareja natural ha sido para mí como el suave ritmo de un mar apacible pero potente: suben las olas y luego bajan y se calman. Se siente muy natural, como si llenara una necesidad muy al fondo de mí, no necesariamente por el acto sexual sino más para experimentar el ritmo de un hombre y una mujer tal como fueron creados para responder el uno al otro».

Las consecuencias sexuales de la circuncisión masculina. Después de la circuncisión, el glande expuesto se engrosa como un callo y pierde sensibilidad.[29] Hombres que se han circuncidado más adelante en la vida y que por lo tanto saben la diferencia, hablan de una disminución de sus sensaciones sexuales.

Además, debido a que le han extirpado las partes más eróticamente sensibles del pene, el hombre circuncidado debe embestir con más vigor, con movimientos mucho más largos para estimular su miembro menos sensible y llegar al orgasmo. En su estudio de mujeres que han tenido experiencias sexuales con hombres incircuncisos y circuncisos, O'Hara observa que las entrevistadas manifestaron un abrumador acuerdo en que la mecánica del coito era diferente en los dos grupos de hombres. El 63 por ciento de las mujeres dijeron que los hombres circuncidados tendían a embestir más fuerte, con movimientos alargados, mientras que los no circuncidados tendían a embestir más suave, con movimientos más cortos, y a mantener más el contacto entre su pubis y el clítoris.

¿Qué pasa si estás con un hombre circunciso? Como en el caso de los millones de mujeres que han sufrido mutilación genital, es importante que todas reconozcamos el daño que ha hecho la circuncisión al cuerpo, mente y espíritu de los hombres, aun cuando ellos «no recuerden la operación». Créeme, sus cuerpos sí la recuerdan. Evidentemente, a pesar de esta herida, los hombres son capaces de sentir muchísimo placer sexual. Y aunque no me cabe duda de que la naturaleza diseñó nuestros genitales para facilitar el tipo de intimidad física que ansían tantas mujeres, es importante saber que, al margen del tipo de pene que tenga el hombre, es posible experimentar relaciones profundamente satisfactorias cuando hay verdadera intimidad y respeto mutuo.

HISTORIAS DE MUJERES

Una vez que hemos identificado la herencia social que ya no nos sirve, hemos de liberarnos de los pensamientos y comportamientos que no son para nuestro mayor beneficio. Para muchas mujeres este es un proceso que dura toda la vida.

SARAH: ALÉRGICA AL SEMEN DE SU PAREJA. Sarah tenía 58 años cuando vino a verme aquejada de sequedad e irritación vaginales. Este problema empeoraba muchísimo cada vez que llevaba a cabo el acto sexual, y después experimentaba una sensación de ardor e irritación. Tenía una relación muy satisfactoria y llena de amor, pero le preocupaba la reacción de su cuerpo al acto sexual. Su vagina estaba bien físicamente, sin ninguna señal evidente de adelgazamiento de la piel o irritación. Se estaba sometiendo también a una terapia hormonal sustitutiva completa, de modo que yo sabía que su problema no era falta de estrógeno. Le receté supositorios de vitamina E para aliviarle el tejido vaginal, y le pedí que pensara en lo que ocurría en sus relaciones sexuales que su cuerpo pudiera interpretar como algún tipo de «violación de límites». En su siguiente visita me dijo: «Creo que ya lo tengo. Cuando mi pareja y yo comenzamos a tener relaciones sexuales, él tenía problemas de impotencia y yo tenía que dedicar bastante tiempo y esfuerzo a estimularle la erección. Pero inconscientemente me convertí en la que le proporcionaba un falo, la que tenía que "levantárselo". Aunque eso está bien de vez en cuando, soy muy femenina, y a mi cuerpo no le gustaba ese papel. Ahora que los dos hemos hablado de esto, veo que ya no se me produce esta reacción alérgica».

A lo largo de los años he tratado a muchas mujeres que al parecer eran alérgicas al semen de su marido. Puesto que el sistema inmunitario de la vagina está perfectamente dispuesto para mantenernos sano el cuerpo, he descubierto que cuando ocurre esto, casi siempre hay algo más profundo. Es la sabiduría del cuerpo que da el aviso.

ELAINE: VIEJOS RECUERDOS ENCERRADOS DENTRO. Elaine vino a verme por primera vez cuando tenía algo más de treinta años. Tenía un muy largo historial de dolor pelviano, sobre todo en la zona vaginal. Durante toda su vida adulta había tenido relaciones sexuales dolorosas (dispareunia). Se había sometido sin éxito a varios tratamientos para eliminar las zonas dolorosas del tejido de la vagina.

También tenía problemas en otros aspectos de su vida. Estaba preocupada por sus cambios de estado de ánimo, y en sus relaciones se apreciaba una especie de pauta repetitiva: comenzaban con una intensa pasión sexual seguida por rupturas dolorosas tanto emocional como físicamente. Entre los 20 y los 30 años, con sus parejas sexuales había recurrido a drogas recreativas, como la marihuana, para intensificar sexualmente la relación.

La atención médica estándar, una dieta macrobiótica y la práctica del yoga le mejoraron muchísimo la salud, pero procuraron muy poco alivio a su dolor. Además, desde los 16 años se había sometido a terapia varias veces, pero sin que eso le sirviera para aliviar sus problemas. Aunque no lograba recordar mucho de su infancia, pensaba que tal vez tenía un historial de malos tratos.

Se divorció de su marido simplemente porque no se llevaban bien. Pasados unos años se encontró en un nuevo romance, pero volvió a ocurrirle lo mismo: empeoró el dolor pelviano y comenzó a tener infecciones recurrentes de las vías urinarias y brotes de herpes. Después de uno de esos brotes, vino a mi consulta muy preocupada: «No sé qué me pasa, y si no sé qué me pasa no puedo remediarlo. Ni siquiera sé qué comer. ¿Tengo demasiada acidez o demasiada alcalinidad? ¿He bebido demasiados zumos? ¿Cuándo voy a tener una vida sexual sana? ¿Cuándo voy a ser normal en ese aspecto?». Y así continuó su intelecto, dándole vueltas y vueltas al problema, obsesionada.

Le recomendé que permaneciera con la desesperación que sentía y que no saltara instantáneamente a la actitud «qué debo hacer para remediarlo». Ya se había medicado para la infección de las vías urinarias y el herpes; durante las semanas siguientes se permitió sentir su desesperación en toda su profundidad. Entonces recordó el periodo en que estaba dentro del útero de su madre. No fue necesaria ninguna técnica, meditación ni terapia para que su cuerpo le proporcionara esa información, que surgió espontáneamente, como suele ocurrir cuando la mujer busca la razón de que su vida sea como es. Experimentó la sensación del pene de su padre presionando el saco amniótico, y sintió clara y visceralmente la repugnancia de su madre y su indiferente «acaba de una vez». Llegó a la conclusión de que esa experiencia en cierto modo la había hecho «víctima», que la repugnancia de su madre por el acto sexual era la responsable de sus problemas sexuales, emocionales y físicos. También descubrió que le costaba muchísimo experimentar sus sentimientos. No lograba distinguirlos de los sentimientos de las demás personas de su vida.

A los pocos días de este recuerdo y de haberse permitido experimentar las emociones que lo acompañaron, le disminuyeron el dolor pelviano y el dolor vaginal durante el acto sexual. Por desgracia, a los pocos meses le volvieron los dolores, desvaneciendo sus esperanzas de haber encontrado la causa de los problemas físicos, emocionales y sexuales que había tenido toda su vida. A las dos se nos hizo evidente que en su cerebro y su cuerpo estaban profundamente codificadas ciertas creencias que la tenían paralizada; entre ellas estaban la de no ser digna de amor y la de que nunca experimentaría las relaciones sexuales sanas a las que tenía derecho, debido a que su madre la había dañado. Si bien es cierto que Elaine experimentó traumas en su infancia, también es posible aprender a manejar los sentimientos y emociones dolorosos que acompañan a esos traumas y que disponen el escenario para tantas dificultades en las relaciones adultas y para múltiples problemas emocionales y físicos. Fue en esa fase cuando la envié a hacerse un tratamiento conductista cognitivo relativamente nuevo llamado «terapia conductista dialéctica». Se sometió a esta terapia durante un año y aprendió muchas técnicas para manejar su dolor emocional y físico, y me alegra mucho decir que desde hace un tiempo mantiene una relación de pareja estable y satisfactoria. Cuando siente la compulsión por el acto sexual o piensa que no puede negarse a una relación sexual que no desea, o cuando se siente presionada en otros aspectos de su vida, usa su capacidad para identificar y poner nombre a la emoción que siente, define la función de esa emoción y encuentra una estrategia para atender a sus necesidades emocionales sola, sin tener que depender de algo externo. Aunque el tiempo que lleva este proceso es diferente para cada persona, he comprobado que las habilidades que se aprenden con la terapia conductista dialéctica son una solución muy eficaz y práctica para los problemas resultantes de un historial de traumas y malos tratos (véase el paso 8 del capítulo 15).

Sólo cuando estamos conectadas con nuestra sexualidad, según nuestras condiciones, podemos esperar compartirla con otra persona en una relación seria. Una mujer sabia me dijo una vez: «Si no eres capaz de darte a ti misma la ternura, el amor y las caricias que deseas que te dé otra persona, jamás los encontrarás en otra parte». Esa afirmación es muy cierta. Lo he visto ocurrir muchas veces en mis clientas; tan pronto como la mujer aprende a darse esas cosas a sí misma y sola, casi invariablemente mejoran su vida personal y sus relaciones.[30]

KAREN: SANAR EN ABSTINENCIA SEXUAL. Karen tenía 35 años cuando vino a verme por primera vez, con un historial de dificultades para tener orgasmos. El examen pelviano fue totalmente normal. En su infancia y adolescencia, su padre, que era un hombre de negocios muy próspero, rara vez estaba en casa. Como tantas mujeres, Karen creció sin la afirmadora presencia física de un padre cariñoso. Me contó que había llegado a relacionar el tener una relación amorosa con un hombre con la distancia emocional y física. Había tenido varias relaciones consecutivas con hombres que viajaban mucho y que solían cancelar sus citas con ella en el último momento. Cada vez que le ocurría esto, se sentía abandonada afectivamente y furiosa por no poder contar nunca con ellos. Finalmente fue a un seminario intensivo llamado «Vivir en proceso», con una terapeuta formada por Anne Wilson Schaef, y comenzó a identificar y confrontar la parte que le cabía a ella en lo de atraerse relaciones adictivas. Después diría:

Mirando en retrospectiva, no me extraña que nunca haya sido capaz de experimentar el más mínimo placer sexual cuando hacía el amor. Una parte de mí siempre se refrenaba, no era capaz de rendirse a la experiencia. Aunque tenía relaciones sexuales, fingía que me gustaba y sólo lo hacía por complacer a mi pareja del momento. Abrirme a la posibilidad de sentir amor y pasión verdaderos significaba tener que sentir lo mismo que había sentido cuando era niña: desilusión, vulnerabilidad, y una sensación de abandono por parte de la primera relación masculina de mi vida. Yo no era consciente de esto, por supuesto. Pero cuando me sentí desesperada por mis continuas malas relaciones, me di cuenta de que necesitaba ayuda. En ese seminario intensivo, pasé por varios procesos profundos en los que experimenté y entendí de qué había estado huyendo toda mi vida: del dolor y la desesperación de mi infancia. Ahora estoy en recuperación, voy a reuniones de Doce Pasos, y hace poco inicié una relación de amistad, no sexual, con un hombre que vive cerca y que rara vez viaja. Al principio no me sentí atraída por él; en realidad, lo encontraba aburrido. Él nunca me ha «enganchado» como los otros, y no siento por él la misma fascinación y obsesión que he sentido por los demás. Ahora que vivo día a día y estoy atenta a los pequeños regalos de la vida, sé que mi relación conmigo misma está sanando y que puedo establecer una relación amorosa con un hombre. Pero primero necesito tener una relación amorosa y sensual conmigo misma. He decidido que por el momento me conviene un periodo de abstinencia sexual. Me siento más vital de lo que me he sentido en años. Cada día me fijo en lo bien que me sienta la brisa en la cara y en lo amoroso que es el calor del sol sobre mi piel. Siempre aprovecho cualquier oportunidad que se me presenta para ir a la playa y contemplar las olas. Contemplo las puestas de sol y veo lo hermosa que se ve la Luna en el cielo. Sigo la pista de mis ciclos menstruales y noto que durante la ovulación siento más deseo sexual. Me siento libre para sentirlo, pero no para actuar en consecuencia. Esto simplemente forma parte del modo en que estoy recuperando mi sabiduría corporal sensual.

Reconsideración de la sexualidad: Conclusiones

- Como mujeres, hemos de considerar la posibilidad de volver a ser «vírgenes», siendo fieles a nuestro yo más profundo. Hemos de hacer y ser lo que es verdad para nosotras, no para complacer a otra persona, sino porque es nuestra verdad.
- Necesitamos reconocer que todas tenemos acceso a la fuerza vital, la energía erótica y extática de nuestro ser. Eso forma parte de ser humanas.
- Necesitamos imaginar cómo sería nuestra sexualidad si la consideráramos santa y sagrada, un don que procede de la misma fuente que creó el mar, las olas y las estrellas.
- Cada una de nosotras necesita volver a conectar con su sexualidad simplemente como la expresión de esa fuerza vital creadora.
- Necesitamos aprender a experimentar y luego dirigir nuestra energía sexual (con o sin acto sexual) para nuestro mayor placer y nuestro mayor bien. En segundo lugar, necesitamos imaginar cómo podemos usarla para beneficiar también a otras personas de nuestra vida.
- Necesitamos pensar en nuevas actitudes hacia lo que es ser sexuales. Deja que cambie totalmente tu vida aceptando tu sexualidad innata sin sentimientos de culpa, vergüenza ni miedo. ¿No te parece mejor?

9
Vulva, vagina, cuello del útero y vía urinaria inferior

«Éste [...] está dedicado con ternura y respeto a la inocente vulva.»
En su libro *En posesión del secreto de la alegría* [Plaza & Janés, Barcelona, 1993], del que procede esta cita, Alice Walker da fe del terrible sufrimiento de decenas de millones de mujeres de todo el mundo a las que se les han amputado los genitales externos, y que han sido mutiladas de otras formas en la infancia debido a los dictámenes de sus culturas patriarcales. Esta práctica todavía continúa, incluso en algunas regiones de Estados Unidos.

En cuanto esencial puerta a la vida, la vagina, la vulva y el cuello del útero deberían ser celebrados, no difamados, mutilados ni considerados vergonzosos de ninguna manera. Después de todo, esta es la parte del cuerpo en la cual se plantan las semillas de la vida humana y luego se cosechan en el nacimiento. También es la zona del cuerpo asociada con el placer más exquisito que pueden experimentar las mujeres.

Más del 80 por ciento de las células del sistema inmunitario humano están en las aberturas mucosas del cuerpo, entre ellas las de la vulva, la vagina, el cuello del útero y la uretra. Cuando esta zona está intacta y sana, da eficaz protección contra las enfermedades de transmisión sexual, incluido el sida. Mantener sanos los genitales es esencial también para que la fertilidad, el funcionamiento sexual y la eliminación sean óptimos. El primer paso que debe dar la mujer para conseguir esto es aceptar amorosamente esta parte de su cuerpo.

Nuestra herencia cultural

Es esencial que digamos la verdad acerca de la programación cultural que hace muy problemáticas las zonas genitales inferiores a tantas mujeres. Refiriéndose a la relación entre sexualidad, brutalidad y naturaleza masculina, Riane Eisler, autora de *Sacred Pleasure* (HarperSanFrancisco, 1995) y codirectora del Institute for Partnership Studies, escribe: «Por un lado se dice que no existe la conexión entre relación sexual y dominación violenta, a no ser en el caso de sólo unos pocos pervertidos. Por otro lado, se dice que esta conexión no es sólo normal sino también inevitable, sólo parte de la naturaleza humana o, más concretamente, masculina». Cita a Robert Stoller, el autor de *Sexual Excitement: The Dynamics of Erotic Life* (Pantheon Books, 1979): «Dejando a un lado los efectos obvios resultantes de la estimulación directa de las partes corporales eróticas, es la hostilidad (el deseo, franco o encubierto, de dañar a otra persona) la que genera y aumenta la excitación sexual». Era la opinión de Stoller que «daño y sufrimiento» son fundamentales para la excitación sexual, y que es normal degradar y convertir en «fetiche» (deshumanizar, convertir en objeto) al «objeto sexual», e incluso utilizar el acto sexual en «busca de venganza».[1] La fascinación de nuestra cultura por las imágenes y prácticas sexuales sadomasoquistas nace de esta programación antiplacer. Pero no tiene por qué ser así.

La cultura occidental ha considerado «sucia» la zona genital y la profana o deshonra con esa actitud. Todas las funciones relacionadas con esa zona del cuerpo (nacimiento, menstruación y eliminación) están muy cargadas emocional y psíquicamente. Desde la niñez, la mayoría de nosotras hemos asimilado la idea de que esa parte de nuestro cuerpo es distinta de las demás: es tabú, sucia e indigna. A lo largo de los años, muchas mujeres, de todas las edades y niveles de educación, me han preguntado durante el examen pelviano: «¿Cómo puede hacer este trabajo? Es muy asqueroso». Una mujer recordaba la vez que acudió al servicio médico de la universidad para que le trataran una infección fúngica, y un médico joven le dijo: «Los genitales femeninos son como una sentina». El motivo más común de que las mujeres se hagan duchas vaginales es la errónea creencia, transmitida de madres a hijas, de que esa parte del cuerpo es repugnante y necesita una limpieza especial. Ya está bien documentado que ese lavado no es necesario e incluso puede ser dañino (puede irritar los tejidos haciéndolos vulnerables a la infección); esta práctica está en decadencia. De todos modos, la promoción y venta de desodorantes higiénicos femeninos y tampones y compresas sanitarias impregnados de desodorante da a las mujeres la impresión de que la vagina en su estado natural es inaceptable, que debe ser higienizada y desodorizada.

El nombre «vagina» se tomó de la palabra latina que significa «vaina para una espada», o la vaina para el pene, ejemplo de cómo el cuerpo femenino se define únicamente en referencia a los hombres.[2] En las sociedades igualitarias prehistóricas, las vulvas y los triángulos púbicos se dibujaban o grababan en las paredes de las cuevas para simbolizar un lugar sagrado, una puerta a la vida. Como ya he dicho, la sexualidad y la espiritualidad se consideraban estrechamente conectadas, idea que vuelve a despertar en nuestra cultura.

Dada nuestra historia colectiva, entonces, no es de extrañar que los lugares de entrada del cuerpo femenino causen problemas a tantas mujeres. Los trastornos de la vulva, la vagina, el cuello del útero y la vía urinaria inferior se relacionan principalmente con los sentimientos de violación que tiene la mujer en su relación con otra persona o con su trabajo. Dada la considerable cantidad de células inmunitarias que hay en las superficies mucosas, como la vagina, la uretra, el cuello del útero y la vejiga, y puesto que la función de estas células está muy influida por las hormonas del estrés, como el cortisol, no es difícil entender cómo una percepción de violación, con la subsiguiente cascada biológica de hormonas desencadenada en reacción a esta percepción, podría deteriorar el funcionamiento óptimo de esta zona del cuerpo.

En efecto, ya está bien documentado que el estrés psicosocial aumenta la frecuencia y la incidencia de la vaginosis bacteriana, tipo de infección vaginal causada por un desequilibrio en el medio bacteriano. Esta infección aumenta el riesgo de infección postoperatoria, de transmisión y contagio del virus del sida y de parto prematuro; es difícil de erradicar y suele recurrir. Aunque la vaginosis bacteriana está relacionada también con los lavados o duchas vaginales, con el sexo oral y con tener muchas parejas sexuales, ahora se ha comprobado que el estrés psicosocial es un factor de riesgo independiente de contraerla, probablemente debido al efecto adverso de las hormonas del estrés en la función inmunitaria de la mucosa vaginal.[3]

La incapacidad para decir no a una violación de límites bien podría conducir a una mayor propensión a infecciones debido a la disminución de los niveles de inmunoglobulinas tipo A o tipo M. Considéralo así: cualquier percepción de invasión en la propia vida emocional puede tener por consecuencia una mayor permeabilidad de los lindes del sistema inmunitario, tanto en las zonas superficiales como en las internas del cuerpo. Esto es especialmente cierto en las mujeres que tienen un historial de trauma psicosexual en su vida. Una mujer que ha tenido una relación amorosa sexualmente activa y es rechazada podría percibir ese rechazo como una violación, y en consecuencia podría tener problemas vulvares o vaginales; si no puede sentir y liberar su rabia, podría tener síntomas urinarios recurrentes. Los recuerdos de incesto o violación sexual y los sentimientos de culpabilidad por su sexualidad también pueden ser causa de repetidos episodios de vaginitis.

La mujer que tiene problemas en la vagina, la vulva o el cuello del útero podría encontrarse en una situación en la que es utilizada, sexualmente o en el trabajo, sin su cooperación y sin su consentimiento total y consciente. O tal vez se siente obligada a hacer algo contra su voluntad, o a actuar de un modo sexual que pone en conflicto sus emociones. En esa situación es probable que su cuerpo reaccione con problemas que relacionamos con la violación sexual. Estos problemas físicos pueden aparecer si, por ejemplo, la mujer utiliza la relación sexual para obtener seguridad económica, física o emocional, o para manipular a otra persona, y no para procurar y obtener placer. Los sentimientos de ser utilizada o violada están relacionados con la vaginitis crónica, el dolor vulvar crónico, las verrugas venéreas recurrentes, el herpes, el cáncer de cuello del útero y las células anormales que lo acompañan (displasia cervical) detectadas en la citología.

Las mujeres que tienen síntomas urinarios episódicos suelen comprobar que esos episodios van acompañados por sentimientos de rabia o fastidio (de sentirse «meadas»). Una infección de las vías urinarias podría ser la forma que tiene el cuerpo de liberarse de la rabia. Las mujeres que tienen infecciones recurrentes en las vías urinarias deberían prestar atención a lo que ocurrió en su vida y en sus relaciones entre 24 y 48 horas antes del comienzo de los síntomas. Con la práctica, muchas veces se dan cuenta de la situación que tiene la culpa y dan los pasos necesarios para cambiarla o bien para cambiar su reacción a ella. Cuando la rabia se hace más crónica y menos accesible al plano consciente, los síntomas podrían tomar la forma de urgencia y frecuencia urinarias continuas.

Los estudios han demostrado que las mujeres afectadas por infecciones crónicas de la vejiga, en relación a las que no tienen ese problema, sienten más ansiedad, tienen más rasgos obsesivos y tienden a experimentar las emociones sólo a través de síntomas corporales (trastorno somatomorfo). De hecho, en un estudio realizado con mujeres que sufrían de cistitis crónica se comprobó que su grado de obsesión era comparable al de pacientes psiquiátricos; también eran propensas a estados emotivos no equilibrados por el intelecto.[4] Varios investigadores han descubierto que las mujeres que sienten la necesidad de orinar con frecuencia pero no tienen infecciones son más nerviosas y neuróticas que las que no tienen este problema. También se ha comprobado que los síntomas de ansiedad se corresponden con la urgencia urinaria (la sensación de no poder llegar a tiempo al lavabo), la necesidad de levantarse a orinar por la noche y las micciones frecuentes.[5] Muchas mujeres recuerdan haber experimentado frecuencia urinaria cuando tenían un examen en el colegio, o cuando intentaban dormirse por la noche estando preocupadas por algo.

Los problemas vulvares crónicos como el dolor y el picor van asociados al estrés producido por la ansiedad y la irritación por ser controlada, ya sea por la pareja o por una situación que, en cuanto a energía se refiere, equivale a la pareja. Un ejemplo podría ser el de una mujer que se siente tan «casada» con un trabajo que la domina por completo que, inconscientemente, no está libre para experimentar la vida a su gusto. La intuitiva médica Caroline Myss sugiere que podríamos considerar ese dominio externo como un moderno «cinturón de castidad». La pareja de la mujer puede dominarla o bien obligándola a tener relaciones sexuales, o bien negándose a la actividad sexual que ella desea.

Ruth vino a verme con un historial de vaginitis recurrente e infecciones de las vías urinarias que no respondían a los tratamientos habituales, como cremas fungicidas y antibióticos. Su marido quería tener relaciones sexuales todas las noches y ella creía que satisfacer sus necesidades sexuales era su «trabajo». Lo amaba, pero con frecuencia estaba demasiado cansada para hacer el amor por la noche, y el deseo de su marido la irritaba; sin embargo, se obligaba a hacerlo, aun cuando su resentimiento inconsciente iba en aumento. Como les ocurre a muchas mujeres con este problema, Ruth pensaba que tener muchas relaciones sexuales equivalía a llevar una vida sexual «satisfactoria». Al principio negó que hubiera algún problema en su vida sexual. Le expliqué que cuando la mujer tiene una relación sexual que no desea, no se produce la lubricación que acompaña al deseo sexual femenino, y que esto, junto con la fricción del coito, dispone el escenario para la irritación y la inflamación vaginal y uretral (está muy claro que cuando una mujer participa en cualquier relación sexual traumática para sus tejidos, la consecuencia puede ser una infección y una inflamación). La lesión del tejido, combinada con la falta de receptividad y la sensación de no ser capaz de negarse, afecta adversamente al sistema inmunitario, lo cual hace muchísimo más difícil la curación de la lesión. Finalmente, Ruth buscó ayuda en una terapia y aprendió a expresar sus necesidades de un modo positivo que favorecía su relación conyugal.

El imperativo sexual de nuestra cultura (que las mujeres apetecibles deben servir sexualmente a los hombres), es en gran parte lo que pone en dificultades a las mujeres en primer lugar, es decir, en situaciones que no sirven a sus necesidades y que en realidad son dañinas. Muchas mujeres están desgarradas entre su necesidad de ser amadas y de placer sexual por un lado, y el deseo de decir no a la relación sexual por el otro. Los problemas ginecológicos de vulva, vagina y cuello del útero suelen estar relacionados con la incapacidad de la mujer para decir no a la entrada en esa parte de su cuerpo cuando desea negarse pero le parece que «no debe». Estos problemas están muy literalmente relacionados con dejarse «joder». Por ejemplo, una de mis pacientes enfermó de vaginitis crónica cuando en la universidad se negaron (ilegalmente) a darle el certificado de unos cursos que había terminado. Al principio decidió que no tenía alternativa fuera de aceptar ese maltrato porque no quería «armar jaleo». Aunque empleó muchos remedios tópicos para la vulvovaginitis, no mejoró hasta que se decidió a apelar contra la decisión de la universidad y se resistió a echarse atrás. Finalmente le dieron los certificados que le correspondían y su vaginitis desapareció.

Además de la frustración y la rabia, otra emoción que por lo general tiende a afectar adversamente a nuestra salud es el sentimiento de culpabilidad. Cuando este sentimiento se centra en la sexualidad, puede ir acompañado de problemas concretos en nuestros lugares de entrada. La revolución sexual de los años sesenta y setenta destruyó algunos de los criterios puritanos de nuestra cultura sobre la sexualidad, pero una cultura sexualmente reprimida no puede sanar con sólo quitarse la ropa. Ahora es incluso más importante para las mujeres tener muy claras sus ideas sobre su sexualidad y su elección de parejas sexuales. Es sobre todo importante que usen conscientemente su libertad para comprender lo que de verdad desea su cuerpo y no dejarse llevar por las lisonjas de parejas que equiparan la libertad con una conducta irresponsable.

La investigación científica respalda la premisa de que ciertos factores emocionales van asociados a problemas urinarios, vaginales, vulvares o cervicales crónicos, entre ellos el cáncer del cuello del útero (o cervical).[6] En un estudio se comprobó que, comparadas con mujeres afectadas por otros tipos de cáncer, entre las mujeres con cáncer de cuello del útero hay más propensión a la ambivalencia sexual, un menor índice de orgasmos durante la relación sexual y una repugnancia al acto sexual rayana en la aversión; tienen más conflictos conyugales, como lo prueba el mayor índice de divorcio, abandono o separación.[7] Se realizó otro estudio con mujeres cuya citología había dado resultados muy anormales y necesitaban que se realizara una evaluación más a fondo para determinar si esa anormalidad había avanzado a cáncer de cuello del útero. Los investigadores descubrieron que podían predecir a qué mujeres la anormalidad había avanzado a cáncer, basándose en las respuestas dadas a sus preguntas sobre circunstancias estresantes recientes en su vida. Si un marido o compañero había sido infiel, bebía o salía mucho a divertirse, por ejemplo, la mujer con cáncer de cuello del útero siempre decía algo del estilo: «Debería haberlo dejado, pero no podía por los niños», o «Creía que me necesitaba». En respuesta a la misma situación, las mujeres sin cáncer decían: «No puedo confiar en él, desea más de lo que da». En este mismo estudio, si un familiar contraía una enfermedad grave o moría, la mujer con cáncer de cuello uterino decía: «Debería haberme esforzado más y haberlo [o haberla] cuidado mejor». Las mujeres sin cáncer de cuello de útero, en cambio, eran más realistas acerca de los límites de su responsabilidad hacia los demás y acerca de su capacidad para cambiar el curso natural de los acontecimientos.[8] Se podría argüir que, dado que estos estudios se hicieron en los años cincuenta y sesenta, sus conclusiones ya no son válidas. Sin embargo, un estudio realizado en 1988 reveló lo mismo: que la neoplasia en el cuello del útero y el consiguiente riesgo de cáncer invasor tenían más probabilidades de desarrollarse en las mujeres que eran pasivas en sus relaciones, evitaban un estilo activo para arreglárselas y socialmente eran más conformistas y apaciguadoras que las mujeres del grupo de control cuya citología había dado resultados más benignos.[9] En un estudio de 1986 se comprobó que entre las mujeres que tenían un elevado grado de desesperanza, pesimismo y aislamiento social, era mayor la incidencia de enfermedades relacionadas con el cuello del útero. Estos rasgos de personalidad se midieron antes de hacer el diagnóstico de cáncer de cuello del útero, reduciendo así al mínimo la posibilidad de que el diagnóstico hubiera causado esas características de personalidad.[10] En cambio, los resultados de la citología de las mujeres que eran optimistas y resistentes y tenían un estilo activo para arreglárselas no reflejaron células anormales invasoras.

Muchas mujeres que tienen problemas vaginales, urinarios o vulvares crónicos los han tenido durante años. Por lo general, estos problemas van asociados a quejas no expresadas acerca de una situación que han ido acumulando durante esos años. Clínicamente, es bien sabido que tratar a mujeres con problemas vulvares crónicos suele no dar resultado si no se presta atención a los aspectos psíquicos y emocionales del problema. Por desgracia, muchas de estas mujeres han acudido a decenas de médicos buscando en vano la cura física de esos problemas.

Desde el punto de vista de la energía, la mujer dispone el escenario para problemas vulvares, vaginales o urinarios crónicos cuando carece de valor para cambiar los aspectos negativos de una relación no sana. La doctora Mona Lisa Schulz ha comprobado que cuando hace una lectura intuitiva a mujeres con estos problemas, en muchos casos la mujer había sufrido una violación de sus límites en los primeros años de su infancia. Si, en su edad adulta, la mujer continúa manteniendo una relación con alguien a quien no respeta, o que ni siquiera le gusta, debido a que tiene miedo de darla por acabada —por los motivos que fueren, ya sean de índole económica o social, de inseguridad física, miedo a estar sola, o porque es dependiente—, participa en el arquetipo prostituta. Si continúa teniendo relaciones sexuales con alguien a quien no respeta ni ama, participa de la forma de energía que acompaña a los problemas vaginales, cervicales o vulvares crónicos.

Anatomía

La vulva y la vagina constituyen los lugares más externos de entrada en el aparato genital femenino. El cuello del útero y su orificio, llamado os cervical («os» es una palabra latina que significa «entrada» o «boca»), forman la puerta de entrada en el útero y los órganos pelvianos interiores: las trompas y los ovarios (véase figura 7, casi al comienzo del capítulo 6). La vulva comprende los labios mayores (externos) y los labios menores (internos). La entrada externa de la vulva a la vagina se llama introitus. El vello púbico forma sobre la vulva una barrera protectora de los tejidos más delicados de la vagina y el cuello del útero. La piel de la vulva contiene glándulas sudoríparas apocrinas, idénticas a las que tenemos en las axilas. Las glándulas sudoríparas apocrinas difieren de las demás glándulas sudoríparas en que su secreción es activada por situaciones emotivas, no sólo por el ejercicio físico. La vulva «suda» más que cualquier otra parte del cuerpo.

La vejiga está situada justo encima de la vagina; la uretra, que es el conducto que va desde la vejiga al exterior, se puede palpar como un cordoncillo saliente que baja desde la parte superior de la vagina hasta justo encima de la abertura vaginal. El ano está situado debajo y detrás de la vagina.

La vagina constituye un conducto hacia el cuello del útero, que en realidad es la parte inferior del útero (a veces llamado «cerviz uterina»). El cuello del útero sobresale y penetra en la parte superior de la vagina y está cubierto por el mismo tipo de células que revisten la vagina.

La muestra para el análisis citológico Papanicolau, que se realiza para ver si hay células anormales en el cuello del útero, se toma del orificio del centro del cuello uterino, donde las células escamosas (tipo de células epiteliales planas que recubren las membranas mucosas del cuerpo, como las del interior de la vulva, la vagina y la boca) que cubren su parte más externa se encuentran con el interior del canal cervical. Esta zona se llama «unión escamocolumnar» y es muy dinámica; en ella las células glandulares endocervicales productoras de mucosidad cambian constantemente, convirtiéndose en células escamosas más resistentes. Por este motivo, a veces estas secreciones normales se quedan atrapadas, formando quistes llenos de mucosidad en el cuello del útero (quistes de Naboth). Al tacto se palpan como pequeños bultitos, y a veces pueden crecer hasta alcanzar 1 o 2 centímetros de diámetro. Aunque muchas mujeres que se palpan estos bultos creen que tienen alguna anormalidad, estos son totalmente normales y no requieren tratamiento.

En algunas mujeres y muchas adolescentes, la unión escamocolumnar está situada bastante hacia el exterior del cuello del útero, y las células más rojas del interior se extienden hacia fuera cubriendo la parte más central del cuello uterino. En el pasado, muchos médicos confundían esta anatomía normal con una patología, y llamaban «erosión cervical» o «cervicitis crónica» a esta zona glandular roja. A muchas mujeres se les ha cauterizado el tejido normal del cuello del útero debido a ese malentendido.

En esta época de nuestra historia son prácticamente epidémicas la vaginitis crónica, enfermedades de transmisión sexual como las verrugas venéreas y el herpes, y las células anormales encontradas en las citologías (también consideradas un trastorno de transmisión sexual). Estos trastornos pueden afectar a la vulva, la vagina y el cuello uterino al mismo tiempo; y dado que la uretra y la vejiga están contiguas a esta zona, también suelen verse afectadas. Si bien se acostumbra a culpar de estos trastornos a ciertos virus, innumerables mujeres que no tienen síntomas también tienen esos mismos virus en el cuerpo.

Los ginecólogos trabajamos en medio de los problemas más secretos y dolorosos de las mujeres. Para ser sanadores, debemos reconocer que en torno al examen ginecológico siempre revolotea una vulnerabilidad sexual femenina. Cuando a una mujer se le diagnostica una enfermedad de transmisión sexual o su citología da resultados anormales, es posible que afloren todos sus miedos, creencias e ideas erróneas sobre su sexualidad y su cuerpo. Es esencial que los médicos seamos sensibles a esas emociones y tratemos de ayudar a nuestras clientas a expresar su angustia y su aflicción, y animarlas a hacernos preguntas. Si tú como paciente consideras que no se tratan con interés tus sentimientos respecto a un examen o un diagnóstico, dile a tu médico que tus sentimientos son importantes para ti y que has aprendido a respetarlos, como medida necesaria y esencial para finalmente comprenderte mejor a ti misma. Pídele ayuda y comprensión durante el examen pelviano. Aunque durante éste pueden surgir fuertes emociones, no esperes que tu médico ni tú misma sepáis exactamente por qué en el momento en que surgen. Sencillamente quédate con lo que sientes, con el deseo y la intención de sanar la situación. Después relájate y permite que llegue la curación, entregándole la situación a tu guía interior. Finalmente, cuando estés preparada, tendrás la percepción que necesitas acerca de la situación.

Un examen pelviano es un momento ideal para que conozcas y te familiarices con el tracto genital de una manera positiva y sana. He aquí cómo: pídele a tu ginecólogo o ginecóloga que levante la parte posterior de la mesa de examen para quedar sentada y poder observar el examen; pídele que te explique qué está examinando y por qué. Si estás nerviosa por el examen, pídele que te diga qué va a hacer y que te pida permiso antes de continuar con el paso siguiente del examen.

El examen comienza con una atenta observación de los labios mayores de la vulva (los exteriores grandes) y luego los labios menores (los interiores pequeños). También se examinan el orificio de la uretra (meato), el clítoris y el perineo (la parte comprendida entre la vagina y el ano). Te convendría pedir un espejo para poder verte esas partes y saber exactamente cómo es lo «normal». Después se introduce un espéculo templado en la vagina y se abre para poder ver las paredes y el cuello del útero. (Debería ser la costumbre usar un espéculo templado, pero cuando hace poco mis hijas fueron a ver a una ginecóloga en Nueva York para que les hiciera su primer examen pelviano, tanto los espéculos como la doctora estaban muy fríos.) Existen muchos espéculos diferentes en formas y tamaños, por lo tanto esta parte del examen debería ser cómoda. Tu ginecólogo puede explicarte también cómo se ve tu cuello del útero y de dónde coge la muestra para la citología Papanicolau.

La parte del examen anterior al espéculo es el momento perfecto para saber dónde está tu músculo pubococcígeo y cómo contraerlo. Tu médico puede señalarte el músculo y explicarte cómo contraerlo. Normalmente el ginecólogo introduce un dedo enguantado en la vagina y entonces puedes apretarlo alrededor. Contraer y relajar el músculo varias veces antes de la introducción del espéculo hace esta parte del examen mucho más cómoda. Una vez que se ha terminado el examen con el espéculo y extraído la muestra del cuello del útero para la citología, se retira el espéculo y el ginecólogo hace lo que se llama un examen «bimanual», lo que quiere decir que introduce uno o dos dedos en la vagina y con la otra mano te palpa la parte inferior del abdomen por encima del hueso púbico para sentir el útero y los ovarios. A esto lo sigue un examen rectovaginal, con un dedo en la vagina y otro en el recto para palpar la zona de atrás del útero. Esta parte del examen es bastante desagradable, aunque no causa dolor.

No hay ningún problema en que pidas que se detenga el examen antes que haya terminado. Algunas mujeres que tienen un historial de trauma o de programación adversa en la infancia acerca de sus genitales podría encontrar que pasar por un examen completo es demasiado mientras no conozcan mejor al médico y se sientan más cómodas con él o con ella. Eso está bien; muchas mujeres se sienten incómodas durante los exámenes pelvianos. ¡Pero cuando aprendas a aceptar y apreciar tu tracto genital y también a contraer y relajar el músculo pubococcígeo a voluntad, estarás bien encaminada hacia una mejor salud ginecológica, y también pasarás sin ningún problema por el examen pelviano!

Papilomavirus humano (PVH)

El papilomavirus humano es un virus muy común que puede causar verrugas venéreas y aparece en los análisis citológicos anormales. Se ha estimado que un 75 por ciento de mujeres tendrá una infección genital por papilomavirus en algún momento de su vida.[11] En la mayoría de los casos esta infección vírica desaparece espontáneamente, gracias al sistema inmunitario, entre los seis a ocho meses, sin haber producido ningún síntoma. La gran mayoría de mujeres que han estado expuestas a este virus no desarrollan verrugas ni displasia cervical. Pero en otras el virus va asociado al cáncer de cuello del útero.

Ciertos subtipos de PVH de alto riesgo se han asociado con un mayor riesgo de contraer cáncer del cuello del útero. El ADN del papilomavirus (el material genético del virus que se usa para su identificación) se ha encontrado en casi todas las citologías con resultados anormales y en las células de cáncer del cuello del útero. Sin embargo, la mayoría de las mujeres que han estado expuestas incluso a las cepas más virulentas de este virus no contraen displasia cervical. Este virus debe considerarse un factor de riesgo importante de displasia cervical, pero no la única causa de ella.

En realidad no sabemos, en el sentido médico usual, quiénes van a desarrollar anormalidades debido al virus y quiénes no, a no ser que miremos los factores que pueden contribuir a debilitar la inmunidad. Las anormalidades comienzan a proliferar y a causar daño sólo cuando el sistema inmunitario ya está debilitado en esa zona del cuerpo y no es capaz de mantener la salud del tejido. Lo positivo es que si bien el papilomavirus es muy común en mujeres menores de 30 años, normalmente desaparece por sí solo en un lapso de seis a ocho meses. Debido a esto, el Colegio de Tocólogos y Ginecólogos de Estados Unidos recomienda el análisis del ADN del papilomavirus sólo en mujeres de 30 años y mayores. Y no es necesario hacerlo periódicamente. (Véase más adelante las recomendaciones para la periodicidad de la citología Papanicolau, págs. 380-381.)

El estrés crónico y ciertas actitudes concretas acerca de la sexualidad cambian la irrigación sanguínea del tejido del cuello uterino e influyen en sus secreciones. Los estudios sugieren una relación entre el estrés y el consiguiente desarrollo de enfermedad en esa zona del cuerpo.[13] La inmunosupresión debida a estrés emocional crónico o de otro tipo puede llevar a cambios en la inmunidad que permiten una mayor producción de virus. Es bien conocida la relación entre las citologías anormales y un mal funcionamiento del sistema inmunitario: las mujeres a quienes les han trasplantado órganos y que toman fármacos inmunosupresores (prednisona, por ejemplo) tienen más probabilidades de obtener resultados anormales en los análisis citológicos. También suelen tener brotes recurrentes de verrugas y herpes. (La reacción emocional al diagnóstico de verrugas venéreas puede ser similar a la del herpes. Si te preocupan estos trastornos, lee por favor ambas secciones.)

Si nuestro cuerpo es un holograma en el que cada parte contiene el todo (véase el capítulo 2), entonces el papilomavirus y las células anormales asociadas con este virus son dos aspectos interrelacionados de un todo mayor que aún no está totalmente entendido. Por diversas razones, la inmunodepresión hace mucho más probable que cualquier papilomavirus presente en el cuello del útero o en la vagina ataque a las células ya debilitadas. Yo considero que el papilomavirus es un oportunista, semejante a las águilas ratoneras que revolotean alrededor de un ternero moribundo. El virus «no causa» el cáncer, así como las águilas no hacen enfermar al ternero. Pero cuando el ternero ya está enfermo y moribundo, las águilas comienzan a revolotear a su alrededor. La mayoría de las mujeres que tienen el papilomavirus no desarrollan células anormales ni cáncer del cuello del útero, porque un buen funcionamiento inmunitario detiene gran parte de la actividad viral y las infecciones.

Síntomas

Muchas mujeres infectadas por el papilomavirus no tienen síntomas; en aquellas que los tienen, el síntoma más común es la formación de excrecencias verrugosas (condiloma acuminado) en la parte exterior de la vulva, que no duelen pero se pueden ver y palpar. Es posible que estas excrecencias crezcan y se multipliquen durante el embarazo, cuando las hormonas asociadas con el embarazo estimulan su proliferación. Suelen desaparecer después del parto, cuando las hormonas vuelven a cambiar. Las verrugas pueden variar de aspecto, desde excrecencias en forma de placas hasta lesiones puntiagudas. Algunas mujeres sólo tienen unas pocas, mientras que otras tienen muchas sobre toda la vulva. El virus también puede ser causa de excrecencias verrugosas en la lengua, los labios y la garganta, aunque es excepcional que se produzcan en estos sitios. A veces la mujer no tiene verrugas visibles en la vulva, pero las tiene en la vagina o en el cuello del útero, y es posible que ni lo sepa.

La infección por papilomavirus va acompañada a veces de dolor vulvar crónico, vaginitis crónica e inflamación crónica del cuello del útero (cervicitis). Normalmente no se produce flujo vaginal, aunque puede haberlo. Dado que algunas mujeres tienen la infección por este virus junto con infecciones vaginales por hongos o el desequilibrio en la flora vaginal llamado vaginosis bacteriana, no siempre se puede discernir exactamente qué virus o bacteria causa qué síntoma. A menos que la mujer tenga excrecencias verrugosas en la vulva o irritación crónica vaginal o vulvar asociada con el papilomavirus, es posible que no se entere que lo tiene.

Diagnóstico

Las excrecencias verrugosas en la vulva, la vagina o el cuello del útero y las células anormales detectadas en una citología o una biopsia suelen deberse a infección por papilomavirus. Si es la primera vez que aparecen, se hace una biopsia y se envía al laboratorio para confirmar el diagnóstico. A veces se diagnostica el papilomavirus por colposcopia (examen del cuello del útero y vagina con lente de aumento) o por cervigrafía, que es una prueba exploratoria en que se toma una fotografía del cuello del útero después de aplicar al tejido ácido acético (vinagre) diluido. Cuando se aplica vinagre a la vulva, el cuello del útero o la vagina y está presente este virus, el tejido suele volverse blanco (entonces se lo llama «epitelio acetoblanco» o «células dérmicas blancas»). La biopsia de la zona blanca suele revelar papilomavirus.

Preguntas corrientes sobre el papilomavirus

¿POR QUÉ LO TIENEN TANTAS MUJERES? Es probable que el papilomavirus haya estado siempre presente en los genitales humanos. Ciertamente se encuentra en los análisis citológicos de hace treinta años. En ese tiempo sencillamente no se reconocía ni se estudiaba tanto como ahora. Varios factores han contribuido a que en la actualidad se diagnostique con más frecuencia. Uno es el advenimiento de la colposcopia, técnica de diagnóstico ideada en los años setenta para evaluar las citologías anormales. Una colposcopia puede exigir biopsias de la vagina o el cuello del útero si se detecta cualquier zona anormal en el examen (para más detalles, véase más adelante, en «Otras técnicas para explorar las células del cuello del útero», pág. 384). A medida que se hacían más biopsias y se diagnosticaban anormalidades cervicales en sus primeras fases, los patólogos comenzaron a reconocer con más frecuencia los cambios celulares asociados con este virus.

La revolución sexual y el tener muchas parejas sexuales han aumentado el número de mujeres expuestas al virus. Los condones no siempre impiden la transmisión del papilomavirus (que se transmite por contacto físico) porque éste puede estar presente en otras partes, además del pene, por ejemplo en el escroto; de todos modos, sirven de algo. Aunque una mujer sea monógama, puede estar expuesta a verrugas según el número de parejas sexuales que haya tenido su pareja. Entre los factores implicados en que este virus induzca la formación de excrecencias anormales están la inmunodepresión por una nutrición no óptima, las relaciones emocionales no sanas, el exceso de alcohol y el tabaco. Además, no transmitimos sólo los virus de nuestras parejas sexuales anteriores a nuestra pareja actual; también transmitimos nuestro actual estado de salud emocional, que determina en parte si esos virus se activan o no.

¿CÓMO COGÍ ESTO? ¿QUIÉN ME LO CONTAGIÓ? Esta es una de las preguntas importantes que se hacen muchas mujeres. La verdad es que este virus, igual que el del herpes, se introduce en el ADN del tejido que infecta y, una vez allí, puede estar dormido o latente durante años. Eso significa, teóricamente, que un virus que una mujer «cogió» en 1985 podría estar hasta 2005 sin manifestarse de ninguna forma visible. También significa que quienquiera que se «lo contagiara» tal vez no sabía que lo tenía. He visto a parejas monógamas en las que uno de ellos tiene verrugas o herpes y el otro no, a pesar de haber mantenido durante veinte años o más relaciones sexuales sin condón.

En una cultura que cree en la relación «causa y efecto», las infecciones por papilomavirus y herpes nos hacen trizas la ilusión de control. Algunas personas son «portadoras asintomáticas», es decir, pueden transmitir el virus a otras sin siquiera saber que lo tienen, de modo que nadie puede estar al ciento por ciento seguro/a de que no lo va a transmitir a otra persona una vez que lo tiene, incluso en el caso de saberlo.

Lo que significa esto para las mujeres es lo siguiente: si una mujer se siente culpable o se odia a sí misma por su sexualidad, se va a preocupar u obsesionar hasta cierto punto por las infecciones de herpes y de papilomavirus. A incontables mujeres, la mayoría de ellas provenientes de ambientes religiosos estrictos dominados por el hombre, les han dado verdaderos ataques de vergüenza cuando les he diagnosticado herpes o verrugas. En algún lugar de su interior, creen que las personas que cogen el virus del herpes o el papilomavirus han hecho algo malo. He visto a muchas otras con esos trastornos quedarse paralizadas de culpabilidad, pensando que están manchadas para siempre. Las aterra la idea de transmitir el virus a otra persona. Dado que ya se sienten indignas, el diagnóstico de herpes o papilomavirus las hunde más aún. Así comienza en el cuerpo un círculo vicioso que continúa hasta deprimir el sistema inmunitario y que puede ser causa de continuos brotes. Los reportajes que aparecen en los medios de comunicación relacionando el papilomavirus y el herpes con el cáncer de cuello del útero empeoran aún más ese estado mental. La vergüenza y el miedo forman una combinación fatal para el sistema inmunitario. (Más adelante en este capítulo ofrezco algunas recomendaciones para hacer frente emocional y mentalmente a estos trastornos y para fortalecer el sistema inmunitario.)

¿CREA PROBLEMAS EN EL EMBARAZO EL PAPILOMAVIRUS? Las hormonas que se producen durante el embarazo suelen estimular el crecimiento y la proliferación de las verrugas vulvares. En casos excepcionales, las verrugas pueden causar hemorragia en el momento del parto, sobre todo si se practica una episiotomía en una zona de la vulva afectada por verrugas. En general, no obstante, las verrugas no crean problemas en el embarazo. Suelen desaparecer sin tratamiento después del parto. Teóricamente, una mujer infectada por el virus puede transmitirlo al bebé en el parto y, también teóricamente, algunos bebés pueden tener papilomas en las cuerdas vocales (que se pueden tratar con cirugía). Sin embargo, esto es muy excepcional, y no es motivo para hacer cesárea a una mujer infectada por papilomavirus; el sistema inmunitario del bebé lo protege casi siempre.

Tratamiento

El tratamiento se dirige a eliminar las verrugas visibles y a asegurarse de que no estén proliferando las células anormales o precancerosas que a veces acompañan a las verrugas. Una vez que se extirpa el grueso de la verruga, el sistema inmunitario puede tratar y eliminar el resto con más facilidad. No obstante, la extirpación o desaparición de una verruga no impide necesariamente que vuelva a aparecer ni elimina la posibilidad de transmisión.

Hay controversia respecto a si es importante que los hombres se traten las verrugas. Muchos médicos restan importancia al papel del hombre en la infección por papilomavirus, y muchos hombres están infectados sin tener verrugas visibles; por lo tanto, muchos no saben que las tienen, y no se hace ningún esfuerzo serio por diagnosticarlas.[14] El cuello del útero es un ambiente único, y parece ser más propenso que la piel del pene o el escroto a las anormalidades que van asociadas con el virus.

TRATAMIENTO CON LÁSER. El tratamiento con rayos láser, muy popular para las verrugas en los años noventa, no ha estado a la altura de las primeras expectativas de la profesión médica. Si un médico es muy experto en el uso del láser, puede ser una buena manera de extirpar verrugas persistentes, pero unos cuantos estudios han comprobado que una vez que las verrugas se han eliminado del cuello del útero o de la vulva mediante láser, vuelven con más rapidez que si se eliminan con otros tratamientos. Tal vez esto se deba a que el láser vaporiza el tejido y extiende aún más el virus de la verruga por sus alrededores. El papilomavirus en las membranas mucosas de la vagina y el cuello del útero se puede comparar con el virus presente en las vías respiratorias que causa un resfriado. Nunca se nos ocurriría usar láser para limpiar del virus del resfriado las superficies de la tráquea y los bronquios. Pues, en realidad, usar láser para eliminar verrugas del tracto genital es lo mismo; sabemos que en última instancia no podemos erradicar el virus de la verruga, tal como no podemos erradicar el virus del resfriado común. Dado que hay muchas cepas diferentes de virus de verrugas, como de virus de resfriado, no es práctico hacer una vacuna. No me ha convencido la eficacia a largo plazo del tratamiento por láser, y prefiero otros.

PODOFILINA. La podofilina es una resina química derivada del podofilo *(Podophyllum peltatum)*. Obstaculiza la división celular, y por lo tanto detiene el crecimiento de las verrugas genitales. Puede ser eficaz para algunas personas, pero sólo para las verrugas externas, porque puede tener efectos tóxicos en los tejidos adyacentes cuya división celular es normal. Se aplica exclusivamente sobre la verruga y debe lavarse al cabo de unas horas.

Podofilox (Condylox) es una pomada antiviral al 0,5 por ciento que la propia mujer puede aplicar a las verrugas externas después de un tratamiento inicial realizado por su médico. Este cómodo tratamiento podría disminuir las visitas a la consulta que debe hacer para las verrugas recurrentes. Este medicamento está emparentado con la podofilina y se vende con receta.[15]

ALDARA (IMIQUIMOD). Este es un modificador de la reacción inmunitaria que se presenta en crema para aplicar sobre las verrugas, entre otras cosas. Puede tardar varias semanas en hacer efecto, pero es más eficaz que un placebo. Podría causar irritación en la piel.

ÁCIDOS. Muchos médicos emplean ácido tricloroacético para tratar las verrugas del cuello del útero, la vagina y la vulva. Este ácido es muy eficaz, pero no «cura» las verrugas, simplemente cauteriza las visibles. Se debe aplicar en cantidades ínfimas y sólo en las zonas verrugosas, porque causa dolorosas quemaduras en el tejido sano (también quema a través de la ropa). Incluso en las zonas verrugosas puede causar un inmediato escozor, seguido por una ulceración de la piel. Si el ácido toca cualquier otra zona que no sea la verruga (y suele hacerlo), la piel tarda entre una y dos semanas en sanar. También tarda ese tiempo en desprenderse la ulceración de la verruga. Es posible que sea necesario hacer más de una vez el tratamiento.

CRIOCAUTERIZACIÓN. Las verrugas se pueden congelar en la sala de consulta mediante un criocauterio. La congelación hace desaparecer la verruga en una o dos semanas. Encuentro que este tratamiento exige mucho tiempo, y suele ser doloroso para la paciente. Yo no lo uso.

ELECTROCAUTERIZACIÓN. Es posible la extirpación de grandes grupos de verrugas usando un electrocauterio. En este tratamiento se quema la verruga con un aparato eléctrico caliente. Normalmente se realiza con anestesia en el quirófano. Sólo se recurre a él cuando no han resultado los demás métodos.

CONIZACIÓN POR ASA DIATÉRMICA. (En inglés LEEP: *loop electrosurgical excision procedure*.) También llamada «electroescisión por asa diatérmica de la zona de transformación», esta técnica se puede emplear para eliminar verrugas y el tejido afectado en la vulva, el cuello del útero y la vagina. Extirpa las verrugas por electrocauterización, con un alambre muy delgado en forma de asa (o lazo), cargado de electricidad. También se emplea para tratar la displasia cervical. El problema es que esta operación en el cuello del útero dobla el riesgo de ruptura prematura de las membranas en el siguiente embarazo; esto aumenta el riesgo de prematuridad.[16]

He visto «funcionar» todo tipo de tratamientos para las verrugas. Se sabe, por ejemplo, que las de las manos se desprenden después de diversos tratamientos, desde la hipnosis a la aplicación de una patata fría e incluso un esparadrapo.[16] Sencillamente no sabemos qué es lo que hace desaparecer las verrugas, incluso después de miles de años de observar que las verrugas son sensibles a la sugestión y a los remedios populares.

Aunque la eliminación de las verrugas en realidad no «cura» nada, sí ayuda al cuerpo a combatir el papilomavirus. Un motivo de esto es que el tratamiento reduce la cantidad de virus que se desprende de la verruga. Otro motivo es que el sistema inmunitario se estimula por la sensación de que «estamos haciendo algo». Vivimos en una cultura muy orientada a la acción, y a los estadounidenses nos gusta que se hagan cosas. Cuando tratamos una verruga y la eliminamos, la mujer tiene la sensación de que «se han encargado de ella». El sistema inmunitario capta el mensaje y continúa «encargándose».

VACUNA. En el verano de 2006 Merck recibió la aprobación del FDA para lanzar al mercado la primera vacuna contra el papilomavirus, Gardasil, fármaco manipulado genéticamente que previene las infecciones más comunes por papiloma que están implicadas en el cáncer del cuello del útero. Por esta rápida aprobación y su conexión con el cáncer de cuello del útero, repentinamente Gardasil se convirtió en noticia de primera página, y los medios se llenaron de anuncios publicitarios dirigidos a todas las jóvenes. Los CDC (Centros para el Control y la Prevención de la Enfermedad) y muchos otros grupos no tardaron en recomendar vacunarse a todas las mujeres de edades comprendidas entre los 9 y los 26 años y más.

De la noche a la mañana, a mujeres que no corrían ningún riesgo de contraer cáncer de cuello del útero (la gran mayoría) se las hizo sentirse vulnerables, creando así un gran mercado para una vacuna que la mayoría de las mujeres no iban a necesitar y que es peligrosa para algunas (visita el sitio web del National Vaccine Information Center en www.909shot.com).

Estos son los hechos: Según los CDC, cada año hay en Estados Unidos un promedio de 9.710 nuevos diagnósticos de cáncer de cuello del útero y de 3.700 muertes por esta enfermedad. Un 70 por ciento de los casos diagnosticados están relacionados con el papilomavirus, es decir, más o menos 6.790 casos. Más de catorce tipos de papiloma están relacionados con el cáncer de cuello del útero. Gardasil protege de los cuatro más comunes, que están implicados en alrededor del 90 por ciento de los casos. Esto reduce a menos de 6.000 el número de casos de cáncer de cuello del útero que posiblemente podrían prevenirse. Tenemos que recordar que el 75 por ciento de todas las personas han estado expuestas al virus del papiloma humano, pero muy pocas mujeres enferman de este cáncer; por lo general, aquellas que lo contraen tienen debilitado el sistema inmunitario. Aun así, la gran mayoría de casos de cáncer podrían prevenirse con exámenes y análisis rutinarios, prácticas sexuales sanas, protegidas, y medidas prontas de tratamiento que ya se toman. Aunque algunas mujeres podrían beneficiarse de esta vacuna, hay que preguntarse: ¿quién se beneficia en realidad vacunando a alrededor de treinta millones de niñas y mujeres con una vacuna que cuesta unos 360 dólares [250 euros] por dosis, no está libre de riesgos y no garantiza inmunidad durante más de cinco años?

NUTRICIÓN. El cambio dietético, los suplementos y la educación acerca del funcionamiento del sistema inmunitario pueden reforzar el tratamiento para eliminar verrugas. Las verrugas persistentes son un indicador de inmunodepresión; ese es su mensaje. La expresión de las verrugas depende hasta cierto punto de lo bien que se cuida la mujer. Los estudios han demostrado que los alimentos ricos en antioxidantes, tales como la vitamina C, el ácido fólico, la vitamina A, la vitamina E, el betacaroteno y el selenio (o suplementos que los contengan), contribuyen a sanar y prevenir la displasia cervical.[18] Los antioxidantes llamados proantocianidinas, que se encuentran en la corteza del pino y las semillas de uva, han demostrado ser útiles en algunos casos (para la dosificación, véase la sección «Displasia cervical). Dada la conexión entre papilomavirus, displasia cervical y cáncer de cuello del útero, a la mujer que tenga el papilomavirus le recomiendo que tome un buen suplemento de vitaminas y minerales que contenga esos nutrientes, y que siga también una dieta de alimentos integrales.

MEDICINA ENERGÉTICA. Evidentemente, nadie tiene un control total sobre si un virus se introduce o no en el ADN, ni sobre si se va a manifestar o no, una vez introducido. Pero, sobre todo en los casos de verrugas o herpes persistentes, sintonizar con nosotras mismas con amor, perdón, buena alimentación y un buen suplemento multivitamínico, puede hacer maravillas para impedir que las verrugas y el herpes vuelvan a aparecer. También sugiero meditar diariamente sobre la siguiente afirmación de Louise Hay: «Me deleito en mi sexualidad. Es normal, natural y perfecta para mí. Mis genitales son bellos, normales, naturales y perfectos para mí. Soy hermosa y valiosa tal como soy en este momento y en este lugar. Agradezco y valoro el placer que me da mi cuerpo. No corro ningún riesgo en disfrutar de mi cuerpo. Elijo los pensamientos que me permiten amarme y aprobarme en todo momento. Quiero y valoro a mis bellos genitales».[19]

Herpes

El herpes es un tipo de virus que puede causar pequeñas úlceras muy dolorosas en la vulva, la vagina o el cuello del útero. Los virus del herpes pueden producir también ampollas en los labios (herpes labial). Se dividen en varios tipos. El herpes tipo 1 es el que causa el herpes labial; tiende a vivir «de cintura para arriba», pero de vez en cuando también causa infecciones genitales. De hecho, actualmente el herpes simplex tipo 1 ha surgido como una causa importante de herpes genital, particularmente entre los colegiales, en los que el contacto bucal-genital es el principal factor de riesgo, hasta en un 80 por ciento, de los nuevos casos de infecciones genitales por herpes.

El herpes tipo 2 tiende a vivir «de cintura para abajo» y es el virus más común asociado con herpes genital. Ocasionalmente el herpes tipo 2 vive «de cintura para arriba» y causa infecciones bucales. Una vez que la persona tiene herpes, lo tiene de por vida. Un virus del herpes que está dormido (o latente) reside en el tejido infectado alrededor de los labios (genitales o bucales) o en los nervios espinales.

Anualmente se producen alrededor de 1,6 millones de nuevos casos de herpes genital. Una encuesta nacional a comienzos de los años noventa indicaba que en alrededor del 22 por ciento de la población hay indicios del herpes tipo 2 en los análisis de sangre. Esto representa un aumento del 30 por ciento en relación a los datos de 1978.[20] Es probable que el porcentaje de personas infectadas de herpes genital sea mayor, pues en esta cifra no se incluyen las personas expuestas al herpes tipo 1.

Los síntomas son los mismos en los dos tipos de herpes. Lo bueno es la diferencia en el pronóstico. La frecuencia de la reactivación genital es menor en el caso del herpes tipo 1, que rara vez recurre después del primer año de infección.[21] El herpes tipo 2, en cambio, puede continuar recurriendo durante muchos años.[22] Esta diferencia en el pronóstico es buen motivo para hacerse un análisis de sangre para detectar el tipo de herpes en el caso de que se sospeche que se tiene.

Síntomas

Como ocurre con el papilomavirus, muchas mujeres que han estado expuestas al virus del herpes nunca presentan ampollas o úlceras y por lo tanto no tienen ningún motivo para sospechar que tienen el virus. Los últimos estudios indican que entre el 75 y el 90 por ciento de personas infectadas por el herpes tipo 2 no saben que lo tienen o lo han tenido. Es posible que ocurra lo mismo en los casos de herpes genital tipo 1. Muchas mujeres atribuyen sus síntomas genitales a otra cosa, por ejemplo infección fúngica o irritación causada por los pantis. De hecho, en un estudio en que se hizo análisis a mujeres con elevado riesgo de enfermedades de transmisión sexual, el 47 por ciento tenía el virus, aunque sólo la mitad de ellas habían tenido síntomas alguna vez.[23] Pero cuando el virus se activa, causa pequeñas úlceras muy características en los órganos genitales. El primer episodio de brote de herpes que tiene una persona (llamado «infección por herpes primario») puede ser terriblemente doloroso, con fiebre, enfermedad sistémica, hinchazón de los ganglios linfáticos de las ingles, dolor en los órganos genitales, e incluso incapacidad para orinar secundaria al dolor y la infección por herpes en la vejiga o uretra. El virus del herpes también puede causar retención de orina al paralizar temporalmente los nervios motores de la vejiga; esto es excepcional y también se autolimita. Después de un brote de herpes primario, la persona casi nunca vuelve a tener síntomas tan fuertes, porque el cuerpo produce anticuerpos.

Los subsiguientes brotes se conocen como «herpes secundario». Por lo general, comienzan con una sensación de hormigueo o comezón en la zona afectada, seguida por el brote de una ampolla o úlcera. Algunas mujeres sienten también dolor en las piernas, porque el virus del herpes vive en los nervios espinales que inervan los órganos genitales y la parte interior de los muslos. Factores emocionales como la depresión, la angustia o la hostilidad pueden favorecer una mayor producción del virus del herpes y la consiguiente irritación vaginal crónica.[24]

Sin embargo, el herpes tiende a «quemarse solo» pasados unos años. Eso significa que la persona puede tener brotes frecuentes durante uno o dos años, pero que después no suelen continuar. Una de mis clientas tuvo un solo brote. Eso le ocurrió cuando se enteró de que su marido tenía una aventura extraconyugal. Finalmente se divorció, ahora tiene otra relación, y jamás ha tenido una recurrencia. Su sistema inmunitario ha mantenido inactivo al virus, aun cuando en su estilo de vida hay comportamientos que suelen estar relacionados con la inmunodepresión, como fumar mucho y el estrés que implica hacer régimen de adelgazamiento constantemente. En el caso de esta mujer, su sistema inmunitario de la zona genital mantiene en remisión al herpes, lo cual es una prueba de que la inmunidad de nuestros lugares de entrada se fortalece cuando nuestras relaciones personales van bien.

Diagnóstico

Dado el elevado número de mujeres (y hombres) que no saben que tienen herpes, la manera más certera de diagnosticarlo es mediante un análisis de sangre. Ahora existen nuevas pruebas serológicas que detectan las glucoproteínas de las dos cepas diferentes de herpes. Es importante que te asegures de que tu análisis está basado en las glucoproteínas, porque los antiguos menos precisos dan resultados erróneos. Una prueba de tira reactiva llamada biokit HSV-2, en que se saca sangre de un dedo con un pinchazo, se puede hacer en la consulta del médico. Se pueden hacer otros tipos de análisis específicos para las glucoproteínas enviando la muestra de sangre a un laboratorio especializado.

Si tienes una lesión de herpes activo, o has tenido un brote por primera vez, se pueden tomar muestras para cultivo en la consulta del médico. También se pueden tomar muestras para cultivo si no tienes síntomas, para determinar si eres portadora del virus o no.

Preguntas corrientes

¿DÓNDE COGÍ EL HERPES? ¿PUEDO TRANSMITÍRSELO A ALGUIEN? La respuesta a esta pregunta es la misma que para el papilomavirus: el virus puede estar latente durante años, de modo que una persona que tiene un brote primario puede haberlo «cogido» hace veinte años o más. He visto primeros brotes de herpes genitales en mujeres de 85 años que llevan veinte años viudas y célibes.

La mayoría de las transmisiones sexuales del herpes ocurren cuando el virus se ha reactivado pero es asintomático, entre personas que no saben que tienen la infección. Estudios recientes indican que prácticamente en todas las personas seropositivas del herpes tipo 2 el virus se desprende con intermitencia de las superficies mucosas.[25]

He visto a parejas monógamas en las cuales uno tenía brotes de herpes mientras que el otro nunca los había tenido, aunque jamás habían usado preservativos durante sus muchos años de relaciones sexuales. Pero generalmente se recomienda que las personas que tienen herpes usen preservativos para disminuir el riesgo de infectar a la otra. El contacto bucogenital también propaga el virus.

En general, los brotes de herpes acompañan a los siguientes productores de estrés: ansiedad y depresión, falta de sueño, esfuerzo excesivo y microabrasiones en la vagina producidas en el coito. Estos brotes pueden disminuir enormemente o desaparecer si se siguen los consejos sobre alimentación y hierbas que doy más adelante, en la sección «Tratamiento».

¿CUÁLES SON LOS RIESGOS DEL HERPES SI ESTOY EMBARAZADA? El herpes neonatal es la complicación más grave del herpes genital y está causado por el contacto del recién nacido con las secreciones genitales infectadas en el momento del parto. El herpes no plantea ningún riesgo para el bebé durante el embarazo mismo, a no ser que la mujer se contagie del virus durante el embarazo y éste llegue a un elevado nivel en la sangre (virusemia), y también atraviese la placenta e infecte al bebé. Tener el herpes por primera vez durante los cuatro últimos meses del embarazo entraña el mayor riesgo de herpes neonatal porque el cuerpo de la madre aún no ha tenido la posibilidad de producir anticuerpos contra el virus.

Si bien nadie sabe realmente cuántos bebés son expuestos al virus del herpes durante el parto, sí sabemos que el herpes neonatal se produce en hasta 1 de cada 3.200 bebés nacidos vivos, con un total estimado de 1.500 casos por año en Estados Unidos.[26]

Para que te hagas una idea de lo excepcional que es que un bebé se contagie del herpes, considera que en este país hay poco más de 4 millones de nacimientos al año. Y dado el gran numero de mujeres que tienen herpes no diagnosticado en el momento del parto, está claro que el sistema inmunitario de las madres ofrece protección la mayor parte del tiempo. He aquí el problema: cuando un recién nacido se infecta con herpes, éste puede causar enfermedad del sistema nervioso periférico o central en alrededor del 50 por ciento de los casos. De estos casos, hasta el 30 por ciento morirán, y hasta el 40 por ciento tendrá algún tipo de lesión neurológica a largo plazo. Y por eso es tan importante hacer todo lo posible para reducir al mínimo el riesgo de que un bebé se infecte con herpes durante el parto. Por eso casi siempre las parturientas que tienen lesiones de herpes activas dan a luz con cesárea.

SI ESTÁS EMBARAZADA O TIENES LA INTENCIÓN DE CONCEBIR. Si estás pensando en la posibilidad de concebir, conviene que tú y tu pareja os hagáis análisis para el herpes (alrededor del 2 por ciento de mujeres se infectan de herpes durante el embarazo). Si ya estás embarazada y sabes que tu pareja es seropositivo del herpes y tú no, podéis usar condones para el coito, o diques de goma durante el sexo oral, para prevenir la infección genital.

Haz el máximo esfuerzo en mantenerte bien nutrida y lo más sana posible durante el embarazo. Estar preocupada durante todo el embarazo por la posibilidad de tener una lesión activa del herpes en el momento del parto podría, en mi opinión, aumentar las posibilidades de un brote. Sigue los pasos de la siguiente sección «Tratamiento» para prevenir un brote, por ejemplo tomar suplementos, como ajo, y un buen multivitamínico.

Observación: durante el embarazo se pueden tomar fármacos antivíricos, como valaciclovir o aciclovir (véase sección siguiente) para casos de lesiones graves o recurrentes. No se ha comprobado ningún efecto adverso en los recién nacidos expuestos a estos fármacos.[27]

HERPES NO SIGNIFICA PARTO CON CESÁREA AUTOMÁTICO. Si tienes un historial de herpes pero no tienes lesiones durante el parto, no hay ningún riesgo en tener un parto vaginal. Los principales sitios de entrada del virus incluyen la piel, así que cualquier intervención que le dañe la piel al bebé puede aumentar el riesgo de transmisión. En estudios se ha comprobado que entre los recién nacidos expuestos al herpes durante el parto, el 10 por ciento de aquellos nacidos con intervención de electrodo fetal craneal, vacuoextractor o fórceps fueron infectados, comparados con sólo el 2 por ciento de aquellos que nacieron sin ninguna intervención tocológica invasora.[28]

Dado que es tan bajo el riesgo de transmitir el virus al bebé, incluso para mujeres seropositivas de herpes tipo 2 con lesiones activas, algunos especialistas sugieren que no hay riesgo en que estas mujeres tengan un parto vaginal.[29] Después de todo, una vez que la mujer ha estado expuesta al virus, su cuerpo produce anticuerpos que atraviesan la placenta y protegen al bebé. De todos modos, a pesar de estas pruebas, el criterio actual en muchas maternidades es practicar cesárea cuando la madre tiene lesiones de herpes activas en el momento del parto.

Tratamiento

MEDICAMENTOS. Para el herpes se emplean diversos fármacos antivíricos, por ejemplo aciclovir (Zovirax) y valaciclovir (Valtrex). El aciclovir se presenta en forma de pastillas y de pomada, y algunas personas lo han empleado durante largo tiempo (de dos a tres años). Tomado por vía oral, este medicamento antivírico actúa como cualquier antibiótico en el organismo; a las 24 horas o menos de haber tomado las pastillas, el virus se inactiva. La pomada para las llagas tarda un poco más en hacer efecto. Los antivíricos sólo se venden con receta y son particularmente eficaces en las infecciones primarias (es decir, la primera vez que se tiene un brote).

Aunque los fármacos antivíricos son útiles en los brotes primarios, me inquieta que su uso permanente pueda provocar la aparición de cepas más resistentes del virus, que serán aún más fuertes y difíciles de tratar. Esto ha ocurrido con otros microorganismos causantes de enfermedad en los cincuenta años que los médicos llevan recetando antibióticos y antivíricos. Recetar antibióticos o antivíricos rutinariamente cuando no están indicados y no buscar otras maneras de apoyar la propia capacidad del sistema inmunitario para combatir los gérmenes, ha tenido por consecuencia nuestra actual batalla contra las cepas de «supermicrobios» de la tuberculosis, la neumonía y los estafilococos. Por este motivo prefiero un método que fortalezca la capacidad innata de la mujer para mantener controlados los virus.

TRATAMIENTOS NUTRICIONAL Y HERBOLARIO. El ajo es un remedio muy eficaz para prevenir la recurrencia del herpes, y no tiene efectos secundarios conocidos. También va bien para el herpes labial. Se ha comprobado que el ajo tiene propiedades antivíricas, antibacterianas y antifúngicas.[30] Para las mujeres que tienen brotes recurrentes de herpes, recomiendo lo siguiente: cuando comience el conocido hormigueo o picor que anuncia un brote, tomar inmediatamente 12 cápsulas de ajo desodorizado[31] (se encuentra en las tiendas de alimentos dietéticos). Después tomar 3 cápsulas cada cuatro horas durante los tres días siguientes, en las horas de vigilia. En casi todos los casos, se detiene el brote de herpes. Conviene tomar la variedad de ajo desodorizado para evitar el mal aliento, que es el único inconveniente del ajo. Generalmente recomiendo marcas que contengan alicina (como Garlitrin 4000 y Kyolic, que se encuentran en la mayoría de las tiendas de alimentos dietéticos).

A las mujeres que tienen un historial de herpes y desean quedarse embarazadas o ya lo están, les recomiendo tomar 2 cápsulas de ajo al día. Esta cantidad se puede aumentar hasta 6 a 8 cápsulas diarias si están más estresadas de lo habitual. Según mi experiencia clínica, las mujeres que hacen esto y aumentan la dosis de ajo en periodos de estrés, no tienen brotes de herpes.

El extracto de melisa *(Melissa officinalis)*, también llamada limonera, tiene actividad antivírica contra el herpes, según se ha comprobado científicamente. Puede prevenir las úlceras y acelerar su curación si se toma al comienzo de los síntomas.[32] En las tiendas de alimentos dietéticos se puede encontrar este extracto en forma de crema, con el nombre de Herpalieve; deberá aplicarse a la zona afectada de 2 a 4 veces al día durante 5 a 10 días.

El aceite de melaleuca [usualmente llamado «tea tree oil»: aceite del árbol del té], extraído del árbol australiano del mismo nombre, se puede aplicar directamente sobre la zona afectada antes del brote de herpes, ya sea con un aplicador o con el dedo. En la mayoría de los casos este tratamiento tópico previene el brote.[33]

Algunas personas toman cinc o vitamina C con bioflavonoides, mientras que otras se aplican pomada de sulfato de cinc, de vitamina E o de succinato de litio para prevenir o tratar los brotes de herpes. Otras personas toman el aminoácido lisina para prevenir los brotes. Yo recomendaría estos tratamientos solamente si el ajo, la melisa y la melaleuca no dan resultado en la prevención del brote.

- Vitamina C, cinc y bioflavonoides: 200 mg de vitamina C con bioflavonoides y 100 mg de cinc. Cada uno de estos suplementos se toma tres veces al día con las comidas al comienzo de las molestias.

- Pomadas de litio, cinc o vitamina E: se aplican dentro de las 48 horas de la aparición del brote del herpes, y se continúan las aplicaciones cuatro veces al día hasta que desaparezca.[34]
- Lisina: algunas mujeres obtienen muy buenos resultados en la prevención del brote de herpes tomando el aminoácido lisina como suplemento, 400 mg tres veces al día. Al mismo tiempo se reduce el consumo alimentario del aminoácido arginina, para optimizar la proporción lisina/arginina; esto elimina los síntomas y disminuye el índice de recurrencia. Los alimentos buenos para aumentar el consumo de lisina son las patatas, la levadura de cerveza, el pescado, las legumbres y los huevos. Los alimentos ricos en arginina, que deberán evitarse, son el chocolate, los cacahuetes y otros frutos secos. Si se usa la terapia con lisina, deberán controlarse los niveles de colesterol, ya que esta terapia podría estimular al hígado a fabricar colesterol.[35]
- Cambiar la percepción. Ni el herpes ni las verrugas genitales tienen por qué ser un problema terrible. En la gran mayoría de los casos el sistema inmunitario se cuida de ellos y no van a causar ningún daño ni a ti ni a nadie. El problema es la percepción de que si los tienes, eres mala o estás manchada. Puedes «curar» eso afirmando que tus genitales y tu sexualidad son algo bueno. (Relee la afirmación «Quiero a mis genitales» de la página 369). Aquí tienes un ejemplo de una de las suscriptoras a mi hoja informativa que siguió mi consejo y sanó su herpes, tanto en la mente como en el cuerpo, simultáneamente. Esta es su historia:

Estimada doctora Northrup:

Hace cinco años pasé por un divorcio después de un matrimonio monógamo que duró 23 años. Me llevó unos cuatro años incluso tener una cita con alguien. Finalmente encontré a un hombre que me gusta de verdad. Antes de tener relaciones sexuales los dos nos hicimos los análisis para el virus del sida. Y ninguno de los dos tenía historial de nada. Así que nos acostamos. Fue tan agradable hacer el amor otra vez, con un hombre que me gusta y me inspira confianza. Pero cuatro días después me vino un brote de herpes. Al principio me sentí horrorizada, me sentí estúpida. ¿Cómo pude permitir que me ocurriera eso? Mi novio también se sintió fatal por haberme «enfermado». Pero entonces leí su libro y comprendí que mi actitud y mi vergüenza no le hacían ningún bien a mi inmunidad. Así que seguí su consejo. Comencé a comer mejor y a tomar un buen multivitamínico cada día.

También comencé a afirmar que mi sexualidad es algo bueno. Comprendí que no había hecho nada malo, que no soy mala ni sucia, y que tampoco lo es mi novio. Las lesiones del herpes se curaron en unos diez días. Y ahora mis relaciones sexuales son más placenteras que nunca. He encontrado a un hombre al que le importo de verdad, es un amante maravilloso y cada día afirma que soy bella y deseable. Créame, el herpes fue un pequeño precio que pagar por esto. Estoy segura de que no recurrirá jamás, ahora que me siento mejor que nunca en mi vida respecto a mis genitales y mi sexualidad.

Aplaudo a mi lectora por su valiente giro radical de una situación que es aniquiladora para muchas mujeres. Y es mi ferviente esperanza que nunca jamás tenga una recurrencia.

Cervicitis

La verdadera cervicitis es una inflamación del cuello del útero causada por los mismos agentes infecciosos que causan la vaginitis, como las tricomonas o los hongos. La cervicitis y la vaginitis suelen estar presentes al mismo tiempo, y el tratamiento para las dos es el mismo (véase la sección sobre la vaginitis, pág. 308).

En algunas mujeres, las células del interior del cuello del útero que secretan mucosidad, a veces se extienden hasta el exterior. Esto es una variación anatómica normal y no una cervicitis. Aunque estas mujeres en ocasiones tienen un poco más de flujo vaginal de lo normal, se trata de algo que pocas veces requiere tratamiento. En los casos en que este flujo represente un verdadero problema, puede realizarse una criocauterización (congelación) o una conización por asa diatérmica del cuello del útero (véase en tratamientos para el papilomavirus, pág. 366).

Displasia cervical
(células anormales detectadas en la citología)

Displasia cervical es el nombre que se da a las anormalidades celulares que se producen en el canal endocervical o en el propio cuello del útero; «displasia» simplemente significa «anormal». Un análisis citológico revela si hay células anormales en el cuello del útero, y estas células se clasifican según criterios estandarizados. Los términos que se usan para clasificar estas anormalidades son: *neoplasia cervical intraepitelial* (NCI), que significa que hay células anormales en la capa de células epiteliales que cubren el cuello del útero, o *lesiones escamosas intraepiteliales* (LEI), que significa que hay células anormales en la capa de células escamosas que cubren el cuello del útero, la vagina o la vulva (en algunos centros médicos sólo emplean el segundo término, LEI). Los patólogos que analizan las muestras citológicas clasifican estas células con números, según el grado de cambio celular. Así NCI 1 o LEI 1 se consideran moderados, mientras que NCI 3 o 4, o LEI 3 o 4, se consideran graves.

Cuando un análisis citológico resulta anormal, sé que la mujer piensa inmediatamente en el peor pronóstico posible: «¡Ay, no! ¡Tengo cáncer!». Una rápida investigación de las células anormales generalmente la tranquiliza. La mayoría de las veces estas células anormales no significan cáncer, aunque un cierto porcentaje de displasias continúan avanzando hasta convertirse en cáncer de cuello del útero si no se diagnostican y tratan. Algunas anormalidades NCI, particularmente las moderadas, desaparecen solas. Probablemente esto se debe a que la mayoría de las displasias moderadas son en realidad infecciones por papilomavirus autolimitadoras. Infecciones autolimitadoras son aquellas de las que el sistema inmunitario se cuida él solo.

Pueden producirse displasias cervicales cuando la mujer está en conflicto por desear serlo todo para todos, como es el caso de la que es madre, trabaja a jornada completa y la aflige no hacer bien ninguno de estos dos trabajos. A esto yo lo llamo «disfunción cinta de andar». Tener la sensación de correr sin avanzar ciertamente no favorece el buen funcionamiento del sistema inmunitario. Una mala dieta, la contaminación ambiental, la poca autoestima y un poco de vergüenza religiosa, pueden también disponer el escenario para las displasias cervicales.

Estudios científicos han demostrado que hay diferencias emocionales entre las mujeres cuya displasia cervical avanza y aquellas cuya displasia se mantiene moderada o desaparece. Las mujeres cuya displasia se agravó fueron aquellas que se mostraron pasivas y pesimistas en situaciones estresantes; evitaron sentir la ansiedad y la expresaron somáticamente, con síntomas físicos, como migrañas, dolor de espalda y otros trastornos. Por su parte, las mujeres cuya displasia se mantuvo moderada fueron aquellas que hicieron frente al estrés de modo más optimista y activo, efectuando un cambio en su vida, o buscando soluciones creativas para sus problemas.[36]

Síntomas

Las displasias cervicales no suelen ir acompañadas por síntomas, aunque algunas mujeres me han dicho que sabían que algo iba mal porque tenían una sensación de «ardor» en la zona del cuello del útero. (El cáncer de cuello del útero o cervical también puede ser asintomático, pero entre sus síntomas suele haber sangrados entre reglas, dolor pelviano, flujo vaginal maloliente y/o sangre después de la relación sexual.)

El análisis citológico Papanicolau

Esta citología es el examen exploratorio de enfermedad más rentable conocido en la medicina moderna, hecho que ha sido prácticamente olvidado en las recientes polémicas respecto a su fiabilidad. Desde que el doctor George Papanicolau introdujera este análisis citológico a fines de los años cuarenta, los índices de cáncer del cuello uterino y de muertes por su causa han bajado espectacularmente. De hecho, se estima que en la actualidad se previenen un 70 por ciento de muertes por cáncer de cuello del útero gracias a esta prueba barata y no invasora. Estos resultados son tan impresionantes que a veces bromeo sobre la necesidad de centros Papanicolau a donde se pueda ir a hacerse el análisis con la misma facilidad con que se va a comer a un McDonald.[37]

La citología se realiza extrayendo una muestra de células de la zona de transformación de la unión escamocolumnar del interior del orificio del cuello del útero. Las células se extienden sobre una platina y se las rocía o cubre con un conservante celular químico. Después las analiza al microscopio una persona preparada para examinar anormalidades celulares.

Este análisis no es perfecto; aún no se ha erradicado el cáncer de cuello del útero. En Estados Unidos siguen muriendo unas 7.000 mujeres al año de esta enfermedad, y no todas habían dejado de hacerse su examen citológico periódico.

En el análisis aparecen a veces las anormalidades del tracto genital superior, del endometrio, de las trompas de Falopio, y ocasionalmente de los ovarios, pero sólo rara vez. Esta citología está destinada a detectar sólo las anormalidades del cuello del útero. Muchas mujeres no entienden esta limitación en la capacidad de su médico para diagnosticar problemas.

En 2003 el Colegio de Tocólogos y Ginecólogos de Estados Unidos puso al día las recomendaciones sobre la periodicidad de este análisis citológico. Son las siguientes:

- *Primera citología*: más o menos después de tres años de la primera relación sexual con coito o a los 21 años, lo que sea que llegue primero.
- *Hasta los 30 años*: citología anual junto con los exámenes ginecológicos de rutina (recomendados para chicas de 18 años y mayores, y para las adolescentes menores que tienen actividad sexual).
- *De 30 años y mayores*: Hay tres opciones:
  1. Las mujeres que han tenido tres resultados negativos en la citología anual pueden continuar haciéndoselo cada dos o tres años (aunque sigue recomendándose el examen ginecológico anual).
  2. Citologías anuales.
  3. Citología más un análisis del ADN para detectar el papilomavirus. Si los dos análisis resultan negativos, se puede esperar tres años para la próxima citología (aunque sigue recomendándose el examen ginecológico anual).
- *Casos especiales*
  1. Las mujeres de cualquier edad que tienen comprometido el sistema inmunitario, o están infectadas por el virus del sida, o sus madres tomaron dietilestrilbestrol cuando estaban embarazadas de ellas, deberán hacerse anualmente la citología Papanicolau.
  2. Las mujeres que no han tenido neoplasia cervical pero se les ha practicado histerectomía (con extirpación del cuello del útero) por otros motivos, pueden distanciar los exámenes citológicos. Sin embargo, aun en el caso de que se hayan hecho histerectomía, si han tenido un historial de células anormales (clasificadas como neoplasia cervical intraepitelial 2 o 3) deberán hacerse el análisis anualmente hasta tener tres resultados negativos consecutivos; entonces pueden distanciar estos análisis.

Yo recomendaría un análisis citológico anual en cualquiera de los casos siguientes:

- Tener un historial de muchas parejas sexuales o un compañero sexual que ha tenido muchas parejas.
- Haber tenido la primera relación sexual a edad temprana.
- Tener una pareja sexual que ha tenido una pareja con cáncer de cuello del útero.
- Tener un historial de infección por papilomavirus (verrugas venéreas), actual o pasado.
- Tener un historial de infección por herpes genital, actual o pasado.
- Estar infectada por el VIH (virus de inmunodeficiencia humana), el virus del sida.
- Estar afectada de inmunodepresión secundaria al trasplante de un órgano (por ejemplo, de riñón).
- Fumar o tomar regularmente alcohol, cocaína u otras sustancias similares.
- Un historial de citologías anormales o cáncer de cuello del útero, del útero, de la vagina o de la vulva.
- Un nivel socioeconómico bajo (el Colegio de Tocólogos y Ginecólogos de Estados Unidos señala que este factor es una posible causa de un buen número de otros factores estrechamente relacionados que suelen colocar a la mujer en mayor riesgo).

¿QUÉ FIABILIDAD TIENE LA CITOLOGÍA PAPANICOLAU? Ningún examen o análisis es fiable al ciento por ciento, y el citológico no es una excepción. Los estudios han demostrado que el índice de resultados negativos falsos varía entre el 5 y el 50 por ciento, según el médico y el laboratorio usado. De vez en cuando da un resultado negativo aunque haya células anormales presentes. Alrededor de dos tercios de estas citologías negativas falsas son consecuencia de errores cometidos por el médico al coger las células (llamados «errores de muestra»), y alrededor de un tercio se deben a errores del laboratorio. El problema de los errores de laboratorio se ha solventado a nivel nacional por criterios gubernamentales más estrictos para asegurar la calidad en los laboratorios que interpretan las citologías. También hay ocasiones en que las células anormales del cuello del útero están situadas en lugares a los que sencillamente no se puede llegar para coger la muestra. Así pues, incluso en las circunstancias ideales, cuando todo se hace perfectamente, es posible que no se detecte un cáncer de cuello del útero en sus primeras fases con una citología de rutina.

Una manera de asegurar la mejor calidad posible del resultado del análisis citológico es enterarse del tipo de relación que hay entre el ginecólogo y el laboratorio al que se envía la muestra. Pregúntale a tu médico si puede decirle personalmente al patólogo responsable del laboratorio que revise los resultados anormales o sospechosos que podrían requerir una atención especial. Cuando el médico que toma la muestra y el patólogo que es el responsable de firmar los resultados del análisis puedan hablar sobre los casos problemáticos, mejorará la calidad de la atención médica. (Véase también la sección sobre las nuevas técnicas para explorar las células del cuello del útero.)

¿QUÉ OCURRE CUANDO EL RESULTADO NO ES NEGATIVO? A veces el resultado de la citología asusta o confunde. Las categorías de resultados y las maneras de tratarlos son las siguientes:

- En ocasiones el resultado del análisis citológico es calificado de «insatisfactorio para la interpretación» o «limitado». Esto no es motivo para alarmarse. Simplemente significa que en la muestra no había células suficientes para interpretarla bien, o que las células vistas eran normales, pero su interpretación es limitada debido al escaso número de células. La calificación «insatisfactorio» del resultado no significa necesariamente que el médico tomó una muestra mala o que lo hizo mal. Sólo significa que es necesario repetirla.
- Otra designación utilizada en el informe de los análisis citológicos es: «interpretación limitada secundaria a inflamación». A veces en las células tomadas en la muestra hay inflamación debida a una infección por hongos, tricomonas o bacterias. La inflamación también puede deberse a que el tejido del cuello del útero o la vagina está más delgado (a esto se lo llama «atrofia»), algo que ocurre después del embarazo, después de la menopausia, o durante otros periodos en que el nivel de estrógeno es bajo. La presencia de células inflamadas en la muestra citológica casi nunca es causa de alarma. Simplemente hay que repetir el examen una vez que se haya tratado la infección o el tejido atrófico. En muchos casos la inflamación desaparece sola, sin ningún tratamiento, sobre todo si se mejoran la dieta y el estilo de vida cuando es necesario.
- Una categoría de resultado que suele confundir mucho a médicos y pacientes por igual es la llamada «células escamosas atípicas de trascen-

dencia indeterminada» (en inglés, ASCUS), que ocurre en el 10 por ciento de los análisis citológicos. La mayoría de las veces que la citología viene con ese informe, significa que las células del cuello del útero parecen atípicas debido a algún tipo de reacción: curación, inflamación, atrofia, etcétera. En el 75 por ciento de los casos no hay ninguna enfermedad del cuello del útero. Las actuales directrices recomiendan un examen llamado colposcopia. En una colposcopia se mira el cuello del útero con una lente de aumento; las zonas de anormalidad se ven con mucha claridad, se puede hacer biopsia para examinarlas con más detención, y en muchos casos se extirpan inmediatamente. Yo recomendaría también tomar suplementos antioxidantes.

Si hay una inflamación y el médico logra encontrar la causa, hay que tratarla y después repetir el análisis citológico. Las células escamosas atípicas que acompañan a los cambios atróficos desaparecerán en una mujer posmenopáusica con tratamiento tópico de estrógeno o con un tratamiento que nutra y reponga la mucosa vaginal. Se ha comprobado que Remifemin, extracto estandarizado de cimicifuga, normaliza el grosor de los tejidos vaginales al cabo de un tiempo que va de las 4 a las 6 semanas, de modo que esa es una buena opción para las mujeres que necesitan evitar el estrógeno. Otra buena opción es el estriol (véase el capítulo 14).

- En algunos casos, la presencia de células escamosas atípicas en la muestra citológica podría indicar que hay la llamada «lesión escamosa intraepitelial de bajo grado». Cuando el resultado hace sospechar una lesión intraepitelial, es importante hacer un concienzudo seguimiento, repitiendo el análisis citológico y del ADN para detectar papiloma virus cada 4 a 6 meses, hasta que los resultados salgan normales. Según las estadísticas, hasta el 50 por ciento de estas anormalidades desaparecen solas, lo cual es muy positivo. En algunos casos el médico podría recomendar, o la mujer podría preferir, más exploraciones del cuello del útero mediante una colposcopia.

- Por último, si el resultado del análisis citológico es una «lesión escamosa intraepitelial de alto grado», el médico programará una colposcopia y ordenará una biopsia del cuello del útero, y posiblemente incluso una conización por asa diatérmica, para tener la seguridad absoluta del grado de la anormalidad. La conización por asa diatérmica elimina el tejido anormal con fines de diagnóstico y tratamiento, a la vez que preserva el funcionamiento normal del cuello del útero. Esta operación se puede realizar en la consulta y a veces reemplaza a la biopsia por conización, que es el tratamiento para los cambios precancerosos en el cuello del útero y que debe realizarse en el quirófano con anestesia. En cualquier caso, yo recomendaría una dieta rica en ácido fólico y vitaminas del complejo B (o tomarlas en forma de suplementos) a cualquier mujer cuyas células del cuello del útero presenten cambios atípicos que podrían ser precancerosos o no.

Otras técnicas para explorar las células del cuello del útero

En su incesante búsqueda de mayor exactitud para detectar patologías, más la creencia de que tener más información nos va a salvar, los investigadores han ideado nuevas tecnologías que dan más información acerca de anormalidades en el cuello del útero que la citología Papanicolau sola. Ejemplos de esto son: la exploración PapNet, que utiliza la lectura computarizada de las células del cuello del útero para detectar anormalidades que los ojos humanos podrían no haber visto; la exploración ThinPrep, que facilita la lectura de la muestra citológica, y diversos sistemas de análisis para detectar la presencia del papilomavirus humano. En el método ThinPrep, la muestra citológica se sumerge en un vial con líquido para impedir que las células se sequen; después se filtran para eliminar desechos y se colocan en una platina. Los estudios realizados por el fabricante sugieren que, comparado con las técnicas normales para analizar la muestra, el método ThinPrep mejora en un 65 por ciento la detección de células anormales y, comparado con las técnicas normales, reduce en un 50 por ciento los resultados no correctos.[38] Tener esa información no cambia necesariamente el tratamiento. Lo que tienen en común estas técnicas de exploración mejoradas es que aumentan la posibilidad de encontrar anormalidades (de las cuales algunas ni siquiera vale la pena encontrar), y también aumentan al doble el precio de un análisis citológico: de 20 a 40 dólares en Estados Unidos. En muchos centros médicos estas nuevas técnicas han reemplazado en gran parte al antiguo análisis citológico Papanicolau.

COLPOSCOPIA. Una vez que una mujer tiene un resultado anormal en el análisis citológico, el paso siguiente es delinear más la extensión del problema mediante una colposcopia. En ella, se observa el cuello del útero con una lente de aumento, para examinar los vasos sanguíneos y las formas de los tejidos. Se hace una biopsia de las zonas que parecen anormales, y se envía al laboratorio. Se presta especial atención a la zona de unión escamocolumnar, examinándola concienzudamente. A veces las células anormales se extienden hasta el interior del cuello del útero, donde no se pueden ver ni examinar. En esos casos se recomienda una biopsia por conización (biopsia del interior del cuello uterino en forma de cono), o una conización por asa diatérmica (véase pág. 366), para explorar más el tejido del interior del cuello del útero. Esta intervención no es sólo diagnóstica, sino que suele ser también curativa. Existe una anestesia local que se rocía en el cuello del útero (o en la vagina) antes de hacer la biopsia, con la cual es prácticamente indolora. Pregunta sobre esto a tu médico.

Preguntas corrientes acerca de la displasia cervical

¿CÓMO LA CONTRAJE? Nadie sabe exactamente por qué una mujer desarrolla una displasia cervical y otra no. A semejanza del papilomavirus, la displasia cervical está relacionada con el funcionamiento del sistema inmunitario. En un estudio se comprobó que las mujeres que tomaban fármacos inmunosupresores para trasplante de riñón tenían siete veces más posibilidades de desarrollar anormalidades citológicas que las del grupo de control, formado por pacientes que no habían tomado estos fármacos. Fumar es un riesgo categórico para anormalidades citológicas conducentes al cáncer de cuello del útero. Se ha comprobado también que las mujeres que presentan anormalidades en el cuello del útero tienen niveles más bajos de antioxidantes y ácido fólico en la sangre. Hay una relación conocida entre las píldoras anticonceptivas y ciertos tipos de displasias cervicales.[39] Esto podría deberse en parte a que la píldora baja el nivel de nutrientes en la sangre, por ejemplo de las vitaminas B.

¿INFLUYE EL TABACO EN EL RIESGO DE DISPLASIA CERVICAL? Muchos estudios han documentado la relación entre el tabaco y la displasia cervical. Se ha encontrado cotinina, subproducto tóxico del tabaco, en la mucosa del cuello del útero de fumadoras. Si fumas, el tabaco afectará adversamente a la inmunidad de las zonas vaginal y del cuello del útero.

Tratamiento

Conviene saber que hasta un 50 por ciento de las anormalidades cervicales moderadas se normalizan sin tratamiento. Un porcentaje menor de anormalidades más serias también retroceden. Análisis citológicos de seguimiento sirven para determinar si se necesita tratamiento o no.

Cuando la displasia no desaparece sola, el objetivo del tratamiento es erradicar todo el tejido anormal. La medicina ginecológica estándar tiene excelentes instrumentos para tratar tanto la displasia como el cáncer de cuello del útero en sus primeras fases. El índice de cura por métodos estándar está por encima del 90 por ciento. Toda mujer que ha tenido resultados anormales en una citología debería seguir las recomendaciones nutricionales del capítulo 17, «Nutrirnos con alimentos».

Entre los métodos para destruir el tejido cervical anormal se cuentan el láser, la criocauterización, el ácido tricloroacético y la conización por asa diatérmica. Este último se emplea para diagnosticar y tratar algunos casos de lesiones escamosas intraepiteliales que antes precisaban una biopsia por conización, con anestesia y en el quirófano. Algunos médicos emplean el láser de este mismo modo. El cuello del útero sana bien después de la conización por asa diatérmica, pero ésta aumenta el riesgo de parto prematuro en los embarazos posteriores.

Para estar seguras de que no vuelve la anormalidad son necesarios análisis citológicos de seguimiento cada tres meses durante un año, y cada seis meses después. Pasados varios años de exámenes citológicos cada seis meses con resultados normales, muchas mujeres se lo hacen una vez al año. Esta es una decisión personal. Una de mis colegas dice: «Nadie se ha muerto jamás de un seguimiento atento». Las mujeres que han tenido displasia cervical podrían tener problemas si la enfermedad progresa; por eso se considera apropiado hacer exploraciones más frecuentes.

NUTRICIÓN. Numerosos estudios han relacionado los niveles bajos de vitaminas A y del complejo B con la displasia cervical. Los anticonceptivos orales pueden aumentar las posibilidades de anormalidades citológicas, aunque los informes que apoyan esto no son muy conocidos por los ginecólogos; la píldora baja el nivel de la vitamina B en la sangre. En las mujeres cuya dieta ya es pobre en nutrientes, la píldora puede provocar un ligero estado de insuficiencia o carencia. Se ha usado el ácido fólico en altas dosis para dar marcha atrás a displasias cervicales de mujeres que las desarrollaron cuando tomaban la píldora. Por eso, toda mujer que toma la píldora (o hace terapia hormonal), necesita tomar un buen suplemento multivitamínico rico en vitaminas B y que contenga ácido fólico.

Si el resultado de una citología ha sido lesión escamosa intraepitelial de bajo grado u otra categoría anormal, añade 5 mg diarios de ácido fólico a tu dieta, junto con un buen suplemento multivitamínico-mineral que contenga buenas dosis de las vitaminas del complejo B. (La dosis de ácido fólico recomendada normalmente es de 400 mcg diarios, de modo que esta es una dosis mucho mayor.) Añade también antioxidantes; uno de los mejores procede de un grupo de sustancias vegetales llamadas proantocianidinas, que se encuentran en las pepitas de uva o en la corteza de pino; son marcas populares el Pycnogenol y el Proflavanol. Comienza por 2 mg por kilo de peso corporal, repartidos en dos o tres dosis diarias, durante una semana; después disminuye la dosis a 20 mg dos o tres veces al día. Por cierto, he visto mejorar enormemente muchos casos de displasia cervical de leve a moderada con un suplemento multivitamínico-mineral más antioxidantes.[40] Y una cosa más: ¡si fumas, para!

HISTORIAS DE MUJERES

Cuando la mujer está dispuesta a mirar los puntos de estrés de su vida, y combina su trabajo interior con las técnicas médicas estándar, tiene casi garantizado el éxito. A continuación explico las historias de las reacciones de tres mujeres a los mensajes de su cuerpo mediante cáncer de cuello del útero y anormalidades cervicales y vulvares, y sus esfuerzos por comprender y tratar sus problemas emocionales.

SYLVIA: LLAMADA A DESPERTAR. Sylvia tenía 39 años cuando vino a verme por primera vez. Dos años antes le habían diagnosticado cáncer de cuello del útero en el comienzo de su fase inicial, después de lo cual le hicieron un tratamiento de biopsia por conización. Durante dos años tuvo resultados normales en los análisis citológicos, pero en un análisis de seguimiento le encontraron neoplasia cervical intraepitelial de grado 2 (NCI 2). Después de ese diagnóstico, cuando ya salía de la sala, la enfermera le comentó: «Lástima que esto siempre recurra cada dos años».

Después Sylvia diría que ese comentario la puso finalmente en acción. Siempre había tenido la intención de dejar de fumar, de beber alcohol y de tomar café, pero en ese momento comprendió que era asunto de vida o muerte y que tenía que tomar medidas ya. Me dijo además: «Comprendí también que era hora de dejar de odiar a mi madre. Hasta hace un año más o menos yo era la típica "chica mala". Entonces comencé a hacer visualizaciones sanadoras y a meditar. En mi trabajo de curación comprendí que venía de una familia en la que muchas generaciones de mujeres se han odiado a sí mismas. Mi cuñada murió de cáncer de pulmón por fumarse cuatro paquetes de cigarrillos diarios, y en su funeral mi madre me trató peor que nunca. Dos o tres días después de eso, me diagnosticaron cáncer de cuello del útero. Lo agradezco, porque ahora me siento viva y antes casi nunca sentía eso». También me contó que a todas sus hermanas les habían practicado una histerectomía, y que a una de ellas le habían extirpado el pecho por cáncer de mama. «A mi madre le extirparon el útero, y es una mujer que está llena de odio contra sí misma. Ahora de pronto me doy cuenta de que todas estas mujeres de mi familia se odian a sí mismas y que han hecho eso durante años.»

Sylvia decidió romper ese molde. Para hacerlo, mejoró su dieta, dejó de fumar, y comenzó a llevar un diario en el que escribía todas las ideas que le surgían acerca de las creencias que ya no le servían. Comenzó a tratarse con más respeto en todos los aspectos. Desde que se le extirpó la anormalidad, todos sus exámenes citológicos han sido normales.

FAITH: CURACIÓN DE DISPLASIAS CERVICAL Y VULVAR. Faith tenía algo más de 30 años cuando vino a verme por primera vez en 1989. Era enfermera y asistía a clases de arte. El año anterior le habían diagnosticado una neoplasia intraepitelial del cuello del útero, de la vulva y de la vagina, todas de grado 1. Se creyó que esas anormalidades eran secundarias a una infección por papilomavirus y la trataron con láser. Pero le habían vuelto esas mismas anormalidades; su médico le volvió a recomendar un tratamiento con láser, pero ella se resistió; el anterior había sido bastante doloroso y no le ofrecía ninguna garantía de éxito.

Cuando vino a verme, ya había hecho algunos cambios en la dieta y los estaba disfrutando. Le expliqué la naturaleza viral de la infección por papilomavirus y las subsiguientes anormalidades celulares, y le dije que podía fortalecer su sistema inmunitario mejorando aún más su dieta y mediante prácticas sanadoras de su elección por un tiempo. Ella comprendió la importancia de un atento seguimiento.

Después no volví a saber más de ella hasta pasados tres años, cuando vino a verme para una consulta. Me dijo que a los seis meses de sus cambios dietéticos y de practicar la meditación habían desaparecido todas sus anormalidades celulares. Su médico no podía creerlo. Los análisis citológicos habían continuado normales. Pero en esos momentos estaba contemplando la posibilidad de volver a tener relaciones sexuales y estaba preocupada por el papilomavirus. ¿Volvería a tener brotes? Ya había hecho mucho trabajo interior alrededor de su sexualidad, leyendo y siguiendo el programa de Doce Pasos en reuniones de grupo, particularmente el de Adictos al Sexo y al Amor Anónimos. Comprendía que en el pasado había tenido relaciones sexuales cuando no lo deseaba, realizándolas casi automáticamente, como forma de aplacar su miedo al abandono. Se había educado en una religión que la hacía sentirse culpable de su sexualidad. Sus padres habían inculcado a sus hermanos que no dejaran embarazada a ninguna chica, y a ella, que no debía tener ningún tipo de relación sexual hasta casarse. Habiendo pasado por un periodo de abstinencia sexual, pensaba que estaba preparada para explorar la sexualidad con otra persona. Cuando vino a verme, ya había comenzado una relación amorosa y enriquecedora con un hombre, en la cual todavía no había relaciones sexuales.

Faith y su pareja sexual en potencia se habían hecho análisis para el virus del sida, y los dos resultaron negativos. Le recomendé que se hiciera uno para el papilomavirus, simplemente para ver si estaba activo, aunque las dos coincidimos en que no podíamos estar seguras de que eso sirviera de algo. Le pedí que reflexionara si su relación sería una fuente de sustento y dicha para ella. La última vez que la vi estaba reflexionando para tomar una decisión, y no quería hacer nada mientras ella y su guía interior no estuvieran en completo acuerdo acerca de sus pasos siguientes.

BARBARA: CUANDO FRACASÓ LA CIRUGÍA. Barbara tenía 39 años la primera vez que la vi. Su historia ilustra muy bellamente la conexión entre el pasado, la situación social, los «lugares de entrada» del cuerpo y la consiguiente curación de todo eso.

Era rubia y menuda, iba muy bien vestida y tenía una sonrisa que parecía llevar pegada en la cara permanentemente, una máscara para cubrir lo que le pasaba por dentro. Aunque le gustaba su trabajo de profesora, su cuerpo le estaba enviando muchísimas advertencias. Su madre había muerto a los 63 años de cáncer de ovario; su abuela materna había tenido la misma enfermedad. Ella misma había pasado por quince operaciones diferentes en los nueve años anteriores, para las primeras fases de cáncer, primero del cuello del útero y después de la vagina.

De su historia me comentó: «Pasaba el tiempo y los informes médicos continuaban revelando células precancerosas. Biopsia tras biopsia conducían a una operación y a otra. Los tratamientos con láser resultaron ineficaces. Finalmente, nueve años después de las primeras señales de células anormales, me hicieron una histerectomía con extirpación de los ovarios. Me aconsejaron que no me preocupara. Todavía quedaba algo de tejido normal. Me sentí agradecida».

La histerectomía se la hicieron a los 36 años, tres años antes de que viniera a verme. En su primera visita le tomamos muestras de la vagina para un análisis citológico, el cual nuevamente resultó anormal.[41] El diagnóstico era «displasia moderada con cambios por coilocitos» (cambios concretos en el núcleo de la célula que suelen acompañar a una infección por papilomavirus activo). Se le practicó una colposcopia y una biopsia, las que confirmaron que todavía tenía células anormales en la vagina. El tratamiento consistió en eliminarlas.

Dada la naturaleza recurrente de su problema, sabíamos que no tenía adónde ir, aparte de entrar en su interior para explorar, si era posible, por qué su cuerpo no cesaba de enviarle el mismo mensaje. Queríamos trabajar con ella para fortalecer y estimular su sistema inmunitario y detener el proceso de enfermedad, cuyas consecuencias serían la extirpación, la cauterización o la criocauterización de cada vez más trozos de su vagina. Todos los tratamientos que le habían hecho hasta el momento (operación, láser, cauterización y diversos medicamentos) no habían logrado «curar» su problema.

Cuando nos adentramos en su historia, descubrimos que su marido había sido alcohólico durante los quince primeros años de su matrimonio. Mucho después, ella descubrió que durante años había estado enredado en una serie de aventuras amorosas. Barbara lo expresa así: «Por la mañana me cogía la mano a mí y por la tarde a otra mujer. Todas sus mentiras las confirmó unas pocas noches antes de que yo le pidiera que se marchara. Eran verdades que yo conocía en mi corazón. Una aventura tras otra, encuentros con prostitutas, citas en grandes ciudades. Antes él negaba eso y más. La verdad me dejó vacía y sola». Cuando Barbara vino por primera vez al centro, ya había comenzado una terapia y estaba en el proceso de armar los trozos de su historia familiar.

Poco a poco comenzó a reorganizar su vida. «Me embarqué en un viaje que finalmente me llevó a creer que podía arreglármelas sola. Pedirle a mi marido que se fuera fue la primera decisión bien pensada que tomaba sola. Tenía plena conciencia del efecto que esto tendría en mi vida, y tuve el valor de iniciar y proseguir mi vida fuera del matrimonio. Echaba en falta la intimidad y la unión que se sienten al convivir con otra persona. Echaba en falta tener junto a mí a esa persona especial y saber que vendría a casa. Él era mi roca, él me definía, me poseía, me maltrataba. Y me dejó. Me dolió, y aunque el dolor se ha aligerado, nunca se va a marchar del todo.» (Esta serie de revelaciones ilustran muy bien la evaporación de la negación. Anne Wilson Schaef comentó una vez: «Duele perder lo que nunca se ha tenido».)

Barbara llevaba un diario y me contó que sus páginas revelaban a una mujer asustada, a una niña en muchos sentidos. Allí decía que le daba miedo el mañana, y que mantenerse positiva le resultaba contrario a su naturaleza y desagradable. La soledad y aprender a vivir sola le parecían cosas insuperables. Su única alegría verdadera era cuidar de su hija, entonces de 11 años, y verla crecer.

Comenzó a hacer visualizaciones creativas, imaginándose sus tejidos fuertes y sanos, mientras recibía tratamientos de toque terapéutico para ayudarla a «mover» la energía estancada en la pelvis.[42] Esta modalidad le sirvió para aprender a relajarse y disminuir el estrés. Nos dijo que hasta ese momento nunca se había imaginado su sexualidad, sus pechos ni su vagina libres de enfermedad, limpios, sanos y sonrosados. «Las partes de mi cuerpo siempre habían sido sucias, no formaban parte de mí. No existían.» Así explica sus sesiones de toque terapéutico:

El toque terapéutico comenzaba estando yo sentada en la silla. Marcelle me pedía que pusiera las manos sobre las rodillas y pensara en agua calentita y un cuerpo limpio y sano. Confía en esta mujer, me repetía yo, ¡confía! Por primera vez en toda mi vida, sentía el cuerpo libre de ansiedad. Me invadía una verdadera sensación de paz, una sensación de agrado francamente inexplicable. Me sentía capacitada, poderosa. Ellas quieren potenciarme. Tenía que cambiar mi dieta y continuar imaginando mi vida tal como podía ser. Confía, me repetía. Esto podría resultar. Esto va a resultar.

Asistió a un seminario con el doctor Bernie Siegel y Louise Hay y vivió una experiencia de visualización de imágenes centradas en los momentos culminantes de su vida. Dice que durante esa experiencia afloraron imágenes y sufrimientos que le formaron un nudo en el estómago que pensó que jamás le desaparecería. También hizo algunos ritos de liberación para dejar atrás su pasado. Uno de ellos fue lanzar su anillo de bodas a un riachuelo que pasaba cerca de su casa. Hacía esta afirmación: «Estoy dispuesta a recibirme». Continuó trabajando con ese tema, volviendo a él una y otra vez.

A pesar de todo ese trabajo, volvió a resultar anormal otra citología pasados seis meses del primer tratamiento. Esta vez la tratamos con una crema quimioterapéutica llamada 5 FU durante diez semanas (este tratamiento se reserva para los casos muy resistentes.) En ese momento decidió trabajar con sus sueños y tratar de escuchar más profundamente a sus células.

Alrededor de ese tiempo murió su padre y con eso comenzó a aflorar otra parte de su pasado. Desde que ella naciera había vivido con su familia una mujer enferma mental. Barbara observaba que esa mujer, llamada Kerry, tenía mucho poder y dominaba a toda la familia, con manipulaciones. Se le ocurrió que tal vez Kerry había tenido una relación lesbiana con su madre todos esos años. ¿Sería por eso que su madre siempre consideraba a Kerry en primer lugar, por encima de su marido y sus hijos?

Barbara escribe:

Finalmente mis sueños me revelaron el horror que yo había negado. Kerry abusó sexualmente de mí cuando yo era niña. Sentí una rabia tremenda. La odié por haberme violado. Ella me decía a menudo que yo estaba sucia. Todavía siento sus manos en mi cuerpo. Y después me metía en la bañera y me ordenaba que me lavara toda esa suciedad. Me obligaba a restregarme la vagina hasta dejármela irritada. Yo sentía vergüenza y miedo de perder a las personas que me querían.

Nunca sabré dónde estaban mis padres ni por qué no me protegieron de esa bruja que me tuvo atada durante tantos años. Ya no puede hacerme daño. Ya es vieja y está sufriendo los dolores de su cáncer, un cáncer que desde hace muchos años la tiene relegada en una residencia. Se ha modificado la codependencia familiar. Mi trabajo en los programas de Doce Pasos ha confirmado mis ideas de que todos debemos separarnos, convertirnos en personas individuales y aprender a vivir solos.

Me esfuerzo en perdonarle que me robara a mi madre y a mi padre. También me robó la libertad, la dignidad y la sexualidad. Estos atributos me están volviendo y he comenzado a quererme. Me ha disminuido la vergüenza, y el sentimiento de culpabilidad también está menguando. He empezado a identificar a otras figuras de tipo Kerry en mi vida. Me siento atraída por ellas; les tengo miedo; ahora las evito.

En mi búsqueda de paz y contento, continúo dando tres pasos hacia delante y dos hacia atrás en todas las fases de mi ser. Me niego a abandonar la lucha. He cumplido mi promesa de ver a mi hija en la universidad y de darle un modelo que la impulse a valorarse a ella misma al mismo tiempo que valora a los demás y sus esfuerzos.

Barbara está haciendo las paces con sus pérdidas: la pérdida de su madre y su padre, y la pérdida de su relación con un hermano que es alcohólico. Dice: «Estoy llorando por la pérdida del sueño de que alguien especial va a entrar en mi vida a rescatarme de mi soledad». Dice que la enfurece haber tardado tanto en comprender que nadie puede salvar a nadie. «Ahora sé que nadie se puede meter en mi piel y hacer por mí lo que debo hacer yo sola. Tengo que dejar marchar a mi hija. La he liberado de ser mi apoyo social y mi consuelo. La soledad es una nueva realidad que ya no niego. Me reservaré momentos especiales para estar con otras personas, y momentos especiales para estar conmigo misma. Me gusto. Me gusta la mujer acogedora y cariñosa que asoma la cabeza de vez en cuando. Trabajaré por lucirla más. Tengo cualidades maravillosas que puedo ofrecer al universo. Estaré allí si vosotras estáis allí.»

Ahora el cuerpo de Barbara está sano. Se normalizaron los resultados de controles y análisis citológicos de cada seis meses. Se ha convertido en una mujer vital, vibrante y hermosa cuyo ser entero irradia salud. Cuando sonríe, su sonrisa le sale de su centro; ya no es una máscara. Es una mujer sanada.

Los lugares de entrada en nuestro cuerpo han sido deshonrados y negados como partes nuestras durante demasiado tiempo. Aunque muchas veces tenemos mucho dolor almacenado allí, podemos comprometernos a escuchar a esas partes olvidadas y recuperarlas como algo sagrado y valioso, tan valioso como nuestra mente, nuestro corazón y nuestros sueños.

Cáncer de cuello del útero o cervical

He visto a varias mujeres cuyas citologías indicaban las fases iniciales de cáncer (cáncer microinvasor del cuello del útero, confirmado por la biopsia por conización), y que han rechazado la histerectomía, que es el tratamiento recomendado. Actualmente se apoya cada vez más esta opción para aquellas mujeres que desean tener hijos, junto con un seguimiento con controles periódicos. Según sea la situación, el pronóstico puede ser muy bueno.

HISTORIAS DE MUJERES

CONSTANCE: CÁNCER MICROINVASOR DEL CUELLO DEL ÚTERO. Constance, a la que le diagnosticaron cáncer del cuello del útero, dice:

Con el cáncer puedo arreglármelas; son los hombres los que me desconciertan. Interpreté el cáncer como una señal para revaluar mi vida. Aunque meditaba diariamente, hacía un poco de ejercicio y en general me preocupaba de alimentarme bien, descubrí que mi vida emocional estaba descontrolada. En resumen, «mi mujer», esa parte de mí que está muy al fondo, se sentía furiosa por el rechazo sexual de mi compañero. Él no me daba un mensaje claro, no decía simplemente: «Seamos amigos en lugar de amantes», sino que me ofrecía una mezcla de acercamiento y evitación.

Nuestra relación hacía varios años que duraba. Habíamos elegido tener un hijo después de que mi primer hijo muriera en un fatal accidente de coche a los cuatro años. Tuvimos una hija, pero nuestra relación no era lo que yo deseaba ni necesitaba. Mi decepción y mi rabia estaban profundamente enterradas y se manifestaron en las células del cuello de mi útero.

Cuando supe los resultados de la citología y de la colposcopia, me detuve a revaluar mi vida mientras esperaba que la biopsia por conización me dijera hasta dónde se extendía el cáncer y si sería necesaria otra operación u otro tratamiento. Comprendí que la esencia de mi problema era el hábito de ser una víctima de los hombres, que se manifestaba en mi cuerpo.

En mi situación inmediata, estaba furiosa por el rechazo sexual del padre de mi hija, que alternaba con actitudes cariñosas y ocasionales relaciones sexuales unas cuantas veces al año. Ese comportamiento era semejante al de muchos hombres de mi vida, que alternaban el cariño con el maltrato. Mi pasado revela un clásico modelo de codependencia. Mi padre murió repentinamente cuando yo estaba en el primer año de escuela. Había sido un hombre cariñoso y jovial, que quería a sus hijos en general y a mí en particular. Mi hermano, siete años mayor que yo, me trataba alternativamente con aceptación y rechazo. El amigo de mi madre y figura paterna sustituta, abusó sexualmente de mí cuando era una adolescente, y mi madre se negó a creerme cuando se lo conté. Mi primer marido, a pesar de sus dos títulos de Harvard, me maltrataba física y emocionalmente y era un jugador compulsivo. Mi segundo marido era un alcohólico activo que me maltrataba emocional y verbalmente.

En el mes transcurrido entre la citología anormal y la operación de biopsia por conización, tomé la iniciativa y me ocupé activamente de mi salud. Me busqué amigas y las invité a participar en mi visualización de la salud. Programé visitas extras a mi maestra espiritual. Me liberé de la rabia y del deseo de tener intimidad con el padre de mi hija. Nutrí repetidamente a mi inconsciente y mi alma con esta canción-mantra:

> Soy libre, libre, libre para ser yo.
> Ha desaparecido la rabia,
> el perdón está en marcha,
> no deseo a ....
> ni tampoco lo necesito
> Soy libre, libre, libre para ser yo.
> «Mi mujer» ha sido sanada
> por una delicada luz azul.

Esta canción-mantra me salía espontáneamente mientras me introducía hasta el fondo en mi proceso de curación. Mi objetivo era dejar de revolcarme en mi martirio y mi rabia. Al principio era un objetivo puramente intelectual. Tarareaba y cantaba mi canción para que esa información entrara en mis células. Un mantra es muy portátil. Había leído casos de otras personas que han sanado en el «alma», y comprendí que yo también tenía que hacerlo. Eso supondría dejar de aferrarme a mi sufrimiento y dejar entrar el perdón.

Para mí, mi canción-mantra simbolizaba el perdón. La parte principal de mi curación era perdonar «visceralmente», y no sólo con el intelecto. Este fue un lento proceso de desobstrucción y liberación que duró varios meses.

Una vez que estuvieron listos los resultados de la biopsia por conización, la cirujana me explicó que había llamado personalmente al patólogo para hablar de esos resultados, porque revelaban una anormalidad muy marginal, o por lo menos, menor de lo que se esperaba. Su interpretación fue que yo había buscado intervención médica antes de lo habitual. Mi interpretación es que, dado que había dejado marchar mi furia, «mi mujer» había comenzado a sanar.

Decidir ponerme en acción respecto a mi cáncer significó optar por el camino del redescubrimiento de mi auténtico yo, que había comenzado a perder desde la muerte de mi padre. En lugar de decir sí automáticamente a las peticiones de los demás, estoy aprendiendo a decir no, a decir: «Necesito un tiempo para pensarlo. Ya te diré algo». Ahora soy mucho más respetuosa y considerada conmigo misma. Estoy cultivando una relación amorosa con mi yo interior.

Los resultados de citologías de Constance se han mantenido normales durante más de cinco años.

Infección vaginal (vaginitis)

Normalmente casi todas las mujeres tienen algún tipo de flujo vaginal. Es casi inevitable que al final del día haya una mancha amarillenta o blanquecina en las bragas, sobre todo si se han usado pantis o pantalones. Muchas mujeres ignoran esto y suelen creer que tienen algún tipo de infección, pero eso es totalmente normal y no es necesario consultar a un ginecólogo. El año anterior a la primera menstruación pueden comenzar a producirse flujos vaginales de algún tipo. Los niveles de estrógeno van aumentando gradualmente y estimulando a las células de la vagina y del cuello del útero, sensibles al estrógeno, y esto aumenta la producción de mucosidad cervical e incrementa el ritmo del cambio de células de la vagina.

Un flujo vaginal normal está formado por células vaginales y cervicales mezcladas con mucosidad cervical. Mirando al microscopio una muestra de flujo, se ven principalmente células escamosas vaginales normales. El ritmo del cambio celular normal del revestimiento de la vagina puede aumentar cuando la mujer está estresada, o sea que tendrá mayor cantidad de flujo. Pero este flujo también estará compuesto por células normales.

El flujo vaginal varía según las diferentes fases del ciclo menstrual. Muchas mujeres notan un aumento de flujo alrededor de los días de la ovulación, y algunas creen que se les ha escapado un poco de orina. El flujo ovulatorio, o fértil, se parece a veces a la clara de huevo. Algunas mujeres expulsan sangre vieja color marrón antes de la menstruación. Esto en sí no es una anormalidad.

De todos modos, prácticamente toda mujer es vulnerable a una infección vaginal en algún momento de su vida. Estas infecciones suelen interesar a la vagina y la vulva al mismo tiempo. Por eso, aunque uso la palabra «vaginitis», un término más amplio sería «vulvovaginitis».

Los microorganismos corrientes que producen infección, en las circunstancias adecuadas, son clamidia *(Chlamydia), Gardnerella*, los protozoos tricomonas *(Trichomonas)* y los hongos. El concepto clave aquí es «las circunstancias adecuadas». La vagina, que normalmente mantiene un pH ácido, es colonizada por muchos y diferentes tipos de bacterias que actúan unidas para formar un ecosistema vaginal sano y un buen funcionamiento inmunitario. Sin embargo, en la vagina pueden vivir normalmente hongos y *Gardnerella*.[43] Cuando la mujer está sana, estos microorganismos no causan problemas; sólo cuando se desequilibra algo en esta zona producen una infección.

Casi todos los tipos de microorganismos que causan infección vaginal cuando las condiciones están desequilibradas se pueden encontrar también en mujeres que no tienen ningún síntoma. Por ejemplo, algunas mujeres tienen durante años protozoos tricomonas en la vagina (que son una causa bien conocida de vaginitis y se transmiten sexualmente) sin experimentar ningún síntoma. Otras se sienten incapacitadas por el picor y el ardor que pueden causar estos protozoos.

Síntomas y causas comunes

La mayoría de las infecciones vaginales dan a conocer su presencia por una sensación de ardor o picor, acompañada a veces por un cambio o un aumento del flujo vaginal.

Cualquier cosa que altere el equilibrio normal ácido-alcalino o bacteriano de la vagina puede ser causa de infección. Los días en que hay más probabilidades de tener una infección son los de la fase de la menstruación (antes, durante o inmediatamente después), cuando la inmunidad de la mucosa está en el punto más bajo del ciclo menstrual. Los estudios pioneros del doctor Charles Wira sobre la inmunidad de la mucosa han demostrado que los niveles de estrógeno y progesterona afectan a las inmunoglobulinas A y M. Estos niveles hormonales disminuyen justo antes del comienzo de la regla, lo cual hace a la mujer más vulnerable a la infección. El sistema inmunitario refleja así la permeabilidad emocional de esa fase del ciclo.[44] Algunas mujeres experimentan una sensibilidad similar a la infección después de la menopausia, cuando baja la producción de hormonas y mucosidad, pero esto no es inevitable.

MUCHOS ACTOS SEXUALES EN UN CORTO PERIODO DE TIEMPO. El semen es un líquido alcalino con un pH de alrededor de 9. Un acto sexual puede aumentar el pH de la vagina durante ocho horas. Cuando el pH es mayor que el normal durante periodos prolongados, se puede perder el equilibrio bacteriano. Estos microorganismos, que normalmente están presentes en pequeño número, pueden comenzar a proliferar y a causar síntomas parecidos a los de una infección. Si una mujer hace el amor con eyaculación dentro de la vagina tres veces en 24 horas, su vagina no recupera su pH normal durante esas 24 horas. Esto predispone a la infección, sobre todo en los casos de mujeres cuya pareja vive lejos, por lo que su actividad sexual es limitada y esporádica y se concentra en unos pocos días. (En estos casos, para prevenir problemas, va bien hacerse un lavado o ducha vaginal a las pocas horas de la relación sexual con un producto que contenga yoduro potásico, que baja el pH de la vagina. O hacerse una ducha vaginal con vinagre: una cucharada para un litro de agua tibia.)

HUMEDAD VULVAR CONSTANTE. La vulva suda más que cualquier otro lugar del cuerpo, sobre todo cuando la mujer está estresada emocionalmente. Así pues, usar ropa ceñida, no absorbente y sintética, que toque la piel de la zona vulvar, puede predisponer a la irritación y la consiguiente infección. Esto es sobre todo válido si la mujer hace ejercicio con ese tipo de ropa. Montar en bicicleta, a caballo o hacer ejercicio en un aparato de remo con ese tipo de ropa puede causar irritación vulvar.

IRRITANTES QUÍMICOS. A algunas mujeres les producen irritaciones vulvares las sustancias químicas irritantes que se encuentran en el papel higiénico perfumado, suavizado y coloreado, los baños de espuma, y los tampones y compresas que contienen desodorante. Todas las mujeres deberían evitar usar compresas y tampones que contengan desodorante. Estos tampones pueden ser causa de úlceras vaginales, y las compresas pueden producir irritación vulvar. Ningún tampón debe llevarse puesto más de doce horas seguidas. Entre otros irritantes, están también las sustancias químicas de las piscinas y baños calientes, los preparados para duchas vaginales perfumados y los desodorantes vulvares.

ESTRÉS EMOCIONAL. Algunas mujeres reaccionan con una infección vaginal a lo que perciben como una violación de sus límites. Muchas infecciones por hongos se producen antes de la menstruación, cuando el estrés tiende más a manifestarse en síntomas, y cuando el medio hormonal está también más vulnerable. Estas infecciones suelen desaparecer espontáneamente cuando comienza la regla.

ANTIBIÓTICOS. Después de la introducción de los antibióticos de amplio espectro en los años cuarenta y cincuenta, la incidencia de vaginitis por hongos aumentó de modo espectacular. Muchas mujeres remontan el comienzo de su vaginitis a sus años de adolescencia, cuando tomaban tetraciclina para tratar el acné. Lamentablemente, cada vez que tomamos un antibiótico, alteramos el equilibrio natural de los microorganismos que habitan en la vagina y los intestinos, y entonces puede producirse una infección fúngica, ya sea aguda o crónica. En la pasada década, mientras el número de mujeres mayores de 18 años sólo ha aumentado en un 13 por ciento, el número de recetas de fármacos fungicidas para mujeres ha aumentado en un 53 por ciento.[45]

PÍLDORAS ANTICONCEPTIVAS. Algunas mujeres notan que tienen más infecciones fúngicas cuando toman la píldora, lo cual podría estar relacionado con el tipo de progestina que contiene la píldora. Intenta cambiar de píldora o dejar de tomarla durante tres meses y ve si desaparece la infección.

DIETA. Se han escrito muchos libros sobre la conexión entre los repetidos tratamientos con antibióticos, el consumo de productos refinados y la excesiva proliferación de hongos en la vagina y los intestinos. Comer muchos productos hechos con azúcar y harina refinados puede favorecer el exceso de hongos vaginales. Los productos lácteos también pueden contribuir a la vaginitis por hongos en algunas mujeres, debido a su elevado contenido en lactosa (el azúcar de la leche), que favorece la proliferación de hongos en los intestinos y la vagina. Una de mis clientas tuvo infecciones recurrentes por hongos cuando tomaba una leche de tipo «desayuno instantáneo». El elevado contenido de azúcar de ese sustituto de comida supuestamente «sano» superó la capacidad de su cuerpo para combatir la excesiva proliferación de hongos.

Muchos médicos de formación ortodoxa no consideran factores causales de vaginitis crónica los repetidos tratamientos con antibióticos ni la mala alimentación. Muchas mujeres han visto a diez o más médicos debido a su vaginitis, que les han hecho todos los cultivos y biopsias usuales, sin descubrir una causa definitiva. Una vez que estas mujeres comienzan a reforzar la capacidad curativa natural de su cuerpo, trabajando con sus emociones, llevando una dieta mejor y tomando suplementos, sus problemas de vaginitis suelen desaparecer.

Diagnóstico

La gran mayoría de infecciones vaginales comunes se pueden diagnosticar mirando al microscopio una muestra de secreción vaginal y comprobando su pH. Para algunas infecciones, como la de clamidia y el herpes, es preciso enviar un cultivo a un laboratorio para que lo analicen.

En los casos de vaginitis crónica se sospecha que pueda haber un trastorno llamado «disbiosis intestinal», es decir, un desequilibrio bacteriano en los intestinos que suele ir acompañado por una excesiva proliferación de hongos. Las mujeres que tienen este trastorno reintroducen los hongos en la vagina, incluso después de repetidos tratamientos, porque los hongos de los intestinos vuelven a infectar la vagina, que está cerca.[46] Cuando hay sospechas de disbiosis intestinal, se envía un cultivo especial de heces a un laboratorio especializado en el diagnóstico correcto de este trastorno.[47] Lo único que se necesita normalmente es cambiar de dieta y tomar probióticos y enzimas digestivas. (Véase Nutrición en la siguiente sección.)

Tratamiento

PREPARADOS QUE NO PRECISAN RECETA. Muchas mujeres pueden tratar un episodio ocasional de ardor o picor vaginal con alguno de los preparados cuya venta está muy extendida y no precisan receta, por ejemplo, Monistat y Gynelotrimin. Si se ha probado con un preparado sin receta durante una semana más o menos sin mejoría, hay que consultar con un médico para estar segura de que no haya algo que no se ha detectado. Una vez hecho el diagnóstico de infección vaginal, el médico puede recetar el tratamiento adecuado.

Los casos resistentes de vaginitis bacteriana se pueden tratar con cremas antibióticas vaginales que precisan receta: Cleocin (clindamicina) o MetroGel (metronidazol).

Una infección por tricomonas se puede tratar con Flagyl (el antibiótico metronidazol oral), que precisa receta. Los efectos secundarios de este tratamiento son náuseas y una reacción adversa a las bebidas alcohólicas durante el periodo de tratamiento. Si una mujer está infectada por tricomonas y tiene pareja sexual masculina, es necesario tratarlos a los dos, porque si no, van a volver a infectarse mutuamente. El hombre no tiene ningún síntoma, pero lleva los protozoos tricomonas en el tracto genital.

Los estudios también sugieren que algunas mujeres tienen infecciones fúngicas crónicas porque son reinfectadas continuamente por su pareja sexual.[48] En estos casos es útil tratar también a la pareja.

PREVENCIÓN DE RECURRENCIAS. A las mujeres propensas les conviene evitar las sustancias químicas irritantes implicadas en las infecciones vulvovaginales. Las mujeres que tienen un historial de repetidas infecciones podrían decidir no usar tampones durante seis meses. Conviene evitar siempre que sea posible llevar pantis, o bien cortarles la entrepierna. El sexo oral se ha relacionado con un mayor riesgo de infecciones fúngicas, como también comer pan con levadura.

DUCHAS VAGINALES. No recomiendo estos lavados especiales a no ser que sea para síntomas concretos que se están tratando o después de repetidos actos sexuales para prevenir la infección. Sobre todo en el caso de preparados comerciales, estas duchas simplemente alteran la flora bacteriana normal de la vagina y en realidad podrían aumentar el riesgo de infección. No es necesario «lavar» la vagina.

NUTRICIÓN. A las mujeres que tienen infecciones fúngicas recurrentes, les recomiendo una dieta de alimentos integrales y eliminar los carbohidratos y el azúcar refinados (por ejemplo, pasteles, galletas, zumos, refrescos, etc.). También recomiendo evitar todos los antibióticos.

Para eliminar los hongos del intestino y reequilibrar la flora bacteriana intestinal, con lo cual se evita la reintroducción de hongos en la vagina, se pueden tomar diversos suplementos, entre ellos el acidófilus y el factor bífidus; los dos son biocultivos intestinales. Uno de los mejores es el llamado PB8, que se encuentra en las tiendas de alimentos dietéticos; a diferencia de otras fórmulas, no precisa refrigeración.

Recomiendo otras dos marcas de probióticos, Gastro Flora y Pro-Flora, como también Caren Full-Spectrum Plant Enzymes. Hay muchas otras buenas marcas. Por último, recomiendo reducir el estrés para estimular el funcionamiento del sistema inmunitario.

Aspectos psíquicos y emocionales

Algunas mujeres que sufren de infecciones vaginales crónicas no responden a ningún tratamiento. Algunas tampoco quieren probar otra cosa fuera de los tratamientos ortodoxos, convencidas de que «hay un motivo para esto que los médicos simplemente no han encontrado, de modo que hay que hacer más pruebas». Estas situaciones presentan un problema muy difícil, tanto para la paciente como para el médico.

Para una verdadera cura del problema, es necesario ver y trabajar los aspectos emocionales de la vaginitis y la vulvovaginitis.[49] Esto no quiere decir que el problema sólo esté en la cabeza de la mujer. Lo que podría haber comenzado en la cabeza se convierte en algo físico. Los estudios han demostrado que muchas mujeres afectadas por estas infecciones tienen anticuerpos que trabajan en contra de sus células inmunitarias y reproductoras.[50] La doctora Mona Lisa Schulz hizo una vez una lectura intuitiva a una de mis clientas que tenía un trastorno vaginal crónico. «Tiene unos perros doberman ahí —dijo—; si te acercas mucho, perderás una pierna.» Resultó que esta mujer había sido víctima de incesto cuando era niña, y de pronto comprendió que una de las decisiones que había tomado en su adolescencia era que nadie volvería nunca a acercarse a su vagina. Puesto que no tomó esa decisión con su intelecto, conscientemente, ésta se manifestó en su cuerpo.

La vaginitis crónica es para la mujer una manera socialmente aceptable de decir no a la relación sexual. Para algunas mujeres no es aceptable decir: «No, no me apetece tener relaciones sexuales contigo esta noche ni el resto de la semana», dado el compañero que han elegido y el hogar donde se criaron. Si creen que la relación sexual es uno de sus deberes, independientemente de si obtienen placer o no, por muy inconsciente que sea esa creencia, la vaginitis crónica podría muy bien representar un «escape» para ellas; pero el sistema inmunitario no se deja engañar jamás.

Otro problema corriente relacionado con las infecciones vaginales y vulvares crónicas es la infidelidad de la pareja. Aunque la mujer «no sepa» que su marido tiene una aventura con otra, su cuerpo bien podría darse cuenta. He visto a muchas mujeres cuya vaginitis les comenzó más o menos al mismo tiempo que su pareja iniciaba una aventura extraconyugal. Lógicamente podríamos explicarlo diciendo que el marido le traía algo a su esposa en forma de gérmenes, y eso sí ocurre. Pero en la mayoría de esos casos, no he logrado encontrar ninguna causa física de la vaginitis. En una mujer que durante años ha mantenido una relación monógama, un brote repentino de herpes primario, fiebre, enfermedad general, úlceras o verrugas vaginales u otra infección obvia, puede ser un clásico indicador de la infidelidad de su pareja. Por motivos de los que ya hemos hablado, sin embargo, esto no siempre es así y es casi imposible «probarlo». También la mujer podría tener problemas vaginales exacerbados por el sentimiento de culpa por aventuras extraconyugales que tiene ella.

No es infrecuente que el cónyuge mienta cuando se ve acusado de tener una aventura. Varias de mis clientas, sobre todo justo antes de la regla, soñaban que su marido les mentía. Después de años de poner en duda su cordura, han descubierto que los sueños eran correctos, y que en realidad les había mentido. ¿Y sabes qué? El cuerpo de la mujer lo sabe, con frecuencia mucho antes de que su intelecto acepte esa información.

HISTORIAS DE MUJERES

JOYCE: LA VAGINITIS, UN MENSAJE. Joyce tenía 53 años cuando vino a verme por primera vez. Durante casi veinte años había tenido infecciones vaginales que siempre le volvían después de tratarlas. Cuando la conocí, estaba amargada y furiosa por su reciente divorcio. Su marido por muchos años, alcohólico, adinerado y encantador, la había dejado por una de sus propias amigas. Se sentía abandonada, arrojada a un lado, aunque más preguntas revelaron que su relación con su marido no era satisfactoria desde hacía bastante tiempo: su hábito de beber y su adicción al trabajo habían sido problemas constantes. Durante casi veinte años la vida sexual de Joyce había sido complicada por dolor durante el acto sexual y por frecuentes infecciones.

El examen físico en esa primera visita fue básicamente normal, aunque tenía el tejido vaginal delgado y sensible. Como no tenía relaciones sexuales, no tenía infección vaginal ni otras molestias, de modo que no fue necesario ningún tratamiento. Durante varios años la vi para sus exámenes anuales. Con cada año que pasaba se sentía menos amargada por su ex marido, y poco a poco fue viendo cuánto mejor se sentía sin él. Después se volvió a casar. Cuando se fue a vivir con su nuevo marido, tuvo un sueño en el cual su casa era en parte hospital y en parte escuela. Ese sueño tuvo un gran significado para ella, porque simbolizaba que en su nuevo matrimonio encontraría curación y aprendizaje. Se sentía querida por primera vez en su vida. Comprendió que jamás había experimentado una verdadera intimidad antes de casarse con ese hombre.

Su vida sexual con su nuevo marido era maravillosa, me dijo. En realidad, nunca se había ni imaginado que pudiera ser tan agradable. Jamás ha vuelto a tener una infección vaginal, y sus tejidos vaginales están normales y sanos en todos los aspectos. Ha llegado a comprender que durante años y mediante la vaginitis, su cuerpo le había estado enviando mensajes sobre su anterior relación, antes que su intelecto «lo captara». Es totalmente posible sanar una vaginitis crónica cuando el escenario está preparado para la curación.

KATHERINE: LA SABIDURÍA DEL CUERPO. Katherine llegó a su visita anual quejándose de haber tenido varias infecciones vaginales en los dos meses anteriores. Pero en el momento de la visita ya habían comenzado a desaparecer y prácticamente no tenía ningún síntoma. Hacía poco que había puesto fin a una relación que sólo duró dos meses. «Cuando me dijo: "Quiero tenerte toda para mí y apartarte del mundo", comprendí que tenía que escapar de eso», me explicó. Pensó que se sentiría mejor después de dejar a ese hombre, pero, por el contrario, se estaba atiborrando de comida.

Mientras hablábamos le sugerí que repasara su vida desde su última visita el año anterior. Me dijo que había acabado una relación de diez años con un drogadicto y que estaba participando en una terapia de grupo por problemas de incesto. Cuando le pregunté si había escuchado la cinta de Pia Mellody sobre la adicción al amor que le había recomendado en la visita anterior, me contestó: «Ni siquiera me atrevo». Las dos nos echamos a reír, y le recordé todo el progreso que había hecho. Cuando estábamos hablando acerca de que el cuerpo nos envía señales mucho antes de que el intelecto esté dispuesto a oírlas, me dijo: «¿Sabes? Tuve endometriosis el segundo mes de mi relación con ese drogadicto, y entonces comprendí que probablemente estaba causada por el estrés de esa relación. Pero no dejé hablar a mi intuición».

Mirando hacia atrás, fue capaz de valorar la sabiduría de su cuerpo, tanto en aquella relación de muchos años como en la que acababa de terminar. Le sugerí que tal vez sus síntomas vaginales, que ya estaban desapareciendo, habían estado diciéndole algo.

Nota sobre las enfermedades de transmisión sexual

La atmósfera actual dirigida por los medios de comunicación suele llevar a las mujeres a creer que es deseable y natural tener relaciones sexuales en la primera o segunda cita con una persona casi totalmente desconocida. Al mismo tiempo, todos somos más conscientes que nunca del riesgo de contraer enfermedades de transmisión sexual de todo tipo, entre ellas el sida, riesgo que aumenta con el número de contactos sexuales que tenemos, nosotras y nuestras parejas. Este doble mensaje, que se espera que haya relaciones sexuales, pero que hay que tener cuidado de no contagiarse ni contagiar a nadie, ha producido una especie de parálisis sexual en algunas mujeres y un comportamiento francamente arriesgado en otras, fortalecido principalmente por la negación. He visto las desagradables consecuencias de estos dos comportamientos extremos. He atendido a mujeres que han reaccionado al diagnóstico de herpes como si se les hubiera acabado la vida. Y he visto a muchas otras que han terminado con una enfermedad pelviana inflamatoria y la consiguiente infecundidad, consecuencia de infecciones transmitidas sexualmente que hicieron su daño antes de comenzar el tratamiento. Existe un método mejor. Para una persona sexualmente activa no existe ninguna manera garantizada al ciento por ciento de evitar la exposición a las enfermedades de transmisión sexual. A pesar de eso, la exposición en sí no hace inevitable contraer una enfermedad de transmisión sexual. Incluso en el caso del sida, la posibilidad de contagiarse del virus en un acto sexual con una persona infectada es aproximadamente del 1 por mil.[51] E incluso con repetidas exposiciones al virus del sida, algunas personas no se han convertido en seropositivas.[52] El buen funcionamiento inmunitario depende en parte de lo segura y a salvo que se siente la mujer en su vida en general o en un determinado momento o periodo. Es común que haya una gran variación individual en el estado inmunitario. Con esta información, ciertamente no pretendo sugerir que una mujer deba descuidar las prácticas de seguridad sexual ni el uso del preservativo. Por el contrario, la presento como prueba de que en el cuerpo humano hay una enorme capacidad para la resistencia y la salud. La mayor defensa de la mujer contra las enfermedades de transmisión sexual es el respeto por sí misma, la autoestima, un sistema inmunitario funcional (que va de la mano con una mucosa vaginal intacta y sana) y medidas de sentido común, como el uso de preservativos y la selectividad para elegir la pareja sexual.

Sólo hay dos opciones ante las enfermedades de transmisión sexual:

1. Armarse de la ilusión de control, paralizarse por el miedo, hacer voto de castidad y no tocar a nadie, ni siquiera a sí misma, en esas partes. Esterilizar todo lo que esté a la vista. (Esto no resulta; el mundo está plagado de gérmenes, y también todos nosotros.)
2. Mantener sana la mucosa vaginal mediante el poder de los pensamientos, la alimentación, las emociones y las prácticas sexuales; tomar un buen suplemento vitamínico-mineral; protegernos lo mejor posible en el acto sexual hasta haber hecho un compromiso monógamo; aceptarnos a nosotras mismas tal como somos y con los talentos naturales que tenemos, y ampliar la comprensión de lo que es la sexualidad y del modo en que nos afectan nuestras opiniones sobre ella. Por último, seguir siempre la estricta regla de la etiqueta del preservativo del doctor Frank Pittman: «Sácalo a relucir antes de que a él se le levante».[53]

Creo que la única manera de escapar del problema de las enfermedades de transmisión sexual es aprender a querer nuestro cuerpo y nuestra sexualidad. (Sobre cómo hacerlo, véase el capítulo 8.) Hemos de aprender a ser selectivas respecto a lo que les ponemos dentro, y a pensar y trabajar en la sexualidad como una forma de comunicación basada en el respeto y el compromiso mutuos, y no como una manera de aferrarnos a un hombre o llenar un vacío interior y ser consoladas. Comprendo que la opresión interiorizada lleva a muchas mujeres a embarazos no deseados y a ponerse en peligro de contraer enfermedades de transmisión sexual, pero también sé que las mujeres han de despertar de los efectos de esa opresión y aprender a controlar su fecundidad y su sexualidad según sus propias condiciones. La realidad del sida y de otras enfermedades de transmisión sexual podría servir a las mujeres para cambiar esa antiquísima relación de desequilibrio entre los dos sexos respecto a las relaciones sexuales y el poder, y asumir el mando de su propio cuerpo y su salud. Este es el primer paso hacia el verdadero compañerismo y solidaridad en nuestras relaciones sexuales. Prueba con esta afirmación: «Ahora acepto y respeto totalmente mis genitales. Cuanto más amor y aprecio envío a esta parte de mi cuerpo, más sanos estarán».

Unas palabras sobre el sida

No soy una autoridad en el sida ni trato a enfermas de sida. Sí suelen hacerme preguntas sobre esta enfermedad, y he enviado a muchas mujeres a hacerse el análisis. De las 900.000 a 1 millón de personas que se estima que están infectadas por el virus del sida en Estados Unidos, más o menos entre un 25 y un 33 por ciento no saben que lo están, con lo que ponen en peligro sus propios cuidado y atención médica y ponen en riesgo a otras personas. Si bien desde hace varios años se ha mantenido estable el número de nuevos casos (aproximadamente 40.000), ha aumentado la incidencia de seropositividad en ciertas poblaciones en riesgo, entre ellos homosexuales, negros, hispanos y mujeres, todos representados desproporcionadamente entre personas que son seropositivas, tienen el sida o ambas cosas.[54]

Aunque es una enfermedad mucho más grave, el sida está relacionado con el herpes y las verrugas en cuanto que uno de los modos de transmisión es el contacto sexual. Dado que una persona puede tener durante años el virus del sida sin que se manifieste, en la práctica no hay ninguna pareja sexual segura mientras no se lleve de ocho a doce meses de relación monógama, y los dos miembros de la pareja sean seronegativos. (Ni siquiera un resultado negativo en el análisis para el sida es una garantía al ciento por ciento porque se puede tener el virus cuando se hace el análisis y no tener todavía anticuerpos en la sangre, que es la base del análisis.) El concepto del portador asintomático, del que he hablado en relación con el virus del herpes, es válido, en mi opinión, para todas las enfermedades infecciosas, sobre todo las de transmisión sexual.

Creo que la epidemia del sida es una consecuencia de un deterioro a gran escala de la inmunidad humana, debido a factores como el abuso constante de las drogas y el alcohol, las relaciones centradas sólo en la actividad sexual, la contaminación del medio ambiente, el agotamiento de la tierra, la mala nutrición, y la disfunción y represión sexual desde hace muchas generaciones. Al sida se lo ha llamado «metáfora del deterioro de la inmunidad planetaria», a consecuencia del exceso de toxinas arrojadas en los sistemas linfáticos de la Tierra y, por lo tanto, en los nuestros.[55] Los supervivientes del sida por muchos años, y aquellos que han cambiado su seropositividad por seronegatividad, tienen las mismas cosas en común: han elegido transformar su vida y su sistema inmunitario mediante el poder sanador de la naturaleza y el amor.[56]

Afortunadamente está aumentando el número de estas personas. Desde que se introdujeron las terapias antirretrovirales en 1996, ha habido una notable disminución de las tasas de enfermedad y muerte debidas a la infección por el VIH en el mundo desarrollado. Ahora la seropositividad se considera enfermedad crónica y se puede continuar viviendo decenios después del diagnóstico. En un artículo reciente sobre el tema, publicado en el *New England Journal of Medicine*, el doctor Scott Hammer, investigador de este virus, escribe: «A una persona por lo demás sana con infección por VIH asintomática, como la mujer descrita en la viñeta (de 25 años y sana, pero que la encontraron seropositiva en un examen físico para un seguro) se la debe informar que con buen cuidado le son posibles décadas de vida productiva, la que puede incluir embarazos intencionados si lo desea».[57]

También estoy segura de que el hecho de que el VIH ya no sea una sentencia de muerte automática es en sí mismo favorecedor para el sistema inmunitario.

En 1992, en la reunión anual del Colegio de Médicos Holísticos, en Washington, D.C., un grupo formado por supervivientes del sida y su médico dijeron que a pesar de lo que nos querían hacer creer *The New York Times* y los Centros para el Control de la Enfermedad, el sida no es necesariamente mortal. El doctor Laurence Bagley, especialista en terapias naturales para el sida, dijo que muchas personas son seroposi-tivas y están perfectamente bien *hasta que lo descubren*; cuando se les dice que son seropositivas y que la enfermedad es inevitablemente fatal, casi de inmediato se enferman.

En algunos casos, es la información misma, no el virus del sida, lo que causa la depresión del sistema inmunitario. Evidentemente, el vi-rus hace daño, pero sus efectos se pueden paliar muchísimo mediante un programa que incluya un cambio dietético, suplementos, apoyo social y armonización espiritual.[58] De hecho, en un estudio con el mé-todo de doble ciego y grupo de control con placebo, publicado en el *New England Journal of Medicine* en 2004, se demostró que tomar un buen multivitamínico retrasa de manera importante el avance de la enfermedad.[59]

El año pasado conocí a una catedrática de una universidad que ha sido seropositiva desde los años ochenta, cuando se infectó mientras hacía sus estudios universitarios. Aunque ha tenido ocasionales brotes con los que ha estado realmente enferma, la mayor parte del tiempo se ha mantenido sana y funcional. Me contó que encuentra esperanza y consuelo en el enfoque budista de no violencia y tratando de vivir en coexistencia pacífica con el virus, en lugar de considerarlo «el enemi-go». Eso le da buen resultado, sin duda.

Dolor vulvar crónico (vulvadinia)

Las mujeres que sienten dolor y ardor vulvares crónicos tienen un tras-torno llamado «vulvadinia» o «síndrome de vestibulitis vulvar»; experi-mentan un dolor desgarrador en la abertura de la vagina durante el coi-to, y a veces también sienten dolor y ardor permanentes, con escozor o rojez. Hay una aguda sensibilidad a la presión en el anillo de glándulas vestibulares situadas justo fuera de la vagina. Esto podría impedir total-mente el acto sexual. Dado que las pacientes de vulvadinia pueden ha-ber visto a muchos médicos sin encontrar la causa ni la cura de su tras-torno, suelen necesitar muchísima comprensión y compasión. He reunido las mejores opciones que he encontrado para este problema, pero debo insistir en la importancia de la conexión mente-cuerpo para cualquiera que desee un alivio permanente de la vulvadinia. El mismo método vale para la cistitis intersticial (véase más adelante).

¿Qué causa la vulvadinia?

A pesar de numerosos estudios, no se ha logrado aislar una causa de la vestibulitis vulvar, pero algunos investigadores creen que podrían activarla infecciones fúngicas, intervenciones quirúrgicas ginecológicas o el parto. También se ha relacionado con el abuso sexual. Los estudios no han logrado demostrar que las alergias, el papilomavirus humano o la proliferación bacteriana sean la causa de la vulvadinia. Lo que se ve con más frecuencia al microscopio es una inflamación no específica de las glándulas vestibulares.[60] La inflamación, lógicamente, acompaña a prácticamente todos los trastornos, así que esto no es particularmente útil. Muchas veces ni intervenciones quirúrgicas como la vulvectomía con láser o la extirpación de la glándula vestibular vulvar logran erradicar el dolor, aunque en algunos casos sí han ido bien.[61] Lo interesante es que los científicos han descubierto que las glándulas de esta zona van acompañadas por estructuras nerviosas que contienen los neurotransmisores serotonina y cromogranina. Esto explica por qué los tratamientos que van bien para los trastornos anímicos y del sistema nervioso también dan resultado a veces para la vulvadinia.[62] Cualquier cosa que afecte a los niveles de neurotransmisores en las células puede afectar a la salud. Y se ha demostrado que una amplia variedad de modalidades, desde la técnica de *biofeedback* hasta los fármacos antidepresivos, alteran el nivel de la serotonina.

A mis clientas les aconsejo comenzar por los métodos de nutrición y mente-cuerpo para tratar este problema, y después recurrir a los otros tratamientos mencionados aquí sólo si es necesario.

Aspectos nutricionales de la vulvadinia

Algunos estudios indican que la vulvadinia podría estar relacionada de algún modo con la presencia de oxalato de calcio en la orina.[63] Se cree que el oxalato de calcio es muy irritante para la piel de la vulva de las mujeres afectadas. No todos los estudios corroboran esto. Pero ya sea que la irritación vulvar esté causada por niveles elevados de oxalato de calcio en la orina o simplemente por una excesiva sensibilidad a los niveles normales de oxalato de calcio, queda el hecho de que muchas mujeres experimentan alivio siguiendo una dieta pobre en oxalato y tomando citrato de calcio diariamente. Algunos médicos aseguran haber tenido un 70 por ciento de éxito con este método. La dieta pobre en oxalato puede tardar de tres a seis meses en surtir efecto. Entre los alimentos ricos en oxalato están el ruibarbo, el apio, el chocolate, las fresas y las espinacas. (Véase «Recursos y proveedores».)

Tomar citrato de calcio también baja el nivel de oxalato. Citracal es un producto de uso muy extendido que contiene 200 mg de calcio y 750 mg de citrato por tableta. Toma esta marca u otra con cantidades similares: 2 tabletas tres veces al día, una hora antes de las comidas. A veces esto es lo único que se necesita para aliviar el dolor vulvar y reanudar un estilo de vida más normal.

A la mujeres que sufren de vulvadinia les recomiendo que limpien su dieta y comiencen a tomar un buen suplemento vitamínico-mineral, en las dosis recomendadas por su médico o que señalo en el capítulo sobre nutrición. Añade proantocianidinas (sustancias antioxidantes que se encuentran en las pepitas de uva o en la corteza de pino); comienza por una dosis de 2 mg por kilo de peso, repartida en dos, tres o cuatro tomas diarias, durante dos semanas. Después disminuye la dosis a una de mantenimiento de 20 a 60 mg diarios. Se ha comprobado que un programa completo de vitaminas, minerales y antioxidantes mejora el funcionamiento del sistema inmunitario y contribuye a la curación y la regeneración celular de todo el cuerpo. A esto se debe quizá que a veces este programa vaya bien para la vulvadinia.[64] También es importante una dieta que disminuya la inflamación (véase el capítulo sobre nutrición).

Aspectos psíquicos de la vulvadinia

Igual que todos los demás trastornos, la vulvadinia tiene aspectos físicos, emocionales y mentales. No tratar todos estos aspectos simultáneamente podría llevar sólo a un alivio temporal, mientras la guía interior busca otra manera de llamar la atención. Se han realizado estudios controlados sobre los aspectos emocionales de la vestibulitis, comparando un grupo formado por pacientes de vulvadinia con un grupo de control formado por mujeres con otros problemas vulvares. En estos estudios se ha comprobado que las pacientes de vulvadinia son más propensas a experimentar molestias psíquicas y disfunciones sexuales, y suelen tener una mayor sensibilidad a sensaciones totalmente normales en todo el cuerpo. Pero en lugar de saber que estas son normales, tienden a creer que son síntomas de una enfermedad grave. Por ejemplo, si notan que se les hincha mucho el abdomen después de las comidas, temen que eso indique algún proceso morboso importante. Creen que las manchitas de color rosa u otros tipos de coloraciones normales de la piel son cancerosas, o si oyen sus latidos del corazón por la noche piensan que eso indica un tumor cerebral.[65] A esto se le llama somatización.

Como ya he dicho, entre las pacientes de vestibulitis hay más probabilidades que entre las pacientes de otros problemas vulvares de que tengan un historial de maltratos físicos o abusos sexuales.[66] Dado que está bien documentado que las mujeres que han sufrido malos tratos físicos o abuso o acoso sexual suelen tener dificultad para mantener relaciones sexuales sanas, no es de extrañar que la zona vulvar sea el lugar al cual su sabiduría interior trata de atraerle la atención para sanar. Un método para cambiar los mensajes del sistema nervioso en esta zona es la técnica de *biofeedback*, en este caso *biofeedback* vaginal, es decir, aprender a relajar y rehabilitar progresivamente los músculos del suelo pelviano. En un estudio en que se practicó esta técnica durante 16 semanas, el 83 por ciento de las mujeres participantes disminuyeron la experiencia subjetiva del dolor. La mayoría de estas mujeres pudieron también reanudar sus relaciones sexuales al final del periodo de tratamiento.[67] Los ejercicios de Kegel actúan de la misma manera, de modo que se puede probar esto en casa. Muchos fisioterapeutas están formados en la rehabilitación del suelo pelviano; los que trabajan con la incontinencia urinaria por esfuerzo podrían mejorar esto también.

Otros tratamientos

ANTIDEPRESIVOS. Se ha comprobado que los antidepresivos tricíclicos, como la amitriptilina y la desipramina, van bien a algunas mujeres debido a la capacidad de estos fármacos de inhibir la recaptación de los neurotransmisores serotonina y noradrenalina, que pueden afectar al funcionamiento de las glándulas vestibulares o del nervio pudendo. Algunos médicos llaman «dar un descanso a los nervios» al uso de antidepresivos en estos casos. Los antidepresivos como Prozac aún no se han estudiado bien para esta indicación.

El tratamiento comienza con la dosis menor posible, y se va aumentando si es necesario y si no causa efectos secundarios. En el caso de la amitriptilina, por ejemplo, se comienza con 10 mg cada noche durante una semana, se aumenta a 20 mg cada noche la segunda semana, y luego a 30 mg cada noche la tercera semana. Será necesario que la paciente y su médico individualicen la dosis, pero la mayoría de las mujeres responden bien a una dosis diaria de 30 a 75 mg.

El doctor Benson Horowitz, autoridad en el síndrome de dolor vulvar, que ve a muchas más pacientes de este problema que el médico corriente, advierte que estos medicamentos tardan alrededor de tres semanas en surtir efecto, y que durante ese tiempo la mayoría de las pacientes no se van a sentir muy bien. Sin embargo, con el tiempo, y una actitud positiva por parte del médico, los antidepresivos pueden formar parte de un programa general que vaya bien a las pacientes de dolor vulvar. La mujer que esté tomando uno de estos fármacos no debe interrumpir bruscamente la toma.[68] Por lo general, la paciente de vulvadinia necesitar seguir tomándolo hasta que haya pasado seis meses sin dolor. Entonces puede comenzar el proceso de disminuir muy lentamente la dosis de 10 a 25 mg por semana.

Técnica Nambudripad de eliminación de la alergia (NAET). Aunque no se ha demostrado que la vulvadinia esté relacionada con la alergia, ciertamente está relacionada con alguna reacción inmunitaria. Podría responder bien a esta técnica de la que ya hablé en los tratamientos para miomas, en el capítulo 6 (pág. 269; también puedes entrar en el sitio web de NAET, en www.naet.com).

Interferón. Este es una sustancia antivírica que estimula a los linfocitos supresores naturales del sistema inmunitario. Suele ser útil en ciertos casos de vulvadinia, aunque no entendemos cómo actúa. De todos modos, es evidente que algo no va bien en la reacción inmunitaria del sistema mucoso de las mujeres con síntomas vulvares crónicos. Así pues, es bastante lógico que una sustancia que afecta a la inmunidad mucosa, como el interferón, sea efectiva en estos casos. Algunos investigadores creen que el interferón sólo funciona si hay indicios de infección por papilomavirus; otros no hacen esa distinción.

El interferón se inyecta en las glándulas vestibulares tres veces por semana durante un periodo que va de cuatro a seis semanas. Produce alivio en un 40 a 80 por ciento de los casos, según la selección de las pacientes. Dado que los estudios sugieren que el papilomavirus no es la causa del dolor vulvar, el éxito de este tratamiento es una interesante paradoja que no se puede explicar fácilmente. El interferón no da buen resultado en mujeres en las que no hay indicios de papilomavirus.[69]

TRATAMIENTO QUIRÚRGICO. La extirpación quirúrgica de las glándulas vestibulares da resultado en ciertas mujeres, pero no en todas. Yo la recomendaría solamente como último recurso, porque esta operación no trata el desequilibrio subyacente y con frecuencia no da resultado.

Dadas todas las pruebas científicas y las opciones de tratamiento, está claro que el tratamiento óptimo para la vulvadinia debe tratar simultáneamente los aspectos físico, emocional y psíquico. Un síntoma tan persistente como el dolor vulvar crónico requiere muchísima confianza en la propia sabiduría interior, y mucha compasión y paciencia.

Cistitis intersticial (síndrome de vejiga dolorosa)

La cistitis intersticial tiene más en común con la vulvadinia que con la infección de las vías urinarias (véase sección siguiente, pág. 416). A diferencia de este trastorno, los síntomas no son consecuencia de una infección. Tanto la vulvadinia como la cistitis intersticial son síndromes de dolor crónico.

La cistitis intersticial es un trastorno muy común en mujeres de edades comprendidas entre los 40 y los 60 años. Se caracteriza por urgencia y frecuencia urinarias discapacitadoras y por micciones dolorosas; hace necesario levantarse por la noche a orinar, y de vez en cuando aparece sangre en la orina; también son comunes el dolor encima del hueso púbico, en la pelvis, en la uretra, en la vagina y en el perineo; este dolor se alivia parcialmente vaciando la vejiga. El análisis de la orina podría revelar la presencia de glóbulos rojos, pero no de bacterias ni de glóbulos blancos. Este trastorno suelen tenerlo mujeres que también experimentan dolor vulvar. Aunque se desconoce la causa, muchos investigadores opinan que en parte es un trastorno autoinmune. Existe una importante correspondencia entre la población de mujeres que padecen vulvadinia y la de aquellas que padecen cistitis intersticial.

El diagnóstico se hace basándose en el historial de la paciente y también mediante una exploración llamada «cistoscopia», en la cual se introduce un aparato visor luminoso en la vejiga; este examen se realiza con anestesia. Hay ciertos hallazgos característicos, tales como hemorragia debajo del revestimiento de la vejiga y agrietamiento del revestimiento mucoso; una biopsia revela trazas de inflamación.[70]

Tratamiento

TERAPIA CONDUCTISTA. Se ha comprobado que la técnica de *biofeedback* y la terapia conductista, que tienen claros beneficios sin efectos secundarios, han ido bien a muchas mujeres con este problema.[71] La terapia conductista consiste en aprender la relajación profunda, la meditación u otras técnicas que estimulan el sistema inmunitario y calman el sistema nervioso, permitiendo así que el cuerpo se cure a sí mismo. (Véase la sección sobre la reacción de relajación para el tratamiento del síndrome premenstrual, pág. 196.)

TERAPIA NUTRICIONAL. Dejar de tomar los irritantes de la vejiga como el café (incluso el descafeinado), el tabaco y el alcohol. Las compresas de aceite de ricino estimulan la actividad del sistema inmunitario; en posición acostada, ponte una compresa de aceite de ricino en la parte inferior del abdomen tres veces a la semana o más; durante ese tiempo haz, y siente realmente, la afirmación que sugiero en la sección sobre infecciones de las vías urinarias, a continuación. La misma terapia antioxidante que ha ido bien a las pacientes de vulvadinia también puede ser útil para la cistitis intersticial crónica (véase la sección sobre la vulvadinia, pág. 409).

TÉCNICA NAMBUDRIPAD DE ELIMINACIÓN DE LA ALERGIA (NAET). Mi acupuntora, Fern Tsao, informa de buenos resultados con esta técnica, que yo recomendaría a cualquier mujer que esté receptiva a ella.

DISTENSIÓN VESICAL. Este método de diagnóstico suele emplearse también a modo de terapia inicial, y consiste en llenar con agua la vejiga y dejar que se expanda mientras la paciente está con anestesia general. Aunque este no es exactamente el motivo de que dé resultado, es posible que aumente la capacidad de la vejiga y también bloquee las señales de dolor.

INSTILACIÓN VESICAL. Este método también se llama lavado o baño de la vejiga, y consiste en llenarla con una solución que la paciente debe

retener durante unos diez a quince minutos. Por lo general, el tratamiento se realiza cada una o dos semanas durante un periodo de seis a
ocho semanas.

ELMIRON (pentosán polisulfato de sodio). Esta pastilla (la primera que se
fabrica para la cistitis intersticial) se toma tres veces al día. En ensayos
clínicos ha mejorado los síntomas en un 30 por ciento de los pacientes,
aunque la mejoría podría tardar en notarse hasta cuatro a seis meses.[72]

Infecciones recurrentes de las vías urinarias

Muchas mujeres van a experimentar unas pocas infecciones de las vías
urinarias a lo largo de su vida. La «cistitis de la luna de miel», de la que
se hablaba a nuestras madres, se refiere a una de las principales causas de
infecciones de las vías urinarias: la acción «de ordeño» de la actividad
sexual que, en las condiciones adecuadas, hace entrar en la vejiga y la
uretra las bacterias de la zona vaginal o anal. Entre los síntomas están la
sensación de ardor al orinar, la presencia de sangre en la orina y la fiebre. Si no se trata la infección, ésta puede subir a los riñones, lo cual
puede ser peligroso. Por eso, a cualquier mujer que crea que podría tener una infección urinaria debe hacérsele un cultivo de orina para comprobar si hay bacterias, y si el resultado es positivo, deberá tomar un
antibiótico. Esto cura el trastorno en la gran mayoría de los casos, sin
más tratamiento.

Pero muchas mujeres tienen infecciones urinarias recurrentes que se
tratan con repetidas tomas de antibióticos. Esto es otra historia muy diferente y necesita un método distinto. La repetida toma de antibióticos
para tratar las infecciones urinarias recurrentes no soluciona el desequilibrio subyacente que conduce a las infecciones, y los antibióticos también
matan la flora vaginal útil, con la consecuencia de infecciones fúngicas,
diarrea y, lamentablemente, infecciones recurrentes de las vías urinarias.

Tratamiento

ASPECTOS NUTRICIONALES. Comienza por tomar un buen probiótico.
Hay muchos en el mercado, y la mayoría deben tenerse en el refrigerador para mantener vivas las bacterias. El PB8 es un producto que no

requiere refrigeración; se encuentra en las tiendas de alimentos dietéticos. Otra manera de restablecer la flora vaginal si se ha tenido repetidas infecciones urinarias tratadas con antibióticos es mojar un tampón rígido (OB es una buena marca) en yogur natural biológico e introducirlo en la vagina; cámbiate los «tampones yogur» cada tres o cuatro horas. Esto restablecerá la flora vaginal y disminuirá el riesgo de infecciones recurrentes que acompañan al problema de hongos. También puedes hacerte lavados o duchas vaginales con yogur o ponerte una cápsula probiótica directamente en la vagina durante varias noches.

El café, aunque sea descafeinado, también puede tener efectos notablemente adversos en las vías urinarias y actuar como irritante de la vejiga, de modo que si actualmente bebes café, déjalo.

Los arándanos agrios son muy útiles para las infecciones del tracto urinario, pues contienen un ingrediente que impide a las bacterias adherirse a las paredes de la vejiga, previniendo así la infección.[73] El zumo de arándanos agrios hace más ácida la orina, lo cual dificulta la proliferación de bacterias. Los arándanos agrios han sido un remedio casero popular desde hace mucho tiempo, y ahora los estudios científicos han confirmado que beber su zumo elimina las infecciones en la mayoría de las mujeres en las que se ha probado.[74] El zumo de arándanos agrios azucarado anula en parte sus beneficios, de modo que bebe la presentación no azucarada. Se puede comprar zumo no azucarado concentrado y beber 1/2 litro [2 tazas grandes] de zumo reconstituido al día para tratar una infección. Para prevenirla, bebe 1/4 litro al día. (Si quieres evitar la sacarina o el aspartamo, añade una pequeña cantidad de la hierba estevia. En muchos países se ha usado esta hierba durante decenios como edulcorante no calórico, y se encuentra en forma de polvo o de líquido en las tiendas de alimentos dietéticos.) También puedes buscar zumo de arándanos agrios en forma de comprimido; Cranactin es una marca popular.

La hierba gayuba (*Arctostaphylos uva-ursi*, también llamada uva ursina o de oso) contiene una sustancia llamada arbutina, antibiótico natural que alivia las infecciones de la vejiga.[75] Se puede tomar el extracto en polvo (20 por ciento de arbutina): 2 cápsulas tres veces al día; o el extracto líquido o tintura: 1 cuentagotas lleno en 1 taza de agua tres veces al día. Continuar con este tratamiento hasta que desaparezcan los síntomas. Tanto las cápsulas como la tintura se encuentran en las tiendas de alimentos dietéticos.

La vitamina C es muy útil para prevenir la reincidencia de la infección. Toma de 1.000 a 2.000 mg al día, y si la infección está relacionada con la actividad sexual, toma 1.000 mg antes y 1.000 mg después de tener relaciones sexuales. También bebe mucho líquido, y procura levantarte a orinar antes de que pase una hora después de la relación sexual. Las mujeres que hacen esto no tienen tantas infecciones relacionadas con la actividad sexual como las que esperan una hora o más; probablemente esto se debe a que beber líquido y después orinar impide que las bacterias se adhieran a los tejidos y comiencen una infección.

HORMONAS. A las mujeres menopáusicas y perimenopáusicas suele adelgazársele la uretra externa debido a la falta de estrógeno en esa zona del cuerpo, lo cual produce ardor al orinar. Esto podría confundirse con una infección de la vía urinaria. Este trastorno se puede tratar poniéndose una crema con base de estrógeno en la parte superior de la vagina, justo a lo largo del cordoncillo de la uretra. Recomiendo una crema vaginal con 0,5 mg de estriol. La dosis habitual es de 1 gramo (un cuarto de cucharadita) una vez al día durante una semana, después dos o tres veces a la semana o según se necesite más adelante. Esto restablece el grosor normal del tejido vaginal y acaba con el ardor.[76] También van bien otras formas de estrógeno vaginal, entre ellas Estrace y Vagifem. La pequeña cantidad necesaria para reestrogenizar la uretra no eleva de modo importante el nivel de esta hormona en la sangre y muchos médicos la consideran sin riesgo.

ACTIVIDAD SEXUAL. Las infecciones de las vías urinarias suelen ir asociadas con relaciones sexuales frecuentes o traumáticas (que causan daño al tejido vaginal y vulvar). Por ejemplo, en los casos de parejas que viajan por separado o viven separados durante la semana, los actos sexuales frecuentes durante una visita de fin de semana pueden irritar el tejido vaginal y uretral. El tratamiento para esto entraña hacer las modificaciones necesarias en la vida sexual para disminuir el trauma. Esto podría significar usar un lubricante si hay sequedad vaginal, y también reflexionar sobre cualquier aspecto de la relación que sea poco satisfactorio.

Los repetidos brotes de infección y/o ardor al orinar pueden estar relacionados también con el método anticonceptivo que usa la mujer. Si el diafragma es demasiado grande, puede irritar la uretra durante el acto sexual, siendo causa de que las bacterias penetren en la abertura uretral y migren hacia la zona de la vejiga. El uso de preservativos o cremas anticonceptivas que contienen el espermicida nonoxinol-9 puede producir irritación uretral y ardor al orinar. Esto desaparece cuando se deja de usar el agente culpable.

OTROS TRATAMIENTOS. No introduzcas bacterias en tu zona uretral; después de defecar, límpiate de delante hacia atrás, no al revés.

Las compresas de aceite de ricino aplicadas en la parte inferior del abdomen dos o tres veces a la semana pueden hacer maravillas en la prevención de infecciones de las vías urinarias, porque al parecer mejoran el funcionamiento del sistema inmunitario. También puede ser muy útil la acupuntura.

ASPECTOS PSÍQUICOS. Como ya he dicho, hay ciertos tipos de estrés muy concretos que afectan a la vejiga y al sistema urinario, y suelen tener que ver con la rabia no reconocida hacia alguien o con achacar culpas a alguien, generalmente del otro sexo. Así pues, cuando estés bebiendo tu zumo de arándanos agrios, tomando tu gayuba o echada con tus compresas de aceite de ricino, intenta hacer la siguiente afirmación: «Fluyo fácilmente con mi vida. Me resulta fácil liberar y dejar atrás viejos conceptos e ideas. Salen de mí fácil y alegremente. Estoy en paz con mis pensamientos y emociones».

HISTORIAS DE MUJERES

CHRISSA: INFECCIONES RECURRENTES DE LAS VÍAS URINARIAS. Chrissa tenía 32 años cuando vino a verme por primera vez para un examen anual. Su estado de salud era relativamente bueno, pero tenía dolores menstruales, accesos intermitentes de dolor pelviano y también infecciones urinarias recurrentes; para éstas la habían tratado con repetidas tomas de antibióticos. Me explicó que cada vez que hacía un viaje corto o salía de vacaciones se preocupaba por la posibilidad de tener una infección urinaria y no poder conseguir una receta del antibiótico. También estaba harta de las infecciones fúngicas que tenía cuando estaba tomando antibióticos.

Le pregunté cómo le iba la vida. Entonces me contó que el trabajo de su marido lo obligaba a viajar durante unas dos semanas de cada cuatro; este programa irregular le hacía difícil planear su vida. Estaba interesada en tener hijos, pero se sentía ambivalente al respecto. Cuando le pregunté sobre su vida sexual, me dijo: «Va a toda marcha cuando él está en casa, y alternamos entre el diafragma con crema vaginal y los preservativos».

Le pregunté si tendía a tener una infección urinaria después de las relaciones sexuales con su marido. Se lo pensó un momento y cayó en la cuenta de que normalmente cuando tenía una infección, era uno o dos días después de las relaciones sexuales.

Le revisé el diafragma para ver si era del tamaño adecuado; lo era. Yo sabía que ella necesitaba una estrategia para prevenir las infecciones, de modo que le sugerí que siguiera el programa de nutrición y suplementos que ya he esbozado:

- Disminuir el consumo de azúcar y harina refinados y seguir una dieta de alimentos naturales enteros.
- Beber zumo de arándanos agrios.
- Comenzar a tomar un buen suplemento de vitaminas y minerales.
- Tomar de 1 a 2 g (1.000-2.000 mg) de vitamina C lo más pronto posible después de la relación sexual. Tomar la misma dosis al día siguiente.
- Tomar un buen probiótico el día anterior a la relación sexual, el día en que ésta tuviera lugar y al día siguiente.

También le pedí que observara sus «activadores» emocionales. Concretamente, ¿sentía enfado con su marido debido a asuntos no hablados entre ellos, por ejemplo si quedar o no quedar embarazada o quién tenía que pagar las facturas?

Al cabo de tres meses, volvió para un control. Había tenido los primeros síntomas de una infección urinaria sólo una vez, y habían desaparecido rápidamente con el zumo de arándanos agrios y la vitamina C. Me dijo: «Me di cuenta de que el factor principal para que mi cuerpo tenga o no una infección urinaria son mis emociones. Tan pronto como descubría que estaba "fastidiada" con mi marido, me obligaba a hablarle de mis preocupaciones, para que no tuviera que ser mi cuerpo el que hablara por mí. También he procurado no tener nunca una relación sexual con él mientras esté enfadada. He comprendido que eso es terreno abonado para la infección. Me hace ilusión saber por fin que mi cuerpo no me está traicionando con estas infecciones. Son muchas las cosas que puedo hacer para prevenirlas, o por lo menos para cortar la infección cuando está en sus comienzos».

Incontinencia urinaria por esfuerzo

Aunque a muchas mujeres les cuesta hablar de ella, incluso con su médico, de un 30 a un 50 por ciento experimentan incontinencia urinaria (la pérdida involuntaria de orina) de vez en cuando. El 10 por ciento de estas mujeres son menores de 40 años. Para la mayoría es sólo un problema ocasional que les ocurre al toser, estornudar o en un ataque de risa. Pero una de cada seis mujeres de edades comprendidas entre los 40 y los 65 años tiene un problema importante que le impide llevar una vida normal. El problema también es común pasados los 65 años.

Hay varios tipos de incontinencia. La incontinencia urinaria por esfuerzo es la más común y es de la que voy a tratar aquí. Se produce cuando la presión intraabdominal (al toser, estornudar o reír) es tal que el esfínter de la uretra, es decir, el músculo que la mantiene cerrada, no puede retener la orina que hay en la vejiga.

Causas comunes

Los motivos más comunes de la debilidad del esfínter uretral son los siguientes:

- Debilidad general de los músculos del suelo pelviano.
- Embarazo (en este caso la incontinencia se acaba después del parto).
- Lesiones durante el parto (esto es mucho menos probable que ocurra si a la mujer se le anima a parir de un modo relajado, consciente y con un apoyo total).
- Factores genéticos que tienen por consecuencia la debilidad del tejido conjuntivo (las mujeres con este problema suelen tener muchas parientas con problemas relacionados con el prolapso de los órganos pelvianos).
- Tos persistente y crónica, normalmente debida al tabaco, que produce una presión intraabdominal repetitiva que supera la fuerza del esfínter uretral.
- Excesiva grasa abdominal, que aumenta la presión intraabdominal.

Tratamiento

FORTALECER EL SUELO PELVIANO. La primera línea de tratamiento para la incontinencia urinaria por esfuerzo es fortalecer el suelo pelviano mediante los ejercicios de Kegel. El fortalecimiento del suelo pelviano debe formar parte del cuidado rutinario de la salud de la mujer, sobre todo si tiene tendencia a la incontinencia. Si los músculos pelvianos están fuertes, soportan mejor a la uretra para que no ceda cuando se hace algo que aumenta la presión intraabdominal.

Por desgracia, a la gran mayoría de mujeres a las que se les dice que hagan los ejercicios de Kegel no se les enseña a hacerlos bien, y por eso muchas de ellas (y sus médicos) piensan que no dan resultado. Se ha comprobado que cuando se hacen bien y con perseverancia, estos ejercicios permiten a un 75 por ciento de mujeres superar su problema de incontinencia.[77] Los ejercicios de Kegel consisten en contraer, o apretar, el músculo pubococcígeo (el que se aprieta para detener el chorro de orina). Recomiendo hacer el siguiente conjunto de ejercicios de Kegel:

Contracciones lentas. Contrae el músculo pubococcígeo (PC) y manténlo contraído contando lentamente hasta tres. Relájalo contando hasta cinco y vuelve a contraerlo. Durante unas cuantas semanas ve aumentando poco a poco el conteo hasta que puedas mantenerlo contraído contando hasta diez.

Contracciones rápidas o aleteos. Contrae y afloja rápidamente el músculo PC; una contracción por segundo. Ve aumentando hasta 10 contracciones rápidas.

Haz 5 veces este conjunto de ejercicios entre tres a cinco veces al día, y ve aumentando hasta llegar a 10 repeticiones por cada uno. Pasada una semana añade 5 repeticiones a cada uno, y ve añadiendo hasta llegar a 20 repeticiones, siempre haciéndolos de 3 a 5 veces al día. Los resultados se notan al cabo de seis a ocho semanas, y entre esos resultados están una mejor relación sexual. Para mantener el efecto beneficioso es necesario hacer estos ejercicios periódicamente. (Véase el capítulo 8.)

Los ejercicios de Kegel no dan resultado si al mismo tiempo que se hacen se contraen los músculos abdominales, los de los muslos y los de las nalgas. En realidad, eso sólo aumenta la presión intraabdominal y agrava el problema. Para asegurarte de que haces el ejercicio correctamente, introdúcete dos dedos en la vagina, sepáralos ligeramente y aprieta los músculos vaginales; deberás sentir cómo se cierran fuertemente alrededor de los dedos. Esos son los únicos músculos que hay que contraer. Para no contraer al mismo tiempo los músculos abdominales, coloca la otra mano sobre la parte inferior del abdomen, a modo de recordatorio, para mantener el abdomen blando y relajado. Existen vídeos y casetes para aprender a hacer bien los ejercicios de Kegel.

Hay otras formas de fortalecer los músculos pelvianos además de los ejercicios de Kegel. Un método, basado en técnicas chinas antiquísimas, consiste en introducirse uno de una serie de conos con peso en la vagina y simplemente mantenerlo allí unos cuantos minutos dos veces al día (véase «Recursos y proveedores»). Se comienza por el cono más pesado que se pueda sostener dentro con facilidad y se mantiene allí hasta cinco minutos; poco a poco se va pasando a conos más pesados, y finalmente se pasa a un programa de mantenimiento. Al sostener el cono dentro de la vagina, usamos y fortalecemos automáticamente los músculos correctos, sin tener que pensar en si estamos haciendo bien los ejercicios de Kegel. Durante varios años he recomendado estos conos, con excelentes resultados. Van bien si se tiene un problema de incontinencia urinaria por esfuerzo en el que no haya ningún otro factor implicado (por ejemplo, infección, efectos de fármacos como los diuréticos o consumo de cafeína).

También se puede comprar un eficaz ejercitador llamado Kegel-Master 2000 por internet (entra en www.kegeltoner.com). Este aparatito tiene 15 niveles de resistencia ajustables, por lo que se puede aumentar la resistencia a medida que se fortalecen esos músculos. También recomiendo el Feminine Personal Trainer (FTP), que es una pesa vaginal de acero inoxidable que fortalece muchísimo el suelo pelviano con ejercicios de resistencia en unos 10 minutos. Viene con un excelente vídeo y guía (se puede comprar por internet en www.swechange.com). Para obtener resultados óptimos en el fortalecimiento y curación del suelo pelviano recomiendo encarecidamente trabajar con un fisioterapeuta formado en rehabilitación del suelo pelviano.

Aunque fortalecer el suelo pelviano no cura todos los tipos de incontinencia urinaria, siempre vale la pena intentarlo antes de recurrir a fármacos o cirugía. Desarrollar un suelo pelviano fuerte no sólo va bien para prevenir o curar la incontinencia urinaria por esfuerzo, sino que también mejora el riego sanguíneo de la pelvis, lo cual aumenta la resistencia a enfermedades como las infecciones de las vías urinarias. También aumenta la capacidad para llegar al orgasmo y mejora la lubricación vaginal durante el acto sexual. Estos ejercicios se pueden hacer en cualquier momento y lugar, si se hacen bien, y nadie lo nota. No hay nada que perder y mucho que ganar.

ASPECTOS NUTRICIONALES. Muchas mujeres tienen incontinencia urinaria por esfuerzo cuando aumenta su producción de orina, sobre todo por beber café o té. Incluso el café descafeinado es diurético, y también lo es el tiempo frío (jamás bebo una taza de café por la mañana si voy a esquiar, porque cuando lo he hecho, he tenido que volver al refugio cada dos por tres). A muchas mujeres les aumenta la producción de orina el primer día de la regla, porque se están liberando de todo el líquido premenstrual. En esas circunstancias, el problema de incontinencia siempre empeora, porque la vejiga está más llena. Además, el café irrita la vejiga. He «curado» varios casos de incontinencia urinaria por esfuerzo simplemente diciéndole a la paciente que deje de beber café. También es útil reducir el exceso de grasa corporal (véase el capítulo 17).

HORMONAS. Algunas mujeres comienzan a sufrir de incontinencia urinaria por esfuerzo después de la menopausia, por motivos hormonales y por la misma razón que a veces tienen infecciones de las vías urinarias: el adelgazamiento del tercio externo de la uretra, sensible al estrógeno (véase la sección sobre las hormonas y las infecciones urinarias). Si esto describe tu situación, lo único que necesitas hacer para restablecer el tejido uretral y recuperar el control urinario es aplicarte un poquito de crema de estrógeno diariamente durante una semana, y después dos o tres veces a la semana. Para esto yo receto una crema con 0,5 mg de estriol, en lugar de cremas de otros tipos de estrógeno, como el Premarin, porque el estriol va muy bien localmente y tiene un efecto muy débil en el organismo. Esto significa que se puede usar sin riesgo la crema vaginal de estriol para restablecer los tejidos vaginal y uretral aun en el caso de haber tenido cáncer de mama u otro cáncer sensible al estrógeno. La crema vaginal de estriol se prepara, con receta, en cualquier farmacia que use hormonas naturales. La dosis habitual es de 1 gramo (un cuarto de cucharadita) una vez al día durante una semana, y después dos o tres veces a la semana según se necesite.

PESARIOS Y DISPOSITIVOS DE INSERCIÓN PARA EL CONTROL URINARIO. Para la incontinencia urinaria por esfuerzo suele ser útil simplemente llevar un tampón para la menstruación, porque ejerce presión en las paredes de la vagina comprimiendo la uretra. En un estudio, llevar tampones sirvió a un 86 por ciento de las mujeres a mantenerse secas durante sesiones de ejercicio, aunque en las que tenían incontinencia grave sólo sirvió a un 29 por ciento. Si usas tampones con este fin, no olvides que se deben cambiar con frecuencia para evitar un choque tóxico; no te dejes puesto un mismo tampón durante todo un día.

Los pesarios, que son dispositivos de plástico o ebonita que se insertan en la vagina para tratar el prolapso del útero, también se pueden usar con éxito para la incontinencia urinaria por esfuerzo. Por desgracia, muchos médicos no han sido instruidos en su uso, y por lo tanto a muchas pacientes no se les ofrece esta opción. Los pesarios diseñados especialmente para la incontinencia levantan el cuello de la vejiga y restablecen su ángulo correcto, de modo que se recupera la continencia cuando está colocado. Van bien para las mujeres que no son candidatas para una intervención quirúrgica, las que sólo tienen el problema de forma intermitente o aquellas a las que no ha servido la cirugía.[78] (Véase «Recursos y proveedores.)

Un nuevo producto de venta con receta llamado FemSoft Insert (de Rochester Medical Products) es un tubo de silicona que se inserta en la uretra rodeado por una manga llena de líquido; esta manga crea un sello en el cuello de la vejiga, impidiendo el goteo. Debe reemplazarse después de orinar. (Para más información, visita www.1800femsoft.com).

CIRUGÍA. Los métodos quirúrgicos para la incontinencia urinaria por esfuerzo suelen tener mucho éxito. Hay que buscar un cirujano formado especialmente en uroginecología. Otra excelente opción para algunas mujeres es la inyección de Teflón o colágeno en la uretra.

(Para más información sobre incontinencia puedes visitar el sitio web de la National Association for Continence en www.nafc.org.)

Al margen de la relación que tengas en estos momentos con esa zona de tu cuerpo, has de saber que cada mujer ha heredado los efectos de generaciones de silencio y mala información en torno a las regiones genital y urinaria. La única manera de abandonar ese legado de vergüenza es hablar de nuestras necesidades, instruirnos y recuperar una actitud sana hacia nuestros genitales. Cuando comenzamos a recuperar la sabiduría de estas partes descubrimos que, como todas las demás partes de nuestro cuerpo, esta responde bellamente a nuestro cuidado, cariño, comprensión y respeto.

10

Los pechos o mamas

Me fascina la frecuencia con que las mujeres perciben en su cuerpo, sobre todo en la zona de los pechos y el corazón, cuando son generosas, amorosas y sensibles a las necesidades de los demás.

JEAN SHINODA BOLEN, *VIAJE A AVALON*

La fijación mamaria es el más infantil, y el más norteamericano, de los fetiches sexuales.

MOLLY HASKELL, CRÍTICA DE CINE Y ESCRITORA, EN *THE QUOTABLE WOMAN*

Nuestra herencia cultural

En una cultura en la que mujeres y hombres por igual se crían con muñecas Barbie, desfiles de Miss America e imágenes de *Playboy*, los pechos son una parte muy cargada de nuestra anatomía, tanto en el sentido físico como en el metafórico. El doctor Norm Shealy comentó una vez: «Freud lo entendió todo mal. Jamás he visto a una mujer que envidie el pene, pero sí que he visto a muchos hombres que envidian los pechos». En cierto sentido, son muchas las personas que en su infancia no se acercaron a la cantidad ideal de contacto con los pechos de su madre; muchísimas personas fueron alimentadas no por los pechos maternos, sino por fríos pezones de plástico y fórmulas químicas elaboradas por empresas multinacionales. No es de extrañar que nuestra sociedad esté tan obsesionada por los pechos femeninos. No es de extrañar que se genere tan pronto el marco idóneo para molestias en esa zona del cuerpo femenino.

El ideal de nuestra cultura es el de una mujer con un par de pechos igualitos y erectos de 18 años (de por lo menos una talla 110 de sujetador, a juzgar por las imágenes que aparecen en los medios en los veinte últimos años). Esto induce a todas las mujeres que no calzan con ese ideal (que son la gran mayoría) a creer que algo les funciona mal. Si va acompañada por suficientes problemas, esta percepción podría incluso ser causa de síntomas en las mamas, y sin duda fomenta al deseo de hacerse implantes.

Ojalá todas las mujeres pudieran tener la oportunidad de conocer lo diversos que son en realidad los tamaños y formas de los pechos, y pudieran ver cuánto varían de una mujer a otra. Entonces comprenderían lo sesgada que es normalmente nuestra percepción de nuestros pechos. Tendríamos la oportunidad de comenzar a amar los pechos que tenemos, en lugar de compararlos con un ideal imposible. (Hace poco estuve revisando unos DVD de enseñanza editados por el Sinclair Institute [www.bettersex.com], que se especializa en optimizar la función sexual. ¡Qué placer ver a tantas mujeres atractivas con pechos normales!)

Es innegable que una que otra mujer tiene alguna discrepancia de tamaño u otra anormalidad relacionada con sus pechos, algo que llama la atención y para ella es causa de un enorme sufrimiento psíquico. Otras tienen los pechos tan grandes que les causan dolor en la espalda. La cirugía plástica puede corregir esos problemas, y en ese sentido es una bendición. Pero la mayoría de las operaciones de cirugía plástica en los pechos se hacen porque la mujer no los encuentra tan estupendos como los de las modelos, o porque no le gustan a su novio o compañero, o porque nuestra cultura obsesionada por los pechos los prefiere grandes. Esta preocupación por el tamaño se «medica» con cirugía estética, y en la jerga quirúrgica la indicación para el aumento del tamaño de los pechos es «micromastia bilateral crónica», lo que simplemente significa «dos pechos pequeños que llevan ahí algún tiempo».

Es frecuente que la mujer crea que sus pechos existen para el placer y el beneficio de otra persona distinta de sí misma. He oído a ex colegas míos recomendar a mujeres que no amamanten a su bebé porque «les estropeará los pechos». Algunos maridos prohíben a sus esposas que den de mamar, ¡porque sienten celos del bebé! Está claro que la actual tendencia hacia los implantes de mama es un síntoma de un descontento mucho más profundo apoyado por la cultura. (Más adelante en este capítulo hablo de los implantes.)

Los pechos son la metáfora física de dar y recibir. En épocas remotas, simbolizaban la abundancia y la prodigalidad sustentadora de la naturaleza. Que los pechos son símbolos del sustento (cuidar de) lo ilustra muy bien el caso de una mujer a la que vi a comienzos de los años ochenta, Jennifer, que hacía cuatro años que había tenido la menopausia. Su médico la envió a verme debido a dos grandes quistes en la mama derecha, que se le formaron casi de la noche a la mañana (tenían 5 y 7 centímetros de diámetro). Le pregunté si pasaba algo en su vida en el aspecto de cuidado de los demás. Me contó que su hija menor iba a marcharse de casa para ir a la universidad, y que hacía poco que había muerto un gato muy querido que habían tenido quince años. Jennifer estaba haciendo duelo por la pérdida de su hija y de su querido gato. La noche anterior a la aparición de los quistes soñó que estaba amamantando a su hija cuando era bebé, esa misma hija que iba a dejar la casa. Cuando hice la succión por punción del líquido de los quistes, descubrí que estaban llenos de leche. El cuerpo de Jennifer había manifestado el fluido del sustento materno en reacción al cambio en su papel sustentador. (La doctora Dixie Mills, cirujana de mamas, vio un aumento en secreción de pezones y secreción sanguinolenta después del 11 de septiembre de 2001, cuando el país estaba de duelo.)

Nuestra cultura ha tergiversado la metáfora del sustento con el fin de que las mujeres se entreguen a los demás sin cuidar de ellas mismas. Las mujeres dan y dan, sin reponerse, hasta que el pozo se seca. Si los hombres y mujeres anduvieran con el torso desnudo, veríamos que la principal herida de las mujeres es la cicatriz de la mastectomía. En el caso de los hombres, la principal cicatriz sería la de la anastomosis por *bypass* de la arteria coronaria, en el centro del pecho, porque muchos hombres necesitan reaprender a abrir el corazón que se les cerró en la infancia.

La doctora Mona Lisa Schulz, intuitiva médica y científica, dice que en las mujeres que tienen una «glándula sustentadora superdesarrollada» suele «ver», en el pecho izquierdo, cerca del corazón, la energía de las personas importantes a las que estas mujeres han cuidado en su vida. Dice que esto se debe a que esas mujeres han aprendido a cuidar y nutrir como la expresión principal del amor. Aunque no hay nada malo en sustentar y cuidar, hacerlo a expensas de sí misma puede establecer la pauta para la mala salud. La doctora Schulz no ve esta pauta en mujeres sanas ni en hombres.

En gran parte, el cáncer de mama está relacionado con nuestra necesidad de parecer autosuficientes, capaces de cuidarnos y sustentarnos solas, lo cual es imposible. Toda persona necesita de la ayuda y el apoyo de los demás para estar totalmente sana. Según Caroline Myss: «La principal emoción que se esconde en los bultos y cánceres de mama es el dolor, la aflicción y los asuntos emocionales no resueltos, generalmente relacionados con el sustento y el cuidado». Los pechos están situados en el centro energético del cuarto chakra, cerca del corazón. Las emociones como el pesar y el clásico «corazón roto» se almacenan energéticamente en ese centro del cuerpo. El sentimiento de culpabilidad por no ser capaz de perdonarse o de perdonar a otras personas bloquea la energía de los pechos. (Los otros órganos del cuarto chakra también son vulnerables a esta pauta energética.)

En un importante estudio realizado en 1995 se descubrió que el riesgo de enfermar de cáncer de mama aumenta casi doce veces si la mujer ha experimentado la muerte de un ser querido, la pérdida del trabajo o el divorcio en los cinco años anteriores.[1] Es importante observar que, según este estudio, las dificultades emocionales de larga duración no están relacionadas con el cáncer de mama. Otro investigador demostró que un estrés grave (determinado antes de que se hiciera el diagnóstico de cáncer de mama) también entraña un mayor riesgo de contraer la enfermedad.[2] De modo similar, se ha comprobado que las pérdidas graves que ocurren después del diagnóstico de cáncer de mama aumentan el riesgo de una recurrencia posterior.[3]

Ya en el siglo XIX, la literatura médica señalaba que había una relación entre el cáncer de mama y la soledad, la pena, e incluso la ira y la rabia.[4] Las mujeres con cáncer de mama suelen tener las siguientes características: abnegación, sexualidad inhibida, incapacidad para verse apoyadas por los demás y para desahogar el enfado o la hostilidad, tendencia a ocultar la rabia y la hostilidad detrás de una fachada de simpatía y amabilidad, y una enemistad no resuelta con su madre. Hay pruebas de que las mujeres con cáncer de mama que se consideran muy apoyadas emocionalmente por su marido u otras personas tienen una mejor reacción inmunitaria.[5] En un estudio realizado con pacientes de cáncer de mama, se comprobó que estas eran más propensas a ocuparse de mantener una apariencia externa de persona simpática o buena que las mujeres que no tenían este cáncer. También eran más propensas a reprimir o interiorizar sus sentimientos, sobre todo los de rabia.[6] De hecho, en un estudio se comprobó que la represión de la rabia durante muchos años va acompañada por cambios adversos en el sistema inmunitario.[7] Dada la tendencia de nuestra sociedad a reprimir, ignorar o denigrar a las mujeres y su rabia, es fácil comprender por qué son tantas las que tienen problemas de mamas. Una enfermera me contó que una de sus amigas tuvo la siguiente percepción varios meses antes de morir de cáncer de mama: «Finalmente he comprendido que no tenía por qué morir de cáncer para descansar». Los estudios han demostrado que pérdidas emocionales fuertes como el divorcio, la muerte de un ser querido, o la pérdida de un trabajo puede predisponer para este cáncer, según sea cómo lleva la pérdida la mujer.

No es la pérdida en sí la que causa el problema, sino la incapacidad para expresar la aflicción y liberarla totalmente, y reaccionar ante la situación de un modo sano y flexible. Tampoco es causa de cáncer un acontecimiento o situación muy estresante. El riesgo está determinado por la forma de sobrellevarlo. En el estudio de 1995 ya citado, los investigadores demostraron que el estilo de la mujer para hacer frente a las situaciones difíciles influía en si enfermaban o no de cáncer de mama. Comparadas con las mujeres del grupo de control, las pacientes de cáncer tendían más a usar un tipo de estrategia caracterizada por ocuparse del problema, enfrentarlo, concentrarse en él, elaborar un plan de acción y buscar apoyo emocional. Lo que observaron los investigadores fue lo siguiente: en los acontecimientos gravemente estresantes de la vida (pérdida de un ser querido, pérdida de un empleo o enfermedad grave de un familiar), la persona no tiene ningún control; por lo tanto, esforzarse por cambiar o controlar la situación y buscar a otros para que la apoyen en este proceso, en lugar de dejar que las cosas sean como son, en definitiva no resulta, y en realidad aumenta el estrés (y el riesgo de cáncer). Un ejemplo de esto sería trabajar incansablemente con organizaciones que buscan erradicar el cáncer, en lugar de dedicar el tiempo y la energía a investigar lo que es necesario hacer en la propia vida para lamentar y llorar, expresar y liberar la aflicción y sanar. Las pérdidas importantes son inevitables y forman parte del proceso de la vida. Lo que va bien es desahogar totalmente la pena y la aflicción, encontrarle sentido a la situación y rendirse a algo superior a nosotros. Este es un proceso doloroso y difícil al que llamo rendición total.

El doctor Ryke Geerd Hamer, internista y oncólogo, ha realizado extensos estudios de investigación en más de 20.000 pacientes de cáncer y ha demostrado que, en todos los casos, el cáncer se ha desarrollado después de un grave choque emocional o pérdida que ha sufrido la persona uno o dos años antes del diagnóstico. (El doctor Hamer comprende la conexión mente-cuerpo personalmente también; le diagnosticaron cáncer después de la muerte de su hijo, causada por un acto de violencia indiscriminado.) Más importante aún, sus estudios indican que «el tejido comienza a aumentar a partir del inicio del conflicto y deja de aumentar tan pronto como éste se ha resuelto». Para informarte más sobre la investigación del doctor Hamer entra en www.newmedicine.ca o lee *The Cancer Report: The Latest Research in Psychoneuroimmunology (How Thousands Are Achieving Permanent Recoveries)*, de John Voell y Cynthia Chatfield (Change Your World Press, 2005). Este libro es un compendio de las obras de muchos especialistas en tratamiento holístico del cáncer. Es el manual sobre el tema más práctico, útil y alentador que he visto.

Anatomía

Los pechos femeninos están hecho para proporcionar la nutrición óptima a los bebés y para procurar placer sexual a la propia mujer. Los pechos son órganos glandulares muy sensibles a los cambios hormonales del cuerpo, y pasan por cambios cíclicos sincronizados con el ciclo menstrual. Están conectados muy íntimamente con el sistema genital: la estimulación de los pezones estimula también el clítoris y aumenta la secreción de prolactina y oxitocina de la glándula pituitaria. Estas hormonas también afectan al útero y le causan contracciones. El tejido mamario se extiende hasta las axilas, en lo que se llama «prolongación axilar». Los ganglios linfáticos que drenan el tejido de las mamas también están situados en las axilas. Después de que la mujer tiene un bebé y le entra la leche, se le pueden formar llamativas hinchazones bajo los brazos, al llenarse el tejido de esa zona. Hay pechos de todos los tamaños y formas, y lo mismo ocurre con los pezones. Muchas mujeres tienen un pecho ligeramente más pequeño que el otro. Algunas tienen un tercer pezón (como también algunos hombres).

El autoexamen de los pechos

Uno de los imperativos sagrados en la salud de las mujeres es el autoexamen mensual de las mamas. Se les dice que se lo hagan como una forma de «salvar la vida». La verdad es que muy pocas mujeres se hacen el auto-examen cada mes de la manera que se les enseña. De todos modos, son las mujeres, no sus médicos, las que encuentran la gran mayoría de anormalidades en los pechos (sin incluir los detectados en la mamografías).

La renuencia a hacerse el autoexamen (incluso las enfermeras y las médicas, que se supone que saben más) tiene su raíz en dos cosas.

1) Miedo a lo que se va a encontrar.

2) La guía interior innata, que sabe que convertir un examen de los pechos en una misión «busca para destruir» no sólo es contraproducente sino que puede ser dañino también.

Por la ley de la atracción, aquello en lo que centramos la atención tiende a expandirse. Por lo tanto, ¿quién que esté en su sano juicio se exploraría los pechos cada mes pensando «cáncer»? De hecho, los estudios han demostrado que eso es exactamente lo que ocurre.

Transformar el autoexamen

Lo primero que deseo que sepan todas las mujeres acerca del autoexamen de las mamas (como se enseña actualmente) es que no cambia la tasa de mortalidad por cáncer de mama, pero sí aumenta las probabilidades de que a la mujer le hagan una biopsia por una enfermedad benigna. En un estudio, publicado en 2002 en el *Journal of the National Cancer Institute,* se hizo un seguimiento a 260.000 mujeres de Shanghai durante cinco años. A una mitad les enseñaron a hacerse el autoexamen, y en el trabajo se les reforzaba esa enseñanza; a las de la otra mitad no se les enseñó nada ni se las animó a hacerse el autoexamen. Al final del estudio, las mujeres del grupo que había recibido la enseñanza se habían encontrado más bultos benignos en los pechos que las del otro grupo, aunque el índice de mortalidad por cáncer de mama era igual en ambos grupos. Los investigadores concluyeron que «a las mujeres que deciden hacerse el autoexamen debe informárselas de que su eficacia no está probada y que podría aumentar sus posibilidades de que les hagan una biopsia por algo benigno».[8]

Pero existe una alternativa sana. Puedes llegar a conocer tus pechos de una manera sana y amorosa que favorezca tu salud en todos los aspectos. Un buen momento para cambiar tu forma de pensar acerca de tus pechos y de los exámenes es justo después que tu médico te haya hecho el examen, resulte bien y sepas que está del todo normal. Si no sabes cómo es lo «normal», aquí te explico lo que debes hacer. Cuando el ginecólogo, o la ginecóloga, te esté examinando los pechos, pídele que te diga qué es lo que nota al palpar. Después repite tú el examen para saber cómo es lo normal en tus pechos. A partir de entonces, siempre que te toques los pechos hazlo con amorosa ternura. Frótate las manos para calentarlas un poco; después cúbrete los pechos con ellas, visualizando cómo tus manos les transmiten cariño y atención. Es posible que sientas un hormigueo en los pechos, debido al aumento de la irrigación sanguínea.

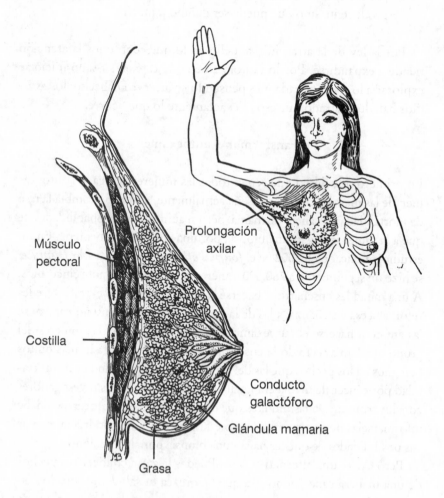

Músculo pectoral

Prolongación axilar

Costilla

Conducto galactóforo

Glándula mamaria

Grasa

FIGURA 9. ANATOMÍA DE LA MAMA

Trata con respeto tus pechos. Si en estos momentos les tienes miedo y los encuentras «demasiado llenos de bultos», comienza a cambiar tu actitud hacia ellos prestándoles una especial atención cuando te bañes o te duches. Mientras te lavas esa zona, fíjate en cómo sientes la piel bajo los dedos. Imagínate que tienes poder sanador en tus manos (en realidad lo tienes). Cuando te laves los pechos y las axilas, hazlo con el ánimo de bendecir esa zona de tu cuerpo. Al hacer eso, aprenderás cómo son sus contornos y su tacto. Hazlo diariamente como parte de tu aseo hasta que hayas recuperado el respeto por tus pechos como una parte importante de tu anatomía. Tu tejido mamario responderá positivamente a tu intención.

Una vez que te sientas totalmente cómoda con este ejercicio, procede a aprender cómo es el tejido al tacto cuando presionas con más fuerza. Este paso podrías darlo con un espíritu de curiosidad, de la misma manera en que te examinarías la mano o la planta del pie. Las mamas son una parte vital de la sabiduría femenina, y conviene aprender a escucharlas. Tiéndete de espaldas con una mano detrás de la cabeza; así el tejido de las mamas se aplasta contra la pared torácica y es más fácil palparlo y apreciarlo encima de los músculos y las costillas que hay debajo. Con la mano derecha, usando la parte plana de los dedos, no las yemas, explórate la mama izquierda. Las yemas son demasiado sensibles y van a captar todos los pequeños conductos. Esto podría resultarte aterrador mientras no sepas lo que es normal en ti, de modo que sólo haz la exploración con las yemas una vez que ya te sientas totalmente cómoda con tu anatomía y confíes en ti misma. Repite el ejercicio con la mano izquierda para explorar la mama derecha. Al principio es útil

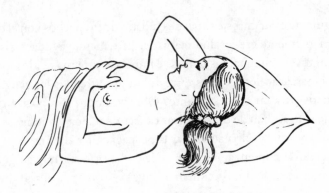

FIGURA 10. AUTOEXAMEN DE LOS PECHOS

dividir la mama en cuatro cuadrantes y examinar cada uno por separado. Después avanza hasta la axila y vuelve nuevamente hasta el pezón, para notar las diferencias en las distintas zonas. El tejido mamario suele ser más denso en el cuadrante superior y externo de cada mama. Finalmente podrás notar la diferencia entre esa zona y las demás y saber que esas diferencias son normales en ti.

Puedes llegar a conocer tus pechos y entender su anatomía palpándotelos, sintiéndolos (por dentro y por fuera) y mirándotelos. Tus pechos son partes normales de tu cuerpo y se merecen tanta o mayor atención amorosa que tu pelo o tu cutis. Si los tratas así, palpándolos para conocerlos, para cuidarlos consciente y amorosamente (y no sólo para encontrar bultos), los rodearás con un campo energético mucho más positivo que la energía habitual generada por el autoexamen en el que se explora para encontrar lo que no se desea encontrar. Examinarse los pechos con miedo, simplemente aumenta el miedo, y eso es lo contrario de lo que se necesita para generar un tejido mamario sano. Una de mis ex clientas, a la que le hicieron una lumpectomía por cáncer de mama, había incorporado esa actitud sana al examinarse las mamas. Se las palpaba con frecuencia y conocía muy bien su anatomía. Todas las mañanas, antes de levantarse, les decía: «¡Chicas, conmigo estáis a salvo!».

Otra de mis clientas decía que gustaba visualizar a la Madre Divina bendiciéndola a ella y sus pechos cuando se los tocaba. «Eso siempre me sirve para sentirme mejor y me disipa el miedo», decía.

Cuida de ti: ritual mensual de masaje de los pechos

El siguiente es un masaje ritual de cuidado de los pechos con el que conscientemente creas salud mamaria. Este masaje ayuda al sistema linfático a eliminar las toxinas e impurezas de tus tejidos, porque el masaje acelera el transporte de esas impurezas a los ganglios linfáticos para su procesamiento. Observación: no te hagas este masaje si te acaban de diagnosticar cáncer de mama y aún no se ha tratado, porque podría aumentar la propagación del tumor.

Antes de comenzar, pon tu música favorita (a mí me gusta cualquier cosa de Jim Brickman o Enya) y aromatiza el agua de la bañera con aceite esencial de rosa o de lavanda (el de rosa disipa la ira, y la lavanda es muy calmante). Si no te gusta darte baños, usa tu aceite de masaje aromatizado. Aplica fricciones suaves, ligeras, de modo que muevas la piel, no los músculos. Disfruta de la naturaleza sensual del masaje al hacerlo. Cuando más placer sientas, más saludable será este ejercicio.

1. Con los tres primeros dedos de la mano derecha encuentra el hueco que hay encima de la clavícula izquierda. Con una suave fricción desde el hombro hacia el cuello, estira ligeramente la piel de ese hueco. Repite el movimiento de 5 a 10 veces.
2. Con los dedos muy planos, cubre la parte vellosa de la axila izquierda y estira la piel hacia arriba, de 5 a 10 veces.
3. Siempre con los dedos planos, fricciona o acaricia ligeramente la piel desde el esternón hasta la axila. Haz este mismo masaje por arriba, por encima y por debajo del pecho, de 5 a 10 veces cada trayectoria.
4. Finalmente, con la palma plana, fricciona con suavidad la piel del costado, desde la cintura hasta la axila, de 5 a 10 veces.

Ahora, hazte el masaje del lado derecho del pecho con la mano izquierda.

(Existe un CD titulado *Honoring Our Breasts*, grabado por la doctora Dixie Mills, que presenta una visualización y examen de los pechos con música, para guiarte en este proceso con atención a tu sabiduría interior. Para encargarlo, visita www.drdixiemills.com).

Síntomas benignos: Dolor, bultos, quistes y secreción de los pezones

El motivo más común que lleva a las mujeres a consultar al médico por síntomas en las mamas son los bultos o quistes. Si bien la mayoría son benignos, deben controlarse atentamente para asegurarse de que no son cancerosos. (La secreción de los pezones es un síntoma menos común, pero también puede ser causa de preocupación.)

Aproximadamente la mitad de todas las mujeres que van al médico lo hacen porque tienen algún tipo de dolor en las mamas. La mastalgia cíclica, que es el dolor en los pechos que va y viene según el ciclo menstrual, normalmente está causada por un exceso de estimulación hormonal, debido a un hiperestrogenismo, un consumo excesivo de cafeína, o incluso por un estrés permanente. No es un factor de riesgo de cáncer de mama.

Mi colega la doctora Mary Ellen Fenn, me comentó una vez: «¿Te has fijado en que los hombres nunca se quejan de dolor en los testículos, pero las mujeres siempre se están quejando de dolor en los pechos, e incluso en los ovarios? ¿Crees que eso podría deberse a que los hombres saben que si se quejaran alguien querría cortárselos? ¿O será porque en nuestra cultura esos órganos de los hombres no corren tanto riesgo?». Si las mujeres entienden que su guía interior les aconseja, mediante síntomas en las mamas, que dediquen más tiempo y energía a sí mismas, pueden comenzar a valorar y apreciar sus pechos de un modo diferente.

«Enfermedad fibroquística de la mama»

En la actualidad, a alrededor de un 70 por ciento de las mujeres un médico les ha dicho que tienen la «enfermedad fibroquística de la mama». En los años setenta y comienzo de los ochenta, unos cuantos estudios parecieron indicar que entre las mujeres con esta supuesta enfermedad había una incidencia dos o tres veces mayor de cáncer de mama. Cundió el pánico y diferentes médicos contaron historias contradictorias a las mujeres. Cuando la Comisión de Consenso de la Asociación Nacional del Cáncer investigó el tema en 1985, descubrió que entre un 70 y un 80 por ciento de lo que se llamaba «enfermedad fibroquística de la mama» eran en realidad cambios normales en la anatomía mamaria y no estaban relacionados con un aumento del índice de cáncer de mama. Sin embargo, muchas mujeres siguen creyendo que lo está.

Las mamas están formadas por grasa y tejido conectivo. Con el tiempo va cambiando la proporción entre la grasa y el tejido conectivo. Por lo tanto, es normal que en el examen se adviertan algunas zonas más densas que otras. El tejido de las mamas no es homogéneo; una zona puede estar más densa que otra simplemente porque ahí hay más tejido conectivo que en otra. La mayoría de las mujeres pasan por lo que los patólogos llaman «cambios fibroquísticos en las mamas», de modo que es muy posible encontrarlos en una biopsia. Lamentablemente, dado que la expresión se ha empleado para describir cualquier engrosamiento, sensibilidad o síntoma, a las mujeres cuyo tejido mamario simplemente está denso debido al tejido conectivo, se les diagnostica a veces una enfermedad fibroquística de la mama, como también a aquellas que sencillamente tienen variaciones normales en la densidad del tejido mamario.

Como ocurre en el caso de la «erosión cervical», expresión que simplemente declara patológico un cambio normal en el cuello del útero, la «enfermedad fibroquística de la mama» no es una enfermedad, en opinión de muchos. Creo que debería desecharse esa expresión.[9] La mala información respecto a la enfermedad fibroquística, la constante explotación de los pechos femeninos por parte de los medios y la ambivalencia de nuestra cultura hacia los pechos, favorecen una dinámica psicológica cargada de daño potencial para muchas mujeres. ¡No sólo les hacen creer que sus pechos son demasiado pequeños o demasiado grandes o que tienen una forma anormal, sino que ahora también una persona en quien confían les dice que sus pechos tienen una enfermedad!

Secreción de los pezones

Con mucha frecuencia la secreción se produce después de la estimulación del pezón, generalmente cuando se hace el amor. No es peligrosa. Después de que una mujer ha amamantado a su bebé, la secreción de leche puede tardar un año en desaparecer totalmente. En casos de secreción persistente no causada por estimulación del pezón (la secreción es de un líquido claro, que puede ser desde lechoso a verdoso), deberá hacerse un análisis de sangre para determinar el nivel de la hormona prolactina, para estar seguros de que la mujer no tiene un tumor pituitario muy poco común llamado microadenoma pituitario. Siempre habrá que investigar una secreción sanguinolenta para asegurarnos de que no hay cáncer. En ocasiones, sin embargo, este rarísimo trastorno está causado por tumores benignos en el tejido de los conductos del pezón.

Quistes de mama

Las mamas son muy sensibles a los cambios hormonales, y los bultos o engrosamientos no malignos suelen desaparecer con el tiempo. Pero se recomienda comunicarle inmediatamente al médico cualquier bulto que se encuentre; conviene saber si el bulto es un quiste. Los quistes de mama son muy comunes en mujeres mayores de 40 años, cuando cambian sus niveles hormonales; están llenos de líquido y se diagnostican enterrándoles una aguja, con anestesia local, y succionando su contenido. A veces el médico no logra distinguir un bulto sólido de un quiste durante el examen, de modo que se hace necesaria una exploración por ecografía para hacer la distinción. Si el bulto es un quiste, a veces se puede succionar su contenido, que suele ser un líquido amarillo o marrón verdoso. Muchos especialistas opinan que el líquido del quiste se puede tirar porque rara vez es útil analizarlo. En la mayoría de los casos el quiste desaparece después de la succión y no es necesario más tratamiento. Pero en el caso de que haya alguna sospecha, hay que analizar las células succionadas para determinar si hay cáncer. Si la ecografía muestra con claridad que es un simple quiste y la mujer no desea la punción con la aguja, se controla el quiste simplemente con observación. Muchas mujeres llevan la pista de sus ciclos y grados de estrés observando sus quistes. Cuando uno se vuelve muy doloroso o se agranda tanto que sobresale, entonces puede ir a que se lo succionen. Muchos quistes desaparecen con la menopausia.

Si un bulto no es «claramente» un quiste, se envía a la mujer a un cirujano especialista en problemas de mamas, o a un centro especializado en las mamas. Creo firmemente que la mujer debe tener las mejores opiniones médicas posibles sobre su situación antes de embarcarse en cualquier tratamiento para un problema de mama. En las mujeres menores de 35 años (con algunas excepciones), se puede observar una masa mamaria durante varios ciclos menstruales para ver si desaparece.

Tratamiento de los síntomas benignos en las mamas

La gran mayoría de mujeres sienten dolor en los pechos de vez en cuando. El dolor de mama (también llamado mastalgia o mastodinia) es el principal motivo de que las mujeres acudan a clínicas especializadas en el cuidado de las mamas, y está presente en el 45 por ciento de las mujeres que visitan esas clínicas. Pero también es corriente que casi todos los médicos de cabecera vean a mujeres con este problema. Por desgracia, como tantos otros problemas de salud de las mujeres, con muchísima frecuencia los médicos consideran el dolor de mamas una especie de enfermedad neurótica que sólo está en la cabeza de la mujer, de modo que no recibe la atención y el cuidado que se merece. La doctora Dixie Mills, especialista en mamas, dice que está esperando que alguien reciba el Premio Nobel por descubrir la causa y la cura del dolor de los pechos. Pero todas sabemos que el dolor es señal de desequilibrio en algún aspecto de nuestra vida. Y el dolor de mamas no es una excepción.

La pregunta candente que la mayoría de las mujeres afectadas por dolor en los pechos desean que les contesten de inmediato es: «¿Este dolor es señal de cáncer?». La respuesta es casi siempre no. Pero hay unos cuantos casos en los que la respuesta es sí. En un estudio se comprobó que sólo un 7 por ciento de las mujeres que estaban en las primeras fases del cáncer de mama tenían dolor en el pecho, y en otro 8 por ciento el dolor iba acompañado por un bulto. Otro estudio retrospectivo sugería un mayor riesgo de cáncer de mama en mujeres que han tenido un historial de dolor cíclico de mama, comparadas con mujeres que no lo tenían.[10] Puesto que no sabemos qué causa el cáncer de mama y sólo podemos identificar entre un 20 y un 30 por ciento de los factores de riesgo conocidos para esta enfermedad, está claro que es necesario realizar más estudios y de diferente tipo para tratar exhaustivamente este problema. Voy a suponer que, si has tenido un dolor importante en los pechos, has consultado a un médico, te han hecho un examen completo de las mamas y una mamografía o ecografía si era necesario, y los resultados han sido normales. Mi experiencia con los cientos de mujeres que he visto con dolor de las mamas a lo largo de los años es que la relación entre el dolor y el cáncer de mama es muy escasa. De hecho, en un estudio realizado con mujeres con dolor en los pechos en las que no se encontró ningún indicio de cáncer de mama en las exploraciones de rutina, menos del 1 por ciento (el 0,5 por ciento para ser exactos) desarrollaron cáncer de mama en algún momento del futuro.[11]

¿Qué causa el dolor de pechos?

Para aliviar el dolor, primero hay que entender a qué podría deberse. No hay ninguna duda de que el tipo más común de dolor en los pechos se produce antes de la regla y está relacionado con los cambios hormonales del cuerpo que forman parte del ciclo menstrual. En la fase lútea del ciclo (las dos semanas anteriores al comienzo de la regla), todas las mujeres tienen una mayor tendencia a retener líquido y a subir entre medio kilo y un kilo de peso. Pero en las mujeres más sensibles, este ligero aumento de líquido y otros cambios hormonales que acompañan al ciclo menstrual pueden producir presión o inflamación en el tejido mamario, con la consiguiente sensibilidad. Las mismas sustancias químicas inflamatorias, como las prostaglandinas y las citocinas (o citoquinas), que causan los dolores menstruales, pueden causar también dolor en los pechos. En realidad, cada mes el tejido mamario pasa por cambios cíclicos que reflejan los que se están produciendo en el útero. La diferencia es que el líquido y los tejidos que se acumulan en el útero salen del cuerpo en forma de flujo menstrual. Pero el líquido y los tejidos celulares que se acumulan en las mamas simplemente son reabsorbidos por el cuerpo. Así pues, no es difícil comprender que muchas mujeres sientan dolor. Estos cambios hormonales cíclicos también explican por qué a las mujeres suelen ofrecérseles diversas terapias hormonales para estas dolencias; de ellas hablaré dentro de un momento.

Algunas mujeres experimentan un dolor de mamas que no tiene ninguna relación con el ciclo menstrual. Nadie sabe qué lo causa. Algunos investigadores piensan que está relacionado con alguna inflamación en el cuerpo, mientras que otros creen que está relacionado con cambios neuroendocrinos debidos a nuestras sutiles interacciones con el entorno, a nuestras percepciones y a nuestros sistemas hormonal e inmunitario (se ha relacionado el dolor de mamas con alteraciones en las hormonas esteroideas y proteínicas, entre ellas el estrógeno, la progesterona, el factor liberador de la hormona luteinizante, producido por el hipotálamo, y la prolactina). No es de extrañar que en un estudio se descubriera que las mujeres que sufren de un intenso dolor de mamas sufran también de ansiedad, pánico y un buen número de otros síndromes de dolor crónico. A muchas de estas mujeres no las alivian nada los numerosos tratamientos que les recomiendan sus médicos. Lo esencial para aliviar el dolor en este caso es hacer una dieta que reduzca la inflamación, y un programa de suplementos (véase el capítulo sobre nutrición), y al mismo tiempo reconocer y luego liberar los diversos estados emocionales, como traumas, depresión, ansiedad y un sentimiento de impotencia, que, según se ha demostrado, alteran los sistemas inmunitario y hormonal.[11]

Programa para aliviar los síntomas en las mamas

Elige las opciones que quieras de las que ofrezco en esta sección, basándote en lo que te resulte atractivo y puedas hacer fácilmente sin estresarte.

No es necesario que hagas todo lo que recomiendo aquí a la vez, a no ser que te parezca lo correcto.

EN PRIMER LUGAR, CONSULTAR CON EL MÉDICO. Esto se hace para asegurarte de que no hay indicios de cáncer de mama. Es ideal cuando el médico también puede ofrecer el apoyo emocional que necesita la mujer para hacer frente al dolor, a un bulto, o a ambas cosas.

REDUCIR AL MÍNIMO EL ESTRÓGENO Y LA INFLAMACIÓN. Conviene seguir una dieta que reduzca el exceso de estrógeno y disminuya también la inflamación celular. El tejido mamario es muy sensible a las dietas ricas en grasas y carbohidratos refinados, que elevan el nivel de estrógeno. La sobreproducción de estrógeno estimula este tejido, con la consecuencia de dolor y formación de quistes en muchas mujeres.[13] Muchos tumores de mama cancerosos han sido estimulados por hormonas como el estrógeno. Tamoxifeno, fármaco utilizado para tratar el cáncer de mama, actúa reduciendo el efecto del estrógeno en el tejido mamario. Cuanto mayores son la cantidad de grasa corporal y el consumo de grasa en la dieta (sobre todo de grasa saturada y ácidos grasos trans) y el nivel de insulina debido a demasiados carbohidratos refinados, mayores son el nivel de estrógeno y el riesgo de contraer cáncer de mama y otros cánceres ginecológicos.[14] La grasa corporal fabrica estrona (un tipo de estrógeno) mediante la conversión del colesterol en androsterona, de modo que es útil disminuir el porcentaje total de grasa corporal si es posible.

El consumo abundante de fibra de origen vegetal va bien para aumentar la eliminación del exceso de estrógeno en los excrementos. Las verduras crucíferas (coles, brécol, coles de Bruselas y nabos) contienen indol-3-carbinol, que, según se ha demostrado, reduce la capacidad del estrógeno para adherirse al tejido mamario; esta sustancia también se vende en forma de suplemento. Lo mismo vale para la soja y los productos derivados como el tofu, el miso y el tempeh. Consume regularmente estos alimentos. Alrededor del 80 por ciento de las pacientes de dolor cíclico de pechos tienen una buena respuesta a los cambios dietéticos por sí solos, porque una dieta de alimentos naturales enteros, reductora de la inflamación, cambia los niveles hormonales y disminuye de forma importante la intensidad de la sensibilidad y la hinchazón de los pechos.[15]

ELIMINAR LOS PRODUCTOS LÁCTEOS. Deja de consumir todo tipo de productos lácteos durante por lo menos un mes, a modo de prueba. A lo largo de los años he comprobado que esto alivia el dolor a muchas mujeres. Si una vez transcurrido el mes no notas ningún efecto, puedes volver a consumir productos lácteos. Aunque no sé de ningún estudio que documente esto concretamente, he descubierto que en algunas mujeres el consumo de productos lácteos está relacionado con la sensibilidad y los bultos en las mamas. Creo que esto se debe a que a las vacas se les da grandes cantidades de antibióticos y hormonas para aumentar su producción de leche; éstos pasan a la leche, y cuando la consumen los seres humanos, pueden afectar al tejido mamario. Al parecer las mujeres que toman productos lácteos producidos biológicamente tienen menos problemas.

ELIMINAR LA CAFEÍNA. Deja de tomar todo tipo de bebidas con cafeína y el chocolate, incluso el café y los refrescos de cola descafeinados. Las metilxantinas que contienen los refrescos de cola y otras bebidas gaseosas, el café y el chocolate pueden producir una sobrestimulación del tejido mamario en algunas mujeres, aunque no en todas. Los estudios científicos aportan pruebas contradictorias respecto a este problema, pero he visto a mujeres tan sensibles a estas sustancias que comer un solo trozo de chocolate al mes les producía dolor en los pechos. Así pues, igual que en el caso de los productos lácteos, vale la pena hacer la prueba de eliminar todo lo que contenga cafeína (normalmente durante un ciclo menstrual completo).

PROGESTERONA. Asegúrate de que tienes suficiente progesterona en el organismo. Dado que el dolor en los pechos suele estar relacionado con la sobrestimulación del estrógeno, se puede aliviar aumentando el nivel de progesterona. La progesterona regula la cantidad de receptores de estrógeno en las mamas después de más o menos una semana de uso, lo cual significa que las mamas estarán protegidas de los efectos del exceso de estrógeno. De hecho, los estudios han demostrado que cuando se aplica una crema de progesterona al 2 por ciento directamente sobre los pechos, disminuye la proliferación celular del tejido mamario, mientras que aplicar estradiol (que es una forma de estrógeno) aumenta la proliferación celular. La proliferación descontrolada de tejido mamario está relacionada con un mayor riesgo de cáncer de mama.[16] Aplícate un cuarto de cucharadita (más o menos 20 mg) una o dos veces al día durante las tres semanas anteriores a la menstruación. Dale un tiempo de un mes para notar resultados; al principio la crema de progesterona al 2 por ciento podría aumentar la sensibilidad porque inicialmente aumenta los receptores de estrógeno, pero después éstos disminuyen.

COMPROBAR QUE NO HAYA UNA SOBREDOSIS DE ESTRÓGENO. Si el dolor te comenzó cuando empezaste una terapia sustitutiva de estrógeno (o a tomar píldoras anticonceptivas), es posible que la dosis sea demasiado elevada. Pide que te modifiquen la dosis en conformidad. También puedes añadir la crema de progesterona, como ya he indicado. (Véase el capítulo 14.)

SUPLEMENTOS. Hay un número cada vez mayor de artículos y escritos sobre las propiedades antiinflamatorias de las grasas omega-3, como las que se encuentran en los aceites de semillas de lino y de cáñamo y en pescados de aguas frías.

También recomiendo ácidos grasos omega-3 como los aceites de pescado, de nueces macadamia, de semillas de lino y de sésamo. Estos aceites alivian el dolor en los pechos por los mismos motivos que alivian la dismenorrea. Disminuyen la inflamación, con lo que se acaba el dolor. (Véanse la sección sobre la dismenorrea y el capítulo 17.) Hay pruebas que sugieren que el aceite de pescado podría también proteger del cáncer de mama. En un estudio reciente realizado con pacientes de cáncer de mama se comprobó que la composición del tejido mamario se altera positivamente tomando suplementos de aceite de pescado durante tres meses.[17] Recomiendo añadir a la dieta grasas omega-3 más suplementos (1.000-5.000 mg diarios) para una salud óptima de las mamas.

Esto incluye un buen suplemento vitamínico-mineral que contenga una elevada proporción de vitamina E, en forma de d-alfa tocoferol, y si no la contiene, añade vitamina E (400 a 600 UI diarias). Los estudios han demostrado que los antioxidantes vitaminas E y A y selenio alivian el dolor de pechos a muchas mujeres, y que la vitamina E disminuye los niveles de las hormonas de la pituitaria (luteinizante y foliculoestimulante) en la sangre de mujeres tratadas con ella para el dolor de los pechos.[18]

Toma vitamina D también. Está bien documentado que muchas mujeres tienen insuficiente vitamina D. Aquellas que tienen el nivel más bajo en la sangre (menos de 25 mg/dl) corren un mayor riesgo de contraer cáncer de mama, de ovarios y de colon. Además de tomar moderadamente el sol (alrededor de 10 a 20 minutos al día), recomiendo también tomar por lo menos 1.000 UI de vitamina D-3 diarios.

Nota: En todos los estudios realizados sobre los diversos suplementos beneficiosos para el dolor de mamas se estudió un determinado suplemento de forma individual. Dado que estos factores actúan juntos, de modo sinérgico, es mejor tomarlos con o como parte de una fórmula multivitamínica equilibrada.

COMPRESAS DE ACEITE DE RICINO. Las compresas de aceite de ricino aplicadas en los pechos una hora tres veces a la semana durante dos o tres meses suelen eliminar el dolor, sobre todo si hay inflamación del tejido mamario. Después se recomienda una aplicación de mantenimiento una vez a la semana.

AUMENTAR EL CONSUMO DE YODO. Durante años he recetado suplementos de yodo a mujeres que sufrían de dolor en los pechos, con excelentes resultados, generalmente antes que transcurrieran dos semanas. El yodo disminuye la capacidad del estrógeno para adherirse a sus receptores en las mamas.[19] Una manera fácil de añadir yodo a la dieta es comer algas con frecuencia. Prueba con una pequeña cantidad de wakame o kombu; se dejan en remojo hasta que se ablandan, después se trocean y se añaden a las sopas; así no notarás el sabor y obtendrás muchos buenos minerales y yodo.

Otra opción es pedirle a tu médico que te recete yoduro potásico, en una solución al 70 por ciento (30 mg por gota). Lo puedes obtener en farmacias especializadas en fórmulas. Comienza con 2 gotas diarias en agua o zumo y ve aumentando hasta tomar 8 gotas diarias. Probablemente no necesitarás más. No he visto que esta dosis cause problemas de tiroides a nadie, pero si tienes algún trastorno de esta glándula, además del dolor en los pechos, será conveniente que consultes con tu médico.

Un tercer modo de introducir yodo sin riesgo en el organismo (que también mejora el funcionamiento de la glándula tiroides) es aplicarse tintura de yodo en la piel. La doctora Mills recomienda pintarse un círculo del tamaño de un moneda de 10 céntimos sobre el lugar doloroso o en el pezón cada noche durante dos semanas.

CAMBIAR DE SUJETADOR. Deja de usar sujetadores con aro (al menos no los uses la mayor parte del tiempo). Con muchísima frecuencia este tipo de sujetador bloquea la circulación de la sangre y de la linfa en los pechos, la pared torácica y los tejidos circundantes. Los sujetadores muy ceñidos también pueden causar dolor en los pechos.

CONOCERSE LOS PECHOS. Comprende la anatomía de tus pechos y lleva un calendario, observando cómo cambian a lo largo del ciclo menstrual, para que el ocasional dolor cíclico no te asuste. Háblales. Pregúntales: «¿Qué queréis comunicarme?». Y fíjate en las cosas que dices. «Mis pechos me están matando» no es un eslogan útil. Hazte el masaje ritual que explico en la sección «El autoexamen de los pechos».

EVITAR CIERTOS FÁRMACOS. No tomes los siguientes fármacos para tratar el dolor de los pechos a menos que consideres que no tienes otra opción. Todos tienen efectos secundarios muy importantes:

- Danazol (Danocrine): Produce una disminución del nivel de estrógeno en la sangre, y también se usa para tratar la endometriosis. Con frecuencia ha tenido los siguientes efectos secundarios: cambios en la regularidad del ciclo menstrual, subida de peso, acné, sofocos, reducción de los pechos, hirsutismo, cambio de la voz y depresión.
- Bromocriptina: También se usa para detener la producción de leche después del parto. Puede producir náuseas, vómitos, hipotensión, mareo y depresión.
- Píldoras anticonceptivas: Se fabrican con hormonas sintéticas. Aunque las he recetado para el control de la natalidad, para el dolor de los pechos hay mejores opciones.
- Todos los fármacos tienen efectos secundarios en diferentes mujeres. Algunas estatinas (recetadas para bajar el colesterol), antidepresivos (ISRS: inhibidores selectivos de la recaptación de serotonina) y píldoras para el corazón pueden causar dolor en los pechos, así que tendrías que mirar qué nuevos fármacos estás tomando.

ACEPTAR AYUDA Y APOYO. Sé receptiva y acepta la ayuda y apoyo de los demás en tu vida. Los síntomas de las mamas suelen ser la manera que tiene el cuerpo de obligarnos a cuidar de nosotras mismas más plenamente y permitir que nos ayuden.

La doctora Dixie Mills ha observado que las mujeres que tienen un historial de traumas emocionales y psíquicos suelen sufrir de dolor en los pechos. Con frecuencia, estas mujeres tienen dificultades para crearse relaciones enriquecedoras y tienen problemas por no querer sentirse nunca dependientes de nadie. Se presentan al mundo con cara valiente y estoica, el clásico «a mal tiempo buena cara». La doctora Mills señala que las mujeres que sufren de una mastalgia particularmente intensa suelen venir a la clínica solas, sin la compañía y el apoyo de otra persona. Estoy totalmente de acuerdo con estas observaciones.

Descubrir el mensaje oculto en los síntomas

A veces el dolor en los pechos persiste mientras la mujer no trata una herida cultural más profunda. Una de mis clientas se liberó del dolor solamente después de recordar que a los cinco años, cuando estaba jugando en un granero, unos niños la obligaron a posar desnuda para ellos. Recordaba que su pecho tuvo mucha importancia en esa actividad. Cuando le crecieron los pechos en la pubertad, su desagrado y su incomodidad psíquica ante ese tipo de atención se convirtieron en algo crónico y finalmente se manifestaron en dolor físico.

Una mujer de 47 años me contó que cuando su hija cumplió 13 años y se independizó bastante de ella, estuvo un tiempo muy consciente de sus pechos. A veces le dolían, como si ansiaran amamantar y acariciar a un bebé. Ella no había dado a luz a su hija; la había adoptado. Así lo explica: «De camino hacia la menopausia, recordé que nunca había acariciado su carita de bebé, ni ella había mamado de mis pechos. Sentí un intenso deseo de abrazar a un bebé durante todo el tiempo que lo necesitara. Varios meses después, en el examen anual rutinario, me encontraron un engrosamiento en el pecho izquierdo. Estaba cerca de mi corazón. Yo supe lo que significaba. Necesitaba afrontar con renovados sentimientos mi infecundidad y las pérdidas que entraña. Sentí una inmensa tristeza por no haber dado a luz a esa maravillosa hija mía. Por primera vez, mi cuerpo quiso comunicarme que también estaba triste».

Dos meses después de comprender eso, cuando le hicieron el examen de seguimiento, vieron que el engrosamiento había desaparecido. A veces el cuerpo sana simplemente cuando uno se da permiso para escuchar sus mensajes.

Biopsia de mama

Cualquier masa o bulto persistente precisa de más análisis para un diagnóstico definitivo, con mucha frecuencia (pero no siempre) en forma de biopsia de algún tipo. La exploración por ecografía de alta definición ha disminuido el número de biopsias requeridas. La mayoría de las biopsias de mama las realiza un cirujano general que tiene un especial interés en el cuidado de las mamas, en sistema ambulatorio y con anestesia local. Es cada vez más frecuente que la biopsia por punción se realice en la sala de consulta, guiándose por ecografía, con lo cual se salva a la paciente de la fea marca de lumpectomía para quistes benignos y se le da el diagnóstico con rapidez. De hecho, en algunos centros especializados en las mamas, el diagnóstico se puede hacer prácticamente el mismo día de la biopsia por punción. Pero a veces debe esperar varios días, hasta que el patólogo pueda realizar más análisis diagnósticos en el tejido mamario. Muchas mujeres temen que la aguja propague el cáncer, pero años de experiencia no han confirmado esto. La doctora Mills sólo ha visto dos casos de esto en veinte años y se trataba de excepcionales variantes de cáncer de mama.

Una de las experiencias más desagradables que puede tener una mujer es vivir con la incertidumbre de si un bulto en la mama es canceroso o no. Por lo tanto, si hay alguna duda sobre un bulto o si la mujer desea más análisis, debe buscar un cirujano que tenga un especial interés en el cuidado de las mamas. En los últimos diez años se han abierto en Estados Unidos muchos centros dedicados a un método multidisciplinario en el tratamiento y el cuidado de las mamas. En estos centros, los cirujanos, los patólogos, los radiólogos y el personal asistente trabajan todos unidos para ofrecer a las mujeres la atención y las respuestas que necesitan de modo oportuno. Este es un avance muy importante.

NOTA SOBRE LA PROGESTERONA. Los resultados de varios estudios indican una alta probabilidad de que las mujeres premenopáusicas que han sido operadas por cáncer de mama, sospechado o ya diagnosticado, durante la fase lútea de su ciclo menstrual (después de la ovulación y antes del comienzo de la regla), tienen mejor pronóstico que las que se operan durante otra fase del ciclo. En un estudio reciente de 289 mujeres premenopáusicas con cáncer de mama operable a las que se hizo un seguimiento desde 1975 a 1992, aquellas que tenían un nivel de progesterona en la sangre superior a 4 nanogramos por mililitro en el momento de la operación tuvieron un índice de supervivencia un 70 por ciento mayor que las que tenían un nivel de progesterona inferior en el momento de la operación. Esto podría deberse a que la progesterona disminuye los efectos de coagulación de la sangre y favorece el sistema inmunitario pues aumenta el número de linfocitos supresores atacantes; también disminuye la proliferación celular de la mama. Dados estos tres factores, es posible que la progesterona actúe disminuyendo las posibilidades de que las células del tumor se propaguen a otros lugares cuando se ha realizado la operación de cáncer de mama.[20] Yo recomendaría que cualquier mujer premenopáusica que se encuentre ante una operación de cáncer de mama se preocupe de tener el nivel de progesterona óptimo antes de la operación. Esto lo puede hacer aplicándose crema de progesterona al 2 por ciento en la dosis recomendada en el Programa para aliviar los síntomas. También existen un buen número de estudios que demuestran que las mujeres que tienen el nivel adecuado de progesterona durante sus años menstruales y perimenopáusicos tienen menos riesgo de contraer cáncer de mama. (Observación: Me refiero a niveles fisiológicos de progesterona, no a megadosis. Teóricamente, el cuerpo puede convertir en estrógeno la progesterona en niveles elevados. Es cuestión de equilibrio.)

La mamografía

Una mamografía es una radiografía de las mamas, que se hace para estudiarlas y diagnosticar el cáncer de mama en sus primeras fases, antes de que se pueda palpar en el examen clínico. Aunque las autoridades están de acuerdo en que la mamografía anual es útil para detectar el cáncer en sus primeras fases en mujeres mayores de 50 años, hay desacuerdo respecto a la frecuencia con que deben hacérsela las mujeres de edades comprendidas entre los 35 y los 50 años. En 1996, los Institutos Nacionales de Salud de Estados Unidos nombraron una comisión de prestigiosos especialistas que dedicaron seis semanas a revisar más de 100 informes científicos sobre mamografías y a escuchar 32 ponencias. La conclusión de este grupo fue que no hay pruebas suficientes que justifiquen la recomendación de que las mujeres de 40 a 50 años deben hacerse una mamografía anual de rutina. Aunque esta conclusión provocó mucho clamor y protestas, estoy de acuerdo con ella. Según un estudio publicado en el

Journal of the National Cancer Institute en julio de 2005, no se había encontrado ningún beneficio en cuanto vidas salvadas gracias a la mamografía.[21] Posteriormente, ese mismo año otro estudio demostraba que la disminución de la mortalidad por cáncer de mama se podía atribuir a la mamografía.[22] La controversia continúa, y las mujeres merecen ser informadas acerca de los riesgos y los verdaderos beneficios. La mamografía tiene sus limitaciones. Muchas mujeres de 35 a 50 años tienen el tejido mamario demasiado denso para hacer útil la interpretación de la mamografía. Lo principal en esto, como en todo lo demás, es la individualización de la atención médica. A algunas mujeres podría irles muy bien hacerse mamografías anuales entre los 40 y los 50 años si tienen una marcada historia familiar de cáncer de mama y un tejido mamario que se pueda interpretar fácilmente en la mamografía. Otras querrán esperar hasta tener 50 años, e incluso otras decidirán evitar totalmente las mamografías. La mujer y su médico necesitan hablar sobre la frecuencia con que se tendrían que realizar las mamografías.

Las mamografías no son infalibles para diagnosticar todos los cánceres de mama; tienen un índice de error del 10 al 15 por ciento en general, y en mujeres jóvenes hasta del 40 por ciento. Si a algo se lo llama «probablemente benigno» en una mamografía, las posibilidades de que sea cáncer son inferiores al 2 por ciento según los radiólogos de centros médicos académicos. El porcentaje de resultados positivos falsos (que dicen que hay algo anormal cuando no lo hay) es de alrededor del 10 por ciento, y aumenta con el tiempo; un estudio estimaba que después de 10 mamografías, casi la mitad de las mujeres (el 49 por ciento) habrá tenido un resultado positivo falso, lo que hará necesaria una biopsia por punción o una biopsia abierta en el 19 por ciento de los casos.[23]

Los informes de las mamografías a veces parecen punitivos y resultan confusos para las mujeres. Por ejemplo, el informe de una mamografía de rutina de una mujer de 38 años que tenía los pechos totalmente normales fue el siguiente: «Las mamas son extremadamente densas y poco aptas para mamografía». Al leer esto, uno pensaría que los pechos fueron creados para que se los radiografíe y que los de esta mujer eran culpables por no dejarse radiografiar. Tener los pechos densos para los rayos X no es una anormalidad; es perfectamente normal que los tenga así una mujer que ronda los 40 años, e incluso una mujer mayor de 50 que siga una terapia de estrógeno. No es culpa de la mujer que sus pechos sean densos; la culpa es del campo médico que no es capaz de idear una nueva herramienta exploratoria. (En *The New Yorker* del 13 de diciembre de 2004 puedes ver el artículo de Malcolm Gladwell, «The Picture Problem: Mammography, Air Power, and the Limits of Looking»).

A una clienta mía de 45 años que tenía los pechos totalmente normales le hicieron una mamografía de rutina. Tenía calcificaciones benignas en una pequeña parte del tejido mamario, lo cual es bastante común y no es motivo de alarma. El informe de la mamografía, aunque normal, estaba escrito en un lenguaje muy complicado y alarmante: «Desarreglo trabecular y mazoplasia quística con adenosis bilateral. Cierta prominencia de los ligamentos suspensorios. No se advierten superdensidades, engrosamiento de la piel ni hipervascularidad unifocal. Extrañas y dispersas calcificaciones acinares punteadas en las dos mamas, la más grande de 1,5 mm. Están bastante separadas y no tienen la apariencia de las microcalcificaciones relacionadas con malignidad». ¡Si esto no es para confundir, no sé qué es!

Cada radiólogo interpreta una mamografía de modo algo diferente. Interpretarlas es un arte, practicado por seres humanos imperfectos; no es una ciencia exacta. Sin embargo, se ha dado pie a las mujeres para que crean que una mamografía encontrada normal es una especie de garantía de que todo está bien. No comprenden las limitaciones de esta prueba exploratoria. (A una de mis buenas amigas le dio normal el resultado de una mamografía, pero en la biopsia que ella insistió en que le hicieran se encontró que tenía cáncer.) Por otro lado, miles de mujeres a las que se les encuentra algo benigno pasan muchísimo miedo cada año debido a los informes de las mamografías. A algunas, por supuesto, se les diagnostica la primera fase de un cáncer como resultado de esta prueba. Muchos médicos creen que el diagnóstico en las primeras fases es la mejor estrategia para salvar vidas, aunque esto es controvertido. A muchas mujeres se les ha de realizar una biopsia debido a algo que aparece anormal en la mamografía. Aunque en la mayoría de las biopsias se comprueba que esas anormalidades son benignas, muchas de las mujeres se lo pasan muy mal creyendo que tienen cáncer, y esa experiencia, comprensiblemente, las aterra: casi todas han tenido una amiga que ha muerto de cáncer de mama. ¡No es de extrañar que nos aferremos a las mamografías con la esperanza de que nos den una cuerda salvavidas.

Algunas mujeres no quieren hacerse mamografías y no se las hacen. Una de mis clientas me dijo una vez: «He visto a muchísimas mujeres quedarse paralizadas por el miedo cuando la mamografía les resulta positiva. No puedo evitar pensar que eso es un peligro para su salud. Las he visto caer cuesta abajo con mucha rapidez». Esa es la misma reacción que tienen las personas a las que se les diagnostica el sida. El miedo y la sensación de impotencia son sin duda perjudiciales para la salud. Esta misma mujer me dijo: «Me haré una mamografía tan pronto como esté preparada para afrontar las consecuencias, sean cuales sean. Por ahora, creo que podría estar creándome cáncer a diario, pero también creo que mi cuerpo sabe arreglárselas». Mi amiga Deena Spear, terapeuta vibracional, dice algo muy interesante al respecto; dice que el cáncer entra y sale del cuerpo físico constantemente, pero una vez que se hace el diagnóstico, comienza a crecer en serio, tal vez debido en parte a la ley de la atracción.

Otra de mis clientas, cincuentona, sana, vibrante, vital, me dijo que no quería hacerse una mamografía anual, aun cuando esa es la recomendación actual para mujeres de su edad. En su opinión, no es beneficioso exponer a la radiación a un órgano sensible a ella. Lo explicó así: «Pienso vivir hasta bien entrados los noventa. Que me cuelguen si voy a cargarme los pechos una vez al año. ¡Esas son más de cuarenta radiaciones!». No va muy despistada; los estudios indican que las mamografías podrían aumentar el riesgo de cáncer de mama.

Muchos informes de mamografías contienen la siguiente observación: «Una mamografía negativa no deberá excluir la biopsia de una lesión palpada en el examen clínico». Esto se incluye en el informe por motivos legales, para advertir al médico y a la paciente que hay limitaciones en la capacidad diagnóstica de la mamografía (como las hay en todas las exploraciones diagnósticas).

La mamografía digital (fotografía de la mama en un ordenador y no en película) recibió muchísima atención de la prensa cuando se comprobó que es mejor para las jóvenes con tejido mamario denso. Normalmente este método requiere sólo una o dos compresiones; los técnicos pueden añadir más visiones con el ordenador. Pero de todos modos entraña radiación, y es una foto unidimensional en blanco y negro. Las mamografías digitales son carísimas y sólo pueden realizarlas alrededor del 10 por ciento de los centros. Su utilidad y efectividad en relación al precio todavía está en estudio.

Los problemas de mamas deberían diagnosticarse mediante un método múltiple que combine el examen físico, la mamografía si es factible, la ecografía, la succión de los bultos y la biopsia quirúrgica o por punción si es necesario. Cuando la mujer se conoce bien los pechos, se facilita todo este proceso, porque ella confía en sí misma para saber lo que es normal y lo que no lo es. No dudo de la capacidad de la mujer para descubrir una anormalidad, y es importante que los médicos presten atención cuando una mujer que está sintonizada con su cuerpo les dice que algo va mal. Si una mujer o su médico palpa un bulto que no estaba allí antes, es necesario hacer una biopsia para descartar el cáncer, aun cuando el resultado de la mamografía haya sido normal.

He visto a mujeres que decidieron no hacerse biopsia en una mama para analizar bultos estables que tenían ahí desde hacía muchos años; los bultos no cambiaron, las mujeres se conocían muy bien esas zonas de sus pechos y asumían la responsabilidad total de evitar la biopsia. Por otro lado, también he visto a mujeres que han retrasado meses su visita a un médico cuando se han notado el comienzo de un bulto que antes no tenían. Una de mis clientas, a la que finalmente se le diagnosticó cáncer de mama, retrasó el diagnóstico y el tratamiento durante dos años, debido a que estaba inmovilizada por el dolor de haber perdido a su padre unos años antes. Trabajaba, y me dijo que sencillamente no había tenido el tiempo ni la energía necesarios para buscar atención médica. Esa es una actitud peligrosa para la salud, y forma parte también del «arquetipo» cáncer de mama. Las mujeres bien informadas y bien apoyadas van a examinarse, para tranquilizarse y tener el diagnóstico, muy poco después de notar un cambio no habitual en sus pechos. Cuando ocurre esto, es importante preguntarse: «¿Qué ocurre en mi vida en torno a la atención a mí misma y las relaciones? ¿Estoy en buen equilibrio entre cuidar de mí y cuidar de los demás?». A las mujeres que tienen problemas en los pechos siempre les pregunto qué ocurre en sus vidas, sobre todo cómo cuidan de sí mismas y de los demás. Este es el quid del asunto, junto con un examen y más análisis diagnósticos si se justifican. Al margen del diagnóstico, la mujer debe saber que sus pechos le piden que mire dentro de sí misma y sintonice con su sistema de orientación interior. La doctora Mills siempre les pregunta a sus clientas cómo está su relación con sus pechos.

Mamografías: las limitaciones de un patrón oro

El miedo al cáncer de mama es un problema muy real para muchas mujeres. En una encuesta Gallup de 1995 se descubrió que el 40 por ciento de las mujeres creen que morirán de cáncer de mama, aun cuando el riesgo real de morir de esa enfermedad es inferior al 4 por ciento. Aunque las mamografías han sido el patrón oro [la prueba absolutamente segura, sin asomo de dudas] para un diagnóstico temprano (y la percepción de una mayor posibilidad de cura), entrañan algunos riesgos muy reales. Por ejemplo, los investigadores daneses Ole Olsen y Peter Gotzsche publicaron dos estudios en *The Lancet* de sus revisiones de siete estudios con control aleatorio sobre los beneficios de la mamografía en la reducción de la mortalidad por cáncer de mama; descubrieron que cinco de los estudios tenían tantos defectos que ni siquiera se podían revisar. En los dos restantes también encontraron importantes defectos de planteo y limitaciones. Concluyeron que las mamografías no tenían ningún efecto en las muertes atribuidas a cáncer de mama; los estudios también demostraban que en muchos casos las mamografías llevaron a tratamientos innecesarios, y estaban relacionadas con un 20 por ciento de aumento de mastectomías, muchas de las cuales eran innecesarias.[24]

Como ya he señalado, muchas modalidades de exploración diagnóstica para el cáncer identifican las lesiones de crecimiento lento «con» las que las mujeres morirían, pero no «a causa» de ellas; es decir, nunca se transformarían en peligro para la vida si se dejaran en paz. En 2002, un comité consultivo del Instituto Nacional del Cáncer concluyó que los beneficios de la mamografía son inciertos, y que es considerable la posibilidad de recibir resultados positivos falsos. Pese a esas importantes limitaciones, todos los grupos médicos tradicionales continúan con el uso periódico y continuado de la mamografía. De hecho, 19 organizaciones médicas, entre ellas el Colegio de Tocólogos y Ginecólogos de Estados Unidos, instan a las mujeres a continuar haciéndose mamografías anuales. El Instituto Nacional del Cáncer aumentó sus recomendaciones para incluir la de exámenes exploratorios anuales para mujeres de 40 y más años, pese el consejo contrario de su propio comité. Esto no es difícil de entender; tanto dentro como fuera de la medicina, hemos, como cultura, llegado a fiarnos de que los exámenes exploratorios nos salvan. Y aunque los estudios y pruebas no lo respaldan, personalmente las mujeres y sus médicos suelen sentirse más seguros si perciben que han «cubierto todas las bases».

Se han publicado varios otros estudios negativos sobre las mamografías, aunque normalmente no atraen mucha atención de los medios. Un artículo aparecido en el *Journal of the National Cancer Institute* en 2000 señalaba que el riesgo acumulativo de tener muchos resultados positivos falsos en mamografías es bastante considerable en muchas mujeres. Si bien esto es posible en cualquier grupo de edad, es más común en mujeres entre 40 y 50 años, porque tienden a tener más denso y fibroso el tejido mamario, lo que en la mamografía se interpreta como falso positivo que requiere biopsia. El doctor Andrew Wolf, catedrático adjunto de la Facultad de Medicina de la Universidad de Virginia, está de acuerdo con estas conclusiones. En una entrevista para un artículo sobre exploraciones diagnósticas para cáncer de mama, publicado en *Consultant* en 2003, el Dr. Wolf declara: «Si una mujer comienza a hacerse mamografías periódicas a los 40 años, hay prácticamente un ciento por ciento de posibilidades de que aparezca algún tipo de anormalidad que justifique por lo menos una mamografía de seguimiento, una ecografía o una llamada del médico recomendándole exámenes de seguimiento cada seis meses. También es probable que a lo largo de su vida le hagan una biopsia de las mamas innecesaria».[25]

Para mí, la mayor preocupación respecto a la mamografía es que no reduce la mortalidad por cáncer de mama más que un simple examen (que tampoco disminuye la mortalidad). Según un estudio publicado en 2000 en el *Journal of the National Cancer Institute*, los investigadores descubrieron que las mamografías anuales no son más eficaces que los exámenes estándar de las mamas en reducir el índice de mortalidad por cáncer de mama. Las mamografías no aumentaban el índice de supervivencia entre las mujeres a las que se les diagnosticaba cáncer de mama.[26] En otro estudio publicado en el *Journal of the American Medical Association* se descubrió que las mujeres de 70 años y mayores se beneficiaban muy poco de las mamografías;[27] el cáncer detectado a esa edad no las habría matado. Luego están los investigadores que dudan de que la mamografía no entrañe riesgos, debido a la exposición a la radiación. Un estudio de 1994 publicado en *The Lancet* toca otro problema del que me han hablado muchas mujeres: que la compresión de los pechos al hacer la mamografía podría romper pequeños tumores *in situ*, propagando así las células cancerosas por los tejidos circundantes, lo que conduciría a la posibilidad de cánceres más invasivos y metástasis.[28]

Cornelia Baines, catedrática emérita de la Universidad de Toronto y ex subdirectora del Canadian National Breast Screening, dijo recientemente: «Sigo convencida de que el actual entusiasmo por la exploración diagnóstica se basa más en el miedo, la falsa esperanza y la codicia que en pruebas».[29] Estoy totalmente de acuerdo con ella.

Lo principal es esto: tratándose de mamografías, las cosas no son tan claras como parecen. Después de hablar de todas sus opciones con un médico entendido, en cuanto a mamografías, todas las mujeres necesitan seguir su orientación o guía interior, responsabilizándose totalmente de sus elecciones. Se puede confiar en que las mujeres inteligentes e informadas harán lo que sea lo apropiado o correcto para ellas, incluido no hacerse mamografías, y yo las apoyo de todo corazón.

Los límites de la detección temprana

Hacerse periódicamente el autoexamen de las mamas y mamografías (o ecografías) no es lo mismo que «prevenir». Es decir, no es lo mismo que lavarse los dientes con cepillo y limpiárselos con hilo dental, lo que sí previene las caries y enfermedades periodontales. Una de mis colegas dice del cáncer de mama: «Identificamos los riesgos, pero no sabemos qué hacer mientras no se manifieste la enfermedad». Nuestra cultura usa la mamografía como un remedio, pero no anima a las mujeres a cambiar de dieta, dejar de fumar y aprender a tener relaciones que las sustenten. Esos son cambios preventivos que en mi opinión conducirían a tener mamas sanas. Pero, como ha dicho un investigador, es difícil elaborar una constitución para la prevención. Es el tratamiento lo que capta nuestra atención. Si tu hermana o tu madre muere de cáncer de mama, normalmente das dinero para programas de investigación orientados a producir mejores tratamientos; no abres un restaurante macrobiótico en tu barrio ni haces campaña para que en el instituto se les enseñe a las chicas a cuidar y querer sus pechos. A esta cultura le gusta actuar solamente cuando las cosas ya se han desmandado.

Pero hay una tercera opción. Puedes aprovechar las mamografías y otros exámenes exploratorios a modo de sistema de orientación o guía externa. Y si aparece alguna anormalidad, tienes la oportunidad de preguntarle a las células anormales qué es lo que necesitan que no reciben. En el proceso de la enfermedad, cuanto antes haces modificaciones en tu dieta, creencias y estilo de vida, más fácil es transformar tus células.

Exploración de la mama por ecografía:
Método adjunto (y a veces alternativo) a la mamografía

En muchos casos, la exploración de los tejidos mamarios por ecografía (enviar ondas sonoras a través del tejido y leer los ecos en una pantalla) es más apropiada y útil que la mamografía. Con el advenimiento de la exploración por ultrasonido de alta definición, algunas autoridades piensan que esta modalidad podría convertirse en el método preferido para detectar un carcinoma de mama invasor, reservando la mamografía para localizar los carcinomas intraductales marcados por calcificaciones.

En el diagnóstico de una masa no palpable (que no se nota al tacto pero se descubre en la mamografía), la ecografía puede ser valiosísima para guiar la succión con aguja fina. Ha hecho también mucho más fácil ver los contornos de los bultos palpables. La ecografía permite ver fácilmente la diferencia entre un quiste y un bulto. Y si la masa es sólida, este método tiene una especificidad de un 98 por ciento en su capacidad de distinguir una lesión benigna de una maligna. De hecho, algunos estudios han demostrado que la ecografía es el método exploratorio de diagnóstico más preciso para las mujeres que tienen una masa palpable en la mama, con un valor predictivo positivo de un 99,7 por ciento si lo usan profesionales expertos en esta técnica.[30] Si hay alguna duda sobre lo que se encuentra, en la actualidad puede hacerse una biopsia por punción en la sala de consulta para determinar si la masa es maligna o no. Esto ha librado a muchas mujeres de las biopsias que les desfiguran los pechos, y de la ansiedad debida a no saber ante qué problema se encuentran.

La ecografía es importante también por otro motivo. La mamografía suele no ser de utilidad en las mujeres más jóvenes, las que tienen el tejido mamario denso, las que tienen cicatrices postoperatorias, las que sufren de efectos de radiación agudos o crónicos, las que están siguiendo una terapia hormonal, o las que son menores de 45 a 50 años. Las ecografías son también más exactas que las mamografías para diagnosticar problemas de mamas con precisión en las mujeres que se han hecho implantes. Las mujeres de más alto riesgo son aquellas que ya han recibido radiación en los pechos; la ecografía suele ser una buena alternativa para estas mujeres. Además, es indolora y no entraña el riesgo de la radiación. La mamografía sigue siendo la modalidad preferida para la mayoría de las mujeres que no tienen ningún síntoma, pero sin duda la ecografía también tiene su lugar. Muchos centros no hacen exploraciones por ultrasonido porque requieren mucho tiempo y es difícil comparar las imágenes de año en año. Pero muchos sí ofrecen estas exploraciones para mujeres de alto riesgo.

La imagen por resonancia magnética nuclear es lo último en instrumentos para detectar cáncer de mama, pero es probable que no se use nunca como examen exploratorio; es caro (por lo menos 2.000 dólares) y difícil de hacer (la mujer tiene que estar tendida inmóvil hasta 1 hora, y muchas veces medicada), y hay demasiados falsos positivos. Sin embargo, esta técnica sí tiene su papel cuando los pechos son muy densos o hay mamografías sospechosas. Yo recomendaría hacérselo solamente en centros especializados en las mamas cuyo personal está muy experimentado en su uso.

La termografía es un antiguo método que está recuperando popularidad dado que la nueva tecnología ha mejorado la capacidad de las cámaras de infrarrojos para medir las variaciones de temperatura en los pechos. Su uso está todavía en fase de investigación. Muchos técnicos recomiendan repetir la termografía a los tres meses para comprobar la estabilidad. En estos momentos la termografía no se recomienda en lugar de la mamografía y no la cubren los seguros médicos.

El dilema del carcinoma ductal *in situ* (CDIS)

Las mamografías podrían detectar muy pronto anormalidades que tal vez no van a continuar hasta convertirse en cáncer invasor. Estos primeros cambios se llaman carcinoma ductal *in situ*, o displasia o atipia mamaria. Se llama carcinoma ductal *in situ* (CDIS) a las células cancerosas que aún están dentro de los microscópicos conductos mamarios y no se han roto ni han invadido los tejidos graso ni fibroso ni han formado un bulto o tumor; se considera cáncer de mama fase 0, y muchas personas lo consideran pre-cáncer.

Sin embargo, esto podría ser una simplificación excesiva. Los muchos pasos del cáncer de mama no están del todo claro y, según mi experiencia, el CDIS podría detenerse e incluso desaparecer. De todos modos, dado que durante mucho tiempo no se ha estudiado la historia natural de estos carcinomas, los médicos automáticamente suponen que todos son de desarrollo rápido y mortales en potencia. Y dado que estas lesiones se presentan en muchas zonas de la mama, suele recomendarse la mastectomía.

El doctor H. Gilbert Welch, internista general y experimentado investigador del Department of Veteran's Affairs de White River Junction, Vermont, ha investigado los problemas asociados con la capacidad de la tecnología para «sobrediagnosticar» enfermedades como el cáncer de mama. Cita un estudio en el que se comprobó que el 40 por ciento de mujeres que murieron por otras causas tenían lesiones precancerosas microscópicas en las mamas. Este mismo tipo de lesiones aparecen corrientemente en las mamografías, y nadie sabe cuáles van a continuar latentes y cuáles van a convertirse en un cáncer invasor.[31] De hecho, ya está bien documentado que la mayoría de las mujeres a las que se les diagnostica un CDIS no desarrollan un cáncer de mama invasor.

Un artículo publicado en el *Journal of the American Medical Association* en 1996[32] y otro en *Annals of Internal Medicine* en 2005[33] resumían bien el actual dilema. Ambos estudios demuestran que la incidencia de CDIS ha aumentado espectacularmente desde 1983 debido a la exploración por mamografía; por lo menos el 20 por ciento de las anormalidades malignas detectadas por mamografía son CDIS. En un estudio realizado en el Fred Hutchinson Cancer Research Center, publicado en el número de abril de 2005 de *Cancer Epidemiology, Biomarkers, and Prevention,* se descubrió que el diagnóstico de este carcinoma ha aumentado en seis veces desde 1980, mientras que la incidencia de verdadero cáncer de mama invasor ha permanecido estable. Los investigadores también comprobaron un aumento en cuatro veces de un trastorno menos común llamado carcinoma lobular *in situ,* que tampoco es invasor.[34] Si bien es beneficiosa la detección temprana de un cáncer de mama invasor, actualmente se desconoce el valor de la detección del CDIS; me preocupa mucho el enorme número de casos de este carcinoma que se diagnostican a consecuencia de la exploración por mamografía, de los cuales muchos se tratan con alguna forma de cirugía. Además, la proporción de casos tratados con mastectomía es absurdamente elevada, en particular en algunas regiones de Estados Unidos.

Las opciones actuales de tratamiento son la lumpectomía o tumorectomía [extirpación quirúrgica de un bulto o trozo] (aun cuando no hay tumor), lumpectomía con radiación, añadiendo tamoxifeno, o mastectomía. Si bien parece paradójico hacerse mastectomía por un cáncer en fase tan temprana, la doctora Mills ve a más mujeres que optan por esta operación. Aunque es muy triste perder una parte del cuerpo, la doctora Mills entiende la opción de la mujer cuando ha tomado claramente su decisión después de sopesar toda la información médica y personal. Y yo también. No hay ninguna manera correcta de tratar el CDIS una vez que la mujer sabe que lo tiene, y hay mucha polémica sobre este problema en estos momentos. Los cirujanos tienden a recomendar cirugía; los oncólogos especializados en radiación recomiendan radioterapia. Los oncólogos médicos recomiendan tamoxifeno u otras pastillas antiestrogénicas. La quimioterapia sólo se recomienda cuando hay pruebas de invasión. Las mujeres deben entender claramente que tienen muchísimo tiempo para considerar todas sus opciones. El CDIS no progresa hasta descontrolarse. Sabemos que algunos que no han sido tratados pueden avanzar hasta cáncer invasor, pero no sabemos cuáles tipos ni cuándo ni por qué. Los investigadores están buscando indicadores, pero por desgracia no han encontrado el perfecto. Otros buscan el «diálogo» entre las células cancerosas y las normales que las rodean y la forma de mantenerlas en equilibrio. Lo positivo es que la posibilidad de morir de CDIS es muy, muy baja, alrededor del 1 al 2 por ciento. Los intentos de tratamiento se dirigen a reducir al mínimo el riesgo de recurrencia. Tanto la doctora Mills como yo pensamos que muchas veces la angustia, el miedo y la confusión que sufren las mujeres cuando se les diagnostica este carcinoma hace más estragos en su salud que la enfermedad. Pero al margen del tratamiento que se elija, yo recomendaría un programa para mejorar la salud de los pechos, y la capacidad para sanar el CDIS desde dentro.

El cáncer de mama

En la actualidad, en Estados Unidos, 1 de cada 8 mujeres de edades comprendidas entre 1 y 90 años enferma de cáncer de mama. Esto no quiere decir que 1 de cada 8 mujeres de 45 años va a contraerlo. Para poner esto en perspectiva, es necesario saber que sólo a partir de los 90 años hay riesgo de que lo contraiga 1 de cada 8 mujeres. Según el Instituto Nacional del Cáncer de Estados Unidos, a los 20 años el riesgo es de 1 de cada 2.500 mujeres; a los 40 años es de 1 de cada 63, y a los 60 años es de 1 de cada 28. Aunque el cáncer de mama es la principal causa de muerte por cáncer entre las estadounidenses de 40 a 45 años, el cáncer de pulmón es con mucho la principal causa de muerte por cáncer de mujeres de todas las edades. La enfermedad cardiovascular les gana a los dos: mata a seis veces más mujeres que el cáncer de mama.[35]

Cuando yo estaba en la Facultad, se me enseñó que 1 de cada 25 mujeres contraía cáncer de mama. Nadie sabe muy bien si la incidencia de este cáncer está en aumento o si sencillamente ahora lo diagnosticamos antes, debido al mayor número de mamografías que se hacen y al conocimiento del público. Al margen de las estadísticas, sin embargo, todas conocemos al menos a una mujer que lo ha tenido o lo tiene.

Que ocurra esto indica claramente que algo está desequilibrado. Se acumulan las pruebas de que ciertos contaminantes ambientales favorecen la actividad del estrógeno y podrían contribuir a la incidencia de problemas de mama en el mundo industrializado.[36] Pero esté o no esté aumentando el cáncer de mama estadísticamente, y sean o no un factor coadyuvante las toxinas y los pesticidas industriales, toda mujer ha de ocuparse activamente de la salud de sus mamas. ¿Para qué esperar a que se hagan más estudios sobre las toxinas ambientales o se encuentre un tratamiento definitivo para el cáncer de mama cuando podemos comenzar ahora a crear salud en nuestros pechos mediante los pensamientos, emociones y opciones diarias, aun en el caso de que ya se tenga cáncer?

La mama es un órgano sensible al estrógeno. Muchas mujeres que han estado tomando la píldora o han seguido una terapia sustitutiva de estrógeno han descubierto que la medicación les agrandaba los pechos y a veces les producía sensibilidad. El efecto de estos fármacos, más la inflamatoria dieta estándar estadounidense, rica en grasas y carbohidratos y pobre en fibras, que sobrestimula el tejido mamario, predisponen para el cáncer de mama. También me preocupan los posibles efectos en el tejido mamario de la hormona del crecimiento bovino, que se da a las vacas para aumentar la producción de leche.[37]

Con los actuales índices de cáncer de mama y de CDIS, ¿cómo podemos saber si hemos tenido una epidemia de esta enfermedad? Ya es demasiado común esperar a que la profesión médica o el Gobierno hagan algo. Afortunadamente, es posible disminuir los riesgos ya.

Relación entre el cáncer de mama y la dieta

Durante muchos años el cáncer de mama se ha relacionado con un elevado consumo de grasa y bajo consumo de ciertos nutrientes. Ya en 1977, en un estudio realizado en el Instituto Nacional del Cáncer de Estados Unidos, se comprobó que los países donde hay un mayor consumo de grasa de origen animal tenían el índice más elevado de mortalidad por cáncer de mama.[38] Pero el asunto no es tan sencillo. En 1996, un análisis de 7 estudios prospectivos de un total de 337.000 mujeres sugería que no hay ninguna relación entre el consumo de grasa alimentaria y el riesgo de contraer un cáncer de mama. Los investigadores no encontraron ninguna diferencia en los índices de cáncer de mama entre las mujeres cuyo consumo de grasa era superior al 45 por ciento del total de calorías y aquellas cuyo consumo era menor del 20 por ciento. Al parecer no importaba si las grasas eran saturadas, monoinsaturadas o poliinsaturadas.[39] De un modo un tanto confuso, un estudio italiano demostró que disminuía el riesgo de cáncer de mama cuando se aumentaba el consumo de grasa, pero ese riesgo se incrementaba si se aumentaba el consumo de carbohidratos en forma de féculas (panes, pasta, etc.).[40] También se están acumulando rápidamente datos científicos sobre la relación entre los niveles de azúcar y de insulina en la sangre y el cáncer de mama.[41]

He aquí mi opinión actual. Las dietas ricas en grasa de las sociedades industrializadas casi siempre contienen grandes cantidades de grasas parcialmente hidrogenadas, por lo general acompañadas también de grandes cantidades de carbohidratos refinados y azúcar, mientras que el consumo de frutas y verduras frescas y de antioxidantes es bajo. Esta combinación lleva a inflamación celular crónica, sobre todo si le sumamos los efectos bioquímicos de ciertos estados emocionales, de los que ya he hablado. Además, probablemente son importantes los contaminantes ambientales, como los polibromobifenilos, los bifenilos policlorados y el mercurio. El exceso de estrógeno (en relación a la progesterona) a lo largo del ciclo vital también parece estar relacionado con el mayor riesgo de cáncer de mama, al menos en algunas mujeres. Estrés emocional, una dieta rica en carbohidratos refinados y pobre en nutrientes, vitamina D y grasas omega-3; cualquiera de estas cosas lleva a cambios e inflamación celular. Y la inflamación precede al cáncer.

Programa para favorecer un tejido mamario sano

* *Mantener óptimo el nivel de progesterona.* A todas las mujeres a las que les preocupa el cáncer de mama o tienen un historial de dolor en los pechos, síndrome premenstrual, miomas u otros indicios de un predominio de estrógeno, les recomiendo hacer todo lo posible por tener suficiente progesterona en el organismo. El médico puede pedir un análisis para determinar los niveles hormonales.

- *Limitar el consumo de grasas de origen animal.* Estas grasas podrían estimular a las bacterias del colon a sintetizar estrógeno a partir del colesterol de los alimentos, contribuyendo posiblemente así a un hiperestrogenismo en el cuerpo.
- *Mantener una sana composición del cuerpo.* El porcentaje de grasa corporal debería ser del 26 por ciento o menos. Mayor cantidad crea una fábrica de estrógeno en el cuerpo que puede llevar a una sobreproducción de esta hormona, la que estimula el aumento del tejido mamario, pues la grasa corporal fabrica estrona.
- *Consumir suficiente fibra.* El hiperestrogenismo se puede regular con una dieta rica en fibras y pobre en grasas, porque la fibra aumenta la excreción fecal del estrógeno.[42]
- *Consumir suficientes fitoestrógenos* (p. ej., soja, lino). Las mujeres asiáticas que se alimentan con una dieta tradicional, que contiene los productos de soja tempeh, tofu, miso y nato, excretan mucho más estrógeno que las que no siguen esta dieta. También tienen un riesgo de cáncer de mama mucho menor. Estos productos de soja, ricos en fitoestrógenos (sustancias vegetales llamadas así porque tienen propiedades bioquímicas similares a las de los estrógenos débiles), protegen del cáncer de mama, debido en parte a que su actividad estrogénica débil tiende a bloquear los receptores de estrógeno de las células, protegiéndolas así del estímulo excesivo del estrógeno de otro origen.[43] Un estudio realizado en Singapur demostró que las dietas ricas en productos de soja disminuyen el riesgo de cáncer de mama en las mujeres premenopáusicas.[44] En otros estudios se ha comprobado también que la soja ejerce un efecto protector en el tejido mamario.[45] Estudios de laboratorio también han demostrado que los fitoestrógenos inhiben la proliferación de las células del cáncer de mama humano.[46]
- *Consumir suficientes lignanos.* En otro estudio se descubrió que los vegetarianos y las mujeres de zonas en que es bajo el riesgo de cáncer de mama tienen elevados niveles de lignanos en la orina.[47] (Los lignanos son componentes básicos de las paredes celulares de las plantas que, al comerlos, se descomponen en enterolactona y enterodiol, que tienen potentes efectos anticancerígenos y estrogénicos.) Las semillas de lino tienen la mayor concentración de lignanos. Se pueden comer molidas (recomiendo un cuarto de taza, de 3 a 7 días a la semana, mezcladas con la sopa, el yogur u otros alimentos), o en forma de

cápsulas, como Brevail, extracto vegetal natural que se encuentra en las tiendas de alimentos dietéticos.

- *Comer verduras.* Un compuesto llamado indol-3-carbinol (I3C), sustancia química vegetal obtenida de las crucíferas (coles, brécol, coles de Bruselas, etc.), cambia el modo de metabolizar el estrógeno; tiene la propiedad de reducir la capacidad del estrógeno presente en el cuerpo de favorecer el cáncer.[48]

- *Tomar suplementos:*
  - *Selenio.* Se ha comprobado que las pacientes de cáncer de mama tienen el nivel de selenio más bajo que las mujeres que no tienen cáncer.[49] El selenio es un oligoelemento que suele faltar en los alimentos refinados. De hecho, en un estudio de prevención del cáncer, realizado con el método aleatorio de doble ciego, la toma de 200 mcg de selenio al día durante más de seis años dio el resultado de un 50 por ciento de reducción de la mortalidad total por cáncer.[50]
  - *Bioflavonoides.* La toma de bioflavonoides (que se encuentran en el complejo vitamínico C) podría inhibir la síntesis del estrógeno.[51]
  - *Lactobacillus acidophilus.* El hiperestrogenismo y posiblemente el cáncer de mama podrían disminuir añadiendo *Lactobacillus acidophilus* a la dieta. Esta beneficiosa bacteria contribuye a un buen metabolismo del estrógeno en el intestino.[52] Se vende en cápsulas en las tiendas de alimentos dietéticos; los profesionales de la salud conscientes suelen recomendar una marca fiable; yo recomiendo PB8, que no requiere refrigeración. La mayor parte de los yogures comerciales no contienen suficientes bacterias vivas para producir el mismo efecto, pero los fabricados biológicamente sí.
  - *Vitamina A.* En un estudio de pacientes de cáncer de mama se relacionó un nivel bajo de retinol (subproducto de la vitamina A) en la sangre con una menor respuesta a la quimioterapia.[53]
  - *Vitamina D.* Tomar por lo menos 1.000 UI de vitamina D-3 al día.
  - *CoQ$_{10}$ (Coenzima Q$_{10}$).* En algunos estudios se ha comprobado que alrededor de un 20 por ciento de las pacientes de cáncer de mama tienen niveles de CoQ$_{10}$ por debajo de lo normal. La coenzima Q^{10} (también llamada ubiquinona) es una sustancia natural

necesaria para la producción de trifosfato de adenosina (TFA), la principal molécula que da energía a nuestras células. También se ha comprobado que mejora la actividad inmunitaria. En un estudio reciente realizado en Dinamarca, a 32 pacientes de cáncer de mama se les administró hasta 390 mg diarios de CoQ_{10}, junto con antioxidantes y ácidos grasos esenciales. Siete de ellas experimentaron una regresión parcial o completa de su tumor.[54] Aunque estos resultados son preliminares, recomiendo tomar CoQ_{10} como parte del programa de suplementos a todas las mujeres preocupadas por la posibilidad de cáncer de mama. La dosis habitual es de 30 a 90 mg diarios. En el caso de que ya se les haya diagnosticado este cáncer, vale la pena que prueben con 300 mg diarios. Varios de mis colegas que tratan el cáncer de mama han informado de resultados similares a los comprobados en el estudio danés. Esta coenzima se encuentra en las tiendas de alimentos dietéticos. Nota: Las estatinas reducen enormemente el nivel de CoQ_{10} en el cuerpo; las mujeres que toman estos fármacos deberían tomarla en suplemento.

- *Disminuir el consumo de alcohol.* Las bebidas alcohólicas están relacionado con el riesgo de cáncer de mama.[55] En un excelente estudio se llegó a la conclusión de que esta relación se debe a que el alcohol aumenta los niveles de hormonas en la sangre. En mujeres de 50 años o más, el tipo de alcohol asociado con el mayor riesgo era la cerveza.[56] Dado que muchas mujeres beben para medicar sus emociones, las emociones no expresadas podrían intensificar esa relación entre el alcohol y el cáncer de mama.

- *Hacer ejercicio periódicamente.* En un interesante estudio realizado en Noruega se comprobó que, comparadas con mujeres sedentarias, las que hacen ejercicio periódicamente (4 horas a la semana) reducen en un 37 por ciento el riesgo de cáncer de mama.[57] Según los datos del Estudio de la Salud de las Enfermeras (en que se estudió a más de 85.000 mujeres), en aquellas que hacían diariamente ejercicio entre moderado y vigoroso se reducían en un 20 por ciento las probabilidades de contraer cáncer de mama, comparadas con aquellas que hacían ejercicio menos de 1 hora a la semana.[58] El motivo más probable de esto es que el ejercicio frecuente disminuye la grasa corporal y el nivel total de estrógenos en circulación.

- *Dormir, dormir mucho.* Estudios recientes indican que dormir bien y las horas suficientes (en habitación oscura) es más importante para la salud de los pechos de lo que creemos. En un estudio realizado en Finlandia en 2005, con más de 12.000 mujeres, se comprobó que aquellas que duermen 9 horas o más por la noche corren menos de un tercio de riesgo de desarrollar tumores en las mamas, comparadas con las que duermen 7 u 8 horas.[59] Varios otros estudios recientes han demostrado que la exposición a la luz hasta tarde por la noche podría aumentar el riesgo de contraer cáncer de mama (y, efectivamente, las trabajadoras que hacen turnos por la noche tienen un riesgo un 50 por ciento mayor que las otras trabajadoras).[60] Los investigadores descubrieron que la luz nocturna (si es brillante) interrumpe la producción de la hormona melatonina. Un nivel insuficiente de melatonina favorece la formación de tumores en las mamas.[61] Las mujeres que tienen niveles de melatonina superiores al promedio son menos propensas a desarrollarlos.[62]

- *Desahogarse.* Reconoce la aflicción, la tristeza, el cansancio o la pena por una pérdida que sientes. Busca ayuda y apoyo. No olvides que todos los seres humanos merecemos y necesitamos apoyo social. ¡No se gana nada con sufrir en silencio! Sácalo del pecho; ten compasión de ti.

- *Decidir tener más placer y cariño sustentador.* Recuerda que los pechos están creados para el sustento y el placer. Y eso es lo que los mantiene sanos. Procura usar tu poder para tener estas dos cosas en tu vida.

El historial familiar y el gen del cáncer de mama

Hay ciertas familias en las que se ha identificado una mayor posibilidad genética de cáncer de mama a edad temprana, y a veces de cáncer de ovario.[63] Entre los hombres de esas familias han aumentado los índices de cánceres de colon y de próstata. Si bien ahora se ha comercializado un análisis para detectar los genes 1 y 2 del cáncer de mama (BrCa1 y BrCa2), muchos especialistas están de acuerdo en que ese análisis debe reservarse para las personas que participan en estudios de investigación, porque en realidad no sabemos qué significan los resultados ni lo que debe hacerse con ellos. El motivo es el siguiente: en algunas familias estudiadas, a las mujeres que tienen el gen se les ha calculado un riesgo de un 85 por ciento de contraer cáncer de mama, y de un 50 por ciento de contraer cáncer de ovario. Pero hay otras familias que tienen el gen, y en ellas no hay un índice elevado de cáncer de mama ni de ovario. Esto plantea la duda de si no será exagerada la cifra del 85 por ciento.

Está claro que los genes con que nacemos son sólo una parte de la historia. La forma en que se expresan es otra muy diferente. La dieta, el entorno, las emociones concretas y el comportamiento influyen en si el gen se expresará y causará enfermedad o no. Es evidente que en ciertos ambientes, el gen 1 del cáncer de mama es menos letal que en otros.[64] La mayoría de las mujeres a las que se ha diagnosticado un cáncer de mama no tienen un historial familiar de esta enfermedad, ni tampoco tienen el gen 1 del cáncer de mama. En un estudio importante, sólo el 10 por ciento de las pacientes jóvenes de cáncer de mama tenían el gen. Pero una mujer que no tiene el gen, de todos modos corre un riesgo del 12 por ciento de contraer cáncer de mama en su vida. Lo primero que les digo a mis clientas que tienen un historial familiar de cáncer de mama (generalmente la madre) es que ellas no son su madre y que la genética es sólo «un» factor cuando alguien contrae una enfermedad.

Unas palabras acerca de los perfiles genéticos

Con la compleción del Proyecto Genoma Humano en 2000, un conjunto de estudios que van en aumento están demostrando que en las familias se dan ciertas mutaciones genéticas que podrían predisponer a sus miembros a un mayor riesgo de cáncer de mama, cardiopatías, etcétera. Por lo general estos «perfiles genómicos» consisten en pruebas de combinaciones de variantes de genes; las combinaciones específicas se consideran como derecho de propiedad, y normalmente no se da información sobre ellas ni *online* ni en forma impresa.

Un estudio de evaluación crítica de la forma de hacer el perfil genómico para orientar la promoción de la salud y la prevención de la enfermedad individualizadas concluyó que este método aún no está «preparado para darlo a conocer» porque todavía hay involucradas muchas variables y preguntas que no se han contestado. Es decir, aún está en fase de investigación.[65]

De todos modos, creo que este tipo de pruebas será una herramienta muy valiosa en el futuro. Por ejemplo, la madre de una de mis colegas médicas ha tenido dos tipos diferentes de cáncer de mama. Siendo mi colega practicante de la medicina funcional, que entiende la relación entre los genes y el entorno o ambiente, pidió que a ella y a su madre les hicieran la prueba para ver el tipo de mutaciones genéticas relacionadas con algunos tipos de cáncer de mama. Pues sí, ella y su madre tenían exactamente el mismo perfil genómico en el área del metabolismo del estrógeno. En lugar de sentirse como si fuera «un blanco fácil» para el cáncer, aprovechó la información para espolearse a hacer lo que ya sabía que debía hacer: más ejercicio, aumentar el consumo de indol-3-carbinol, disminuir el consumo de azúcar, etcétera. Los análisis de sangre para determinar el perfil genómico, que van en aumento, y la capacidad para cambiar la forma en que se expresa el ADN, será la medicina del futuro. Si se trabaja con un médico hábil, que sepa interpretar un perfil genómico y ayudar a mejorar el estilo de vida, podría valer la pena hacerse uno. Para la gran mayoría de personas, la historia familiar es el único perfil genómico que necesitan. Lo esencial es hacer los cambios que ya saben que deben hacer. (Para encontrar un médico que combine perfiles genómicos con sugerencias concretas de estilo de vida, puedes entrar en el sitio web del Instituto de Medicina Funcional, en www.functionalmedicine.org).

Cambiar nuestro legado: prevención desde el interior

He aquí la historia de una mujer que ha resuelto convincentemente su historial familiar:

> Por un tiempo mi vida estuvo llena de incertidumbres. En mi trabajo de asistenta social en un gran hospital docente de Boston, yo cubría la unidad de oncología y las dos unidades de cuidados intensivos. Llevaba un busca que no paraba de sonar. En casa me sentía continuamente asaltada por el ruido de la calle y el de las enormes radios que todos los chicos del bloque tenían encendidas. Juraba que a los 50 años me retiraría de esa incesante lucha y buscaría algún lugar tranquilo donde poder enseñar y orientar un poco, y tener una pequeña consulta privada y un gran jardín.
>
> Llevaba unos cuantos años trabajando en oncología. Al principio me sentí un tanto obligada a hacerlo, sabiendo que eso tenía que ver con la muerte de mi madre, que murió a los 40 años de cáncer de mama. Era algo así como un desafío a la muerte: si lograba aprender todo lo posible acerca del cáncer, este no me «cogería» a mí. Lo único que tenía que hacer era pasar de los 40 años. En mi propia terapia,

al acercarme a los 40 me enfrenté al problema de «tener» que trabajar en oncología. Después de cierta confusión, finalmente decidí que hacía lo que hacía porque era muy buena para eso, y que cuando llegara el momento de trabajar en otra esfera podría hacerlo.

Los 40 años llegaron y pasaron, y la angustia continuó.

En septiembre de 1990 vine a Maine de vacaciones. Un día estaba comiendo con una conocida y estábamos hablando de nuestros sueños para el futuro. Cuando le dije que mi sueño era retirarme a un lugar como éste cuando tuviera 50 años, ella me preguntó: «¿Y por qué no ahora?».

Mi respuesta fue que, para ser asistenta social, ganaba bastante dinero, tenía una hipoteca razonable y tenía derecho al plan de pensiones del hospital. Su observación de que estaba aprisionada por los «grilletes de oro» me fastidió, porque me gusta pensar que mis valores son otros. «Además —me dijo—, ¿qué te hace creer que vas a llegar a los cincuenta?» No sólo mi madre murió joven, sino que yo trabajaba cada día con personas más jóvenes que yo que se estaban muriendo.

Sé que en ese momento cambió mi vida. Lo sentí en todas las células de mi cuerpo. Y comprendí que no había ningún motivo para no irme a vivir a Maine. Al día siguiente le expliqué lo que quería a un administrador de fincas, y a las nueve en punto de la mañana siguiente entré en la casa que ahora poseo. Esa primera casa que fui a ver era justamente la que había soñado.

En enero me trasladé a Maine y continué trabajando en Boston; no me molestaba tener que viajar, algo que me resultaba fácil al tener un horario flexible. En marzo murió Claudia, una chica leucémica con la que me había encariñado mucho. Llevaba cuatro años trabajando con Claudia y su familia. Me aterraba pensar que moriría. La mañana en que murió sentí dolores en el pecho. Sabiendo que no tenía ningún problema físico, puse atención y traté de descubrir qué quería decirme mi cuerpo. Al final de ese día, ya le había puesto nombre a ese dolor: «congoja colectiva». Me di cuenta de que conocía a más personas muertas que vivas, y decidí que necesitaba un fin de semana lejos para pensar. Unos cuantos domingos después, estaba sentada en las rocas mirando el mar, delante de un gran balneario. Pensé en Claudia, en las muchas otras personas con quienes había trabajado y que habían muerto; finalmente pensé en mi madre.

No sé por qué, sentí curiosidad por saber a qué edad exacta había muerto. Es sorprendente, pero jamás había hecho los cálculos aritméticos que me habrían dado esa información. Unas sencillas cuentas me dijeron que murió a los 41 años y 9 meses. Justamente ese día yo tenía exactamente 41 años y 9 meses, y llevaba cinco años y medio trabajando en la unidad de oncología: el mismo tiempo que ella estuvo enferma de cáncer de mama. ¡Lo había conseguido! ¡Había sobrevivido!

Al día siguiente presenté mi dimisión. Dediqué el verano a pensar en lo que haría con mi vida. Esos pocos meses se alargaron a unos cuantos más, y cuando volví a trabajar ya habían pasado nueve meses, un tiempo apropiado para renacer.

Durante ese tiempo celebré el cumpleaños que mi madre no llegó a celebrar y comencé a reflexionar acerca de mi identidad y mis prioridades. Finalmente inicié lo que se ha convertido en una muy próspera práctica de psicoterapia. Enseño de vez en cuando, trabajo un poco en la consulta y tengo ese gran jardín. Y sé que soy la hija de mi madre, pero que no tengo por qué ser ella.

Como parte de mi viaje, he llegado a creer en la fuerza del cuerpo y el espíritu, un auxilio incluso en las situaciones más insufribles. En los años cincuenta, cuando mi madre tuvo cáncer de mama, sé que había muy pocas opciones para una mujer católica estancada en un mal matrimonio, e incluso menos si en la infancia se había quedado con una discapacidad física, como era su caso. Ahora creo que su cáncer de mama fue la única manera de escapar de una situación inaguantable, un mal matrimonio, una existencia agobiante de culpa y sacrificios. Lamento que su escape le costara la vida.

Tratamiento para el cáncer de mama

Las modalidades de tratamiento para el cáncer de mama escapan al alcance de este libro y no son mi especialidad. No me hace particularmente feliz el índice de curas conseguidas por los métodos actuales. Si bien los especialistas no suelen estar muy de acuerdo con las estadísticas, los datos sugieren que el índice global de mortalidad por cáncer de mama podría estar bajando. Aunque se ha informado que el índice de mortalidad, ajustado a la edad, entre las estadounidenses blancas con cáncer de mama bajó en un 10 por ciento desde 1975 al 2000, no sé muy bien qué significa esta cifra en realidad, dado el gran número de carcinomas ductales *in situ*, no invasores, que sin duda se han incluido en estas estadísticas. En algunas zonas del país se continúan practicando mastectomías, aun cuando en muchos casos la lumpectomía para preservar las mamas ha demostrado ser igualmente eficaz. Insto a todas las mujeres que se encuentran ante la necesidad de decidir el tratamiento para un cáncer de mama que busquen una segunda opinión si la única opción que les ofrecen es la mastectomía, o si tienen la impresión de que al cirujano no le gusta la lumpectomía y por lo tanto no les ofrece esa opción.

Un avance importante en el tratamiento quirúrgico del cáncer de mama es la biopsia del ganglio centinela, mediante la cual un cirujano puede extirpar un solo ganglio linfático axilar, el centinela, que es el primero en procesar las células cancerosas. Cuando el análisis de este ganglio da negativo, no se extirpa ningún otro ganglio. Esto ahorra a la mujer mucho dolor e hinchazón por la extirpación de muchos ganglios. En estudios se está buscando la manera de dejar intactos los demás ganglios aun en el caso de que se encuentren células cancerosas en el centinela. Al fin y al cabo los ganglios linfáticos forman parte del sistema inmunitario y existen para ayudar al cuerpo a combatir el cáncer. Sin embargo, yo no trato el cáncer de mama, y por lo tanto debo dejar las decisiones respecto al tratamiento a aquellos que lo hacen. Las mujeres que piensan someterse a una resección de los glanglios linfáticos deberían comenzar un tratamiento de fisioterapia tan pronto como sea posible después de la operación, para disminuir el riesgo de desarrollar un linfedema, que es la hinchazón del brazo y la mano a consecuencia de la extirpación de los ganglios.

Actualmente las mujeres tienen acceso a información por otras personas, en libros y en internet, toda la que puedan desear. A algunas las abruma tanta información, mientras que otras hacen un proyecto de tesis con ella. Cada mujer tiene su propio proceso de toma de decisiones y debe sentirse validada por usarlo. Cada una puede leer las mismas estadísticas y considerarlas de forma diferente. Algunas desean que se les haga todo, aun cuando según las estadísticas los beneficios sean muy pequeños (menos del 5 por ciento). Otras consideran elevados los riesgos del tratamiento y están dispuestas a fiarse de su intuición. Diferentes médicos pueden presentar estadísticas a sus pacientes de modo diferente. Mientras los médicos rara vez son pesimistas, algunos oncólogos pueden ser muy amedrentadores, con una actitud excesivamente funesta y triste (porque tratan mucho con la muerte). La mujer debe sentirse apoyada por un sistema formado por médicos que le merecen confianza y que confían en ella.

Una innovación *online* es AdjuvantOnline.com (actualmente sólo se puede entrar en el sitio con una contraseña dada por un profesional de la salud, así que podrías tener que pedir una al tuyo). La mujer puede obtener información, como tamaño y características de un tumor y el sitio, con datos de ensayos clínicos, estudios publicados y la base de datos de SEER (Surveillance Epidemiology and End Results) del Instituto Nacional del Cáncer, cálculos sobre una estimación estadística de sus posibilidades de supervivencia o recaída en un plazo de diez años, con los diferentes tratamientos o ninguna opción. La presentación incluye gráficas coloreadas fáciles de entender.

Otro recurso *online* que recomiendo es *The Moss Reports*, del doctor Ralph W. Moss, especialista en terapias alternativas para el cáncer. Sus informes, una biblioteca electrónica puesta al día periódicamente de más de 200 documentos sobre diversos diagnósticos de cáncer, contienen información sobre los tratamientos que más éxito han tenido y las terapias innovadoras más prometedoras para diversos tipos de cáncer, incluido el de mama. (Para más información, entra en su sitio web, en www.cancerdecisions.com.)

Sea cual sea la forma de tratamiento, actualmente las mujeres de todo el mundo están transformando su experiencia del cáncer de mama y sanando en sus planos más profundos para continuar viviendo una vida plena, dinámica y creativa.

El trabajo reflexivo interior para cambiar las pautas emocionales relacionadas con el cáncer de mama, ciertos tipos de grupos de apoyo y una mejor alimentación, son partes importantes del tratamiento, al margen de si se hace una lumpectomía, una mastectomía, radioterapia o quimioterapia. Si bien la gran mayoría de mujeres con cáncer de mama eligen la cirugía, la quimioterapia o ambas cosas para tratarlo, he trabajado con varias cuya elección sólo ha sido un cambio de dieta y el trabajo interior, sin ninguna ayuda de la medicina oficial aparte de la biopsia inicial para hacer el diagnóstico. Al cabo de varios años, algunas de esas mujeres tienen ahora mamografías limpias, sin ningún indicio de cáncer en ninguna parte. A una de ellas la llamó a casa el cirujano, cuando ella rechazó la operación, para decirle que si no se la hacía, moriría. Ella se negó y ahora, diez años después, está libre de cáncer.

Muchas mujeres eligen algunas de las opciones de tratamiento que se les ofrecen, pero no todas. Mildred tenía 43 años cuando le diagnosticaron un cáncer de mama. Estaba casada con un catedrático y vivían en una ciudad universitaria del medio Oeste. Jamás había trabajado fuera de casa; había elegido casarse con poco más de 20 años y dedicarse a criar tres hijos. Poco después de cumplir los 35 años, se enteró de que su marido había tenido una serie de aventuras con alumnas. Por motivos económicos, decidió continuar con él hasta que sus hijos fueran mayores. Pero cuando le hicieron el diagnóstico de cáncer de mama, abandonó a su marido, volvió a estudiar y consiguió un trabajo. Ahora vive feliz e independiente. Sólo le hicieron una lumpectomía. Cuando su hija le preguntó por qué no se hacía mamografías y exámenes cada seis meses, ella le contestó: «Sé por qué enfermé de cáncer de mama. Sabía cuál era el problema en mi vida y me liberé de él. Sé que no me va a volver el cáncer». Mildred sabía que no podía conservar su salud si continuaba casada con un hombre que le era infiel sexualmente. Han pasado más de diez años y no ha tenido ninguna recurrencia del cáncer de mama.

Brenda Michaels tenía 26 años cuando le diagnosticaron cáncer de mama por primera vez. Durante diecisiete años combatió la enfermedad y se hizo tres operaciones importantes. Finalmente, después del tercer diagnóstico y un pronóstico que le daba un año de vida, tomó el mando de su vida y se comprometió a escuchar a su sabiduría interior. Me escribió lo siguiente:

La verdad es que los problemas emocionales que tenía al sentirme mártir eran tremendos. Decidí considerar mi cáncer como un maestro y una llamada a despertar, y asumir la responsabilidad de mi salud. Esta decisión me ha permitido no sólo explorar las alternativas respecto a mi cuerpo, sino también comenzar a sanar mis emociones más profundas reprimidas y las raíces espirituales relacionadas con mi enfermedad. Pienso que ahí es donde ha ocurrido la mayor parte de mi curación, lo que en último término me ha llevado a la salud y la vitalidad que experimento ahora.

Actualmente, Brenda es una reconocida conferenciante de la Sociedad del Cáncer de Estados Unidos, y es la primera persona de las que trabaja en este grupo que ha recurrido a alternativas ajenas a los tratamientos ortodoxos para sanar su cáncer. Ahora presenta un programa de conversación por internet (www.conscioustalk.net).

Otra de mis clientas, Julia, tenía 38 años cuando le hicieron una lumpectomía. La biopsia reveló que no se había extirpado todo el tumor en la operación. Dada la naturaleza de su cáncer, se recomendó mastectomía y resección de ganglios linfáticos. Pero ella decidió volver a la casa de su infancia en el sur y enfrentarse a sus demonios: toda una vida de codependencia y un matrimonio que se le había quedado pequeño. Este proceso fue acompañado por una profunda limpieza emocional y liberación de viejas formas de ser y comportamientos y hábitos nada sanos. También cambió su dieta habitual por una vegetariana. Aunque en estos momentos no tiene cáncer, sabe que debe continuar en contacto con sus necesidades más profundas y su sabiduría corporal. Hace poco se sintió «llamada» a trasladarse al suroeste. Aunque no sabía bien de qué podría vivir allí, decidió irse de todos modos. Casi inmediatamente encontró trabajo en un albergue que ofrecía pensión con cama y desayuno. Sus circunstancias ahí eran muy sanadoras; no sólo tenía habitación y pensión completa, sino que disponía también de mucho tiempo y espacio para estar sola y cerca de la naturaleza. Julia es extraordinariamente valiente y continúa bien de salud.

A otra de mis clientas, Gretchen, le diagnosticaron un tipo de cáncer que se considera muy agresivo y de rápido avance. Se negó a hacerse el tratamiento ortodoxo y en su lugar cambió su dieta y abandonó un matrimonio abusivo. Finalmente encontró empleo en una editorial, en un trabajo que le encanta. Han transcurrido tres años y no tiene ningún tipo de cáncer detectable. Pero vive día a día y no se considera «totalmente curada». Dice: «Mi esencia es vivir mi vida día a día». Piensa que los cambios que ha hecho en su estilo de vida han sido los principales factores de su curación.

HISTORIAS DE MUJERES

Caroline Myss y otros terapeutas enseñan que el cáncer es la enfermedad del tiempo. Puede producirse cuando la mayor parte de la energía de la persona está ocupada en viejas heridas y resentimientos del pasado que al parecer no puede dejar atrás. Estas viejas heridas necesitan un testigo, alguien que las valide, para que comience la curación.

Nuestra relación con el tiempo puede enfermarnos, y de hecho nos enferma. Sonia Johnson dice: «El tiempo no es un río; todos tenemos en este momento todo el tiempo que fue y todo el que será. El tiempo lineal es una invención adictiva».[66] En una cultura materialista y adictiva, aprendemos que el tiempo es dinero y que debemos pasar cada minuto de nuestra vida realizando y produciendo más y más. En lugar de disfrutar de cada momento que tenemos para vivir plenamente nuestra vida, a muy temprana edad se nos enseña que «nunca hay bastante tiempo»; siempre vamos «corriendo contra reloj». Demasiadas personas sufrimos de la «enfermedad de las prisas». Corremos de aquí para allá, con el corazón acelerado, pensando que hay demasiado que hacer y poco tiempo para hacerlo. El estado de nuestro cuerpo y de las células que lo forman es un reflejo de esto.

MONICA: UN VERANO PARA SANAR. Monica tenía 48 años cuando vino a verme por primera vez. Hacía poco que le habían hecho una biopsia para cáncer de mama, que resultó positiva. Su cirujano le recomendó una mastectomía y la extirpación de los ganglios linfáticos de la axila derecha. Monica y su compañero tenían una tienda de libros de segunda mano y se ocupaban también de buscar por encargo libros difíciles de encontrar. Los dos habían leído muchísimo sobre el tema del cáncer de mama. Ella puso objeciones a hacerse la mastectomía; después de una larga conversación, el cirujano accedió a hacerle una lumpectomía. Pero se encontró con que los márgenes del tumor de la muestra no estaban bien definidos y esto le llevó a la preocupación de que hubieran quedado células cancerosas. Monica y su compañero habían visto a un oncólogo y sabían que la quimioterapia era la recomendación estándar para ese tipo de cáncer, pero deseaban descubrir otras cosas que ella pudiera hacer, además de ese tratamiento convencional.

Le sugerí que podía hacer modificaciones en su dieta de modo que le disminuyera el nivel de estrógeno en la sangre, y aplicarse compresas de aceite de ricino en el pecho afectado para fortalecer el funcionamiento de su sistema inmunitario. Le insistí en que esas medidas no estaban consideradas «curas» en el sentido médico ortodoxo, y que no habían sido tan bien estudiadas como la cirugía y la quimioterapia. Ella lo comprendió. Le dije que era esencial que dedicara los meses siguientes a aprender a cuidar de sí misma y hacer cosas que le procuraran placer. Ella y su familia se marcharon a considerar sus opciones y quedé en verlos tres meses después, en septiembre.

Cuando volvió a verme, pasados esos tres meses, parecía haber rejuvenecido quince años; estaba radiante de salud. Le pregunté qué había hecho. Me dijo: «Cuando salí de aquí, comprendí que tenía que cambiar mi vida. Este verano decidí hacer todo lo que me pareciera maravilloso y sanador. Así pues, salí a pasear en bicicleta todos los días y pasé largas horas echada en el campo mirando el cielo y las nubes. Me introduje el verano en todas las células del cuerpo. No había tenido un verano así desde que era niña. Tuve la impresión de que duraba eternamente».

Monica había cambiado su relación con el tiempo, deteniendo el reloj, y traído sus células al momento presente. A muchas de nosotras nos hace falta tomarnos el tiempo necesario para «introducirnos el verano en todas las células del cuerpo». Han transcurrido más de diez años y Monica no ha vuelto a tener indicios de cáncer. Aunque finalmente decidió no someterse a quimioterapia ni a más operaciones, ha continuado sin cáncer.[67]

SERENA: LIBERACIÓN DEL PASADO. Serena tenía 48 años cuando vino a verme por primera vez después de hacerse una mastectomía a causa de una masa bastante grande en el pecho que era un cáncer de mama mal diferenciado: el tipo de tejido asociado a la proliferación más rápida y de peor pronóstico. No hacía mucho que se había trasladado a la costa este, desde California. Dos años antes había roto su relación con un hombre después de diez años de convivencia, cuando él se enamoró de otra, con la que se casó. Ese hombre era el creador y fundador de un grupo muy popular de autoayuda, y las actividades del grupo, los seminarios, los talleres y los viajes habían significado para ella unos buenos ingresos, y por otro lado, el grupo también funcionaba como una familia y un sistema de apoyo para Serena; además, ella había contribuido con bastante dinero para pagar el centro donde se reunía regularmente el grupo. Cuando su otra mitad la dejó por otra mujer del grupo, ella se quedó fuera, y ya no era tan bien acogida en las actividades del grupo como antes. Tan pronto como se trasladó a la costa este después de la ruptura con su «familia», inició una terapia (individual y de grupo) para ayudarse a tratar la rabia, la aflicción y el abandono que sentía. A raíz de esta experiencia, conoció a muchas mujeres que se encontraban en una situación semejante: se sentían estafadas económica y sexualmente, y de otras maneras. Estaba acostumbrada a comer alimentos integrales y continuó haciéndolo. En el grupo de apoyo para el cáncer de mama en el que entró, conoció a mujeres que habían seguido dietas pobres en grasa durante años, otras que habían hecho ejercicios toda su vida, y otras que tomaban todo tipo de suplementos. Me dijo que ciertamente no estaba claro, al menos según las experiencias de las mujeres del grupo, que la dieta o los suplementos fueran la solución.

En esa primera visita le expliqué que tenía que asegurarse de que todas sus relaciones fueran de verdadero compañerismo, relaciones en las que ella diera y recibiera en igual medida. Aunque llevaba años comprometida con la medicina alternativa, su guía interior le aconsejó someterse a quimioterapia, y ella lo hizo sin ningún problema, ayudándose con la meditación y la relajación. (Véase «Cómo prepararse para la operación, o quimioterapia», en el capítulo 16.)

Poco después de la ruptura de su relación, consultó con un abogado para que la ayudara a reclamar al grupo la devolución de su dinero y sus pertenencias. Este abogado le dijo que, dados los aspectos legales de su situación, era muy improbable que recuperara su dinero. Después de hablar con los miembros de su grupo de apoyo, decidió buscar otro abogado y «llevar el caso al Tribunal Supremo si era necesario».

Aunque continuaba comiendo bien, tomando suplementos y haciendo ejercicio, se sentía cansada y apática, y eso le extrañaba, porque ya hacía casi un año que había terminado el tratamiento de quimio y radioterapia. Le recomendé que hiciera un retiro y anotara en una lista todos los aspectos de su vida que iban bien, y en otra todos los aspectos que necesitaban un cambio. Después, habiendo meditado sobre esas listas, podría elaborar un plan para cambiar las cosas que estaba dispuesta a cambiar en esos momentos. Fue a un centro de meditación y durante su retiro tuvo un sueño: estaba en una balsa y a lo lejos veía una casa en llamas; en la casa estaban sus ex amigos del grupo de autoayuda. En ese momento del sueño comprendió que tenía dos opciones: ir a la casa en llamas y rescatarlos, o seguir en la balsa y dejar que el río la llevara adonde tenía que ir; siempre en el sueño, notó que tomar la decisión de dejar el río e ir a la casa le producía una sensación de cansancio y conflicto. Aunque su mente la empujaba hacia la casa, su corazón y su cuerpo se sentían atraídos hacia donde la llevaba el río. Despertó bruscamente y comprendió lo que tenía que hacer. Tenía que permitirse flotar en el río de una nueva vida.

Aunque todos sus pensamientos le decían que el grupo le debía dinero, en lo más profundo de su ser comprendió que aferrarse a eso le agotaba la energía vital y le mantenía el tipo de energía que la tenía encallada en el pasado, lo cual impedía que ocurriera nada nuevo o mejor en su vida. Una semana después de volver del retiro y de tener su sueño, anuló la demanda judicial contra su antiguo grupo e inventó una ceremonia para dejar atrás el pasado y continuar con una nueva vida. Después también dejó de asistir a las reuniones del grupo de apoyo, al darse cuenta de que esa experiencia simplemente le recreaba el pasado; había observado también que cuando iba a las reuniones, salía de ellas más cansada que cuando entraba. Comprendió que, aunque al principio el grupo le había sido muy útil, era el momento de abandonarlo.

Dos meses después de esa fase de curación, le ofrecieron un puesto en una editorial, trabajo con el que siempre había soñado. Lo aceptó, y allí conoció al hombre con el que actualmente está casada. A diferencia de su anterior relación, este matrimonio es una verdadera asociación de corazón para ella, y ahora puede mirar hacia atrás y ver su cáncer de mama como un aviso de su guía interior en un momento crítico. Piensa que éste le hizo el regalo de una vida nueva y mejor. Continúa estando bien. La mayor parte del tiempo no se preocupa por el cáncer de mama, y cuando se acuerda, «lo deja en manos de su poder superior».

Aunque Monica y Serena eligieron métodos curativos diferentes, las dos han cambiado su relación con el tiempo y las dos creen que han elegido el camino correcto para ellas. Más importante aún, ya no le tienen miedo al cáncer de mama.

La cirugía plástica de mamas

Los implantes: ¿no entrañan riesgos? ¿Debería hacérmelos?

El aumento del tamaño de los pechos goza de inmensa popularidad hoy en día, estimulado en parte por el constante bombardeo a nuestros sentidos (y tal vez alteración también) de las imágenes de pechos mejorados que aparecen en los medios. En realidad es raro ver pechos no aumentados en programas de televisión, en vídeos de música y en películas. Las nuevas modelos «ideales» de belleza femenina se ven en el popularísimo catálogo de Victoria's Secret. Así pues, se ha puesto artificialmente alto el «listón» en lo que consideramos tamaño y forma ideales de los pechos en nuestra cultura. Los implantes de tamaño «medio» son para una talla 95 de sujetador, y muchos son aún más grandes. Para poner todo esto en perspectiva y para procurar que las mujeres estén realmente informadas, comencemos con una corta historia.

Las primeras inyecciones de silicona se pusieron en los pechos de prostitutas japonesas, en los años cuarenta y cincuenta, para satisfacer los deseos de sus clientes (soldados estadounidenses) de pechos más grandes. Hubo problemas de paso de la silicona a otras partes del cuerpo porque no quedaba encerrada en los límites del implante. No es de extrañar que estas mujeres hablaran de problemas de salud. Después, dado que «más grande es mejor», las estadounidenses desearon tener pechos más grandes, y en los años sesenta dos cirujanos plásticos de Tejas, Frank Gerow y Thomas Cronin, idearon los primeros implantes de mama de silicona. Y en 1962 una mujer llamada Timmie Jean Lindsey fue la primera en recibir implantes de mama de silicona.[68]

En ese tiempo estos implantes no estaban regulados por el FDA [Depto. federal para la Alimentación y Medicamentos] ni por ningún otro organismo. En los siguientes treinta años se estima que entre 800.000 y 1.000.000 de mujeres se han hecho la cirugía con implantes.[69]

Nadie puso en tela de juicio la seguridad de los implantes hasta los años ochenta, cuando algunas mujeres comenzaron a atribuir sus síntomas a tener implantes de mama. Se dijo que el cansancio crónico, la artritis, trastornos del sistema inmunitario y síndromes del tejido conectivo, como el lupus, estaban relacionados con los implantes de silicona. Esto tuvo por consecuencia unos diez años de polémicas en que las emociones predominaron sobre la ciencia. Aunque nunca se encontró ninguna prueba convincente de que los implantes estaban relacionados con estos trastornos del tejido conectivo, eso no impidió que se entablara una serie de pleitos colectivos en contra de Dow Corning, ni aplacó el enorme miedo que sentían las mujeres que se habían hecho implantes. También fue causa de que fabricantes de otros dispositivos médicos de silicona (como catéteres, válvulas cardiacas artificiales, injertos de dacrón) tuvieran dificultad para encontrar materia prima y miedo a litigios.[70]

Al final los investigadores no lograron encontrar ningún dato sólido que relacionara los implantes en sí con un mayor riesgo de muerte. De hecho, en junio de 1999 un comité de expertos nombrados por el Congreso para estudiar el problema bajo el auspicio del Instituto de Medicina (parte de la Academia Nacional de Ciencias) no encontró ninguna prueba científica que conectara los implantes de silicona con un mayor riesgo de muerte. Este grupo dio a conocer un informe elaborado por un comité independiente de trece científicos que concluyeron que, si bien los implantes de silicona podrían ser responsables de problemas localizados, como endurecimiento o marcas cicatriciales en el tejido mamario, no causaban ninguna enfermedad importante como el lupus o la artritis reumatoidea. El comité no realizó ninguna investigación original; examinaron estudios y otros artículos y realizaron audiencias públicas para oír las opiniones de todos los lados. Pese a esta falta de pruebas sobre su nocividad, los implantes de silicona se retiraron del mercado de Estados Unidos y se reemplazaron por otros rellenos con suero salino.

Desde entonces, sólo se han hecho dos estudios sobre la mortalidad a largo plazo entre mujeres con implantes de silicona. En 2001, un estudio realizado por el Instituto Nacional del Cáncer descubrió que las mujeres con aumento de los pechos tenían más posibilidades de morir de cáncer del cerebro o del pulmón que aquellas que se habían hecho otros tipos de cirugía plástica. En realidad, los resultados indicaban el doble de incidencias de cáncer de cerebro y un triple de cáncer de pulmón, enfisema y neumonía entre las mujeres con implantes. También había un riesgo cuatro veces mayor de suicidio entre estas mujeres.[71]

Un segundo estudio realizado en Suecia confirmó algunos de los resultados del de Estados Unidos. Los investigadores estudiaron a aproximadamente 7.500 mujeres que se habían hecho implantes entre 1963 y 1993, y comprobaron que entre ellas había una mayor propensión al suicidio, así como también más muertes por cáncer de lo que se consideraba normal.[72] Las muertes por cáncer se explicaban por el número de mujeres que fumaban. Y se pensó que el mayor riesgo de suicidio se debía no a efectos de los implantes sino más probablemente a la relación entre el deseo de cirugía plástica y trastornos psiquiátricos, algo que está bien documentado.[73]

Habiendo visto a muchísimas mujeres a lo largo de los años a las que les ha ido muy bien con sus implantes (aunque a algunas no), estoy convencida de que las mujeres que tienen más posibilidades de que les vaya bien son aquellas que normalmente se sienten bien consigo mismas y con su valía personal, pero se hacen los implantes para mejorar su apariencia vestidas o debido a su profesión, por ejemplo, modelos, actrices, etcétera (véase Historias de mujeres, más adelante). No se hacen los implantes para conseguir o retener a un hombre ni porque no se sienten lo bastante femeninas.

Es interesante que tanto el cáncer de mama como el riesgo de suicidio sean tan elevados en mujeres que se han hecho implantes de mama. Las dos cosas son asuntos del sexto centro emocional: percepción, pensamiento y moralidad; en otras palabras, no son los implantes en sí los que causan el problema; lo que predispone a la salud o la enfermedad en lo que a implantes se refiere es lo que la mujer piensa de ellos y cómo se considera a sí misma y a su valía personal.

El alboroto por los implantes de silicona enmascara un problema cultural más profundo: en cierto modo las mujeres sabemos que la obsesión por el tamaño de nuestros pechos no es sana, pero aún no hemos descubierto qué es lo sano. No hace falta ser socióloga para entender por qué las mujeres quieren parecerse a las imágenes que nos han grabado en los cerebros desde la infancia todos los medios de comunicación, desde el *Playboy* hasta la televisión. (Cuando mis hijas tenían 11 y 13 años, ya llevaban varios años preocupadas por su figura y su peso.) Los cuerpos de las mujeres son campos de batalla culturales, y hemos asumido la tarea imposible de tratar de vernos perfectas según cánones que no están basados en la realidad.

No estoy de acuerdo con quienes piensan que las mujeres que se han hecho cirugía plástica se han «vendido». Si hubiera una manera fácil de trasladar grasa de las nalgas a los pechos, yo podría considerar la posibilidad de hacérmelos aumentar también. Pero la primera vez que asistí a una operación para aumentar el tamaño de los pechos y vi la cantidad de tejido que se daña al separar la pared torácica del tejido que hay debajo, instintivamente me llevé las manos a los pechos en actitud protectora. Comprendí que jamás elegiría esa operación, tal como se hace hoy en día, por motivos estéticos. Para empezar, los implantes (que ahora se rellenan con suero salino en lugar de silicona) pueden disminuir o eliminar la sensación en los pezones, que forma parte del placer sexual de la mujer; los implantes se pueden endurecer mucho y formar cápsulas fibrosas a su alrededor. (Para prevenir esto, toma grasas omega-3 en suplemento, de 1.000 a 5.000 mg al día.) En algunos casos hacen difícil amamantar a un bebé (aunque no imposible).

Los implantes entrañan otros riesgos que deben tener presente todas las mujeres que quieren hacerse esta operación. En Estados Unidos el

FDA ha aprobado los implantes de suero salino elaborados por dos fabricantes, Inamed y Mentor. El FDA llegó a la conclusión de que estos implantes eran «razonablemente seguros», después de tres años de ser estudiados. Aún no se han hecho estudios de su seguridad a largo plazo. El FDA no considera «razonablemente seguros» los implantes de suero salino hechos por otros fabricantes. «Razonablemente [bastante] seguros» no es una garantía. Los informes indican que el 40 por ciento de las mujeres que se han aumentado el tamaño de los pechos con estos implantes y el 70 por ciento que se han hecho la reconstrucción debido a mastectomía tienen al menos una complicación seria a los tres años del implante.

Pasados los primeros tres a cinco años, entre el 12,5 y el 25 por ciento de las mujeres que se han hecho implantes pueden esperar otra operación, y pasados diez a doce años muchas van a necesitar por lo menos una operación más. El motivo es que en ese tiempo se habrá roto por lo menos un implante. Como muchos productos nuevos, la mayoría de los implantes suelen ir bien los primeros años; luego, con el tiempo, como ocurre con todas las cosas (por ejemplo, un coche) pueden presentarse problemas. Cuanto más tiempo tienen, más probabilidades hay de que se rompan; las roturas no siempre son evidentes.

Todos los implantes de mama tienen el mismo diseño básico. Constan de una envoltura de silicona y algún tipo de relleno, normalmente suero salino, a no ser que se prefiera gel de silicona. Los implantes de silicona tienen un tacto más normal que los de suero salino, y una gran ventaja de los más recientes es que es imposible que goteen. La silicona está en una matriz de soporte, algo así como gominola, así que se adhiere a la envoltura que la encierra; incluso en el caso de que se forme un agujero o desgarro, llamado ruptura, la silicona se mantiene dentro y no puede pasar al cuerpo causando reacciones tisulares. Se cree que a esto se debe que los nuevos implantes de silicona tengan menos probabilidades de que se formen cápsulas duras alrededor.[74]

Por desgracia, actualmente sólo se utilizan implantes de silicona para reconstrucción de los pechos. Según el doctor David Fitz, cirujano plástico al que he enviado a clientas durante años, la reconstrucción de los pechos se ofrece a mujeres que necesitan implantes debido a cirugía por cáncer de mama, y también a aquellas que se hacen levantamiento con aumento de los pechos. Actualmente es ilegal usar implantes de silicona para una mujer que sólo quiere aumentarse de tamaño los pechos, lo cual no tiene ninguna lógica científica. Sin duda esto cambiará dada la seguridad probada de los implantes de silicona más recientes.

Los implantes de suero salino tienen una válvula. El cirujano simplemente coloca la envoltura de silicona en el pecho de la mujer y luego utiliza la válvula para llenar la envoltura con suero salino. Si la válvula es defectuosa o se rompe, la solución salina gotea.

El proceso para obtener las mamografías podría ser causa de rotura en el implante, sobre todo de implantes que ya tienen años, o si la persona técnica que toma la mamografía no está preparada para trabajar con implantes de mama (asegúrate de que la especialista sabe que tienes implantes y está cualificada para hacer ese trabajo).[75] La mujer que se ha puesto un implante después de una mastectomía no necesita mamografías del pecho reconstruido. La exploración por resonancia magnética nuclear es útil para ver imágenes del pecho y del implante cuando la mamografía no es útil o resulta intolerable.

También se puede elegir entre implante redondo y en forma de lágrima. Aunque la forma de lágrima parece la mejor opción estética, los implantes redondos son más resistentes y hay menos probabilidades de que se rompan. La forma del implante no determina la forma del pecho; la bolsa que crea el cirujano para poner el implante determina la forma del pecho porque el implante adquiere la forma de la bolsa.[76] (Antes de hacerte implantes de mamas, infórmate entrando en www.breastimplantinginfo.org).

En resumidas cuentas, jamás criticaría a las mujeres que se han hecho implantes o desean hacérselos, tal como no criticaría a una mujer por hacerse cambiar el tamaño y la forma de la nariz por motivos estéticos.

Los implantes y los métodos más nuevos de reconstrucción de las mamas dan a las mujeres que han perdido un pecho por cáncer una imagen corporal que se aproxima a la integridad. Esta cirugía puede ser importantísima para la curación de la mujer. La doctora Sharon Webb, cirujana plástica especializada en reconstrucción de pechos después de una cirugía para extirpar el cáncer, dice que suele recibir cartas de sus pacientes y familiares diciéndole lo agradecidas que le están por su trabajo y cuánto ha contribuido la reconstrucción quirúrgica a su sensación de bienestar general.

Ninguna de nosotras es inmune a nuestra herencia cultural, y hemos de ser comprensivas y compasivas con nosotras mismas y con las demás mujeres. Cada mujer ha de decidir por su cuenta qué le parece lo mejor para su cuerpo y por qué. A continuación explico unas cuantas historias relativas a la cirugía plástica de las mamas y sus consecuencias.

HISTORIAS DE MUJERES

JANICE: PRESIÓN FAMILIAR. Janice vino a aparentemente para un examen físico anual de rutina. Había venido en dos ocasiones anteriores para cambio de diafragma. Era una mujer activa, esbelta y atractiva. En la sala de examen me dijo que tenía otras cosas que decirme, de modo que después del examen fuimos a hablar a mi consulta.

Me dijo que hacía unos años se había hecho una cirugía de agrandamiento de pechos y que al parecer todo iba bien (el examen lo había confirmado). En mi consulta, sin embargo, se le llenaron los ojos de lágrimas y me dijo que temía echarse a llorar porque tenía algo que preguntarme que nunca le había preguntado a ningún médico. Le recomendé que no reprimiera sus emociones porque siempre que nos conmovemos de esa manera estamos en la pista de algo importante. Entonces continuó: «La primera vez que fui a un ginecólogo tenía dieciséis años. Tenía unos terribles dolores menstruales y quería saber si me pasaba algo malo. Él no permitió que mi madre se quedara en la sala cuando me examinó. El examen fue muy doloroso y le pedí que no continuara, pero él no me hizo caso. Después, cuando me vio los pechos, se echó a reír y me dijo: "Tal vez si te casas y tu marido te acaricia bastante los pechos, te crecerán". Me recetó píldoras anticonceptivas para los dolores y yo salí de la consulta sintiéndome muy humillada».

Después me contó el comienzo del desarrollo de sus pechos. Al principio le crecieron los pezones y comenzaron a sobresalir. Al tocarlos era como si tuviera una masa del tamaño de una nuez bajo cada pezón. Este tejido creció hasta el tamaño del hueso de un aguacate y allí se detuvo el crecimiento. Lo que me contaba era el desarrollo normal de los pechos, con tejido glandular normal bajo el pezón. Eso le ocurrió alrededor del tiempo de su primera menstruación. Le dije que eso a mí me parecía muy normal. Volvió a echarse a llorar. Sus pechos eran naturalmente pequeños, pero su madre, su hermano y una hermana siempre la llamaban «deforme».

Un día, cuando estaba comprando ropa con su madre, ésta habló de su «deformidad» y le dijo que si alguna vez deseaba hacerse algo, ella estaría dispuesta a pagárselo. (Con frecuencia oigo historias de madres que les dicen a sus hijas que sus pechos no son lo suficientemente grandes. A veces les sugieren que se compren sujetadores almohadillados o se pongan algodón dentro del sujetador.) Janice sorprendió a su madre diciéndole que de hecho sí deseaba hacerse algo. Poco después, se hizo una mamoplastia de agrandamiento, con implantes de silicona.

Le pregunté cómo se sentía respecto a sus pechos en esos momentos. Me dijo que tenía sentimientos encontrados, dadas las circunstancias en que se hizo la operación. Se estaba sometiendo también a un tratamiento de acupuntura y estaba más interesada que antes en la curación natural, de modo que temía haberse estropeado al hacer algo tan «antinatural».

Mi respuesta fue decirle que muchas mujeres han decidido hacerse agrandar los pechos y están muy contentas con los resultados. Las que se sienten más felices son aquellas que lo han meditado mucho antes y que lo hacen por complacerse a sí mismas y no a otras personas. Normalmente, esas mujeres obtienen buenos resultados y sin ninguna complicación. Creo que cuando la persona se siente segura con una decisión como esa, se fortalece el funcionamiento de su sistema inmunitario, y en estos casos el índice de complicaciones tiende a ser bajo. Yo quería que Janice supiera que no creía que haberse hecho la cirugía plástica le hubiera dañado la salud de modo inalterable.

Lo más importante fue decirle que era normal, y no «deforme», y que siempre lo había sido. Simplemente tenía los pechos pequeños, como todas las mujeres del lado paterno de su familia. Se había criado en una familia que la maltrató emocionalmente respecto a su cuerpo a una edad en que era más vulnerable. Su visita al ginecólogo reforzó esa patología.

En esos momentos, a los 39 años, Janice se sentía por fin preparada para sacar a la luz esa historia sobre su cuerpo. Antes de marcharse me dijo: «No se imagina lo importante que es para mí oír todo esto de un médico». Le sugerí que se pasara el resto del día con sus lágrimas y con cualquier otra emoción que le surgiera. Le pedí que las expresara con sonido. Todas las lágrimas y todas las emociones que sofocamos se nos quedan en el cuerpo como asuntos no resueltos a la espera de que los atendamos. Janice tenía la oportunidad de completar una importante cantidad de curación. Estaba preparada para sanar en todos los aspectos su relación con sus pechos.

SARAH: IMPLANTES PARA COMPLACER A SU MARIDO. Sarah tenía unos 55 años la primera vez que la vi. Había sacado adelante a varios hijos y vivido 25 años con un marido alcohólico, pero ya estaba divorciada. Como les suele suceder a las personas como Sarah, su padre también había sido alcohólico. Quince años antes su marido se quedó impotente y la culpó a ella del trastorno, diciendo que su cuerpo no era lo que él necesitaba para tener una erección.

Como tantas mujeres que mantienen una relación adictiva, ella le creyó y tomó el problema como propio. Su marido le dijo que tal vez no sería impotente si ella tuviera los pechos más grandes. Obedientemente ella fue a Nueva York a hacerse implantes de mamas. Desde el comienzo los detestó, y su marido continuó impotente, aunque esta vez la explicación que le dio fue que ella tenía que tener algo mal en la vagina. Su relación continuó deteriorándose y el alcoholismo de él empeoró.

Varios años después, el marido la dejó (ahora vive con una mujer más joven a la que todas podemos compadecer). Sarah hizo una terapia para la codependencia y comprendió que ella no era la causa de la impotencia de su marido, y que jamás lo había sido. Pero ahora está pegada a los implantes de silicona que detesta. Dice que cuando hace frío, los pechos no se le calientan porque los implantes tardan mucho en calentarse. Ha averiguado sobre la posibilidad de quitárselos, pero le dijeron que le costaría miles de dólares, y su seguro no lo cubre. Cada día recuerda el precio que ha pagado con su cuerpo. (A veces el seguro sí cubre la operación para quitarse los implantes. Y muchos cirujanos plásticos quitan los implantes por un precio más bajo.)

KIM: IMPLANTES PARA COMPLACERSE A SÍ MISMA. Kim es una mujer llena de vitalidad cercana a los cuarenta. Actualmente trabaja en la industria de la moda, pero durante años fue profesora. Cuando era adolescente tenía las caderas muy anchas y los pechos muy pequeños. Jamás podía comprarse un traje porque o le quedaba mal la chaqueta o le quedaba mal la falda. Durante años se sintió muy desgraciada por su figura, aunque tenía muchísimos talentos. Hacía ejercicios y dieta para corregir lo más posible el desequilibrio, y finalmente, después de pensarlo varios años, decidió hacerse la operación para agrandarse los pechos. La operación fue maravillosamente bien y para ella ha sido una verdadera curación, porque eligió ese procedimiento en las circunstancias óptimas. Lo hizo por sí misma. Ya tenía una elevada autoestima y sus expectativas de la operación eran las apropiadas. Nunca ha tenido problemas.

BETH: ATRAPADA EN EL MEDIO. Beth fue clienta mía durante años. Tuvo dos embarazos y amamantó a los dos bebés. Su marido la dejó después de nacer su segundo hijo, y ella crió sola a sus hijos. Es una mujer independiente y fuerte. Hace varios años se hizo la operación para agrandarse los pechos. Después de los partos y la lactancia, los pechos le quedaron fláccidos; no encontraba sujetador que le quedara bien y se sentía incómoda con su apariencia. Siempre había tenido un cuerpo atractivo. (Comprendo que este concepto es espinoso: ¿atractivo para quién? ¿Por qué? ¿Con qué fin?) En todo caso, aunque tenía muy pocos ingresos, se las arregló para reunir el dinero necesario para hacerse la operación. El resultado fue excelente y quedó muy contenta. Un antropólogo podría decir que su cuerpo «social» mejoró con la operación. (Actualmente está trabajando en superar una extraña capacidad para atraer a hombres que no le ofrecen cariño ni apoyo.)

Creo que las circunstancias que rodean la implantación de mamas de una mujer, es decir, por qué se hace la operación, son tan fundamentales para que no haya efectos secundarios como cualquier problema posible proveniente de la silicona. Kim se hizo los implantes para sentirse más feliz con su apariencia; ahora que todo está proporcionado, se siente contenta. Hablé con ella hace poco y me dijo que le encantan sus implantes y que está segura de que no va a tener ningún problema con ellos. No le preocupó la difusión sensacionalista de los medios que se produjo poco después de su operación. Ahora, casi diez años después, continúa sana. Creo que lo mismo vale, en general, para las mujeres que se han hecho una reconstrucción de las mamas después de una mastectomía, y para aquellas que se han hecho implantes para igualar el tamaño de sus pechos.

Programa sanador para los implantes

- Debes entender que miles de mujeres no tienen ningún problema con los implantes.

- Si sientes rabia por cualquier aspecto de la operación o la atención recibida, tómate un determinado tiempo para expresarla y trabajarla y después pasa al perdón. Perdónate todo lo que no sabías. No desperdicies tu preciosa energía en reprenderte ni en reprender a nadie.
- Si deseas amamantar a tu bebé, has de saber que en estudios recientes no se ha comprobado que haya un mayor índice de problemas en los bebés amamantados por madres que tenían implantes de silicona. (Un estudio demostró que las mujeres con implantes tenían tres veces más probabilidades de tener dificultades para amamantar que las que no se habían hecho operación en las mamas, pero más de un 40 por ciento no tenían ningún problema. Los implantes colocados mediante una incisión en el pezón eran los que tenían menos éxito.)[77]
- Procura que tu dieta apoye a tu sistema inmunitario. Come verduras ricas en betacaroteno, fitoestrógenos y lignanos de origen vegetal (véase el capítulo 17). También recomiendo un suplemento multivitamínico-mineral. Podrías consultar a un nutricionista.
- Las compresas de aceite de ricino aplicadas a los pechos una vez a la semana son excelentes para fortalecer el sistema inmunitario; además, relajan y tranquilizan. Yo creo que tomarse el tiempo necesario para aplicarse las compresas hace saber a los pechos que se los quiere y cuida. Esto podría disminuir los efectos adversos de los implantes. Un masaje periódico a los pechos también sirve para prevenir que se formen cápsulas endurecidas alrededor de los implantes.
- Comprende que sólo tú puedes decidir qué es lo mejor para ti en lo relativo a los implantes o a cualquier otra cirugía plástica.
- Toma abundante cantidad de grasas omega-3. Me he complacido muchísimo ver lo bien que se ablanda la encapsulación de los implantes cuando la mujer sigue una dieta reductora de la inflamación que contiene suficientes grasas omega-3.

Cirugía para reducir el tamaño de los pechos

A Sharon comenzaron a desarrollársele los pechos cuando sólo tenía 11 años. A los 15 ya usaba sujetadores de talla 100. En el colegio pasaba vergüenza y se sentía ridícula haciendo deportes. Correr le resultaba desagradable, y en verano se le producían dolorosos sarpullidos en la parte de abajo, por el sudor. Era un problema comprarse ropa porque tenía las caderas estrechas en relación con el tórax. Alrededor de los

30 años se hizo una mamoplastia reductora, operación para reducir el tamaño de los pechos. Aunque ahora tiene cicatrices visibles en medio de cada pecho, se siente feliz por haberlo hecho.

Erin, llamativa y hermosa mujer de algo más de 30 años, vino a verme para una ligadura de trompas. Durante el examen físico advertí que tenía las cicatrices características de la operación reductora y le pregunté cuándo se la había hecho. Me dijo que a los 25 años, simplemente porque estaba harta de la atención que atraía por ser hermosa y tener unos pechos grandes. Aunque la talla que tenía entonces era la 100, no inusualmente grande, había optado de todos modos por hacerse la operación.

Una de mis amigas tiene una compañera de jogging que también tiene esa talla. Los hombres aminoran la marcha de sus coches y hacen comentarios cuando la ven pasar. Incluso chicos de 12 años se sienten con el derecho de seguirla en bicicleta y hacer comentarios.

Estas experiencias son típicas de las mujeres que han decidido hacerse reducir los pechos. Aunque esta operación suele disminuir o eliminar la sensación de los pezones, deja cicatrices y puede ser causa de dificultades para amamantar, la mayoría de las mujeres que se la han hecho se sienten muy felices con los resultados. La doctora Janet Hurley, de Calgary (Alberta, Canadá), médica de cabecera y partidaria de amamantar a los hijos, me contó que, según su experiencia, la mujeres suelen poder amamantar bien a sus bebés después de una mamoplastia reductora siempre que se sientan a gusto con su decisión de amamantar y no tengan dificultades para apreciar la función normal de sus pechos.

Las mujeres han tenido toda una gama de experiencias con la cirugía plástica de mama. Esta cirugía, como la de cualquier otra parte del cuerpo, no es ni correcta ni incorrecta; su demanda simplemente refleja los valores de nuestra cultura. Los cambios que efectúa pueden ser muy gratificantes, pero, como dice con tanto acierto Naomi Wolf en *The Beauty Myth* [*El mito de la belleza*], estos no son una panacea. La cirugía no sana la vida de la mujer ni su relación con su cuerpo. El factor más importante para un buen resultado, aparte de un cirujano experto, es el contexto en el que se hace la operación y las expectativas que tiene la mujer.

El poder de la mente para influir en los pechos

Los estudios de investigación han demostrado que es posible aumentar el tamaño y la firmeza de los pechos mediante la hipnosis y la visualización creativa. En cuatro estudios distintos, se comprobó que la hipnosis no sólo aumentaba el tamaño y la firmeza de los pechos de las mujeres que siguieron durante 12 semanas el tratamiento, sino que además a algunas les redujo la cintura e incluso el peso. En un estudio se pidió a las voluntarias que sintieran el calor de una toalla en los pechos, o que simplemente tuvieran una sensación de calor en los pechos. Después se les pidió que sintieran el pulso en los pechos y se fundieran con los latidos de su corazón para que la energía del corazón entrara en sus pechos. Se les enseñó a hacer esa visualización para practicarla en casa una vez al día durante 12 semanas. Al final de ese periodo, el 85 por ciento de las mujeres habían experimentado un agrandamiento mensurable de los pechos (un promedio de 3,5 cm). En este estudio, las mujeres que eran buenas para hacer visualización obtuvieron mejores resultados, pero incluso las que no eran buenas también obtuvieron resultados. Al inicio del estudio no importaba de qué tamaño fueran los pechos de las mujeres; la técnica también dio resultado en mujeres mayores de 50 años.

En otro estudio, a un grupo de mujeres, a las que se les indujo un trance leve, se les pidió que retrocedieran en el tiempo a una edad entre los 10 y los 12 años, cuando normalmente comienzan a crecer los pechos. Entre las sugestiones para este grupo estaban sensaciones de hinchazón, de tirantez de la piel sobre el pecho y una leve sensibilidad. Durante las sesiones se les pedía que se pusieran las manos en los pechos, y mediante sugestión se les hacía sentir que los pechos les empujaban las manos a medida que iban creciendo. Normalmente se podía observar que las manos se separaban unos cuantos centímetros de los pechos mientras se hacían las sugestiones. El tercer componente del tratamiento consistía en decirle a cada una que habían pasado dos o tres años. Se le pedía que se imaginara después de una ducha, desnuda delante del espejo del baño. Debían examinarse la apariencia y observar los pechos más grandes y atractivos resultantes de las sugestiones poshipnóticas. Los autores de este y otros estudios sugieren que el motivo de que los pechos no logren toda su capacidad de crecimiento durante la adolescencia es que la niña recibió ciertos mensajes adversos acerca de su feminidad o sus pechos. En un estudio, los investigadores trabajaron con las participantes para aclarar este punto, pero no siempre con éxito. En el primer estudio, más de la mitad de las mujeres lo abandonaron «por motivos personales»; evidentemente, para algunas retroceder mediante hipnosis a esa época vulnerable suponía un peligro emocional, aunque si la mujer logra superar esa sensación de peligro, existe la posibilidad de que sane emocionalmente (y de que logre el desarrollo completo de sus pechos).

En un tercer estudio, de ocho mujeres de edades comprendidas entre los 21 y los 35 años, en trance hipnótico, todas aumentaron de 2,5 a 5 cm el tamaño de sus pechos, a excepción de una que no quería ser mujer y deseaba haber sido hombre. El mayor aumento de tamaño lo consiguió la mujer mayor del grupo, que estaba casada.[78] (Existen cedés para aumentar el tamaño por hipnosis; se pueden conseguir por internet; mira los productos de la hipnoterapeuta titulada Wendi Friesen en www.wendi.com.)

Es evidente que si las mujeres podemos usar el poder de la intención enfocada y la visualización para cambiar el tamaño y la consistencia de los pechos, también tenemos el poder para crearnos y mantener la salud de nuestros pechos imaginándolos sanos y hermosos. Si nuestro cuerpo no es otra cosa que un campo de ideas, procuremos que esas ideas representen lo que más nos conviene.

El cuidado de los pechos

Nuestra tarea como mujeres es aprender, momento a momento, a respetarnos a nosotras mismas y respetar nuestro cuerpo, ya sea que tengamos pechos pequeños o pechos grandes, nos hayamos hecho un implante o sometido a una mastectomía. Cuando valoramos y apreciamos nuestros pechos como fuentes de sustento para los bebés y fuentes de placer para nosotras y otras personas, comienzan a mejorar inmediatamente.

Cuando te palpes los pechos cada mes, hazlo con respeto y cariño. Agradece a tus pechos, a tu tórax y a la zona del corazón que formen parte de tu cuerpo. Perdónate si continuamente les has enviado mensajes de que son demasiado grandes, demasiado pequeños, demasiado caídos o demasiado llenos de bultos. Comprométete a respetarlos y aceptarlos como partes valiosas de tu cuerpo. Si al cabo de una semana más o menos continúas encontrándolos feos, respétalos de todas maneras, como un acto de valor. Finalmente se ablandará tu actitud. Recuerda que los pensamientos y los sentimientos tienen efectos físicos. Ábrete para recibir ayuda, sustento y compasión de ti misma y de los demás. Cuando te ocurra algo que te cause pena, resentimiento o dolor, date permiso para quitarte del pecho esos sentimientos sintiendo plenamente tus emociones, desahogándote totalmente, «desembuchándolas», y después dejándolas marchar de modo que el pecho quede libre para «apechugar» con todo.

La doctora Barbara Joseph, tocóloga ginecóloga a la que le diagnosticaron cáncer de mama cuando estaba amamantando a su tercer hijo, escribió la siguiente lista de cosas para hacer durante su proceso de curación. Va igualmente bien para prevenir.

- Ser amable conmigo misma.
- Amarme.
- Ser bondadosa conmigo misma.
- Cuidarme.
- Pedir lo que necesito.
- Decir no a lo que no quiero hacer.

A esta lista yo añadiría: nutrirme bien; disfrutar comiendo diariamente deliciosos alimentos completos y de buena calidad.

Si has tenido cáncer de mama

Si te han hecho una mastectomía, te irá bien tocarte la cicatriz con respeto y reverencia, en reconocimiento a tu sacrificio. A una comadrona de 38 años que conocí en un congreso, le habían extirpado un pecho a los 21 años. Me contó que al mirar hacia atrás, se daba cuenta de que siempre había sentido un profundo rechazo por sus pechos porque desde que nació le habían transmitido el mensaje de que debería haber sido un chico. Atribuía su cáncer de mama a su permanente negatividad crónica respecto a ser mujer. Habían pasado más de 20 años desde la mastectomía cuando decidió quitarse la prótesis. Me explicó que la mama «falsa» constituía un obstáculo entre su pecho, su corazón y la energía amorosa que necesitaba sentir esa parte de su cuerpo. Me contó que ahora, cuando alguien la abraza, todo su pecho recibe también esa energía amorosa.

La reconstrucción de la mama después de una mastectomía puede ser una bendición. Si ésa es tu verdad, dedica algunos momentos con regularidad a valorar el trabajo del cirujano, combinado con el poder sanador de tu cuerpo.

Reconoce que tu cuerpo sabe la manera de sanarse y de mantenerse sano, al margen de lo que tú seas o pienses ahora. Busca apoyo entre las mujeres que han pasado por esta experiencia y la han transformado. Un buen libro para empezar es el de la doctora Barbara Joseph titulado *My Healing from Breast Cancer* (Keats, 1996).

Brenda Michaels, de la que ya he hablado, me contó que cuando le diagnosticaron la tercera recurrencia del cáncer, no se le ocurrió la idea de «combatirlo»; se imaginó que su cuerpo había creado el cáncer por algún motivo y que era capaz de sanarlo. Así pues, le preguntó a su cáncer qué necesitaba de ella; la respuesta fue: amor. Al principio temió que si le daba amor, el cáncer crecería. Pero después, al pensarlo más, comprendió que el amor no haría crecer el cáncer, sino que ayudaría a su cuerpo a transformar cualquier anormalidad. A medida que fue dando más y más amor y aprecio a sí misma y a los demás para que hicieran su magia en su vida, su cáncer y su vida se transformaron. El de Brenda no es un caso aislado. Estudios de mujeres que tenían recurrencia de cáncer de mama demostraron que aquellas que expresaban más alegría tendían a vivir más tiempo que las que no lo hacían. Este descubrimiento fue muy importante estadísticamente.[79]

Hazte las siguientes preguntas: ¿a qué aspectos de mi vida les iría bien más aprecio y valoración? ¿A qué aspecto de mí misma le iría bien más aprecio y valoración? ¿Cuáles de mis relaciones me sustentan totalmente? ¿Cuáles no? Dedica cinco minutos cada día a apreciar y agradecer algún aspecto de tu vida, por pequeño que sea. Aquello a lo que prestamos atención se expande.

Dedica 15 segundos cinco veces al día a pensar en alguien o algo (un animalito doméstico o un niño pequeño) al que amas incondicionalmente. Ponte la mano sobre la zona del corazón cuando lo hagas. Con práctica, podrás sentir en el pecho una agradable sensación de calor, de hormigueo, cuando lo hagas. Esta es la energía que sana el corazón y los pechos.

11
Nuestra fertilidad

Una mujer fértil y sexualmente activa que no use ningún método anticonceptivo tendría un promedio de 14 partos o 31 abortos durante su vida reproductiva:
en conjunto, un increíble trastorno en esta época de esperada independencia e
igualdad para las mujeres.

DRA. LUELLA KLEIN, ex presidenta del Colegio de Tocología
y Ginecología de Estados Unidos, 1984

Una visión más amplia de la fertilidad es aquella que no está determinada únicamente por si se tiene o no un hijo biológico. La fertilidad es una relación de toda
la vida con una misma, no una circunstancia médica.

JOAN BORYSENKO

Idealmente, la vida prenatal cerca del corazón de la madre es una bendición para el ser aún no nacido. Es necesario que las mujeres elijan
vivir sabiamente sus embarazos, porque el modo como los viven afecta tanto a ellas como a sus hijos. Aunque Sigmund Freud acuñó la
expresión «amnesia del bebé» para explicar que la mayoría de las personas no recuerdan mucho de lo que les ocurrió antes de los tres años,
varias décadas de estudios de investigación aparecida en la literatura
sobre evaluación de grupos coetáneos (más la experiencia de muchos
médicos y sus pacientes) han establecido fuera de toda duda que los
padres tienen una enorme influencia en las cualidades mentales y físicas de sus hijos, y que esta influencia se inicia mucho antes del nacimiento.[1]

Todos conservamos impresa toda la vida dentro de las células, desde
antes de nacer. Nuestra vida comienza dentro del líquido amniótico,
nuestro primer entorno. Si durante esos vulnerables nueve primeros
meses, la madre no está asequible emocionalmente para su bebé, por
el motivo que sea, el bebé lo percibe. Los recuerdos prenatales y del
nacimiento, y su posible efecto en el bebé no nacido, son uno de los
muchos motivos por los cuales las mujeres deben aprender a manejar

bien su fertilidad y aprender a concebir conscientemente. Debemos convertirnos en recipientes conscientes.

Cuando el hijo o hija percibe que es amado y deseado desde el comienzo, su sensación de seguridad y pertenencia le genera un sistema inmunitario enormemente resistente, como también salud en los huesos y la sangre, que lo predisponen para toda una vida de salud. Por otro lado, muchas mujeres me han dicho que sabían que sus padres no las deseaban, y que eso lo habían sentido toda su vida. «Sé que fui concebida durante el periodo de aflicción de mi madre por un hijo que murió nueve meses antes —me dijo una mujer—. Recuerdo haber aceptado esto cuando estaba en el útero. Juré tratar de compensárselo. He pasado sesenta y cuatro años tratando de hacer eso. Y nunca ha dado resultado.» Otra mujer, Beverly, que estaba pasando por la menopausia, me contó que su madre fue a verla el día en que cumplía 50 años, con globos y una rosa, y le dijo: «Tienes cincuenta años. De ahora en adelante tu vida irá cuesta abajo. Ya no eres una niña». Le explicó lo mucho que había sufrido al darla a luz y añadió que al nacer había sido una niña muy fea. En cambio, se deshizo en alabanzas a su hijo, hermano de Beverly, diciendo que el parto había sido prácticamente sin dolor y que él había sido un niño precioso desde el momento de nacer. Al escuchar a su madre, Beverly pensó que en cierto modo perverso había recibido un verdadero regalo al cumplir los 50; su madre le confirmó lo que siempre había pensado: que había sido rechazada desde el momento de nacer.

Las personas concebidas y nacidas sin ser deseadas pueden sentir una depresión existencial. Una mujer me contó que sentía vergüenza de respirar y de ocupar espacio; tenía la sensación de estar siempre fuera de lugar, de causar dolor a otra persona simplemente por existir. Esto lo sentía desde que tenía recuerdos. Sabía que no había sido deseada.

Otra mujer, médica algo mayor de 50 años, me contó que hacía poco había estado en una sesión de curación emocional en la que había comprendido que jamás se sintió segura en el vientre de su madre, que sabía que no había sido deseada. Toda su vida había tratado de compensar eso estudiando, convirtiéndose en médica y teniendo una serie de relaciones. Pero nada de eso logró jamás llenar una necesidad que llevaba dentro desde que nació: la necesidad de ser amada y deseada cuando era pequeña. «Los latidos del corazón de mi madre, tan cerca del mío, no eran consoladores ni tranquilizadores para mí», recuerda. Aunque ahora su madre está muerta, ha pasado por el proceso de perdonarla.

Llorando me dijo: «Ahora finalmente echo de menos a la madre que nunca tuve. Comprendo que ella lo hacía lo mejor que sabía hacer. Jamás tuvo una oportunidad para sí misma».

El aborto

Para muchas mujeres, el aborto es un «asunto inconcluso» y como tal se merece un análisis completo. Si viviéramos en una cultura que valorara la autonomía de la mujer, en la que hombres y mujeres practicaran un control de la natalidad cooperativo, el aborto sería un asunto discutible. Si a las mujeres occidentales se las obligara a abortar, como se hace actualmente en China, el aborto tendría aquí un sentido diferente del que tiene ahora.[2]

El aborto pone fin intencionadamente a una vida en potencia. Pero no permitir el aborto mata en potencia dos vidas. El vínculo entre madre e hijo es el más íntimo de toda experiencia humana. En esta relación humana, la más primaria de todas, debe haber amor, una buena acogida y receptividad en abundancia. Obligar a una mujer a parir y criar un hijo en contra de su voluntad es por lo tanto un acto de violencia. Constriñe y degrada el vínculo madre-hijo y siembra las semillas del odio, no las del amor. ¿Puede haber una peor entrada en el Universo que obligar a un niño a habitar en un cuerpo que le es hostil? Una vida es demasiado valiosa para inhibir su pleno desarrollo y sus posibilidades obligando a una mujer a parirla en contra de su voluntad. Sabemos que los primeros años de vida de criminales y delincuentes suelen estar plagados de pobreza y desesperación, por lo cual incluso podría ser peligroso traer al mundo a un ser que no es deseado. (En su famosísimo libro *Freakonomics* [Ediciones B, Barcelona, 2006], Steven Levitt y Stephen Dubner teorizan que la disminución de crímenes en las últimas décadas se puede remontar a la legalización del aborto.) En el horizonte se ve el espectro de más y más mujeres atrapadas en embarazos no deseados mientras la capacidad reproductora de la mujer sea tratada como trueque político.

Todo el mundo sabe esto en mayor o menor grado, incluso aquellos que públicamente niegan a la mujer el derecho a controlar su fertilidad. Cuando hacía mis práctica como residente en Boston, no era infrecuente que viniera a verme una chica católica embarazada a la que llevaban sus padres. Éstos me decían: «No somos partidarios del aborto, pero si nuestra hija tiene este hijo, arruinará su vida. ¿Puede hacer algo?».

Una cosa que he aprendido a lo largo de los años es que no existe la así llamada «libertad sexual». Creo que por eso siempre me ha desagradado la expresión «aborto a petición». Habiendo trabajado muchos años en el ámbito de la reproducción de la mujer, veo que el actual debate sobre el aborto es un síntoma del problema mucho más profundo del que he hablado en los primeros capítulos: mientras las mujeres continúen entendiendo mal la manera de satisfacer sus necesidades eróticas, mientras continúen sacrificando su cuerpo por el placer sexual de los hombres, no iremos a ninguna parte. Y mientras el aborto sea considerado únicamente un «problema de la mujer», tampoco.

Realicé abortos durante muchos años, y siempre seré una defensora del derecho de la mujer a decidir sobre su reproducción. Pero he llegado a comprender lo complejo que es el tema del aborto y que no hay soluciones fáciles.

El aborto siempre es un tema espinoso, porque obliga a cada mujer a afrontar sus más profundos sentimientos acerca de la capacidad de los hombres de fecundar a las mujeres y de la capacidad de las mujeres de retener o rechazar el resultado de esa fecundación. El aborto golpea en el corazón de las creencias de la sociedad acerca del papel de las mujeres. ¿Está la sociedad a favor de la participación plena de la mujer en la economía? ¿Cuál es el papel que nos corresponde desempeñar en el hogar y en la sociedad? «El aborto ilustra el control político de lo personal y lo fisiológico —escribe la historiadora Carroll Smith-Rosenberg—. Tiende un puente entre lo intensamente individual y lo ampliamente político. En todos los planos, hablar de aborto es hablar de poder.»[3]

Cuando practicaba abortos, siempre me sentía como si estuviera sentada en medio de un campo minado. A veces me enfurecía cuando hacía abortar por cuarta vez a una mujer que sencillamente no usaba ningún método anticonceptivo. Otras veces practicaba abortos a mujeres que en realidad no lo deseaban pero pensaban que no tenían otra alternativa. Claro que embarazos no intencionados ocurren en mujeres que usan religiosamente un método anticonceptivo, y éste no impidió el embarazo.

La expresión «aborto a petición» da a entender que la mujer no tiene por qué responsabilizarse de su comportamiento sexual ni de sus consecuencias. Supone que está bien tener relaciones sexuales con quienquiera que se desee, cuándo se desee y sin tener que afrontar las consecuencias, tal y como lo han hecho los hombres durante siglos. Muchas mujeres que se han hecho repetidos abortos me han dicho que después han llegado a comprender que sus relaciones sexuales con los hombres eran una forma de abuso contra sí mismas, el resultado del odio contra sí mismas y de su poca autoestima. La expresión «aborto a petición» supone que las relaciones sexuales en cierto modo pueden y deben separarse de los demás aspectos de nuestra vida, como el de la necesidad de ser amadas, abrazadas o respetadas. Supone que la misma conducta que encontramos repugnante en los hombres (tener relaciones sexuales sin preocuparse por sus consecuencias) está bien para las mujeres. ¿Por qué desean las mujeres imitar a (algunos) hombres en el terreno sexual? Deberíamos resistirnos a cualquier contacto sexual con hombres que no respetan también nuestra alma y nuestro yo más íntimo.[4] Al comienzo del siglo XXI, muchas mujeres están reconsiderando su programación sexual. El primer paso en este proceso es tener claro cuál es esa programación.

Cuando una mujer decide hacerse un aborto, en nombre de sí misma y de su propia vida, nada contra una corriente de 5.000 años de condicionamientos, de ideas y programas sociales propugnados por iglesias y otras instituciones dominadas por hombres, que dicen que la principal finalidad de la mujer es tener hijos y servir a sus hijos y a su marido. Permitir que las mujeres elijan el rumbo de su vida va muy en contra de una idea muy antigua y arraigada.

En los veinte últimos años, en que el número de mujeres que luchan contra esa idea ha aumentado enormemente, las fuerzas políticas y sociales que desean mantenernos «en nuestro lugar» han elevado sus voces y se han hecho más destructivas. Un siglo y medio de retórica destinada a hacernos sentir culpables y avergonzadas en torno al aborto y por preferir el autodesarrollo por encima de la maternidad, hace poco sorprendente que el aborto no sea un tema fácil sobre el cual las mujeres podamos hablar libremente. Sin embargo, si todas las mujeres que se han hecho un aborto, o aunque fuera la tercera parte de ellas, estuvieran dispuestas a hablar de su experiencia, no con vergüenza sino con sinceridad respecto a lo que eran entonces, lo que sabían, lo que han aprendido y lo que son y saben ahora, todo este asunto sanaría con mucha mayor rapidez.

Desde la primera edición de este libro me han escrito muchas mujeres para agradecerme que haya tratado este tema. Y me han escrito diciendo cómo su buena disposición a decir la verdad sobre su experiencia del aborto las ha sanado. Kris Bercov, terapeuta que ofrece orientación para superar un aborto, ha escrito un conmovedor librito titulado *The Good*

Mother: An Abortion Parable [La buena madre: Parábola sobre el aborto].[5] Cuando me envió un ejemplar me escribió: «La experiencia del aborto tiene una enorme capacidad para herir o sanar, depende de cómo se lleve e interprete. Como bien sabes, son muchísimas las mujeres que pasan por esta experiencia inconscientemente, dejando a su cuerpo la difícil (y a veces peligrosa) tarea de comunicar sus sentimientos no resueltos». Este libro de Kris es específicamente revolucionario porque ayuda a las mujeres a buscar a tientas su camino a través de la experiencia, y así sanarla. Se ha usado eficazmente en varias clínicas de abortos. (Véase la nota 5 para información sobre cómo adquirirlo.)

El clima cultural de cualquier época histórica tiene profundos efectos sobre el bienestar emocional y físico en general de las personas de esa época. Se calcula que en la década de 1840, la mitad de todos los embarazos acababan en aborto.[6] Actualmente, a medida que aumenta el poder de las mujeres, también aumenta la retórica antiabortista. Aunque a ninguna cultura le ha sido desconocido el aborto, las investigaciones de Carroll Smith-Rosenberg documentan que éste se convierte en un problema político sólo cuando hay «alteraciones importantes en el equilibrio de poder entre hombres y mujeres, y en el de los hombres como cabeza de familia sobre sus tradicionales dependientes».[7] Durante estos periodos, estos cambios se reflejan en leyes concernientes al derecho de las mujeres a controlar su fertilidad.

Sanar los traumas posteriores al aborto

Los aspectos técnicos de los diversos métodos de aborto son muy sencillos y normalmente no causan ningún problema físico, aunque siempre es una conmoción para el cuerpo que el proceso de gestación sea interrumpido bruscamente por una intervención externa. De todos los estudios realizados hasta el momento sobre las consecuencias a largo plazo del aborto, sea por legrado o por succión, ninguno ha demostrado un aumento de la infecundidad ni otros problemas. El fármaco antiprogestágeno mifepristona (antes llamado RU486) entraña incluso menos riesgos que el legrado y la succión. Combinado con misoprostol, una prostaglandina, es eficaz en un 95,5 por ciento, y se puede administrar confidencialmente en la consulta del médico. Este fármaco bloquea la acción de la progesterona y suele utilizarse dentro de los cincuenta días posteriores a la última menstruación de la mujer. Los fármacos para inducir abortos son muy eficaces y seguros, y un gran avance hacia la salud de las mujeres.

Sin embargo, con décadas de culpabilidad y vergüenza como telón de fondo emocional, muchas mujeres jamás procesan bien los aspectos emocionales del aborto. Muchas no le han contado nunca a nadie que se han hecho uno. No es infrecuente que una mujer me pida que no le diga nada a su marido sobre el aborto que tuvo antes de su relación con él porque no quiere que sepa nada de su historia sexual. A lo largo de los años he oído muchas historias sobre abortos ilegales, algunas dolorosas, y otras bastante sanadoras. Varias mujeres de más de 60 años, por ejemplo, me han contado que el hombre que les practicó el aborto las violó antes de la operación. «Sólo lo hago para relajarte», fue su explicación. Dado que estaban tan asustadas y dependían tanto de sus servicios, simplemente pasaron por la humillación y lo tuvieron callado durante décadas. Otra mujer que se hizo un aborto ilegal me dijo que siempre le estaría agradecida al hombre maravilloso que le hizo la operación. Piensa que su suavidad para hacerlo y su pericia médica eran como un regalo para las muchas infortunadas mujeres como ella en una época en que no había elección. Ojalá nunca volvamos a vivir una época así.

Los efectos físicos de la vergüenza y el remordimientos de la mujer por el aborto pueden quedar en sus tejidos celulares durante años. Este es uno de los motivos de que pareciera creíble la supuesta relación entre el aborto y el cáncer de mama, cuando apareció el informe; sin embargo, en un estudio realizado en 1996 no se encontró nada que respaldara esta relación.[8] El dolor emocional no resuelto se convierte en físico y predispone a problemas ginecológicos posteriores, como miomas o dolor pelviano. Tengamos presente que es el sentido que rodea un acontecimiento o una operación lo que le da su carga emocional y la posibilidad de hacer daño o sanar, no necesariamente la operación en sí. A pesar de que el aborto no entraña riesgos, yo creo que repetidos abortos debilitan el *hara* o centro energético corporal de la mujer.

Los abortos más difíciles que me ha tocado hacer han sido en mujeres que ya tenían uno o dos hijos, y disponían de una buena casa y recursos, pero encontraban inconveniente el embarazo en esos momentos. A una de esas mujeres, cuyo marido no deseaba el embarazo, le dije que tal vez después lo lamentaría, ya que estaba claro que deseaba tener ese hijo y sólo se iba a hacer el aborto para mantener la paz con su marido. Me aseguró que había tomado una firme decisión, que ya había acabado con los asientos especiales para bebés en el coche y con los pañales, y que deseaba continuar con su vida. Así pues, le hice el aborto. Exactamente una semana después estaba de vuelta en mi consulta llorando: «¿Por qué no me dijo lo mal que me iba a sentir? ¿Por qué no me convenció de que no lo hiciera?». Decidió que deseaba quedarse embarazada lo más pronto posible para aliviar esa «sensación de pérdida».

Una y otra vez las mujeres se hacen abortos que no desean porque los hombres con quienes viven insisten. En esas circunstancias, el aborto es una traición a sí mismas, incluso una violación de sí mismas. Puede envenenar la relación a menos que el problema se hable libremente y con sinceridad. El primer paso es que la mujer sea totalmente sincera consigo misma respecto a lo que siente realmente.

Una de mis clientas, de más de 50 años, comenzó a tener pérdidas de sangre continuas y una anormalidad en el útero llamada «hiperplasia quística y adenomatosa del endometrio», acompañada de dolor pelviano (véase el capítulo 5). Ella piensa que este problema se desencadenó cuando vio a su hija dar a luz a una niña y sintió una enorme rabia contra su marido y una profunda tristeza, emociones que no lograba entender intelectualmente. Más adelante, después de permitirse sentir plenamente esos sentimientos, comprendió que todavía tenía problemas no resueltos a causa de un aborto que se había hecho hacía muchos años, un aborto que no deseaba. Su marido no había estado de acuerdo con ese embarazo y ella se había hecho el aborto. Ahora está en el proceso de sanar tardíamente de eso.

A mediados de los ochenta dejé de practicar abortos. Estaba harta de perder el tiempo en la ambivalencia de las mujeres respecto a su fecundidad; estaba cansada de hacer repetidos abortos a mujeres que volvían año tras año para la operación. Necesitaba un descanso en este campo por un tiempo y preferí trabajar en otros aspectos del problema, por ejemplo en ayudar a las mujeres a comprender su sexualidad y su necesidad de respeto por sí mismas y autoestima, al margen de que tuvieran o no una relación con un hombre.

Actualmente muchas mujeres sencillamente no están preparadas para asumir el control de su fecundidad y su sexualidad o no son capaces de hacerlo. Todavía estamos evolucionando en este aspecto. El aborto como medio anticonceptivo todavía será necesario en este país durante muchos años, y yo apoyaré su validez. De todos modos, ansío que llegue el día en que el aborto sea una excepción, cuando las mujeres y los hombres en colaboración conciban conscientemente y con intención, y todos los hijos sean deseados, amados y cuidados.

Curación de abortos pasados: Ideas para considerar

- ¿Fuiste apoyada, orientada y bien informada?
- ¿Te tomaste uno o dos días de descanso de tu rutina diaria?
- ¿Lo lamentaste y lloraste? ¿Sentiste la necesidad de hacerlo?
- ¿Te sentiste culpable? En ese caso, ¿te sientes culpable todavía?
- ¿Tu educación religiosa reforzaba la idea de que hacerse un aborto y elegir la propia vida era algo malo?
- ¿Puedes perdonarte ahora lo que no sabías entonces?
- ¿Pudiste contar tu experiencia a tu familia o a alguna amiga de confianza? ¿Te apoyaron? Si tuvieras que hacerlo otra vez, ¿lo harías?
- ¿Puedes reencuadrar mentalmente el aborto como un acto de valentía, de recuperación de tu poder?
- Para algunas mujeres la elección de hacerse un aborto es una celebración de su yo. Si este es tu caso, felicitaciones. Si no, ¿qué aprendiste?

Otra visión del aborto

Supe por primera vez lo de la comunicación con el bebé no nacido por el libro de la doctora Gladys McGarey *Born to Live* [Nacidos para vivir] (Inkwell Production, 2001). La doctora McGarey escribe acerca de sus experiencias de años de asistir en partos, tanto en casa como en el hospital. Su enfoque profundamente espiritual de la medicina y la atención médica a mujeres ha sido para mí un gran aliento y me ha servido de orientación durante años, sobre todo en lo relativo al asunto del aborto. En el libro relata la siguiente historia:

> Veo que con frecuencia el aborto es algo sensato, comprensible y lo «correcto». Esta nueva luz me llegó con una historia que una de mis clientas me contó hace algún tiempo. Esta mujer tenía una hija de cuatro años, llamada Dorothy, a la que de vez en cuando llevaba a almorzar fuera. En uno de estos almuerzos estaban hablando de una y otra cosa y la niña saltaba de un tema a otro, cuando de pronto le dijo: «La última vez que fui una niña pequeña tenía una mamá

distinta». Entonces comenzó a hablar en otro idioma, que su madre trató de grabar en la memoria.

Pareció que el momento mágico había pasado, pero luego Dorothy continuó: «Pero esa no fue la última vez. La última vez, cuando yo era de diez centímetros de largo y estaba en tu barriga, mi papá no estaba preparado para casarse contigo todavía, así que me fui. Pero volví». Después de eso, cuenta la madre, la niña siguió hablando de los asuntos propios de su edad. Ella la escuchaba en silencio. Nadie, aparte de ella misma, su marido y el médico, sabía que se había quedado embarazada dos años antes de que ella y su marido estuvieran preparados para casarse. Entonces decidió hacerse un aborto. Ella estaba dispuesta a tener el bebé, pero su futuro marido no.

Cuando se casaron y estuvieron preparados para tener a su primer hijo, la misma entidad hizo su aparición. Y, efectivamente, la pequeña le estaba diciendo: «Yo no te guardo ningún rencor por haberte hecho el aborto. Lo comprendí. Sabía por qué lo hacías y eso está bien. Así que aquí estoy de nuevo. Fue una experiencia. Yo aprendí de ella y tú también aprendiste, así que ahora sigamos con el asunto de nuestra vida.»[9]

Mi hermana, madre de tres chicos activos y voluntariosos, quedó embarazada sin quererlo durante una fase de ovulación de su ciclo menstrual, algo que es muy excepcional. Sabía que no le convenía el embarazo; de hecho, pensaba que era inconveniente en muchos aspectos, de modo que comenzó a trabajar en comunicarse con su bebé no nacido, pidiéndole a su alma que se marchara. Continuó diariamente haciendo este trabajo interior durante dos semanas. Pero siguió embarazada. Finalmente llamó a una clínica de abortos para pedir hora, paso que había pensado que jamás daría. En cuanto colgó el teléfono, comenzó a sangrar. Más tarde ese mismo día tuvo un aborto espontáneo.

Historias como ésta arrojan toda una nueva luz sobre el tema del aborto. Caroline Myss está muy segura de que la energía de los espíritus permanece después de los abortos y que es necesario liberarla totalmente. Muchas culturas antiguas tradicionales reconocen esto también. (Véase en el capítulo 6 la historia de una mujer que fue a ver a un chamán indio para sanar de tres abortos que aún no estaban resueltos emocionalmente.)

En 1985, cuando asistía a una reunión internacional de la Asociación de Psicología Pre y Perinatal, participé en un rito sanador del aborto dirigido por Jeannine Parvati Baker, autora de *Conscious Conception* (North Atlantic Books, 1986). Ella había aprendido el rito de una curandera india. Todas las mujeres asistentes a la reunión que se habían hecho abortos y todas las personas a las que un aborto había afectado profundamente se sentaron en círculo. En ese círculo estaban dos hombres, uno cuya madre había tratado de abortar sin éxito cuando estaba embarazada de él, y otro que había deseado el hijo del que abortó su mujer. En un círculo exterior, nos sentamos todos los que habíamos visto o practicado abortos. Se nos consideró los «ojos» que habían presenciado abortos. En este círculo exterior había también personas cuyas amigas y otras mujeres a quienes querían se habían hecho abortos. Ellas eran los «oídos» que daban testimonio de los abortos. Durante toda una tarde y hasta bien entrada la noche, hombres y mujeres hablaron, y liberaron años de dolor personal no expresado sobre el aborto. Jeannine Baker, representando un conducto entre los mundos, ayudó a liberar la energía de los espíritus abortados. Para muchas personas ese fue un paso hacia la curación.

La situación de cada mujer es única respecto a si quedar embarazada o continuar con un embarazo, y nadie fuera de esa mujer puede ni debe decidir. Sea cual sea la decisión, sin embargo, habrá consecuencias. Lo importante es que cada mujer tenga claro que tiene una opción.

Anticonceptivo de urgencia: prevención del aborto

La anticoncepción de urgencia ha existido en Estados Unidos y Europa desde hace más de veinte años con la etiqueta de píldoras anticonceptivas. Un ejemplo sería tomar dos tabletas de Ovral inmediatamente, seguida por otras dos 24 horas después. En 1997, el FDA declaró seguro y eficaz este sistema para prevenir el embarazo. En septiembre de 1998 se aprobó en Estados Unidos la venta del primer producto anticonceptivo de urgencia (llamado Preven Emergency Contraceptive Kit).[10] La marca más reciente de anticonceptivo de urgencia se llama Plan B y está compuesto por la progestina levonorgestrel. Diversos estudios han demostrado que la existencia de un anticonceptivo de urgencia para adultas jóvenes sexualmente activas no tiene por consecuencia su abuso. En realidad, se calcula que el uso regular de este anticonceptivo podría disminuir a la mitad el número de embarazos indeseados y de abortos.[11]

El anticonceptivo de urgencia previene el embarazo inhibiendo o retrasando la ovulación o alterando el revestimiento del útero, de modo que quede no receptivo a la implantación de un óvulo. También altera el transporte del semen y el óvulo. (No causa aborto de un embarazo establecido.)

Si la mujer necesita anticonceptivo de urgencia, antes ha de hacerse un análisis para saber si está embarazada. Si no lo está, deberá tomar la primera dosis dentro de las 72 horas de la relación sexual. La siguiente dosis deberá tomarla 12 horas después. Entre los efectos secundarios están las náuseas, en algunas mujeres. Para contrarrestar esto, un médico puede recetar un fármaco antináuseas, el que deberá tomarse una hora antes de cada dosis de píldoras. La gran mayoría de mujeres menstrúa dentro de los veintiún días después del tratamiento. Llevar un DIU también previene el embarazo; esto sólo lo recomiendo para aquellas mujeres que corren poco riesgo de contraer enfermedades de transmisión sexual, están en una relación monógama y desean continuar con este método anticonceptivo.

El anticonceptivo de urgencia Plan B es tan eficaz y sin riesgos que en 2004 el Centro de Evaluación e Investigación de Fármacos del FDA recomendó encarecidamente que se le diera la categoría de venta sin receta. Desgraciadamente, el 26 de agosto de 2005 el FDA decidió hacer caso omiso del fallo de su propio comité científico y retrasar su aprobación. En un editorial del *New England Journal of Medicine*, Susan Wood, comisionada adjunta de Women's Health y directora de la Office of Women's Health del FDA, explicó por qué dimitió de su puesto; escribió: «La dirección de la agencia ha decidido retrasar indefinidamente el cambio del anticonceptivo de urgencia a categoría de venta sin receta. Creo que al hacerlo no han respetado las pruebas científicas y clínicas ni el proceso de revisión establecido, y han tomado una medida que daña la salud de las mujeres al negarles el adecuado acceso a un producto que puede reducir la tasa de embarazos no planeados y de la necesidad de aborto».[12]

En una sociedad modelo dominador, muchas batallas se luchan por desgracia en el terreno de los cuerpos y opciones de las mujeres. (En la sección Recursos y proveedores hay más información.)

Tomar el asunto en nuestras manos

Siempre he pensado que las mujeres de la antigüedad tenían que conocer la manera de controlar su fertilidad mediante métodos que se han perdido en la noche de los tiempos. En medicina china hay 24 puntos de acupuntura o digitopresión que se llaman Puntos Prohibidos. Cuando Jeanne Blum, terapeuta holística que trabaja con digitopresión, comenzó a investigar estos puntos, descubrió que se los llamaba «prohibidos» justamente por su capacidad para poner fin a un embarazo. Pero además descubrió que si las mujeres aprendían cuáles eran esos puntos y cómo estimularlos manualmente en el momento oportuno, podían controlar también sus ciclos a voluntad. Así pues, el sistema de los Puntos Prohibidos puede, con la práctica, emplearse como una forma de control de la natalidad o para acabar con un embarazo en su primera fase. Aunque no he logrado encontrar estudios que documenten el uso de estos puntos de esta manera, el continuado trabajo de Jeanne Blum con muchas clientas y las experiencias que le han relatado mujeres que han puesto en práctica lo que dice en su libro son testimonio de la efectividad de este sistema si se aplica correctamente. Los puntos y las instrucciones completas de este sistema para utilizarlo bien se encuentran en su libro *Woman Heal Thyself: An Ancient Healing System for Contemporary Women* (Charles Tuttle, 1996). Estos mismos puntos se pueden estimular para aliviar y sanar el síndrome premenstrual, la endometriosis, la dismenorrea y otros problemas menstruales.

Concepción y anticoncepción conscientes

Si las mujeres deseamos mejorar nuestra posición personal y profesional en el mundo, no tenemos otra opción que responsabilizarnos de nuestras creaciones y recuperar nuestro poder. Esto es particularmente cierto cuando se trata de tener hijos. Las mujeres hemos llegado a un momento de nuestra historia planetaria en que debemos aprender a procrear a partir de una decisión consciente, no simplemente para llenar un vacío interior ni para retener a un hombre. Estos motivos para concebir son restos de una programación tribal inconsciente que ya no nos beneficia. Jeannine Parvati Baker se describe a sí misma como partidaria de la elección y de la vida. Cuando tenía 17 años tomó la decisión de que estaba preparada para ser sexualmente activa. También juró que jamás haría el amor con un hombre de quien no estuviera dispuesta a parir un hijo si se quedaba embarazada sin darse cuenta. Dice que tardó tres años en encontrar a ese hombre. Ahora bien, eso es un ejemplo de asumir la responsabilidad de lo que creamos. Su historia, y las de las parturientas del capítulo 12, son una orientación sobre cómo podrían ser las mujeres si amaran y valoraran su cuerpo y su capacidad creadora.

A las mujeres que están considerando la posibilidad de concebir les recomiendo que dediquen un tiempo a meditar y orar junto con su pareja en busca de orientación respecto a la perspectiva de tener un hijo. Las mujeres tibetanas tradicionales siempre dedican un tiempo a la oración y la meditación antes de concebir. Creo que hay miles de almas esperando para encarnarse. No todas son muy evolucionadas. Cuando la mujer eleva sus vibraciones mediante la oración y la meditación conscientes, hace más probable que conciba un alma de mentalidad similar. Esto se puede hacer incluso en el caso de considerar la posibilidad de ser madre soltera por inseminación de un donante. Lo importante es que la mujer vea su cuerpo como un canal para un nuevo espíritu y se rinda a la experiencia, que esté receptiva a todo lo que ésta tiene para enseñarle. (Si estás considerando la posibilidad de ser madre soltera, te recomiendo el libro *Single Mothers by Choice* [Times Books, 1994], de Jane Mattes, asistenta social; para más información sobre la maternidad como soltera y apoyo para madres solteras, visita www.singlemothers.org.)

Todos los métodos anticonceptivos existentes en la actualidad tienen su lugar: píldoras, dispositivos intrauterinos, diafragmas, condones y el resto (véase el cuadro 6, más adelante). Desgraciadamente, muchos médicos no presentan con objetividad los métodos de control de la natalidad. Cuando estaba estudiando y durante mis prácticas como residente, existía la tendencia a imponer los anticonceptivos orales como el método óptimo, y a restar importancia a la fiabilidad del diafragma y los condones. Esto no ha cambiado en más de treinta años, lo cual no es de extrañar, dada nuestra actitud cultural de controlar el cuerpo femenino. La píldora (y ahora el parche) es fácil de recetar, fácil de tomar (o usar), muy fiable y muy cómoda. Podemos usarla para manipular el ciclo menstrual, y evitar así las reglas o totalmente o los fines de semana. En resumen, encaja en nuestro ideal cultural. La píldora anticonceptiva es el medicamento que más se ha estudiado en la historia. Por desgracia, dado que se fabrica con hormonas no bioidénticas, tiene más efectos secundarios de los que debería.

Muchos otros métodos anticonceptivos requieren más educación acerca del cuerpo y una participación más activa de lo que exige la píldora. Esos métodos no encajan en la agenda normal de un médico muy ocupado. Muchos médicos piensan que las mujeres no querrán usar los métodos barrera como el diafragma, los preservativos y la espuma anticonceptiva porque han visto demasiados «fracasos». Esto es cierto de algunas mujeres, pero no de todas. Los informes demuestran que en las mujeres que son usuarias ideales (que usan el método correctamente cada vez), los métodos barrera, e incluso el de «percepción de la fecundidad» (planificación familiar natural) pueden ser eficaces en un 95 a 98 por ciento.[13]

Es importante distinguir entre el fracaso del método anticonceptivo y el fracaso de la mujer en usarlo correctamente. Muchas mujeres están socialmente condicionadas a estar disponibles para el acto sexual sin involucrar a su pareja en la responsabilidad de la anticoncepción. Muchas mujeres están relacionadas con hombres que no colaboran en la anticoncepción y que piensan que eso es responsabilidad de la mujer. Aunque me gustaría decir que no vale la pena tener relaciones sexuales con esos hombres, sé que eso no siempre es posible, sobre todo en las situaciones tan corrientes en que hay problemas de violencia doméstica; evidentemente, para las mujeres que están en esta situación es mejor usar un método anticonceptivo que no requiera la colaboración masculina. Entre estos métodos están las píldoras, el parche, NuvaRing, el DIU, Depo-Provera, la ligadura de trompas y el preservativo femenino Reality. Los métodos que requieren una participación consciente de la pareja, como los condones, sencillamente no son apropiados para estas mujeres. De hecho, cuando el Departamento de Salud Pública de Filadelfia ofreció un surtido de métodos anticonceptivos a un grupo de mujeres de ingresos bajos, en su mayoría eligieron el preservativo femenino porque este método les daba más control sobre el riesgo de embarazo e infección a que habrían estado expuestas de no usarlo.

Para elegir el método anticonceptivo apropiado, la mujer debe decidir sinceramente en qué lugar está en su propia vida, y cuánta responsabilidad está dispuesta a asumir en su fecundidad. Algunas mujeres ni siquiera quieren pensar en llegar a conocer sus fases de ovulación ni observar su mucosidad cervical, y mucho menos están dispuestas a insertarse un diafragma antes de cada acto sexual. Eso es válido, y con frecuencia les va bien con la píldora u otro método «automático». Otras mujeres prefieren métodos barrera, como el diafragma, y yo animo a usar esos métodos también, pero sólo a aquellas mujeres que se comprometen a usarlos conscientemente. He trabajado repetidamente con mujeres que se han hecho tres o cuatro abortos por no usar los llamados anticonceptivos «no naturales»; la píldora habría sido una mejor opción para esas mujeres, dado su comportamiento sexual; pero ellas se negaban a poner algo «no natural» en su cuerpo. Yo digo que no hay nada natural en el aborto, cuando la mujer no usa conscientemente su método anticonceptivo «natural». Estas mujeres, si bien son conscientes respecto a los alimentos y al medio ambiente, suelen sufrir de la división entre la mente y el cuerpo que todos hemos heredado: piensan que estar disponible sexualmente sin pedir a su pareja que comparta la responsabilidad forma parte de ser una mujer deseable. Esto es una lástima, dado particularmente que hay tantas maneras de expresarse sexualmente sin el riesgo de embarazos no intencionados (véase el capítulo 8, «Recuperación del erotismo»). Recomiendo a todas las mujeres que hagan el mayor esfuerzo posible por poner en primer lugar sus necesidades sexuales y de fertilidad en toda relación. Hacerlo requiere valor y apoyo.

Dispositivo intrauterino (DIU)

El dispositivo intrauterino es una buena opción para algunas mujeres, aunque podría entrañar un mayor riesgo de infección pelviana. He trabajado con mujeres a las que les ha ido muy bien con el DIU durante veinte años. El DIU está asociado a un mayor riesgo de embarazo tubárico [desarrollo del óvulo fecundado en una trompa de Falopio]. En algunas mujeres también está relacionado con más dolores y hemorragias. Este dispositivo va mejor en mujeres que ya han tenido un hijo.

Cuando era alumna de medicina, observé que las mujeres que usaban el DIU parecían tener más infecciones. Los fabricantes de estos dispositivos y muchos médicos negaron el problema durante un tiempo. En esa época el protector Dalkon se consideraba el anticonceptivo ideal para las mujeres jóvenes que no tenían hijos. Los resultados fueron desastrosos para las muchas mujeres que probaron este producto y fueron víctimas de sus efectos secundarios. El protector Dalkon se retiró del mercado. Ahora existen otros dispositivos uterinos mucho mejores que, en mi opinión, están infrautilizados dadas su eficacia y seguridad.

Métodos hormonales combinados

Anticonceptivos orales (la píldora)

Los anticonceptivos orales han sido un enorme beneficio para muchas mujeres, aun cuando en muchos casos podrían contribuir a una nutrición deficiente y a una mayor incidencia de infecciones fúngicas (la píldora se ha relacionado con niveles bajos de vitamina B en la sangre y otros cambios metabólicos).[14] También se la relaciona con un ligero aumento del riesgo de adenocarcinoma del cuello uterino[15] y elevados niveles de triglicéridos.[16] Aunque el anuncio no recibió mucha atención de la prensa en Estados Unidos, la OMS ha clasificado como cancerígenas las píldoras anticonceptivas con combinación de estrógeno y progestina (como también la terapia hormonal con esta combinación de hormonas; esto último vino después que el departamento de investigación del cáncer de la OMS reuniera a un grupo de veintiún científicos de ocho países en Francia en 2005; revisando la literatura científica sobre la píldora y el cáncer, al tomar su decisión el grupo señaló las pruebas de un aumento de cánceres del cuello del útero, de mama y de hígado, subrayando también que existían pruebas convincentes de un efecto protector de cánceres de endometrio y de ovarios).[17] Sin embargo, otras autoridades no consideran importante el ligero y relativo aumento de riesgo de cáncer de mama.[18] Según mi experiencia, la píldora también está relacionada con cambios de estado anímico, aumento de peso y menor impulso sexual en muchas mujeres.

Dejar de tomar la píldora hace sentirse mucho mejor a muchas mujeres, aunque no siempre remiten todos los síntomas. Lo irónico es que nuevos estudios están demostrando que los anticonceptivos orales podrían a la larga contribuir a disfunción sexual en algunas mujeres. El número de enero de 2006 de *The Journal of Sexual Medicine* informa que la píldora baja el nivel de testosterona incluso después que la mujer ha dejado de tomarla. Estos problemas ocurren porque la usuaria tiene alto el nivel de una proteína llamada globulina aglutinante o inhibidora de las hormonas sexuales (sigla en inglés: SHBG), que se adhiere a la testosterona inutilizándola para su uso por el cuerpo. Ese bajo nivel de testosterona «no adherida» lleva en potencia a efectos secundarios como menores deseo, excitación y lubricación, y a mayor dolor en el acto sexual. Aunque esos estudios indicaban que esos problemas persisten después de dejar de tomar la píldora, se precisan más estudios de largo plazo para determinar si los problemas son permanentes.[19]

Entre otros beneficios de la píldora para la salud están el menor riesgo de cánceres de ovario y de endometrio, acné e inflamación pelviana. En general, los beneficios superan a los riesgos en la gran mayoría de mujeres, porque los riesgos de embarazos no intencionados superan con mucho a los otros riesgos de la píldora. Las mujeres que toman la píldora deberían tomar un buen suplemento vitamínico-mineral que contenga las vitaminas del complejo B. La mayoría de mujeres que tienen graves problemas con la píldora son fumadoras; las fumadoras no deberían tomar la píldora pasados los 35 años. Actualmente se toman anticonceptivos orales hasta la menopausia, en cuyo momento las mujeres comienzan la terapia hormonal sustitutiva. Así pues, estas mujeres usan métodos anticonceptivos químicos o terapia hormonal la mayor parte de su vida adulta. No estoy totalmente convencida de que los beneficios superen los posibles riesgos para la salud, pero muchas mujeres sí están convencidas, y a veces es correcto para ellas y para el lugar en que están en su vida. Sin embargo, cuando la mujer toma hormonas de esta forma, pierde los mensajes que recibiría normalmente de su útero y sus ovarios (como expliqué en los capítulos 6 y 7).

El anillo (NuvaRing)

El anillo anticonceptivo, aprobado por el FDA en 2001, es un anillo flexible de unos 5 cm de diámetro que se inserta en la vagina y queda sujeto por los músculos de la pared vaginal. Se usa de forma continuada durante tres semanas (sin quitarlo para el acto sexual), y se retira para permitir la menstruación; pasados siete días, se inserta un nuevo anillo.

Como la píldora, el anillo contiene estrógeno y progestina en dosis bajas, que son absorbidos por la pared de la vagina y de ahí se distribuyen por el torrente sanguíneo en provisión constante para suprimir la ovulación. Dado que las usuarias no necesitan acordarse de tomar la píldora a la misma hora cada día, experimentan menos altibajos hormonales. Igual que con la píldora, también experimentan reglas más regulares, menos abundantes y más cortas, y la fecundidad retorna rápidamente después que se lo ha dejado de usar. Cuando se usa según las instrucciones, su índice de efectividad es de un 99 por ciento.

Los efectos secundarios iniciales son similares a los de la píldora, entre ellos aumento o disminución de peso, náuseas, mal humor y sensibilidad o dolor en los pechos. Pero algunas usuarias han informado también de flujo vaginal, vaginitis e irritación. Con el tipo de progestina que se usa en este producto, también podría ser mayor el riesgo de formación de coágulos que con las píldoras de dosis bajas que existen en el mercado. Al igual que en el caso de la píldora, las mujeres mayores de 35 años que fuman no deberían usar este método anticonceptivo.

Además, ciertos fármacos (como el antibiótico rifampina o rifampicina, algunos usados para tratar enfermedades mentales o para controlar los ataques epilépticos, ciertos antifúngicos recetados para infecciones por hongos, o ciertos inhibidores de la proteasa del virus del sida) podrían hacer menos eficaz el anillo. (Para más información, visita www.nuvaring.com.)

El parche (Ortho Evra)

El parche anticonceptivo, también aprobado por el FDA en 2001, se aplica en el brazo, en la parte superior del pecho, en el abdomen o en las nalgas, y se cambia una vez a la semana durante tres semanas consecutivas, y se retira para permitir la menstruación, y no se vuelve a aplicar hasta pasada una semana. Como el anillo, libera un flujo continuado de estrógeno y progestina que es absorbido en el torrente sanguíneo, para prevenir la ovulación. Usado correctamente también tiene un 99 por ciento de efectividad.

Muchos efectos secundarios son similares a los de la píldora, aunque pruebas clínicas han demostrado que el malestar en los pechos y la dismenorrea son considerablemente más comunes en mujeres que usan el parche que en las que toman la píldora. Además, el nivel de estrógeno de las mujeres que usan el parche Ortho Evra es un 60 por ciento mayor que el de las que toman la píldora estándar. El mayor nivel de estrógeno podría aumentar el riesgo de formación de coágulos (de los que algunos podrían ser fatales), y también causar, después de varios años, otros efectos secundarios. Actualmente se están estudiando los riesgos de estos mayores niveles de estrógeno.[20] Algunas mujeres también hablan de aumento de la depresión, cambios en el deseo sexual y reacciones en la piel en el lugar donde de aplica el parche.

El parche también podría ser menos eficaz en mujeres que pesan 90 kilos o más, aquellas que toman hipérico, o aquellas que toman los medicamentos ya mencionados que hacen menos eficaz el anillo. Y como en los casos del anillo y la píldora, las fumadoras que usan el parche tienen más posibilidades de tener problemas cardiovasculares. (Para más información, entra en www.orthoevra.com.)

Anticonceptivos de sólo progestina

Norplant (que ya no está a la venta) y Depo-Provera se hacen con progestinas (progesterona sintética). Norplant es un conjunto de cápsulas que se introducían bajo la piel del brazo con anestesia local; las mujeres a las que se lo introdujeron pueden continuar llevándolo hasta que expire su efectividad. Depo-Provera se administra con una inyección cada 12 semanas. Las progestinas de todo tipo pueden producir dolor de cabeza, hinchazón e irritabilidad a algunas mujeres; este último efecto es tan común que un profesor de ginecología interesado en las hormonas naturales comentó una vez: «No me extraña que Depo-Provera vaya tan bien como método anticonceptivo. Pone de tan mal genio a las mujeres, que no desean a nadie cerca». Otros problemas de estos métodos son pérdidas de sangre irregulares y acné. Por otra parte, son muy eficaces, y «automáticos» en comparación con otros métodos, y dan buenos resultados a algunas mujeres.

Métodos barrera

Existe una amplia gama de métodos anticonceptivos barrera. Los condones tienen la clara ventaja de que protegen de enfermedades de transmisión sexual. Muchas parejas alternan entre el uso de condón y diafragma, compartiendo así la responsabilidad anticonceptiva. En el cuadro 6 (más adelante) encontrarás una lista de opciones barrera, todas las cuales tienen su lugar.

Relación sexual externa

Esta es simplemente cualquier forma de juego sexual que no entraña coito, lo que hace imposible el embarazo (mientras la pareja se cuide de que no entre nada de semen en la vulva ni en la vagina). Entre las formas más comunes están el sexo oral y la estimulación manual, pero también entran en esta categoría actividades como el masaje erótico, juegos de fantasía y de rol, y el uso de vibradores u otros juguetes sexuales. Siempre que también se elimine el intercambio de fluidos, este tipo de relación también disminuye el riesgo de contraer enfermedades de transmisión sexual. Otro gran beneficio de esta relación sexual externa es que mejora el orgasmo porque, como el juego preliminar, intensifica la excitación. (Para instrucciones fabulosas, véase el libro de Steve y Vera Bodansky *Extended Massive Orgasm* [Hunter House, 2000; *Sobre el orgasmo*, Random House Mondadori, Barcelona,2002; Debolsillo, Barcelona, 2003.)

Percepción de la fecundidad: método anticonceptivo natural

Mi colega Joan Morais, que enseña anticoncepción natural en la Universidad de California en Davis, escribe:

La pregunta más corriente que me hacen cuando digo que soy instructora de percepción de la fecundidad es: «¿Ese es el método que han usado los católicos y no da resultado?». Suponen que es el antiguo y nada fiable método del ritmo que usaban los católicos hace muchos años; ya han decidido en sus cabezas que eso hace retroceder cien años a las mujeres y les quita la libertad reproductora. He de decir que yo pensaba eso también. Estaba en contra de la Planificación Familiar Natural y pensaba que la píldora anticonceptiva era lo mejor de lo mejor. Tomé la píldora intermitentemente hasta cuando me acercaba a los treinta. No me sentía a gusto con ella; no sentía mis ciclos; no sentía mi cuerpo. Me deprimía y perdía la libido. En alguna parte de mi interior una sabiduría innata me decía que la píldora no era lo adecuado para mí.

Hay otra manera, aparte de los anticonceptivos químicos, los dispositivos y la esterilización. La percepción de la fecundidad es un método bello que permite a la mujer sentir los ritmos de flujo y reflujo de sus ciclos al mismo tiempo que también previene el embarazo. Este conocimiento fundamental de los periodos fecundos y los infecundos debería enseñársele a toda niña que menstrúa y a toda mujer. Es nuestro derecho. Estas son las instrucciones de actuación de nuestro cuerpo femenino que en algún momento arrojamos lejos. La percepción de la fecundidad abarca el control de la natalidad natural, conocer nuestro cuerpo cíclico, nuestro ciclo menstrual, nuestra salud reproductora y nuestra fecundidad e infecundidad. Saber

CUADRO 6
COMPARACIÓN ENTRE MÉTODOS ANTICONCEPTIVOS*

* Supone un uso perfecto cada vez. Los índices de eficacia del uso real podrían variar de forma importante con respecto a los indicados. Los datos estadísticos de eficacia están tomados de Planned Parenthood (www.plannedparenthood.org), a excepción de Essure, que las facilitó Conceptus, Inc.

Método	Eficacia	Requisitos	Ventajas	Desventajas
Percepción de la fecundidad	91-98%	Comprensión consciente del ciclo de fertilidad; compromiso continuado y consciente; disposición a usar métodos barrera o abstención durante los periodos fecundos	Mantiene natural el ciclo hormonal y de fecundidad	Requiere colaboración y mucha percepción; medicamentos que afecten a la mucosidad cervical, la temperatura corporal o la regularidad menstrual podrían poner en peligro su eficacia
Diafragma con crema o gel anticonceptivos	94%	Tamaño indicado por un profesional de la salud; uso fiel en cada coito	Podría proteger de infección pelviana y anormalidades en el cuello del útero; mantiene normal el ciclo hormonal y de fecundidad; se puede insertar horas antes del coito; retiene bien la sangre durante la menstruación, haciendo menos sucio el coito	Inaceptable para algunas personas; podría causar irritación genital; el índice de fracaso es mayor si la frecuencia de la relación sexual es superior a 3 veces por semana; debe revisarse el tamaño después de embarazo, de algunos abortos espontáneos o abortos, y de cambio de peso de un 20 por ciento; podría causar frecuentes infecciones de las vías urinarias
Condón	98%	Uso concienzudo para una máxima eficacia	Protege de enfermedades de transmisión sexual; disminuye el riesgo de displasia cervical; no requiere receta; podría mejorar el problema de eyaculación precoz	Precisa de la colaboración de la pareja; inaceptable para algunas personas; algunas personas son alérgicas a los condones de látex (existen de otros tipos); debe mantenerse la erección; pérdida de sensación

Método	Eficacia	Uso	Ventajas	Inconvenientes
Preservativo femenino Reality	95%	Uso concienzudo para una máxima eficacia; exige uso fiel en cada coito	Protege de las enfermedades de transmisión sexual; protege los labios vulvares y la base del pene durante el coito; se puede insertar hasta 8 horas antes del coito; menor riesgo de displasia cervical; se puede usar sin la participación de la pareja; más resistente que el látex, con menos posibilidades de romperse; el anillo externo podría estimular el clítoris	Se usa una sola vez; inaceptable para algunas personas; podría ser ruidoso; podría ser difícil insertárselo; podría causar irritación genital; podría deslizarse dentro de la vagina durante el coito
Píldora anticonceptiva	99%	Precisa receta Tomarla diariamente	Disminuye el riesgo de cáncer de ovario y de cuello del útero; disminuye la pérdida de sangre menstrual y la posibilidad de insuficiencia de hierro; disminuye dolores menstruales y síntomas del síndrome premenstrual; disminuye el riesgo de tumores benignos de mama; mejora el acné; no precisa planificación	Bloquea el ciclo natural hormonal y de fecundidad; podría disminuir el deseo sexual; podría aumentar el riesgo de adenocarcinoma cervical; mayor incidencia de depresión; mayor riesgo de infección por clamidia; mayor riesgo de tromboflebitis, embolia pulmonar y accidente cerebrovascular, sobre todo en fumadoras; náuseas y vómitos; dolores de cabeza; ciertos medicamentos disminuyen su eficacia; podría causar goteos entre reglas, sensibilidad en los pechos, cambios de humor, aumento de peso

Método	Eficacia	Requisitos	Ventajas	Desventajas
DIU (*Progestasert, Cooper T*)	99%	Inserción por un médico	No requiere planificación	Podría aumentar el riesgo de infección pelviana después de la inserción o en mujeres expuestas a enfermedades de transmisión sexual; podría causar irritación genital; podría causar goteos entre reglas, reglas más largas y abundantes, y dolor después de la inserción
Espuma, crema, gel, película o supositorio espermicida	85%	Uso concienzudo para una máxima eficacia	Ofrece protección parcial contra enfermedades de transmisión sexual; no tiene efectos sistémicos; no requiere receta ni planificación previa	Inaceptable para algunas personas; podría causar irritación genital; debe reinsertarse en cada coito; puede ser sucio
Protector (*Lea's shield*)	85% (porcentaje para uso típico; no hay estadísticas para uso perfecto)	Receta de un médico; uso concienzudo para una máxima eficacia	Se puede insertar horas antes de la relación sexual y llevarlo puesto 48 horas	Puede ser difícil insertárselo; no se puede usar durante un sangrado vaginal o la regla; podría causar frecuentes infecciones de las vías urinarias
Esponja	80-91%	Uso concienzudo para una máxima eficacia	No precisa receta; se puede insertar horas antes del coito; se puede insertar 30 horas después de la inserción, y se puede repetir el coito sin más preparación durante las primeras 24 horas	Su uso durante sangrado vaginal o la regla podría disminuir su eficacia; ligero aumento de riesgo de síndrome de choque tóxico; el espermicida que lleva podría causar irritación genital

Diafragma cervical	71% (porcentaje para uso típico; no hay estadísticas para uso perfecto)	Receta de un médico; uso concienzudo en cada coito	No precisa planificación; ofrece protección continua durante 48 horas por muchas veces que haya coito	Los actuales sólo vienen en tres tamaños, por lo que no siempre es seguro que calcen bien; cierto riesgo de choque tóxico si se deja puesto más de 48 horas; puede causar mal olor a algunas mujeres si se deja puesto demasiado tiempo; no es tan eficaz en mujeres que han tenido hijos; no es eficaz después de un aborto reciente; puede ser difícil insertárselo; durante sangrado vaginal o regla podría ser menos eficaz
El anillo	99%	Uso concienzudo para una máxima eficacia	Disminuye el riesgo de cáncer de útero; disminuye el sangrado menstrual y la posibilidad de insuficiencia de hierro; disminuye los dolores menstruales y los síntomas del síndrome premenstrual; disminuye el riesgo de tumores benignos de mama; mejora el acné; no precisa planificación	Podría ser menos eficaz en mujeres que pesen 90 kilos o más; puede disminuir la libido; mayor riesgo de tromboflebitis, embolia pulmonar y accidente cerebrovascular, sobre todo en fumadoras; náuseas y vómitos; dolores de cabeza; ciertos medicamentos disminuyen su eficacia; podría causar goteos entre reglas, sensibilidad en los pechos, cambios de humor, aumento de peso, irritación de la piel en el lugar de aplicación; podría causar aumento en el flujo vaginal o infección o irritación vaginales

Método	Eficacia	Requisitos	Ventajas	Desventajas
El parche	99%	Uso concienzudo para una máxima eficacia	Disminuye el riesgo de cáncer de útero; disminuye el sangrado menstrual y la posibilidad de insuficiencia de hierro; disminuye los dolores menstruales y los síntomas del síndrome premenstrual; disminuye el riesgo de tumores benignos de mama; mejora el acné; no precisa planificación	Podría ser menos eficaz en mujeres que pesen 90 kilos o más; puede disminuir la libido; mayor riesgo de tromboflebitis, embolia pulmonar y accidente cerebrovascular, sobre todo en fumadoras; náuseas y vómitos; dolores de cabeza; ciertos medicamentos disminuyen su eficacia; podría causar goteos entre reglas, sensibilidad en los pechos, cambios de humor, aumento de peso, irritación de la piel en el lugar de aplicación
Marcha atrás	96%	Uso concienzudo en cada coito; enorme autodominio, experiencia y confianza en la pareja	No precisa planificación	Puede disminuir el placer sexual; la preeyaculación (el líquido en la punta del pene después de la erección) podría contener semen; menos eficaz en hombres con eyaculación precoz
Progestina inyectable (Depo-Provera)	Casi 100%	Una inyección cada tres meses	No precisa planificación; lo pueden usar mujeres que no pueden tomar estrógeno; podría prevenir el cáncer de endometrio; menos reglas y menos abundantes	Goteos de sangre, dolores de cabeza, cambios de humor, irritabilidad y menor impulso sexual; podría convenir no usarlo más de dos años seguidos; después de dejarlo, se tarda de 9 a 10 meses en recuperar la fecundidad; podría causar un adelgazamiento de huesos temporal

Método	Eficacia	Requisitos	Ventajas	Desventajas
Vasectomía	Casi 100%	Cirugía	No precisa planificación	Irreversible
Ligadura de trompas	Casi 100%	Cirugía	No precisa planificación	Irreversible
Oclusión de las trompas	Casi 100%	Intervención no quirúrgica en la consulta del médico	No precisa planificación; la inserción no requiere incisiones ni anestesia; no bloquea la irrigación sanguínea de las trompas ni de los ovarios	Irreversible

prevenir naturalmente el embarazo o saber conscientemente cuándo podemos quedar embarazadas es el conocimiento más profundo y potenciador que puede aprender una mujer. Sólo hay cinco días en el mes en que la mujer puede quedar embarazada, y sin embargo nos medicamos el cuerpo veinticuatro horas al día trecientos sesenta y cinco días al año. Esto es como medicar el cuerpo cada día para prevenir un dolor de cabeza mensual.[21]

Estoy totalmente de acuerdo con Joan y me gustaría haber sabido de esto de la percepción de la fecundidad años atrás. Aunque no son muy conocidas, la percepción de la fecundidad y la planificación familiar natural están bien estudiadas y son muy eficaces.[22] La percepción de la fecundidad no es el anticuado método del ritmo.[23]

El doctor Joseph Stanford, médico de cabecera y experto en planificación familiar natural, define así la percepción o apreciación de la fecundidad: «Valerse de los signos y síntomas fisiológicos del ciclo menstrual para discernir las fases fértiles e infértiles de dicho ciclo. Esta información se puede emplear para la planificación familiar natural o para el diagnóstico y tratamiento de la infecundidad». Este método entraña aprender a determinar la fase de ovulación, lo cual se puede hacer de varias formas diferentes: revisando la mucosidad o moco cervical, observando los flujos vaginales de mucosidad cervical, o tomando la temperatura corporal basal.[24] La observación de la mucosidad cervical combinada con la toma de la temperatura basal y la observación de otros síntomas que se producen alrededor de la fase de ovulación, se llama «método sintotérmico de planificación familiar natural». En muchas farmacias se venden unos indicadores de ovulación que analizan la orina preovulatoria y postovulatoria, pero es mucho más fácil y barato aprender a determinar la fase de ovulación observando los cambios en la mucosidad cervical. El análisis de la saliva puede ser muy útil también (véase más adelante). Recomiendo, además, un programa de software muy detallado llamado Ovusoft, hecho de tal manera que se corresponde con los muy exitosos métodos ideados por la doctora Toni Weschler, la autora de *Taking Charge of Your Fertility* (HarperCollins, 2002). Ovusoft Fertility Sofware no sólo automatiza la metodología de Toni sino que también da margen a preferencias individuales y formateado, previsión, hechura de gráficas e información personalizadas. (Para más información, visita www.ovusoft.com.)

Diversos estudios han comprobado que en algunas mujeres los síntomas que acompañan a la ovulación, como la sensibilidad de los pechos, el dolor de mitad de ciclo y el cambio de posición del cuello del útero, no siempre son indicadores precisos de la ovulación. En un estudio comparativo de 15 metodologías diferentes, entre ellas variaciones de los métodos más comunes utilizados para determinar la ovulación, se descubrió que la observación del flujo vaginal solo, llamado Método de la Ovulación, es la forma más precisa y práctica para determinar el periodo de fertilidad.[25] La adición de las gráficas de temperatura basal no mejoraba la precisión de la observación del flujo de mucosidad solo.

La ventaja de familiarizarse con los propios ciclos de fecundidad, simplemente por los cambios del flujo vaginal a lo largo del mes, es que puedes determinar de antemano cuándo vas a estar fértil o fecunda. Esto es muy enriquecedor, y ayuda a la mujer a aceptar su fecundidad, no a preocuparse por ella.

Una alternativa entonces son las caricias sin coito durante la fase de ovulación, como también usar un método barrera, aunque algunos expertos advierten que, según cual sea el anticonceptivo barrera que se use, éste podría hacer más difícil interpretar los cambios de la mucosidad cervical. Las parejas muy motivadas solucionan esto conjuntamente. El doctor Stanford, que tiene experiencia personal y profesional con este método, me dijo que «la fertilidad no es una enfermedad, aunque suele tratarse como si lo fuera. Forma parte de lo que somos. Cuando una pareja usa este método, ambos suelen desarrollar un profundo respeto mutuo, por su fertilidad y por su sexualidad. Esto mejora todos los aspectos de la relación. Es algo espiritual». Aunque yo ignoraba la precisión del Método de la Ovulación cuando concebí a mis hijas, sí me serví de las gráficas de temperatura basal para programar su concepción. Me pareció algo muy positivo, muy enriquecedor.

Las técnicas de percepción de la fecundidad (con o sin anticonceptivos barrera durante la fase de ovulación) pueden ser métodos muy eficaces para controlar la natalidad. (También valdría la pena añadir a este método el sistema de los Puntos Prohibidos.) El Método de la Ovulación Modelo Creighton ha sido estudiado con el mayor rigor. Tres importantes estudios demuestran que el índice de eficacia del método para evitar el embarazo es del 99,1 al 99,9 por ciento, mientras que los índices de éxito en usuarias reales fueron del 94,8 al 97,3 por ciento. Las

CUERPO DE MUJER, SABIDURÍA DE MUJER

diferencias en estos porcentajes se atribuyeron a errores en la enseñanza y en el uso del método.[26]

Saber cuándo se ovula puede aumentar de forma considerable las posibilidades de concebir. Está generalmente aceptado que la probabilidad de concebir en un ciclo, para parejas de fertilidad normal, es de un 22 a un 30 por ciento. Pero si el coito se enfoca en la fertilidad, las posibilidades aumentan considerablemente. En un estudio de parejas que hacían el acto sexual enfocado en la fertilidad, el 71,4 por ciento de las clientas que habían tenido un embarazo anterior quedaron embarazadas en el primer ciclo. En las clientas que nunca habían tenido un embarazo, el índice de embarazo fue de un 80,9 por ciento. Al cuarto ciclo, ya habían concebido el 100 por ciento de aquellas que jamás habían quedado embarazadas.[27]

En parejas que tienen dificultades para concebir, emplear sólo la gráfica del Método de la Ovulación, sin ningún análisis exploratorio, puede aumentar considerablemente las posibilidades de concepción. El doctor Stanford señala que «de las parejas enviadas al centro de Planificación Familiar Natural de Omaha por incapacidad para lograr el embarazo (durante un promedio de 3 años), del 20 al 40 por ciento lo han logrado en seis meses de uso del Método de la Ovulación, antes de que se iniciara ninguna evaluación ni tratamiento médicos».[28] Este método también da buenos resultados a las mujeres que tienen reglas irregulares, están amamantando o se acercan a la menopausia.

Yo recomendaría encarecidamente el Método de la Ovulación (o Billings) a cualquier pareja comprometida. El doctor Stanford, como otros especialistas en el método de percepción de la fecundidad, siempre envía a sus clientes a un orientador de planificación familiar natural muy bien preparado, porque aunque el método es sencillo, precisa de apoyo e instrucción, sobre todo al comienzo. Esto se debe en parte a que al principio uno de los miembros de la pareja podría experimentar resentimiento y frustración. Ciertamente, introducir la conciencia de la fecundidad en todos los aspectos de la sexualidad y trabajar con ella diariamente es un concepto muy nuevo para muchas personas. La correcta instrucción personalizada por parte de profesores cualificados es esencial para que tenga éxito la planificación familiar en general y el Método de la Ovulación en particular. Esto no se aprende bien leyendo un libro, debido, probablemente, a los problemas emocionales o psíquicos que hace aflorar. La calidad de la experiencia de la mujer (o de la pareja) con este método suele depender de la calidad de la instrucción y la asistencia de seguimiento recibidas. (Recomiendo leer *Taking Charge of Your Fertility: The Definitive Guide to Natural Birth Control, Pregnancy Achievement, and Reproductive Health*, de Toni Weschler, HarperCollins, 2002.)

Las parejas que emplean el método de percepción de la fecundidad durante toda su vida reproductiva no sufren efectos secundarios y suelen experimentar una intensificación de la intimidad en la relación, lo cual incluye una responsabilidad compartida de su fertilidad combinada. Aunque tenemos la tendencia a relacionar el interés en la planificación familiar natural con ciertas religiones, muchas mujeres se sienten atraídas por este método porque es un enfoque holístico de la fertilidad. En Alemania, por ejemplo, en una encuesta por teléfono a 1.267 mujeres elegidas al azar, el 47 por ciento de las que contestaron estaban interesadas en aprender acerca de la planificación familiar natural, y el 20 por ciento indicaron una buena probabilidad de su uso futuro. Los factores religiosos estaban notoriamente ausentes como fuerza motivadora.[29] Me imagino que si este método fuera más conocido y estuviera apoyado por profesionales de la salud, su uso estaría más extendido. Ya sea que se emplee la percepción de la fecundidad para concebir o para evitar concebir, es muy enriquecedor conocer el propio ciclo de fertilidad. A continuación, un breve repaso del método.

DETERMINAR LA FASE FÉRTIL. El óvulo vive entre 6 y 24 horas después de la ovulación. La viabilidad del semen depende de la presencia de mucosidad fértil. Los espermatozoides pueden vivir hasta 5 días en mucosidad fértil; en ausencia de mucosidad fértil, mueren en pocas horas. Por lo tanto, hay un periodo de alrededor de 7 días en cada ciclo durante el cual podría, teóricamente, producirse el embarazo. En un estudio se comprobó que entre las mujeres sanas que estaban tratando de concebir, casi todos los embarazos se podían atribuir a relaciones sexuales durante un periodo de 6 días que acababa el día de la ovulación. Aunque ninguna de las mujeres participantes concibió al día siguiente de la ovulación, los autores del estudio llegaron a la conclusión de que probablemente había un 12 por ciento de posibilidades de concebir al día siguiente de la ovulación, y también al séptimo día antes de la ovulación. Otra conclusión fue que para las parejas que tratan de concebir, tener relaciones sexuales en días alternos es tan eficaz como tenerlas todos los días. En términos prácticos, si estás tratando de quedarte embarazada, ten relaciones sexuales 4 veces durante tu semana más fecunda; esto suele ser más efectivo y menos estresante que ceñirse a un programa de cada día, o día sí día no.[30] Mi experiencia, sin embargo, es que a pesar de la mejor información que pueda darnos la ciencia, a veces cuando un alma desea venir viene, al margen de lo que hagamos o dejemos de hacer.

OBSERVACIÓN DE LA MUCOSIDAD (**método de la ovulación**). Los estudios han demostrado que casi todas las mujeres pueden aprender fácilmente a comprobar la presencia o ausencia de mucosidad fértil tipo E (estimulada por el estrógeno) mediante la observación rutinaria del flujo vaginal en la vulva.[31] Cuando acaba la menstruación, la mucosidad cervical es mínima; la mujer se siente seca. No hay mucosidad en la abertura vaginal ni manchas de flujo en las bragas. Esta falta de mucosidad acompaña la fase infecunda. Estos días «secos» suelen ser seguros para tener relaciones sexuales sin protección. El cuello del útero comienza a secretar mucosidad tipo E alrededor de 6 días antes de la ovulación, de modo que si se usa este método, se sabe cuándo va a ocurrir antes de que ocurra. Cuando se ve mucosidad en las bragas o se advierte al limpiarse con el papel higiénico, se sabe que está comenzando la fase fecunda. Mirada al microscopio, se ve que la mucosidad tipo E contiene canales que ayudan al semen a subir por el cuello del útero; además, al secarse forma un dibujo característico parecido a un helecho. La mucosidad fértil es similar en aspecto y consistencia a la clara de huevo cruda. Algunas mujeres notan incluso que les mojan las bragas. Se es fecunda desde el momento en que aparece la mucosidad fértil hasta el cuarto día después del mayor flujo de mucosidad. El último día de cualquier mucosidad que sea transparente, elástica (que se estira en una extensión mayor o igual a 2,5 centímetros entre el pulgar y el índice), o lubricante, se llama «día punta». Este día punta de mucosidad está muy relacionado con la ovulación, que se produce más o menos dos días después de ese día en más del 95 por ciento de las veces.[32]

La mucosidad tipo G (estimulada por la progesterona) aparece inmediatamente después de la ovulación. Esta mucosidad no tiene elasticidad; también tiene un aspecto opaco y es pegajosa. Mirada al microscopio, se ve que no tiene los canales que facilitan la subida del semen. En realidad, este tipo de mucosidad bloquea el paso del semen. Después del flujo de mucosidad ovulatoria, la mucosidad cervical puede cesar (la mujer se siente seca), o hacerse más espesa y densa (mucosidad tipo G). Ya sea que el flujo de mucosidad cese o que se haga más espesa, el cambio es claro y apreciable. La regla comienza alrededor de 12 a 15 días después del flujo ovulatorio cervical punta o máximo.[33]

Como ya he dicho, la saliva también cambia a lo largo del ciclo hormonal. Cuando las hormonas cambian durante el ciclo, la saliva (seca, mirada al microscopio) forma un dibujo especial parecido a un helecho, igual al formado por la mucosidad cervical. Existen microscopios pequeños especiales, cuyo uso está muy extendido en Europa y Japón, que son otra forma más para aprender acerca del ciclo de fertilidad y por lo tanto para hacer el mejor uso de él, ya sea que el objetivo sea concebir o evitar el embarazo.

LLEVAR LA CUENTA DE LA TEMPERATURA BASAL DURANTE TRES MESES PARA VER SI HAY OVULACIÓN. Aunque el método de evaluar la mucosidad cervical es más exacto, tomarse la temperatura basal y registrarla durante unos cuantos ciclos es una interesante manera de conocer el cuerpo y sus ritmos internos. También puede mejorar la capacidad para relacionar los cambios de la mucosidad cervical y/o de la saliva con la ovulación.

El aumento de temperatura que se produce con la ovulación se debe al efecto de la progesterona. Si la mujer queda embarazada durante el periodo en que se ha estado tomando la temperatura basal, advertirá que ésta continúa alta, no vuelve a bajar. Esta elevación de la temperatura basal es un signo muy precoz de embarazo. (Cuando las mujeres están embarazadas, tienen una gran cantidad de progesterona en el organismo y su temperatura es más alta que cuando no están embarazadas. Cuando estaba embarazada fueron las únicas veces que pude bañarme en el mar en Maine.)

Tómate la temperatura basal a primera hora de la mañana comenzando el primer día de la menstruación (éste se considera el día 1 del ciclo). Hazlo durante tres ciclos y confecciona una gráfica separada para cada ciclo. Puedes aprovechar la gráfica de temperatura basal para registrar los cambios en la mucosidad cervical y en la saliva (figura 11). La ovulación va acompañada de una elevación de la temperatura basal de entre 3 y 4 décimas (grados centígrados), y se produce entre el momento en que la temperatura comienza a subir y el punto más alto que alcanza. La fase fértil generalmente acaba al final del tercero de tres días seguidos de temperatura elevada. (Véase figura 11.)

FIGURA 11. PERCEPCIÓN DE LA FECUNDIDAD: OVULACIÓN Y TEMPERATURA BASAL

Fecha	Mes																																	
	Día																																		
Relación sexual																																			
Menstruación																																			
Día del ciclo		1	2	3	4	5	6	7	8	9	10	11	12	13	14	15	16	17	18	19	20	21	22	23	24	25	26	27	28	29	30	31	32	33
37,2°																																		
37,1°																																		
37,0°																																		
36,9°																																		
36,8°																																		
36,7°																																		
36,6°																																		
36,5°																																		
36,4°																																		
36,3°																																		
36,2°																																		
Flujo mucoso	Clara de huevo																																	
	Mojado																																	
	Seco																																	
	Amarillo espeso																																	

Si tus ciclos son bastante regulares, puedes hacerte una idea general de la duración de tus fases fecunda e infecunda anotando lo siguiente: registra la duración del ciclo durante al menos 6 meses para determinar el primer día posible en que podría producirse la ovulación. La fase folicular (desde el primer día de la regla hasta la ovulación) es de duración variable. La fase lútea (desde la ovulación hasta el comienzo de la regla) se fija generalmente en 14 días. Para determinar el primer día del ciclo en que podrías ovular, resta 14 al ciclo de duración más corta. Por lo tanto, si tu ciclo varía entre 26 y 31 días, el primer día en que podrías ovular es el día 12 (26 — 14 = 12). Según sea tu mucosidad cervical, probablemente podrías tener relaciones sexuales hasta el día 8 o 9 de tu ciclo y evitar quedarte embarazada. (Al hacer estos cálculos, puedes ver claramente por qué registrar el flujo de mucosidad es en general más

FIGURA 11. PERCEPCIÓN DE LA FECUNDIDAD: OVULACIÓN Y TEMPERATURA BASAL

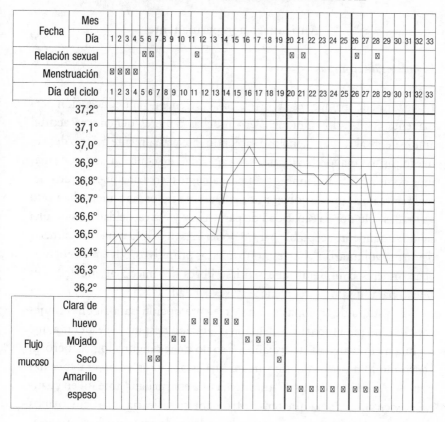

exacto que este método de «calendario».) La consistencia del cuello del útero también cambia a lo largo del ciclo mensual. Durante la ovulación es mucho más blando y la abertura es más ancha que en el resto del mes. Puedes palparte fácilmente el cuello del útero poniéndote en cuclillas e introduciendo el índice o el dedo medio en la vagina. También lo puedes hacer en la bañera. Algunas mujeres observan que la posición del cuello del útero también cambia.

En resumen, no hay manera correcta ni incorrecta de trabajar con la fertilidad. Sin embargo, cada mujer debe ver hasta qué punto ha sido programada para creer que no puede confiar en su cuerpo sin una manipulación hormonal externa. Cuando comprendas esto, podrás tomar una decisión consciente. Algunas de mis clientes que mantienen una relación de amor con hombres que las apoyan no usan ningún método anticonceptivo. Simplemente disfrutan de la relación sexual cuando la desean, sabiendo que si conciben estará bien.

Anticoncepción permanente

Ligadura de trompas

La ligadura de trompas es la forma más corriente de anticoncepción permanente en Estados Unidos. Pero muchas mujeres tienen una actitud ambivalente al respecto, incluso sabiendo intelectualmente que no desean más hijos. La mayoría valoramos la capacidad de concebir, aunque elijamos no usarla. La anticoncepción permanente cierra una puerta que normalmente no se puede volver a abrir. Durante siglos las mujeres han sido valoradas sólo por su capacidad de parir hijos, y esa capacidad ha sido una salida socialmente aceptable para el poder creativo de la mujer. Renunciar de forma voluntaria a ella despierta miedos primitivos. Sin embargo, muchas mujeres consideran que sentirse libres del miedo al embarazo es bueno para su salud y rejuvenece su sexualidad.

La ligadura de trompas es una excelente opción para algunas mujeres, pero no para todas. Yo elegí esa operación después de esperar a que mi hija menor tuviera cuatro años. Eso no tiene ninguna lógica, pero en cierto modo me hizo pensar que mi hija estaba «a salvo» y era «permanente». Alrededor de los 37 años tenía una encrucijada ante mí en cuanto a tener hijos. Sabía que tener otro bebé significaría otros cinco años de energía dirigida a sus necesidades y lejos de mis propios intereses. Todavía me ponía sentimental mirando a los bebés en los aeropuertos y albergaba la secreta fantasía de tener «el embarazo ideal y el parto ideal», un periodo en que podría descansar y disfrutar realmente de mi embarazo y del nuevo bebé, cosas que no había hecho de forma completa con mis dos hijas.

Pero había visto a demasiadas mujeres quedar embarazadas «accidentalmente» alrededor de los cuarenta, justo cuando su vida estaba volviendo a la normalidad después de unos diez años más o menos dedicados a las obligaciones de criar hijos. Estaba en un momento en el que tenía que tomar una decisión consciente respecto a tener o no otro bebé. No me habría hecho un aborto si hubiera quedado embarazada en esos momentos. (En cambio, si hubiera quedado embarazada durante mis años de formación no habría vacilado en abortar.) De todos modos, no deseaba tener un embarazo casual. Deseaba poder tomar decisiones conscientes, y no dejar que mi vida la decidiera «el destino».

Mi marido me aseguró que no *necesitaba* un hijo para sentirse completo. Inmediatamente después que di a luz a nuestra segunda hija me dijo: «No tienes por qué volver a hacer eso por mí». Como muchas mujeres, alegremente habría tenido un tercer bebé si mi marido hubiera deseado probar a ver si teníamos un niño. Yo estaba y estoy muy contenta de tener dos hijas. Sé que si fueran niños los amaría igual, pero no me siento incompleta sin hijos varones. Pero ni mi marido ni yo deseábamos tener más hijos. Tomamos la decisión juntos, aunque la decisión final era mía. Tomar la decisión de hacerme la ligadura de trompas no fue difícil. Sabía que personalmente no quería tener más hijos, de modo que pensé que debía hacerme la operación, aun cuando la vasectomía es técnicamente más fácil. En el caso de que tuviera otra pareja sexual algún día si cambiaban las circunstancias, deseaba estar segura de que no quedaría embarazada. Además, había realizado muchas ligaduras de trompas y me sentía cómoda con la operación. (Otras parejas se sienten mucho más cómodas con la vasectomía. Los estudios han demostrado que es más segura y barata que la ligadura de trompas.)

Una ligadura de trompas cambia algo la irrigación sanguínea de los ovarios. Incluso podría haber un leve riesgo de menopausia prematura después de la operación si la provisión de sangre a los ovarios queda gravemente comprometida, pero eso es excepcional. Algunas mujeres sufren del «síndrome posligadura de trompas», problema mal definido que se caracteriza por un aumento de los dolores, menstruaciones irregulares y hemorragias más abundantes. (Hay muchos estudios que no muestran este efecto, por lo que su existencia es controvertida.) Había consultado la literatura médica y sabía que el riesgo de menopausia prematura era muy pequeño; por mi experiencia clínica había llegado a la conclusión de que es principalmente un problema de mujeres que han estado tomando la píldora antes de la ligadura y no han tenido reglas naturales durante años. En realidad, podían haber tenido problemas de sangrado cuando dejaron la píldora, no necesariamente debido a la ligadura de trompas; ésta podría incluso proteger del cáncer de ovario.[34]

La ligadura de trompas disminuye de forma importante la secreción de progesterona, e incluso un año después es probable que los niveles de progesterona no hayan vuelto a lo que era normal antes. Pero no afecta a la pauta menstrual.[35] Sin duda esto explica en parte que algunas mujeres comiencen a experimentar el síndrome premenstrual después de hacerse esta operación.

Si bien antiguas tradiciones taoístas consideran que esta operación bloquea la circulación de la energía por el cuerpo, mis consejeras médicas dijeron que la energía vital simplemente se hace una nueva ruta, y que no queda ninguna lesión permanente en el cuerpo después de esta operación llamada «esterilización». Caroline Myss dice que el único problema de una ligadura de trompas o una vasectomía se produce cuando la persona no lo tiene claro y en realidad no desea hacérsela.

Essure: Nueva técnica de oclusión de las trompas sin cirugía

El primer método de anticoncepción femenina permanente que no entraña incisiones quirúrgicas ni anestesia general, llamado Essure, fue aprobado por el FDA en 2002. Mi pronóstico es que si está a la altura de su promesa inicial, muy pronto reemplazará a la ligadura de trompas tradicional. Essure es igual de eficaz y se realiza en la consulta del médico en más o menos media hora. Mediante un endoscopio que introduce por la vagina, cuello del útero y útero, el médico coloca un micromuelle metálico expansible, de 1 a 2 milímetros de largo, en la abertura de cada trompa de Falopio. Muchas mujeres reanudan sus actividades normales el mismo día o al día siguiente. El cuerpo comienza a desarrollar tejido cicatricial alrededor de los muelles, los que se engrosan hasta ocluir o bloquear totalmente las trompas en alrededor de tres meses (por lo que es necesario recurrir a un método anticonceptivo alternativo hasta que el médico confirme que hay suficiente tejido cicatricial).

Además de los beneficios de no necesitar anestesia ni hospitalización, Essure no obstruye la irrigación sanguínea de las trompas ni de los ovarios. Otra ventaja es que es una opción para las mujeres que no son buenas candidatas para la ligadura de trompas, como las obesas, las que han tenido muchas operaciones abdominales y aquellas que sufren de cardiopatía o tienen otra contraindicación para la anestesia general. (Para más información visita el sitio web del Essure Information Center, en www.essure.com.)

Igual que ocurre con el aborto, no es la operación en sí lo que puede causar problemas: es su sentido.

Yo tenía muy claro que los problemas asociados con la ligadura de trompas no eran nada en comparación con el trastorno que ocasionaría en mi vida un embarazo no planeado. Así pues, tomé una decisión informada. Después llamé a mi hermana.

Avance hacia una mayor creatividad

Mi hermana Penny tuvo un aborto espontáneo un año antes de que yo decidiera hacerme la ligadura de trompas. (Nos llevamos once meses; el doctor le preguntó a mi madre si había hecho agujeros en el diafragma que usaba.) Después de ese aborto le dije: «¿No sería mejor que te ligaras las trompas para acabar con esa preocupación?». «Me la haré cuando te la hagas tú», me contestó.

Así pues, cuando finalmente me decidí, la llamé para preguntarle si quería acompañarme en el acontecimiento y programar las dos operaciones al mismo tiempo. Me dijo que sí. Entonces organicé las cosas para hacer nuestras operaciones en la sala de consulta, con anestesia local y mediante una técnica llamada «minilaparotomía» (pequeña operación). Después de concertar las horas y colgar el teléfono, experimenté treinta segundos de tristeza por lo que acababa de hacer. Juré que si me continuaba esa sensación de pérdida cancelaría la operación. Pero el sentimiento pasó muy rápido.

Decidimos hacer de la operación un acontecimiento significativo para las dos. Penny no tiene hijas; yo no tengo hijos. Cada una tenía que hacer las paces con eso. Llamamos «avance hacia una mayor creatividad» a las operaciones y a la ceremonia que hicimos antes, porque consideramos que nuestras respectivas vidas después de tener hijos estaban llenas de posibilidades para desarrollarnos más (por cierto, eso es exactamente lo que nos ha ocurrido a las dos). Siempre he detestado la palabra «estéril» por sus connotaciones negativas. Se llama estéril a la mujer que no puede tener hijos; una habitación desnuda y fría es estéril; los hospitales son estériles. Yo no me consideraba estéril antes de la ligadura de trompas, y de verdad no veía cómo podía la cauterización de mis trompas de Falopio cambiar mi modo de sentirme conmigo misma. Simplemente había elegido actuar para evitar futuros embarazos.

Nuestras operaciones estaban programadas para las nueve y las nueve y media de la mañana de un viernes de mayo. Primavera, época perfecta para celebrar una recién descubierta fertilidad, y también, según Caroline Myss, una buena época para operarse, ya que las energías de la primavera son un buen presagio de curación y de un nuevo crecimiento. La noche anterior, Penny y yo participamos en una hermosa ceremonia, que nos preparó Judith Burwell, amiga que orienta a personas en los cambios de vida importantes mediante ritos. Otra amiga, Gina Orlando, nos había hecho dos preciosas coronas de flores de primavera para que las lleváramos en la cabeza durante la ceremonia. Me sentí como una novia, virginal en el verdadero sentido de la palabra: una mujer completa en sí misma.

Cada una habló de lo que sentía al dar ese paso, y sobre cómo, cuando tomamos una decisión consciente, siempre hay que lamentar la opción no elegida. Sin embargo, debemos seguir adelante sin temor y trabajar conscientemente con nuestras circunstancias poniendo en ello toda nuestra capacidad, con el fin de manifestar nuestros sueños. En el rito, Penny y yo nos hicimos un espacio para lamentar en voz alta a nuestros hijos no nacidos, yo mis hijos, ella sus hijas, sabiendo muy bien que nuestra Madre Tierra en realidad no necesita más gente ahora, que ya pasó esa parte de la historia de la Tierra, el mandato de «creced y multiplicaos». «Por ahora —dije yo—, podríamos ir y multiplicar a muchos hijos espirituales y darnos a luz a nosotras mismas».

A la mañana siguiente llegamos al consultorio, que está a unos cinco kilómetros de mi casa. Llevábamos una casete con música especial para escuchar durante la operación, que se iba a hacer con anestesia local con un sedante intravenoso muy suave. Mi hermana entró primero. Yo la tuve cogida de la mano y vigilé que las trompas fueran cauterizadas correctamente, para que no quedara comprometida la irrigación sanguínea.

Penny salió caminando hacia la zona de recuperación y entonces me tocó a mí. La operación fue absolutamente indolora. En un momento la doctora me dijo: «¿Quieres ver tus trompas? Son largas y perfectas». «No, se me produciría una división entre el cuerpo y la mente», contesté. No me hacía ninguna gracia la idea de cauterizar hermosas y sanas trompas de Falopio, algo que a muchas mujeres les encantaría tener. Pero había tomado la decisión. Si hubiera cambiado de opinión durante la operación, le habría dicho a la doctora que no continuara.

Después mi marido nos llevó a casa, nos preparó y sirvió el almuerzo y la cena mientras nosotras descansábamos en los sofás, con bolsas de hielo en la parte baja del abdomen, y veíamos todos los episodios de *Anne of Green Gables* [Anne de las Tejas Verdes] en vídeo. Las dos tuvimos dolor de hombros, que suele producirse cuando se abre la cavidad abdominal, y bajo el diafragma queda atrapado el exceso de gas producido por el aire o el anhídrido carbónico, que después «se va» a los hombros, porque los nervios que pasan por el diafragma están conectados con los nervios que inervan los hombros. Este gas se reabsorbe al cabo de uno o dos días, y el dolor desaparece. La intensidad del dolor fue inesperada, pero las dos estábamos contentas con la decisión tomada.

A la mañana siguiente recogimos flores de primavera en el jardín y las pusimos a flotar en el agua de la bañera, donde nos remojamos los pies, sentadas lado a lado, hablando de nuestros padres, de nuestra infancia y de lo felices que estábamos de poder celebrar juntas ese importante acontecimiento. A continuación nos dimos mutuos masajes en los pies escuchando cantar a Susan Osborne, y después descansamos un rato más.

Esa tarde fuimos a Portland en coche, a una tienda especial llamada Plain Indian Gallery [Galería de los Indios de las Praderas]. Yo compré una obra de arte titulada «Mamá árbol», una figura mágica de mujer hecha de una rama de pino curada y un poco de arcilla. Penny compró un cuadro que tenía sentido para ella, de dos guerreros sioux alejándose al galope de un túmulo. Esas compras fueron símbolos personales de nuestra elección consciente de dar forma a nuestro destino con claridad e intención, no al azar.

Ni mi hermana ni yo lo hemos lamentado. Un capítulo de nuestras respectivas vidas está cerrado, pero las dos hemos abierto uno totalmente nuevo. En una reunión familiar reciente, en la que observamos divertirse juntos a nuestros hijos adolescentes, comentamos la sabiduría de nuestra decisión.

Transformación de la infecundidad

Casi todas las mujeres suponen que van a poder tener hijos algún día, aun cuando no estén seguras de desearlo; la capacidad de tenerlos es importante incluso para mujeres que no tienen la intención de utilizarla nunca. La capacidad de concebir y parir puede influir enormemente en cómo se siente la mujer consigo misma en un plano muy profundo. Así pues, cuando una mujer descubre que es incapaz de tener un hijo, suele caer en una gran desesperación y lo siente como una injusticia: «¿Por qué yo?». A estas mujeres les resulta casi imposible soportar ver a madres adolescentes que no tienen ningún problema para quedar embarazadas, a no ser que encuentren algún sentido a la experiencia y hagan las paces con ella. El trabajo pionero de la doctora Alice Domar, fundadora y directora ejecutiva del Domar Center for Complementary Healthcare [Centro para la Atención Sanitaria Complementaria] de Waltham, Massachusetts, ha documentado claramente que, comparadas con las de un grupo de control, las mujeres a las que se les ha diagnosticado infecundidad tienen dos veces más posibilidades de sufrir de depresión, y que esa depresión llega a su punto máximo alrededor de dos años después de haber comenzado a intentar quedar embarazadas. Y aunque la infecundidad no es una enfermedad que ponga en peligro la vida, las mujeres infecundas tienen grados de depresión que no se distinguen de los de las mujeres que tienen cáncer, una enfermedad cardiaca o el virus del sida.[36]

Aproximadamente 1 de cada 6 a 10 parejas tiene algún problema de infecundidad. Alrededor del 40 por ciento de esos problemas están relacionados con un factor masculino, y el 60 por ciento con un factor femenino. Las estadísticas demuestran que el recuento de espermatozoides ha ido bajando gradualmente a lo largo del siglo pasado. La reducción de la cantidad de espermatozoides está relacionada con el consumo de tabaco, marihuana y alcohol, y también con factores ambientales. Los seres humanos no podemos contaminar el planeta y nuestro cuerpo sin que haya consecuencias, y la infecundidad es una de ellas. Podría ser que las condiciones en que se encuentra la Tierra no favorezcan la fertilidad como antes. Es como si el cerebro colectivo de la especie estuviera generando muchísima energía dirigida a volver estériles a muchos hombres y mujeres, debido a las tensiones actuales en las familias, los ambientes sociales y el planeta mismo. Muchísimas infancias estresantes quedan sin sanar; muchísimos niños se hacen adultos demasiado rápido. No permitimos que los ritmos de la naturaleza marchen de un modo natural. Los datos preliminares sobre problemas reproductivos asociados con sustancias químicas tóxicas y con perturbaciones del campo electromagnético de la Tierra apoyan la idea de que la fertilidad está en declive.[37] Pero eso no significa necesariamente que la fertilidad o fecundidad de una mujer individual sea afectada de modo adverso.

Muchos factores diferentes influyen en la fertilidad, entre ellos la alimentación y el entorno, pero en más o menos el 20 por ciento de los casos de infecundidad se desconocen las causas, es decir, las pruebas exploratorias médicas no logran explicar el problema. Según mi experiencia, las parejas que están más dispuestas a mirar la conexión mente-cuerpo y trabajar con ella, además de los otros aspectos de la fertilidad, son las que tienen más éxito, ya sea para concebir o para sanar su relación con la fertilidad.

Los factores más comunes (y con frecuencia interrelacionados) que afectan a la infecundidad femenina son los siguientes:

- Fumar
- Una dieta muy glucémica con cantidad insuficiente de micronutrientes
- Ovulación irregular
- Endometriosis
- Historial de infección pelviana, debida a un DIU o a otra causa, que provoca lesiones en las trompas de Falopio
- Estrés emocional no resuelto que produce sutiles desequilibrios hormonales
- Problemas del sistema inmunitario: algunas mujeres producen anticuerpos contra los espermatozoides de algunos hombres y no de otros. De igual modo, pueden producir anticuerpos contra el óvulo fecundado por algunos hombres y no por otros.[38]
- Edad

Un cierto porcentaje de mujeres a las que se les ha dicho que son infecundas por algún motivo «médico», se quedan embarazadas incluso sin tratamiento. La infecundidad no es nunca un asunto completamente claro. Muchos factores físicos, emocionales y psíquicos intervienen en la concepción, tantos, que es ridículo tratar de reducir la fertilidad a un asunto de inyectar la hormona correcta en el momento adecuado. Un especialista en infecundidad me dijo hace un tiempo: «Hago todas las intervenciones quirúrgicas de la alta tecnología más avanzada y administro todos los tratamientos hormonales para intentar que una mujer conciba. Cuando está todo dicho y hecho, todavía no sé quién va a quedar embarazada y quién no, ni tampoco por qué. Después de todos mis años de estudio, este campo sigue siendo un enorme misterio que no logro dominar».

La «gestión» estándar de la infecundidad se centra en el cuerpo, como si éste fuera una máquina hormonal, y en gran parte no presta atención a los factores afectivos, psíquicos e incluso de nutrición que tienen manifestaciones físicas y hormonales.[39] Aunque desde hace mucho tiempo se ha valorado la conexión mente-cuerpo en la infecundidad, sólo hace unos años que se ha comenzado a explorar más en serio esta importante relación. Ahora que nuestra sociedad está más concentrada en la tecnología, este estudio de la conexión mente-cuerpo hará posible ayudar a muchas parejas, y una entrevista psicológica completa deberá formar siempre parte de toda investigación de la infecundidad.[40] Cuando sólo nos centramos en las tecnologías, carísimas e invasoras, que existen actualmente para tratar la infecundidad, y nos olvidamos del corazón y el espíritu de las personas que reciben estos tratamientos, los resultados suelen ser decepcionantes e incluso desastrosos.

En 2002 nacieron más de 45.000 bebés gracias a la terapia o técnica de reproducción o fecundación asistida, lo que representa un 1 por ciento de los nacimientos en Estados Unidos. Pese a su popularidad, esta técnica aumenta las posibilidades de gestaciones múltiples, parto antes de término, bajo peso del bebé al nacer, anormalidades cromosómicas, trastornos en el neurodesarrollo, defectos de nacimiento, eclampsia, mortalidad prenatal, placenta previa, y aumenta la tasa de partos por cesárea.[41] Anualmente se gastan más de 1.000 millones de dólares en tratamientos para la infecundidad, y esta cifra va en aumento.[42] De lo que se trata aquí es que la Madre Naturaleza tiene sus controles y equilibrios que la tecnología no puede sortear o evitar del todo.

Factores psíquicos

En el plano personal, muchas mujeres no quedan embarazadas porque en el fondo no lo desean: tienen miedo de las exigencias que les va a imponer un hijo. En un estudio se comprobó que las mujeres a las que no les daban resultado los tratamientos para la fertilidad tenían más éxito en el mundo exterior que las que concebían. Los autores del estudio interpretaron este resultado como «una actitud positiva exagerada en el intento de superar miedos, dudas y ambivalencias interiores» respecto a tener un hijo.[43] Caroline Myss explica que esas mujeres sólo tienen una energía limitada en el segundo chakra. Si la mujer dirige su ambición hacia el éxito profesional y ya está muy ocupada en ese campo, es posible que simplemente no tenga circuitos energéticos disponibles en su cuerpo para concebir un hijo, a no ser que reduzca sus otros compromisos o actividades. Muchas mujeres infecundas trabajan entre 60 y 80 horas semanales, y están agotadas; entonces intentan tener un hijo como si se tratara de escribir una tesis para obtener el doctorado en filosofía. En un estudio prospectivo realizado en Italia con mujeres que estaban en tratamiento de fecundación *in vitro* o de transferencia de embrión, se descubrió que tanto la vulnerabilidad al estrés como trabajar fuera de casa estaban relacionados con un mal resultado de estos dos tratamientos, aun cuando las causas médicas claras de la infecundidad estaban distribuidas equitativamente en todo el grupo de estudio.[44]

Concebir un hijo es un acto receptivo, no un maratón que se puede programar dentro de la agenda diaria. Varios estudios indican que la atención excesiva al objetivo de tener un hijo podría ser causa de maduración prematura de los óvulos dentro del ovario con la subsiguiente liberación de óvulos no preparados para ser fecundados.[45] Quiero insistir en que tener un trabajo o una profesión no tiene por qué afectar a la fertilidad; los problemas pueden surgir a consecuencia de otros factores que acompañan a las profesiones actuales, como la incapacidad de satisfacer nuestras necesidades, la sensación de no tener el control de nuestra vida, no sentirnos a gusto con el trabajo que realizamos o con lo que representa en nuestra vida, o un trabajo o profesión que no es una prolongación de nuestra sabiduría interior.

En un fascinante estudio de mujeres heterosexuales que estaban en proceso de inseminación artificial por donantes, se observó que después de varios intentos de producir un embarazo, mujeres que antes ovulaban dejaron de ovular. Los autores llegaron a la conclusión de que la inseminación artificial, así como cualquier otra técnica mecanizada y no natural para «forzar» el embarazo, es en cierto modo un procedimiento traumático que conduce a la inhibición del proceso mismo que se desea conseguir. (Esto puede ser así o no en las parejas lesbianas, puesto que en estas situaciones la inseminación artificial por donante es el único método para quedar embarazada.) Lo interesante es que se ha comprobado que el orgasmo aumenta las posibilidades de concebir de la mujer; el orgasmo va acompañado de movimientos involuntarios de la vagina y el útero que favorecen la concepción. No llegar al orgasmo podría ser causa de cambios en la irrigación sanguínea de la pelvis, lo cual puede afectar a la fertilidad.[46] Las técnicas de concepción más avanzadas, por su propio diseño, ignoran completamente este aspecto de la fertilidad.

Siempre que una mujer se siente en conflicto por el parto, los hijos, o las limitaciones que le van a imponer éstos una vez que lleguen, puede producirse infecundidad. Estudios realizados desde los años cuarenta hasta entrados los noventa, han demostrado que hay una relación entre la infecundidad y la ambivalencia hacia el embarazo y los hijos.

También se han estudiado las relaciones entre las mujeres infecundas y sus maridos. Muchas de las mujeres de estos estudios tenían una verdadera aversión al acto sexual, pocas veces tenían orgasmos, y sentían una marcada falta de armonía sexual en su relación. Sin embargo, cuando estas mujeres encontraron una pareja más conveniente, se volvieron fecundas.[47] He visto repetidamente este fenómeno en el ejercicio de mi profesión, así como he visto incontables mujeres catalogadas de infértiles concebir poco después de adoptar un hijo. Tests psicológicos hechos a 117 maridos de mujeres infecundas indicaron que estos hombres tenían una marcada falta de confianza en sí mismos, eran introvertidos y tenían poca capacidad para imponerse o hacerse valer socialmente.[48]

La relación fecundidad-estrés continúa siendo polémica en la ciencia tradicional, y es difícil documentar una relación causal entre malestar psicosocial e infecundidad. Aunque muchos estudios sí demuestran que las mujeres que tienen el problema de infertilidad son más propensas a la depresión y la ansiedad, muchos médicos creen que la depresión y la ansiedad son consecuencia de la infertilidad, no a la inversa. En todo caso, los estudios tienden a ser contradictorios, no bien controlados, y no hay ningún estudio prospectivo. En su revisión de estudios de cuarenta años sobre angustia psíquica e infertilidad, los doctores W. A. Fisher y A. M. Brkovich resumieron la opinión de los médicos más convencionales al escribir: «Se han hecho muchos estudios tratando de corroborar la proposición de que factores psíquicos podrían estar relacionados causalmente con la infertilidad, pero hasta la fecha ninguno ha logrado confirmar alguna relación causal. En realidad, la sola suposición de una relación causal entre angustia o aflicción e infertilidad se ha vuelto bastante polémica porque hay quienes opinan que le echa la culpa a las mujeres de su incapacidad para concebir».[49]

A pesar de esta opinión convencional, no explorar los aspectos psicosociales de la fertilidad es un grave error y quita todas sus opciones a la mujer. Los conflictos que se han relacionado con infertilidad no son conscientes, ¡y no se descubren simplemente preguntándole a la mujer (o al hombre) si tiene algún conflicto respecto a tener hijos! Hacerlo la o lo hace sentirse «culpable», lo cual es exactamente lo contrario de lo que necesita sentir la persona para sanar. De todos modos, no cabe duda de que el miedo inconsciente de tener un hijo puede ejercer y ejerce una potente influencia en los sutiles procesos endocrinos que se requieren para la concepción. El estrés percibido cambia la forma de funcionar al hipotálamo, y esto afecta a la ovulación. También cambia el funcionamiento de las células inmunitarias del tracto reproductor y de otras partes. Cuando la mujer aprende a modular eficazmente su estrés, puede cambiar su fertilidad. Esto lo ha demostrado la doctora Alice Domar, basándose en su trabajo con un grupo de mujeres afectadas por una infecundidad inexplicada en su programa mente-cuerpo en el hospital Beth Israel Deaconess de Boston. El 34 por ciento de las mujeres quedaron embarazadas antes de los seis meses, porcentaje mucho más elevado que el índice medio de embarazos de parejas infértiles en seis meses. La duración media de la infertilidad había sido de 3,3 años.[50] Es enorme el potencial para sanar la infecundidad cuando la mujer está dispuesta a reconocer el papel de sus creencias y a comprometerse a sacarlas a la conciencia y sanarlas. El primer paso, y el más difícil, en la curación de una programación inconsciente adversa acerca de cualquier cosa es estar dispuesta a aceptarse total e incondicionalmente ahora mismo, ya. Este proceso entraña no reprenderse por «fracasar» en concebir por haber esperado demasiado tiempo, o por «fracasar» en cualquier otra cosa. El proceso es exactamente lo contrario de culparse o reprenderse.

He visto a muchas mujeres quedar embarazadas cuando se comprometieron a sanar en los planos más profundos. Uno de los ejemplos más impresionantes de esto es el caso de mi colega Julia Indichova, que a los 43 años no lograba concebir un segundo hijo. Le dijeron que tenía demasiado elevado el nivel de la hormona foliculoestimulante (o HF) de la glándula pituitaria (por la que a menudo se juzga si la mujer produce óvulos fértiles). Pero su sabiduría interior le dijo que eso no era cierto. Modificó su dieta, comenzó un proceso de profunda introspección o examen de conciencia, leyó todo lo que pudo conseguir, bajó de forma natural el nivel de la HF, y finalmente concibió y dio a luz a una hija sana. Cuenta su historia en el libro *Inconceivable: A Woman's Triumph over Despair and Statistics* (Broadway Books, 2001). Ahora Julia dirige talleres para mujeres a las que le han diagnosticado infertilidad y ha ayudado a muchas a sanar su fertilidad y su vida. (Para más información entra en su sitio web, en www.fertileheart.com.)

Niravi Payne, autora de *The Whole Person Fertility Program* (Three Rivers, 1997), es otra colega terapeuta que ha dedicado su vida profesional a ayudar a parejas a concebir mediante su Programa de Fertilidad para la Persona Completa (véase www.niravi.com). Su visión de los problemas actuales de fertilidad es a la vez iluminadora y potenciadora. No es casualidad, dice, que tantas personas de la generación de los cincuenta tengan problemas de fertilidad. Una serie de complejos factores psicológicos, sociológicos y políticos han llevado a cambios sin precedentes en nuestra sociedad en los 25 últimos años y han dado lugar a la decisión de retardar el tener hijos, alterando así las pautas reproductivas conocidas por sus padres y las 30.000 generaciones anteriores. Niravi escribe: «En el espacio de una generación, las parejas estadounidenses de clase media y alta decidieron retardar la procreación de diez a veinte años. Esta podría ser la alteración voluntaria más radical del estilo de vida de todos ellos, y, sin duda, ha habido consecuencias fisiológicas».

Millones de mujeres de la generación de los cincuenta se rebelaron contra la vida circunscrita que vieron vivir a sus respectivas madres cuando eran niñas. Dijeron no al matrimonio a edad temprana y sí a definirse y desarrollarse ellas. Y muchas madres de estas mujeres, reconociendo la falta de realización y la frustración que caracterizó su vida, las animaron a seguir una educación universitaria y tener una carrera profesional. Lo irónico es que muchas de estas mujeres tuvieron su primer aborto alrededor de la edad en que sus madres tuvieron sus primeros hijos. Reconocer cómo estos factores podrían afectarla en el presente suele ser el primer paso de la mujer para sanar en su relación con la fertilidad.

Una y otra vez he visto cómo bloquean la fertilidad las creencias asimiladas inconscientemente acerca del embarazo, la sexualidad y el tener hijos. Por ejemplo, algunas mujeres son verdaderamente muy desgraciadas con su pareja, pero tienen miedo de decirlo porque piensan que no tienen otra alternativa fuera de continuar con él. A otras, su madre les ha dicho que tener hijos podría arruinarles la vida. Muchas de nuestras madres no tuvieron otra opción, fuera de quedarse en casa y criar hijos, aunque tuvieran muchísimo talento y ambiciones en otros campos; sus hijas captaron esto y se culpan de la frustración de su madre. No quieren arriesgarse a transmitir ese dolor a la generación siguiente. Existe además otro miedo: el miedo a «tenerlo todo»; a nuestras madres se les enseñó que podían tener o bien una familia o bien una profesión, pero no ambas cosas. La generación de los cincuenta ha explorando nuevas aguas bravas y trazado rutas para todas las generaciones de mujeres que vendrán detrás. Niravi Payne informa que entre aquellas mujeres que están dispuestas a hacer ver y entender creencias inconscientes como esas, se da un índice de embarazo bastante más elevado que el esperado.

Programa mente-cuerpo para favorecer la fertilidad

Si tienes algún problema de fertilidad, te recomiendo encarecidamente que explores a fondo la conexión mente-cuerpo. Los pasos que explico a continuación te servirán para comenzar.[51] Te recomendaría que tuvieras tu diario a mano mientras los lees para así poder anotar cualquier pensamiento, sentimiento o creencia que vaya surgiendo en los pasos que he esbozado. Tus reacciones serán una guía utilísima en tu viaje hacia la curación de tu fertilidad.

El método mente-cuerpo para la fertilidad se basa en la premisa de que el conocimiento es poder y que un cambio en la percepción, basado en una nueva información, es lo suficientemente poderoso para producir cambios sutiles en los sistemas inmunitario y nervioso. Al margen de lo que te hayan dicho acerca de tu fertilidad, necesitas saber que la compleja interacción entre los factores psicosociales, psicológicos y emocionales influye de modo muy profundo en tu capacidad para concebir, y que puedes trabajar conscientemente esto para mejorar tu capacidad de tener un bebé.

Lo primero que nos hace falta en el campo de la fertilidad es un nuevo lenguaje. Pocos términos son más dañinos para las mujeres (y los hombres) que la etiqueta de «infértil/infecunda». Esta palabra golpea en la esencia misma del concepto que se tiene de una misma y en la autoestima, y provoca un diálogo interior punitivo en las mujeres que pasan por esta experiencia. Muchas se sienten incapaces y culpables por este trastorno o situación, lo cual genera en su interior un círculo vicioso. La palabra «infertilidad/infecundidad» evoca imágenes de tierra árida, seca, estéril, que no es capaz de dar frutos. Si actualmente llevas esta etiqueta, reemplázala por la siguiente: «Soy un ser sensual, sexual y fértil, con una enorme capacidad de dar y recibir amor, cariño y sustento». Interiorizar el sentimiento que acompaña a estas palabras te va a servir para cambiar el concepto de ti misma (y tu fisiología). Recuerda que cambiar el concepto de ti misma es un proceso, no un acontecimiento. Dale tiempo.

- *Paso uno*: Mira el cuadro grande. Has de saber que no estás sola; son millones las mujeres que están explorando nuevos territorios en el aspecto de equilibrar su vida personal y profesional. Tu situación en el tema de la fertilidad podría ser, en parte, la consecuencia de las avasalladoras fuerzas psicológicas que han influido inconscientemente en toda una generación, con efectos fisiológicos muy reales.

- *Paso dos*: Si tienes más de 35 años y estás tratando de concebir, revisa atentamente tu programación respecto a tu reloj biológico. La popularidad y la publicidad en torno a las técnicas de reproducción o fecundación asistida hace parecer que todas las mujeres mayores de 35 años fueran a tener problemas para concebir. Pero esto sencillamente no es así. Según las estadísticas, alrededor de un tercio de las mujeres que postergan el tener hijos hasta los 35 o más años tendrán problemas de fertilidad; pero los otros dos tercios no tendrán ningún problema. Y el 50 por ciento de las mujeres algo mayores de 40 tampoco tendrán problema.[52]

    Aunque estadísticamente la fertilidad de la mujer disminuye con la edad, es importante tener presente que las estadísticas se basan en la experiencia de toda una población; dentro de una determinada población hay diferencias individuales muy grandes. Por ejemplo, el caso de embarazo espontáneo más antiguo de los tiempos modernos registrado en el Guinness World Records, fue el de una mujer de Portland (Oregón) que dio a luz a los 57 años. De épocas anteriores, se sabe de una escocesa que tuvo seis hijos después de los 47 años, el último cuando tenía 62.[53] Es interesante observar que Brant Secunda, chamán de origen estadounidense formado por los indios huichol, que viven en una remota región de México, dice que las mujeres huichol quedan embarazadas pasados los 50 años e incluso los 60.[54] (Tal vez su fertilidad no sufre mucho con la edad porque no se les ha dicho que sus óvulos son demasiado viejos.)

    Esta información es prueba de lo milagroso que es el cuerpo femenino tratándose de la fertilidad. Las cosas no son siempre lo que parecen. En efecto, en un estudio realizado por Jonathan Tilly y sus colegas en la Facultad de Medicina de Harvard se descubrió que las mamíferas son capaces de producir óvulos nuevos incluso en la edad adulta.[55] Este estudio preliminar ha hecho explotar uno de los dogmas más sagrados de la biología reproductiva. Tratándose de fertilidad, hay una gran diferencia entre la edad cronológica (edad en años) y la edad biológica (edad de los tejidos). Todos conocemos a mujeres treintañeras que parecen rondar los cincuenta, y a mujeres de más de 40 e incluso más de 50 que no parecen mayores de 30.

El índice de partos de mujeres de 40 a 44 años se ha elevado a más del doble desde 1981, y en 2003 los Centros de Control de la Enfermedad (CDC) informaron que el índice de partos de mujeres de esta franja de edad superó los 100.000 en un solo año (la primera vez que ha ocurrido esto).[56] Esa cifra continúa aumentando. Es posible que muchas mujeres mayores de 40 años no sepan lo fértiles que son; el 51 por ciento de los embarazos entre mujeres mayores de 40 son no intencionados.[57] Ese podría ser el motivo de que la frecuencia de abortos entre las mujeres mayores de 40 años sólo sea inferior a la que hay entre las mujeres de 18 a 25 años. ¿Quién dice, pues, que tus óvulos son demasiado viejos?

- *Paso tres*: Haz la conexión entre tus emociones, tu familia y tu fertilidad. Lo esencial del método mente-cuerpo para la fertilidad es descubrir cómo los mensajes interiorizados en la infancia afectan a la capacidad para concebir. Está muy claro que la fisiología de la mujer podría estar reaccionando, de forma automática e inconsciente, a situaciones directamente relacionadas con problemas de la primera infancia y la familia. Aunque muchas personas, sobre todo otros familiares, pueden creer que es más fácil y más sano olvidar las experiencias dolorosas de la infancia, y podrían instarte a evitar los temas emocionalmente explosivos, tu disposición a recordar y soltar tus ataduras emocionales a experiencias del pasado liberará la energía que te servirá para sanar tu fertilidad. Ten presente, por favor, que recordar las experiencias dolorosas de la infancia no se hace a expensas de los recuerdos más felices. Lo normal será que este trabajo sea una mezcla de alegrías y tristezas profundas, que en último término te llevarán a un espacio de más amor y perdón, hacia ti misma y hacia tus padres.

Para comenzar esto hay que hacer un «efistograma». Un efistograma es una historia de la salud física familiar que diagrama las costumbres o pautas familiares. Lo ideó Niravi Payne, adaptando el genograma que usan los terapeutas de familia. Puede servirte para entender qué circunstancias, a lo largo de muchos años, podrían haber causado tus problemas de reproducción. Niravi escribe: «Hacerlo es un potente método para crearse nuevas rutas o vías para sanar, concebir y llevar a término un bebé». Para hacer un efistograma se hace el mismo diagrama que se haría para dibujar un árbol genealógico, sólo que además de los nombres de los abuelos, padres, tíos y hermanos, se añaden también sus enfermedades o síntomas físicos, sus características emocionales que recuerdes, y cualquier dificultad reproductora que puedan haber tenido. Es como un trabajo detectivesco. Recuerda que, para bien o para mal, tu familia te sirvió de modelo en lo que respecta a tus relaciones íntimas actuales. Hazte las siguientes preguntas acerca de cada uno de los miembros de tu árbol genealógico: ¿qué mensaje recibí de esta persona acerca de tener hijos? ¿Fue positivo? ¿Fue negativo? ¿Interioricé este mensaje? ¿Qué me indujo a creer acerca del proceso de concepción, embarazo y parto? ¿Había algún secreto familiar, por ejemplo un aborto espontáneo o un embarazo, que se mantuviera oculto?

Niravi señala algo muy enriquecedor: «La verdadera liberación de la programación negativa recibida de nuestros padres se produce cuando dejamos de negar que somos como ellos. Preguntarnos cómo sentimos, pensamos, actuamos y reaccionamos igual que nuestros padres es el comienzo de nuestra separación de ellos y de nuestro proceso de curación. Cuando miramos de este modo nuestra vida, es más fácil sacar a la luz la ambivalencia multigeneracional acerca de la concepción que esboza el efistograma». Y esto nos lleva al paso siguiente.

- *Paso cuatro*: Identifica tu ambivalencia. Es perfectamente normal sentir una cierta ambivalencia respecto a tener un hijo. Es posible desear muchísimo un bebé y al mismo tiempo sentir terror por el proceso. ¿Y por qué no? Un hijo cambia la vida permanentemente y de formas que no se pueden planear. Por cierto que yo sentí ambivalencia, y tanta que cuando estaba embarazada de mi primera hija, no le compré absolutamente nada de ropa hasta que nació. Continué cumpliendo mis obligaciones en el hospital como si a mi cuerpo no le estuviera ocurriendo nada. La ambivalencia sólo es un problema cuando no se la reconoce ni trabaja. Muchas de mis clientas han deseado concebir, pero no estaban seguras de querer criar un bebé. Otras han deseado tener hijos, pero no han querido quedar embarazadas, pensando que es demasiado doloroso, demasiado dañino para su figura o lo que sea. Otras han sentido el miedo de que podrían tratar a sus hijos como sus padres las trataron a ellas. Es necesario sacar a la conciencia estos sentimientos de ambivalencia, para que no obstaculicen la concepción. Hazte la siguiente pregunta y escribe la respuesta en tu diario: ¿por qué no deseo un bebé? Sé absolutamente sincera cuando hagas este ejercicio.

Otros factores que hay que tomar en cuenta

El estrés constante

El estrés emocional constante eleva los niveles de adrenalina y cortisol. Esto lleva a desequilibrios de otras hormonas que son importantes para la fertilidad óptima, entre ellas la tiroidea, la progesterona y el estrógeno. Las maneras más probadas y eficaces de disminuir el estrés emocional y sus efectos fisiológicos son la visualización guiada, la meditación, la respiración por la nariz y la relajación. Existen un buen número de modalidades para ayudar a hacer esto.

La doctora Alice Domar ha usado con éxito la meditación y las técnicas de presencia mental, como la reacción de relajación de Herbert Benson[58] (véase la sección «Síndrome premenstrual») para ayudar a mujeres a sanar del estrés de la infertilidad, aumentando al mismo tiempo considerablemente los índices de concepción.[59] Encontrarás una guía práctica del programa de la doctora Domar en sus libros *Healing Mind, Healthy Woman* (Henry Holt, 1996) y *Self-Nurture* (Viking, 2000; *Cuida de ti misma*, Urano, 2002).

La formación en presencia mental y relajación es especialmente importante si te vas a hacer tratamientos médicos de alta tecnología para la fertilidad, ya que está claro que el estrés emocional y psíquico no resuelto ni expresado tiene consecuencias fisiológicas que podrían estorbar la eficacia del tratamiento.[60] Pero cuando se trata y resuelve el estrés emocional, suben los índices de embarazo. Mi colega Belleruth Naparstek ha creado útiles visualizaciones guiadas para mejorar la fertilidad (véase www.healthjourneys.com).

El factor masculino

Cuando se oye la expresión «reloj biológico» normalmente se piensa «mujeres». Pero eso sencillamente no es así. Todo un 40 por ciento de los problemas de infertilidad se deben al hombre, no a la mujer. Sin embargo, dado que tratar la fertilidad de la mujer es mucho más lucrativo y aceptado que la investigación a fondo y el tratamiento de los problemas de fertilidad del hombre, el factor masculino suele quedar oculto. Según el doctor Harry Fisch, urólogo y especialista en infertilidad masculina, y autor de *The Male Biological Clock* (Free Press, 2005), aproximadamente el 10 por ciento de los hombres que desean engendrar un hijo (unos 2,5 millones sólo en Estados Unidos) o son infértiles o son subfértiles. Muchos no saben que tienen este problema porque no se les han hecho exámenes exhaustivos. El doctor Fisch observa en su libro: «Con frecuencia la fertilidad masculina se comprueba solamente con un sencillo análisis del semen; si el hombre tiene bastante semen y éste parece sano, se supone que es fértil. Este tipo de "examen" superficial no detecta muchísimos problemas que podrían contribuir a la infertilidad, de los cuales muchos se podrían sanar con relativa facilidad y a bajo precio».[61] Por lo tanto, el problema continúa sin detectar y la atención médica pasa a la mujer. Esta es una tragedia totalmente prevenible.

Muchos de los factores que afectan a la fertilidad femenina afectan también a la masculina. Por ejemplo, la nutrición influye muchísimo en la calidad del semen. Hace poco tuve el placer de recibir la visita del marido de una ex clienta mía que vino a enseñarme fotos de sus hijos. Me dijo: «No tengo palabras para agradecerle que me haya recomendado tomar vitamina C y cinc hace tantos años. Concebimos a los tres meses de haber limpiado mi dieta y comenzado a tomar esos suplementos».

En un artículo aparecido en el número de julio de 2005 de *Fertility and Sterility* se demuestra que la acupuntura también puede mejorar considerablemente el recuento total de espermatozoides y su función.[62] El estrés constante y el desequilibrio hormonal consiguiente también suelen ser un problema. El doctor Fisch escribe: «He visto de primera mano que el reloj biológico del hombre se puede enlentecer e incluso invertir, y que los problemas de sexualidad o fertilidad que surgen en cualquier momento de la vida de un hombre normalmente se pueden solucionar».[63]

Aunque el factor masculino en la infertilidad escapa al alcance de este libro, insto a todas las parejas que se están sometiendo a evaluación de la fertilidad a leer el libro del doctor Fisch, que ofrece un detallado plan para mejorar la fertilidad y salud general del hombre.

Luz artificial y luz natural

Vivir con luz artificial sin salir al exterior, a la luz del sol, puede tener consecuencias adversas en la fertilidad, porque la luz es un nutriente. Muchísimas personas, demasiadas, no sólo están estresadas en el trabajo, sino que además no salen mucho al aire libre. Cuando yo estaba tratando de concebir por primera vez, la temperatura basal me subía muy lentamente durante la ovulación. (Como ya he dicho, la ovulación provoca una subida de la temperatura corporal de alrededor de 0,4 °C. Durante la ovulación, el ovario produce progesterona, y ésta a su vez produce la elevación de la temperatura basal.) Decidí salir a caminar a la luz del sol, sin gafas ni lentes de contacto, 20 minutos cada día. (La luz natural tiene que dar directamente en la retina para ser efectiva; no debemos mirar directamente al sol, pero debemos estar al aire libre durante el día.) Dentro de un ciclo menstrual, mi temperatura basal se elevó bruscamente en la ovulación, lo cual fue un enorme progreso. Quedé embarazada al cabo de dos ciclos de hacer esto, y antes había estado cinco meses intentándolo. Aunque esto no es una prueba científica de nada, es un ejemplo de un sencillo cambio que tuvo efectos mensurables inmediatos. Es extensa la literatura científica sobre la luz y los biociclos humanos.[64]

Factores nutricionales

Los nutrientes influyen en todas las interacciones hormonales del cuerpo, y es importante para la reproducción humana tener buenos niveles de ellos. La dieta estadounidense estándar, rica en alimentos procesados y pobre en nutrientes, predispone a tener una nutrición deficiente en el momento de la concepción. Los estudios han demostrado que tomar suplementos de vitamina C (500 mg cada 12 horas según un estudio) y cinc ha ido bien a parejas que tenían dificultades para concebir.[65] En otros estudios se han comprobado los efectos beneficiosos de los suplementos de folato y vitamina B_{12}.[66] Un estudio sobre suplementos nutritivos, con el método de doble ciego y grupo de control con placebo, realizado en el Departamento de Tocología y Ginecología de la Facultad de Medicina de la Universidad Stanford y publicado en 2004, documentó los beneficios de tomar suplementos en la fertilidad. Los investigadores dieron a mujeres infértiles de edades comprendidas entre 24 y 46 años un suplemento que contenía vitaminas, minerales, extracto de té verde y bayas de sauzgatillo. Pasados cinco meses, estaban embarazadas 15 mujeres (el 33 por ciento) del grupo a las que se dio el suplemento. Del grupo de control con placebo, ninguna. No hubo ningún efecto secundario.[67]

Si una mujer ha estado tomando la píldora, sobre todo si la ha dejado para concebir, le recomiendo que tome un buen suplemento multivitamínico si no lo toma ya. Dada la dieta estándar y los niveles de estrés de la vida moderna, recomiendo a todas las parejas que están tratando de concebir que tomen un suplemento de vitaminas y minerales (las insuficiencias nutritivas pueden afectar a la calidad del semen). También es importante hacer una dieta que disminuya la inflamación celular (véase el capítulo 17, «Nutrirnos con alimentos»).

Los trastornos en el comer también se han relacionado con la infecundidad debido a que éstos van acompañados por alteraciones endocrinológicas. En un estudio, los investigadores determinaron que el 16,7 por ciento de las personas infecundas sufrían de trastornos que iban de la bulimia a la anorexia. Su recomendación fue que a los pacientes de infecundidad se les haga el historial de este tipo de trastornos, sobre todo a las mujeres con anormalidades menstruales.[68] (Más información sobre nutrición en el capítulo 17.) Una vez que se resuelve la anorexia o bulimia, suele restablecerse el equilibrio endocrino.

Tabaco, drogas y alcohol

En muchos estudios se ha comprobado que el tabaco, drogas como la marihuana y la cocaína y el alcohol tienen efectos adversos en todos los aspectos de la reproducción, desde la concepción (tanto en el papel del hombre como en el de la mujer) hasta el parto. El tabaco es causa de mayores posibilidades de aborto espontáneo y prematuridad; las mujeres que fuman tienen menos éxito con los tratamientos de fertilidad de todos los tipos que las que no fuman. Si deseas en serio quedarte embarazada, busca ayuda para tus adicciones. La acupuntura es muy eficaz en este aspecto (véase la sección «Cómo dejar de fumar», en el capítulo 17).

Problemas en las trompas

Para que se produzca un embarazo, es necesario que las trompas de Falopio sean capaces de coger un óvulo y hacerlo pasar al útero, que lo espera. Este proceso es dinámico y pueden influir en él muchísimos factores; uno de los más comunes es tener cicatrices en las trompas, por infecciones pelvianas anteriores que suelen ser consecuencia de enfermedades de transmisión sexual. Esto se puede tratar con diversas técnicas, entre ellas el masaje del tejido profundo (véase más adelante). En el caso de que las trompas estén abiertas pero no sean totalmente funcionales, es necesario trabajar con las emociones. Los problemas de las trompas, según Caroline Myss, se centran en torno a la «niña interior» de la mujer, mientras que las trompas en sí representan la energía de la infancia no sanada.

Nuevas y útiles modalidades para mejorar la fertilidad

Medicina china tradicional

Si bien nuestra cultura se da prisa en recurrir a las tecnologías punteras cuando se trata de mejorar la fertilidad, muchas veces éstas no son necesarias. Una de las modalidades más útiles para mejorarla es la medicina china tradicional. Durante años he enviado a clientas a practicantes de acupuntura y herbolaria. Es a lo primero que recurro para cualquier problema de salud. Mi colega la doctora Randine Lewis ha dedicado su vida a ayudar a mujeres a mejorar su fertilidad con medicina china. La doctora Lewis, autora de *The Infertility Cure* (Little, Brown, 2004), estaba estudiando medicina cuando comenzó a tener problemas de fecundidad. Después de probar todos los métodos de la medicina occidental, descubrió la antiquísima sabiduría de la medicina china. Esta medicina le resolvió todos los desequilibrios causantes de su problema, y entonces comprendió que esta era la solución perfecta para muchas otras mujeres también. Finalmente dejó los estudios de medicina aquí para formarse en medicina china. Después de hacer los cursos en China, volvió a Estados Unidos y abrió una clínica para ayudar a las mujeres a conseguir una fertilidad óptima, en lo que ha tenido un 75 por ciento de éxito. En su trabajo también apoya a mujeres que están usando técnicas de reproducción o fecundación asistida, ayudándolas a conseguir mejores resultados. Su programa de estimulación de la fertilidad consta de tres partes:

1. *Nueva esperanza*: Mejorar la reacción ovárica; abrir los ovarios a las energías fuente para mejorar el funcionamiento del sistema reproductor.
2. *Cambio de modelo*: Mejorar la capacidad reproductora; mejorar el estado del sistema endocrino y las energías entre todas las glándulas.
3. *Cuidado de la Madre Interior*: Hacerse receptiva a la Implantación (la unión de las reacciones ováricas y hormonales), para que el cuerpo pueda recibir.

La doctora Lewis observa que en la medicina china «un ciclo ovárico trastornado tarda 90 días completos en regenerarse». Por eso insta a sus clientas a seguir completo un programa de 90 días. La medicina china tradicional, como la mayoría de los métodos holísticos, apunta a reequilibrar el cuerpo desde dentro. El problema no es de solución rápida como asegura la medicina occidental. La doctora Lewis ofrece Retiros Alma Fértil (Fertile Soul Retreats) de cuatro a seis veces al año, en los que incluye evaluación y recomendaciones personalizadas. (Véase www.thefertilesoul.com.)

Masaje del tejido profundo

Desde hace mucho tiempo las adherencias pelvianas que obstaculizan el funcionamiento de las trompas de Falopio se han relacionado con problemas de fertilidad y dolor crónico. Se calcula que alrededor del 40 por ciento de los casos de infertilidad femenina están relacionados con cicatrices en los órganos pelvianos, ya sea por cirugía o infecciones anteriores. En estudios iniciales se ha comprobado que un tipo de masaje del tejido profundo, no invasor ni quirúrgico, realizado por fisioterapeutas especialmente formados (llamado Técnica Wurn, por sus creadores, Larry y Belinda Wurn, fisioterapeutas), tiene los siguientes efectos:

• Apertura de las trompas de Falopio en un 75 por ciento de los casos de mujeres a las que se les ha diagnosticado oclusión tubárica (de las trompas).

- Reversión de la infertilidad en más del 70 por ciento de los casos de mujeres a las que un médico había declarado infértiles.
- Considerable mejoría en los resultados de la fecundación *in vitro* cuando la terapia se hace antes de dicha fecundación.

Esta técnica también alivia muchos otros trastornos, entre ellos la incapacidad para llegar al orgasmo, dolor menstrual intenso y recurrente, intestino irritable, coito doloroso, endometriosis y dolor pelviano. (Para más información visita Clear Passage Therapies en www.clear-passage.com.)

El masaje abdominal maya, técnica usada durante siglos por curanderos/as indígenas en Centroamérica, es otra forma de masaje del tejido profundo que ha ido muy bien para tratar la infertilidad y otros trastornos del sistema reproductor y pelvianos. (Véase explicación más detallada en la sección «Dolores menstruales» del capítulo 5; para una lista de practicantes titulados de este masaje, visita www.arvigomassage.com.)

HISTORIAS DE MUJERES

GRACE: MIEDOS INFANTILES. Cuando vino a verme por primera vez a causa de su infecundidad, Grace era una próspera mujer de negocios del Medio Oeste. Llevaba tres años casada y no había podido concebir. Igual que muchas de mis clientas, prefería evitar los análisis exploratorios invasores para investigar su problema, a no ser que fueran absolutamente necesarios. El motivo que dio fue que no quería que nadie anduviera «hurgando por ahí».

Grace tenía ovulaciones normales, y sus reglas eran regulares y no dolorosas. No tenía ningún historial de infecciones, no usaba DIU ni le habían hecho ninguna operación pelviana. En resumen, nada en su historial me daba motivos para pensar que hubiera algo mal en su sistema reproductor. El recuento de espermatozoides de su marido era completamente normal.

Durante la visita tuvo un recuerdo de cuando tenía cuatro años. A esa edad se puso tan enferma que se desmayó a causa de una fiebre muy alta y finalmente tuvieron que llevarla al hospital. Aunque hacía días que se sentía mal, no había dicho nada a sus padres hasta cuando estuvo muy enferma y con retención de orina. En el hospital tuvieron que sujetarla entre varias enfermeras y asistentes mientras le insertaban un catéter hasta la vejiga. Su madre consideró que ese era un comportamiento muy impropio de su hija.

Cuando ya estuvo recuperada, su madre la cogió de la mano y la obligó a pedir disculpas, por haber sido una «niña mala», a cada una de las enfermeras y asistentes que la habían atendido. Recordaba muy claramente lo avergonzada que se sintió. Siempre había pensado que su infancia fue muy feliz, aunque reconoció que no recordaba mucho de ella. Pero su experiencia en el hospital y la dura actitud de su madre le dejaron una profunda herida. Yo sospecho que su niñez no fue tan feliz como ella la recordaba.

Después de contarme lo de esa hospitalización, comprendí muy bien su resistencia a que le hicieran exámenes exploratorios. En el momento en que escribo esto, Grace está trabajando con una terapeuta y ha decidido dejar en suspenso su tratamiento para la infecundidad, con el fin de transformar sus viejos miedos. Hace poco me dijo: «Me he dado cuenta de que aún no estoy preparada para tener un hijo. Tengo demasiado trabajo que hacer en mí misma. No quiero transmitir mis problemas no resueltos a un hijo».

MARGARET: LA VENTANA DEL OVARIO. Margaret tenía 27 años cuando vino a verme por primera vez. Aún no estaba casada, pero me dijo que deseaba tener hijos algún día y que siempre había soñado con ser madre. Desde que le comenzaron las reglas sufría de fuertes dolores y sangrado excesivo, lo que muchas veces la obligaba a faltar a clases. A los 18 años decidió que ya no podía seguir soportando el problema y fue a ver al ginecólogo de su madre. Éste recomendó una intervención quirúrgica inmediata y la ingresó en el hospital. Le realizó una intervención quirúrgica importante (le extirpó un quiste ovárico) y le dijo que tenía endometriosis.

En su fase postoperatoria en el hospital, se le produjo lo que se llama «íleo paralítico»: no tenía movimientos de vientre. Cada día le ponían un enema de 1.000 cc de jabonaduras, que le producían tanto dolor que deseaba morir. También se le produjo una fiebre que no se le iba. Le pidió a su madre que le llevara aspirinas para bajar la fiebre y poder irse a casa; encontraba que la trataban tan mal en el hospital que quería marcharse como fuera. Durante esa época sus padres estaban en trámites de divorcio; la iban a ver al hospital y utilizaban su habitación para pelearse. En realidad, su recuperación postoperatoria distó mucho de ser ideal.

Después de la operación le disminuyeron un poco los dolores, pero seguía teniéndolos durante la mayor parte del ciclo menstrual. Le continuaron durante años, y ella simplemente los aguantaba. Alrededor de los 20 años decidió tener relaciones sexuales y fue a ver a un ginecólogo para que le dijera el tamaño de diafragma que le convenía. El ginecólogo le dijo: «Tiene la pelvis destruida. Es usted estéril sin duda alguna. Jamás tendrá hijos». Me contó que había asimilado ese mensaje «a nivel celular» y que después de eso no visitó a ningún ginecólogo durante mucho tiempo. Cuando finalmente consultó a otro, éste le dijo: «Tenga hijos ahora, porque si no, tal vez nunca pueda tener uno». Ella estaba acabando sus estudios de enfermería, no tenía relaciones con nadie y estaba a punto de trasladarse, de manera que concebir un hijo no estaba en los primeros lugares de su lista de prioridades por el momento.

Alrededor de los 25 años, se trasladó a Maine. En un examen ginecológico de rutina, una comadrona le dijo que tenía un enorme endometrioma (quiste ovárico lleno de sangre vieja, de una endometriosis). Para tener una segunda opinión fue a consultar a otro ginecólogo, que la tranquilizó y le dijo que tenía la pelvis normal, lo cual fue muy consolador para ella. Pero ya había recibido muchos mensajes contradictorios y tenía dudas. ¿Estaba bien o no?

En ese tiempo trabajaba de enfermera a domicilio, enseñaba a adolescentes embarazadas a cuidar de los bebés y trabajaba con muchas personas que habían informado de abusos sexuales al Departamento de Servicios Humanos. Me contó que durante ese tiempo simplemente no prestó atención al problema de su posible infecundidad. Le habría sido muy doloroso afrontarlo, dados los sufrimientos que estaba viendo cada día.

Como he dicho, vino a verme cuando tenía 27 años. Repasamos sus notas sobre la operación que le hicieron. El quiste ovárico que le extirparon era probablemente un quiste funcional que se forma en la ovulación. Habían detectado muy poca endometriosis, si es que había alguna. (Si le hubieran hecho esa operación ahora, habría sido mediante laparoscopia, sin un corte tan grande; probablemente no le habría quedado la cicatriz que tenía a consecuencia de la operación.)

Dado que continuaba teniendo dolor pelviano, le recomendé una dieta vegetariana sin productos lácteos. Pasado un ciclo se le acabó el dolor y no le ha vuelto. Varios años después se casó y trató de concebir. Al cabo de un año de intentos frustrados, fue a un especialista de Boston, que le hizo una laparoscopia. Le dijo: «Hice todo lo que pude, pero creo que no hay muchas esperanzas. Tiene demasiadas adherencias ahí». Las adherencias son bandas fibrosas que se forman por inflamación y pueden obstaculizar la movilidad de los órganos. (¿Recuerdas haber utilizado goma de mucílago en la escuela? Si te pones un poco de esta goma en los dedos y después tratas de separarlos, entre ellos se forman pequeños hilos fibrosos. Ese es el aspecto que tienen las adherencias. Algunas son firmes y otras son bastante flexibles.) Finalmente la envié a un especialista en infertilidad para que le hiciera una segunda laparoscopia, con el fin de ver si había alguna mejoría en la pelvis. (No es inusual que se le practiquen varias laparoscopias a una mujer con el problema de infecundidad.) Programamos esa operación a una hora en que yo pudiera estar presente, para apoyarla psicológicamente y ver también su pelvis. No tenía endometriosis. Lo que le pasaba era que tenía las trompas encerradas en tejido cicatricial, muy probablemente de la primera operación. Pero alrededor de un ovario y la trompa correspondiente se veía una ventana limpia de adherencias. En las circunstancias adecuadas, tenía posibilidades de quedar embarazada.

Una vez en la habitación de recuperación, el especialista le dijo: «Da la impresión de que le hubiera estallado una bomba allí». (Las palabras de un médico son siempre poderosas, pero en la habitación de recuperación, cuando la persona está despertando de la anestesia, son doblemente poderosas. No me gustó nada que le hiciera ese comentario.)

Le hablé de la ventana limpia de adherencias. Esa noche Margaret soñó que un anciano sabio se le acercaba a decirle: «Hay una ventana allí. Yo la veo. Es una ventana de oportunidades. Eso es lo único que necesitas para quedar embarazada». Después de ese sueño, se quedó en casa y lloró durante tres días. A continuación se puso en marcha y llamó a todas las clínicas de fertilidad de Estados Unidos, así como a agencias de adopción. Se organizó y se hizo una libreta de recursos.

Al cabo de unos seis meses, decidió hacerse una fecundación *in vitro*; ella y su marido fueron a una clínica de Nueva York. Después me contó la experiencia: «Fue horroroso. Tuve que tomar Pergonal y Clomid [fármacos que hacen producir muchos óvulos a los ovarios]. El ambiente en la sala de espera era de locos. Había 15 mujeres, todas comentando dónde estaban en sus ciclos y todo el dinero que ya habían gastado. Una seguía un tratamiento que le costaba 30.000 dólares por ciclo. Acababa de volver a hipotecar su casa. Las otras hablaban de lo que todavía tenían que vender con el fin de obtener el dinero suficiente para continuar intentándolo. Daba la impresión de que toda su vida estuviera centrada en ese solo problema».

Margaret había estado bastante tiempo recuperándose de una bulimia y de su tendencia compulsiva a comer en exceso. «No hay duda de que el tratamiento para la infecundidad se convierte en una adicción», dice. «Uno no sabe cuándo ni cómo parar. Y sigue con la esperanza de que tal vez, quizás, el próximo fármaco o la próxima operación pueda servir.» Con su marido acordaron hacer un intento con la fecundación *in vitro*. Él ya estaba bastante cansado de todo el asunto de la infecundidad, de tener que eyacular «a petición».

«Yo me enfadaba con él —me contó—. A veces, cuando estaba ovulando, él no se mostraba interesado en hacer el amor. Yo pensaba por qué no podía ser como los demás hombres, capaz de eyacular a la vista de una chica del *Playboy*. Simplemente no le gustaba hacer el amor a petición. Cuando le pregunté cómo eran los lavabos en las clínicas para la infertilidad me habló de la gran cantidad de pornografía que hay en los hospitales y clínicas en los que había dado muestras de semen hasta el momento.»

Cuando me contó esta parte de la historia, comprendí una vez más que con toda nuestra alta tecnología para la infertilidad, seguimos necesitando la mente humana para producir una eyaculación. Al marido de Margaret le preparaban la mente con imágenes pornográficas en el momento de la eyaculación, y ella reconocía que seguía el juego: deseaba tener un hijo y él era el donante de semen. Pero estoy convencida de que las propiedades energéticas, e incluso psíquicas, del semen eyaculado durante el acto sexual con una persona que el hombre ama son totalmente diferentes de las del semen que produce mediante la masturbación en un lavabo de hospital mientras mira pornografía. Cuánto más agradable sería si las eyaculaciones recogidas para una fecundación de óvulos fueran acompañadas por un sentimiento de profundo amor, tanto por la mujer como por el posible hijo.

Margaret me comentó que el médico que le practicó la recogida de óvulos era «muy desagradable». A ella y su marido les dijeron que había un 5 por ciento de posibilidades de que los óvulos no fueran fecundados. Nunca supusieron que tendrían ese problema, pero recogieron 9 óvulos, y ninguno de ellos fue fecundado. Los técnicos dijeron que tal vez había «anticuerpos contra los espermatozoides». Así pues, fueron a

Boston para que les hicieran cultivos especiales para comprobar eso. Recordaba que en ese tiempo se sintió castigada. «Sentía deseos de patear y llorar. Estaba furiosa con Dios. No dejaba de recordar a esas adolescentes embarazadas. Me sentía fastidiada, decepcionada y de mala leche.» No se encontró ningún anticuerpo contra los espermatozoides.

Durante todo ese tiempo, recordaba, nadie le preguntó jamás acerca de cómo se sentía. Desde mi perspectiva como médico siempre parecía jovial, tranquila y animada. Pero después me diría: «Dominarme era mi manera de evitar mis sentimientos. Deseaba tanto que alguien me sentara en sus rodillas y me armara todo el rompecabezas».

De todos modos, Margaret tenía esa «ventana» alrededor de un ovario. Oyó hablar de otro cirujano de Boston con quien quería hablar, y yo la envié a él. Lo encontró muy respetuoso y atento. Le realizó una meticulosa laparoscopia, durante la cual le eliminó muchas de las adherencias. Después ella me dijo: «Esa operación tuvo algo muy especial. Ese cirujano es un verdadero sanador. Es positivo. Después de esa operación supe que había hecho todo lo que estaba en mi mano hacer; comprendí que ya estaba casi preparada para entregar todo este asunto a mi poder superior».

Por ese tiempo ella y su marido ya habían terminado sus averiguaciones sobre la adopción, y en primavera les dijeron que había un bebé disponible a través de una agencia de México. Adoptaron un bebé varón y después otros dos niños.

Ahora Margaret tiene 43 años. Su marido se quedaba al cuidado de los tres hijos adoptados cuando eran menores de tres años. Ahora todos van a la escuela y los dos comparten su cuidado. Aunque ya no desea más hijos, una vez me dijo: «Me ha hecho falta estar embarazada. Me duele que tal vez nunca voy a experimentar un embarazo y que quizá jamás voy a dar el pecho. Mi prima quedó embarazada hace poco; al verla deseé tener ese tipo de barriga. Me repito una y otra vez: "¿Qué necesito aprender de esto?". Todavía no lo sé. Sigo sintiéndome mal cuando sé de otras mujeres que conciben. En cierto modo la relación sexual está manchada para mí; todavía no logro separarla del objetivo de quedar embarazada. Mi marido y yo estamos en un grupo de apoyo con otros padres de hijos adoptivos. Hay quienes piensan que ahora que hemos adoptado hijos voy a quedar embarazada. Aunque sé que no me hace ningún bien, vivo pensando que si hubiera hecho mi trabajo interpersonal estaría embarazada y que debe de haber algo que aún tengo que aprender de esto. No dejo de pensar que si lo descubriera quedaría embarazada ¡Es como si quedarme embarazada fuera una prueba de que lo he hecho todo bien!».

Esos sentimientos son muy corrientes, aunque no útiles. Esa forma de pensar viene de la ilusión de control, tan común en nuestra cultura.

Finalmente Margaret fue a Nueva York a trabajar con Niravi Payne. Mediante un trabajo profundo sobre su historia familiar descubrió que su madre inconscientemente nunca había deseado tener hijos, aunque ella siempre decía que sí. Margaret captó ese conflicto de su madre dentro del útero y lo interiorizó. Descubrió también que su abuela materna tampoco había deseado tener hijos. Ella iba a romper esa cadena de dolor que le habían transmitido. Al desvelar e identificar los conflictos familiares respecto a tener hijos, logró liberarse de todo el asunto del «anhelo de embarazo». Se siente libre por primera vez en años.

Aprendí muchísimo de Margaret. Me dijo que ninguno de los libros sobre infertilidad dicen nada sobre lo perjudicial que es para la autoestima y el concepto de la propia valía esa lucha sin tregua por superar la infecundidad; muchas parejas la continúan durante años. Nuestra tecnología actual es muy cara y compleja, aunque sigue mejorando. Según los Centros de Control de la Enfermedad, el número de nacimientos de bebés vivos que fueron engendrados con técnicas de reproducción asistida aumentó en un 128 por ciento entre 1996 y 2002. En realidad hoy en día casi el 29 por ciento de todos los ciclos de este tratamiento acaban en nacimiento de bebés vivos. Las transferencias que tienen más éxito son las realizadas con embriones frescos (no congelados) de donantes. (Normalmente los óvulos de la donante se fecundan con semen del marido, o de otro donante.) La tasa de éxitos de ese grupo se ha elevado al 50 por ciento. Incluso el grupo con el índice de éxito más bajo, las transferencias de embriones congelados con óvulos no de donantes (es decir, óvulos de la propia mujer fecundados *in vitro*) está ahora en un respetable 24,8 por ciento.[69]

Ahora bien, con el advenimiento de tantos embarazos por donantes de óvulos y embarazos múltiples inducidos por los fármacos para la fertilidad que precisan de «reducción fetal» selectiva para librarse del exceso de bebés, hemos entrado en un territorio totalmente inexplorado. No se sabe cómo va a actuar esto en la psique de los hijos y padres involucrados. Lo que sí se sabe es lo siguiente: habrá consecuencias, y el modo en que las afrontemos va a depender de lo conscientes que decidamos ser en lo que hacemos.

Mientras la tecnología les sigue ofreciendo una oportunidad más, las parejas infecundas no pueden condolerse totalmente de su pérdida para luego continuar con su vida. Están atrapadas en una prisión emocional, son rehenes de su esperanza. Pasado un tiempo, es importante para su salud que lo dejen y continúen con su vida pasando a otra cosa. Los métodos mente-cuerpo que he esbozado aquí está ayudando a muchas parejas a hacer precisamente eso.

WHITNEY: SANAR DE LA INFECUNDIDAD. Una de mis clientas, después de un largo combate con la endometriosis, una operación quirúrgica y la infecundidad, se sanó a sí misma mediante el proceso de escribir sus sentimientos y hacer dibujos que los ilustraran, con la mano izquierda (la no dominante). Dibujar con la mano no dominante activa el hemisferio derecho del cerebro y facilita la comunicación con imágenes y emociones que es importante integrar conscientemente en el proceso de curación. También suelen surgir recuerdos de la infancia, porque escribir y dibujar con una mano que no usamos normalmente nos pone de inmediato en un estado «infantil».[70] Este proceso de mi paciente dio origen a un libro que documenta y honra su proceso de curación.[71]

A consecuencia de su infecundidad, sin embargo, ella y su marido se distanciaron por un tiempo. Así lo describe:

> Con el tiempo se fue formando entre mi marido y yo un gran abismo; entre los dos se alzó una montaña gigantesca e inestable. Yo no sabía cómo superar o sortear esos obstáculos. Había intentado todo lo que sabía hacer. Había ido a orientación tanto de parejas como individual. Me enfurecía, era cariñosa, lo rechazaba. Me aislé y continué mi camino sola.
>
> Me inventé un rito. Me hice una «hija» de ramas de pino y pícea, piñas y bayas. Toda la belleza del bosque entró en la construcción de esa niña. Tenía flores en sus cabellos de agujas de pino. Estaba enfadada por no haber nacido. Le puse mi nombre.
>
> La instalé al lado de un árbol junto al lago. Allí se marchitó y murió. A veces la veía cuando salía a pasear por la orilla del lago. Ahora no queda nada fuera de sus huesos de rama.

No «vivió» mucho, pero hubo energía y belleza en los breves momentos de su vida. Su venida y su ida me ayudaron a enfrentarme al dolor y la tristeza que sentía por no poder tener otro hijo.

Leí libros en busca de modelos de mujeres que hubieran tenido que enfrentarse a la infecundidad. No encontré muchos modelos de tales mujeres, pero en la reina Ginebra [del ciclo de leyendas del rey Arturo] encontré finalmente un poco de consuelo. Ella no pudo darle un hijo al rey Arturo y sufrió muchísimo por ello. Me sentía menos sola y menos fea cuando leía el cuento. Descubrí que no todas las princesas que se casan tienen hijos y viven felices para siempre. Había al menos otra mujer igual a mí.

Finalmente, gracias a este proceso de escribir y dibujar comenzó a sanar (véase figura 12).

He dejado de culpar a mi cuerpo y de rechazarlo. Estoy aprendiendo a amar mis ovarios, mis trompas de Falopio y mi útero. Hice

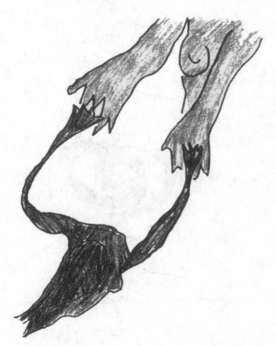

FIGURA 12. EN BUSCA DE CONEXIÓN

algunos dibujos en honor de mis órganos reproductores. Me fijé en que al principio estaban totalmente separados de mi cuerpo; en algunos dibujos ansiaban estar conectados. Entonces los dibujé acercándose a mí, en busca de conexión.

Gracias a este proceso de dibujar comencé a sentir un ablandamiento y un hormigueo en mis órganos reproductores. Estaba volviendo la vida a mis útero, ovarios y trompas de Falopio. Llevaban demasiado tiempo sintiéndose muertos y heridos. Les puse nombres: Reina, Princesa, Joya Real, Corazón, Simpatía y Amor.

Finalmente, al ver en mis dibujos cómo había separado de mi cuerpo a mis útero, trompas y ovarios, fui capaz de crear una imagen positiva y amorosa de mí misma y devolver mis órganos reproductores al lugar que les correspondía, donde los miro con gratitud por haberme dado un hijo [de un matrimonio anterior] y hacerme mujer. (Véase figura 13.)

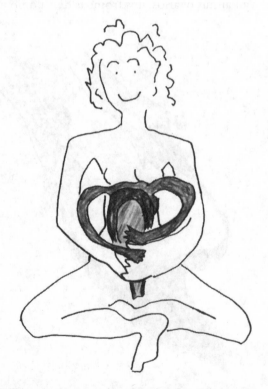

FIGURA 13. REUNIDOS EN ARMONÍA

Pérdidas durante el embarazo

Aborto espontáneo

Aproximadamente uno de cada seis embarazos acaba en aborto espontáneo. Les digo a las mujeres que el aborto espontáneo es el modo que tiene la naturaleza de acabar con gestaciones que no van a producir bebés sanos. De todas formas, las mujeres que tienen un aborto espontáneo deben lamentar y llorar la pérdida del hijo, aun cuando crean que el embarazo «no estaba destinado a ser». En algunos casos hacen tanto duelo como las mujeres que dan a luz a un bebé muerto.

Un aborto espontáneo no aumenta las posibilidades de tener otro, pero muchas mujeres pierden la confianza en su cuerpo después de tener uno. Llorar la pérdida y aprender a confiar nuevamente son dos cosas importantes para la mujer después de un aborto espontáneo. Otro problema de gran importancia es el sentimiento de culpabilidad: muchas mujeres tienen la errónea impresión de que el aborto se ha debido a algo que ellas han hecho. Pero en general no hay abortos espontáneos de bebés sanos. (Por desgracia, entre las mujeres que fuman sí hay un índice dos veces superior al normal de abortos espontáneos. Y por los estudios realizados sobre los «productos de la concepción», parece ser que estos eran por lo demás fetos normales. Las fumadoras también tienen menos éxito en todos los aspectos de los tratamientos de fertilidad.) Hay también ciertos datos sobre la relación de la exposición al mercurio (normalmente de amalgamas dentales) y aborto espontáneo. No debería usarse mercurio para el empaste de dientes y jamás durante el embarazo; existen materiales mucho mejores y menos tóxicos. En un estudio realizado por la doctora Claire Infante-Rivard, de la Universidad McGill de Montréal, se descubrió que beber más de tres tazas de café al día durante el embarazo casi triplica el índice de abortos espontáneos.[72] Sin embargo, en un estudio posterior de 5.144 embarazadas, realizado por el State Department of Health Services de Emeryville, la Kaiser Permanente Division of Research y la Universidad de California en San Francisco, no se encontró ningún aumento importante del riesgo de aborto espontáneo; entre las que más lo consumían (300 mg de cafeína o tres tazas de café al día) el índice de aborto espontáneo sólo aumentó ligeramente. Dado que está bien documentado que la cafeína es estimulante y neurotoxina, es recomendable que las mujeres disminuyan o eliminen el consumo de cafeína antes de la concepción y durante el embarazo.[73] Si has tenido un aborto espontáneo, no dediques mucho tiempo a tratar de descubrir «por qué». Simplemente siente tus sentimientos y tómate el tiempo necesario para llorar tu pérdida.

Varios estudios indican que en las mujeres que tienen repetidos abortos espontáneos (tres o más) podría haber una interacción entre las emociones y los sistemas hormonales que intervienen en el embarazo. El doctor Robert J. Weil, investigador de los aspectos emocionales de la infecundidad, y C. Tupper escriben: «La mujer embarazada funciona como un sistema de comunicaciones. El feto envía continuos mensajes, a los cuales la madre responde con sutiles modificaciones psicobiológicas. Su personalidad, influida por su situación vital siempre cambiante, puede o bien 1) actuar sobre el feto para mantener constantes su crecimiento y su desarrollo, o 2) generar cambios fisiológicos que pueden conducir al aborto.[74]

Son diversos los modos como el cuerpo de la mujer modula sus sentimientos acerca de su embarazo, pero todos ellos están mediados por los sistemas inmunitario y endocrino, y también por la forma en que influyen los pensamientos en las células. Así, los estudios han demostrado que hay desequilibrios endocrinos a consecuencia del estrés emocional en las mujeres que abortan habitualmente (llamadas «abortantes habituales» en los círculos médicos) y en aquellas que tienen lo que se denomina «cuello del útero incompetente», es decir, que se dilata con demasiada rapidez, y entonces el útero no puede retener al bebé. Estudios de mujeres que tenían abortos espontáneos habitualmente o que tenían un cuello del útero incompetente sugieren que algunas de esas mujeres tienen dificultad para aceptar la maternidad y su papel femenino. Para esas mujeres, feminidad significa sacrificarse, ser pasivas y sufrientes, y tener que servir y atender a las necesidades de su marido (aunque también dominarlo); entonces, la mujer queda embarazada porque «su marido deseaba tanto tener un hijo». También piensan que «tener un hijo es la principal consecución de la mujer y que no poder tener hijos significa ser incapaz como mujer».[75] En muchos casos la mujer había elegido un marido dependiente y callado y tenía una expresión social limitada y poca adaptabilidad. Debido a su reserva, suelen ser incapaces de participar en la vida que las rodea. Las mujeres del grupo de control, que no habían sufrido ningún aborto espontáneo, tenían una imagen mucho más sana de la feminidad.[76] En otro estudio se comprobó que las «abortantes habituales» obtienen básicamente su placer en la vida cumpliendo las expectativas de los demás. Parecían responder complacientes a las exigencias de otras personas, aunque en su cuerpo se iban acumulado tensión y hostilidad. Al sentirse culpables si expresaban sinceramente su rabia ante las exigencias de los demás, iban acumulando frustración hasta que su cuerpo reaccionaba con una enfermedad física. El aborto espontáneo del hijo (la enfermedad «psicosomática» o «autoinmune» en este caso) aliviaba la tensión acumulada en su cuerpo. Es interesante observar que cuando muchas de estas mujeres hicieron psicoterapia después y aprendieron a tratar directamente con la rabia en lugar de almacenarla en su cuerpo, el índice de éxito de los embarazos siguientes fue del 80 por ciento, mientras que entre aquellas que no hicieron psicoterapia sólo fue del 6 por ciento.[77] Aunque estos estudios son bastante antiguos [1966], sin duda confirman el papel de los factores psíquicos en la fertilidad, factores que es muy importante tratar, pero no reprenderse por ellos.

El aborto espontáneo es multifactorial, y todavía hay muchísimas cosas que no sabemos. Cuando su mujer tuvo su tercer aborto espontáneo, Jon Cohen, escritor de temas científicos, se embarcó en una concienzuda investigación y escribió el libro más exhaustivo hasta la fecha sobre el tema, titulado *Coming to Term: Uncovering the Truth About Miscarriage* (Houghton Mifflin, 2005). En el libro habla del lado negativo de los análisis prematuros para detectar el embarazo, algo que yo he visto repetidamente. En realidad, estos análisis han aumentado el índice de los llamados abortos espontáneos. Con un diagnóstico positivo de embarazo tan temprano (muchas veces antes que la mujer tenga una falta en la regla y mucho antes que el cuerpo tenga la posibilidad de decir «sí» o «no» a la salud del embrión en potencia), la mujer comienza a involucrarse emocionalmente poniendo su esperanza en el embarazo. Entonces, cuando el cuerpo dice «no» a ese embrión, que no estaba destinado a ser viable, la mujer podría experimentar una enorme aflicción y sentirse un fracaso, cuando en realidad su cuerpo actuó de forma correcta. He visto repetidamente a mujeres caer en una absoluta desesperación por algo que en realidad es un regalo de la sabiduría de su cuerpo: librarse de un óvulo defectuoso fecundado.

Antes que existiera la posibilidad de hacerse estos análisis diagnósticos prematuros, ese llamado aborto espontáneo sólo habría sido una regla algo retrasada o más abundante que la normal. Y la mujer no consideraría esa experiencia como un fracaso o incapacidad. (Algunos especialistas sugieren que hasta un 90 por ciento de los óvulos fecundados no llegan a término; y muchos de ellos ni siquiera alcanzan a producir hormonas suficientes para un análisis positivo de embarazo). He visto a mujeres desesperarse terriblemente por este tipo de aborto espontáneo, que las lleva a creer que sus cuerpos les han fallado. Nada podría estar más lejos de la verdad. Lo bueno, como comenta Cohen, es que en realidad las posibilidades de la mujer de llevar a buen término un embarazo aumentan después de cada aborto espontáneo. Los libros que recomiendo en los Recursos para este capítulo en el apartado Fertilidad han ayudado a muchas mujeres a sanar de los problemas del aborto espontáneo.

Embarazo ectópico

Normalmente un óvulo fecundado se implanta en el revestimiento del útero. Su implantación en cualquier otro lugar se llama embarazo ectópico. Alrededor del 1,9 por ciento de todos los embarazos son ectópicos, y este riesgo ha aumentado en diez veces desde 1970 a 2004 (es mayor en mujeres negras que en blancas). Hay informes de este aumento no sólo de Estados Unidos sino también de Europa del Este, Escandinavia y Gran Bretaña. Las causas más probables de este aumento de embarazos ectópicos son las siguientes: 1) el predominio de enfermedades de transmisión sexual, que puede llevar a formación de tejido cicatricial en las trompas, 2) la capacidad de la exploración por ecografía y análisis prematuros para diagnosticar embarazos que simplemente se reabsorberían solos, 3) el uso de técnicas de esterilización tubárica (de las trompas), 4) el aumento de partos por cesárea, que aumenta el riesgo de embarazo ectópico en los embarazos siguientes, y, por último, 5) el empleo de métodos quirúrgicos para reparar las trompas dañadas.

Se da el diagnóstico de embarazo ectópico cuando en la mujer que ha tenido un resultado positivo en el análisis de embarazo, una ecografía no encuentra la prueba del embarazo en el útero (un pequeño saco de líquido que rodea a un embrión, llamado saco gestacional). Cuando ocurre esto, se hace una serie de análisis de sangre, distanciados en varios días, para determinar si aumenta o disminuye la cantidad de la hormona del embarazo (Beta HCG [gonadotropina coriónica humana]). Si está disminuyendo, no hay riesgo en simplemente observar y esperar, haciendo un seguimiento con análisis de sangre más o menos a días alternos. Pero si el nivel de la hormona continúa aumentando y sigue sin encontrarse la prueba de embarazo en el útero, se supone entonces que el embrión está implantado en un lugar que no corresponde. Muchas veces en la ecografía se ve como una masa en una de las trompas de Falopio. A veces se palpa en el examen pelviano. Dado que la ruptura de la bolsa es peligrosa, debido a hemorragias, los embarazos ectópicos que van avanzando deben tratarse. Esto se hace normalmente con metotrexato (un fármaco para quimioterapia), que mata rápidamente las células en multiplicación. Esto da resultado en la mayoría de los casos, y con el tiempo la trompa reabsorbe el tejido del embrión ectópico. Cuando no resulta el tratamiento, es necesaria la intervención quirúrgica. Cuando la mujer ha tenido un embarazo ectópico, hay entre el 7 y el 15 por ciento de posibilidades de que recurra, debido al tejido cicatricial en la trompa.

Aunque el embarazo ectópico es responsable del 10 por ciento de muertes relacionadas con embarazo, el verdadero índice de muertes por complicaciones de este embarazo ha disminuido en diez veces en las últimas décadas, debido muy probablemente a los mejores métodos de diagnóstico y control.[78] Siempre que una mujer siente dolor y sangra durante el primer trimestre es necesario descartar un embarazo ectópico.

Recomiendo encarecidamente el masaje del tejido profundo, como la Técnica Wurn o el masaje abdominal maya, a cualquier mujer que tenga un historial de infección o cirugía tubárica (en las trompas) o embarazo ectópico (véase el capítulo 5). Esto se debe a que esta técnica podría prevenir o eliminar las adherencias en las trompas que favorecen un futuro embarazo ectópico.

Comienzos truncados: Cuando el bebé nace muerto

Cuando hacía mis prácticas en hospital, como residente, una hermosa joven católica dio a luz a dos preciosas gemelas idénticas. Desgraciadamente, las pequeñas estaban enredadas en sus respectivos cordones umbilicales y murieron justo antes de que comenzara el parto (lo que es muy excepcional). Yo estaba ayudando al médico que asistía el parto, y le pregunté a la madre si deseaba ver a sus dos bebés. Mi intención era envolver a las gemelas en pequeñas mantas y pasar un tiempo con la madre después del parto, acompañándola mientras veía a sus bebés. Pero su médico me reprendió y le dijo a ella: «Regina, es mejor que no las veas. Ahora te vamos a dar algo para dormir y para que puedas seguir con tu vida y olvidar esto. Te dolerá verlas». Mujer obediente, ella accedió. Yo, como médica en periodo de práctica, sabía que no haría bien en discutir con el doctor.

Intuitivamente sabía que ese médico estaba equivocado y que esa madre necesitaba comunicarse con lo que había creado, para no soñar después durante años con bebés sin rostros. Sus hijas eran en realidad muy hermosas. La madre necesitaba ver sus manitas, sus cuerpecitos perfectos y sus caritas angelicales, y saber que su cuerpo los había creado. Es muchísimo más fácil tratar con lo que «es» que con nuestras fantasías de lo que es.

La mayoría de las mujeres necesitan comunicarse con sus «creaciones», con sus bebés nacidos muertos. Si no lo hacen, puede haber problemas emocionales inconclusos. Cuando una pareja tiene un bebé deforme o nacido muerto, necesitan mirar y tocar ese ser, tomar fotos, ponerle nombre y tal vez hacer una ceremonia de algún tipo que reconozca que ese niño o esa niña existió. Gracias a la visión de Kathy Adzich, actualmente muchos hospitales disponen de una habitación en que las parejas pueden tener en brazos a su bebé enfermo o que ha muerto, bañarlo y tomarle fotos; así los padres tienen algo tangible. El proceso de simplemente tener en brazos al bebé y hablarle puede ser extraordinariamente sanador.

Conocí a Kathy Adzich en San Diego, en el otoño de 2005. Es un ser humano maravilloso, luminoso, que evidentemente está haciendo el trabajo para el que nació. Su hijo Jakob murió de septicemia a los 26 días de vida (antes había perdido a otros dos hijos bebés). No dispuesta a permitir que se llevaran a Jakob a la morgue del hospital, pidió a las enfermeras que le facilitaran una habitación donde pudiera tener en brazos a su hijo un rato (para ella «un rato» significaba unos cuantos días). Hay que decir en honor del personal del hospital, que accedieron. Aunque algunas personas pensaban que Kathy debería marcharse y continuar con su vida, ella encontraba que estar con su hijo era totalmente normal. Necesitaba tiempo para dormir con él acunado en sus brazos, tenerlo cerca, acariciarlo, bañarlo y cantarle. Hizo grabados en molde de sus manos. Invitó a amistades y familiares a visitarla y juntos contaban historias, se reían y cantaban. Nadie encontró raro ni morboso eso.

Y este proceso le sirvió para transformar su aflicción en una fuerza viva para ayudar a los demás. Inició un movimiento para humanizar la muerte, comprometió su vida a procurar que los millones de personas que pierden a seres queridos año tras años tengan los recursos y el espacio que necesitan para despedirse. Kaiser Permanente abrirá su primera «habitación de Jakob» en 2007, y lo seguirán otros. La habitación contendrá una mecedora, moldes para grabar las manos y los pies, acceso a fotografía, música y recursos educativos y de ayuda social; se respetarán y honrarán las necesidades concretas de los padres. Actualmente Kathy habla al personal de hospitales, departamentos de policía y organizaciones de padres para ayudarlos a idear normas que ayuden a las personas a despedirse de sus seres queridos muertos en lugar de llevarse el cadáver inmediatamente y truncar el proceso de duelo. (Para más información visita el sitio web de Kathy, en www.trustingthejourney.com.)

Cuando se conoció mejor la obra de la fallecida doctora Elisabeth Kübler-Ross sobre el dolor de morir y por la muerte, con la publicación de su libro *Sobre la muerte y los moribundos*, los hospitales comenzaron a comprender que eludir o negar la muerte no favorecía el proceso de curación de los pacientes. Muchísimas mujeres que han perdido bebés nunca han llorado apropiadamente su pérdida; de hecho se les decía: «Tienes otros hijos en casa», «Puedes tener más hijos» o «Debes ser fuerte». La aflicción se consideraba una especie de autocomplacencia.

Pero lo que no es lamentado totalmente no se puede liberar. (Esto es también un problema de la infecundidad.) Sanar del dolor de una pérdida durante el embarazo es un proceso. Precisa tiempo; precisa que la mujer se dé el tiempo y la libertad necesarios para hacer el duelo y sanar.

Barb Frank me escribió la siguiente carta acerca del inesperado nacimiento de su hijo Micah muerto después de un embarazo normal y sano:

He quedado muy frágil y vulnerable después de esta experiencia. Ha sido un periodo de intenso crecimiento emocional y espiritual. Al principio fue una experiencia de apertura, de permitirme la vulnerabilidad y estar dispuesta a condolerme abiertamente con mis amigos [...]; llorar delante de otras personas y con ellas ha sido muy sanador y una experiencia muy nueva (normalmente me domino y lo programo todo). Esta ha sido también una experiencia transformadora emocionalmente para tres amigas que vinieron a la clínica y pudieron estar un tiempo con nosotros y coger en brazos a Micah, en medio de esa misteriosa energía entre nacimiento y muerte que había en la habitación. Esto ha profundizado muchísimo mi compasión y comprensión; ha influido en mi trabajo de terapeuta ocupacional pediátrica con familias que se enfrentan a sus miedos y pérdidas por tener hijos con discapacidades. Ya no les tengo miedo a sus lágrimas ni a su rabia, porque yo he pasado por lo mismo. La necesidad de crearme un espacio y un tiempo para hacer el duelo y reflexionar en medio de días ajetreados me ha aproximado más a una disciplina espiritual de oración y meditación periódica, para la que siempre deseé hacerme tiempo; nunca lo logré hasta ahora, cuando he tenido que hacerlo para mi supervivencia emocional. O sea que supongo que he recibido el mensaje.

Barb también redactó una nota para hacer partícipes a los demás del nacimiento de su hijo. La puso en todo, desde las tarjetas de agradecimiento por los regalos que había recibido hasta las tarjetas que entregó durante el funeral, e incluso la puso en algunas tarjetas de Navidad. Dice así:

Ante el misterio de la vida y la muerte,
lamentamos la pérdida de nuestro hijo Micah,
que nos acompañó a lo largo de un embarazo
sano y esperanzador,
pero nació muerto el 21 de septiembre
con 2,270 kg y 48,26 cm.

A petición de sus comadronas también escribió la siguiente lista de las cosas que la ayudaron durante su proceso de recuperación. Es una lista de cosas muy útiles y universalmente aplicables para ayudar en el duelo por una pérdida de cualquier tipo. Me siento honrada por poder incluirla en este libro:

• Al principio, pasar bastante tiempo con el bebé y hacerle fotos para tenerlas y poder enseñarlas después. Algunas parejas también han bañado y vestido al bebé. Una pareja se llevó al bebé a casa para tenerlo con ellos varias horas.
• Que vengan amigos a ver y abrazar al bebé. Esto validó toda la experiencia para mí, ya que nadie habría llegado a conocer a Micah, y en ese sentido no sería «real» para la mayoría de los amigos y familiares.
• Llorar con otras personas y ver a otros llorar nos lo hizo más fácil. Cuando trataban de ocultar sus emociones para parecer «fuertes» o «profesionales», hacían parecer todo peor.

- Notas y llamadas telefónicas de personas que habían pasado por la experiencia de la pérdida y podían expresarlo. También nos sirvió mucho hablar con personas que habían pasado un tiempo pensando en lo que habíamos experimentado, y fueron capaces de reflexionar y decir algo más que: «No sé qué decir».

- La presencia física de personas y el contacto físico con ellas, sobre todo los primeros días y semanas. Yo sentía la necesidad de «colgarme» de las personas y sentirme conectada y «presente» en el mundo, lo cual es bastante poco característico en mí. Al pasar el tiempo, las llamadas telefónicas siguen sirviendo a esa finalidad, sobre todo cuando necesito estar en contacto con alguien porque lo estoy pasando mal.

- Hacerme un «altar» con los regalos importantes, las notas, las fotos y los recuerdos de Micah. Esta ha sido una manera palpable de recordarlo y honrarlo. Jamás entendí la importancia de los santuarios y los altares de otras culturas hasta que ocurrió esto. Encender una vela (y llevarla por la casa) sigue siendo muy consolador cuando me siento deprimida.

- Recuperar la forma física, haciendo todo el ejercicio que mi cuerpo sea capaz de soportar en cada fase.

- Participar en actividades con sentido. Hacer tareas concretas en la casa, en el jardín; eso me daba la sensación de hacer algo, y al mismo tiempo no requería mucha capacidad para resolver problemas (durante un tiempo me sentía frustrada fácilmente, tenía problemas de memoria y no disponía de mucha energía creativa).

- Estar al aire libre. Para mí, volver a trabajar en el jardín me conecta con el ciclo de la vida, me conecta con la Tierra y me da la sensación de esperanza y renovación. Ir a la playa es agradable, pero al principio el mar era casi demasiado intenso emocionalmente, tan infinito y simbólico como una fuente de vida.

- Leer libros y folletos sobre el duelo y la pérdida de un bebé. Muchos los leímos juntos mi marido y yo, en voz alta, lo cual también nos permitía hablar de nuestros sentimientos. Siempre me hacían llorar, pero llorar ha sido positivo e importante. Después me sentía mejor.

Barb continuó con su vida y dio a luz a una niña sana. Me contó que el embarazo fue difícil porque siempre estaba preocupada por la salud del bebé. Pero con el apoyo de sus comadronas y el personal del centro de maternidad lo consiguió, y ahora está disfrutando de su hija.

La adopción

Actualmente la adopción recibe más atención que nunca. De hecho, una encuesta de los Centros para el Control de la Enfermedad publicada por el Urban Institute informaba que entre 1995 y 2002 aumentó en un 38 por ciento (de 13 a 18 millones) el número de mujeres de entre 18 y 44 años interesadas en adoptar.[79] A lo largo de los años he trabajado con mujeres que han dado bebés en adopción y con mujeres que han adoptado niños. En el pasado, las agencias de adopción funcionaban en medio de una atmósfera de secreto y negación. Ahora, gracias a los esfuerzos de las madres biológicas y los hijos adoptados por igual, los progenitores naturales y sus hijos dados en adopción se están encontrando, a veces con resultados felices, pero otras con una enorme decepción. Tanto dar a un bebé en adopción como adoptar uno tiene sus consecuencias. Dar o adoptar un niño es siempre un estrés emocional para todas las partes involucradas. La adopción es un campo en el que la sociedad está aprendiendo que el secreto no resulta. Sobre todo no resulta en los aspectos de linaje. Los lazos de sangre son muy poderosos, contienen recuerdos antiquísimos. Más importante aún, a todo bebé le queda grabado el ambiente prenatal creado por su madre en el útero. No hay manera de sortear esto aparte de reconocer que nadie es tabla rasa al nacer. Por otro lado, cualquier cosa adversa que haya quedado grabada se puede mejorar inmensamente con la forma de criar al niño adoptado. La madre biológica y la madre que adopta deben saber esto. Todas mis clientas que han adoptado niños han reunido cuanta información han podido sobre las circunstancias de su nacimiento, con el fin de contárselo al niño o la niña cuando llegue el momento. Muchos niños desean conocer su ascendencia o linaje. Las madres biológicas también casi siempre desean saber dónde están sus hijos y si están bien, aun cuando saben que ellas no los pueden criar bien. En asuntos de adopción, lo único que resulta es la sinceridad.

Actualmente hay un buen número de parejas estadounidenses que han adoptado bebés extranjeros. No se me ocurre una manera mejor de fomentar la conciencia universal y la comprensión intercultural. Una clienta mía que adoptó dos niños chinos me contó la siguiente historia, que ella titula «Escuchar con el corazón».

En noviembre de 1981, Susan y Bob fueron a Taiwán con la intención de adoptar un niño. Al cabo de un mes volvieron como una familia de cuatro, con Anio Nicholas, de casi seis años, y Shao-Ma Annie, de casi cuatro. «La Navidad de 1981 fue una maravillosa celebración del nacimiento de nuestra nueva familia», dice Susan. Al año siguiente, para el día de Acción de Gracias, invitó a todos sus familiares a compartir la festividad con su «nueva» familia. Cerca del final del día de celebración, Annie, sentada en la escalera, le preguntó en tono acusador: «¿Y para qué entonces fuiste a buscarnos en ese taxi en Taiwán?». Susan trató de imaginar qué podría haber motivado esa pregunta. Entonces se dio cuenta de que por primera vez desde la adopción estaba en una sala llena de gente a la que quería muchísimo, y a la que había estado prestando mucha atención, el tipo de atención que hasta ese momento Annie la había visto prestar solamente a Bob, a Nicholas y a ella.

Centrándose en la pregunta de su hija, le dijo la verdad: que su vida había sido muy feliz, llena de amigos y familiares, trabajo y diversión, pero que de todas maneras se sentía llena de un amor que no aprovechaba. Y que por eso había ido con su marido a buscar a alguien a quien amar y los habían encontrado a ella y a su hermano. Annie se quedó en silencio, ladeó un poco la cabeza pensativa y después se levantó para ir a lavarse los dientes. Susan fue tras ella para acompañarla en ese rito nocturno. Mientras Annie ponía pasta dentífrica en los cepillos de las dos, le dijo en tono desafiante: «Quiero ir a Taiwán a ver a mi madre china». A la niña ya le habían explicado que no se sabía nada de su madre y que no se sabía tampoco quién la había llevado al orfanato. Susan comprendió que el deseo de su hija de ir a Taiwán en ese momento era simbólico e importante. Así pues, le preguntó: «¿Quieres que yo te acompañe o prefieres ir sola?». «Sola», contestó Annie.

Susan se sintió abrumada por una sensación de pérdida, vacío y desesperación. Después me diría: «Yo hervía por dentro y hubiera deseado decirle: "Pero, ¿y yo? Yo te quiero y te he querido con todo mi corazón desde el primer momento. ¿Qué voy a hacer yo?"». Entonces miró a su hija y comprendió que su nostalgia de su madre china era sencillamente una parte natural de su historia y de la persona que era. «En su amor por una mujer a la que probablemente no conoceríamos jamás ninguna de las dos, Annie me hacía partícipe de su yo más íntimo. Yo podía unirme a ella en ese momento, en lo más profundo de su ser, en su amor, o podía cerrarme o excluirme. Así pues, finalmente, yo, la que siempre hablaba, simplemente escuché, de un modo activo y doloroso, con mi corazón.»

Varias navidades después, Susan y Bob iban caminando con Annie columpiándose entre ellos, cogida de sus manos. La niña se elevó muy alto, y mientras Bob y Susan se miraban a los ojos por encima de ella, gritó hacia el cielo: «¡Hola, mamá china! ¿Cómo estás? ¡Yo soy muy feliz y deseo que tú también! ¡Te quiero! ¡Adiós!».

Una vez participé en una maravillosa ceremonia de adopción con una pareja, infecunda durante mucho tiempo, que encontraron un niño para adoptar con la ayuda y las oraciones de sus familiares y su comunidad. Muy pronto después de la adopción llevaron al bebé a una gran reunión para compartir con todos nosotros su felicidad. Yo recomendaría una ceremonia similar a todos los que adopten un niño. Es una manera conmovedora y consciente de introducir a un niño en su nueva comunidad.

Con solemnidad ritual, la mujer que dirigía la ceremonia pidió a los padres adoptivos que cogieran al bebé en brazos y lo fueran presentando a todos los miembros de nuestra comunidad, que formábamos un círculo, para que recibiera la bienvenida. Al mismo tiempo, pidió a los asistentes que habían sido adoptados que por favor se pusieran en el centro del círculo durante la ceremonia. Después de que cada uno de nosotros dio la bienvenida al bebé, se dirigió a las personas que formaban el círculo interior diciéndoles: «Que este día en que damos la bienvenida a este nuevo bebé y celebramos su nacimiento y a sus nuevos padres sea para vosotros el símbolo de que sois muy deseados, que siempre fuisteis intensamente deseados. Y que de ahora en adelante, os haya ocurrido lo que os haya ocurrido en el pasado, sepáis lo importante que fue vuestro nacimiento y que, al ver lo muy deseado y bendecido que es este niño, afirméis lo mismo para vosotros».

Esa ceremonia fue muy sanadora en muchos aspectos para muchas personas y estuvo impregnada de maravilla y esperanza.

La fertilidad como metáfora

Hemos de tratar los problemas económicos y sociales que son las causas primordiales de los elevados índices de fertilidad: la pobreza generalizada y la opresión de las mujeres. [...] Cuando las mujeres de todas partes tengan el control de sus opciones reproductivas, bajarán las tasas de fertilidad.

THE UNION OF CONCERNED SCIENTISTS
[Unión de Científicos Preocupados]

La maternidad no es simplemente el proceso orgánico de dar a luz [...], es comprender las necesidades del mundo.

Alexis DeVeaux,
fundadora y patrocinadora de MADRE,
organización benéfica latinoamericana

Los seres humanos hemos sido muy listos al producir más y más alimentos con menos y menos cantidad de tierra. La Unión de Científicos Preocupados escribe: «Nuestra especie sencillamente no puede sobrevivir al acelerado crecimiento demográfico, al irresponsable despilfarro de los recursos de la Tierra y la continua destrucción de nuestro medio ambiente. [...] Cada día hay un cuarto de millón más de personas que el día anterior. Cada semana debemos encontrar la manera de alimentar a otra ciudad del tamaño de Filadelfia. Cada mes hemos de extraer recursos adicionales de la Tierra para mantener viva a otra Nueva Jersey. Y cada año añadimos otro México entero a la carga de este pequeño planeta».

Llega a su fin la época de productividad ilimitada sin reponer. Como mujeres tenemos el deber de utilizar nuestra creatividad innata, nuestro poder femenino, para regenerar nuestro planeta y también para producir la siguiente generación. Ya no podemos tener un bebé tras otro sin pensar en las consecuencias. Muchas ya nos sentimos mal por usar pañales desechables por lo que sabemos que causan en los vertederos de basura de nuestro planeta; pero también hemos de considerar la realidad de que un niño corriente de Estados Unidos usa cincuenta veces más recursos que un niño nacido en el Tercer Mundo. Pocos temas son tan polémicos como el crecimiento demográfico, y no es mi intención entrar en ese debate aquí.

En Estados Unidos, como en todas partes, mujeres que no tienen medios para mantener a sus hijos tienen un niño tras otro. Todos los profesionales de la salud hemos oído personalmente a mujeres hablar de tener otro hijo para recibir más dinero de la Seguridad Social. Esas son las madres que corren más riesgo de tener problemas en el parto, y de tener hijos de crecimiento retardado y bebés prematuros. Pero los problemas de esas mujeres son «síntomas» del desequilibrio de nuestra cultura, no son «el» problema. El problema subyacente es el trato que da la sociedad a las mujeres y los ciclos de pobreza, maltrato y abuso en que están atrapadas estas jóvenes.

El 60 por ciento de las madres adolescentes son víctimas de abuso sexual. Casi instintivamente se emparejan con hombres que después las abandonan. Eso es lo único que conocen, un compromiso prematuro que las mantiene atrapadas. El único papel que ven disponible para ellas es el de portadoras de bebés. No saben que tienen otras opciones. Cuando creen que es poco más lo que pueden hacer, tienen bebés. El ciclo continúa.

Pero ¿y si comenzáramos ya a enseñar a nuestras jóvenes que tienen una valía innata y que aunque pueden elegir tener un bebé, también hay muchas otras oportunidades abiertas a ellas? ¿Y si supieran que sus ciclos menstruales forman parte de su conexión sagrada con la Tierra y la Luna, y que su sexualidad no tiene necesariamente que ser compartida con un hombre? ¿Que pueden tenerlo todo en sí mismas si así lo deciden? ¿Y si no midieran su valía por el hombre que es padre del hijo que tienen o por el hombre con quien se acuestan? ¿Y si supieran que su útero es el centro de creatividad de su cuerpo, tengan o no tengan hijos, y que simboliza nuestro deseo y poder creativos aun cuando no lo usemos para tener bebés?

Es necesario que ampliemos el significado de las palabras «fertilidad» y «nacimiento». Hemos de comenzar a considerar el poder femenino de parir por lo que es: la base de toda creación. Cuando suficientes mujeres perciban su poder femenino creativo que es innato en todas y cada una, el mundo cambiará. Cuando las mujeres utilicemos este poder, los hijos, las ideas y el nuevo mundo que daremos a luz serán sustentadores de todos los seres, incluidas nosotras.

Ya sea que elijamos o no el embarazo, todas tenemos codificado en nuestras células el conocimiento de lo que es concebir, gestar y parir algo que se desarrolla a partir de nuestra propia sustancia. La concepción, la gestación, la labor del parto y el parto, son metáforas físicas de cómo se manifiestan todas las creaciones en la Tierra.

En cierto modo todas tenemos abortos espontáneos, abortos inducidos, partos disfuncionales y bebés nacidos muertos, así como creaciones bellamente formadas. No es necesario pasar físicamente por estos procesos para comprenderlos y sanar con ellos; son procesos intrínsecos a la naturaleza.

Cada mujer debe encontrar su verdad sobre cómo utilizar su fertilidad o sanar ese aspecto de su vida. Lo más importante que hay que recordar es que nuestra fecundidad creativa en el sentido más amplio está siempre presente en nosotras toda la vida, tengamos o no tengamos hijos.

12

El embarazo y el parto

Durante toda la eternidad Dios está en la cama de parto dando a luz. La esencia de Dios es Parir.

MAESTRO ECKHART

El embarazo tiene enormes consecuencias tanto para la madre como para el hijo. Tener un bebé rara vez es una decisión racional o lógica y no se puede tomar sólo con el intelecto, pero sí puede tomarse conscientemente y con el corazón. Mi deseo para todas las mujeres es que adquiramos la valentía necesaria para elegir la concepción consciente y juiciosamente.

Cuando recuerdo mis motivos para tener hijos, veo lo emotiva, instintiva, inconsciente y «tribal» que fue mi decisión. El impulso biológico era muy fuerte. Las mujeres que hemos tenido uno o dos hijos muchas veces deseamos tener otro, aun sabiendo que otro hijo agotaría nuestros recursos físicos y emocionales de una forma nada sana. A algunas mujeres sencillamente les encanta estar embarazadas. Otras adoran a los bebés y desean tener uno junto a ellas todo el tiempo. Algunas son incluso adictas a tener bebés y parir, en parte porque eso es lo único que es totalmente «suyo» en su estructura familiar. He trabajado con muchas mujeres que se han obsesionado por tener otro hijo cuando bordeaban los cuarenta, en parte para postergar otros cinco años la decisión de qué hacer con su vida.

El embarazo se puede utilizar como una forma de llenar un vacío que otro ser humano no puede nunca llenar. Hemos de conocernos íntimamente a nosotras mismas para poder intimar con otro ser humano. Cuando se trae al mundo a un bebé para que llene necesidades insatisfechas de adulto, ese hijo va a llevar la carga injusta y muchas veces dañina de las expectativas imposibles de un progenitor.

El embarazo es un proceso milagroso y debería ser un periodo en que la mujer se esfuerza todo lo posible por armonizar su cuerpo y su bebé con el apoyo de su entorno. La verdad es que la gran mayoría de embarazos son normales y sanos. Durante siglos las parteras asistieron a las madres durante el embarazo y los procesos del parto, estando junto a ellas ofreciéndoles ayuda médica y emocional. La palabra «obstetricia»* deriva del latín *stare*, que quiere decir «estar al lado». El cuerpo de la mujer sabe parir instintivamente, y reacciona adoptando posiciones que la animan a moverse de las formas que le convengan y a emitir los sonidos que necesita hacer. La obstetricia moderna, sin embargo, ha pasado de ser un «estar al lado» natural y paciente, que permite a la mujer reaccionar naturalmente, a una práctica dominante y muchas veces invasora. El condicionamiento cultural nos induce a recurrir a especialistas en el embarazo, de modo que la mayoría nos hemos desconectado de nuestro conocimiento y nuestro poder innatos sobre el parto, como se han desconectado también muchos de esos especialistas, que se fían de análisis y máquinas para que les digan la manera de asistir el parto. Yo tuve una vaguísima percepción de esto durante mis años de formación, cuando me preguntaba por qué era tan alto el índice de cesáreas (¡ahora es más alto aún!). Ya había asistido en partos durante casi diez años y tenido a mis dos hijas antes de comprender que la experiencia del embarazo y el parto de la mayoría de las mujeres no está ni siquiera cerca de ser todo lo potenciadora que podría ser.

Nuestra herencia cultural: el embarazo

El embarazo considerado enfermedad

En la época de mi madre, las embarazadas no debían salir mucho de su casa ni viajar. Las ropas maternales, que incluían esa abominación llamada faja maternal, eran feas y no favorecían la imagen corporal de la mujer. Muchas mujeres perdían su empleo si quedaban embarazadas. Y para las que no lo perdían, no había permiso maternal oficial, y esto continuó así hasta comienzos de los años ochenta. Siendo la primera médica en mi trabajo anterior que tuvo un permiso maternal, me tropecé con cierto resentimiento por parte de mis colegas, que pensaban que el embarazo no

---

* En España es más común «tocología», que viene del griego *tokos* (parto), y en castellano significa lo mismo que obstetricia. *(N. de la T.)*

debía tratarse de la misma manera que una pierna fracturada, porque era, al fin y al cabo, una «discapacidad elegida» sobre la cual yo tenía cierto control. Ciertamente hemos avanzado muchísimo desde entonces, pero pretender que una mujer embarazada es exactamente igual que todas las demás y que no tiene necesidades especiales, es una actitud miope, que pone en peligro la salud de la futura madre y del bebé. Al parecer nuestra cultura no logra encontrar un feliz término medio.

Un conjunto de estudios que va en aumento está documentando el hecho de que las influencias prenatales predisponen el estado de salud de los hijos para toda su vida. La expresión genética de un bebé está potentemente configurada y guiada a partir de su tiempo en el útero. El doctor Thomas Verny, psiquiatra y psicólogo, fundador de la Asociación de Psicología y Salud Pre y Perinatal (Association of Pre- & Perinatal Psychology), escribe: «En realidad, el enorme peso de las pruebas científicas que han surgido a lo largo de los diez últimos años nos exige revaluar las capacidades mentales y emocionales de los niños aún no nacidos. Los estudios demuestran que, despiertos o dormidos, están constantemente conectados con todos los actos, pensamientos y sentimientos de su madre. Desde el momento de la concepción, la experiencia dentro del útero configura el cerebro y sienta las bases para la personalidad, el temperamento emocional y la capacidad de pensamiento superior».[1] Los estudios demuestran, por ejemplo, que las condiciones subóptimas en el útero predisponen para enfermedades de adulto como la hipertensión, las enfermedades cardiacas y la diabetes.[2] Por lo tanto, es necesario tratar el embarazo como un periodo especial (y crucial) que exige a la mujer organizar las cosas para poder descansar y cuidarse más. Si no hace esto, podría experimentar un mayor cansancio, un parto prematuro o toxemia.[3] Los estudios han demostrado que las mujeres que no reciben apoyo o están excesivamente estresadas durante su embarazo tienen más probabilidades de resultados adversos. ¡Y también sus bebés!

Prevención del parto prematuro, la preeclampsia y la presentación de nalgas

Pese a la enorme cantidad de estudios de investigación realizados en este campo, el índice de partos prematuros no ha bajado en los cincuenta últimos años. Ocurre en el 12 por ciento de los embarazos y es causa de más muertes de bebés que ningún otro factor, a excepción de los defectos de nacimiento. Aunque se han empleado muchos fármacos para intentar detener la labor del parto, estos sólo han tenido una utilidad limitada y no han influido de forma importante en el índice de partos prematuros. Mientras no se preste atención a la conexión mente-cuerpo-estilo de vida, no es probable que ese índice se reduzca. Está bien documentado que los vasos sanguíneos del útero son sumamente sensibles a la estimulación del sistema nervioso simpático, y que las hormonas que acompañan al estrés de todo tipo pueden provocar cambios en el flujo sanguíneo que va al feto;[4] como ocurre en el cáncer y las cardiopatías, el sendero común que lleva a la 'prematuridad' es la inflamación celular. Sin embargo, cuando se toma en consideración este aspecto del embarazo, los resultados son muy alentadores.

Por ejemplo, en un estudio de 64 mujeres, el doctor Lewis Mehl descubrió que los factores psíquicos como el miedo, la ansiedad y el estrés, la falta de apoyo por parte de la pareja, la mala identificación con el papel de madre, las creencias negativas acerca del parto y la falta de apoyo por parte de amigos y familiares, pronostican partos que hacen necesaria la intervención tocológica, desde la cesárea hasta un aumento en el uso de oxitocina o la inducción del parto. En otro estudio se comprobó que la hipnoterapia tiene un papel estadísticamente importante en la prevención de los factores emocionales negativos que pueden conducir a practicar una cesárea, aumentar el uso de oxitocina o inducir el parto. Mehl también ha empleado la hipnoterapia para prevenir los partos prematuros. A cada mujer que se sometió a la hipnoterapia se la tranquilizó diciéndole que lo estaba haciendo lo mejor posible, se le pidió que dijera qué tensiones sentía, y luego se la sugestionó diciéndole que su cuerpo sabía qué hacer para mantener a salvo a su bebé. Cuando disminuyeron el miedo y la ansiedad mediante la hipnoterapia, también disminuyeron los resultados adversos.[5]

En otro estudio se hizo un seguimiento a mujeres que tenían un historial de tres abortos espontáneos consecutivos a los que no se les pudo encontrar ninguna causa médica. En el siguiente embarazo, se les practicó una sutura en el cuello del útero para mantener el embarazo. El 80 por ciento de estas mujeres sufrieron una grave depresión posparto, mientras que en el grupo de control sólo el 11 por ciento experimentaron depresiones leves o moderadas. Los autores del estudio concluyeron que «esas mujeres habían sido obligadas a ser madres».[6] Cuando las

mujeres que tienen graves conflictos emocionales respecto a la maternidad no tratan estos problemas, los conflictos se pueden exacerbar después del parto y provocar una crisis emocional. Está claro que los resultados adversos del embarazo se podrían prevenir con métodos que
ayuden a la mujer a identificar y trabajar las tensiones que pueden afectar tan profundamente a su cuerpo preñado y a su bebé no nacido.

En mi opinión, el principal factor causal de los malos resultados es
que el embarazo no sea deseado o planeado o haya una cierta ambivalencia respecto a él. Los datos actuales sugieren que al menos un 50 por
ciento de los embarazos no han sido planeados.[7] Es mucho más difícil
determinar cuáles no son deseados, porque muchas mujeres se adaptan
bien a los embarazos y acaban deseándolos. Esa ambivalencia respecto al
embarazo predispone a las complicaciones, a no ser que la mujer logre
resolver sus sentimientos durante el embarazo (véase el capítulo 11). Una
mujer que cree (por lo general, inconscientemente) que debe acabar su
embarazo lo más pronto posible para continuar con su vida, superar de
una vez por todas ese estado o «recuperar su cuerpo», podría tener un
parto prematuro u otro trastorno que acabe más pronto con el embarazo.
Numerosos estudios han documentado los profundos efectos de las variables psíquicas en el resultado del parto, es decir, hay una correlación
entre una mala disposición emocional y física de la madre durante el embarazo y un parto prematuro.[8] Estudios con animales han indicado que la
muerte del bebé dentro del útero podría estar relacionada con una marcada ansiedad de la madre. A monas, cobayas y conejas embarazadas sometidas a estrés emocional, se les reducía la irrigación sanguínea del útero y
la placenta, a causa de la adrenalina liberada como reacción al estrés; en
consecuencia, los fetos no recibían suficiente oxígeno y muchos morían
por asfixia. La ansiedad y el estrés de la madre también pueden ser causa
de que se constriñan los vasos sanguíneos por la liberación de hormonas
y neurotransmisores en el torrente sanguíneo; esto reduce el oxígeno que
recibe el bebé y podría estar relacionado con complicaciones durante el
embarazo, como la abrupción placentaria (desprendimiento prematuro
de la placenta), la placenta previa (trastorno en que la placenta cubre la
abertura del cuello del útero, lo que puede producir hemorragia y/o un
parto prematuro), el prolapso del cordón umbilical, el cordón alrededor
del cuello y la presentación de nalgas.[9]

Así como a través de su cuerpo la madre comunica instantáneamente el estrés que siente a su bebé no nacido, también puede aprender a

comunicarle emociones sanas. Después de todo, el bebé es una parte de su cuerpo. Mi experiencia me ha enseñado que cuando la mujer aprende a conectar con su guía interior, puede mantener a salvo a su bebé, e incluso interrumpir un proceso de parto prematuro y detener el avance de la toxemia. Evidentemente, las mujeres que tienen un mayor riesgo de parto prematuro y toxemia han de estar dispuestas a dejar de trabajar, descansar más y cambiar sus pautas dañinas de comportamiento y pensamiento. El trabajo pionero del doctor Lewis Mehl demostró que la intervención prenatal consistente en apoyo social, educación y ayuda durante el embarazo y el parto en un grupo de jóvenes menores de edad reducía el consumo de alcohol y tabaco, disminuía el estrés y mejoraba de forma importante el resultado del parto.[10]

Preeclampsia

La preeclampsia (o toxemia) es un síndrome en el cual la embarazada se hincha y le sube la tensión arterial y el nivel de proteínas en la orina. A veces se la llama hipertensión inducida por el embarazo (HIE). Las mujeres que tienen enfermedades renales y la tensión arterial alta son más propensas a este trastorno; la diabetes también aumenta la propensión. La toxemia es la principal causa de parto prematuro y discapacidad durante el embarazo. Si no se trata, puede conducir a convulsiones, y entonces el trastorno se llama eclampsia. Nadie sabe exactamente qué causa la preeclampsia, aunque hay muchas teorías. En un estudio se colocaron electrodos en los nervios adyacentes a los vasos sanguíneos de cuatro tipos diferentes de mujeres: embarazadas con la tensión arterial alta, no embarazadas con la tensión arterial alta, embarazadas con la tensión arterial normal y no embarazadas con la tensión arterial normal. Se comprobó que las mujeres que sufrían de preeclampsia tenían una elevada actividad nerviosa simpática, lo que provocaba el estrechamiento de los vasos sanguíneos con el consiguiente aumento de la tensión arterial. Es bien sabido que el sistema nervioso simpático interviene en el instinto de supervivencia ('lucha o huye') y en el estrés. Uno de los autores de este estudio sugirió que el motivo de que les suba la tensión arterial a las mujeres con preeclampsia es que tienen «un defecto en el sistema central procesador de conflictos», que podría aumentar los niveles de ciertas hormonas que no sólo producen un aumento en la tensión arterial, sino que también están asociadas a los sentimientos de ansiedad y hostilidad.[11] Yo no creo que exista ese «defecto». Dicho muy sencillamente, esas mujeres no tienen las habilidades ni los recursos para satisfacer francamente sus necesidades. ¡Pero pueden aprenderlas! Otros estudios de embarazadas con preeclampsia indican que éstas se sienten menos atractivas, menos amadas y más desvalidas que las embarazadas que no sufren este trastorno. Son excesivamente sensibles a las opiniones de los demás y se orientan hacia lo que los demás esperan de ellas. Para estas mujeres, el embarazo significa una crisis adicional que se suma al estrés de su vida ya excesivamente estresada. Aunque consideran que el embarazo es una crisis, están mal equipadas para hacer frente a sus emociones al respecto. Son incapaces de arreglárselas con lo que perciben como expectativas de los demás, y se toman muy a pecho las menores críticas e injusticias que se les hacen. Sin embargo, no demuestran exteriormente que esto las afecte; es su cuerpo el que refleja este estrés con un aumento de la tensión arterial.

Esto lo corrobora el trabajo del doctor Samuel J. Mann, especialista en hipertensión del Presbyterian Hospital de Nueva York/Weill Medical College de la Universidad de Cornell y autor de *Healing Hypertension: A Revolutionary New Approach* (John Wiley, 1999). El doctor Mann ha visto a miles de personas con todas las variedades de tensión arterial alta. Con el tiempo fue observando una pauta que no encajaba con la visión habitual de la hipertensión. En su libro dice: «Ni siquiera los pacientes de hipertensión grave se veían más afligidos emocionalmente que otros. Si acaso, se veían menos afligidos. Daba la impresión de que su hipertensión estaba más relacionada con lo que "no sentían" que con lo que "sentían"». Comenzó a comprender que traumas del pasado, no sanados y reprimidos, eran los principales culpables de la hipertensión de sus pacientes. Estoy de acuerdo. Aun cuando la hipertensión inducida por el embarazo no se considera igual que la hipertensión cuando no hay embarazo, creo que ambas tienen mucho en común. Lo principal es que son las emociones ocultas, las que no sentimos, las que llevan a la hipertensión (como también a muchos otros trastornos físicos).

Muchas veces las mujeres con preeclampsia tienen conflictos con sus jefes, lo que no es sorprendente, y suele subirles la tensión cuando intentan negociar su permiso de maternidad. Suelen tratar de tenerlo todo arreglado antes del parto. Comparadas con mujeres que no sufren de preeclampsia, sus emociones se manifiestan físicamente a través del sistema nervioso autónomo (inconsciente): se ruborizan con frecuencia en la cara y el cuello, hablan muy rápido, les sube la tensión, sienten mareos y tienen palpitaciones.[12] En un estudio se observó que, comparadas con las del grupo de control, las mujeres que sufrían de un conjunto de trastornos, entre ellos aumento excesivo de peso, rotura prematura de las membranas (una de las causas principales de parto prematuro) y preeclampsia, sienten mucha ansiedad, aislamiento social e hipocondría.[13] Todos esos síntomas se pueden considerar gritos del cuerpo pidiendo auxilio y apoyo. Si la mujer entiende lo que significa que un bebé esté en la sala de cuidados intensivos para bebés, puede comenzar a comprender que su propio cuerpo es la mejor sala de cuidados intensivos posible para su bebé, por no decir la más barata. Y cuando comienza a identificar sus necesidades y a ponerlas en primer lugar, eso es exactamente lo que suele ocurrir. También es esencial una dieta que mantenga estable el nivel de azúcar en la sangre (véase el capítulo 17).

Presentación de nalgas

En nada es más interesante la conexión mente-cuerpo que en el caso de la presentación de nalgas, en la cual, en lugar de la cabeza, el bebé tiene los pies o las nalgas orientados hacia la salida. Cuando la mujer ha llegado a su semana 37 de gestación, normalmente su bebé ya está colocado en presentación cefálica. Pero en el 3 por ciento de los casos está situado en presentación de pies o de nalgas. Aunque el bebé podría darse la vuelta en cualquier momento, la probabilidad estimada de que después de 37 semanas de gestación el bebé cambie espontáneamente a presentación de vértice (la cabeza primero) es sólo del 12 por ciento. Si la mujer comienza la labor del parto con el bebé en posición de nalgas, casi siempre ha de hacérsele una cesárea. Algunos bebés se presentan de nalgas por motivos estructurales, por ejemplo un septum (o tabique dentro del útero) que obstaculiza su posición. Pero en la mayoría de los casos no hay ningún motivo médico conocido para la presentación de nalgas. Está claro que en algunos casos el bebé está en esa posición debido a la tensión de la madre en la zona inferior de su cuerpo. Se ha observado que entre las mujeres nerviosas o aprensivas se da un mayor índice de presentación de nalgas, atribuible a que el miedo, la ansiedad y el estrés activan los mecanismos del sistema nervioso simpático que causan rigidez en el segmento inferior del útero.[14] Mi colega tocóloga Bethany Hays piensa que un bebé podría estar en posición de nalgas debido a que trata de estar más cerca de los latidos del corazón de su madre, para sentirse más conectado con ella.

Lo esencial para conseguir que el bebé se dé la vuelta espontáneamente es ayudar a la madre a relajar la tensión en el segmento inferior del útero. Hay varias maneras de hacerlo. Algunas mujeres han descubierto que la digitopresión les da buenos resultados (véase la figura 14). Yo personalmente he tenido un índice del 40 por ciento de éxito en enseñar a las madres un tipo de respiración bioenergética que va bien para relajar la parte inferior del abdomen y el segmento inferior del útero, permitiendo así que el bebé se dé la vuelta. La doctora Hays también dice que si logra que las mujeres relajen los músculos abdominales inferiores, muchas veces puede dar la vuelta al bebé con facilidad (esta vuelta manual se llama «versión cefálica externa».) El doctor Lewis Mehl ha demostrado que se puede usar la hipnosis para cambiar la posición de nalgas con un índice de éxito del 81 por ciento, comparado con un índice del 41 por ciento en el grupo de control.[15] El doctor Mehl (ahora doctor Lewis Mehl-Madrona) también ha empleado la hipnosis para disminuir el número de cesáreas en mujeres en riesgo y para reducir el uso de oxitocina durante la labor del parto. (Para más información sobre recursos, contacta con la Asociación de Psicología y Salud Pre y Perinatal en www.birthpsychology.com; para información sobre cedés sobre hipnosis, entre ellos Hypnosis for Breech Presentation, Birth Visualization for Childbirth Preparation y Guided Imagery to Facilitate Vaginal Birth After Cesarean, contacta con el doctor Mehl-Madrona en coyotehealing@aol.com, o visita su sitio web en www.drmadrona.com.)

La mentalidad colectiva de urgencia

El embarazo es un periodo en el cual el sentido común suele, con muchísima frecuencia, salir volando por la ventana, perseguido por una cultura que está desequilibrada en lo que a nacimiento o parto se refiere. Nunca es más evidente la conexión o desconexión de la mujer con su guía interior que durante el embarazo. Repentinamente su cuerpo ya no le pertenece. Todos sus familiares le dan consejos sobre qué comer, qué ropa ponerse y qué hacer. Cuando estaba embarazada me sorprendía ver cómo personas totalmente desconocidas se me acercaban, me daban palmaditas en el vientre y me hacían recomendaciones. Al parecer las amigas se creen en el deber de contarle a la embarazada las peores

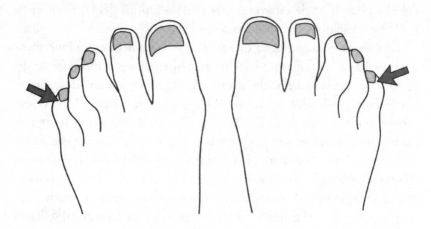

FIGURA 14. PUNTOS DE ACUPUNTURA O DIGITOPRESIÓN PARA CAMBIAR LA PRESENTACIÓN DE NALGAS

Se pueden usar un buen número de técnicas diferentes para estimular estos puntos, entre ellos las agujas de acupuntura o un tratamiento por calor llamado moxibustión. Si no encuentras un acupuntor que esté familiarizado con estas técnicas, puedes probar con la digitopresión si tu médico lo aprueba. Presiona con una uña el punto en cualquiera de los dos dedos del pie indicados. Presiona lo suficiente para sentir sensible esa zona, pero no tanto que cause dolor. Mantén la presión durante 1 o 2 minutos, una o dos veces al día. Inmediatamente después ponte en la posición de rodillas junto al pecho durante unos 15 minutos (esta posición también contribuirá a dar la vuelta al bebé). Puedes comenzar a usar esta técnica a partir del séptimo mes de embarazo (es probable que el feto se dé la vuelta antes él solo). No intentes hacerlo si tienes alguna anormalidad uterina o pelviana, un historial de abortos espontáneos, o si has tenido algún otro problema durante el embarazo. No olvides consultar con tu médico antes de comenzar.

historias que se les ocurren sobre cesáreas, los dolores del parto y los partos malogrados. (Esto es otro ejemplo de cultura modelo dominador: la glorificación del dolor y la destrucción, por encima de las cualidades vivificantes que están latentes en el embarazo y el parto.) Yo me sentía afortunada por ser ginecóloga, ya que eso me evitó oír todas esas historias de terror. (Tal vez pensaban que yo ya estaba «educada» porque conocía todas esas terribles historias.) Las historias bélicas sobre los rigores del parto suelen transmitirse de generación en generación. No es infrecuente que las madres les digan a sus hijas: «Ahora te vas a enterar de cuánto sufrí contigo».

En un cierto plano muy profundo, todos sentimos un temor reverencial ante las mujeres embarazadas y su poder. Pero en lugar de acentuar el poder de la mujer, nuestra cultura, en la clásica inversión patriarcal, acentúa el miedo que provoca ese poder. Las embarazadas son más permeables a las emociones y están más conectadas con su intuición que lo usual, y por lo tanto son más vulnerables. Captan todo ese miedo social y colectivo que provocan.

Las imágenes que presentan los medios de mujeres embarazadas que de repente se caen al suelo y chillan algo así como: «¡Ay, cariño, el bebé!», refuerzan en nuestra psique la idea de que el embarazo es un periodo de enorme peligro e imprevisibilidad. Erróneamente nos recuerdan que el embarazo, igual que nuestro cuerpo femenino, es un desastre en potencia. En todos los hospitales donde he trabajado, se lleva a toda prisa a la sala de partos a las mujeres embarazadas que llegan a urgencias, aunque hayan ido allí por otro problema. ¡En Boston, una vez el personal de urgencias hizo subir a la sala de partos a una mujer a mitad de embarazo que tenía la pierna fracturada!

Esta mentalidad de urgencia es particularmente dañina en los casos de mujeres que tienen bebés pasados los 30 o 40 años. Se considera que la mayoría de las embarazadas mayores de 30 años, si no todas, corren un mayor riesgo de complicaciones que si fueran veinteañeras. Esta percepción de mayor riesgo no es necesariamente cierta y depende de la salud de cada mujer. Recuerdo la primera vez que vi a una embarazada mayor de 30 años. Yo estaba en la sección prenatal del Hospital Mary Hitchcock, durante mi segundo año de carrera, y pensé que esa mujer era muy excepcional y valiente para tener su primer bebé a los 32 años. Recuerdo que pensé que ya era mayor para eso, aunque yo ya tenía 23 años y el embarazo y tener hijos estaban muy lejos en mis planes. Al mirar en retrospectiva, comprendo que esa mujer estaba en los inicios de una tendencia que comenzó en los años setenta y que ha continuado firme hasta el presente: dejar para más adelante la experiencia de tener hijos. (A modo de nota evolutiva al margen, mis hijas, ambas veinteañeras, consideran que casarse mucho antes de los treinta es casarse horrorosamente joven).

Antes se llamaba «primigrávida mayor» a la mujer que tenía su primer bebé pasados los 35 años. Afortunadamente ya no se emplea esa expresión, aunque de vez en cuando todavía se emplea la expresión «tocología geriátrica», que debería eliminarse, ya que predispone a todo tipo de negatividad. Si corre más riesgos o no la mujer pasados los treinta años, es algo que debe ser totalmente individualizado. Una mujer de 40 años de excelente salud que ha planeado su embarazo tiene muchísimo mejor pronóstico que a una de 25 que fuma dos paquetes de cigarrillos y bebe cuatro litros de Coca-Cola de dieta al día. Con exagerada frecuencia la profesión médica «hace un maleficio» a las mujeres que se quedan embarazadas pasados los 30 y 40 años al ponerlas en categorías de alto riesgo estadístico que no son aplicables necesariamente. Las mujeres mayores embarazadas, así como las que han recurrido a tratamientos de fertilidad y concebido, corren más riesgo de tener un parto con cesárea. Pero en muchos lugares, a la mujer mayor se le dice que es muy conveniente hacerle una cesárea porque el suyo es un «embarazo extraordinario» (diferente del de una madre veinteañera, cuyo éxito «no importa» tanto porque «¡siempre puedes tener otro, tienes tiempo!»). «Embarazo extraordinario» significa que, puesto que se supone que la madre va a estar o está más angustiada (o la *han puesto* en esa situación su cultura o su médico), debemos tratarla de modo diferente. Esto es un reflejo del trabajo emocional inconcluso del propio equipo de asistencia médica. Y esta es la forma de pensar que ha llevado al elevado índice de cesáreas, que actualmente está en el 29 por ciento. (¡Y según los Centros de Control y Prevención de la Enfermedad, el índice de cesáreas ha aumentado en un 46 por ciento desde 1996!) ¡La cesárea dista mucho de ser una intervención quirúrgica benigna, y nuestra confianza colectiva en ella es alucinante!

De hecho, la edad no predice nada tratándose de la labor del parto y del parto. La edad cronológica (años) y la edad biológica (el estado de nuestros tejidos) no van necesariamente ligadas. Una de mis amigas tuvo su primer bebé a los 41 años. La primera fase de su labor del parto sólo duró tres horas (muy breve, medida por cualquier criterio). Y si no hubiera sido tan estrecha de caderas, habría dado a luz en un total de cuatro horas. Normalmente a las mujeres sanas que están bien apoyadas durante la labor del parto les va maravillosamente bien, al margen de su edad.

Uno de los mejores aspectos de que las mujeres tengan su primer bebé alrededor de los cuarenta años es que en ese momento ya están establecidas en el mundo exterior laboral y profesional. Cuando tienen su bebé, se toman el tiempo para disfrutarlo. Ya saben lo que es estar «ahí fuera». Comprenden las limitaciones del mundo empresarial, y están dispuestas a dejar de lado sus «beneficios» para revalorar su vida a través de las lentes de la maternidad. Muchas han tenido tiempo de conectar con su cuerpo a lo largo de los años, y se sienten más a gusto consigo mismas de lo que se sentían entre los 20 y los 30. En mi opinión, estas mujeres corren menos riesgos.

El poder transformador del embarazo

Las mujeres deberían saborear y celebrar el embarazo, la gestación de la siguiente generación, como el milagro que es, un periodo esencial en el desarrollo de su hijo/hija. Es un periodo en que podemos conectar con nuestro *hara* (el centro de creación del cuerpo) de la manera más directa y poderosa posible. El embarazo no es una enfermedad ni un periodo en que se nos deba tratar con guantes de seda. De todos modos, es un periodo en que necesitamos tiempo de silenciosa reflexión para sintonizar con nuestro cuerpo y descansar. La hormona progesterona, liberada naturalmente durante el embarazo, tiene efectos calmantes y tranquilizantes (también relaja y hace más lento el intestino, lo cual puede ser causa de estreñimiento en algunas mujeres). El cuerpo realiza muchísimo trabajo interior haciendo crecer un bebé. El curso del embarazo influye en el vigor de la constitución del hijo durante el resto de su vida. Me sorprende que esta cultura haya sido tan incapaz de valorar que, en términos relativos, cuarenta semanas de gestación es un periodo muy corto en la vida de una mujer. Sin embargo, es un periodo esencial para la salud de la generación siguiente.

Puesto que nuestra cultura valora más a la mujer durante los años en que tiene hijos, y puesto que la mujer tiende a cuidarse mejor durante el embarazo que en cualquier otro periodo, el embarazo es para ella una fabulosa oportunidad para aprender más sobre sí misma y su poder. El bebé es una parte de su cuerpo, de modo que la comunicación interior positiva entre los dos se traduce en una mayor confianza mutua que continúa después del nacimiento.

La buena calidad de la atención y la educación que se reciba durante el embarazo prevendría un incalculable número de costosos problemas posteriores, entre ellos muchos casos de parto prematuro, retraso en el desarrollo físico y/o mental, y discapacidades físicas y de aprendizaje, todos los cuales hacen mucho más difícil el proceso de ser padres. El trabajo de Lewis Mehl también ha demostrado que disminuirían muchísimo los malos efectos del tabaco, el alcohol y las drogas, dado que la mayoría de las mujeres consumen estas sustancias a causa del miedo, la ansiedad y la vulnerabilidad que sienten. El cuidado de las mujeres embarazadas, que son muy poderosas y vulnerables al mismo tiempo, debería ser la principal prioridad de la nación.

Una tocóloga embarazada

Cuando quedé embarazada de mi primera hija, hacía poco que había terminado mis cuatro años de prácticas como residente y ya había atendido a cientos de embarazadas, proporcionándoles atención prenatal, apoyándolas durante la labor del parto y asistiéndolas en el parto. Durante toda mi época de residente había sido defensora del parto natural sin fármacos, y me sentía muy optimista respecto al mío. Después de todo, la gran mayoría de embarazos acaban en un bebé normal, y eso lo había visto de primera mano.

Mi actitud hacia el embarazo fue el de observar un experimento en mi útero. Era interesantísimo ver los cambios que se iban produciendo en mi cuerpo. Ahora me doy cuenta de que no me permití lo que por entonces consideraba el lujo del entusiasmo y la expectación, aunque mi embarazo fue muy planeado y deseado.

Había aprendido muy bien a separar mi mente de mi cuerpo, así que decidí que no quería «vincularme» mucho con mi bebé hasta cuando estuviera avanzado el embarazo y supiera que mi hijo era normal, algo de lo que sólo estaría segura después de que hubiera nacido. Nótese la paradoja de mi forma de pensar. Creía firmemente que todo sería normal, y sin embargo, no quería entregarme mucho «por si acaso». Había visto a mujeres preparar y arreglar toda una habitación para su bebé ya en el tercer mes de embarazo, cuando el riesgo de aborto espontáneo es de uno de cada seis. Yo no quería pasar por toda esa aflicción y pensaba que esa entrega emocional era prematura. Años después me enteré de que los bebés saben lo que ocurre cuando están dentro del útero y que oyen, sienten y experimentan emociones mucho antes de nacer. Cuando la madre es indiferente y no se entrega emocionalmente, el bebé lo nota.

En ese tiempo yo no comprendía, aunque lo enseñaba a mis clientas, que el proceso de vinculación de la mujer con su bebé comienza cuando sale positiva su prueba de embarazo. En ese momento, normalmente la mujer comienza a fantasear con su hijo, pensando en nombres y buscando ropa y otros artículos (con el advenimiento de la ecografía temprana, el proceso de vinculación es más intenso y se produce antes). A mí jamás me habían interesado los bebés y no lograba entender el comportamiento de las mujeres en reuniones para enseñar el ajuar del futuro bebé y recibir regalos la futura madre, cosas que casi no podía soportar. Jamás me había sentido atraída por esos «¡aay, uuy, qué mono!» ante la ropita para el bebé.

Cuando hacia el final de mi embarazo las enfermeras me preguntaron si tenía lista la habitación para el bebé, les dije: «No, ni siquiera tengo una camiseta». No tenía nada para bebé, ni siquiera un pañal. Mi marido estaba terminando su especialización en ortopedia y, como siempre, estaba más ocupado que yo; ciertamente no estaba para ir de tiendas a comprar ropa para el bebé. Aunque yo tenía muy claro que no quería ninguna reunión para enseñar a amigas y familiares el ajuar del bebé, afortunadamente algunas amigas enfermeras no hicieron caso de mi inflexibilidad. En esos momentos me sentí humillada, pero después lo agradecí. No tenía idea de qué debía comprar para el bebé.

En lugar de leer manuales para madres, confié en mi capacidad de ser madre sin ponerla en duda. La sensiblería con los bebés no era en mi opinión un requisito para ser una buena madre. Mi madre había sido estilo «leona», con excelentes instintos la mayor parte del tiempo. No confiaba mucho en los «expertos», rasgo que siempre agradeceré.

A medida que crecía mi bebé, yo observaba con interés los cambios de mi cuerpo. Aprendí muchísimo acerca de las náuseas matutinas, el dolor bajo las costillas, el estreñimiento, el exceso de gases y la acidez. Durante años había oído a mujeres quejarse de esas cosas, y entonces comprendí por qué. Aunque mi marido encontraba hermoso mi cuerpo cambiante, yo no estaba muy convencida. Me preocupaba engordar demasiado. ¿Cómo iba a disfrutar de mi desaparecida cintura, mis mejillas regordetas y mi grasa en las caderas en una cultura que idolatra la casi anorexia?

Ahora lamento no haberme tomado fotos cuando estaba embarazada. Me sorprendían las clientas que me enseñaban álbumes enteros de fotos de ellas durante el embarazo y el parto; se sentían orgullosas y no avergonzadas de su cuerpo. En aquel tiempo esas mujeres me parecían seres de otro planeta: ¿es que no «captaban» que la cultura (y yo) no las encontrábamos tan estupendas? Veinte años han producido cambios fabulosos en ese aspecto. Ahora las mujeres se sienten justificablemente orgullosas de su «tripa».

Durante mi segundo embarazo, perdí la cintura casi tan pronto como concebí y tuve aspecto de embarazada casi de inmediato, lo cual suele ocurrir. Esa vez estaba más ocupada que durante el primero, pero recuerdo que dedicaba más tiempo a hablar con el bebé (aunque creía que era un niño y lo llamé William durante los nueve meses: la pequeña era mucho más activa que la mayor, de modo que hice esa suposición machista). Hacia el final del embarazo tenía dificultades para caminar, debido a la separación del hueso púbico, lo cual ocurre para que el bebé pueda pasar por la pelvis, pero en general fue un embarazo totalmente normal. Aunque el vientre me creció mucho más que en el primero, en ambos embarazos subí la misma cantidad de peso: once kilos y medio.

Una vez conocí a una elegante profesional cercana a los cuarenta que estaba a mitad de su primer embarazo. Finalmente había reconocido que necesitaba algunas «ropas feas» porque ya le era demasiado difícil «ocultar» su embarazo, y tuvo que modificar su fina apariencia de ejecutiva de faldas estrechas y tacones altos. Su actitud de que el embarazo es algo que hay que aguantar, ignorar o tolerar es muy corriente, y yo sentí cierta culpabilidad también, por mí. Cuanto menos embarazada parece la mujer, mejor la encuentra todo el mundo: «¡Oh, te abulta tan poco, estás estupenda, casi no se te nota!». Un anuncio de vitaminas prenatales aparecido en una revista médica de mediados de los ochenta muestra a una mujer muy alta y delgada que no parece embarazada en absoluto, corriendo y tomando fotos, haciendo ejercicios en el gimnasio y trabajando hasta tarde en la oficina. El pie decía: «Embarazada, pero no aminora la marcha». Ese anuncio me recuerda mi actitud durante mis embarazos, cuando subía corriendo las escaleras del hospital para hacer cesáreas u otras operaciones. No quería que el embarazo me obstaculizara la vida de ninguna manera. Lamentablemente, los estudios demuestran que «no aminorar la marcha» va a veces acompañado de mayores riesgos para la salud. Un estudio piloto sobre el estrés y el embarazo, realizado con médicas y enfermeras embarazadas durante periodos de trabajo y de ocio, demostró que ciertas hormonas (las catecolaminas urinarias) producidas por las glándulas suprarrenales y otros tejidos aumentan en un 58 por ciento durante los periodos de trabajo, en comparación con los periodos de ocio. También se demostró que los niveles de catecolaminas de las médicas embarazadas aumentaban en un 64 por ciento en relación con las mujeres del grupo de control, no médicas, en igual fase de gestación[16] (y esto aumenta la inflamación celular, que es una de las causas de todas las complicaciones en el parto).

Cuando estaba embarazada de mi segunda hija, tenía que levantarme por la noche para ir a asistir partos, y estaba tan cansada que a veces chocaba con las paredes mientras me vestía. (Mi primera hija no durmió una noche completa hasta los cinco años, de modo que durante años estuve en pie por las noches, estuviera de servicio o no.) Pero nunca nadie me recomendó que descansara más. ¡Además, yo *todavía* quería demostrar que era una digna profesional, sobre todo después de tener a mis hijas!

> La mujer ilustra literalmente la continuada pauta vital de cómo la energía se transforma en materia a través del embarazo y el parto.
>
> CAROLINE MYSS

Programa para crear un embarazo óptimo y menor riesgo de complicaciones

El sendero común que lleva finalmente a casi todas las complicaciones del embarazo, entre ellas la preeclampsia, el bajo peso al nacer y el parto prematuro, es la inflamación celular. Afortunadamente ésta se puede reducir de muchas formas diferentes, todas la cuales se complementan mutuamente. El siguiente programa aumentará las posibilidades de un embarazo sano.

UNA DIETA DE ALIMENTOS DE BAJO ÍNDICE GLUCÉMICO que mantenga estable el nivel de azúcar en la sangre y contenga adecuadas cantidades de proteínas, grasas esenciales y micronutrientes. (Véase el capítulo 17.)

DEJAR DE FUMAR Y EVITAR EL HUMO DE CIGARRILLO. El humo del cigarrillo obstaculiza el aporte de oxígeno al feto, lo que hace más lento su crecimiento, y por lo tanto es causa de que tenga bajo peso al nacer. Según el Informe del Director del Departamento de Salud Pública en 2001, el humo del cigarrillo es responsable del 20 al 30 por ciento del bajo peso de los recién nacidos, de hasta el 14 por ciento de partos antes de término, y de alrededor del 10 por ciento de todas las muertes de bebés. El informe también afirma que incluso bebés sanos llegados a término, nacidos de madres que fuman podrían tener estrechadas las vías respiratorias y restringida la función de los pulmones. Otros estudios demuestran que fumar durante el embarazo está relacionado con problemas para el aprendizaje y de conducta más adelante en la vida del niño. Muchos de estos mismos riesgos valen cuando la pareja de la embarazada fuma cerca de ella.

Si crees que se exageran los riesgos porque has visto niños y adultos sanos nacidos de madres fumadoras, piensa en esta historia de una colega mía no fumadora: «Mi madre fumó durante todo su embarazo y cuando yo era niña. Al nacer pesé 3,178 kilos, así que no era tan pequeña, y nací después de las cuarenta semanas, así que no fui prematura, y no tuve problemas de aprendizaje (me titulé en una universidad Phi Beta Kappa, y con honores). Pero cuando tomé clases de submarinismo, los instructores se sorprendieron de la enorme cantidad de oxígeno que necesitaba. Mi botella siempre se agotaba mucho antes que las de los demás. Decían que yo tenía que correr bajo el agua para agotar esa cantidad de aire, y bromeaban diciendo que usaba aletas Nike». (Para encontrar ayuda para dejar de fumar pregunta en el hospital de tu localidad si tienen un programa; ve también el capítulo 17.)

NADA DE LAVADOS VAGINALES. Los lavados o duchas vaginales no sólo son innecesarios sino que también se relacionan con peso bajo del bebé al nacer y con vaginosis bacteriana.

TOMAR SUPLEMENTOS. Y comienza con ellos antes de concebir si es posible. Para obtener los mejores resultados comprueba que la potencia de los suplementos que tomas está garantizada y están hechos según los criterios de buen proceso de fabricación. Recomiendo un suplemento diario de las siguientes vitaminas y minerales y sus dosis:

Vitaminas:	**Minerales:**
ácido fólico: 800-1.000 mcg	calcio: 500-1.500 mg
betacaroteno: 15.000-25.00 UI	magnesio: 400-1.000 mg
vitamina D: 400-1.200 UI	boro: 1-3 mg
vitamina E: 200-400 UI	cromo: 100-400 mcg
vitamina C: 500-2.000 mg	cobre: 1-2 mg
glutatión: 2-10 mg	hierro: 30 mg
vitamina K: 60 mcg	manganeso: 1-15 mg
tiamina o vitamina B_1: 9-100 mg	cinc: 12-50 mcg
riboflavina o vitamina B_2: 9-50 mg	selenio: 80-120 mcg
piridoxina o vitamina B_6: 10-100 mg	potasio: 200-500 mcg
niacina o vitamina B_3: 20-100 mg	molibdeno: 20-60 mcg
biotina: 100-500 mcg	vanadio: 50-100 mcg
vitamina B_{12}: 30-250 mcg	yodo: 150 mcg
ácido pantoténico o vitamina B_5:	oligoelementos: de un complejo
30-40 mcg	mineral marino, o comer algas,
inositol: 30-500 mg	como hiziki, dulse, wakame o
colina: 45-100 mg	nori

CONSUMIR BASTANTES GRASAS OMEGA-3, EN ESPECIAL DHA (ácido doco-sahexaenoico). Los ácidos grasos esenciales (también llamados ácidos grasos poliinsaturados de cadena larga), ayudan al cuerpo a combatir y, en último término, a detener la inflamación natural. Comer bastante de ellas podría prevenir los partos prematuros y el bajo peso del bebé al nacer.[17] Las principales fuentes de grasas omega-3 son los pescados grasos, los huevos, los frutos secos, las semillas, las algas y las verduras de hoja verde como la espinaca, el brécol y las coles de todo tipo. También son buenas fuentes los aceites vegetales no procesados (principalmente los de semillas de lino, de nuez macadamia y de semillas de cáñamo).

CONSULTAR AL MÉDICO ACERCA DE LA PROGESTERONA. Si corres riesgo de parto prematuro, habla con tu médico acerca de la progesterona. Los estudios demuestran que esta hormona disminuye este riesgo. (Se presenta en forma de inyección, para ponérsela una vez a la semana, desde la semana 16 a la 36 de gestación, o como supositorio vaginal.)[18]

BUSCAR AYUDA O APOYO PSICOLÓGICO. Los estudios han demostrado que el apoyo psicológico disminuye la tasa de parto prematuro entre las mujeres que están en mayor riesgo.[19]

HACER VISUALIZACIONES GUIADAS. Belleruth Naparstek, psicoterapeuta, escritora e innovadora de la visualización guiada, creadora de la popular serie de casetes y cedés Time Warner Health Journeys, de 52 títulos, y autora de *Staying Well with Guided Imagery* (Warner Books, 1994), explica que la visualización guiada es «una técnica suave pero potente que enfoca y dirige la imaginación». Dice que aunque se la llama «visualización» e «imágenes mentales», esta técnica implica no sólo al sentido visual sino a todos los sentidos, a todas las emociones y a todo el cuerpo físico. «Es precisamente este enfoque basado en el cuerpo el que le da su potente efecto», observa, refiriéndose a los estudios que indican que la visualización guiada tiene un efecto positivo en la salud, la creatividad y el rendimiento. Dice: «Ahora sabemos que en muchos casos incluso diez minutos de visualización reduce la tensión arterial, baja los niveles de colesterol y de glucosa en la sangre e intensifica la actividad de la células inmunitarias en poco tiempo. Y puesto que produce una especie de estado de trance natural, también se la puede considerar una forma de hipnosis». Belleruth crea con mucho los mejores cedés de visualizaciones que existen en el mercado. Todo está científicamente elegido y grabado, incluida la fabulosa música. Su cedé titulado *The Healthy Pregnancy & Succesful Childbirth* [Embarazo sano y buen parto] está pensado concretamente para favorecer los sentimientos de confianza, apoyo, relajación, seguridad, gratitud y sana expectación durante el embarazo, como también la visualización de la labor del parto de modo de aliviar las molestias, concentrarse en la respiración, y subrayar la fe en la divina sabiduría de tu cuerpo. (Para más información, entra en www. healthjourneys.com.)

COMENZAR UN PROGRAMA DE MEDITACIÓN. Calm Birth (Parto tranquilo) es una forma de preparación para el parto que emplea avaladas técnicas de mente-cuerpo y respiración para crear un ambiente de calma que disminuye el miedo, el dolor y las complicaciones tanto del embarazo como del parto. Ahora muchos centros médicos usan este programa con buenos resultados. Los tres principales métodos que enseña Calm Birth son la Práctica de Apertura (que permite a los futuros padres experimentar un extraordinario acceso al desarrollo de su bebé no nacido), la Respiración del Vientre (en que la mujer aprende a respirar hacia su cuerpo energético para llegar a toda su potencia durante el parto y también enriquecer al bebé) y la Meditación Dar y Recibir (que enseña a transformar el miedo, la ansiedad y la tensión en luz dentro del cuerpo, y luego sacarla al espirar). En el prólogo del programa dice: «Cuando las embarazadas practican la meditación, se genera en su interior una potenciadora sensación de seguridad e integridad. Los Métodos Calm Birth se idearon con el fin de dar a la mujer maneras directas de elevar la calidad de su salud durante el parto, haya o no intervenciones médicas. Se ha demostrado que estos métodos disminuyen el impacto de las intervenciones médicas, y también reducen sus costes y riesgos». Este es un programa de mucho poder y lo recomiendo encarecidamente. Actualmente la mayoría de los practicantes de este método se encuentran en la Costa Oeste de Estados Unidos, pero la organización también ofrece un cedé llamado *Calm Birth*, y otro con un programa posnatal llamado *Calm Healing*. (Para más información, visita su sitio web en www.calmbirth.org.)

Masajes. El masaje tiene beneficios maravillosos; entre otros, estimula la producción de endorfinas y disminuye las hormonas del estrés. Extensos estudios realizados por la investigadora Tiffany Field, fundadora y directora del Touch Research Institute de la Facultad de Medicina de la Universidad de Miami, demuestran que las embarazadas que reciben masaje tienen menos ansiedad, mejor estado anímico, menos dolor de espalda, y duermen mejor y más horas. También tienen menos complicaciones en el parto, menos dolor en la labor del parto y menos bebés prematuros.[20] (Para más información, visita el sitio web del Instituto en www.miami.edu/touch-research.)

Luz natural. La brillante luz de la mañana mejora considerablemente la depresión en las embarazadas, según un estudio realizado en Yale en 2002. Los investigadores comprobaron que después de tres semanas de terapia con luz de la mañana, mejoraban en un 49 por ciento los índices de depresión, y los beneficios se notaban a las cinco semanas de tratamiento. Además, no encontraron ninguna prueba de efectos adversos a esta terapia de luz durante el embarazo. Dado que es mejor evitar, en la medida de lo posible, tomar fármacos para la depresión durante el embarazo, y dado que la depresión podría ser un factor de riesgo de preeclampsia, esta noticia es importante.[21]

La magia de la labor del parto y el parto

Tener un bebé es el verdadero «cambio de vida». Las mujeres que pasan por la labor del parto y el parto totalmente apoyadas suelen salir de la experiencia cambiadas para siempre. Una de mis clientas, que tuvo a sus dos hijos en casa, me dijo: «Mis partos fueron absolutas experiencias cumbres de éxtasis y plenitud espiritual. Nada que haya experimentado antes ni después se puede comparar ni de cerca. Gracias a mis experiencias ahora me fío incondicionalmente de mi cuerpo». Para experimentar el poder transformador del parto las mujeres necesitan saber lo siguiente:

1. *La labor del parto transcurre a su propio ritmo.* Es necesario respetar la delicada cadencia que resulta de las interacciones entre el bebé y su madre. (Actualmente están en aumento en todo el país las arriesgadas inducciones del parto, por «comodidad», y todas las complicaciones que las acompañan; por ejemplo, mayor riesgo de parto prematuro, cesárea y muerte de la madre.)

2. *El parto fue diseñado por la naturaleza para ser una experiencia cumbre de dicha, éxtasis y amor.* El cuerpo de la parturienta se inunda de sustancias naturales similares a la morfina, llamadas endorfinas, y también de oxitocina, la hormona del vínculo afectivo. Este tipo de éxtasis se ve en centros como The Farm Midwifery Center, de Summerton (Tennessee), donde ejerce su profesión la legendaria partera Inna May Gaskin. Su libro *Ina May's Guide to Childbirth* (Bantam Books, 2003) es de lectura obligada para todas las embarazadas. En una reciente reunión de la Asociacion de Psicología y Salud Pre y Perinatal, Ina May enseñó una foto de su sobrina dando a luz naturalmente con una gran sonrisa en la cara, algo que nunca se ve en televisión, ¡ni en la mayoría de los hospitales!

3. *El parto es sexual.* Esto tiene lógica; al fin y al cabo, el bebé pasa por el canal vaginal y estimula el punto G y todos los nervios conectados con la sensación sexual. Ina May dice: «La energía que introdujo al bebé ahí es la que lo saca fuera. Las mujeres experimentan el orgasmo más intenso de su vida cuando dan a luz en ambientes en que son amadas, adoradas y totalmente apoyadas».

4. *Cómo lo haces determina lo que obtienes.* Debido a la mayor receptividad emocional y neurológica de la madre y del bebé, la experiencia del parto queda profundamente grabada en los dos e influye en su relación toda la vida.

5. *El parto natural no entraña riesgos.* Los estudios han demostrado repetidamente que el parto en casa de madres sanas sin factores de riesgo es tan seguro como en el hospital. Tal vez más. Ina May Gaskin informa que en el centro The Farm Midwifery la tasa de cesáreas es sólo del 1,4 por ciento, tasa sin precedentes en los hospitales. Y su experiencia no es la única. En un estudio señero publicado en el *British Medical Journal* en 2005 se demostró que el parto natural en casa, asistido por parteras tituladas, es seguro para las madres de bajo riesgo y sus bebés. En este estudio, que siguió la pista a más de 5.000 madres de Estados Unidos y de Canadá, se informó también que en los partos en casa de madres de bajo riesgo el índice de intervenciones médicas es mucho menor que en el caso de madres de bajo riesgo que dan a luz en hospitales. Por ejemplo, el índice de episiotomías en partos en casa era del 2,1 por ciento, comparado con el 33 por ciento en hospitales, y el de parto inducido sólo del 9,6 por ciento, comparado con el 21 por ciento en hospitales. En el parto en casa también era mucho menor el índice de monitorización fetal electrónica, de cesáreas, de epidural y de parto con fórceps o con vacuoextractor.[22]

Por desgracia, el público estadounidense en general (incluidos los médicos) podrían tener una falsa sensación de garantía respecto a la seguridad de dar a luz hoy en día debido a que en Estados Unidos las estadísticas de muerte materna son equívocas o engañosas. A diferencia de la mayoría de los países desarrollados, aquí las estadísticas sólo cuentan como muertes relacionadas con el embarazo las de mujeres que mueren en un periodo de seis semanas después del término del embarazo. En otros países desarrollados se incluyen las muertes que ocurren hasta un año después. Según un informe de los Centros de Control de la Enfermedad en 1998, en Estados Unidos podrían haber muerto hasta tres veces más mujeres que el número que indican las estadísticas, porque no todas las muertes se clasifican como relacionadas con el embarazo en el certificado de defunción.[23] Y tratándose de mortalidad de bebés, las cifras son aún más chocantes. Según el Centro Nacional de Estadísticas de Salud, departamento de los Centros de

Control y Prevención de la Enfermedad, en 2002 la tasa de mortalidad de bebés en Estados Unidos (que ya estaba muy por debajo de la mayoría de los países europeos e incluso de Cuba) subió por primera vez en cuarenta años a 7,0 muertes por cada 1.000 bebés nacidos vivos. La mortalidad de bebés es una medida de salud pública muy importante, porque refleja factores como la calidad del cuidado prenatal, la salud de la madre, la situación socioeconómica y la cobertura de los seguros médicos. ¡Qué decir de los beneficios de los partos con alta tecnología! Singapur tiene la tasa más baja en mortalidad de bebés, 2,28 muertes por cada 1.000 bebés nacidos vivos. La de Estados Unidos ocupa el puesto 36 en el total mundial.

6. *Son muchas las opciones para la forma de tener al bebé.* En realidad, ahora hay más opciones que nunca, de todo, desde parto en hospital con alta tecnología a parto en el agua en casa. Para elegir la opción de atención más segura y más amistosa con la madre, te recomiendo visitar el sitio web de la Coalition for Improving Maternity Services (CIMS), formada por un grupo de personas y más de cincuenta organizaciones, cuya misión es promover un modelo de parto sano. (Para más información, lee «Having a Baby? Ten Questions to Ask», en el sitio web de CIMS, www.motherfriendly.org.)

Nuestra herencia cultural: labor del parto y parto

Con muchísima frecuencia el parto va bien. Sin embargo, como sociedad, continuamos tratando con histeria el proceso normal del nacimiento. La gran ansiedad sobre el embarazo y el parto que hay en Estados Unidos se debe en parte a nuestro trauma colectivo no resuelto respecto al parto; casi todo el mundo tiene asuntos inconclusos sobre su propio nacimiento, los que proyectamos sobre las embarazadas. Después de todo, durante la época de la explosión de la natalidad, la mayoría de los bebés nacieron drogados y fueron alejados de su madre hacia las brillantes luces y ambiente estéril de la sala de bebés del hospital. La generación de la Segunda Guerra Mundial nació en casa. Después se medicalizó el parto y se trasladó al hospital. Aunque bajó la tasa de mortalidad de madres, perdimos muchísimo de la sabiduría del parto con este cambio.

En Nueva Inglaterra he visto cementerios cubiertos por las lápidas de mujeres que murieron jóvenes, rodeadas por las tumbas de sus hijos muertos. La mayoría de estas muertes y traumas fueron consecuencia de mala alimentación, exceso de trabajo y falta de apoyo a la madre, y no necesariamente de una falta de sofisticadas intervenciones médicas.[24] Informes demuestran que las mujeres que no reciben un firme apoyo durante la labor del parto corren un mayor riesgo de que ésta se prolongue mucho y tenga mal resultado. ¡Varios excelentes estudios han demostrado que la presencia de una mujer comprensiva llamada «doula», que «hace de madre de la madre» durante la labor, acorta la duración normal de ésta, desde la admisión en el hospital hasta el alumbramiento, de 19 horas 20 minutos a 8 horas 50 minutos! La presencia de una doula también conseguía que la madre estuviera más espabilada después del parto y fuera capaz de acariciar a su bebé, sonreírle o hablarle.[25]

En las sociedades llamadas «primitivas», de cazadores y recolectores, se suelen espaciar los nacimientos entre dos y cuatro años, mediante prácticas como la lactancia ilimitada, que mantiene elevados los niveles de prolactina y actúa como anticonceptivo natural. En el curso de toda su vida, una mujer de esas sociedades podría tener 20 reglas, frente a las 500 de las mujeres occidentales.[26] En esas sociedades se toman también medidas para apoyar a la mujer embarazada y asistirla durante la labor del parto. El nacimiento se celebra como un acontecimiento de la comunidad. Aunque con esto no quiero decir que ese parto sea siempre un proceso glorioso y totalmente libre de riesgos, incluso en aquellas sociedades en las cuales las mujeres han sido bien sustentadas y apoyadas, podríamos aprender muchísimo de la sabiduría colectiva de las mujeres de los pueblos indígenas, centrados en la naturaleza, y combinarla con nuestra tecnología médica actual.

La mujer pare tal como vive

Habiendo participado en cientos de partos con cesárea y otras formas de parto «medicalizado», he comprendido que nuestros actuales problemas con el parto comienzan muchísimo antes de que la mujer acabe en la sala de partos. Empieza incluso años antes de que quede embarazada. Todas llevamos las semillas en nuestro interior, y hemos de mirar nuestra manera de participar diariamente en un tratamiento que no es el óptimo.

Las actitudes de la mujer respecto al embarazo llegan con ella a la sala de partos. Una profesional que conozco deseaba parir sin sentir nada: «Déjenme inconsciente, no soy una india». Esa es la declaración de una mujer que no comprende el poder del parto. Supone que sólo las mujeres «primitivas» pasan por ese proceso y que las intelectuales sofisticadas tienen los bebés asistidas por la tecnología, manteniendo sus manos limpias, la frente sin arrugas y el maquillaje intacto. Los estudios demuestran que las mujeres cuya labor del parto es prolongada tienen ciertas características de personalidad. Tienen conflictos interiores respecto a la reproducción y la maternidad, y en el momento del parto son incapaces de expresar y reconocer su ansiedad. (En nuestra cultura, en que las madres suelen recibir muy poco apoyo, ¿quién no tendría conflictos?) Estos factores psíquicos podrían tener por consecuencia un movimiento uterino ineficaz, con la consiguiente prolongación de la labor del parto.[27] Otra realidad de nuestra cultura es que la violencia es común en la vida de muchas mujeres, sobre todo durante el embarazo, cuando el vientre preñado suele ser el blanco de los malos tratos. Sin duda esto aumenta las posibilidades de complicaciones de todo tipo. Hazte las siguientes preguntas: este año, o desde que estás embarazada, ¿alguien te ha golpeado, con el puño, la mano o el pie, o te ha hecho algún daño físico? ¿Estás relacionada con una persona que te amenaza o te hace daño físicamente? ¿Alguien te ha obligado a realizar actividades sexuales que te han hecho sentir incómoda o molesta? Si has contestado sí a cualquiera de estas preguntas, te están maltratando.[28] Para pedir ayuda llama al centro de protección de mujeres víctimas de la violencia doméstica de tu localidad.

Muchísimas mujeres llegan a la sala de partos con este deseo, expresado o tácito: «Ocúpense de esta molestia, por favor. No quiero sentir nada, limítense a entregarme el bebé una vez que esto haya acabado». Aunque lo que más necesita la mujer durante la labor del parto es aliento y un afectuoso apoyo a su capacidad de parir normalmente, con demasiada frecuencia no recibe esto, porque los médicos y enfermeras tienen la misma actitud frente al parto que frente a una crisis o dolencia: «curarlo» lo más pronto posible.

He llegado a comprender que toda la vida de la mujer lleva a lo que ocurre durante el parto. En él pueden manifestarse sus más profundos temores, no siempre conscientemente. Las mujeres que han sufrido incesto u otra forma de abuso o maltrato son excelentes candidatas para un parto disfuncional con la consiguiente cesárea, a no ser que hayan trabajado sus emociones al respecto, lo que es absolutamente posible. En un plano muy profundo, muchas de estas mujeres han aprendido a ser víctimas. Esto se expresa en el parto, momento en el cual, en lugar de ser víctimas de su cuerpo, lo que necesitan es estar sintonizadas con el proceso. Una de mis clientas comprendió que se había quedado estancada en la labor del parto porque en algún lugar inconsciente tenía miedo de dar a luz al hijo de su padre. Otra víctima de abusos sexuales se dio cuenta de que había aprendido tan bien su papel de víctima que no podía pujar para hacer salir a su bebé. Como muchas personas que viven con una sensación de impotencia, simplemente cedió la experiencia al hospital y su personal. En cierto modo, esperaba que ellos parieran en su lugar. He trabajado con incontables mujeres que han aprendido esta actitud.

Otras supervivientes de abusos sexuales, sin embargo, usan el control como mecanismo de supervivencia. Durante el embarazo, estas mujeres suelen llegar a la consulta del médico con una larga lista de exigencias: que no le pongan el gota a gota, que no haya monitor en la sala, que no haya alumnos de medicina presentes, que sean limitados los exámenes, y que no la rasuren ni pongan enemas (aunque ya hace más de una década que no rasuramos ni ponemos enemas). Muchos tocólogos piensan que las mujeres que más necesitan controlar el proceso del parto suelen ser las que acaban con más intervenciones. Cualquier asistente de partos te dirá que cuanto más larga es la «lista de exigencias»,

El cuello del útero es un esfínter

La comadrona Ina May Gaskin acuñó la expresión «Ley del esfínter» para explicar por qué se detiene la labor del parto de muchas mujeres en el instante en que llegan al hospital, y por qué en muchas «no progresa la labor» y acaban con intervenciones. El motivo es que el cuello del útero es un esfínter, tal como los que controlan la micción y la defecación. Es imposible aflojar o relajar un esfínter a menos que estés totalmente relajada y te sientas segura. Por eso muchas personas sufren de estreñimiento cuando viajan.

mayor es la posibilidad de que haya una intervención no planeada, como una cesárea, por ejemplo». El motivo es que esta «lista» suele ser un síntoma de la ilusión de control intelectual que se hace la mujer; desea controlar una situación en la que se siente totalmente aterrada y descontrolada. Al tratar de controlar todas las variables relacionadas con el proceso del parto, cree que en cierto modo puede evitar el terror que ella asocia con su cuerpo, con sentir su cuerpo en general y con el proceso del parto. Cuanto más actúe a partir del control intelectual, menos probable es que se rinda al proceso de su cuerpo y más probable es que sea necesaria una intervención. Y el sistema médico entra en esto sin vacilación.

La labor del parto también revela la verdad acerca de la relación de la mujer con su marido o con las personas que la asisten. A veces, de pronto, cuando ha dilatado 9 centímetros, la mujer arremete contra su marido sólo porque está en transición. A mí se me enseñó que eso simplemente «ocurre», pero jamás le encontré sentido. Desde entonces he descubierto que eso no «ocurre» tan simplemente. Cualquier hostilidad que aflore entre las personas durante la labor del parto ya estaba allí mucho antes de que ésta empezara, pero dada la esencial naturaleza primitiva del proceso, se abandona toda simulación de cortesía socialmente aceptable y brilla la realidad. Mi padre una vez me dijo que si quería saber cómo era realmente una persona, debía ir de camping con ella. Lo mismo se podría decir del proceso del parto.

En su libro *Birthing Normally*, Gayle Peterson dice que las mujeres paren tal como viven. El parto es una situación de crisis para muchas mujeres. Lo abordan igual como abordan cualquier crisis: algunas creen que son impotentes, mientras que otras quieren asumir el mando. Un estudio de las diferencias entre las mujeres que eligieron inducir el parto y las que eligieron dejarlo venir espontáneamente demostró que las que eligieron la inducción desconfiaban de su sistema reproductor. Eran más propensas a quejarse durante sus reglas, tenían más complicaciones en su historial ginecológico y sentían más ansiedad respecto a entrar en la labor del parto.[29] Gayle Peterson y Lewis Mehl realizaron un estudio de mujeres embarazadas en el cual lograron predecir con un 95 por ciento de exactitud cuáles de ellas tendrían problemas durante el parto, basándose en los criterios del cuadro 7, respaldado por muchos estudios sobre complicaciones individuales.[30]

CUADRO 7
POSIBLES FACTORES DE RIESGO DURANTE EL PARTO

Parto de alto riesgo	Parto de bajo riesgo
Pasividad	Actividad
Dependencia	Independencia
Falta de confianza en sí misma	Confianza en sí misma
Incapacidad para aceptar apoyo	Capacidad de aceptar apoyo
Rechazo de la feminidad	Aceptación de la feminidad
Sexualidad reprimida	Sexualidad sana
Imagen de sí misma como objeto sexual	Imagen de sí misma como ser sexual
Actitud infantil	Actitud adulta
Creencias limitadoras acerca del parto	Creencias que facilitan el parto
Asimilación cultural previa no propicia	Asimilación cultural previa propicia
Comunicación no sincera, manipuladora	Comunicación sincera, clara
Creencias espirituales que obstaculizan el parto	Creencias espirituales favorecedoras del parto
Imagen de sí misma como persona débil	Imagen de sí misma como persona fuerte
Separación de la mente y el cuerpo	Integración de la mente y el cuerpo
Relaciones conflictivas	Relaciones afectuosas
Discrepancia total con el plan del parto	Acuerdo total con el plan del parto
Miedo a que no la intervengan	Miedo a que la intervengan
Sedentaria	Físicamente activa
Apariencia corporal frágil	Apariencia corporal robusta
Rígida resistencia al cambio y las ideas nuevas	Flexible adaptación al cambio
Hogar caótico	Hogar agradable
No desea al bebé	Desea al bebé
Control exterior de su vida	Control interior de su vida
Negación de la realidad del dolor del parto	Aceptación de la realidad del dolor del parto

«Al rescate» de la parturienta

No es infrecuente que la parturienta pida a su pareja que haga algo para rescatarla de la situación. Qué bien recuerdo a algunos hombres cuya esposa buscó su apoyo durante sus contracciones gritando: «¡Jerry, haz algo!». Esos hombres me chillaron diciéndome: «¿Cuánto tiempo va a continuar esto? Más le vale que lo arregle pronto o me va a oír». Muchas veces he sido amenazada por maridos que querían que «arreglara» la labor del parto de su mujer lo más pronto posible, porque si no...

Incapaces de controlar el malestar de su mujer, y furiosos por su sensación de impotencia en un proceso en el cual no pueden hacer nada, esos hombres arremeten contra el médico: «¡Ponga fin a este sufrimiento!». La mujer, incapaz de continuar en su habitual papel de «absorbente de la conmoción emocional masculina», observa impotente o espera que su marido haga su papel de «señor Arreglalotodo». Estas mujeres se desconectan aún más de sí mismas. El parto ciertamente no es un momento ideal para educar a una pareja acerca de las experiencias transformadoras. Sin embargo, sí se puede animar a la pareja, entre contracción y contracción, a que simplemente estén en el proceso, comprendiendo que es normal y natural y que no es una amenaza para la vida; entonces a veces eso les sirve para trabajar «con» las contracciones y el proceso de la labor, y no en contra. Mi socia Bethany Hays, tocoginecóloga y directora médica del True North Health Center de Falmouth, Maine, le recuerda al marido o compañero de su clienta que él no puede tener el bebé en lugar de su mujer, y que tampoco puede quitarle el dolor; pero lo que sí puede hacer es amarla. Ese es un fabuloso regalo para la mayoría de las mujeres en el trance del parto, simplemente ser amadas durante todo el proceso. Las mujeres que son totalmente apoyadas durante la labor, emocional y físicamente, tienen la oportunidad de ser transformadas para siempre por el conocimiento de que fueron capaces de pasar por eso, y que después de todo, sí tienen recursos interiores. Toda mujer se merece este apoyo amoroso, y los estudios demuestran que, en consecuencia, las mujeres que lo reciben son más amorosas con sus hijos. La labor del parto dura un tiempo relativamente corto. Pero es lo bastante poderosa para transformar toda la relación de la mujer con su cuerpo y sus procesos. Después de dar a luz a su bebé normalmente, una mujer me dijo: «Nunca en mi vida me había sentido tan poderosa. El proceso me estimuló, me dio energía. Volaba. Deseé llamar a todas las personas que conocía para compartir con ellas mi dicha».

Pero no siempre es posible cambiar una manera arraigada de hacer frente a las cosas durante el parto. Cuando yo todavía asistía en partos, descubrí que ninguna cantidad de engatusamiento, educación ni súplicas por mi parte podía cambiar la creencia heredada de muchas mujeres de que no pueden parir normalmente, de que tienen que ponerles anestesia y darles fármacos para hacerlo.

El sistema médico participa plenamente en tratar el parto como una urgencia que necesita una cura. Dada su naturaleza patriarcal, el sistema médico se convierte en el «marido» simbólico de todas las mujeres que gritan «¡Jerry, haz algo!». Y la verdad es que los médicos estamos formados en muchos sentidos para «hacer algo». Cada uno de nuestros actos tiene un precio. Algunos estudios demuestran, por ejemplo, que la anestesia epidural aumenta el índice de cesáreas porque relaja los músculos del suelo pelviano, lo cual contribuye a que el bebé se presente con la cabeza en la posición llamada de occipucio posterior, es decir, con la cara hacia la parte delantera de la mujer. Es mucho más difícil expulsar al bebé cuando está en esa posición; esto también hace más lento el proceso, y puede aumentar la molestia o angustia del bebé. La anestesia epidural es también una metáfora de nuestra actual actitud hacia el parto con la mente separada del cuerpo: «Quiero estar despierta y espabilada intelectualmente, pero no quiero sentir mi cuerpo». Un ejemplo de esto ocurrió hace poco. Un médico de cabecera amigo mío asistía en el parto de una mujer a la que le habían puesto la epidural y estaba a punto de dar a luz; ella continuaba viendo una serie de televisión, totalmente inconsciente de lo que le estaba ocurriendo bajo la cintura. En el momento en que el bebé estaba coronando, naciendo en realidad, le pidió a mi amigo, el médico, que se hiciera a un lado porque le tapaba el televisor. Aunque en este caso la epidural no es el villano, sí le hacía mucho más fácil a esta nueva madre mantenerse desconectada de su bebé recién nacido que si no hubiera recibido esa inyección. Además, los analgésicos atraviesan la placenta y pueden afectar al bebé. El fórceps, la episiotomía, el vacuoextractor, la estimulación de las contracciones con oxitocina y la cesárea innecesaria son otras intervenciones que no están exentas de riesgos.

La mujer tiene el poder interior para parir normalmente y debe saber que los fármacos y anestésicos tienen posibles efectos secundarios adversos. Cuando asistía en partos, me sentía frustrada con las mujeres que no tenían la menor intención de dar a luz de modo normal y trataba de cambiarlas, de educarlas. Pero ese era un problema «mío», y no necesariamente suyo. Ellas deseaban toda la tecnología que podía ofrecer el hospital. Ahora comprendo que no era mi tarea cambiarlas a ellas ni cambiar a nadie. Cada mujer debe mirar en su interior y ver dónde está, y ser lo más sincera posible consigo misma. Mi trabajo consiste en presentar opciones alternativas en cada situación y dejar que la mujer elija.

Tecnologías para el parto

Durante la gran tormenta de nieve de 1978 en Boston, cuando estaban cerradas todas las calles y carreteras y era imposible conducir, iba en esquí a un hospital cercano en el que no había servicio de maternidad a asistir en partos en la sala de urgencias. Las parturientas eran trasladadas a los hospitales más cercanos por la Guardia Nacional. El personal de la sala de urgencias, acostumbrados a tratar de todo, desde heridas de disparos hasta ataques al corazón, se sentían perdidos con estos partos. Por su propia naturaleza, las personas que atienden en las salas de urgencias están preparadas para hacer algo rápido. Los partos, por su propia naturaleza, necesitan exactamente lo contrario. Necesitan las cualidades de una comadrona: estar al lado esperando, con una actitud de apoyo y cariño, mientras hacen muy poco en el sentido médico ortodoxo. Es la mujer la que da a luz el bebé, no el médico ni el personal, que en la mayoría de los casos simplemente lo «cogen».

Los hospitales, sin embargo, están equipados para alojar y medicar los más profundos temores de la parturienta. Los procedimientos hospitalarios normalmente no tratan estos miedos muy reales, sino que «medicalizan» los partos. Están diseñados para «ahorrarnos» la molestia y los dolores del parto, actitud en la que la sociedad contribuye colectivamente. Las prácticas de hospital emanan lisa y llanamente de nuestra veneración por la tecnología y nuestro miedo del proceso del nacimiento. Los médicos han estado muy bien dispuestos a usar la tecnología para «mejorar» los resultados en tocología porque nuestra cultura cree en la superioridad de la tecnología respecto a la sabiduría natural del cuerpo. Confiamos más en la tecnología que en la experiencia de sí misma de la mujer y los beneficios documentados de un apoyo humano afectuoso durante la labor del parto. ¡Y esto está en el centro de la actual tasa de cesáreas de casi un 30 por ciento!

Desgraciadamente, las creencias que respaldan los procedimientos hospitalarios suelen estar tan generalizadas que incluso las mujeres que entran en el hospital con el deseo de tener un parto natural suelen acabar con algún tipo de intervención. Esto se debe a que la parturienta es muy vulnerable. Si no está apoyada durante su parto por personas que confían verdaderamente en este proceso y lo consideran normal, pueden convencerla casi de cualquier cosa. Peggy O'Mara, redactora y editora de *Mothering Magazine*, lo resume así: «Un plan para el parto le da a la mujer una falsa seguridad y la lleva a pensar erróneamente que si lo planifica bien puede tener el parto que desea. La hace creer que es ella la que está al mando, cuando en realidad la forma de pensar y las prácticas de su médico y del lugar donde va a dar a luz van a influir en ella más que cualquier plan. La mujer no necesita un plan cuando hay compatibilidad entre ella y su médico. Si siente la necesidad de hacer un plan para el parto quiere decir que el médico elegido no es el adecuado, o que el lugar para dar a luz no es el adecuado».[31] ¡Estoy muy de acuerdo!

Monitores fetales y cesáreas

No hay ejemplo más claro del uso excesivo de la tecnología durante el parto que el elevado índice de cesáreas en muchos hospitales de Estados Unidos, a consecuencia de la «medicalización» del parto, alimentada por el temor a los pleitos si un bebé no resulta perfecto. Aunque el índice de cesáreas en la mayoría de hospitales docentes está actualmente en el 30 por ciento, en algunas ciudades una mujer blanca con seguro médico tiene un 50 por ciento de probabilidades de que le hagan cesárea.[32]

Durante mis prácticas como residente, que fue cuando entró en escena el monitor fetal y comenzó a elevarse el índice de cesáreas, recuerdo que yo pensaba: «¿Cómo puede ser que el 25 por ciento de las mujeres no sean capaces de pasar por un acontecimiento fisiológico normal sin la ayuda de anestesia y una operación importante? ¿Cómo es posible que haya sobrevivido la raza humana si tantas mujeres realmente necesitan una operación para dar a luz? ¿Qué es lo que pasa?».

Se me enseñó que debía tratarlas a todas como si fueran a tener una posible complicación, como si de pronto el parto normal se fuera a convertir en una crisis. Siempre que llegaba una parturienta, inmediatamente le colocábamos el suero, le sacábamos sangre, le rompíamos el saco amniótico, aplicábamos un electrodo en la cabeza del bebé e introducíamos un catéter en el útero para medir la presión uterina en el monitor fetal. Entonces, ella y su familia, los médicos y las enfermeras, todos fijábamos la vista en el monitor y prácticamente dependíamos de él para que nos dijera qué debíamos hacer a continuación. A la mujer se le pedía que se colocara en la posición que venía mejor para el monitor, no la que era mejor para ella. Recuerdo que yo trataba de poner estos artilugios para el monitor incluso a mujeres que estaban a punto de parir cuando entraban por la puerta. Si no tenía una hoja del monitor para documentar el parto y había un mal resultado, sabía que tendría dificultades con mi médico responsable. Después, los estudios demostraron que la monitorización fetal en realidad no mejora el resultado perinatal, en comparación con la enfermera que ausculta los latidos del corazón cada cierto tiempo.[33] Lo que sí hacía era aumentar el número de cesáreas, gran ejemplo de cómo la tecnología se «establecía» antes de que se tuvieran todos los datos. (La monitorización tiene su lugar, no estoy en contra de ella. Sencillamente no sustituye la afectuosa interacción humana, aunque con frecuencia se utiliza como si lo hiciera.)

Durante mi segundo año de residencia, asistí a una reunión de la Asociación Internacional de Educación para el Parto, y allí me enteré de que el saco amniótico normalmente se rompe cuando la mujer comienza a empujar, y que hay pruebas de que al romperlo artificialmente, los bebés sufren más estrés dentro del útero (el pH de la sangre de su cuero cabelludo es más bajo). En esta reunión también aprendí que el líquido amniótico es el mejor «envoltorio» disponible: protege el cuerpo del bebé durante las contracciones. ¿Por qué nos afanamos tanto en estropear la protección de la naturaleza? ¡Para poder enchufar nuestros monitores tecnológicos!

¿Es de extrañar que la mujer se asuste, y por consiguiente su bebé, cuando se la engancha a tres o cuatro tubos y cables diferentes y después se le rompe el saco amniótico, lo que ocasiona sufrimiento al feto? Una encuesta a 1.600 mujeres, realizada por Harris Interactive para la asociación no lucrativa Maternity Center Association, indicó que el 61 por ciento experimentó entre 6 y 10 intervenciones médicas, entre ellas la conexión intravenosa y la administración de Pitocín para acelerar el parto, fármaco que hace más dolorosas las contracciones y aumenta los riesgos de sufrimiento del feto y de ictericia neonatal. Además, al 43 por ciento se les practicó entre 3 y 5 intervenciones importantes (entre otras, inducción, episiotomía, cesárea y parto con fórceps), y a 8 de cada 10 mujeres (y al 91 por ciento de las primerizas) se les dio analgésicos durante la labor del parto.

En muchísimos casos podría haberse evitado el sufrimiento fetal tranquilizando a la madre y pidiéndole que se centrara en su interior, donde estaba su bebé, y le enviara mensajes tranquilizadores. La técnica de *biofeedback* ha documentado el profundo efecto de los pensamientos en los sistemas corporales, como la tensión arterial, el pulso y la resistencia de la piel. El bebé forma parte del cuerpo de la mujer; sus pensamientos y emociones pueden tener y tienen efectos importantes en su bebé.

Muchos tocólogos tienen la arraigada convicción de que el parto vaginal es simplemente peligroso y que conduce a un mayor trauma fetal. He participado en discusiones con colegas (hombres y mujeres) que, en un plano muy profundo, y posiblemente no examinado, creen que el parto abdominal es la modalidad superior de llegada al mundo. ¡Hace poco algunos defendían la cesárea optativa o la cirugía de «bypass vaginal» como opción de preferencia!

Aproximadamente del 50 al 85 por ciento de las mujeres que han tenido un parto con cesárea pueden parir normalmente a sus hijos siguientes. Aunque a los tocólogos solía enseñárseles el principio: «Una vez una cesárea, siempre una cesárea», esto ya no es así. La literatura científica que documenta la seguridad de los partos vaginales posteriores apareció a fines de los años setenta. Durante mis años de práctica ofrecíamos rutinariamente la opción del parto vaginal después de una cesárea. Sin embargo, todavía no se ofrece esta opción a todas las mujeres que son candidatas a ella. Y para las mujeres que son candidatas, muchas veces no es la opción que eligen debido a que tanto los médicos como las mujeres tienen miedo de la rara posibilidad de una ruptura del útero. En un artículo titulado «Cuando la paciente pide una cesárea», el doctor Bruce Flamm dio justo en el blanco al decir: «Que una persona esté asustada no quiere decir que sea aconsejable una intervención quirúrgica sino que es aconsejable una educación».[34] Evidentemente la medicina es una calle de dos sentidos. La doctora Bethany Hays, al leer el artículo comentó: «¡Esto sí que es bueno! ¡Creamos el miedo al parto vaginal y después le echamos la culpa a la parturienta!».

Los índices de cesáreas varían enormemente de un médico a otro. Algunos de mis colegas tienen índices de cesáreas de sólo el 6 por ciento. Son los mismos médicos que apoyan firmemente la presencia de una comadrona en el parto.

Riesgos de la cesárea

Aunque algunas mujeres optan por la cesárea por comodidad o por miedo al proceso del parto, hacer cesárea cuando no hay indicación médica es una práctica polémica. Y por buenos motivos. Una cesárea es una operación de importancia que entraña algunos riesgos graves. Los siguientes riesgos, reunidos por la Coalition for Improving Maternity Services (CIMS) son mayores en el parto por cesárea que en el parto vaginal:

- Muerte de la madre (cinco a seis veces mayor)[35]
- Lesiones en la vejiga, el útero y los vasos sanguíneos; hemorragia; accidentes con la anestesia; coágulos en las piernas; embolia pulmonar; paralización del intestino; infección (hasta cincuenta veces más común)[36]
- Dificultad para las actividades normales hasta dos meses después del parto (un caso de cada diez).[37] (Una de cada cuatro mujeres que tuvieron parto con cesárea dicen que el dolor en el lugar de la incisión es un problema importante, y una de cada catorce dice que sigue sintiendo dolor seis meses después del parto.)[38]
- Rehospitalización (dos veces más probable)[39]
- Tejido cicatricial interno que produce dolor pelviano, dolor durante el acto sexual y problemas intestinales
- Consecuencias para la reproducción posterior, como infertilidad,[40] aborto espontáneo y parto prematuro[41]

Riesgos para el bebé:
- Dificultad para respirar y mamar debidos a su condición de prematuro, aunque sea ligera[42]
- Herida accidental hecha por el cirujano durante la operación (de uno a dos casos por cada cien)[43]
- Menor puntuación en la evaluación Apgar (50 por ciento más probable) y admisión a cuidados intermedios o intensivos (cinco veces más probable)[44]
- Hipertensión pulmonar persistente, trastorno peligroso para la vida (más de cuatro veces más probable)[45]

(Para más información, véase el sitio web de CIMS en www.motherfriendly.org)

Episiotomía

Otra intervención cuya práctica debería abandonarse es la episiotomía. Se calcula que a un tercio de las mujeres que dan a luz con parto vaginal en Estados Unidos, se les practica episiotomía, que es la incisión quirúrgica del tejido situado entre la vagina y el recto. A nivel nacional, al 70-80 por ciento de las madres primerizas con parto vaginal se les hace esta operación.[46]

Las mujeres a las que se les hace episiotomía tienen 50 veces más probabilidades de sufrir graves laceraciones que aquellas a las que no.[47] El motivo de esto es que el corte de la episiotomía suele extenderse a más tejidos vaginales durante el parto. Este corte quirúrgico del perineo puede ser causa de una excesiva pérdida de sangre, dolorosas cicatrices y un innecesario dolor posparto.[48] El dolor de la mujer puede afectar a su vínculo con el bebé y la lactancia.

Los estudios han demostrado que el que a una mujer le practiquen la episiotomía o no depende mucho de si es un médico o una partera quien la asiste en el parto. A las parteras se les enseña a asistir partos de modo normal, sin intervenciones. Los médicos naturalmente hacen más, se los ha formado para eso. Dejar que la mujer empuje a su bebé para que salga lentamente y sin intervenciones es una experiencia excepcional en algunos hospitales. Un análisis retrospectivo de 2.041 partos vaginales operatorios (lo que significa que se usó fórceps o un vacuoextractor), realizado en San Francisco, demostró que el índice de desgarros de cuarto grado (el desgarro extendido hasta el recto) bajó del 12,2 por ciento al 5,4 por ciento durante un periodo de diez años, mientras que el índice de episiotomías en el hospital bajó del 93,4 por ciento al 35,7 por ciento.[49] Si bien aumentó el índice de laceraciones vaginales, estas son leves y muy fáciles de reparar, comparadas con el daño que causan las episiotomías; además son mucho menos dolorosas.

Una reciente revisión, muy publicitada, ha dejado finalmente las cosas claras (¡espero!). En una exhaustiva revisión de todos los artículos publicados en la literatura médica desde 1950 a 2004, los autores descubrieron que en realidad no existía ninguno de los beneficios atribuidos anteriormente a la episiotomía de rutina. «En realidad —decían en el artículo—, los resultados con episiotomía se pueden considerar peores dado que a muchas mujeres que habrían tenido menos lesiones se les practicó una incisión quirúrgica».[50]

Unas palabras acerca de la disfunción del suelo pelviano

Desde fines de los años noventa se ha utilizado la posibilidad de disfunción del suelo pelviano por causa del parto natural para justificar la cesárea, sobre todo cuando no hay otra indicación médica. De hecho, el Colegio de Tocólogos y Ginecólogos de Estados Unidos emitió una declaración en octubre de 2003 indicando que, aunque los médicos no tienen ninguna obligación de hablar de cesárea opcional, están justificados para realizar la operación si creen que ésta favorece la salud general y el bienestar de la madre y el bebé más que el parto vaginal. Y la posible protección del suelo pelviano por la cesárea es una de las justificaciones.

Esta declaración fue recibida con críticas por muchas organizaciones, entre ellas el International Cesarean Awareness Network, el Colegio de Parteras, las Doulas de Norteamérica, Attachment Parenting International y el Colegio de Enfermeras-Parteras de Estados Unidos. En marzo de 2004, la Sociedad de Tocólogos y Ginecólogos de Canadá afirmó en dos declaraciones a la prensa que el parto vaginal sigue siendo el método preferido y la opción más segura para la mayoría de las mujeres debido a que entraña menos complicaciones en el embarazo y subsiguientes embarazos que la cesárea.

Una exhaustiva revisión de la literatura médica sobre la modalidad de parto y la disfunción del suelo pelviano, publicada en 2006, señalaba las dificultades de comparar las modalidades de parto dados los diversos grados de destreza de los médicos y también las diversas condiciones en que tiene lugar el parto. Por ejemplo, los partos vaginales con fórceps manejado por un médico no especializado, con vacuoextractor o con episiotomía, tienen más posibilidades de causar problemas en el suelo pelviano que aquellos en que no intervienen estas modalidades. Los autores declaran, por ejemplo, que «un parto tranquilo, no en posición de litotomía [se llama así la posición de espaldas y con las piernas levantadas que se adopta para el examen ginecológico], sin empuje urgente dirigido y sin la rutinaria episiotomía, tiende a proteger el suelo pelviano y el perineo y reduce la presión justamente sobre las estructuras que estamos revisando, mejorando así los resultados y reduciendo las diferencias entre parto vaginal y por cesárea cuando las hay».[51]

Al margen de las estadísticas, está claro que el suelo pelviano femenino está hecho para parir sin complicaciones en la mayoría de las mujeres, y es muy capaz de hacerlo en un ambiente de apoyo. Yo estuve con la famosa partera Ina May Gaskin en un comité en la reunión anual de 2005 de la Asociación de Psicología y Salud Pre y Perinatal. Ina May dijo que a la mujer le es casi imposible parir si está desconectada de su suelo pelviano, lo que incluye su función intestinal, situación común de muchas mujeres a las que las aterra descontrolarse durante el parto. En broma sugirió que a las mujeres podría convenirles seguir a un caballo un rato para ver lo bien que se le expande el esfínter anal para defecar y luego al instante vuelve a su tamaño normal. El cuello del útero también es un esfínter, capaz de dilatarse muy bien en condiciones óptimas, pero en él influye mucho lo segura y apoyada que se siente la mujer durante el parto. Lo mismo vale para el suelo pelviano. Un artículo muy completo para ayudar a las mujeres a prevenir problemas de suelo pelviano en el parto lo encontrarás en www.childbirthconnection.org/article.asp?ck=10206

Anestesia

La anestesia moderna es un regalo en muchos casos, pero en el proceso del parto se usa con demasiada frecuencia. Esta cultura cree que si poco es bueno, más es mejor. Así pues, actualmente hay servicios de maternidad en los que, mucho antes de que llegue la hora del parto, a casi todas las mujeres embarazadas se las hace creer en las virtudes de la epidural, «el no va más» de la anestesia tocológica. La semilla suele sembrarse durante las clases para el parto patrocinadas por el hospital: «No tiene por qué sentir nada». La anestesia se ofrece como una panacea a las mujeres. He oído a muchas decir: «Quiero que me pongan un catéter de epidural durante las dos últimas semanas de embarazo». Pero entre los riesgos están la detención de la primera y la segunda fases del proceso del parto, fiebre, una mayor utilización de fórceps, lesiones en el suelo pelviano y sufrimiento del feto, con el consiguiente aumento del número de cesáreas.[52]

En un estudio realizado en 1996, de 1.733 mujeres que daban a luz a su primer bebé, el índice de cesáreas en las que recibieron anestesia epidural fue del 17 por ciento, frente al 4 por ciento en las que no la recibieron (cuatro veces más).[53] En un estudio publicado en 2005, los investigadores descubrieron que la epidural tiene una fuerte relación con la problemática posición fetal occipitoposterior (la cara del bebé hacia el frente, en lugar de la posición más ideal con la cabeza hacia abajo y la cara hacia la espalda de la madre), lo cual, sugerían, podría explicar el mayor índice de cesáreas en mujeres a las que se les ha puesto epidural.[54] Pese a estos estudios continúa el debate sobre los pros y los contras de la epidural. (Entre los factores que influyen en el resultado están la forma de dar la anestesia, quién la administra y en qué fase del proceso del parto.) Pero la relación entre la epidural y la cesárea está de acuerdo con mi propia experiencia de trabajo en la unidad de maternidad de un gran hospital.

En otro estudio de 1.657 mujeres que daban a luz a su primer bebé, el 14,5 por ciento de las que recibieron anestesia epidural tuvieron fiebre, frente a sólo un 1 por ciento de las mujeres que no la recibieron. Debido a esta fiebre, los bebés nacidos de las mujeres del grupo de la epidural tenían cuatro veces más probabilidades de contraer infecciones y de ser tratados con antibióticos que los bebés nacidos de mujeres que no recibieron anestesia epidural.[55] Sin embargo, de los 356 recién nacidos del grupo de la epidural a los que se les examinó por si tenían septicemia (estado infeccioso general), sólo 3 la mostraron. La epidural pone a la mujer en un mayor riesgo de fiebre, al margen del tamaño del bebé o de la duración de la labor del parto, dos factores que también se relacionan con un mayor riesgo de infección. Entre la cascada de consecuencias adversas debidas a que haya que tratar al bebé por una infección, están: que lo llevan a la unidad neonatal de cuidados intensivos, alejándolo de la madre; más dolor para el bebé, porque es necesario extraerle sangre y ponerle suero; el riesgo de los antibióticos, que matan todas las bacterias normales y amigas de su cuerpo, aumentando así el riesgo de infección por las cepas de bacterias resistentes a los antibióticos que se encuentran en los hospitales; una mayor ansiedad para la madre y el bebé, y los posibles efectos adversos en el establecimiento de una buena lactancia. Dado que el tratamiento de la septicemia tiene lugar inmediatamente después del nacimiento del bebé, puede afectar de un modo negativo al importante periodo de vinculación madre-hijo deseado por la naturaleza después del nacimiento.

Posición supina

Las mujeres que paren en una posición fisiológicamente normal, de pie o en cuclillas, tienen muchas menos probabilidades de sufrir un desgarro del perineo y más posibilidades de tener una segunda fase de la labor normal, sin intervención quirúrgica. De hecho, estar echada de espaldas mientras se empuja al bebé es desfavorable para el parto, porque esta posición provoca una excesiva presión del bebé sobre la parte posterior de la vagina, y disminuye el diámetro de la salida pelviana, lo cual dispone las cosas para un desgarro vaginal. (¿Alguna vez has tratado de ir de vientre echada de espaldas?) Al parecer, esta posición, llamada «posición de litotomía», fue popularizada por Luis XIV de Francia, que era un mirón y le gustaba observar los partos de las mujeres de su corte sin que ellas se enteraran de su presencia. En esta posición, con las faldas levantadas, la parturienta no podía ver quién la estaba observando. La posición se hizo popular porque la usaban mujeres de la clase alta y por lo tanto fue imitada. Además, le facilitaba las cosas a quien asistía en el parto.

Tal vez otro motivo fue la popularización del fórceps, que fue inventado en 1560 por Peter Chamberlain, partero que provenía de una familia de parteros. Este instrumento se mantuvo en secreto en la familia de Chamberlain y sólo se dio a conocer a la profesión médica en 1728.[56] La formación para usar este instrumento sólo se daba a los hombres (generalmente médicos y cirujanos), y al principio se utilizaba cuando ninguna otra cosa daba resultado y la mujer llevaba horas empujando al bebé sin éxito. La posición de litotomía era la que adoptaba la agotada mujer para descansar mientras le aplicaban el fórceps. También permitía al tocólogo el máximo control sobre el proceso de extraer al bebé con fórceps.

Durante la segunda fase de la labor del parto, la posición en cuclillas, a diferencia de la supina, aumenta de un modo natural el tamaño de la abertura vaginal, porque distribuye igualmente la presión por toda la circunferencia vaginal y favorece la salida del bebé cabeza abajo. En la posición en cuclillas, el diámetro antero-posterior de la pelvis ósea (de delante hacia atrás) aumenta medio centímetro o más.[57] La posición en cuclillas también contribuye a evitar que el útero presione los principales vasos sanguíneos pelvianos. Por lo tanto, mejora el aprovisionamiento de sangre de la madre al bebé, con lo cual hay menos riesgos para los dos. (He visto incontables casos de sufrimiento fetal en la sala de partos simplemente debido a la posición de la madre, echada de espaldas.) Las mujeres a las que se anima a tocarse el perineo y tocar la cabeza del bebé conectan con mucha mayor rapidez con su hijo y dan a luz con más facilidad. En general no es aconsejable que la madre se esfuerce demasiado durante la segunda fase de la labor del parto. Empujar al bebé de modo lento y suave produce muchos menos traumas pelvianos.

Lo principal: cuando de verdad se necesita la tecnología para el parto, salva la vida y es milagrosa. Cuando un médico o médica está en el quirófano haciéndole una transfusión a una mujer cuya placenta no se desprende de su útero y está perdiendo sangre rápidamente, sabe que cien años atrás su paciente habría muerto. Pero en la gran mayoría de los casos, más «alto contacto amable» y menos «alta tecnología» haría el trabajo.

Atención maternal para la madre: solución cuya hora ha llegado

El apoyo durante la labor del parto tiene siglos de antigüedad, y la intuición nos dice claramente que las mujeres que se sienten más apoyadas tienden a hacerlo mejor. Los doctores Marshall Klaus y John Kennell han demostrado en seis estudios clínicos controlados que la presencia de una mujer que apoya durante la labor del parto, llamada doula, acorta la duración de la primera fase un promedio de dos horas, disminuye en un 50 por ciento las posibilidades de cesárea, reduce la necesidad de analgésicos y anestesia epidural, ayuda al padre a participar con confianza y aumenta el éxito de la lactancia. El doctor Kennell ha demostrado que si se utilizara rutinariamente la asistencia de la doula, este simple paso ahorraría al sistema sanitario un mínimo de 2.000 millones de dólares al año en costes de cesáreas innecesarias, anestesias epidurales y tratamientos de septicemia para los recién nacidos. Una vez bromeó: «Si un fármaco tuviera este mismo efecto, no sería ético no usarlo».

Con mucha frecuencia, cuando pensamos en el apoyo durante la labor del parto, nos imaginamos a una especie de «instructor», una persona especializada en las técnicas correctas de respiración, etc. Pero una doula encarna la sabiduría femenina. Es una mujer compasiva formada especialmente para ofrecer apoyo emocional, sintonizando con las necesidades de la madre y siendo una «madre» para ella. Las doulas generan un «ambiente emocional de apoyo para la madre, animándola a dejar que su cuerpo le diga lo que es mejor en los diversos momentos del proceso del parto. «Una buena doula —escriben los autores de *Mothering the Mother*— da de sí misma y no tiene miedo de amar.»[58] Una doula entra en el espacio de la parturienta y es muy sensible a sus necesidades, estados de ánimo, cambios y sentimientos no expresados. No tiene ninguna necesidad de controlar ni de ahogar. Todas las mujeres embarazadas deberían tener los beneficios de una doula. Por cierto, esta persona no resta valor al papel del padre del bebé. Lo favorece y le deja libertad para hacer el muy importante trabajo de amar a la madre.

Cómo disminuir el riesgo de cesárea

Aunque a veces es necesaria una cesárea, muchos especialistas en este campo opinan que un índice de cesáreas del 15 por ciento, más o menos un 5 por ciento, es mucho más aceptable que el actual índice del 30 por ciento.[59] Esto significa, lógicamente, que a muchas mujeres se les practican cesáreas que no son necesarias. Sin embargo, como es algo tan común, la mayoría no comprenden que se trata de una operación abdominal importante, cargada de posibles complicaciones, como la hemorragia y la infección. La cesárea debería evitarse a menos que sea absolutamente necesaria. A continuación explico cómo se pueden disminuir las posibilidades de cesárea.

1. Revisa tus creencias y comprueba las de tu médico. ¿Crees que el parto vaginal es desagradable y demasiado peligroso o terrible para pasar por él? En realidad, muchas mujeres y sus médicos actúan con esta creencia, que se manifiesta lisa y llanamente en lo que ocurre durante la labor del parto y el parto. En una encuesta publicada en 1996 en *Lancet*, en que se interrogó a 282 tocólogos, el 31 por ciento de las mujeres dijeron que si ellas daban a luz desearían una cesárea, y el 8 por ciento de los hombres dijeron que preferirían una cesárea para su esposa (un 17 por ciento en conjunto). Muchos dijeron que elegirían la operación incluso en embarazos no complicados y de poco riesgo.[60] Aunque no sé de ningún estudio similar realizado en Estados Unidos, he conocido a médicos que piensan sinceramente que la cesárea es una modalidad superior de parto. Y esta creencia se refleja en el número de cesáreas que realizan. Los hospitales llevan la estadística de las cesáreas practicadas por cada médico, de modo que un médico puede conocer su índice de cesáreas. (Lógicamente, en la unidad para casos de alto riesgo de un centro médico grande, el índice tiene que ser mayor.)

2. Si ya has tenido un parto con cesárea, el próximo prográmalo para que sea vaginal normal. Actualmente en Estados Unidos, alrededor del 36 por ciento de las cesáreas son de repetición, siendo la única indicación para esta operación importante que la mujer ha tenido un parto con cesárea anteriormente. Aunque muchas mujeres no lo saben, tanto la literatura médica como la experiencia personal de incontables tocólogos (entre los que me cuento), que durante años han asistido en partos vaginales después de otro con cesárea, demuestran que la mayoría de las mujeres a las que se les ha practicado una cesárea pueden tener un parto normal sin riesgo. En un estudio reciente se comprobó que a más o menos el 73 por ciento de las mujeres que tuvieron un parto vaginal después de haber tenido uno con cesárea les fue bien. El mismo artículo informaba que sólo 1 mujer de cada 2.000 podría tener una complicación importante por ruptura del útero.[61] Esto indica que el parto vaginal después de uno con cesárea es mucho más seguro que la cesárea de rutina. Si tu médico no se siente cómodo con esta opción, busca a otro.

3. Elige concienzudamente el lugar donde vas a dar a luz. Programa tener tu bebé en un sitio en el que sabes que te vas a sentir a salvo y segura. Cada vez más estudios están documentando que el parto en casa no entraña riesgos para mujeres muy bien seleccionadas y apoyadas. Centros de maternidad centrados en la familia ofrecen muchas de las comodidades de la casa dentro de la red de seguridad de un hospital.

Un número cada vez mayor de hospitales y algunas clínicas particulares ofrecen ahora este tipo de atención, que se caracteriza por lo siguiente: la parturienta, junto con las personas que la apoyan, realiza el proceso del parto y da a luz en la misma habitación; la enfermera que asiste al parto es la misma que atiende a la madre durante toda su estancia en el hospital, y es también la principal enfermera del bebé, que se queda en la misma habitación con su madre. En resumen, en la maternidad centrada en la familia, la atención se concentra en mantener a la madre, el bebé y el resto de la familia juntos de un modo sano y alentador. Este es un enorme avance en el enfoque del parto, ya no como una operación quirúrgica, que ha sido común desde los años cincuenta, y que precisa de una sala para la labor del parto, otra para el parto y una habitación de recuperación, en las que la madre es atendida por diferentes enfermeras, y en que luego se lleva al bebé a la sala de recién nacidos, donde lo atienden otro grupo de enfermeras. Esta atención fragmentada, que experimentaron casi todas nuestras madres, puede ser desastrosa para la parturienta y su bebé, y aumenta el riesgo de intervención a partir del momento en que la mujer entra en el hospital.

4. Contrata a una doula para que te «haga de madre» durante la labor del parto (véase la sección anterior). Mejor aún, trabaja con un médico o una comadrona que recomiende automáticamente ese apoyo profesional durante la labor del parto y que se sienta a gusto trabajando junto a estas personas. Estos médicos y comadronas casi siempre tienen un índice menor de cesáreas que sus colegas.

5. No te vayas al hospital demasiado pronto. Es muy corriente que la mujer tenga contracciones leves o moderadas (premonitorias) antes de empezar la verdadera labor del parto, que se define por la dilatación y el repliegue del cuello del útero. Si en realidad estás en la labor del parto, no vas a querer hablar durante una contracción, tu atención estará centrada en tu interior, y no querrás moverte mucho mientras dure la contracción. Piensa en la posibilidad de contratar a una comadrona que vaya a tu casa o a otro lugar convenido para comprobar tu progreso antes de hospitalizarte; en el hospital, el ambiente podría hacer más lenta la labor o ser causa de que sea disfuncional. (No ocurre esto en una buena clínica que ofrezca una maternidad centrada en la familia.) Recuerda que el útero es muy sensible al entorno; funciona mejor cuando y donde te sientes más relajada y segura. Esto varía de una mujer a otra.

Estudios recientes sugieren que la labor del parto podría durar más de lo que se nos ha llevado a creer y de todos modos ser totalmente normal y sin riesgos. Muchos médicos han sido formados para seguir unas gráficas, ahora anticuadas, que determinan el progreso de la labor del parto, llamadas «curvas de Friedman», por el apellido de un famoso tocólogo de Boston cuyas recomendaciones influyeron en varias generaciones de tocólogos. Si tu labor no progresa de acuerdo con esas gráficas, pueden aumentar las posibilidades de que te practiquen una cesárea, aunque todo sea normal.

Un buen número de cesáreas se realizan por «falta de progreso», trastorno que suele atribuirse a que el bebé es «demasiado grande».

Normalmente esto no es así, ya que muchas mujeres a las que se les ha practicado una cesárea por este motivo, después han tenido bebés aún más grandes en un parto normal. Según mi experiencia, la «falta de progreso» simplemente significa que el útero deja de contraerse eficazmente y la madre se agota. Cuando esto continúa así durante unas horas, se practica la cesárea para que acabe todo de una vez.

Lo que conviene hacer en primer lugar es evitar la cadena de incidentes que conducen a esto. Sintoniza con la sabiduría de tu cuerpo. La mayoría de las mujeres son capaces de saber cuándo están realmente en la labor del parto. No permitas que la mentalidad colectiva de urgencia de nuestra cultura invada tu fisiología en esto, porque una vez que entres y te conecten con el monitor, es posible que el proceso del parto se vuelva más lento o se detenga totalmente si estás nerviosa. Trata además de evitar que alguien te rompa el saco amniótico para «poner en marcha las cosas».

Lamentablemente, muchísimas parejas han sido adoctrinadas por los programas y películas de la televisión en que se ve a parejas corriendo al hospital a la primera contracción, temerosos de que el bebé vaya a caerse por ahí si no llegan a tiempo. Una vez en el hospital, el personal insistirá sutilmente (o no tan sutilmente) en hacer algo, porque la mujer está cansada de estar embarazada y desea acabar con eso cuanto antes. Si te metes en la cama en ese estado, permites que te rompan el saco amniótico y luego te quedas inmóvil esperando que ocurra algo, no permites que tu cuerpo y tu bebé encuentren el momento adecuado.

6. Programa tener el parto sin anestesia epidural. Cuando la mujer entra en la labor del parto con la idea de que su cuerpo sabrá arreglárselas con las sensaciones, tiene más probabilidades de estar en la actitud receptiva necesaria para el funcionamiento óptimo de su útero. En cambio, si cree que va a necesitar epidural tan pronto como entre en el hospital, no estará presente en su labor del parto; las contracciones sólo serán algo que tendrá que soportar hasta que llegue el anestesista. Aunque la epidural puede ser muy útil en ciertas circunstancias, suele prolongar la labor y relajar tanto la parte inferior del útero y la pelvis que el bebé sale con la cabeza en mala posición. Además, como he dicho antes, aun en el caso de que la epidural no aumente el riesgo de cesárea, de todos modos puede causar fiebre en la madre y el riesgo

de que al bebé haya que tratarlo por infección. También inhibe la liberación del neurotransmisor betaendorfina, que normalmente aumenta durante la labor y es la causa de la euforia que sienten algunas madres. La naturaleza ha concebido esa euforia como el mejor estado posible para que la mujer conozca y se enamore de su bebé recién nacido. Si sientes la necesidad de anestesia epidural, por el motivo que sea, espera hasta que la labor del parto esté bien establecida y pide la menor dosis posible que te proporcione el alivio adecuado al dolor.

7. Por encima de todo, confía en que tu cuerpo sabe parir. Durante la labor del parto, más que en ningún otro momento, las mujeres tienen la oportunidad de experimentar, de modo espectacular, la sabiduría de su cuerpo. Muévete para ponerte en la posición que te parezca mejor. No te metas en la cama, a no ser que encuentres más cómoda esa posición. No te resistas a las contracciones; sumérgete profundamente en ellas. He asistido en partos suficientes para saber que cuando las mujeres se sienten cómodas, relajadas y bien apoyadas, su cuerpo sabe automáticamente qué hacer para mantener su propia seguridad y la del bebé.

Mi historia personal

En mi calidad de madre y médica, he experimentado el parto desde los dos lados de la cama. Toda madre tiene momentos entrañables durante la experiencia del parto, percepciones y sentimientos que le gustaría explicar a otras mujeres. Así pues, quiero contarte mi historia y también las de otras mujeres.

La fecha prevista para el nacimiento de mi primera hija era el 7 de diciembre de 1980. Yo continuaba en mi trabajo de supervisora de residentes en un hospital de Boston, y cada dos semanas volaba o conducía hasta Maine para mantener en funcionamiento el consultorio que tenía allí. Había visto a muchísimas mujeres que dejaban de trabajar pronto y se dedicaban a limpiar la casa, comer y esperar a que llegara el bebé, y a veces suplicaban al tocólogo que les indujera el parto. Yo no quería entrar en esa categoría. También había visto muchos casos de retraso del parto. Ciertamente no deseaba ponerme nerviosa, al menos mientras no llegara la fecha.

El día de Acción de Gracias [el 4.º jueves de noviembre] fuimos a cenar a casa de unos amigos. Esa noche, ya en la cama, comencé a sentir contracciones muy suaves pero regulares e indoloras. Como soy buena médica, controlada y tranquila, entré en el cuarto de baño a examinarme el cuello del útero para ver si se estaba dilatando. Al hacerlo, rompí aguas. Pensé: «Maldita sea, ahora sé que realmente está ocurriendo».[62] Muy pronto, sin el acolchado natural que ofrece el líquido amniótico, las contracciones comenzaron a venirme cada dos minutos, y eran mucho más molestas que al principio.

Llamé a mi madre, que tenía pensado ayudarme después del parto, y le dije: «Esto no me va a gustar». Ella me contestó que lo comprendía (después de tener seis hijos, sabía de qué hablaba), pero que eso no duraría eternamente. En los años cuarenta, mi madre siempre tuvo que enfrentarse a la labor del parto sola, atada a la cama, sin analgésicos ni apoyo personal. En cada uno de sus partos, la dejaron inconsciente con fármacos, y después el tocólogo le entregaba el bebé como si fuera un regalo de él y no el fruto del parto de ella. A miles de mujeres como ella jamás se les dio otra opción, y ni siquiera sabían que había otras maneras de parir.

El dolor era mucho mayor de lo que yo imaginaba (siempre es peor cuando se ha roto el saco amniótico, cosa que no impide que algunos tocólogos sigan rompiéndolo prematuramente aunque no haya necesidad). Después de cinco años de formación, había visto parir a cientos de mujeres. Siempre me había fijado en aquellas que daban la impresión de no sentir dolor, y estaba absolutamente segura de que yo sería una de ellas. Pero ahí estaba, atascada. Me sentía como si estuviera encerrada dentro de una caja sin tener otra salida que pasar por todo. Mi intelecto no podía sacarme de eso, y estaba decidida a que todo el proceso fuera natural. Ya confiaba más en el mundo natural que en el artificial hecho por el hombre. Lo que no conocía entonces era la hondura de mi programación y mi colaboración con ese mismo mundo hecho por el hombre.

Llamamos a mi tocólogo, hombre sensible con quien había trabajado varios años en el hospital. Él recomendó que mi marido y yo fuéramos al hospital. El problema era que lo único que yo deseaba era continuar en el suelo a gatas. Ir a cualquier parte me parecía lo más antinatural que podía ocurrírseme. Iba en contra de todos los instintos de mi cuerpo.

No tenía nada preparado para ir al hospital, de modo que mi marido buscó a toda prisa un bolso y puso algo de ropa interior, un camisón y el cepillo de dientes. Después trató de vestirme, me sacó por la puerta y me metió en el coche. Casi tuvo que llevarme en brazos. Si se me hubiera permitido seguir mis instintos, jamás habría dejado mi posición a gatas en el suelo.

Cuando llegamos al hospital, lugar donde llevaba trabajando casi cinco años, tuve que pasar por la oficina de admisión como paciente. Allí habían extraviado mis papeles y no querían dejarme subir a la planta de maternidad, donde me esperaban mis amigas enfermeras y mi médico. Esa fue mi introducción a la burocracia de los hospitales. (Estar de parto en el vestíbulo del hospital, sola, es inhumano; pero esa es la experiencia que tienen miles de mujeres.) Sencillamente salí de allí, cogí el ascensor de atrás y subí sola a la sala de partos.

Cuando me examinó mi médico, tenía una dilatación de 4 centímetros (tiene que ser de 10 centímetros para comenzar a pujar). Las tres horas siguientes tuve contracciones frecuentes, pero la dilatación no pasó de 6 centímetros y continué «estancada» esas tres horas. Según el monitor, el ritmo de contracciones era «disfuncional». Aunque las contracciones eran muy dolorosas y no tenía mucho descanso entre ellas, simplemente no hacían su trabajo. Tenía lo que se llama «inercia uterina hipertónica», es decir, aunque hay contracciones, no son eficaces; son irregulares y se producen en todo el útero al mismo tiempo, como el corazón cuando entra en fibrilación auricular. (A veces el corazón de arriba, el del pecho, hace lo mismo que el corazón de abajo, el útero.) En lugar de comenzar arriba y avanzar en oleadas hacia la parte inferior del útero, empezaban en muchas partes a la vez. La labor del parto no progresaba bien. Era como tratar de sacar pasta dentífrica apretando un poco el tubo en quince partes diferentes, en lugar de apretar con fuerza en el extremo para que la pasta salga uniformemente.

Cuando el médico me dijo que no había hecho ningún progreso en tres horas, supe lo que venía a continuación (recuerda que mi intelecto creía que yo estaba al mando de mi parto). «De acuerdo —dije—, poned la intravenosa, enchufad el electrodo fetal y colgad el Pitocín». Pitocín (oxitocina) es un fármaco que contrae artificialmente el útero. Una vez que comenzó a entrar la oxitocina, las contracciones se hicieron casi insoportables, llegando a una plena intensidad casi desde el comienzo.

Ninguna cantidad de respiración Lamaze logró distraerme de la intensidad de la sensación de que la parte inferior de mi cuerpo estaba atrapada por unas tenazas.[63] En algún momento miré el reloj y vi que eran las 11.15 de la mañana. Recuerdo que pensé: «Si esto continúa otro cuarto de hora, voy a necesitar epidural». No sabía que estaba en la fase de transición, la parte más intensa de la labor, justo antes de que se dilate totalmente el cuello del útero. Dentro de los doce minutos siguientes sentí repentinamente el impulso de pujar. Era la sensación corporal más potente que había sentido en mi vida, e imposible de resistir. Por mi cabeza pasó como un relámpago el pensamiento: «Si alguna vez le digo a una mujer que no puje cuando todas las fibras de su cuerpo le dicen que puje, ¡que me parta un rayo!». En dos empujes, Ann salió casi volando de mi cuerpo. El tocólogo literalmente la «cogió al vuelo». Aunque estaba en la «sala de partos», no estaba en la «cama correcta» y escasamente logré llegar a ella a tiempo. (En la actualidad las salas de maternidad están equipadas con camas que se adaptan para el parto, de modo que no es necesario trasladarse de una cama a otra.)

Ann lloraba y lloraba, y aunque casi de inmediato le di el pecho, de todos modos llevó un buen tiempo calmarla. Creo que eso se debió a que el Pitocín hizo demasiado rápida la segunda fase de la labor; esta fue demasiado intensa para Ann y para mí. Ni ella ni yo tuvimos mucho tiempo para recuperarnos entre contracción y contracción.

Normalmente una mujer primípara tarda una hora o más en hacer salir al bebé, que es la segunda fase de la labor del parto, a partir del momento en que el cuello del útero está totalmente dilatado hasta el parto propiamente dicho. Yo pasé de 6 centímetros de dilatación al parto en menos de una hora; mi útero fue impulsado por un potente fármaco, lo cual es una experiencia muy intensa y claramente no natural.

Durante su infancia, mi hija no se sentía particularmente «cómoda» en su cuerpo y le tenía miedo a los riesgos físicos, por ejemplo esquiar y hacer excursiones. Aunque hay diversos motivos para eso, en el fondo sé que el haber sido lanzada al mundo con tan poco tiempo para adaptarse al proceso del parto fue una experiencia aterradora para ella. Tuvo dificultades para mamar y jamás durmió bien. Parte del motivo es que nació pequeña (2,5 kg) y prematuramente (a las 38 semanas y media), y parte es su personalidad, pero otra parte es la forma en que nació. Todo esto lo he hablado con ella. En ese tiempo yo no sabía lo que sé ahora y ni por un instante me culpo. Sin embargo, sí me doy permiso para sentir tristeza por esa experiencia, que casi todo el mundo consideraría un parto totalmente normal.

Después de nacer Ann, el cordón umbilical se desprendió de la placenta y ésta tuvo que sacármela manualmente el médico. El explosivo y descontrolado parto me hizo algunos desgarros en la vagina, de modo que aunque la extracción de la placenta fue algo doloroso, nada pudo igualar el dolor de esas contracciones inducidas por el Pitocín. Me sentí eufórica de que todo hubiera acabado. Había tenido un «parto vaginal normal» y me sentía afortunada porque había evitado la cesárea. La mayor parte de las tocólogas son tratadas como «pacientes de alto riesgo» en el embarazo y el parto, porque las médicas (y otras mujeres a las que su educación ha separado de su conocimiento femenino instintivo) suelen separar el intelecto del cuerpo, desconfían de su cuerpo, e inconscientemente se predisponen a la posibilidad de tener problemas durante el parto. Como grupo también corremos el riesgo de trabajar demasiadas horas durante el embarazo para «demostrar» que somos capaces de «manejar la situación» y competir con los hombres.

Ahora, cuando miro atrás, me doy cuenta de que haberme quedado «atascada» en los 6 centímetros de dilatación fue una metáfora perfecta de mi ambivalencia respecto a tener un bebé y de lo que sentí durante la labor del parto. Me sentí «atascada» y atrapada por el dolor, algo para lo cual mi intelecto no me había preparado. Mi intelecto, como recordarás, pensaba que yo estaba haciendo un experimento con mi útero. No estaba muy entregada a tener realmente un hijo. No había hecho espacio en mi vida para un bebé. Había pasado los diez años anteriores «demostrándome» a mí misma y «demostrando» al mundo que valía tanto como cualquier hombre, y los hombres no hacen bebés.

Otro factor que favoreció mi parto disfuncional fue salir de la posición a gatas en que estaba en mi casa, ir al hospital, pasar por admisión y contestar a preguntas médicas y sobre el seguro médico para formularios que yo ya había llenado varias veces. Todas esas cosas son interrupciones del enfoque interior que se necesita para un parto normal. Yo no sabía eso en ese tiempo, aunque había visto a incontables mujeres llegar al hospital ya en labor del parto activa, que se volvía más lenta o disfuncional después de ser «procesadas por el sistema».

En esos momentos era yo la que estaba teniendo un bebé, algo que no cambiaría mi vida, según había decidido. Demasiado tarde comprendí que lo que necesitaba cuando me quedé atascada era una comadrona o un médico con cualidades de comadrona, de preferencia una mujer sabia (o un hombre sabio, porque sí existen parteros y tocólogos con alma de partera) que hubiera hecho de madre y que confiara en el proceso del parto y en los mensajes que enviaba mi cuerpo. Necesitaba a alguien que me hubiera dicho: «Entra en tu interior y háblale a tu bebé. Dile que está bien salir, que estará muy bien». Entonces la comadrona me habría llevado a caminar por el pasillo, que es un modo muy eficaz de regularizar las contracciones. Podría haberme ayudado a trabajar mi ambivalencia respecto a tener un bebé.

Para mi segundo parto sí recurrí a una comadrona. Comencé la labor en casa y pasé un tiempo en la bañera. (Estudios realizados en Suecia han demostrado que las mujeres que hacen la labor del parto en agua caliente dilatan mucho más rápido.) No quería irme al hospital mientras no fuera necesario. Mi marido estaba durmiendo y no lo desperté hasta que supe que la labor progresaba bien, varias horas después. Cuando él me examinó, ya tenía una dilatación de 7 centímetros. Nos fuimos al hospital; mi colega la doctora Mary Ellen Fenn salió a recibirme a la puerta y aparcó mi coche, gesto de apoyo que siempre agradeceré.

Cuando llegué a la sala de partos, ya tenía una dilatación de 9 centímetros. Pasé el resto del proceso de pie, balanceándome, apoyándome en un pie y después en el otro. Mi segunda hija era mucho más grande que la primera al nacer; pesó 3,830 kilos. Presentó la cabeza en lo que se llama posición posterior (dentro de mi cuerpo estaba con la cara hacia mi parte delantera). En ningún momento sentí el impulso de pujar, pero de todos modos lo hice, con gran esfuerzo. Cuando ya estaba totalmente dilatada, seguía sintiendo las contracciones igual que cuando tenía una dilatación de 9 centímetros. No me hicieron episiotomía y no tuve ningún desgarro. Mi hija Kate y yo salimos del hospital una hora después de que naciera. La niña estaba tranquila y sosegada, y así ha sido desde entonces. Su personalidad y su tipo corporal son totalmente diferentes de los de su hermana. Parte del motivo es que durante el embarazo de Kate yo era una persona distinta a la que era en mi embarazo de Ann.

Tener conmigo a una comadrona en la sala de partos fue el cielo. Me sentí profundamente apoyada. Esta vez tenía mucha más confianza en mí misma, y tenía listas todas las cosas para el bebé. Recuerdo que durante esa segunda labor del parto pensé que todas las mujeres se merecen esa misma cantidad de apoyo. Cada mujer debería dar a luz en la posición que su cuerpo desee, sea cual sea. Debería estar rodeada de personas amigas de su elección (no espectadores, sino personas que apoyan, y hay una enorme diferencia). Todas deberían ser masajeadas, atendidas y mimadas durante esa labor.

Tuve dolores, claro, pero entré muy profundo dentro de mí con ellos. En mi primer parto, combatí el dolor y me aferraba a mi marido desesperada, ni siquiera lo dejé ir al lavabo. Pero en el segundo sentí como si se tratara de algo entre mi bebé y yo. Tuve mucho tiempo de descanso entre contracción y contracción y para conversar con las personas que me asistieron. Me daban fricciones en la espalda, y eso era fabuloso. Ningún fármaco intervino en el proceso. Aprendí a confiar en mi cuerpo y me dejé llevar, en una especie de rendición a un proceso que era yo, pero también algo «mayor» que yo. No aprendí nada de eso en mi formación como residente, ni siquiera lo aprendí observando a mujeres durante la labor del parto, aunque creo que se puede aprender de esa manera y que finalmente lo habría aprendido. Lo que hay que hacer es confiar en la naturaleza, esperar lo mejor y quitarse de la carne las garras letales del intelecto.

La labor del parto se siente como algo muy instintivo y primitivo, pero dado que nuestra cultura nos enseña a desconfiar de nuestros instintos, generalmente relacionamos la palabra «primitivo» con «ignorante». El diccionario Random House define «primitivo» como «no afectado o poco afectado por influencias civilizadoras». Pues bueno, así es exactamente como se siente la labor del parto. No podemos hacerla con el intelecto. Las mujeres necesitamos recuperar esa parte animal nuestra y abrazar esa sabiduría antiquísima y necesaria. Seguro que va bien prepararse para el parto con el Método Bradley (www.bradleybirth.com) o el método Calm Birth (www.calmbirth.com). Ahora pienso que ojalá hubiera gruñido fuerte, para que los gruñidos me ayudaran a expulsar a mi hija. Pero yo era demasiado «profesional» (léase «desconectada») para hacer eso. Me entristecen muy en lo profundo todos los partos innecesariamente «medicalizados» que ocurren debido a que las parturientas no confían en sí mismas y no están rodeadas por las personas que podrían asistirlas en este proceso.

Transformar la labor del parto en poder personal

Confiar en el proceso y saber sintonizar con el bebé son habilidades que favorecen el parto y lo convierten en una experiencia que nos ofrece la oportunidad de potenciarnos. En lugar de huir de estas lecciones, podríamos aprender muchísimo si estuviéramos dispuestas a abrazarlas.

La doctora Bethany Hays, de la que ya he hablado, es madre de tres hijos. Una vez me escribió las siguientes reflexiones sobre el dolor del parto y sobre cómo podemos trabajar «con» él:

Yo pensaba que la labor del parto era una simple cuestión de arreglárselas con el dolor y el miedo al dolor. Sabía que el dolor del parto es cualitativamente diferente de cualquier otro dolor que experimentamos en el cuerpo. Jamás he estado de acuerdo con la teoría del castigo de parir con dolor. Buscaba una explicación natural y racional. No creía tampoco que el dolor del parto fuera un capricho de la madre naturaleza, así como no creía que fuera un castigo de Dios.

En todas las otras formas de dolor, el dolor está allí para decirnos que algo va mal: «Deja de andar, tienes un trozo de vidrio incrustado en el pie», «No comas tanta guindilla, que produce acidez». Yo sabía que el motivo del dolor del parto, al menos en la mayoría de los casos, no está relacionado con nada que vaya mal. El proceso físico del nacimiento es totalmente normal y está exquisitamente programado por la naturaleza para asegurar una salida sin riesgo del bebé, causando las lesiones mínimas a la madre. El dolor forma parte de ese programa, y yo tenía que observarlo en ese contexto para comprender su finalidad.

Observando a las mujeres a lo largo de sus embarazos, comencé a comprender que la naturaleza tenía que enviar una señal para que las mujeres dejaran de hacer lo que estaban haciendo, buscaran un lugar seguro para dar a luz y reunieran a personas a su alrededor para que las ayudaran. Para algunas, nada inferior a un golpe con un mazo de hierro sería suficiente. Tenía que ser una señal a la que nadie hiciera oídos sordos, pero que al mismo tiempo permitiera a la madre participar en el parto si las circunstancias así lo requerían.

Ciertamente el dolor de la labor del parto es una fuerte señal que dice: «Deja de hacer lo que estás haciendo y presta atención». En lugar de la mentalidad cultural del «sin sacrificio no hay beneficio», que suele llevar al maltrato de una misma, beneficiarse de los dolores del parto es una forma totalmente diferente de estar con el dolor. Una vez que la mujer ha dejado de hacer lo que estaba haciendo, ha reunido a personas que la ayuden y apoyen y ha encontrado un lugar seguro para parir, ha llegado el momento en que debe utilizar ese dolor para otra cosa. La doctora Hays sugiere que en ese momento el dolor es algo que hay que permitir, y señala que uno de los significados de «sufrir» es «permitir», como cuando Jesucristo dijo: «Dejad que los niños vengan a mí» [en inglés esta frase es *Suffer the little children to come unto me*].

Cuando ya está instalada en su labor de parto, la parturienta debe entonces «permitir» el dolor. Agitarse y revolcarse no le sirve de nada; pero entrar en lo más profundo de su interior sí. Hace poco la doctora Hays y yo estábamos hablando sobre el dolor del parto y sobre cómo podríamos ayudar a las mujeres a trabajar con él; nos relatamos mutuamente algunas historias de mujeres que parecían «irse a otro lugar» cuando estaban en el labor, y ella me contó el caso de la esposa de un estudiante de medicina a la que una vez le tocó asistirla en el parto:

Durante la labor del parto esta mujer estaba sentada muy sosegada en la cama, con las luces medio en penumbra; tan concentrada estaba que su madre y su marido pensaron que probablemente no estaba de parto. Pero no sólo había comenzado la labor, sino que cuando finalmente abrió los ojos y habló, dijo: «Creo que es el momento de pujar».

Después del parto, movida por la curiosidad, le pregunté adónde había ido cuando le recomendé que «se fuera a otra parte». (Al comienzo de la labor del parto, la noté muy desconectada de su cuerpo y le recomendé que se pusiera cómoda, se concentrara, se relajara y simplemente «se fuera a otra parte».) La respuesta fue totalmente inesperada: «Ah, me estaba concentrando en el dolor». Esa respuesta me desconcertó. ¿Puede una mujer realmente afrontar el dolor del parto no distrayéndose y concentrándose en otra cosa, en su «respiración», en un «punto focal» o en fantasear con un viaje al Caribe, como me habían enseñado? ¿Puede en realidad concentrarse en su cuerpo, en el trabajo que está haciendo, en el propio dolor?

Así pues, la doctora Hays comenzó a interrogar a las mujeres que realizaban su labor de parto sin ruido y sin mucha actividad. Una le dijo: «Bueno, simplemente me concentré en el cuello del útero, haciéndolo abrirse para dejar pasar la cabeza de mi bebé». El hilo común en todos estas labores de parto era que las mujeres permanecían *con* el dolor. Entraban en su interior, al lugar donde estaba el dolor, y lo permitían.

A la pregunta: «¿Adónde fuiste durante las contracciones?», una de sus clientas le contestó con una hermosa imagen del parto: «Bueno, cuando estás en el mar, en medio del fuerte oleaje, si te quedas en la superficie, las olas van a lanzarte contra los acantilados y las rocas, te entrará mucha agua por la nariz y la boca y te dará la impresión de que te estás ahogando. Pero si te sumerges, te afirmas en algo y dejas pasar la ola por encima, logras salir por en medio y te sientes muy bien. Bueno, eso fue lo que hice durante la labor del parto. Cuando venían las contracciones, me sumergía y las dejaba pasar por encima». La imagen del agua es muy común cuando las mujeres explican un parto normal.

Comprendí que durante mi segundo parto había «permitido» el proceso de un modo muy diferente a como lo hice en el primero. La labor del parto es un verdadera «proceso», con sus propios ritmo y cadencia, y es superior a nosotras. Por ese motivo, dejarnos llevar, dejar que nos arrastre, es algo que nunca olvidamos. Y es una fabulosa preparación para el toma y daca de ser madre.

El parto y la sexualidad femenina

Cuando salí del hospital después del nacimiento de Ann (unas seis horas después del parto), fue maravilloso meterme en la cama al lado de mi marido, con nuestra pequeña hija dormida en una cuna junto a mi cabeza. Ella era un regalo que habíamos creado juntos los dos. En ese momento sentí deseos de hacer el amor, y eso fue lo que hicimos (aunque sin verdadero coito).

Muchas mujeres describen el parto en un ambiente natural como algo erótico. En su clásico *Spiritual Midwifery*, Ina May Gaskin escribe que durante la labor del parto las mujeres necesitamos ser amadas, tratadas como diosas. Otro sugerente libro que leí una vez decía que el nacimiento de un bebé es la coronación del acto sexual: concepción, gestación y finalmente parto. Con el nacimiento de un bebé se completa el círculo. Ese libro recomendaba que el parto tuviera lugar entre la madre y su compañero, en que ella le regala a él ese bebé que él le regaló a ella antes. Una mujer me contó que después que nació su bebé le dijo a su médico: «Si hubiera sabido que esto iba a ser tan agradable habría hecho planes para tener diez bebés».

El ambiente del hospital, en el que entran y salen personas totalmente desconocidas, no es muy propicio para que la mujer conecte con su yo más profundo. Tampoco favorece las demostraciones de afecto espontáneas entre la mujer y su pareja. Esas demostraciones incomodan mucho al personal porque los convierten en mirones potenciales. Para algunos es un problema ver al marido abrazando a su mujer desde atrás, con las manos bajo los pechos mientras ella está sentada en cuclillas. Además, en muchos hospitales les preocupa mucho que el cuerpo de la mujer esté bien cubierto todo el tiempo (¡aunque la verdad es que, en medio de los esfuerzos por empujar al bebé, a la mayoría de las mujeres esto no les importa mucho!).

Bethany Hays escribe:

Cuando comencé a reconsiderar mis partos, comprendí que también yo había hecho la tentativa de entrar en mi interior para afrontar el dolor. Sin embargo, mis partos estuvieron llenos de mucha violencia. Hace poco encontré un diario de cinco días que escribí después del nacimiento de mi primer hijo, nacimiento del que siempre he hablado con mucho orgullo por lograr dar a luz a un bebé de 4,256 kilos con el método Lamaze.

Sin embargo el lenguaje que usé en aquellos días siguientes al parto era un lenguaje de maltrato físico: «Enfurécete y expulsa a ese bebé». Recuerdo que pensé que el parto era una mezcla de pérdida y de consecución, de alegría y de trauma. Recuerdo mi aflicción por la pérdida de mi vagina y perineo normales después de una episiotomía de cuarto grado [que incluye el revestimiento del recto]. Recuerdo que me sorprendió lo poco que me dolió eso. Recuerdo que cada centímetro de mi cuerpo se sentía como si lo estuviera atacando «una palanca para sacar neumáticos de las llantas».

Recuerdo que deseaba estar sola para encontrar la forma de reconciliar esos sentimientos tan intensos, felices y al mismo tiempo amenazadores. Recuerdo que en el fondo sabía que eso tenía relación con mi sexualidad, con mi centro erótico. Pero han sido necesarios muchos años para comprender que había rechazado mi capacidad superior innata para tratar el dolor de mis partos: esa fuente de energía elemental que no paraba de llamarme.

Para Bethany Hays la labor del parto fue como una experiencia de ser dividida en dos: una que deseaba hacer respiración Lamaze y mantener una conversación racional con las personas que la asistían, y otra que la atraía hacia «un pozo interior» que la aterraba. Yo también recuerdo haberme sentido dividida en dos en mi primer parto. Una parte de mí luchaba contra el dolor, y otra parte leía el monitor fetal con el adiestrado ojo de una médica que sabe que, a pesar de las muy variables desaceleraciones (bajones del ritmo cardiaco) que mostraba el monitor, la «variabilidad latido a latido» (otra medida del ritmo cardiaco) era excelente. (Ahora sé que esa franja del monitor indicaba que mi hija estaba asustada.)

Bethany me contó que se dio cuenta de que el método de respiración Lamaze le fue útil sólo hasta cierto punto. Cuando tenía el cuello del útero casi dilatado y era el momento de que el bebé atravesara la pelvis, de pronto se sintió incapaz de hacer las respiraciones aprendidas que, según creía entonces, la habían llevado hasta ese punto. Cuando era el momento de pujar, recuerda que se encontró en un lugar que sólo podía identificar como «un sitio en el que no podía estar». Dice que en ese momento deseó librarse del bebé a toda costa (cuando han llegado a ese punto, algunas mujeres gritan: «¡Fuera de ahí, sal!»). Durante su primer parto, esto significó para Bethany pedir que usaran fórceps. (Pero en su defensa, también comprende que estar echada de espaldas, atada a la cama, para parir un bebé de 4,256 kilos, después de estar pujando una hora y media, no es precisamente lo ideal.)

En sus siguientes partos volvió a encontrarse en ese «lugar terrible e inaceptable», en el que usaba todos sus poderes racionales para «desviar ese terrible tránsito por la pelvis». «Sé fuerte.» «Enfurécete y expúlsalo.» «No hagas caso del dolor y puja.» Según observa, esto le produjo «un considerable dolor y trauma». Pero las dos recordamos haber dicho cosas semejantes a nuestras clientas una y otra vez: «Limítate a pujar en medio del dolor, expúlsalo. Enfurécete». Las enfermeras que asisten el parto también están formadas para hacer esto.

Años más tarde, en el ejercicio de su profesión, Bethany conoció a una mujer que le enseñó, y a mí también, el secreto de la segunda fase de la labor del parto, que ahora parece evidente: las mujeres no deseamos pujar porque nos sentimos desconectadas de esa parte de nuestro cuerpo, y porque parir es una experiencia sexual, casi tabú con tanta gente mirando. En lugar de pujar en la segunda fase de la labor del parto como si estuvieran en una competición deportiva, las mujeres harían bien en dejar que el útero haga el trabajo, permitiendo a la vagina relajarse y entrar en el proceso.

Durante mis años de prácticas como residente, las enfermeras me acusaban de ser la «doctora Dolor», porque no insistía en poner un anestésico espinal en todos los partos. Incluso en ese tiempo yo sabía que pujar para parir al bebé implicaba una cantidad de tiempo relativamente pequeña, y creía que era mucho mejor que la mujer estuviera bien despierta para su bebé que dejarle la parte inferior del cuerpo paralizada por el anestésico, lo cual hace necesario el uso de fórceps para extraer al bebé. Vi cómo muchas mujeres a las que se les ponía un anestésico espinal en partos rutinarios, se quedaban dormidas en la mesa de partos. Esas mujeres estaban mucho menos «presentes» para recibir a su bebé que aquellas que daban a luz normalmente.

En ese tiempo yo no me daba cuenta de que el parto forma parte del continuo de la sexualidad femenina y que al insensibilizar la mitad inferior del cuerpo a cualquier sensación dolorosa, también insensibilizábamos la posibilidad de sensaciones de éxtasis o sexuales.

Aunque muchas personas no lo saben, el arte de la danza del vientre se originó con el fin de conectar con el poder del parto. Las abuelas la enseñaban a sus nietas e hijas. ¡Actualmente ha resurgido el interés en la danza del vientre, y con éste nuestra recuperación del poder esencial femenino del parto! También hay muchas pruebas de que los primeros tañedores de tambor eran mujeres. El ritmo del tambor recreaba los latidos del corazón, lo que daba un ritmo óptimo a las mujeres para dar a luz vida. Para más información, lee *When the Drummers Were Women: A Spiritual History of Rhythm* (Three Rivers Press, 1997)[Cuando los tambores eran mujeres: Historia espiritual del ritmo].

HISTORIAS DE MUJERES

REBECCA: RECUPERACIÓN DEL PODER DEL PARTO. La siguiente historia está relatada por Bethany Hays, la tocóloga de Rebecca.

Este iba a ser el segundo parto de Rebecca; el primero había sido largo, pero le fue bien con la ayuda de la persona que la asistía y su atento y cariñoso marido. Llegó al hospital con una dilatación de 7 centímetros y sintiéndose fabulosamente bien. Caminó y habló con las personas de su equipo de apoyo y bebió un poco de líquido. Toleró nuestras intrusiones médicas: el monitor, el aparato para tomar la tensión arterial y el termómetro.

Transcurridas varias horas, la dilatación sólo había aumentado a 8 centímetros. Se sentía desconcertada y frustrada y deseaba «acabar con eso». Hablamos de sus opciones, entre ellas la ruptura del saco amniótico, que podría hacer bajar la cabeza del bebé hacia el cuello del útero. Éste parecía preparado y lo suficientemente blando para permitir el paso de la cabeza, y estaba a la espera de algún trabajo desconocido que faltaba por hacer.

Después de considerar los posibles efectos negativos, se decidió por la ruptura del saco amniótico. En cuanto se hizo, las contracciones se volvieron más fuertes, pero pasado un rato el examen mostró que todavía no estaba totalmente dilatada. La cabeza aún estaba muy arriba en la pelvis. Al ponerse en cuclillas sintió cierto impulso de pujar, pero no lo hacía con eficacia. Su supervisora (la profesional que la asistía en la labor del parto) me recordó que durante el primer parto también había tenido dificultades para pujar; esa vez necesitó tres horas en la segunda fase de la labor y la aplicación de presión en la pared vaginal posterior para animarla a pujar.

Tal vez eso podría ir bien nuevamente, sugirió alguien. Así pues, estando Rebecca sentada en cuclillas, yo me arrodillé en el suelo, le coloqué dos dedos en la vagina y presioné firmemente sobre la pared posterior. La reacción fue una retracción inmediata y refleja. Comprendí que no sólo le estaba causando dolor, sino que también estaba desencadenando una reacción emocional mucho más seria. Mi reacción fue igualmente fuerte. «No —pensé—, no voy a participar en este abuso. Esto es un abuso sexual del cuerpo de otra mujer y no lo voy a hacer.»

«Rebecca, probemos otra cosa», le dije. Siempre me ha conmovido la confianza (muchas veces inmerecida) que me tienen mis clientas, y sabía que ella confiaba en mí. Fuera cual fuera el nuevo plan, ella lo intentaría. El problema era que yo no tenía ningún plan, estaba improvisando. Le pedí que se pusiera cómoda, y ella se acomodó medio reclinada en la cama, con su marido atrás, abrazándola. «Ahora quiero que te relajes y escuches mi voz —le dije—. Primero, entra en tu interior, busca a tu bebé y ve dónde está en tu cuerpo. Cuando estés con él, dile que todo va bien, por si está asustado.»

Mientras esperábamos, lentamente asomó una sonrisa a sus labios, y comprendí que estaba con su bebé. El monitor fetal ya no le molestaba; se vio una repentina resolución de las desaceleraciones variables de pequeñas a moderadas que había estado teniendo con las contracciones. [Las desaceleraciones variables son ritmos cardiacos relacionados con la compresión del cordón umbilical, que a veces pueden producir estrés al bebé.]

«Ahora quiero que simplemente escuches —le dije—. Muchas mujeres no hemos tomado posesión de todas las partes de nuestro cuerpo. No nos permitimos sentir la vagina ni el perineo. Nos han parecido partes separadas de nosotras, que no están bajo nuestro control. Tienen connotaciones negativas: pornográficas o sucias. En muchos sentidos estas partes son problemáticas para nosotras. Pero la verdad es que son nuestras. Nos pertenecen igual como nos pertenecen las manos, los labios y la mente. Esta parte de tu cuerpo es tuya, y puedes recuperarla. Ahora mismo. Recupérala como esa parte tuya sensual y placentera que es en realidad. Puesto que es tuya, tú estás totalmente al mando. Puedes permitir que tu bebé avance por esa parte con toda la rapidez o lentitud que quieras. No tiene por qué hacerte daño, pero vas a sentir señales muy fuertes de esa parte de tu cuerpo que no estás acostumbrada a sentir. Permítete tener esas sensaciones y celébralas como la vuelta de una persona amiga que habías perdido hace mucho tiempo.»

Todos estábamos a la espera. Rebecca estaba totalmente relajada, apoyada en los brazos de su marido. La sala estaba en silencio, sólo interrumpido por el monitor fetal, que calladamente atestiguaba el continuado bienestar del bebé. Yo me preguntaba si me estaría engañando a mí misma, convencida de que todos debían de estar pensando que estaba loca.

De pronto advertí que con cada contracción le aumentaba de tamaño el perineo: la cabeza estaba bajando. Bueno, estaba dando resultado. De vez en cuando Rebecca se desconectaba de su cuerpo, se asustaba y se aferraba a su marido. Cuando le ocurría esto, inmediatamente el ritmo cardiaco del bebé mostraba prolongadas desaceleraciones variables con una lenta recuperación. En esos momentos yo le repetía: «Vuelve a hablar con tu bebé, Rebecca. Está asustado. Recuerda, no vayas más rápido de lo que quieres. Este es tu cuerpo. Te pertenece todo entero».

Nuevamente ella se tranquilizaba. Vimos que la cabeza del bebé comenzaba a coronar [a asomar, justo antes del parto]. Muy pronto, con poco o ningún esfuerzo para pujar, el bebé nació en los amorosos brazos de su madre.

Después de oír esta historia comprendí que la segunda fase de mi segunda labor del parto podría haber sido diferente si hubiera tenido un médico como Bethany Hays. También comprendí que he participado en el inconsciente abuso físico de muchas parturientas presionándolas en la vagina para ayudarlas a empujar y animándolas, como un entrenador de fútbol, a «expulsar al bebé». No lo habría hecho si hubiera sabido lo que sé ahora.

AMANDA: PARTO EN CASA. Bethany también asistió en un parto en el que una de sus clientas entró en el interior de sí misma de un modo que ni ella ni yo imaginábamos posible. El primer bebé de Amanda nació con cesárea, practicada por Bethany. «Pensé que habíamos hecho lo correcto —dice Bethany—. Ella estaba sana y llena de confianza y deseaba un parto normal, sin anestesia. Tenía el apoyo de su familia y sus amigas. Aunque todo parecía perfecto, el bebé simplemente no salía. Hicimos todo lo que sabíamos hacer, que en ese tiempo no era mucho. Finalmente le hice una cesárea.»

Para su segundo embarazo, Amanda volvió a ponerse en manos de Bethany y le dijo: «Esta vez quiero un parto normal». Bethany se mostró de acuerdo y le dijo que pensaba que eso era totalmente posible. Las mujeres más motivadas para parir normalmente son aquellas que no lograron hacerlo con su primer hijo, pero que no han perdido el deseo de intentarlo. Además, Amanda no quería tener a su segundo bebé en el hospital, porque pensaba que el ambiente del hospital había sido parte del problema la primera vez. Quería tenerlo en casa.

Durante años siempre he tenido un lugar especial en mi corazón para las mujeres que eligen el parto en casa. El motivo es que esas mujeres confían más en sí mismas que en los médicos y hospitales. Aunque a veces cometen errores, tienen algo que enseñarnos. Mi hermana tuvo un parto en casa, y yo desearía haber tenido al menos uno así. Aunque salí del hospital inmediatamente después de que nacieran mis hijas y ninguna estuvo en la sala de recién nacidos del hospital, de todos modos me habría gustado la experiencia de despertar con los dolores y no tener que meterme en el coche e ir a otra parte. Las dos veces sentí que eso era una interrupción muy antinatural de mi proceso.

Aunque Amanda quería que Bethany estuviera presente, ésta no asiste en partos a domicilio. Finalmente llegaron a un acuerdo. Bethany estaría allí solamente en calidad de persona que apoya durante el proceso del parto, y Amanda contrataría a la mejor comadrona que lograra encontrar. Políticamente es un gran riesgo para una tocoginecóloga asistir en partos a domicilio. Muchos hospitales no permiten que los médicos que asisten en partos a domicilio tengan privilegios en el hospital, y la mayoría de las compañías de seguros que cubren la negligencia médica no aseguran a tales médicos. Pero Amanda estaba resuelta a que Bethany estuviera presente, y ésta estaba interesada en apoyarla, mientras no fuera la responsable de la atención médica.

Tuvieron largas conversaciones respecto a los posibles riesgos (ruptura uterina, peligro para el feto, etc.) y sobre lo que Bethany podía o no podía hacer si se presentaban esos problemas en casa. Finalmente Amanda la convenció de que ella se encargaría de la seguridad de su bebé y de la integridad de su útero, y que si notaba que no podía hacer ese trabajo sola, se lo diría e irían todos al hospital.

Llegó el día del parto. El comienzo de la labor fue larga y dolorosa, pero Amanda no llamó a nadie. Cuando finalmente invitó a sus asistentes a acompañarla, la encontraron sentada en una mecedora. «Me siento fabulosamente —les dijo en una respiración; y con la siguiente añadió—: Esta tarde el dolor era tan terrible que creí que me moría». Después Bethany me comentaría: «No supe cómo poner juntas esas dos afirmaciones». Cuando se acercó el momento del parto, Amanda se echó de costado en su enorme cama. Bethany relata la historia:

Cuando nos acercamos para animarla, ella hizo un círculo en la cama: con la cabeza en el centro, se movió haciendo todo un círculo con los pies sobre la cama, dos veces, maniobra que no había visto jamás en el hospital. Fue algo muy primitivo. Aunque yo no tenía claro qué representaba, confié en su necesidad de moverse de esa manera como parte de su labor especial de parto.

Hubo poca conversación. Amanda no decía nada y hacía muy poco ruido. Dio a luz a su hija a gatas sobre la cama, y después se inclinó sobre ella, arrodillada. Estaba en otra parte. Todos hicimos comentarios sobre la niña, pero ella no la estaba mirando; tenía el cuerpo en posición de éxtasis. Cuando le hablaban no respondía. Durante un momento temí que no pudiera volver de donde estaba. Entonces miró a su bebé y lentamente entró en su cuerpo. ¿O salió de su cuerpo...?

Bethany le tomó una foto en ese estado extático, foto que mostró en una reciente reunión médica en la que las dos dimos una conferencia sobre la salud de las mujeres. Por esa experiencia y por la lectura de *Shakti Woman*, de Vicky Noble,[64] así como del ya citado *Ina May's Guide to Childbirth*, de Ina May Gaskin, me enteré de que el éxtasis que experimentó Amanda es posible para todas las mujeres durante el parto. Desde entonces he hablado largamente con algunas de mis clientas que han tenido partos en casa. Hace poco una me contó que durante su parto en casa «abandonó su cuerpo» y se convirtió en un águila que volaba muy alto. No experimentó ningún dolor. Jamás se lo había contado a nadie. Pero a partir de ese momento, confiaba en su cuerpo por completo.

Las mujeres hemos aprendido colectivamente, aunque no siempre de forma consciente, a temer la experiencia del parto, y en nuestro camino se han colocado todos los obstáculos posibles para impedirnos experimentar ese poder. Pero como dice Bethany: «Este tipo de parto es posible en muchos ambientes. Precisa una madre que confíe en su cuerpo y esté conectada con todas sus partes. Debe amar y desear a su bebé. Debe entender que el parto es un acontecimiento sexual y sentirse a gusto con su sexualidad. Debe sentirse segura. Necesita saber que las personas que la rodean aceptan su cuerpo y la naturaleza sexual de lo que está haciendo, no se sienten violentas ni avergonzadas por ella y no van a inmiscuirse en el proceso. Necesita saber que puede entrar en su interior y volver a salir, a salvo. Si nunca ha estado allí antes, necesita el amor que la conecta con la tierra de su familia y personas amigas que, en caso de necesidad, la van a llamar para que vuelva».

Las mujeres que ya han tenido bebés de la manera estándar han de entender que no son responsables de lo que no sabían en esos momentos. Yo nací drogada, como todos mis hermanos y hermanas. Aunque nos amamantaron, de todos modos estuvimos horas en la sala de recién nacidos del hospital mientras mi madre despertaba. No era lo que ella deseaba, pero no sabía que tenía otra opción.

Ten presente que *ser responsable* simplemente significa «ser capaz de responder». Nadie tiene garantizado un parto perfecto. De hecho, el concepto «parto perfecto» forma parte del perfeccionismo del sistema adictivo. A veces un bebé necesita ser observado en la sala de recién nacidos inmediatamente después de nacer. A veces es necesaria una cesárea de urgencia. Cuando eso ocurre, no es un fracaso de la mujer. Ella es solamente una parte de un proceso complejo y misterioso. El propio bebé es también un participante activo en el proceso del parto. Cada bebé hace su aporte único al embarazo, labor del parto y parto de su madre. Siempre podemos aprender algo de él y aprovechar la experiencia para nuestro crecimiento personal. Pero ocurra lo que ocurra, los padres deben participar tanto como sea posible en todas las etapas del embarazo, labor del parto y el parto. Necesitan comprender que su participación es muy importante para la salud de su bebé.

Recuperar el poder del parto colectivamente

Imagínate lo que podría ocurrir si la mayoría de las mujeres salieran de su cama de parto con una renovada sensación de la fuerza y el poder de su cuerpo, y de su capacidad para disfrutar del éxtasis al dar a luz. Cuando suficientes mujeres comprendan que el nacimiento de un hijo es una gran oportunidad de conectar con su verdadero poder, y cuando estén dispuestas a responsabilizarse de esto, recuperaremos el poder del parto y ayudaremos a colocar la tecnología en el lugar que le corresponde: al servicio de la mujer parturienta, y no como su dueña y señora.

Para muchas mujeres, tener un bebé es su primera experiencia de conexión con otras mujeres y con su inmensa creatividad. El parto tiene la capacidad de transformar nuestra forma de pensar acerca de nosotras mismas. Una de mis clientas me dijo: «Me sentí una con todas las mujeres que han parido alguna vez. Me sentí poderosa y conectada con algo de mi interior que no sabía que estaba ahí. Ocupé mi puesto entre el linaje de las mujeres madres».

13

La maternidad:
El vínculo con el bebé

El proceso de crear lazos afectivos con el bebé recién nacido comienza mucho antes del parto y continúa hasta mucho después. De todos modos, hay que hacer todo lo posible para optimizar el ambiente en que tiene lugar la labor del parto, el parto y el posparto, porque este es un periodo particularmente delicado, de especial sensibilidad, que se graba profundamente en la madre y el bebé y sienta las bases para su vida juntos. Durante este tiempo, los cuerpos de la madre y el bebé se inundan de prolactina, oxitocina y betaendorfina, las sustancias neuroquímicas que se han llamado «las moléculas de la afiliación (o del sentido de pertenecer a un grupo)», porque contribuyen a establecer en el bebé una profunda confianza y sensación de hogar. Como la flecha de Cupido, inducen a la madre a enamorarse dichosamente de su bebé recién nacido, y también de las personas que la sostuvieron y apoyaron durante la labor del parto y el parto. Estas sustancias neuroquímicas también hacen a la madre mucho más sensible a su entorno. Por eso lo que ocurre en torno al parto tiene un efecto tan poderoso en los sentimientos de la madre acerca de sí misma, de las personas que la atienden y de su bebé.

Nuestra comprensión de este periodo sensible programado biológicamente ha avanzado años luz en las últimas décadas. Y se han realizado voluminosos estudios sobre los efectos biológicos de la prolactina y sobre cómo genera confianza (véase el capítulo 8, «Recuperación del erotismo»). En resumen, la labor del parto, el parto y el periodo posparto, y todas las experiencias que tienen la madre y el bebé durante ese tiempo, establecen la conexión entre los sistemas neurológico, endocrino e inmunitario, y esto predispone para el estado de salud el resto de la vida.

Cuando estaba estudiando medicina, la costumbre era envolver rápidamente al recién nacido en una mantita esterilizada, enseñarlo brevemente a la madre y en seguida, como si la vida del bebé dependiera de estar en otra parte, llevarlo a un «calentador» en la sala de recién nacidos, mientras la madre miraba con ojos suplicantes, ansiosa de abrazar a su creación. Los primeros estudios sobre el vínculo entre la madre y el bebé informaban que las nuevas madres acogían a su bebé acariciándolo primero cautelosamente con las yemas de los dedos y después estrechándolo piel contra piel, pero que esa reacción no era otra cosa que un mecanismo cultural, consecuencia de la separación inmediatamente después del parto. Durante mis años de residente, comenzamos a colocar a los recién nacidos sobre el abdomen de la madre en lugar de llevarlos en seguida al calentador. Si la madre abraza a su bebé, cubiertos los dos por una manta, el bebé no necesita ningún calentador externo, la madre es su calentador, como debe ser. En un parto normal, la madre coge en sus brazos al bebé y lo estrecha contra su piel tan pronto como éste nace. Sabe que ese bebé es suyo y que necesita ser acogido y consolado inmediatamente. También es muy útil para el bebé ser colonizado por las bacterias de su madre en ese contacto piel con piel; eso contribuye a establecer una sana inmunidad.

El nacimiento de un bebé tiene también una enorme importancia para su padre. Cuanto más participe el padre, mejor. Margaret Mead dijo una vez que el motivo de que muchas culturas prohibieran la presencia del padre en el nacimiento de sus hijos, era que quedarían tan «enganchados» a la experiencia y al bebé que no serían capaces de salir, cobrar valor y continuar «haciendo sus cosas» como antes. Yo creo que en la mayor participación de los hombres en el nacimiento de sus hijos, no como jefes ni salvadores, sino como testigos de la maravilla de ese momento, hay una gran posibilidad de equilibrar nuestro mundo.

Nunca quise que mis hijas fueran llevadas a la sala de recién nacidos del hospital, porque sabía lo diferente que era ese ambiente de lo que yo deseaba para ellas. Habían estado 40 semanas escuchando los latidos de mi corazón, bañadas en un cálido líquido y en un lugar oscuro. En la sala de recién nacidos del hospital estarían aisladas en pequeñas cunitas, solas, bajo las luces fluorescentes que están encendidas las 24 horas del día, atendidas por una desconocida. Yo sabía que toda mi fisiología estaba diseñada por la naturaleza para que mi bebé y yo formáramos «lazos». El calostro (la primera leche) contiene anticuerpos idóneos para proteger al bebé de los gérmenes, y su succión produce en la madre hormonas que inducen contracciones del útero. Los bebés tienen un interés innato en establecer contacto visual a una distancia de unos 30 centímetros, que es la distancia entre los ojos de la madre y el bebé que está mamando. Mirar los ojos de mi hija, que ella me mirara a mí, hacerla dormir en íntimo contacto con mi piel, todas esas cosas han sido dispuestas por la naturaleza como el «pegamento» que continúa el vínculo madre-hijo que comenzó en el útero. Yo sabía que esas experiencias eran importantes para las dos.

A muchísimos bebés se los llevan a la sala de recién nacidos para «asearlos» después del parto (¡para quitarles toda esa «suciedad» de la vagina!). Ese baño puede hacerle bajar la temperatura hasta tal punto que las enfermeras no quieren llevar nuevamente al bebé a su madre hasta que le haya subido la temperatura. ¿Para qué bañar a mi niña y enfriarla?, pensaba yo. ¿Por qué no darle de mamar, tenerla abrazada, pegada a mí, y continuar juntas, simplemente?

Cuando tuve a mi primera hija, fui a la planta de atención posparto, pero retuve a Ann conmigo. Cuando me levanté para ir al lavabo, la llevé conmigo. Entró una enfermera y me chilló desde la puerta:

—¿Dónde está el bebé?

—Aquí, conmigo —contesté.

—Va a tener que aprender a dejarla sola alguna vez.

—¡Pero no el primer día de su vida! —le dije.

Yo tenía miedo de mi vulnerabilidad posparto. Muchas madres son dominadas por las enfermeras y yo no quería arriesgarme a discutir con ellas ni con sus normas, sobre cuándo podía y no podía tener conmigo a mi hija. Deseaba que mi madre pudiera tener en brazos a su primera nieta. En ese tiempo, la norma del hospital era que sólo los padres podían tener al bebé en brazos, como si el hospital fuera su «propietario». (Aunque ahora han cambiado esas normas, en esa época tenía que pelearme con las enfermeras para que dejaran que mi hija estuviera en brazos de sus abuelos, que habían viajado durante horas para ver a su nueva nieta y abrazarla. A veces, según quien fuera la enfermera encargada, no era mucho lo que conseguía.)

Esperar que la estancia en un hospital fuera un reposo era un mito. Lo que yo quería era estar en mi casa, y las dos veces salí del hospital el mismo día del parto. Las primeras semanas de vida son un periodo esencial de adaptación, tanto para el bebé como para sus padres. Ahora desearía haber pasado todavía más tiempo con mis hijas recién nacidas. Los tres primeros meses después del nacimiento de un bebé se llaman el cuarto trimestre. Durante este tiempo el cuerpo de la madre sirve a modo de placenta «externa» al bebé. Y al bebé se lo considera un «feto externo» que sigue necesitando muchísimo contacto con el cuerpo de la madre para la regulación óptima de su respiración, temperatura, digestión, etcétera.

El doctor John Kennell es un pionero en el campo del cuidado neonatal (del recién nacido).[1] La expresión «de alto riesgo» se refiere a cualquier bebé que necesite vigilancia intensiva durante el nacimiento y los primeros días, semanas o meses de vida. La mayoría de los bebés de alto riesgo son prematuros. Los sistemas corporales de muchos bebés prematuros no están totalmente desarrollados en el momento de nacer, y esa es la causa de que corran un mayor riesgo de problemas pulmonares, de desarrollo y alimentación, y de infecciones. El doctor Kennell y otro colega, el doctor Marshall Klaus, volvieron después la atención a prevenir los trastornos que hacían necesario llevar a los bebés a la sala de recién nacidos de alto riesgo. En los años sesenta y setenta descubrieron que había un porcentaje anormalmente alto de maltrato por parte de su madre a los bebés que nacían prematuramente o que tenían alguna enfermedad que hacía preciso que las enfermeras se ocuparan de su cuidado, excluyendo a las madres.

Sus estudios, primero sobre el vínculo madre-bebé y después sobre el vínculo padres-bebé (incluyendo al padre), demostraron que las madres cuyo hijo permanece con ellas desde el nacimiento en adelante se vinculan mejor con su bebé y están más atentas a sus necesidades que aquellas cuyo bebé es llevado inmediatamente a la sala de recién nacidos del hospital para ser atendido por «especialistas»[2] (esto es especialmente así en el caso de madres que tienen menos acceso a otros recursos debido a pobreza, maltrato, a que son madres solteras, etc.) Esos bebés son también más sanos e inteligentes en general, durante meses e incluso años después. (Pero la psique y el alma humanas son muy resistentes. La separación no causa necesariamente un daño irreversible, pero debería evitarse a no ser que sea absolutamente necesaria.)

Los estudios de Klaus y Kennell han demostrado lo que debería ser de sentido común para todos: que el contacto humano, las caricias y el cuidado tienen un efecto medible en la salud del bebé. En un estudio sobre caricias al bebé, que se llama «estimulación táctil», se comprobó que los bebés prematuros que eran acariciados con regularidad aumentaban de peso con mucha mayor rapidez que los que no recibían caricias, aun cuando los dos grupos de bebés eran alimentados con la misma dieta. Y en un estudio realizado en la Universidad de Miami, los bebés acariciados fueron dados de alta antes, ¡lo cual significó un ahorro de miles de dólares por bebé![3] La caricia y el contacto físico deberían considerarse un nutriente de toda la vida. Al fin y al cabo la piel deriva de la misma capa embrionaria del cerebro y el sistema nervioso central. Cuando acariciamos la piel del bebé (o nos acarician la nuestra), esto disminuye las hormonas del estrés, aumenta las hormonas del afecto y sensación de hogar, baja la tensión arterial y mejora la salud en todos los aspectos. Un impresionante número de estudios continúa demostrando estos beneficios para la madre y el bebé. (Para más información consulta los estudios de la doctora Tiffany Field en el sitio web del Touch Research Institute, en www.miami.edu/touch-research.)

Acariciar es algo muy sencillo, muy instintivo. Las madres embarazadas se acarician automáticamente el vientre, enviando amor y energía a su bebé no nacido, y practicando para cuando nazca. ¿Cómo pudimos idear un sistema en el cual en los primeros minutos de su vida se separa al bebé del amor y las caricias de sus padres, enviándolo solo a una sala atendida por desconocidas?[4] Ningún mamífero deja desatendidos y sin mamar a sus recién nacidos como lo hacen los seres humanos. Una osa es de lo más peligrosa cuando está protegiendo a sus crías. No permite que nadie ni nada se les acerque. A muchas mujeres les vendría bien un poco más de energía osuna.

Una de las principales maneras como el bebé aprende a confiar y amar es por el contacto físico y caricias. El doctor James Prescott, que ideó y dirigió el programa Biología del Desarrollo Conductual en el departamento de Salud Infantil y Desarrollo Humano de los Institutos Nacionales de Salud, ha realizado estudios comparativos del desarrollo infantil en diferentes culturas. En sus investigaciones ha descubierto que las sociedades en que se abraza y ama a los hijos y niños, y no son sexualmente represivas, son pacíficas. Pero aquellas sociedades (como la nuestra) en las que se priva a los bebés, niños y adolescentes de la satisfacción de la necesidad primordial de contacto físico, son mucho más violentas. De hecho, los niños a los que no se los toca ni acaricia suelen sufrir de un trastorno en que son incapaces de arreglárselas eficazmente con las oleadas de hormonas del estrés, lo que es preliminar a lanzarse a arremeter con violencia. (Para más información, visita www.violence.de.) La naturaleza ha diseñado la labor del parto, el parto y el periodo posparto como un periodo esencial para maximizar el contacto físico. Éste imprime bienestar [deja una impronta estable].

Culturalmente hemos participado en el maltrato sutil y no tan sutil de nuestros vulnerables recién nacidos en nombre de la ciencia, en parte por miedo y desconfianza de nuestros instintos naturales. Aplicar nitrato de plata o pomada de eritromicina, sustancias que escuecen, en los ojos del bebé para prevenir infecciones gonocócicas, es un ejemplo de esto. ¿Por qué hacerles eso a todos los bebés, incluso a aquellos cuyas madres no tienen gonorrea ni clamidia? Yo firmé un documento en el que expresaba que no quería que le pusieran nada en los ojos a mi hija. Sabía que yo no tenía gonorrea ni clamidia, y no veía por qué a mi hija tenían que hacerle un tratamiento para algo que yo no tenía. El documento que firmé absolvía de toda responsabilidad al hospital por mi decisión, como debe ser.

Cortar el cordón umbilical inmediatamente después del parto es otro ejemplo de un acto muy estresante contra nuestros recién nacidos. Es incluso peligroso, porque puede llevar a un volumen de sangre demasiado escaso en el bebé y a menor oxigenación de los tejidos. La naturaleza programó el parto de modo que el bebé reciba sangre oxigenada a través del cordón umbilical todavía pulsante durante el tiempo en que sus pulmones y corazón experimentan los profundos cambios necesarios para pasar de un medio acuático a uno de aire. Cuando el bebé está respirando bien solo y se ha establecido su circulación, los vasos sanguíneos del cordón se cierran naturalmente solos. Y cuando se deja pulsar el cordón hasta que se detiene, eso también contribuye a normalizar el volumen de sangre en el bebé y asegura que su circulación esté bien. En la gran mayoría de los casos no es necesario cerrar el cordón con pinzas prematuramente. Cuando los bebés son prematuros o nacen enfermos, la sangre oxigenada extra que reciben de un cordón umbilical pulsante contribuye a resucitarlos y podría ser la diferencia entre la vida y la muerte. (Muchísimos bebés a los que se les corta el cordón umbilical prematuramente acaban con hipovolemia, es decir volumen de sangre insuficiente, y necesitan transfusión una vez que los llevan a la sala de cuidados intensivos para bebés.) Cortar el cordón umbilical inmediatamente obliga al bebé a hacer el cambio con más rapidez de la necesaria. Muchas madres y muchos médicos piensan que eso le produce una sensación de pánico, porque el bebé siente que no hay suficiente aire. Esta práctica es como gritar la orden: «¡Venga, respira ahora, que si no...!».

En la mayoría de los partos normales, una vez que el niño ha nacido, se lo puede colocar sobre el vientre de su madre y dejar que el cordón umbilical vaya dejando de latir gradualmente, solo. Los bebés suelen descansar apaciblemente mientras ocurre esto. Respiran con suavidad y no lloran. De hecho, las madres y los padres a veces creen que algo va mal cuando su bebé está tan tranquilo después de nacer. La cultura les ha enseñado que un bebé que grita y está aterrado es normal. (Recordemos que lo que es normal en esta cultura no es siempre lo que es sano.) Hace una generación, un bebé fláccido e insensible era considerado «normal». Una enfermera, amiga de la doctora Bethany Hays, recuerda que en el primer parto que vio con el método de respiración Lamaze, pensó que algo iba mal porque el bebé no lloró inmediatamente. Por desgracia, la mentalidad de urgencia colectiva que impregna los partos con alta tecnología, hace la norma, no la excepción, de cortar prematuramente el cordón umbilical. En la formación tocoginecológica tradicional se alega que retrasar el corte del cordón umbilical aumenta el riesgo de hiperbilirrubinemia (ictericia) para el bebé. Pero los tocoginecólogos no tienen ningún problema en administrar Pitocín para inducir o acelerar el parto y/o anestesia epidural, cuando ambos fármacos están concluyentemente relacionados con ictericia neonatal no fisiológica. En realidad, cualquier fármaco que se le dé a la madre o al bebé va a competir por los sitios de bilirrubina en la proteína sanguínea, produciendo más bilirrubina libre, la que contribuye a la ictericia. Aunque se podría discutir acerca de las ventajas y desventajas de retrasar el pinzamiento y corte del cordón umbilical en un recién nacido enfermo, en un bebé nacido a término hay ventajas indecibles en retrasar el pinzamiento y corte del cordón hasta después que ha salido la placenta (o han dejado de pulsar los vasos sanguíneos del cordón).[5]

Posparto: el cuarto trimestre

Los tres primeros meses después del parto son el periodo en que la mayoría de las mujeres experimentan enormes cambios físicos, emocionales y psíquicos que en esta cultura no se aprecian muy bien. Gran parte de la polémica sobre enviar a casa a la madre y al niño demasiado pronto tiene que ver con la realidad de que para muchas mujeres la atención y el descanso acaban tan pronto como llegan a su casa. Si bien el hospital dista muchísimo de ser un lugar ideal para descansar después del parto, sin duda es mejor que llegar a casa y encontrarse con un fregadero lleno de platos sucios y un montón de ropa por lavar.

El cuerpo también pasa por algunos cambios inesperados. Por ejemplo, es normal sudar mucho y tener sofocos durante este periodo; esto forma parte del proceso de reajuste que sigue a las profundas adaptaciones del embarazo. Algunas mujeres observan también que se les cae el pelo, debido a los cambios hormonales (vuelve a crecer). También es normal sangrar de cuatro a seis semanas, mientras se cura en el útero el lugar donde estuvo la placenta. El otro problema corriente al que se enfrentan las mujeres después del parto es el dolor durante el acto sexual, sobre todo si se les ha practicado la episiotomía. Aunque muchos médicos dicen a las mujeres que pueden tener relaciones sexuales después de su visita de control a las 6 semanas, podría ser demasiado pronto para que sea cómodo. Aparte de la episiotomía, los cambios hormonales necesarios para la lactancia pueden producir sequedad vaginal. Esto no quiere decir (como temen algunas) que ya no hay amor por la pareja; simplemente significa que se podría necesitar un lubricante vaginal hasta que acaben los cambios hormonales posparto. También es posible que la mujer esté tan agotada por pasar las noches en vela con su bebé que la relación sexual sea lo último que se le pase por la cabeza.

Por otro lado, en un estudio sobre dar a luz en casa, Marilyn Moran descubrió que las mujeres que parían en un ambiente en que estaban totalmente sostenidas y apoyadas por sus maridos y en el que no tenían problemas para ser sexuales, experimentaban un notable aumento de actividad sexual en el periodo posparto. Esto lo encuentro muy convincente y profundamente interesante. Se opone a todo lo que se nos ha enseñado sobre la sexualidad y el parto, tal vez porque lo que se nos ha enseñado (y por lo tanto lo que experimentamos) ha estado teñido por nuestra división cultural Virgen/puta, en que la maternidad y la sexualidad están separadas. Además, el ambiente del moderno parto con alta tecnología no favorece los sentimientos de sexualidad durante el parto. Este tema lo trato más a fondo en *Mother-Daughter Wisdom* (*Madres e hijas*, Urano, 2006, págs. 121-122).

Si yo gobernara la nación, insistiría en que todas las mujeres que acaban de parir tuvieran ayuda doméstica a jornada completa durante al menos dos meses después del parto, y que tuvieran tiempo para echar una o dos siestecillas cada día. En algunas culturas tradicionales, las mujeres que tienen bebés recién nacidos son atendidas por la partera, su madres u otras mujeres durante dos o tres meses después del nacimiento del bebé. En ese tiempo sus únicos deberes son dar de mamar, descansar y restablecerse con el fin de estar totalmente disponibles para su bebé.

Depresión posparto

La depresión de la madre suele quedar sin diagnosticar. (Alrededor de un 10 a un 15 por ciento de mujeres tienen depresión clínica durante el embarazo.) Un 80 por ciento de mujeres experimentan esta depresión durante dos semanas después del parto. De un 10 a un 15 por ciento de mujeres sufren alguna forma de trastorno anímico después del parto, desde una depresión importante hasta ataques de pánico. Si la mujer tiene un historial de depresión, su riesgo es alto después del parto. Muchas mujeres que sufren de depresión posparto, vuelven a experimentarla después de cada parto.[7] En uno de cada mil casos se produce una verdadera psicosis, cuyas características son que la mujer se desconecta de la realidad, tiene alucinaciones y oye voces. Una de mis clientas pasó por este proceso con medicación mínima, aunque tuvo que estar hospitalizada por un tiempo. Me contó que durante ese periodo sanó muchísimas cosas de su pasado, con su madre, su padre y con sus antepasados. Lo expresó así: «Fue como si hubiera tenido que entrar en esa oscuridad, de muchas generaciones de profundidad, para poder estar presente con mi bebé». Su conocimiento interior le dijo que esa reacción posparto era importante y estaba llena de información y energía. Al pasar por ese proceso, estando en él, sin reducirlo a un «desequilibrio químico», logró sanar totalmente y, en último término, también su familia sanó.

Las mujeres que tienen un historial de depresión o psicosis deberán comunicarlo a su médico antes de que nazca el bebé, ya que un tratamiento adecuado puede prevenir que el problema se agrave. Se ha comprobado que los medicamentos antidepresivos son útiles en algunos casos. Las mujeres que sufren de síndrome premenstrual de moderado a grave podrían tener más riesgo de pasar por una depresión posparto, sobre todo aquellas que se sienten muy bien durante el embarazo y responden bien a la progesterona natural. A este grupo de mujeres suele resultarles muy útil tomar progesterona tan pronto como sea posible después del parto.[8] También se ha usado el estrógeno con buenos resultados.[9]

A las mujeres que consumen cantidades adecuadas de grasas omega-3 también les disminuye el riesgo de tener depresión posparto; en realidad, las grasas omega-3 se pueden usar para tratar esta depresión

(1.000-5.000 mg al día). También es esencial que la mujer mantenga normal su nivel de azúcar en la sangre (el bajo nivel de azúcar exacerba la depresión, y es muy común). La mejor manera de hacerlo es comenzar cada día con un desayuno que contenga proteínas sanas y carbohidratos de índice glucémico bajo (véase el capítulo 17, «Nutrirnos con alimentos»). Buenas opciones serían huevos y tostadas de cereal integral, o avena con polvo de proteína. Existe también una gran variedad de barras y batidos para aquellas que no disponen de tiempo para cocinar. También es esencial un buen multivitamínico-mineral para ayudar al cuerpo a producir las sustancias neuroquímicas que intervienen en el equilibrio anímico, por ejemplo, serotonina, dopamina y endorfina. Adecuadas horas de sueño también contribuyen muchísimo a mantener el buen ánimo. (Por favor, mira la sección «Programa para crear un embarazo óptimo», en el capítulo 12; todo en él es pertinente para el periodo posparto.)

Lo fundamental es restablecer el equilibrio hormonal que apoya la estabilidad emocional.

Cualquier sensación de fracaso o de frustración por no tener la experiencia deseada puede agravar la depresión posparto. Desde Europa una mujer me escribió lo siguiente:

Soy madre de una hija que ahora tiene un año y medio y nació con cesárea. Esta operación cambió muchísimo mi relación con mi cuerpo. Incluso ahora, después de 16 meses, tengo la sensación de estar herida, no tanto en el cuerpo físico como en el energético. Hay mucho dolor físico y emocional conectado con esa operación. Conozco a bastantes mujeres que han tenido esta misma experiencia, e incluso hay un grupo de apoyo en mi ciudad.

Un parto que no resulta como se había planeado puede ser muy traumático para la mente y el cuerpo, y la mujer puede quedar con una especie de trastorno de estrés postraumático (TEPT). En el cuerpo se nos pueden albergar muchos asuntos inconclusos relacionados con el parto si no se nos apoyó y ayudó totalmente. En cierto modo esto se debe a que sabemos que muchas de esas operaciones quirúrgicas o intervenciones tal vez no habrían sido necesarias si nuestras circunstancias, nuestros pensamientos, nuestras emociones y el ambiente durante la labor del parto hubieran sido diferentes. En estos casos recomiendo métodos que limpien el cuerpo energético y reprogramen el subconsciente; entre ellos están la hipnosis, la técnica EMDR (*Eye Movement Desensitization and Reprocessing*: Desensibilización y Reprocesamiento del Movimiento de los Ojos; para más información visita el sitio web del EMDR Institute en www.emdr.com), casetes de meditación y cedés en que se emplea la técnica llamada *binaural beat* [aplicación en cada oído de pulsaciones o vibraciones de frecuencias de onda ligeramente diferentes], en especial los producidos por Hemi-Sync del Monroe Institute (para más información entra en www.monroeinstitute.org), y Psych-K; este último es un proceso ideado por el psicoterapeuta Robert Williams con técnicas de integración de todo el cerebro para comunicarse con el subconsciente y cambiar en él esas creencias que perpetúan los comportamientos o hábitos saboteadores (para más información visita el sitio web del Psych-K Centre en www.psych-k.com). Este tipo de terapia o visualización guiada es muy útil para cualquier aspecto del TEPT. (Visita www.healthjourney.com para encontrar un fabuloso cedé para este trastorno.)

Algún asunto inconcluso importante que tenga la mujer con su madre en el momento de dar a luz también puede aumentar el riesgo de sufrir una depresión posparto. Sharon tuvo su primer hijo a los 29 años. Más o menos una semana después del parto se sentía muy deprimida y llegó a pensar en dejar de darle el pecho a su bebé. Yo la animé a continuar, y eso aumentó muchísimo su autoestima. Acudió a un psiquiatra, con el que estuvo en tratamiento unos seis meses, y finalmente salió de la depresión. Después me contó que creía que su depresión estaba directamente relacionada con el hecho de que su madre, alcohólica, no pudo acompañarla durante esa importante fase de su vida. «No estuvo presente conmigo cuando nací debido a su alcoholismo, y no estuvo presente en el nacimiento de mi hijo por el mismo motivo. Sin embargo, algo muy profundo en mí deseaba que ella estuviera allí, así que la invité a venir a ayudarme después que nació el bebé. Pero no es de fiar, nunca logró organizarse ni estar bien para ayudarme en nada; finalmente acabé siendo yo la madre, no sólo para mi bebé, sino también para ella. Es muy doloroso tener que renunciar a la fantasía de que algún día vas a encontrar a la madre que nunca tuviste.»

La mujer puede tener una reacción similar si su relación con su padre es insatisfactoria. El problema se resume en lo siguiente: cuando la mujer da a luz, el proceso libera una enorme energía para la renovación y curación. Algo en el fondo de ella ansía conectar con su familia y sanarla. Si su relación con sus padres es deficiente de alguna manera, ese sentimiento sanador se intensifica. El contraste entre lo que podría ser y lo que es podría sumarse a una sensación de pérdida o aflicción que contribuye a la depresión.

Al margen de sus circunstancias, toda mujer ha de comprender que tener un bebé es el verdadero «cambio de vida», y que es posible que no esté totalmente preparada para ese periodo estresante, sobre todo si no cuenta con ayuda y apoyo. Según mi experiencia, la mayoría de las mujeres no cuentan ni de cerca con el apoyo que necesitan durante el periodo posparto. Muchas sufren de falta de sueño y agotamiento. Recuerdo que más o menos a los cuatro días de haber nacido mi primera hija salí de casa para ir a la compra. Cerré la puerta y salí al porche; entonces recordé: «Dios mío, no puedo salir; tengo un bebé». En un momento de pánico comprendí que mi vida había cambiado para siempre y que no había forma de dar marcha atrás. En ese tiempo nos estábamos preparando para mudarnos, y cada día mi marido al llegar del trabajo me preguntaba cuánto había hecho. Yo le decía que lo único que podía hacer era alimentar a mi hija, descansar un poco y preparar las comidas; estaba demasiado agotada y estresada para hacer cualquier otra cosa. Además, no lograba motivarme para poner la marcha superdirecta, algo que había hecho tan bien y durante tanto tiempo en mis años de formación médica. Pero yo no entendía eso y mi marido tampoco, así que mi «cuarto trimestre» no fue un periodo sanador, por decir lo mínimo.

Cómo activar un reflejo calmante natural del niño

El pediatra doctor Harvey Karp, autor de *The Happiest Baby on the Block* (*El bebé más feliz del barrio*, RBA, 2003), ofrece varias sugerencias muy útiles que pueden servir a los padres para calmar a los bebés nerviosos y lograr que se duerman. (Para más detalles sobre las ideas del doctor Karp o para encargar sus vídeos y deuvedés, que enseñan maravillosamente bien la manera de activar el reflejo calmante con bebés reales que están llorando, visita su sitio web en www.thehappiestbaby.com.)

Estos son algunos de sus consejos:

- Poner en marcha un aparato que haga ruido blanco (secador, ventilador pequeño, aire acondicionado, purificador de aire) o hacer el sonido «shhhh». Tanto un cedé con ruido blanco como un aparato que haga ruido blanco da buen resultado, como también emitir el sonido «shhhh» (al mismo volumen del llanto del nene o la nena, y muy cerca de su cara). Esto recrea el nivel de ruido que sentía dentro del útero, que es cualquier cosa menos silencio, y le hace sentirse más seguro/a.
- Mecerlo en brazos o ponerlo en un columpio para bebé, con cuerda o motorizado.
- Envolverla bien ceñida en una manta. La sensación de estar bien sostenida así le recrea la seguridad del útero.
- Sostener al bebé de costado o boca abajo. Estas posiciones imitan las que tenía en el vientre de la madre y le dan la sensación de más seguridad. La clásica posición fetal (bajarle un poco la cabeza como para que se toque el estómago y luego ponerlo de costado) activa los sensores de posición en su cabeza, los que activan un reflejo calmante natural. (Pero nunca pongas a dormir a un bebé de costado ni boca abajo, pues esas posiciones aumentan el riesgo del síndrome de muerte repentina.)
- Dejar que chupe (o bien dándole el pecho o un chupete).

La circuncisión

La circuncisión de los bebés varones es otro ejemplo de una operación dolorosa innecesaria (véase también la sección sobre el tema en el capítulo 8, «Recuperación del erotismo»). He practicado cientos de circuncisiones, y me siento incapaz de hacer una sola más. Aunque yo usaba un anestésico local, incluso insertar la aguja para inyectarlo causaba un dolor innecesario al bebé y no siempre servía de mucho. Son cada vez más los médicos y los padres que comprenden que los bebés nacen con un sistema nervioso totalmente capaz de sentir dolor, y que la circuncisión sin anestesia es un acto de barbarie.

Cuando yo hacía esta operación, le pedía a la madre que entrara en la sala para consolar a su bebé mientras lo circuncidaba, pero solía decirme que no, porque no soportaba la idea. Siempre procuré llevar personalmente al bebé recién circuncidado a su madre tan pronto como terminaba la operación, para que ella consolara al niño. No deseaba verlo herido y después solo en la sala de recién nacidos. No hay ninguna justificación médica para circuncidar rutinariamente a los recién nacidos. El doctor George Denniston resume muy bien el problema de la circuncisión: «Para mí es absurda la idea de realizar 100.000 mutilaciones en recién nacidos para prevenir el posible cáncer de pene de 1 anciano».[10]

El tema de la circuncisión es un ejemplo perfecto de la fuerza y la influencia de la programación tribal del primer chakra en nuestros pensamientos y reacciones emocionales. Esta programación está tan arraigada que muchas personas no pueden ni siquiera hablar del tema sin sentir culpabilidad, negación u otras emociones fuertes. Sé que hablar del tema de la integridad corporal, las opciones y el dolor (si se hace la operación sin anestesia) puede causar la reacción de «matar al mensajero». Pero es posible examinar esa programación del primer chakra y trabajarla si se desea. Muchas parejas judías han reconsiderado el tema de la circuncisión y han decidido no hacérsela a sus hijos.

Se sabe que la circuncisión causa alteraciones en el sueño durante al menos tres días.[11] También tiene importantísimas consecuencias en la sexualidad (véase el capítulo 8). De hecho, es una forma de abuso sexual; ciertamente eso es lo que pensamos de la clitoridectomía, la circuncisión y la infibulación en las niñas, pero justificamos la circuncisión de los bebés varones con el pretexto de que no la sienten porque son muy pequeños y no tendrá consecuencias cuando sean mayores. A mí se me enseñó que los bebés no sienten nada cuando nacen y que por lo tanto no van a sentir la circuncisión. ¿Por qué entonces cuando les ataba con correas los bracitos y las piernecitas al tablero (llamado «circuntensor») estaban muy tranquilos, y cuando comenzaba a cortarles el prepucio lloraban con gritos que me rompían el corazón? En algunos hospitales se ha hecho esta operación sin anestesia durante años debido a esa errónea idea. Las mujeres que recuerdan los abusos sexuales a los que fueron sometidas en su infancia saben lo profunda y dolorosamente que han quedado marcadas en su cuerpo esas experiencias.

Leche de fórmula y leche materna

La alimentación artificial del bebé es otro tema que requiere reconsideración. En los años cuarenta, la alimentación del bebé se volvió muy «científica». Las madres se esterilizaban los pezones, esterilizaban los biberones y todo lo demás, y la profesión médica como grupo relegó sistemáticamente la lactancia natural a una categoría inferior. Una botella de vidrio y un pezón de goma reemplazaron al cálido pezón humano. Se puso horario y tiempo de duración a la lactancia. Aunque un bebé manifestara la necesidad de mamar con más frecuencia, a la madre se le advertía que no le diera el pecho hasta pasadas 4 horas. Esa información estaba basada en un primer estudio de bebés muertos (que habían estado tan enfermos que murieron) en el que se descubrió que pasadas 1, 2 y 3 horas todavía había alimento en el estómago del bebé, pero que 4 horas después de haber sido alimentado, tenía el estómago vacío. Igual que la episiotomía de rutina, el programa de alimentación cada 4 horas fue aceptado e introducido en la cultura, y pasado un tiempo sencillamente se convirtió en una práctica estándar. Las necesidades de cada bebé se sacrificaron en aras de la eficacia y la «ciencia», con todas sus tomas de peso y medidas. ¿Te imaginas el sufrimiento de un bebé que llora para que lo abracen o alimenten y la madre no lo hace porque los «especialistas» le han dicho que no haga caso a sus instintos para no «malcriarlo»? (A los bebés se los pesaba antes y después de ser alimentados para asegurarse de que habían «tomado suficiente», práctica que *no* da una información fiable.)

Incluso ahora las mujeres le preguntan a su médico: «¿Cómo voy a saber si tengo leche suficiente?». Así es como se sabe: si el bebé está creciendo feliz y sano, quiere decir que recibe suficiente. Dado que la confianza de las mujeres en sí mismas ha sido minada en todos los aspectos de su vida durante siglos, ¿cómo podemos esperar que confiemos en la capacidad de nuestro cuerpo para alimentar a nuestros bebés? (Por fortuna, a lo largo de los años, algunas sí hemos confiado.) Ni por un instante supongo que todas las mujeres van a desear amamantar a sus bebés. A algunas eso les provoca demasiada ansiedad, y para otras el biberón es la única manera de conseguir que el marido participe en el cuidado del bebé, porque puede ayudar a dárselo. Todos debemos partir del punto en que estamos, pero deberíamos comenzar a hacerlo desde el conocimiento, y no desde la ignorancia. El fallecido James Grant, ex director ejecutivo de la UNICEF, defendió con mucha precisión la lactancia natural cuando dijo: «Estudio tras estudio demuestra, por ejemplo, que entre los bebés que no son amamantados hay mayores índices de muerte, meningitis, leucemia infantil y otros cánceres, diabetes, enfermedades respiratorias, infecciones bacterianas y víricas, enfermedades diarreicas, otitis media, alergias, obesidad y retraso en el desarrollo. Entre las mujeres que no amamantan hay un mayor riesgo de cánceres de mama y de ovarios».[12]

La naturaleza ha programado las cosas de modo que cuando se pone al pecho al bebé inmediatamente después del parto, el acto de succionar estimula la pituitaria de la madre a secretar las hormonas oxitocina y prolactina. La prolactina induce el comportamiento maternal, así como la producción de leche; estas hormonas disponen el escenario para la adecuada provisión de leche. Las madres que dan el pecho a su bebé inmediatamente después del parto tienen también menos problemas. Esas hormonas hacen contraer el útero, por ejemplo, lo cual sirve para que la placenta se desprenda de un modo natural, lo cual disminuye la pérdida de sangre. Además, la leche materna es diferente de la de vaca o la de fórmula, y es única en el sentido en que con el tiempo cambia su composición según las necesidades del bebé.

Entre los niños que han sido amamantados hay un tercio menos de hospitalizaciones que entre los que han sido alimentados con biberón, y mucho menos alergias. Los bebés que son alimentados con la leche materna tienen el arco dental y el paladar más normales que los alimentados con biberón. Un meticuloso estudio demostró incluso que los bebés prematuros alimentados con leche materna tenían un coeficiente intelectual superior, lo cual se debe a los beneficiosos efectos de la leche materna en el desarrollo del sistema nervioso.[13] (Este estudio fue excepcional en el sentido de que a los bebés se los alimentó con leche de fórmula o materna a través de un tubo, con el fin de controlar los conocidos efectos beneficiosos del contacto físico con la madre cuando ésta tiene en brazos al bebé mientras mama.) Es bien sabido que la composición de la leche materna es superior a la de la leche de fórmula, incluyendo su equilibrio de ácidos grasos esenciales, tan necesarios para el desarrollo del cerebro. Afortunadamente ahora a la leche de fórmula se le añade DHA (ácido docosahexaenoico) y AA (ácido araquidónico). (Entre las marcas están Enfamil Lipil, Nestlé Good Start Supreme, Similac Advance, Bright Beginnings y Parent's Choice.) Estas dos grasas son esenciales para el desarrollo óptimo del cerebro, el corazón y el sistema inmunitario. También están las leches de fórmula hidrolizadas (como Enfamil Nutramigen Lipil, Enfamil Pregestamil y Similac Alimentum), que contienen proteínas «de agrado» que son más fáciles de digerir para el bebé.

La mayoría de las mujeres tienen que volver al trabajo cuando el bebé tiene seis semanas de edad, lo cual hace más difícil amamantarlo de modo no restringido. Con «no restringido» quiero decir que la madre no pone horario ni límite de duración al amamantamiento, sino que simplemente responde de un modo instintivo a las necesidades del bebé. A las mujeres que amamantan instintivamente suele costarles recordar cuándo fue la última vez que le dieron el pecho a su bebé. Algunas madres me han dicho que no tenían la intención de dar el pecho precisamente porque debían volver al trabajo dentro de seis semanas. Pero podrían amamantar a su hijo solamente esas primeras seis semanas, o incluso los primeros días, para que el bebé reciba el calostro y para darle a su salud un comienzo con ventaja que ninguna fórmula artificial puede proporcionar. Nos engañamos a nosotras mismas cuando pensamos que esa fórmula para bebé puede hacer un trabajo tan bueno como el de la naturaleza. Ninguna cantidad de experimentos científicos puede inventar un alimento que sea más específicamente hecho para un bebé que la leche de su madre.

Yo me sacaba leche, la ponía en biberones y la congelaba, para que si estaba fuera, otra persona pudiera alimentar a mis hijas con mi leche en biberón. Las dos niñas tomaban mi leche, directamente del pecho y en biberón, así que yo estaba en situación ventajosa. (¡La llamada 'confusión de pezones' por tomar leche del pecho y de biberón no es nada común!) Dar el pecho es también mucho más cómodo que preparar un montón de biberones, sobre todo en los viajes. Yo las amamantaba discretamente en restaurantes, congresos médicos, cines y teatros. Generalmente nadie se fijaba. Algunas personas, como el doctor Bernie Siegel, por ejemplo, me felicitaban y lo encontraban maravilloso. (Algunos bebés son francamente ruidosos para mamar y parecen cerditos, de modo que hay que adaptarse a su comportamiento y ser considerada.)

Ashley Montagu ha dicho: «Aprendemos a ser humanos en el pecho de nuestra madre». Amamantar es una de las cosas más naturales y enriquecedoras que la mujer puede hacer por sí misma y por su bebé. Sin embargo, vivimos en una cultura en la que es perfectamente aceptable andar por la playa con un tanga, pero no es aceptable dar de mamar a un bebé en un lugar público; se considera «obsceno». A las madres que amamantan a sus hijos que ya caminan se las considera un tanto «antinaturales», y se cree que fomentan una innecesaria dependencia en el niño, aunque se ha demostrado que las personas que se sienten más seguras en su vida posterior son aquellas que tuvieron vínculos físicos y emocionales muy sanos con su madre en su infancia. Los últimos estudios con chicos demuestran lo importante que es un sólido vínculo con sus madres, vínculo que no debería cortarse muy pronto. Los chicos y chicas que se sienten muy seguros en su infancia suelen estar dispuestos a correr mayores riesgos en su vida posterior. Solamente en una cultura modelo dominador se nos ocurriría la idea de que coger al niño en brazos cuando llora y consolarlo cuando lo necesita es «malcriarlo». (Un aparte: ¿por qué los adultos se acuestan con alguien mientras que los niños tienen que dormir solos?)

Las prioridades de nuestra cultura son totalmente lo contrario de lo que deberían ser, sobre todo en una época en que se ha hecho tan difícil para las madres nutrir a sus hijos adecuadamente y ganarse la vida al mismo tiempo. Yo cambié mis prioridades después del daño que me hice a mí misma con el absceso de mama. El tercer día después del nacimiento de Kate, noté que no me salía leche del pezón derecho. Entonces comprendí todo el daño que me había hecho dos años antes. Sentí deseos de llorar. Recuerdo que me quedé sentada en la cama mirando a mi pequeña y hermosa hija, pensando: «Aquí te tengo, y ni siquiera soy capaz de alimentarte bien por haberme estropeado el cuerpo hace dos años tratando de demostrar que era un hombre». Sí que podía amamantar, pero la mayor parte del tiempo no lograba mantener una provisión de leche adecuada y tenía que complementarla con leche de fórmula, sobre todo siempre que estaba fuera de casa el tiempo suficiente para saltarme una mamada.

Me enfrenté a la realidad de que me había hecho un daño irreparable. Se me había enseñado que era «normal» sentir «depresión» alrededor del tercer día después del parto, pero mi depresión fue exacerbada por el conocimiento de que no podría amamantar a Kate con total normalidad. En realidad, ya en su segundo día de vida tuve que complementar su dieta con leche de fórmula. Sabía que inmediatamente sus heces comenzarían a oler mal. Las heces de leche materna huelen a suero de leche debido al equilibrio bacteriano. Cambiar un pañal es una experiencia totalmente distinta cuando el bebé se alimenta con leche materna. Pero cuando se añaden alimentos de otras fuentes, las bacterias cambian y el olor se vuelve pútrido.

Aun cuando ahora la comunidad médica respalda la lactancia natural, la cultura desanima a las mujeres alegando que eso les va a «estropear» los pechos. Algunas mujeres que han amamantado a un par de hijos sí advierten que sus pechos ya no parecen los mismos. Durante un tiempo después del parto y la lactancia pueden volverse bastante flácidos, y es posible que tarden varios años en recuperar su forma. Generalmente eso se arregla con el tiempo, pero esa apariencia flácida, aunque sólo sea temporal, no es lo que nuestra cultura considera atractiva.[14] Esto me lo ilustró una vez la historia que me contó una amiga que había amamantado a varios hijos. Una noche se estaba desvistiendo cuando entró en la habitación su hijo de cuatro años. Le miró el pecho y después le dijo mirándola a la cara: «Mamá, ¿que les pasa a tus pechos? ¡Se han muerto!». Un adelgazamiento rápido causado por una alimentación inadecuada mientras se amamanta o una lactancia prolongada sin la alimentación adecuada puede agotar las reservas de grasa de los pechos y exacerbar este efecto. El adelgazamiento rápido también disminuye la provisión de leche.

La experiencia de producir leche, amamantar a un bebé y sentir «bajar» la leche en reacción al llanto del bebé, o en reacción a los propios pensamientos sobre el bebé, es una experiencia que nos conecta a todas las mujeres de todas partes. La partera que me asistió en el parto de Kate me contó que muchas veces sentía el reflejo de «bajar la leche» cuando oía llorar a un bebé o se daba cuenta de la necesidad de un niño, incluso después de que sus hijos ya estaban en la universidad. Yo todavía noto también de vez en cuando esa sensación de hormigueo en los pechos, sobre todo cuando siento mucha compasión o cariño por algo o alguien; es la forma que tiene mi cuerpo de decirme que tengo amor para dar a una persona o situación. Muchas mujeres experimentan esto. (También se ha demostrado que cuando se siente compasión, amor o aprecio aumentan los niveles de la hormona prolactina, necesaria para producir leche.)

Cuando confiamos en los fabricantes de fórmulas más que en nuestra capacidad de nutrir a nuestro bebé, perdemos la oportunidad de recuperar un aspecto de nuestro poder femenino. Pensar que la leche de fórmula para bebés es tan buena como la leche materna es creer que treinta años de tecnología son superiores a tres millones de años de evolución de la naturaleza. Incontables mujeres han recuperado la confianza en su cuerpo al amamantar a sus hijos, aun cuando al principio no estuvieran seguras de poder hacerlo. Es un acto de poder femenino, y lo considero feminismo en su forma más pura. Una de mis amigas me dijo hace poco: «Darle de mamar a mi hijo me dio más confianza en mí misma como mujer que nada que hubiera hecho antes. Me sentía tremendamente poderosa».

Los recién nacidos que son tratados con afecto son muy hermosos. He visto en sus ojos almas muy viejas y sabias en cuerpos pequeñísimos recién salidos de Dios. En mi consulta escuché la siguiente y verdadera historia: después de que una pareja tuvo su segundo hijo, el primero, de cuatro años, deseaba pasar un rato a solas con el bebé. Ellos se resistieron un poco, pensando que ese deseo podía estar causado por celos o rivalidad con su hermanito. Pero el pequeño continuó insistiendo. Finalmente le permitieron quedarse un rato a solas con el bebé. En silencio escucharon detrás de la puerta y le oyeron preguntarle al bebé: «Por favor, dime cómo es Dios. Estoy comenzando a olvidarlo».

Ser madre en una cultura modelo dominador: el trabajo más difícil del mundo

Lo único que parece eterno y natural en la maternidad es la ambivalencia.

JANE LAZARE

Algunas mujeres dicen que la época más gratificante de su maternidad fue cuando sus bebés eran pequeños. Otras encuentran agotador ese periodo. Para mí, tener hijas pequeñas fue, sin excepción, la parte más difícil de mi vida, un tiempo que no me atrevería a repetir a no ser que tuviera dos niñeras, hermanas o amigas muy queridas que vivieran conmigo para ayudarme en la crianza. (Pensaría distinto sobre esto si mis circunstancias hubieran sido otras.)

La escritora Lynn Andrews escribió una vez que hay dos tipos de madres: las Madres Tierra y las Madres Arco Iris Creativo. Las madres Tierra cuidan y alimentan a sus hijos, y se encuentran muy a gusto haciendo eso. Nuestra sociedad recompensa a este tipo de mujer llamándola «buena madre».

Las madres Arco Iris Creativo, en cambio, estimulan a sus hijos sin tenerles necesariamente las comidas en la mesa a su hora. Yo sé sin la menor duda que soy una madre Arco Iris Creativo. Una vez leí el libro de cocina *Laurel's Kitchen* [Cocina de Laurel], y fantaseaba con lo maravilloso que sería hacer pan diariamente y disfrutar siendo lo que Laurel llama «Guardiana de las Llaves», y crear ese importantísimo espacio hogareño y sustentador. Pero eso no es lo que soy, y tratar de ser algo que no soy finalmente nos haría un pésimo servicio a mí y a mis hijas. A mí me encanta estar sola; me encanta leer; me gusta el silencio, la música y escribir. Mi alma se alimenta con largas horas de tiempo creativo ininterrumpido. Los niños pequeños necesitan un tipo de energía muy diferente, un tipo de energía que yo no poseo en abundancia.

Cuando mis hijas eran pequeñas, me di cuenta de lo difícil que es para las mujeres hacer *algo* para ellas teniendo niños pequeños a su alrededor. Los hijos consiguen y mantienen nuestra atención por todos los medios posibles. Son fenomenales chupadores de energía. (Y no los critico por eso, porque es normal. Cuando son pequeños están desarrollando un yo sano. Sin embargo, nuestra cultura espera que las madres solas satisfagamos toda la necesidad de atención de nuestros hijos.) Eso es trampa.

Aproximadamente un tercio de todos los niños de este país (19 millones) viven separados de su padre. Ellen Goodman escribe: «Entre los hijos del divorcio, la mitad jamás han visitado la casa de su padre. En un año típico, el 40 por ciento de estos niños no ven a su padre. Uno de cada cinco no han visto a su padre en cinco años. [...] No es de extrañar que hoy en día la búsqueda del padre que falta sea un tema tan recurrente en nuestra cultura y nuestra conversación».[15]

Una mujer con hijos pequeños necesita a veces tiempo libre, espacio y dormir. Pero para muchas, no hay nadie que la releve en el trabajo de criar a un hijo. Una vez le comenté a Anne Wilson Schaef que creía que la proporción óptima adultos-niños era de tres adultos por un niño. «Creo que delatas tu adicción al trabajo», me contestó. Después me contó acerca de una cultura aborigen de Australia en la que hacía poco había hablado con los ancianos de la tribu. En las sociedades aborígenes, todas las hermanas de la madre, las tías, son consideradas madres de los hijos. Todos los hermanos del padre, los tíos, son considerados padres. Si se le pregunta a un niño aborigen cuál es su madre, señala no sólo a su madre biológica, sino también a todas sus tías maternas; y si se le pregunta cuál es su padre, señala también a sus tíos paternos. Si la madre biológica siente la necesidad de «hacer una caminata», que es una iniciación espiritual, sabe que sus hijos siempre tienen un sitio en la tribu y que no dependen únicamente de ella, como suele suceder con tanta frecuencia en nuestra sociedad patriarcal.

¿Puedes comenzar a imaginarte siquiera cómo sería la vida para las mujeres si no tuvieran la abrumadora responsabilidad de proporcionar la mayor parte del sustento emocional y físico a sus hijos? ¿Cómo sería si supiéramos que nuestra sociedad cuidará de nuestros hijos cuando tengamos que trabajar hasta tarde en la oficina? ¿Cómo sería si nuestra vida «familiar» no nos separara de nuestra vida «laboral»? ¿Cómo sería si una mujer pudiera continuar dedicada al arte, la música, la informática o lo que quisiera aunque acabara de tener un bebé? ¿Cómo sería si viviéramos en una sociedad en que la mujer no tuviera que elegir entre sus necesidades, las de su trabajo y las de su familia? Sueña con eso durante un tiempo.

Nadie, ni hombre ni mujer, debería tener que ser un prisionero de su hogar cuidando niños pequeños durante horas cada día sin satisfacer sus necesidades adultas de descanso, conversación, tiempo de soledad e intereses creativos. Recuerdo que el mejor periodo que pasé con mis hijas cuando eran pequeñas (una de tres meses y la otra de dos años) fue cuando fui a visitar a mi madre; mi hermana y sus hijos estaban de visita. Mi hermana también estaba amamantando en esa época, de modo que cuando yo quería salir un rato, ella simplemente le daba el pecho a Kate en mi lugar, como han hecho las mujeres durante siglos. (La primera vez Kate la miró con los ojos muy abiertos, como diciendo: «¿Quién es esta?», y después se acomodó para tomar su alimento.) Nuestros hijos jugaban juntos felices y yo podía disfrutar de la compañía de adultos al mismo tiempo que disfrutaba de mis hijas. Esa fue la única experiencia que tuve de cómo debe de haber sido una tribu amorosa. En un viaje reciente a Italia vi claramente que todas las personas del pueblo querían y cuidaban de los niños, no sólo sus madres.

Siempre me ha dolido un error muy extendido acerca de la educación de los hijos. Es el mito de que los chicos prepúberes y púberes son de suyo más fáciles de criar que las chicas, e incluso muchas feministas están de acuerdo con esta creencia. Muchas personas me dicen: «Espere, ya verá lo difíciles que son las chicas cuando llegan a los once años más o menos». Bueno, ya he tenido dos chicas de once años; las apoyé de todas las formas posibles para que fueran fuertes, incluso testarudas si era necesario, y poderosas. No quería que se volvieran «tontas» cuando llegaran a la adolescencia. No eran difíciles a esa edad ni lo son ahora. (De hecho, mi sobrino era mucho más malhumorado a los trece años.) Que los chicos sean más fáciles de criar que las chicas podría ser muy bien la experiencia de muchas personas. Pero esa diferencia es cultural, es consecuencia de las diferencias en el trato y la educación que se da a chicos y chicas. En su libro, *Fire with Fire* (Random House, 1993), Naomi Wolf defiende firmemente que todas las niñas nacen con una fuerte voluntad de poder, que se vuelve hacia dentro por lo que ella llama «los dragones de la simpatía». Cuando ese deseo innato de destacar y ganar se frustra, se vuelve en contra de la chica. Y las chicas suelen enemistarse entre ellas. Pero esto no tiene por qué ser así. (En *Madres e hijas* trato con más detalles este tema.)

Encuentro lógico que las chicas tengan rachas de mal humor alrededor de los doce años; ya ven lo que les va a ocurrir. ¡Si a la chica se la educa programándola para ser pasiva y abnegada, eso no le gusta a su poderoso espíritu! (Si alguien tratara de hacerme eso a mí, sí que sería difícil vivir conmigo.) En lugar de atribuir ese humor caprichoso a la innata inferioridad hormonal de la mujer, deberíamos alentar a las chicas a que digan lo que piensan, no a volver hacia dentro sus talentos y dotes. Si se toma en serio a una chica adolescente y se la anima a seguir sus sueños, no es más difícil que un chico. Las jovencitas necesitan ser mimadas, respetadas, alentadas y elogiadas por sus dones. De otra manera, el mundo no se beneficiará de esos talentos y continuará el ciclo de opresión.

Cada una de nosotras, madres, hemos de aprender también a ser madres de nosotras mismas; si no, de ninguna manera podemos ser buenas madres de nuestros hijos. La abnegación o sacrificio de nosotras mismas no es un camino sano para la maternidad, aunque durante años nos hayan inculcado que sí y hayamos sido testigos del martirio de nuestras respectivas madres. Ser madres de nosotras mismas requiere muchísimo valor, y te animo a intentarlo, por el bien de tu salud.

La siguiente meditación sobre la buena maternidad me la envió Nancy McBrine Sheehan:[16]

Ser madre para mí

En una sociedad obsesionada por la mejor crianza de los hijos,
voy descubriendo la necesidad de engranar

lo que es mejor para mis hijos
con lo que es necesario para ser una madre bien equilibrada;
voy comprendiendo que ese dar incesante
se traduce en una entrega total,
y cuando una se entrega del todo a sí misma,
no es una madre sana ni es un yo sano.
Así pues, estoy aprendiendo a ser primero mujer y luego madre;
estoy aprendiendo a experimentar mis emociones,
sin quitar a mis hijos la dignidad de sentir las suyas también;
estoy comprendiendo que un hijo sano tiene sus propias emociones
y características que son sólo suyas,
y son muy diferentes de las mías;
estoy comprendiendo la importancia
de la comunicación sincera de los sentimientos,
porque la simulación no engaña a los hijos;
ellos conocen a su madre mejor de lo que se conoce ella misma.
Estoy comprendiendo que nadie supera su pasado si no lo enfrenta;
si la madre no lo hace, sus hijos asimilarán exactamente aquello
que ella está intentando superar;
estoy comprendiendo que las palabras de sabiduría
caen en oídos sordos si mis actos las contradicen;
los hijos tienden más a imitar que a escuchar.
Estoy aprendiendo que en la vida ha de haber
tanta tristeza y tanto dolor como felicidad y placer,
y que permitirnos sentir todo lo que nos ofrece la vida
es una indicación de plenitud y realización;
estoy comprendiendo que la realización
no se consigue entregándose totalmente,
sino dándose a una misma y dando a los demás.
Estoy aprendiendo que la mejor manera de enseñar a mis hijos
a vivir una vida plena no es sacrificando mi vida,
sino viviendo yo una vida plena;
quiero enseñar a mis hijos que tengo mucho que aprender,
porque estoy comprendiendo que soltarlos
es la mejor manera de retenerlos.

14

La menopausia

A semejanza de la electricidad, la menstruación y el flujo y reflujo de la energía son una «corriente alterna». Durante la menopausia, el flujo de energía adquiere la intensidad y uniformidad de una «corriente continua». Estamos cargadas de energía hasta el punto en que nos hemos abierto a la sabiduría de la Hechichera.

FARIDA SHAW

Menopausia es el nombre que recibe el cese de las menstruaciones; la palabra deriva del griego *men* (mes, menstruo) y *pausis* (pausa). Muchas mujeres llaman también «el cambio de vida» o simplemente «el cambio» a este proceso natural. Los años que rodean la menopausia, en los que se producen los cambios graduales en la función ovárica, constituyen toda una fase de la vida de la mujer llamada «climaterio», que dura entre seis y trece años.

Como sea que la llamemos, ninguna otra fase de la vida ofrece a la mujer tantas posibilidades para comprender y explorar el poder femenino, es decir, si es capaz de abrirse paso por entre la negatividad cultural general que ha rodeado durante siglos a la menopausia. Esta negatividad ha ido cambiando en los diez últimos años desafiada por las mujeres de mi generación, las del *boom* de la natalidad posterior al término de la Segunda Guerra Mundial, que estamos entrando en la menopausia por cientos de miles. En consecuencia, esta experiencia climatérica ya no es igual a la de la generación de nuestras madres, las que sufrieron esa guerra.

El año 2000 ya eran 45,6 millones las estadounidenses que habían llegado a la menopausia, según la North American Menopause Society, y ese número va aumentando año a año. Se calcula que en el año 2025 el número de mujeres menopáusicas de todo el mundo llegará a los 1.100 millones. Al mismo tiempo, la longevidad ha aumentado de modo espectacular; el promedio de esperanza de vida de las mujeres estadounidenses actuales es de alrededor de 84 años, muchísimo más que los 48 años de las mujeres nacidas en 1900. Esto significa que la mujer tiene probabilidades de vivir de 35 a 40 años después de la menopausia, lo que convierte a este periodo en la «primavera» de la segunda mitad de la vida.

La atención prestada por los medios de comunicación a la menopausia ha aumentado también en conformidad. Escritoras feministas y muchos médicos e investigadores han producido más libros sobre la menopausia que sobre cualquier otro tema en el campo de la salud femenina, entre ellos un buen número de grandes éxitos de ventas.

Si bien los consejos respecto a la menopausia van desde ensalzar la terapia hormonal sustitutiva hasta recomendar la menopausia natural sin hormonas, lo importante es que el silencio que rodeaba a este proceso lo están rompiendo muchas voces diferentes. La profesión médica ha tomado la actitud de ayudar a las mujeres en esta fase de su vida, y están surgiendo centros especializados en la atención a mujeres de edad madura por todo lo largo y lo ancho de Estados Unidos. Cada mujer, aunque esté bombardeada por consejos contradictorios, debe escuchar atentamente a su guía interior personal para oír su verdad sobre cómo organizar esta fase con el máximo acceso a su sabiduría interior y su poder para crear salud.

En su libro *Reclaiming the Menstrual Matrix* (Lantern Books, 2002), Tamara Slayton escribe:

La expresión natural del poder y la sabiduría personales accesibles a las mujeres [durante la menopausia] es torcida y frustrada en nuestra cultura. Por lo tanto, esta oleada de energía se vuelve hacia dentro y puede ser consecuencia de muchos síntomas desagradables, entre ellos los sofocos, la depresión, los cambios de humor, y una sensación general de estar perdida y ser incapaz de encontrar una nueva identidad vital. La falta de apoyo durante esta época de la vida y la tendencia estadounidense de seguir una dieta deficiente, generan una experiencia negativa y autodestructiva de la menopausia. Cuando las mujeres confrontan esa mala información cultural y atienden a las necesidades nutritivas especiales de la mujer, tienen durante la menopausia la oportunidad de descubrir una experiencia más profunda y libre de su yo».[1]

Esto es exactamente lo que les está ocurriendo a miles de mujeres. La doctora Joan Borysenko llama «metamorfosis de la mitad de la vida» al periodo comprendido entre los 42 y los 49 años, en que la mujer comienza en serio a crear su vida de tal forma que pueda expresar sus valores más profundos en sus actividades cotidianas. Durante esta fase, es más capaz que nunca de decir la verdad y es menos propensa a inventar disculpas para los demás. Muchas mujeres buscan la paz mental en medio de la confusión y los cambios, mientras ponen fin a matrimonios de veinte años, tienen aventuras amorosas, son abandonadas por su pareja, se enfrentan al nido vacío, inician nuevas empresas y exploran nuevas facetas de su identidad.

Es muy posible también que durante este periodo la mujer comience a experimentar faltas en las reglas y las primeras fases de los cambios hormonales, lo cual convierte estos años en el periodo perfecto para comenzar a mejorar y fortalecer la salud que la va a sostener el resto de su vida.

En cualquier momento entre los 49 y los 55 años, los cambios hormonales van a estar en plena actividad, y la mujer va a necesitar apoyo para afrontarlos. Después, en la mayoría de las mujeres se restablece el equilibrio hormonal, y suelen estar más libres que nunca para dedicarse a sus intereses creativos y sus actividades sociales. Estos son los años en que se unen todas las experiencias vitales de la mujer, y las puede aprovechar para una finalidad que le vaya bien.

En las culturas celtas, la joven doncella se consideraba la flor; la madre, el fruto; y la mujer mayor, la semilla. La semilla es esa parte que contiene en su interior el conocimiento y el potencial de todas las demás partes. El papel de la mujer posmenopáusica es continuar adelante y volver a sembrar la comunidad con su semilla de verdad y sabiduría concentradas. En algunas comunidades indígenas se pensaba que las mujeres menopáusicas retenían su sangre sabia en lugar de expulsarla cíclicamente, y por lo tanto se las consideraba más poderosas que a las mujeres que menstruaban. En esas culturas, una mujer no podía ser chamán mientras no hubiera pasado la menopausia. Tamara Slayton observa:

Entendida y apoyada, la menopausia ofrece a la mujer el paso siguiente de iniciación en el poder personal. Ahora que vivimos más años, es necesario que dejemos atrás esos antiguos mitos y pongamos al día nuestra forma de pensar acerca de la menopausia. Creo que la perimenopausia y los cinco a diez años posteriores a la menopausia es un tiempo de madurez. Dejamos de ser botones de rosa y nos convertimos en escaramujos, fruto jugoso que contiene y nutre las semillas que vamos a sembrar más adelante.

En las culturas indígenas, las mujeres posmenopáusicas daban voz a la responsabilidad hacia todos los hijos, tanto humanos como no humanos, hacia la Tierra y las Leyes de las Buenas Relaciones. Esas mujeres mayores poseían un enorme poder y supervisaban todas las decisiones de la tribu. No tenían miedo de decir un firme *no* a cualquier cosa que no beneficiara la vida. También iniciaban y educaban a las mujeres más jóvenes en ese conocimiento y esa responsabilidad.[2]

Una vez que la mujer comprenda que el verdadero significado de la menopausia ha sido trastocado y degradado, como muchos otros procesos del cuerpo femenino, cambiará esa programación y hará su propio camino el resto de su vida, fortalecida con propósitos definidos, percepción profunda y placer.

Nuestra herencia cultural

Hasta hace muy poco la actitud médica ortodoxa hacia la menopausia era considerarla una enfermedad carencial, no un proceso natural. La doctora Jerilynn Prior, endocrinóloga e investigadora, escribe:

> A nuestra cultura le resulta fácil acusar de enfermedad al sistema reproductor femenino. Relacionar el cambio en la capacidad reproductora de la menopausia con la edad, convertir la menopausia en un punto en el tiempo en lugar de un proceso, y llamarla «enfermedad de insuficiencia de estrógeno», son todos reflejos de la mentalidad no científica y llena de prejuicios de la profesión médica».[3]

Dado que la mujer menopáusica ya no utiliza su energía para tener hijos, se describe su organismo con términos que indican fallo o decadencia funcional: sus pechos y sus órganos genitales se van «atrofiando» y «marchitando» gradualmente y se convierten en «seniles».[4] Considerada bajo esas lentes, la menopausia es lo definitivo en «producción frustrada», un organismo que está «parado».

Durante años, los tocoginecólogos se han saturado de conferencias y estudios sobre cómo «arreglar» la menopausia y la perimenopausia (se llama «perimenopausia» a los años que preceden a la última regla). Si un equipo de atención sanitaria trata esta fase de la vida de la mujer apoyándola y respetando este proceso natural, la mujer recibe una gran ayuda. Pero si la perimenopausia (o cualquier otro proceso natural) se trata como si fuera una enfermedad, y con la idea de que necesita «arreglo» (y, entre líneas, control), entonces la experiencia de la mujer no es ideal. En nuestra cultura, las únicas edades en que los procesos endocrinos de la mujer escapan a ese potencial «arreglo» son los años anteriores a la primera menstruación y los posteriores a los setenta.

El miedo a envejecer:
Síntoma de una cultura que tiene prejuicios contra la vejez

Vivimos en una cultura que prejuzga mal la vejez, una cultura en la que la mayoría de la gente cree que es natural que las personas mayores sufran de depresión, cansancio, incontinencia, olvidos y senilidad. Las empresas farmacéuticas y los ginecólogos siembran en las mujeres esa semilla del miedo a que tan pronto como pasen la menopausia, su cuerpo simplemente se va a desmoronar y desgastar a menos que tomen medicamentos.

Un ejemplo de esto fue la portada de una revista llamada *Menopause Medicine*, en los años noventa. Está una mujer junto a una ventana abierta, en medio de vaporosas cortinas que se mecen con la brisa. Sólo se le ve la espalda; está contemplando un paisaje de hojas muertas y tierra seca agrietada. El pie dice: «El destino de la menopausia no tratada».

No hace falta tener un título en psicología para comprender cómo influyen las empresas farmacéuticas en la sensibilidad de las mujeres o los médicos corrientes. Durante gran parte de mis años de ejercicio, los tocoginecólogos nos sentíamos tremendamente presionados para recetar terapia hormonal sustitutiva a todas las mujeres, pues se nos había hecho creer que era necesaria para prevenirlo todo, desde cardiopatías a osteoporosis. Es fácil ver cómo las empresas farmacéuticas y los medios manipulan los estereotipos relacionados con el envejecimiento y el profundo miedo que sentimos las mujeres a ellos. Durante décadas se nos ha enseñado que sin terapia hormonal perderemos nuestro atractivo para los hombres; nos marchitaremos, nos volveremos frágiles y quebradizas, como la tierra seca y agrietada, desprovista de humedad y nutrición. Nuevos estudios están demostrando que eso no tiene por qué ser cierto.

La experiencia del envejecimiento como la conocemos está en gran parte determinada por creencias que necesitan una revisión y una puesta al día. Si bien en esta cultura muchas personas sí decaen con la edad, esa decadencia no es una consecuencia natural del envejecimiento, sino una consecuencia natural de nuestras creencias colectivas acerca del envejecimiento. Mi madre, que ahora tiene 80 años y jamás ha tomado hormonas, hizo la escalada completa del Appalachian Trail cuando rondaba los 70, poco después estuvo esquiando en la ladera baja del monte McKinley, y pasó el verano de 1997 en una excursión de tres meses a pie y en canoa por Alaska. Después escaló los 200 picos más altos de Nueva Inglaterra con su amiga Anne, que ahora tiene 85. Otra de las buenas amigas de mi madre cumplió los 90 en 2005; ella y mi madre subieron el Mount Washington a comienzos de ese año, y también estuvieron esquiando con raquetas en el norte de Vermont. Sin embargo, tan pronto como mi madre cumplió los 60, de repente tenía el buzón lleno de anuncios de audífonos, pañales para la incontinencia y diversos adminículos para la vista, de ninguno de los cuales tenía necesidad. Con el tiempo encontró la manera de desentenderse del constante bombardeo de mensajes negativos sobre el envejecimiento. También me dijo que, aunque no se siente muy distinta de cuando tenía 30 años, la tratan de modo diferente. No es de extrañar que Bette Davis dijera: «La vejez no es para cobardicas».

Otro motivo de que muchas mujeres le tengan miedo a la menopausia es la mala comprensión del arquetipo Hechicera o Mujer Sabia. La intuitiva médica Caroline Myss hace notar que en los cuentos de hadas y en nuestro inconsciente colectivo, la Hechicera suele aparecer como una vieja que vive sola en el bosque. Suele asociarse con las brujas y con un comportamiento excéntrico.

Según Caroline, esa imagen de una mujer sola en el bosque es un símbolo de la mujer que se ha liberado de su anterior programación tribal. Ya no basa sus actividades, sus pensamientos y su imagen de sí misma en la aprobación de su familia (¡menos mal!). Es libre de ir y venir cuando le place y a su manera. No tiene por qué estar sola, pero es más probable que sus relaciones sean más de compañerismo y mutuamente satisfactorias. En 1998 escribí: «Lo que necesitamos es un arquetipo nuevo de la Hechicera, una especie de «Hechicera Acuario», que refleje esta nueva forma de percibir esta fase de la vida». Y eso es lo que está ocurriendo. La chamana urbana Donna Henes llama Reina a esta fase en su libro *The Queen of My Self* (Monarch Press, 2005). (Entra en www.thequeenofmyself.com.)

El doctor Deepak Chopra, endocrinólogo, escritor de libros que son éxitos de ventas y autoridad internacionalmente reconocida en cómo la conciencia afecta al cuerpo, ha informado sobre un experimento realizado entre los indios tarahumara de México, famosos por su capacidad para correr. Por rutina, ciertos miembros de la tribu corren cada día el equivalente a un maratón o más, y regularmente hay competiciones entre los grupos. El aspecto más curioso de su cultura, sin embargo, es que creen que los mejores corredores son los sesentones. Un equipo de investigadores comprobó que, en efecto, los corredores sesentones tenían una mayor capacidad pulmonar, un mejor estado cardiovascular y más resistencia. El doctor Chopra señala que para que esta creencia se traduzca en realidad física, toda la tribu tiene que creerla.

Y, créeme, nuestra tribu está empezando a cambiar sus creencias colectivas acerca del proceso del envejecimiento. Cuando las mujeres de la generación de los años cincuenta hemos entrado en tropel en la menopausia, finalmente vemos en los medios más imágenes de mujeres menopáusicas fuertes, sexys, vitales. De hecho, la mujer menopáusica actual se ve más joven que nunca antes. Colectivamente estamos invirtiendo nuestra negatividad acerca de la menopausia, una a una. Y este cambio en nuestras creencias y expectativas se nos nota en el cuerpo. Por ejemplo, mi madre se hizo hacer una lectura de su salud por la intuitiva médica Caroline Myss, a los 68 años; energéticamente, su cuerpo estaba como si estuviera en la treintena. Eso no tiene nada de extraño, ya que se sabe que la edad cronológica y la edad biológica son dos cosas diferentes.

Cuantas más mujeres se desentiendan, como mi madre, de lo que se supone que ha de suceder cuando envejecemos, mayores serán las posibilidades de que todas continuemos sanas. Durante y después de la menopausia me volví más flexible y sana que nunca antes, e incluso bajé de peso. Esto lo veo ocurrir adondequiera que voy, a medida que las mujeres de todo el mundo deciden envejecer con poder, fuerza y belleza.

Creación de salud durante la menopausia

Para aprovechar al máximo la transición menopáusica, animo a la mujer a considerarla un proceso durante el cual va a crearse el cuerpo sano que necesita para estar bien hasta el final de su vida. La transición menopáusica es un periodo excelente para concentrarse en la prevención de problemas que, si bien no acompañan necesariamente a la menopausia, al parecer se intensifican en esta fase. La menopausia es un periodo en que llegamos a una encrucijada de la vida. Un camino dice «Crece», el otro dice «Muere». Ya no podemos quedarnos sentadas de brazos cruzados a esperar que el cuerpo se mantenga vital sin una aportación activa y cambios en el estilo de vida.

Lo que experimenta la mujer durante este periodo depende de muchísimos factores, desde su herencia, sus expectativas y bagaje cultural hasta sus autoestima y alimentación. En esta época de la historia, la mayoría de las mujeres de nuestra cultura experimentan ciertas molestias y algunos síntomas problemáticos durante la menopausia. Sin embargo, existe una amplia variedad de opciones para tratar esos síntomas, desde hormonas bioidénticas —que igualan a las que produce el cuerpo femenino— hasta la homeopatía. El camino ideal para pasar este cambio es el que aprovecha lo mejor del conocimiento médico occidental, concerniente al metabolismo hormonal, la densidad ósea y la salud cardiaca, combinado con las modalidades complementarias de Oriente, desde la meditación a la acupuntura y las hierbas, para ofrecer un cuidado óptimo individualizado.

La menopausia: una encrucijada

Los años menopáusicos son un periodo en que la mayoría de las mujeres se encuentran en una encrucijada; han de quemar toda la escoria de la primera mitad de su vida para surgir renacidas y más totalmente ellas mismas. Los años de transición de la mitad de la vida son un tiempo en que terminamos algunas de las tareas que comenzamos en la adolescencia.

En la mitad de su vida la mujer mira hacia atrás y reflexiona, considera atentamente dónde ha estado y hasta dónde ha llegado. Es el periodo en que lamenta la frustración de cualquier sueño no realizado que pudiera haber tenido cuando era joven, y prepara el terreno para la siguiente fase de su vida. Trata de resolver muchos problemas que coinciden pero que no están directamente relacionados con la actividad hormonal, como la atención y el cuidado de padres mayores con problemas de salud, por ejemplo. Según sea el grado de éxito en su vida, o de la percepción que tiene de su éxito, podría encontrarse en una crisis que no es tanto fisiológica como de desarrollo. Su forma de llevar esta crisis va a afectar a su salud en todos los aspectos mientras pasa por la menopausia.

Durante mis conferencias he enseñado una diapositiva del monte Saint Helens en erupción para ilustrar las borrascosas emociones que suelen caracterizar estos años. Este es un periodo en el que muchas mujeres, entre ellas yo, comienzan a manifestar parte de la fiera necesidad de autoexpresión que suele soterrarse en la adolescencia. Me gusta pensar que las mujeres en la mitad de la vida somos peligrosas, peligrosas para cualquier fuerza existente que pretenda convertirnos en ancianitas silenciosas, peligrosas para los ensordecedores efectos de lo convencional y la simpatía encantadora, y peligrosas para cualquier adaptación que hayamos hecho que ahogue o sofoque a quienes somos capaces de ser ahora. A los 45 años me vi profundamente sumida en el proceso de escudriñar todos los aspectos de mi vida y mis relaciones con el fin de erradicar todas las cosas inútiles que me refrenaran o que ya no sirvieran a la persona en que me había convertido. Comenzó a evaporarse mi tolerancia hacia las relaciones en punto muerto de todo tipo. Esto me llevó finalmente a acabar con un matrimonio de veinticuatro años y me dio el ímpetu para escribir *La sabiduría de la menopausia* (Urano, 2002). A esta edad estamos en un momento decisivo: podemos seguir viviendo con relaciones, trabajos y situaciones que nos han quedado pequeños, elección que apresura drásticamente el proceso de envejecimiento y la posibilidad de enfermar, o podemos hacer el trabajo de desarrollo que nos piden el cuerpo y los niveles hormonales. A esta edad debemos aprovisionar nuestra vida a partir del alma. Nada inferior dará resultado. Cuando nos atrevemos a hacer esto, nos preparamos de verdad para la primavera de la segunda mitad de la vida.

Lugares del cuerpo productores de hormonas

Aunque se nos ha enseñado a considerar los síntomas menopáusicos principalmente como un estado de insuficiencia de estrógeno a consecuencia de un fallo ovárico, esta creencia se basa en una información incompleta. En primer lugar, el estrógeno no es la única hormona fabricada por los ovarios. Los ovarios también producen andrógenos, como la deshidroepiandrosterona (DHEA) y la testosterona, así como progesterona. El bienestar total durante y después de la menopausia depende por lo menos de tener niveles adecuados de estas hormonas tanto como de estrógeno. Los andrógenos están relacionados con la respuesta sexual y la libido, además del bienestar general, y los producen otros órganos y lugares del cuerpo, no sólo los ovarios. Entre otros lugares están las glándulas suprarrenales, la piel, los músculos, el cerebro y la glándula pineal, así como los folículos capilares y la grasa corporal (véase figura 15). Es interesante observar que cuando la producción hormonal de los ovarios disminuye durante la menopausia, tiene lugar un aumento al doble en la producción de andrógenos en esos otros sitios. Dado que los andrógenos pueden actuar como estrógenos débiles y también como precursores para la producción de estrógenos, está claro que la mujer menopáusica sana está equipada naturalmente para hacer frente a los cambios hormonales de sus ovarios. Las mujeres capaces de producir niveles adecuados de andrógenos suelen pasar muy fácilmente por la menopausia.

De todos modos, no hay duda de que algunas mujeres sufren durante la menopausia. Si bien el 15 por ciento tienen una menopausia asintomática, un 85 por ciento de mujeres experimentan sofocos, y alrededor de la mitad de este grupo los consideran intolerables. Con el tiempo tienden a aumentar los síntomas de atrofia vaginal (adelgazamiento del tejido vaginal) en las mujeres posmenopáusicas; también aumenta el riesgo de enfermedad cardiovascular y de fractura por osteoporosis, pero esto sólo se hará evidente bien pasados los sesenta años o más.

Estos problemas menopáusicos se deben en parte al agotamiento crónico de los recursos metabólicos durante los años perimenopáusicos. La facilidad de la transición a esta fase dependerá del vigor de las glándulas suprarrenales y del estado de nutrición general. En una mujer sana, las glándulas suprarrenales van a ser capaces de tomar el relevo de los ovarios en la producción de hormonas. Sin embargo, muchas mujeres llegan a la menopausia en un estado de agotamiento emocional y nutricional que ha afectado al funcionamiento óptimo de sus glándulas suprarrenales. En estas condiciones, la mujer podría necesitar apoyo hormonal, nutricional, emocional y/u otros hasta que se restablezca su equilibrio endocrino.[5]

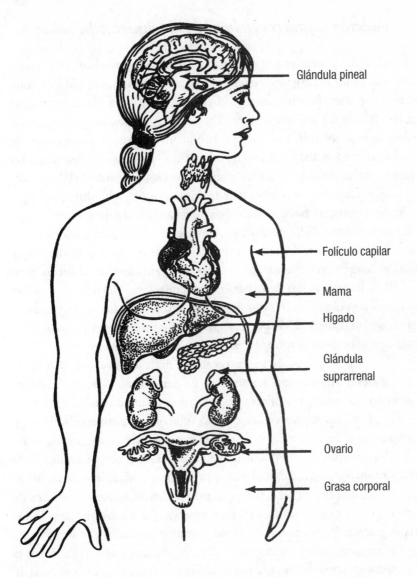

Glándula pineal

Folículo capilar

Mama

Hígado

Glándula
suprarrenal

Ovario

Grasa corporal

FIGURA 15. LUGARES DEL CUERPO PRODUCTORES
DE HORMONAS

Los niveles de estrógeno y progesterona ováricos disminuyen después de la menopausia. Pero otros lugares del cuerpo son capaces de producir esas mismas hormonas, según sean el estilo de vida y la alimentación de la mujer. El cuerpo femenino, por lo tanto, tiene la capacidad de hacer adaptaciones sanas en el equilibrio hormonal después de la menopausia.

Función suprarrenal: lo que toda mujer debe saber

Las glándulas suprarrenales nos proporcionan un apoyo hormonal esencial, que todas necesitamos para llevar a cabo nuestras actividades cotidianas con energía, entusiasmo y eficiencia. Si estas glándulas están agotadas debido a una excesiva producción de las hormonas del estrés, adrenalina y cortisol, hay más probabilidades de sufrir de cansancio y síntomas menopáusicos. Los signos que nos indican que las glándulas suprarrenales podrían necesitar atención son los siguientes: al despertar, la mujer tiene una sensación de aturdimiento y mucha dificultad para salir de la cama; no puede ponerse en marcha sin una primera taza, o dos, de café; durante el día necesita tentempiés y cafeína para continuar sus actividades, sobre todo a última hora de la mañana o de la tarde. Por la noche, aunque está agotada, tiene dificultad para conciliar el sueño, y en la cabeza le dan vueltas y vueltas las preocupaciones del día; se pregunta adónde se ha ido su interés por la relación sexual. Si te sientes retratada en estos signos, quiere decir que tus glándulas suprarrenales podrían estar casi agotadas, aunque todos tus análisis médicos sean normales.

El análisis de la función suprarrenal, que mide los niveles de dos de las principales hormonas suprarrenales en un periodo de 24 horas, ha documentado que muchas mujeres que se sienten cansadas todo el tiempo tienen glándulas suprarrenales que no funcionan de un modo óptimo, generalmente a consecuencia de un permanente estrés emocional, nutricional o de otro tipo. La disfunción suprarrenal también va acompañada por síntomas como dificultad para pensar con claridad, insomnio, hipoglucemia, infecciones recurrentes, depresión, mala memoria, dolores de cabeza y ansias de comer dulces. Pero una vez que se sabe que las glándulas suprarrenales necesitan descanso y recuperación, hay muchas cosas que se pueden hacer para restablecerlas. También se puede comprobar la función suprarrenal con un sencillo análisis de sangre para ver el nivel de DHEA (el nivel óptimo para mujeres es 550-980 ng/dl).

Las glándulas suprarrenales son los principales «absorbentes de disgustos o conmociones» del cuerpo. Estas dos glándulas, del tamaño de la yema del pulgar, situadas encima de los riñones, están destinadas a producir las hormonas que nos permiten reaccionar ante las situaciones de la vida cotidiana de un modo sano y flexible. Pero si aumentan demasiado la intensidad y la frecuencia de los estreses de la vida, ya procedan del interior (por ejemplo, las percepciones propias acerca de la vida) o del exterior (por ejemplo, una intervención quirúrgica o trabajar en turnos de noche), con el tiempo las glándulas suprarrenales comienzan a agotarse, más o menos como un caballo al que se continúa haciéndolo trabajar o correr demasiado sin darle el descanso, el alimento y el agua adecuados. Finalmente el cuerpo producirá muchos síntomas diferentes con el fin de obligarnos a prestarle atención y cambiar algunos aspectos de nuestra vida, igual como un caballo agotado tarde o temprano deja de trabajar por muchos latigazos que reciba.

Repasa la lista de los factores estresantes comunes que con el tiempo pueden ser causa de disfunción suprarrenal. Ve cuántos son aplicables a ti.

Estrés emocional no resuelto
• Preocupación
• Rabia
• Sentimiento de culpa
• Ansiedad
• Miedo
• Depresión
• Falta de experiencias placenteras

Estrés ambiental y físico
• Ejercicio excesivo
• Exposición a toxinas industriales u otras ambientales
• Alergias crónicas o graves
• Dieta subóptima
• Estrés glucémico debido a excesivo consumo de carbohidratos refinados
• Exceso de trabajo, sea físico o mental
• Intervención quirúrgica
• Trasnochadas, sueño insuficiente
• Lesiones o traumatismos
• Temperaturas extremas
• Enfermedad crónica
• Alteración del ciclo de luz (turnos de noche)
• Dolor crónico
• Enfermedad crónica
• Falta de luz del sol

Entre las principales hormonas producidas por las suprarrenales están la adrenalina, que activa la reacción corporal de enfrentar o huir de un peligro o amenaza; el cortisol, pariente de los fármacos prednisona y cortisona, y la deshidroepiandrosterona (DHEA). El equilibrio constante entre cortisol y DHEA es particularmente importante para crear salud diariamente.

Un nivel adecuado de cortisol aumenta la resistencia y el aguante naturales del cuerpo:

- Estimula al hígado a convertir los aminoácidos en glucosa, que es el principal combustible para la producción de energía.
- Contrarresta las alergias y la inflamación.
- Contribuye a regular el estado de ánimo y mantener la estabilidad emocional.
- Estimula una mayor producción de glucógeno en el hígado para el almacenamiento de la glucosa.
- Mantiene la resistencia al estrés de las infecciones, los traumatismos físicos, los traumas emocionales, las temperaturas extremas, etcétera.
- Moviliza y aumenta los niveles de ácidos grasos en la sangre (provenientes de las células grasas) para usarlos como combustible en la producción de energía.

Pero, como ocurre en la mayoría de las cosas, un nivel demasiado elevado de cortisol también puede causar problemas. Un exceso de cortisol:

- Es causa de una menor utilización de la glucosa por parte de las células y aumenta los niveles de azúcar e insulina en la sangre.
- Disminuye la capacidad del cuerpo para sintetizar las proteínas.
- Aumenta la descomposición de las proteínas, lo cual puede ser causa de debilidad muscular y osteoporosis.
- Suprime las hormonas sexuales.
- Aumenta el riesgo de hipertensión, nivel elevado de colesterol en la sangre y enfermedad cardiaca.
- Causa inmunodepresión, lo cual puede llevar a una mayor propensión a alergias, infecciones y cáncer.

En circunstancias normales, la DHEA invierte muchos de los efectos desfavorables del exceso de cortisol y también aporta importantes beneficios propios:

• Funciona como un andrógeno para ayudar al cuerpo a formar tejido.
• Es precursora de la testosterona, la hormona asociada con el deseo sexual.
• Invierte la inmunosupresión causada por el nivel excesivo de cortisol, y por lo tanto aumenta la resistencia a virus, bacterias, *Candida albicans*, parásitos, alergias y cáncer.
• Estimula la reposición y la remodelación de los huesos, lo cual previene la osteoporosis.
• Mejora el estado cardiovascular disminuyendo el total de colesterol LDL (lipoproteínas de baja densidad), el colesterol malo.
• Aumenta la masa muscular y disminuye el porcentaje de grasa corporal.
• Mejora la energía y la vitalidad, el sueño, la claridad mental; reduce los síntomas del síndrome premenstrual, y ayuda al cuerpo a recuperarse con más rapidez del estrés agudo, como sueño insuficiente, ejercicio excesivo o trauma emocional.

Así pues, como puedes ver fácilmente, un desequilibrio entre los niveles de cortisol y DHEA puede causar vulnerabilidad al cansancio y a todo tipo de enfermedades, como también a muchos síntomas menopáusicos. En algunas mujeres disminuyen los niveles de DHEA con la edad, y reponer esta hormona hasta su nivel normal puede tener muchos beneficios. Sin embargo, no a todas las mujeres les va bien tomar esta hormona, y una vez que se restablece el funcionamiento suprarrenal, el cuerpo suele tener la capacidad para fabricar esta hormona por sí solo.[6]

Para comprobar los niveles actuales de cortisol y DHEA y ver si hay desequilibrio en un periodo de 24 horas, recomiendo pedirle al médico que ordene un análisis llamado Índice de Estrés Suprarrenal o Perfil Suprarrenal Temporal, o uno de sangre para medir el nivel de DHEA.[7]

No es necesario hacerse medir los niveles de cortisol y DHEA en la saliva para beneficiarse de mis recomendaciones para restablecer las glándulas suprarrenales a su capacidad total, pero he comprobado que la mayoría de las mujeres se sienten más motivadas a cambiar cuando ven los resultados en un papel, sobre todo si los primeros resultados no son óptimos. Si, por el motivo que sea, no quieres hacerte el análisis en estos momentos, sigue todas las recomendaciones que puedas entre las que doy a continuación, sin estresarte más.

Programa de restablecimiento suprarrenal para una menopausia más sana

DHEA: La hormona de la juventud y la salud

RECARGAR LAS BATERÍAS CON EL PODER DE LOS PENSAMIENTOS Y EMOCIONES. Diversos estudios han demostrado que se puede aumentar la capacidad natural para producir DHEA aprendiendo a «pensar con el corazón». Esto es sencillo. Significa elegir pensamientos que hagan sentirte mejor; por ejemplo, si estás estresada por algo, vuelve la atención a tu corazón y piensa en un cachorrito, en una niñita adorable, en una comida fabulosa, en cualquier cosa que sea agradable y te produzca placer. Convierte esto en un hábito. ¡Te cambiará la vida! Para comenzar, te recomiendo leer *Ask and It Is Given* o *The Art of Deliberate Creation* de Esther y Jerry Hicks (*Pide y se te dará*, Urano, 2005). El Institute of HeartMath de Boulder Creek, California (visita su sitio web en www.heartmath.com) ha ideado un sistema de técnicas para centrar la atención en el corazón que se enseñan en cursos y libros. En un estudio se probó una técnica, llamada Cut-Thru [atravesar o sortear], y se demostró que con una práctica adecuada se pueden alterar las reacciones fisiológicas y emocionales al estrés emocional. Después de un mes de emplear la técnica se comprobó un aumento del ciento por ciento en el nivel de DHEA de los participantes. Éstos dijeron que experimentaban un considerable aumento en el cariño y vigor, y una considerable disminución de la ansiedad y sensación de estar quemados. La técnica contribuye a disipar la estática emocional y puede sanar las pautas emocionales de preocupación, hostilidad, ansiedad y culpa.[8]

«Pensar con el corazón» requiere práctica, pero si comienzas fielmente a pensar con el corazón y a prestar atención a las partes de tu vida que te producen alegría y satisfacción, con el tiempo inducirás cambios bioquímicos en tu cuerpo que te recargarán las baterías.

HACER UNA LISTA DE LAS ACTIVIDADES Y COMPROMISOS MÁS IMPORTANTES. Olvida todo lo demás. Antes de decir sí a una nueva tarea o compromi-

Ejercicio de pensar con el corazón para disminuir las hormonas del estrés

1. Párate a observar tu estado emocional.
2. Identifica lo que te molesta; ponle nombre; podrías escribirlo o decirlo en voz alta, a ti misma o a una persona amiga.
3. Centra la atención en la zona del corazón (ponte la mano ahí, si eso te ayuda).
4. Vuelve la atención a un acontecimiento feliz, divertido o estimulante de tu vida, o a una persona o a un lugar que aprecias, y dedica unos momentos a imaginártelo.
5. Trae a la mente algo que te haga sentir amor o aprecio incondicional (normalmente un niño o animalito doméstico) y retén ese sentimiento quince segundos o más (también va bien ponerse la mano en el corazón para hacer esto).
6. Observa cómo cambiar tus pensamientos y tu percepción ha cambiado lo que sientes. Puedes ver que tienes el poder para salir de la espiral de negatividad en que tal vez estabas atrapada.

so, hazte esta pregunta: hacer esto, ¿me va a cargar las baterías o me las va a agotar? Si la actividad te las va a agotar, no la lleves a cabo.

DORMIR LO SUFICIENTE. El sueño restablece el equilibrio suprarrenal con más eficacia que cualquier otra modalidad. Muchas mujeres, entre ellas yo, necesitan dormir entre 8 a 10 horas para funcionar bien. Acuéstate a las diez de la noche. Irse a dormir antes de la medianoche es mucho más restaurador para las glándulas suprarrenales que un sueño que comienza tarde, aunque se duerma hasta tarde a la mañana siguiente para tener toda la cantidad de sueño necesario.

DARSE PERMISO PARA ACEPTAR CUIDADOS Y AFECTO. Si no aprendiste a hacer esto cuando eras niña, tal vez te haga falta practicarlo. Cada mañana antes de levantarte dedica uno o dos minutos a disfrutar del recuerdo de un momento o periodo en que te sentiste amada. Haz lo mismo por la noche. Imagínate a tu corazón llenándose con ese amor. Piensa en las cosas que te gustan de ti. Concéntrate en actividades y personas que sean alegres y te hagan reír. Esto estimula el funcionamiento sano del sistema inmunitario. Da prioridad a actividades placenteras, cada día. No lo dejes para después. El «después» rara vez llega.

RESPALDARSE CON BUENA NUTRICIÓN. Sigue las directrices que ofrezco en el capítulo 17. Haz una dieta de alimentos completos con el mínimo de azúcar. Evita cuanto sea posible la cafeína y la comida basura. No olvides comer suficientes proteínas (un poco en cada comida y en el tentempié). Evita los regímenes de ayuno y limpieza, que te pueden debilitar más aún. Pon atención también al consumo de vitaminas y minerales; la vitamina C es esencial para los vasos sanguíneos que irrigan las glándulas suprarrenales: toma entre 500 y 2.000 mg repartidos en dosis a lo largo del día; la vitamina B$_5$ (ácido pantoténico) interviene en la producción de energía a través del trifosfato de adenosina en las glándulas suprarrenales y otras partes del cuerpo: toma entre 500 y 1.000 mg diarios repartidos en dosis, y no olvides tomar con ella el resto de las vitaminas del complejo B (de 25 a 50 mg del complejo B). Toma también magnesio: de 300 a 400 mg al día divididos en dosis (en forma de fumarato, citrato, glicinato o malato); cuando el nivel de cortisol es demasiado elevado, aumenta la excreción de magnesio por la orina, de modo que es fácil comprender lo común que es el agotamiento de magnesio cuando se está en un estado de estrés permanente. (En el capítulo 17 encontrarás recomendaciones sobre suplementos.) Mi colega el doctor Norm Shealy ha descubierto que el magnesio transdérmico es muy eficaz para elevar naturalmente el nivel de DHEA. (Para encargar este u otro suplemento de su empresa Self-Health Systems, visita www.normshealy.net.) También es útil el cinc; toma 15-30 mg diarios. Se ha comprobado que el metilsulfonilmetano (MSM), combinado con la vitamina C, eleva el nivel de DHEA. El doctor Shealy ha ideado una fórmula, llamada Youth Formula, concretamente para elevar el nivel de DHEA.

Es posible que el suplemento de vitaminas y minerales que tomas regularmente contenga todos los nutrientes que he mencionado. Sólo añade más de lo que escasea en tus suplementos actuales.

TOMAR SUPLEMENTOS DE HIERBAS. El eleuterococo o ginseng siberiano (*Eleutherococcus senticosus*) suele ser muy útil para la función suprarrenal, porque uno de sus componentes está emparentado con la pregnenolona, precursora de la DHEA y el cortisol. Toma 1 cápsula de 100 mg dos veces al día. Si notas que te estimula demasiado, tómalo antes de las tres de la tarde.

La raíz de regaliz contiene hormonas vegetales que tienen efectos similares al cortisol. En caso de tener niveles muy bajos de cortisol, toma hasta un cuarto de cucharadita de un extracto sólido al 5:1 tres veces al día.

CONSIDERAR LA POSIBILIDAD DE TOMAR SUPLEMENTOS HORMONALES. Si el resultado del análisis de laboratorio indica que han disminuido los niveles de DHEA, prueba primero con los pasos mencionados; siempre es ideal restablecer la función suprarrenal de modo natural. Si no te resulta, considera la posibilidad de añadir DHEA a tu programa de suplementos hasta que se hayan restablecido las suprarrenales. Las dosis elevadas de DHEA durante periodos prolongados pueden cambiar la variación diaria en los niveles de cortisol, y no las recomiendo para la mayoría de las mujeres sanas. Pero tomar dosis sustitutivas fisiológicas de esta hormona (suficientes para normalizar el nivel) durante un periodo de 3 a 6 meses puede servir para que las glándulas suprarrenales descansen y comiencen a restablecerse más rápido.

DHEA se encuentra en forma de crema para la piel, en comprimidos y en extracto. Las mejores marcas son de calidad farmacéutica (el extracto ha de prepararlo un farmacéutico especializado en fórmulas). Cada forma tiene un efecto algo diferente, pero sea cual sea la forma, hay que comenzar con la menor dosis posible e ir aumentándola gradualmente hasta notar un cambio positivo en la energía. La mayoría de las mujeres sólo necesitan de 5 a 10 mg dos veces al día; unas pocas necesitan hasta 25 mg dos veces al día. Habrá que comprobar nuevamente los niveles de DHEA pasados tres meses, y si se han normalizado, se puede comenzar a disminuir la dosis.

La progesterona también contribuye a equilibrar los efectos del exceso de cortisol. Aplícate entre un cuarto y media cucharadita de crema de progesterona al 2 por ciento en la piel una o dos veces al día.

Alguna mujer podría necesitar también un suplemento de cortisol, que debe recetar el médico para un periodo limitado de tiempo.

EJERCICIO. Hacer ejercicio entre leve y moderado es muy útil. Pero si después te sientes agotada, quiere decir que haces demasiado. Sobrepasar los límites en el ejercicio debilita aún más las glándulas suprarrenales, de modo que hay que comenzar por poco, aunque sólo sea hacer un recorrido de ida y vuelta por la calle donde vives, y después ir aumentando lentamente. (Para tener más información sobre DHEA, lee *Life Beyond 100: Secrets of the Fountain of Youth*, de Norman Shealy [Jeremy P. Tarcher/Penguin, 2005].)

LUZ DEL SOL. Tomar el sol es muy útil para restablecer la función suprarrenal, siempre que no se exagere. Recomiendo ir aumentando la exposición al sol hasta 15 minutos, por la mañana temprano o a última hora de la tarde (nunca a mediodía), tres a cuatro veces a la semana. Esta exposición breve, si estás segura de que no te vas a quemar ni se te va a enrojecer la piel, no aumentará tu riesgo de contraer cáncer de piel. Es también una excelente manera de elevar el nivel de la vitamina D. En invierno puedes tomar sol artificial de ocho a diez minutos una vez a la semana.

Tipos de menopausia

Menopausia natural y perimenopausia

Actualmente, la edad promedio de la menopausia oscila alrededor de los 52 años, variando entre los 45 y los 55. Es posible que algunas mujeres la tengan más pronto, a los 39 años, por ejemplo. La mayoría de las mujeres tienen la menopausia más o menos a la misma edad en que la tuvo su madre, aunque esto no siempre es así.

El climaterio es un proceso bioquímico que dura entre seis y trece años. Durante este proceso, es posible que falten reglas durante varios meses y después vuelvan; las reglas pueden aumentar o disminuir en duración y abundancia de sangrado. Es posible que algunas mujeres experimenten una interrupción de hasta un año y que luego las reglas se reanuden.

Cuando comienzan las irregularidades en el ciclo menstrual durante la perimenopausia, los síntomas como los dolores de cabeza y la irritabilidad suelen deberse a los mayores niveles de estrógeno en la sangre con relación a la progesterona, causados por la menor ovulación. A esto se le llama predominio estrogénico. Las mujeres que tuvieron una pubertad difícil, síndrome premenstrual o depresión posparto tienen más propensión a experimentar cambios de humor y otros síntomas durante la menopausia que las que han pasado sus cambios hormonales anteriores sin molestias. Durante la perimenopausia puede ser muy útil tomar suplementos de progesterona en pequeñas cantidades, durante la fase lútea (segunda mitad) del ciclo. La dosis habitual es de 50 a 100 mg de progesterona micronizada tomada por vía oral de una a tres veces al día, desde el día 16 al 27 del ciclo.[9] También se puede usar una crema de progesterona al 2 por ciento. (A algunas mujeres les va mejor si la progesterona se administra todos los días del ciclo.) La progesterona es particularmente beneficiosa para las mujeres que sufren de migrañas premenstruales.

Muchas mujeres que comienzan a experimentar faltas o cambios en sus reglas creen que están entrando en la menopausia. Aunque probablemente aún les faltan por lo menos cinco años para la última regla, les puede resultar muy provechoso pedir que se les haga un perfil hormonal. Esto establece el punto de referencia respecto a los niveles de estrógeno, progesterona y testosterona, que puede ser muy útil después para recetar un tratamiento hormonal sustitutivo individualizado, si se opta por él. Todavía hay polémica respecto a los análisis para comprobar los niveles hormonales. Son necesarios más estudios.

Si bien la menopausia suele venir anunciada por el comienzo de un cambio en el sangrado menstrual o por faltas de reglas, algunas mujeres sencillamente dejan de tener la regla y no tienen ningún otro síntoma. Otras experimentan sofocos, sequedad vaginal, disminución de la libido y «pensamiento confuso». En ese momento suele hacerse un análisis de sangre o de orina para «diagnosticar» la menopausia. Este análisis consiste en medir los niveles de las gonadotropinas (hormonas foliculoestimulante, o HF, y luteinizante, o HL), producidas por la glándula pituitaria para estimular a los ovarios a desarrollar óvulos. Durante los años de menstruación, los niveles de estas hormonas se elevan al máximo a mitad de ciclo cada mes, durante la ovulación, aumento que va acompañado por los cambios emocionales y fisiológicos de que hablamos en el capítulo 5. Durante el climaterio, sin embargo, la glándula pituitaria y los ovarios experimentan un cambio gradual, durante el cual disminuyen las ovulaciones y aumentan poco a poco los niveles de HF y HL (la glándula pituitaria continúa enviando estas hormonas porque no recibe los habituales mensajes hormonales de los óvulos en desarrollo que le dicen que disminuya la producción). Cuando estas hormonas llegan a un cierto nivel en la sangre, se dice que están dentro de la franja menopáusica.

A mí se me enseñó que una vez que estas hormonas están dentro de la franja menopáusica, la mujer ya es menopáusica y va a continuar siéndolo, pero yo he descubierto que esto no siempre es así. Una mujer de 40 años, por ejemplo, que no tuvo reglas durante seis meses y tenía niveles menopáusicos de esas hormonas, después volvió a tener reglas normales. Un nuevo análisis de sangre reveló que los niveles de las hormonas HF y HL también habían vuelto a sus niveles premenopáusicos. En estos momentos no considero que los niveles de estas dos hormonas sean indicadores de menopausia muy fiables, pero son útiles para confirmar que la mujer va encaminada a ella (es agradable también ver detenerse a veces esa tendencia cuando los ovarios y las suprarrenales reciben el apoyo que necesitan). Es importante que las mujeres perimenopáusicas sepan que aunque experimenten faltas de ovulaciones, teóricamente todavía pueden quedar embarazadas hasta un año después de su última regla. Por ese motivo, les recomiendo que continúen usando alguna forma de anticoncepción durante todo ese tiempo. Si bien muchas mujeres no necesitan apoyo hormonal durante la perimenopausia y la menopausia, a aquellas que han tenido una menopausia prematura o una artificial les convendrá considerarla.

Menopausia prematura

Un pequeño porcentaje de mujeres experimentan la menopausia prematura poco antes o poco después de los 40 (alrededor de 1 de cada 100 mujeres pasa el climaterio a los 40 años o menos). En algunos casos este es un trastorno autoinmune relacionado con una mala alimentación o un estrés constante y tiene por consecuencia la producción de anticuerpos antiováricos.[10] Se ha comprobado que entre las mujeres que tienen una menopausia prematura y pérdida de la provisión de estrógeno ovárico hay más posibilidades de enfermar de demencia.[11] Es importante que la mujer que tenga este historial preste especial atención a las cosas que favorecen un funcionamiento sano del cerebro (véase la sección sobre la enfermedad de Alzheimer más adelante en este capítulo).

Menopausia artificial

Actualmente 1 de cada 4 mujeres estadounidenses entra en la menopausia a consecuencia de una operación. La histerectomía con extirpación

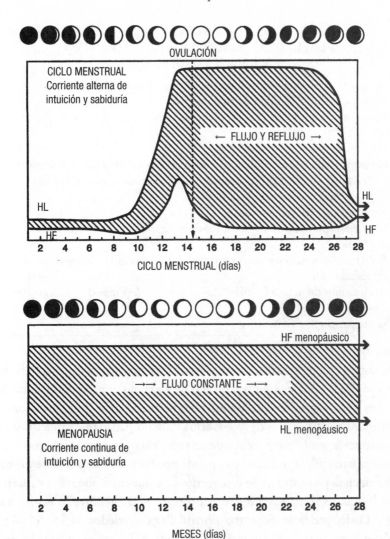

FIGURA 16. CORRIENTES DE SABIDURÍA

Las hormonas foliculoestimulante (HF) y luteinizante (HL) estimulan la ovulación y son liberadas de forma cíclica cada mes hasta los años que rodean la menopausia. Entonces se produce un cambio durante el cual las ovulaciones van acabándose gradualmente y los niveles de estas hormonas van aumentando también gradualmente. Creo que estos niveles elevados tienen que ver con el paso de «corriente alterna» a «corriente continua». La sabiduría intuitiva de que antes disponíamos sólo durante ciertas partes del ciclo menstrual pasa a estar potencialmente disponible en todo momento.

CUADRO 8
PERFIL DE UNA MUJER DE SALUD ÓPTIMA
EN LA MITAD DE SU VIDA

- Menopausia fisiológica normal a los 50 (más o menos 5) años.
- No tiene historial familiar de osteoporosis.
- Constitución entre media y voluminosa (véase el capítulo 17 para determinar esto).
- No fuma.
- No toma fármacos relacionados con un mayor riesgo de osteoporosis (esteroides, dosis elevadas de medicamentos para la glándula tiroides, ciertos diuréticos) durante periodos prolongados.
- No tiene historial de depresión.
- Hace ejercicios de pesas y aeróbicos con regularidad (tres veces a la semana por lo menos).
- Hace una dieta rica en nutrientes que disminuye la inflamación celular (véase el capítulo 17).
- Su consumo de bebidas alcohólicas es mínimo (no más de 2 o 3 copas a la semana).
- Siente pasión por vivir.

de ovarios o salpingooforectomía lateral (extirpación de ovarios y trompas) produce una menopausia instantánea a la mujer premenopáusica, la cual es muy diferente de la menopausia natural y debe tratarse de forma distinta. La extirpación de los ovarios va acompañada por una drástica disminución en la producción de testosterona y otros andrógenos. La menopausia quirúrgica también puede producir una importante disminución en la producción de estrógeno. Los síntomas pueden ser fuertes y debilitantes si no hay un adecuado reajuste de los niveles hormonales.[12] Dado que la menopausia normal llega alrededor de los 52 años, deberá continuarse el tratamiento sustitutivo de estrógeno por lo menos hasta esa edad, aunque se puede continuar más tiempo según sean las circunstancias individuales.

De todos modos, la histerectomía sin extirpación de ovarios podría acelerar la menopausia, como ya he dicho. En algunos casos, los ovarios disminuyen temporalmente la producción de hormonas, lo cual es causa de síntomas menopáusicos que desaparecen cuando se reanuda el funcionamiento ovárico. También se ha comprobado que los niveles de progesterona disminuyen de forma importante durante al menos 6 meses después de la ligadura de trompas.[13] (Es probable que esto no ocurra con el nuevo método Essure, véase el capítulo 11.)

Es posible que las mujeres que han recibido tratamiento quimioterápico para cualquier cáncer tengan menopausia prematura, como también aquellas que han recibido radioterapia en la pelvis. (A las mujeres que se encuentran en necesidad de estos tratamientos, he de decirles que, según mi experiencia, hacer un tratamiento de acupuntura y hierbas chinas al mismo tiempo suele prevenir la menopausia prematura y aliviar también muchos de los efectos secundarios de la quimioterapia y la radioterapia.) Si sumamos el número de mujeres que experimentan la menopausia prematura natural y el de las que tienen menopausia artificial, resulta que alrededor de 1 mujer de cada 12 tiene la menopausia antes de los 40 años.

La terapia hormonal sustitutiva

Florence vino a verme por primera vez a los 51 años para su examen anual. Experimentaba sofocos, pero en realidad no le molestaban. No quería tomar estrógeno, pero estaba preocupada por el riesgo de osteoporosis; también deseaba prevenir cardiopatías y la enfermedad de Alzheimer. Desde hacía tres meses no tenía reglas, hacía ejercicios con regularidad, tenía un sano porcentaje de grasa corporal, y varios meses antes le habían hecho un perfil hormonal que indicaba un bajo nivel de estrógeno, pero un nivel de testosterona normal; el nivel de progesterona estaba un poco bajo. En su familia no había ningún historial de enfermedad cardiaca, osteoporosis ni enfermedad de Alzheimer, y su vida sexual iba muy bien. Su madre, de 75 años, se mantenía muy erguida, jugaba al tenis todos los días en verano y esquiaba durante todo el invierno; su abuela materna conservaba una gran agudeza mental, y a sus 92 años todavía cuidaba ella misma de su jardín. Ninguna de estas dos mujeres había tomado hormonas jamás.

Cuando una mujer como Florence me pide consejo sobre terapia hormonal o medicación para formar hueso, mis recomendaciones son muy sencillas. Deberá tomar la menor cantidad de medicación que le proporcione alivio sintomático. En su caso le recomendaría tomar entre 400 y 1.200 UI diarias de vitamina E más cierta dosis de bioflavonoides. Y podría hacerla probar con una crema de progesterona al 2 por ciento aplicada a la piel diariamente durante tres semanas al mes. Pasados de 3 a 6 meses vería cómo le iba con el tratamiento y haría las modificaciones

CUADRO 9
PERFIL DE UNA MUJER DE ALTO RIESGO: PODRÍA NECESITAR
TERAPIA HORMONAL Y/U OTRO TIPO DE MEDICACIÓN

- Menopausia prematura (a los 40 años o antes).
- Menopausia artificial antes de los 45 años (inducida por cirugía, quimioterapia, fármacos o radioterapia).
- Desproporcionadamente ancha de abdomen (figura en forma de manzana).
- Fumadora.
- Marcado historial familiar de enfermedad de Alzheimer.
- Sedentaria.
- Dieta pobre en nutrientes y rica en alimentos refinados.
- Considera que no hay mucho por lo que valga la pena vivir.

necesarias. Dado que su nivel de testosterona es naturalmente elevado, no necesita estrógeno. Tampoco necesita hacerse una densitometría porque no tiene factores de riesgo de osteoporosis.

Breve historia de la terapia hormonal sustitutiva estándar

Premarin, la primera y más conocida forma de terapia de estrógeno, se introdujo en 1949. Consiste en una combinación de más de 20 estrógenos equinos conjugados hechos de orina de yeguas preñadas. (El nombre Premarin es un acrónimo de «*pregnant mares' urine*» [orina de yeguas preñadas]. Si lo dudas, pon una gota de agua en un comprimido de Premarin y huélelo.)

Por motivos históricos y económicos continúa siendo el patrón por el cual se miden todos los demás tratamientos hormonales para la menopausia. Es también el estrógeno que se emplea en la mayoría de los estudios importantes. Durante los pasados cuarenta años, Premarin se ha considerado el sistema definitivo de la terapia hormonal (con o sin Provera, el compuesto de progestina). Desde fines de los años ochenta y a lo largo de los noventa, a todas las mujeres se les recetaba este fármaco porque los estudios sugerían firmemente que disminuía el riesgo de ataque al corazón y de accidente cerebrovascular (la principal causa de muerte prematura en la mujeres), aumentaba la densidad ósea y disminuía el riesgo de demencia. Aunque se relacionaba con un ligero aumento del riesgo de cánceres de mama y de endometrio, estos riesgos palidecían comparados con la posibilidad de salvar vidas que se truncarían por la enfermedad cardíaca.

A comienzos de los años noventa, la empresa Wyeth-Ayerst, fabricante de Premarin, aportó fondos para el extenso estudio Women's Health Initiative (WHI), cuya finalidad era demostrar que Prempro (Premarin más Provera) salvaría vidas disminuyendo los índices de ataques al corazón, etcétera. En julio de 2002 se interrumpió el estudio cuando los investigadores comprobaron que en realidad Prempro aumentaba el riesgo de ataque al corazón y accidente cerebrovascular como también de cáncer de mama, enfermedad de Alzheimer y demencia. Total, se vio que los riesgos superaban a los beneficios.

La noticia sobre Prempro aterró a miles de mujeres; muchas dejaron de tomarlo inmediatamente y acabaron con insomnio, sofocos intolerables y una calidad de vida muy disminuida.

Entonces, a comienzos de 2006 hicieron un reanálisis de los datos de los estudios WHI y el de la Salud de las Enfermeras, y descubrieron que a las mujeres que comenzaron la terapia hormonal con Prempro *antes* de que transcurrieran 10 años después de la menopausia sí les había disminuido el riesgo de ataque al corazón entre un 11 y un 30 por ciento, comparadas con las que no tomaban ninguna hormona. Las que comenzaron la terapia 10 años o más *después* de la menopausia eran aquellas a las que les había aumentado el riesgo de accidente cerebrovascular, ataque al corazón, etcétera.[14] Esto pone una nueva arruga en todo el debate sobre la terapia hormonal. Y deja más claro que nunca que es necesario individualizar la decisión de hacer la terapia.

La necesidad de hormonas bioidénticas

Pese al nuevo análisis de los datos de los estudios WHI y el de la Salud de las Enfermeras, sigue preocupándome que a las mujeres no se les da el tipo correcto de hormonas. En 1994, inquieta por el tipo de hormonas usadas en el estudio WHI, escribí:

> En vista de la inquietud respecto al cáncer de mama y la terapia sustitutiva de estrógeno, el uso de compuestos de hormonas sexuales sintéticas con las que el cuerpo humano, por su naturaleza, no puede arreglárselas, podría considerarse como el equivalente a realizar un vasto experimento con la población femenina. Bajo esta luz, es una ironía que al tratamiento con hormonas naturales bioidénticas a las del cuerpo de la mujer se lo llame "medicina alternativa".

Premarin no contiene hormonas que sean equiparables a las del cuerpo humano.[15] Como dice el doctor Joel Hargrove, pionero en el uso de hormonas naturales y ex director del departamento de menopausia del Centro Médico de la Universidad Vanderbilt: «Premarin sería una hormona natural si el alimento natural de uno fuera el heno». Además, dado que a todas las mujeres que participaron en el estudio Women's Health Initiative se les dio básicamente la misma dosis estándar, sin duda para muchas esta era una sobredosis. Seguro que una misma dosis da niveles en la sangre muy diferentes en una mujer que pesa 90 kilos y en otra que pesa 50.

Encontrar el camino del medio: la solución hormonal individualizada

Aunque a muchos de mis colegas y a mí nos preocupó la forma como se interrumpió el estudio WHI y la angustia que causó a tantas mujeres, lo positivo es que cambió totalmente el modelo de la terapia hormonal. Casi de la noche a la mañana pasamos del modelo «talla única» o «píldora mágica» a comprender la necesidad de individualizar el enfoque de la terapia hormonal. Y es probable que esa siga siendo la norma a partir de ahora, al margen de qué nuevos estudios se hagan en el futuro.

Hay muy buenas noticias para las mujeres que necesitan un tratamiento hormonal sustitutivo a causa de sus síntomas u otros factores de riesgo. Desde la publicación de la primera edición de este libro [1994], ha habido progreso en el campo del apoyo hormonal natural individualizado. Y en lugar de reducir todo el asunto hormonal al estrógeno, ahora sabemos que la sustitución hormonal podría requerir las otras dos clases de hormonas que también producen los ovarios: la progesterona y los andrógenos.

En primer lugar, una breve explicación sobre la muy debatida palabra «natural». Los componentes hormonales de Premarin son ciertamente naturales para las yeguas, pero la palabra se aplica más corrientemente a las hormonas vegetales (fitohormonas) que se encuentran en alimentos como la soja y los ñames silvestres. El cuerpo humano utiliza mejor las hormonas vegetales que las equinas, porque las hemos consumido durante millones de años; de todos modos, estas hormonas vegetales no son las mismas que fabrica el cuerpo humano.

Las hormonas «naturales» de que voy a hablar entran en otra categoría. Derivan de las hormonas que se encuentran en la soja y el ñame, pero en el laboratorio se modifica su estructura molecular para que sean exactamente iguales a las que se encuentran en el cuerpo humano; por eso también se las llama «bioidénticas». Los estrógenos, la progesterona y la testosterona naturales que se usan para la terapia hormonal se producen de esta manera. La cantidad de hormonas también está estandarizada, de modo que sus efectos son medibles y previsibles. No se trata de si las hormonas se producen o no en un laboratorio; si son equiparables a las hormonas que se encuentran en el cuerpo humano, son bioidénticas.

La terapia hormonal natural con hormonas bioidénticas no ofrece ningún programa único uniforme. Las recetas deben hacerse a la medida de cada mujer, y las dosis deben revisarse periódicamente durante el primer año, más o menos, haciendo las modificaciones necesarias hasta llegar a una dosis óptima. Es posible que esta dosis necesite seguir modificándose a medida que la mujer pasa por la perimenopausia y la menopausia, y su cuerpo, su estilo de vida y su dieta experimentan cambios.

El objetivo del apoyo hormonal natural es restablecer los niveles de hormonas (o de sus precursores) hasta llegar a los normales que tenía la mujer a los 30 o 40 años. Un programa integrado que incluya los tres tipos de hormonas (estrógeno, progesterona y andrógenos) es el óptimo, incluso para las mujeres a las que se les ha extirpado el útero. Actualmente, a la mayoría de las mujeres a las que se les ha practicado la histerectomía sólo se les ofrece estrógeno, sin tomar en cuenta el papel de la progesterona y los andrógenos.

Prácticamente son posibles cientos de combinaciones de hormonas, entre ellas de estrógeno, progesterona, DHEA y testosterona, y se pueden administrar por diversas vías: oral, transdérmica o vaginal. Dado que las opciones son muy numerosas y suelen confundir, recomiendo comenzar con un perfil hormonal para cada mujer que exprese preocupación por la menopausia o manifieste síntomas menopáusicos. También es ideal hacerse este perfil hormonal de base entre los 40 y los 45 años, cuando no hay ningún síntoma. De esta manera se conocen de antemano lo niveles hormonales ideales de la mujer, lo cual hace mucho más fácil formular un programa sustitutivo hecho a su medida si y cuando lo necesite. Dicho eso, todavía hay muchísimo que no sabemos sobre cómo se metabolizan las hormonas en el cuerpo y sobre cuáles son los niveles ideales. Especialistas en terapia con hormonas bioidénticas, como mi colega la doctora Erika Schwartz, autora de *The 30-Day Natural Hormone Plan* y *The Hormone Solution* (Warner Books, 2004 y 2002) piensan que, en definitiva, el alivio de los síntomas es la mejor manera de evaluar el éxito, no los niveles hormonales. Estoy de acuerdo. Puesto que el climaterio puede durar hasta trece años, será necesario variar los programas o revaluar la necesidad de continuar la toma de hormonas a lo largo del periodo de transición menopáusica. Nadie sabe cuánto tiempo debe continuar la terapia hormonal; cinco años o menos se considera corta duración.

Actualmente existe un número de medios cada vez mayor para ayudar a las mujeres a obtener los programas hormonales sustitutivos individualizados que considero ideales. Entre éstos están un buen número de laboratorios y farmacias independientes a lo largo y ancho de Estados Unidos y Canadá especializadas en fórmulas a medida de la clienta. Además de dirigir un consultorio privado en Nueva York, la doctora Schwartz ha ideado un programa de tres meses que combina hormonas bioidénticas, modificaciones dietéticas, técnicas de movimiento, control del estrés y asistencia para mejorar el estilo de vida. Sus resultados son excelentes. El programa se hace según las necesidades concretas de cada participante e incluye consultas por teléfono y apoyo ilimitado por *e-mail*.

Muchos médicos consideran que los niveles hormonales en la sangre son mucho más exactos que los de la saliva, pero otros no están de acuerdo. En general, creo prudente que sigas el método y protocolo de análisis de tu médico. Con el tiempo, los médicos y otros terapeutas le van «cogiendo el tino» a los protocolos de análisis que les dan mejores resultado. Ten presente que la terapia hormonal es tanto un arte como una ciencia. La mayoría de los farmacéuticos especializados en fórmulas tienen muchísima experiencia en trabajar con médicos para individualizar soluciones hormonales óptimas.

Observación: En estos momentos no hay ningún estudio a largo plazo de grupos grandes de mujeres que hayan recibido terapia con dosis fisiológicas de hormonas equilibradas. Recuerda que el estudio WHI, que se consideraba la última palabra en terapia hormonal sustitutiva, fue financiado por Wyeth-Ayerst, la empresa fabricante de Prempro. Dadas las pérdidas financieras que ocasionó el resultado de este estudio, es muy improbable que alguna empresa farmacéutica esté dispuesta o pueda recrear un estudio tan importante de terapia individualizada con hormonas bioidénticas en dosis bajas. No obstante, sin este tipo de estudio nunca tendremos los datos para poder contestar a los tipos de preguntas que hay que plantearse cuando se trata de terapia hormonal sustitutiva; todas las hormonas, sean o no bioidénticas, tienen efectos fisiológicos, entre otros la posibilidad de aumentar el riesgo de cáncer según cómo se metabolizan y cuánta cantidad se toma. Pero según mi experiencia, me parece que los riesgos son muy bajos, y mejora muchísimo la calidad de vida de las mujeres que desean o necesitan este tipo de apoyo.

Información básica sobre las hormonas

Estrógeno

Hay tres tipos de estrógenos que se producen naturalmente en el cuerpo femenino: estrona (E1), estradiol (E2) y estriol (E3). La estrona se produce en cantidades importantes en la grasa corporal, y este es el motivo de que las mujeres anoréxicas dejen de menstruar y tengan osteoporosis prematura; simplemente no tienen grasa corporal suficiente para sostener la función hormonal normal. El estrógeno actúa como una hormona del crecimiento para los tejidos mamario, uterino y ovárico. La sobrestimulación de estos órganos por el estrógeno está relacionada con una proliferación celular excesiva que podría conducir al cáncer. En su aspecto positivo, el estrógeno eleva el colesterol HDL (de alta densidad, el bueno) y tiene un efecto beneficioso en las paredes de los vasos sanguíneos; este es uno de los motivos de que la terapia sustitutiva de estrógeno se haya relacionado con un menor riesgo de enfermedad cardiaca. Y los últimos datos indican que cuando se administra lo bastante pronto durante el proceso menopáusico, produce beneficios cardiovasculares. Contribuye también a prevenir la osteoporosis, inhibiendo las células óseas llamadas osteoclastos, que intervienen en el reciclaje y la descomposición del hueso viejo. También alivia los sofocos, previene la sequedad y el adelgazamiento del revestimiento de la vagina y estimula la capa de colágeno de la piel, lo cual mejora su elasticidad y previene las arrugas.

Los estrógenos más eficaces y usados más corrientemente son el estradiol y la estrona. Se encuentran en una amplia variedad de productos, entre ellos los parches y cremas transdérmicos, los anillos vaginales y los preparados para tomar por vía oral.

A excepción del estriol, el estrógeno de cualquier fuente, sea natural o no, puede ser potencialmente peligroso si la dosis es demasiado elevada o si no está equilibrado por la progesterona. La regla para los estrógenos es la siguiente: usar la menor dosis posible que alivie los síntomas.

Los preparados ideales son iguales a las hormonas que se encuentran naturalmente en el cuerpo femenino. Entre ellos están: cualquier combinación de estrona y estradiol preparada en una farmacia; Estrace y los parches Estraderm o Climara, que son tipos de estradiol; y Ortho-Est, un tipo de estrona.

Observación: El estrógeno administrado a través de la piel, mediante parche o crema, suele producir niveles más elevados que los que producen los preparados orales. En algunos casos, la mujer sólo necesita en la piel un décimo del estrógeno que tomaba en forma de comprimido. Este es uno de los motivos de que sea tan importante controlar los niveles hormonales en la sangre.

Estriol

Normalmente las mujeres que han tenido cáncer de mama o neoplasia de cualquier tipo relacionada con el estrógeno, o aquellas que temen contraerlo, no se consideran candidatas aptas para la terapia sustitutiva de estrógeno, aunque algunas la desean de todos modos; entre ellas está la famosa Suzanne Somers, superviviente de cáncer de mama y autora de *The Sexy Years* (Crown Publisher, 2004), en que explica su muy positiva experiencia con hormonas bioidénticas. Una hormona bioidéntica alternativa para estas mujeres podría ser el estriol, que es un estrógeno algo más débil y que al parecer tiene una acción protectora contra el cáncer de mama.[16] Esto lo demostró el doctor Henry Lemon en un estudio de mujeres pacientes de cáncer de mama metastásico. En un grupo de prueba que recibió estriol en dosis que variaban entre 2,5 y 15 mg diarios, el 37 por ciento experimentó una remisión o la detención del cáncer. Un estudio posterior de la Universidad Hebrea de Jerusalén demostró que en dosis suficiente el estriol tiene un efecto antiestrogénico, impidiendo que el estradiol se una al tejido sensible al estrógeno (como los pechos y el endometrio), con lo que entonces no forma tumores.[17] El estudio más reciente es de Berkeley; en él los investigadores comprobaron que entre las ratas que recibieron un tratamiento de tres semanas de estriol con progesterona se redujo considerablemente el índice de cáncer de mama.[18] Sin duda se necesitan más estudios en este campo.

Lo principal es que el estriol parece muy prometedor como estrógeno para aquellas mujeres a las que les preocupa el cáncer de mama. No sólo no causa una excesiva proliferación de células en el revestimiento uterino[19] ni en el tejido mamario sino que, además, va bien para aliviar los sofocos,[20] previene la sequedad vaginal y tiene un beneficio igual al de los otros estrógenos en la capa de colágeno de la piel.[21] Pero para que afecte a la densidad ósea se necesitan dosis muy elevadas (12 mg o más al día); por lo general estas dosis causan náuseas y por lo tanto no son apropiadas clínicamente. También vale la pena señalar que al estriol se lo ha relacionado con la otosclerosis, trastorno genético en el que se fusionan tres de los pequeños huesos del oído medio y por lo tanto no transmiten los sonidos al cerebro. La dosis oral normal es de 2 mg diarios.

Progesterona

La progesterona bioidéntica es diferente de las progestinas (progesterona sintética) como medroxyprogesterona acetato (Provera). A diferencia de Provera, que se sabe que causa hinchazón, dolores de cabeza, depresión y aumento de peso, y que también podría aumentar el riesgo de espasmo fatal de la arteria coronaria (véase la sección sobre las enfermedades cardiacas más adelante en este capítulo), la progesterona bioidéntica no tiene ningún efecto secundario grave en las dosis normales y no tiene ningún efecto adverso sobre el nivel de lípidos en la sangre, si se compara con Provera.[22] Hay ocasiones en que la mujer podría necesitar los fuertes efectos farmacológicos de Provera, como en los casos de reglas muy abundantes. A efectos de tratamiento hormonal sustitutivo, sin embargo, la progesterona bioidéntica es muy superior en lo que se refiere al alivio de los síntomas y la ausencia de efectos secundarios.

A efectos clínicos, la conversión normal es: 5 mg de Provera equivalen a 100 mg de progesterona natural si se toma en dosis orales. En general, hay que administrar una cantidad suficiente de progesterona para regular los receptores de estrógeno del tejido mamario y el revestimiento uterino con el fin de inhibir el efecto de hormona del crecimiento del estrógeno sustitutivo.[23] También se ha comprobado que la crema de progesterona transdérmica al 2 por ciento, en una dosis de un cuarto de cucharadita (unos 20 mg) produce niveles fisiológicos de progesterona, y eso suele ser lo único que necesita una mujer para contrarrestar los efectos del estrógeno, aunque esto debe individualizarse.

Muchos médicos creen que las cremas de progesterona al 2 por ciento, como Emerita, no dan resultado porque no producen niveles elevados de progesterona en la sangre. Estos niveles suelen ser bajos porque cuando la progesterona entra en el torrente sanguíneo, el 80 por ciento de ella se va a las membranas plasmáticas de los glóbulos rojos, la parte que se desecha cuando se hacen los análisis de sangre. Este es también el motivo de que con frecuencia los niveles de hormonas en la saliva aparezcan más elevados que en la sangre. Idealmente, los niveles hormonales los controlará un médico en un marco clínico. Muchos médicos están de acuerdo en que cómo se siente la mujer con la terapia hormonal es mucho mejor medida que el nivel de hormonas en la sangre o en la saliva. Según mi experiencia, eso es así.

Para que sea efectiva, una crema transdérmica deberá contener un mínimo de 375 mg de progesterona por cada 30 gramos. Las siguientes cremas satisfacen o sobrepasan este patrón: Emerita, PhytoGest, Bio Balance, Ostaderm, Progonol, ProBalance y Serenity. La dosis normal de estas cremas de progesterona estandarizadas es de un cuarto a media cucharadita aplicada sobre la piel una o dos veces al día. Prácticamente no hay peligro de sobredosis, y muchas mujeres usan, a la semana, de 375 a 400 mg, o el equivalente a un tubo o tarro entero, sin ningún efecto adverso.

En las farmacias normales también se encuentra progesterona bioidéntica, en dos formas: micronizada para vía oral, nombre de marca Prometrium, y crema vaginal al 4 y al 8 por ciento, nombres de marca Crinone y Prochieve.

Muchos preparados que se venden como crema de ñame silvestre (*Dioscorea*) contienen poco o nada de progesterona. Si bien el ñame silvestre es uno de los ingredientes usados en el laboratorio para preparar progesterona y otras hormonas sexuales, no hay informes suficientes que indiquen que una crema de ñame va a servir a la mujer de la misma manera que las fórmulas estandarizadas. El ñame silvestre puede ser beneficioso como fitohormona (hormona vegetal), sólo que no tiene los mismos efectos medibles.

Aunque, como he indicado, no hay ningún régimen de terapia hormonal estándar, el doctor Joel Hargrove, ex director médico del departamento de menopausia del Centro Médico de la Universidad Vanderbilt, ha obtenido muy buenos resultados clínicos usando una dosis inicial promedio de 0,5 mg de estradiol y 100 mg de progesterona natural en una cápsula única tomada por vía oral una vez al día.[24] Mejores resultados aún se obtienen con aplicaciones transdérmicas en las que la hormona pasa directamente al torrente sanguíneo a través de la piel sin tener que ser absorbida por el intestino y luego procesada por el hígado. El doctor Hargrove investigó la siguiente fórmula: 2,5 mg de estradiol y 25 mg de progesterona al día, mezclados en una cucharadita de loción corporal sin perfume. La doctora Erika Schwartz ha descubierto que una proporción diferente tiene el efecto más fiable y constante: 0,6 mg de estradiol mezclado con 200 mg de progesterona.

En algunos casos, la mujer sólo necesitará la progesterona natural para aliviar todos sus síntomas menopáusicos. Esto es posible porque la progesterona es una molécula precursora que el cuerpo puede utilizar para producir estrógenos y andrógenos. Por ejemplo, el cuerpo podría producir una cantidad de DHEA adecuada a partir de progesterona natural, y esto explica por qué es común descubrir que los suplementos de progesterona natural aumentan el impulso sexual (aunque, lamentablemente, esto no funciona para todo el mundo).

Andrógenos

Como ya he dicho en la sección sobre la función suprarrenal, las hormonas andrógenas DHEA y testosterona son esenciales para la energía, la vitalidad y el impulso sexual. Nota: la libido femenina también tiene mucho que ver con los pensamientos y emociones; de ahí que algunas mujeres con bajos niveles de andrógenos tienen buena libido, y algunas con niveles de andrógenos normales la tienen baja. Los niveles de andrógenos pueden bajar después de una histerectomía, aun cuando no se extirpen los ovarios; también podrían bajar después de una ligadura de trompas, debido al cambio en la provisión de sangre a los ovarios. Muchas mujeres que no se sienten muy bien tomando estrógeno y progesterona han comprobado que tomar una pequeña cantidad de DHEA o testosterona es lo único que necesitan para sentirse tan bien como antes. La dosis inicial normal de DHEA oral es de 5 mg dos veces al día. Es raro que una mujer necesite aumentar esta dosis a mucho más de 10 mg dos veces al día. Yo prefiero comenzar con un suplemento de DHEA, ya que esta hormona es precursora de la testosterona. Algunas mujeres, sin embargo, necesitarán un suplemento de testosterona desde el comienzo, que se puede administrar en forma de píldora o crema. Muchas mujeres han comprobado que la testosterona natural en una dosis de 1 o 2 mg en días alternos administrada en forma de crema vaginal les soluciona la sequedad vaginal y los problemas de libido. Un farmacéutico puede preparar este compuesto con una receta. Se están realizando cada vez más estudios sobre esto y pronto debería haber un parche transdérmico. (DHEA de calidad farmacéutica se encuentra en farmacias especializadas en fórmulas.)

Los síntomas de la menopausia

Lo que se experimenta en la menopausia tiene muchísimo que ver con las creencias, la cultura y las expectativas de cada mujer. Dada la cultura de la medicina, no es ninguna sorpresa que a lo largo de los años la gran mayoría de estudios se hayan hecho con mujeres que estaban sufriendo problemas durante la menopausia. Sólo hace muy poco que el sistema médico (que es simplemente un reflejo de la cultura más general) comenzó a estudiar la experiencia menopáusica de mujeres sanas que hacen ejercicio periódico, no fuman, hacen una buena dieta y llevan un estilo de vida sano. Y tal como se podría suponer, estos estudios están demostrando que la mujeres sanas no tienen problemas de disminución de la masa ósea ni de impulso sexual, ni enfermedades cardiovasculares ni depresión.

Son fascinantes los estudios de culturas tradicionales en que las experiencias de las mujeres son muy diferentes. Por ejemplo, la antropóloga Ann Wright estudió los síntomas menopáusicos en mujeres navajas, tanto tradicionales como de cultura occidental asimilada; descubrió que las navajas tradicionales sufren de muy pocos síntomas y que su posición económica y social está claramente relacionada con su experiencia de síntomas. Este estudio sugiere que los síntomas menopáusicos están causados por un estrés psíquico, no físico.[25]

En un estudio de mujeres kung del sur de África se comprobó que la categoría social de la mujer se eleva después de la menopausia; además, en el idioma kung ni siquiera existe una palabra que signifique «sofoco». Esto apunta a la posibilidad de que las mujeres kung o bien no experimentan este síntoma, o lo experimentan de modo distinto a las mujeres occidentales y no lo consideran bajo una luz negativa.[26] En cambio, entre el 80 y el 90 por ciento de las mujeres de nuestra cultura experimentan sofocos, y un número considerable tienen sequedad vaginal y disminución de la libido.

Sofocos

Los sofocos, también llamados «calores vasomotores», se caracterizan por una sensación de calor y sudor, sobre todo en la cabeza y el cuello; los sufren entre un 50 y un 85 por ciento de las mujeres en algún periodo de los años del climaterio. La mayoría de las mujeres sólo experimentan una ocasional sensación de calor y una ligera sudoración, pero para un 10 a un 15 por ciento son verdaderas oleadas de calor y sudor que interrumpen sus actividades diarias y pueden producirles perturbaciones del sueño y la subsiguiente depresión. Los sofocos suelen acabar al cabo de un año más o menos, pero algunas mujeres los siguen teniendo, desde 10 a 40 años más.[27] Se desconoce la verdadera causa de los sofocos, aunque se cree que están relacionados con cambios en los neurotransmisores que no están bien comprendidos. Es posible también experimentar sofocos durante la adolescencia y los años reproductivos, después de tener un bebé y antes de la menstruación, por motivos diferentes a la insuficiencia de estrógeno. Se ha comprobado también que los sofocos aumentan cuando la mujer está nerviosa o angustiada.

Tratamiento

NUTRICIÓN. Muchísimas mujeres notan una enorme mejoría en el sueño y los sofocos cuando reducen su estrés glucémico (véase el capítulo 17, «Nutrirnos con alimentos»). Los sofocos casi siempre mejoran cuando se deja de consumir vino, azúcar, productos de harina blanca y café (¡lo siento!). El motivo es que estas sustancias elevan los niveles de azúcar y de adrenalina en la sangre, lo que lleva a desequilibrios entre los neurotransmisores. Toma vitamina E (d-alfa tocoferol), de 100 a 400 UI dos veces al día,[28] y bioflavonoides cítricos con ácido ascórbico, 200 mg de cuatro a seis veces al día.[29] Las grasas omega-3, como las que se encuentran en las semillas de lino y el aceite de pescado, también son muy útiles.

FITOESTRÓGENOS. Estos son estrógenos naturales que se encuentran en más de 300 plantas, entre ellas la soja y las semillas de lino (dos fuentes particularmente ricas). Cantidades importantes de fitoestrógenos se encuentran también en los anacardos, los cacahuetes, la avena, el maíz, el trigo, las manzanas y las almendras.[30] Los fitoestrógenos contienen isoflavonoides que, aunque no idénticos, son químicamente similares a los estrógenos del cuerpo humano. Estas sustancias previenen los daños que causan los radicales libres (la principal causa del envejecimiento prematuro de los tejidos), y al parecer bloquean los efectos de la estimulación estrogénica excesiva de los pechos y del útero (la genisteína, presente en los productos de soja, también parece prometer una reducción del riesgo de cáncer). Se cree que entre las japonesas es más baja la incidencia de sofocos y otros síntomas debido a su elevado consumo de productos derivados de la soja.[31]

Se ha demostrado que la proteína de soja, tomada en dosis suficientemente altas, mejora el pelo, la piel y las uñas, alivia los sofocos, aumenta la humedad vaginal, contribuye a bajar de peso y también mejora la calidad de vida de las mujeres menopáusicas. En un ensayo clínico aleatorio, con el método de doble ciego y con grupo de control con placebo, realizado en la Universidad Johns Hopkins de Baltimore, las mujeres que tomaban proteína de soja (en forma de productos Revival) dijeron que habían experimentado una considerable mejoría en esos aspectos.[32] Muchas de las suscriptoras de mi hoja informativa y ex clientas me han dicho personalmente lo mucho que les ha servido este producto de soja en dosis elevadas. Una de estas mujeres escribió: «¡Revival me ha transformado la vida! El verano pasado me pasé los días atormentada por sofocos, las uñas rotas y el pelo lacio, y más encima tenía sobrepeso. Ahora, después de cuatro meses de tomar Revival cada día, estoy diez kilos más liviana, ya no tengo frágiles ni el pelo ni las uñas, y han desaparecido totalmente mis sudores. Estoy en una nueva relación. Me siento otra mujer, joven y vital, y sé que sin los síntomas de la menopausia me veo y me siento maravillosa. Sé que no aparento mis cincuenta y dos años». (Véase Recursos y proveedores.)

HIERBAS. Desde la antigüedad se han usado diversos preparados de hierbas para aliviar los síntomas menopáusicos. Uno de los más estudiados en nuestra época es un extracto de cimicifuga (*Cimicifuga racemosa*), que se vende en farmacias y tiendas de alimentos naturales con el nombre de Remifemin. Un importante número de pruebas clínicas controladas han demostrado que la cimicifuga es igual a los estrógenos equinos conjugados en su capacidad de mejorar la lubricación vaginal y reducir la depresión, los dolores de cabeza y los sofocos; la dosis normal es de 2 comprimidos dos veces al día.[33] Otras hierbas que han demostrado ser útiles son el sauzgatillo *(Vitex agnus-castus)*, el ginseng siberiano *(Eleutherococcus senticosus)*, el dong quai *(Angelica sinensis)*, el fo-ti y el ñame silvestre;[34] estas hierbas se encuentran en extractos y combinaciones orales en las tiendas de alimentos dietéticos. Han de tomarse durante 4 a 6 semanas para notar una mejoría de los síntomas. También se ha comprobado que algunos remedios herbolarios chinos disminuyen los síntomas menopáusicos; existen varias fórmulas excelentes; consulta con un practicante de medicina china. (Ten presente que las hierbas y todos los tratamientos naturales para los sofocos tardan más tiempo que el estrógeno en hacer su efecto. El estrógeno sigue siendo el medio ideal para enfriar los acaloramientos.)

PROGESTERONA NATURAL. A algunas mujeres les ha ido bien la progesterona natural para aliviar los sofocos.[35] Es muy probable que este efecto se deba a que es una hormona precursora, y también a que regula los receptores de estrógeno.

TERAPIA DE ESTRÓGENO. Este tratamiento estándar para los sofocos (estrógeno, sea convencional o natural) produce un ciento por ciento de disminución de este síntoma cuando se debe a disminución en el nivel de esta hormona.

Ten presente que no todos los sofocos se deben a una disminución del nivel de estrógeno. También pueden causarlos el hipertiroidismo, el consumo de alcohol y la diabetes no controlada. Recuerdo haber tenido sofocos durante mis embarazos y a veces antes de la regla. Muchas mujeres hablan de pautas similares.

MEDICINA ENERGÉTICA. La meditación y la relajación pueden ir bien para aliviar los sofocos. Muchas mujeres han probado con éxito la reacción de relajación (véase la sección sobre el síndrome premenstrual en el capítulo 5) para reducir los sofocos hasta en un 90 por ciento.[36] La medicina china tradicional y las hierbas chinas también son muy eficaces. El motivo es que reducen los niveles de hormonas del estrés que causan los sofocos. El Programa de restablecimiento suprarrenal también reduce los sofocos (véase pág. 682).

Sequedad, irritación y adelgazamiento del tejido vaginal

El adelgazamiento del tejido vaginal en la menopausia está relacionado con la disminución del nivel de estrógeno. El tejido vaginal está formado por muchas capas de células; cuando la mucosa vaginal está bien provista de estrógeno, se la llama «epitelio cornificado»; «cornificado» significa que las células son duras y resistentes. Después de la menopausia algunas mujeres pierden las capas externas cornificadas del tejido vaginal, lo que puede ser causa de sequedad e irritación. Estas dolencias son muy individuales y subjetivas; una mujer a la que se le haya diagnosticado una vaginitis atrófica podría no tener ningún síntoma. En algunas mujeres, el adelgazamiento y la irritación del revestimiento de la vagina van acompañados por un aumento de la alcalinidad; este elevado pH a veces tiene por consecuencia una vaginitis bacteriana.

El estrógeno oral o transdérmico alivia los síntomas del adelgazamiento del tejido vaginal. En algunos casos una aplicación de crema de estrógeno en la vagina suele ser lo único que se necesita. El estrógeno transdérmico o el anillo vaginal (Estring) son muy eficaces también.

El adelgazamiento de la mucosa vaginal y del tejido uretral va también acompañado a veces por frecuencia urinaria y síntomas de infección de las vías urinarias (véanse la sección «Infecciones recurrentes de las vías urinarias» y su apartado «Hormonas», en el capítulo 9). Este problema se puede aliviar con facilidad aplicando una pequeña cantidad de crema de estrógeno directamente en la parte del tejido vaginal que recubre el tercio externo de la uretra, que se puede palpar justo debajo de la parte superior de la abertura vaginal.

Tratamiento

Hierbas. Remifemin (cimicifuga) actúa de forma similar al estriol para producir un engrosamiento de la mucosa vaginal. También se han usado con éxito hierbas como las hojas de diente de león y la paja de avena para restablecer la lubricación vaginal.[37] Estas hierbas se han de tomar por vía oral.

LUBRICANTES. Crème de la Femme (a la venta en Amazing Solutions, www.amazing-solutions.com) es un lubricante con base de aceite que se tolera muy bien y es muy eficaz; un farmacéutico puede añadirle estriol o testosterona (150 mg de testosterona en aceite para 30 g de crema); la dosis normal es de 1 g al día. También se pueden usar lubricantes de venta sin receta, como K-Y Jelly.[38]

TESTOSTERONA. De 0,5 a 1 mg de crema de testosterona para aplicar en la piel o en la vagina, diariamente o cada tres días, restablecerá la función de la mucosa vaginal sin el riesgo de producir niveles de estrógeno excesivamente elevados en el organismo.[39]

ESTRIOL. La crema vaginal de estriol se aplica en dosis de 0,5 mg dos veces al día durante una semana, luego una vez al día durante una semana, y después dos o tres veces a la semana. La preocupación por el efecto de los estrógenos en el cáncer de mama se mitiga con el uso de estriol, que ejerce una acción muy poderosa localmente, pero débil en la totalidad del organismo.[40]

ANILLO VAGINAL DE ESTRADIOL. Estring es un anillo vaginal hecho de silicona e impregnado con estradiol. Se coloca en la vagina como un diafragma y va liberando continuas dosis pequeñas de estradiol durante tres meses. Es una opción cómoda para muchas mujeres. A un porcentaje pequeño de mujeres les puede producir efectos secundarios, por ejemplo infecciones vaginales recurrentes, dolor de cabeza e irritación vaginal.

CREMAS VAGINALES DE ESTRÓGENO CONVENCIONALES. Premarin, Ogen (estrógenos equinos conjugados) y Estrace (estradiol) son cremas de estrógeno para tratar la sequedad vaginal, el adelgazamiento de la mucosa vaginal y otros síntomas.

Osteoporosis

La osteoporosis posmenopáusica es actualmente una de las enfermedades más comunes y discapacitadoras entre las mujeres norteamericanas. Los estudios han demostrado que durante el climaterio las mujeres pierden entre un 2 y un 5 por ciento de masa ósea al año, en un periodo de 5 años. Sin embargo, hasta el 50 por ciento de masa ósea que pierde la mujer durante toda su vida la pierde antes de que comience la menopausia. Según las estadísticas, de un 6 a un 18 por ciento de las mujeres de edades comprendidas entre los 25 y los 34 años tienen una densidad ósea anormalmente baja. El índice de fracturas de cadera entre las mujeres blancas de Estados Unidos comienza a elevarse bruscamente entre los 40 y los 44 años, mucho antes de la llegada normal de la menopausia.[41] No obstante, dos estudios recientes han demostrado que la predisposición a caerse, generada por el «andar senil» (estilo de caminar inseguro, arrastrando los pies, causado por la debilidad muscular y la mala forma física general), y la mala vista son factores tan importantes como la baja densidad ósea en el riesgo de fractura de caderas.[42]

La pérdida progresiva de masa ósea en las mujeres se debe a factores más complejos que la sola insuficiencia de estrógeno o calcio. Las mujeres han de comprender que tomar calcio es sólo una parte de la formación de huesos fuertes; son importantes también el magnesio, el boro, la vitamina D, la vitamina C y oligoelementos. En realidad, se ve cada vez más claro que un nivel subóptimo de vitamina D está implicado en la osteoporosis; también la falta de ejercicio y la depresión. Y si bien los productos lácteos se anuncian como la panacea para prevenir la osteoporosis, es totalmente posible crearse y mantener huesos sanos sin tomar productos lácteos (en el capítulo 17 encontrarás fuentes alternativas de calcio). De hecho, estudios recientes de mujeres pre y posmenopáusicas informan que el consumo de soja y de isoflavonas de soja va bien para mantener mejor la estructura ósea. Es recomendable que cualquier mujer que fume, tenga un historial de consumo excesivo de alcohol o cuya madre haya sufrido una osteoporosis grave, se haga una densitometría ósea (medición de la densidad de la masa ósea). Otros factores de riesgo son: la falta de ejercicio; una dieta rica en carbohidratos refinados; insuficiencia de calcio, magnesio, boro, oligoelementos y vitamina D, y no haber tenido nunca un hijo.

También se ha comprobado que la depresión es un factor de riesgo importante de osteoporosis. Es muy probable que esto se deba a los elevados niveles de cortisol que acompañan a este trastorno.[44]

Un historial de perturbaciones ovulatorias y la consiguiente insuficiencia de progesterona pueden predisponer a la osteoporosis. Las mujeres que tienen un historial de amenorrea debida a un bajo porcentaje de grasa corporal, como les suele ocurrir a las atletas y bailarinas, se encuentran en un riesgo de osteoporosis mayor que la población general.[45]

La mejor manera de conocer la densidad ósea actual es mediante una densitometría, o examen exploratorio, llamada «absorciometría radiológica de doble energía» (DXA). Se puede hacer en las caderas, la columna vertebral, el antebrazo o todo el cuerpo. Es rápida y sin riesgos, porque se emplea una dosis muy baja de radiación. Para determinar el riesgo de osteoporosis, es también útil un análisis de orina que mide los productos de la descomposición metabólica de los huesos (Pyrilinks-D).

Programa de salud para los huesos

Aunque la terapia de estrógeno es muy eficaz para disminuir el riesgo de osteoporosis, un programa de modificaciones dietéticas, ejercicio, vitamina D, calcio y magnesio puede ser también muy eficaz para prevenir y detener la pérdida de masa ósea, e incluso para formar hueso.

Una de mis clientas se hizo una densitometría ósea cuando entró en la menopausia a los 53 años; su densidad ósea estaba por debajo de lo normal. Su madre había muerto de cáncer de mama cuando ella tenía 13 años, así que no tenía la menor intención de tomar estrógeno. Inmediatamente le aconsejaron que tomara Fosamax, fármaco que previene la descomposición de los huesos, y que se repitiera el examen a los seis meses. Me llamó muy preocupada, temiendo que sus huesos se estuvieran deshaciendo. La tranquilicé diciéndole que no era así y le recomendé un programa de ejercicios con pesas, progesterona natural y suplementos de boro, calcio, magnesio, vitamina D, vitamina C y oligoelementos (véase más adelante). A los seis meses sus huesos mostraban un importante aumento de densidad. El médico del centro de osteoporosis se sorprendió mucho por los resultados y le dijo que debía continuar haciendo lo que fuera que estuviera haciendo. Desde entonces se ha hecho el examen cada dos años y su densidad ósea se ha mantenido excelente.

Aunque los fármacos para la formación de hueso como Fosamax, Boniva y Actonel son tal vez mejor que nada, y se ha demostrado que disminuyen el riesgo de fractura, yo preferiría que se usaran como último recurso. Prueba las recomendaciones dadas aquí primero. Fosamax (alendronato) se ha relacionado también con algunos casos de graves úlceras esofágicas. Otro fármaco para los huesos, Miacalcin (calcitonina), se presenta en aerosol nasal y puede ir bien a mujeres mayores que sufren de osteoporosis dolorosa. Boniva se puede tomar una vez al mes. Pero, repito, prefiero los métodos más naturales como primera línea de terapia.

DIETA. Cambia a una dieta de alimentos completos ricos en nutrientes. (Véase el capítulo 17.)

EJERCICIO. Dos sesiones de 40 minutos a la semana de ejercicios que pongan peso en los huesos, como caminar, montar en bicicleta o ejercicios con pesas contribuirán a aumentar la densidad ósea.

REDUCIR EL CONSUMO DE FOSFATO. El consumo de fosfato inhibe directamente la absorción del calcio. Elimina los refrescos de cola y otros de raíces, que contienen demasiado fosfato.

DEJAR DE FUMAR Y REDUCIR EL CONSUMO DE ALCOHOL. Puesto que las fumadoras y las que consumen dos o más copas de bebida alcohólica al día corren el mayor riesgo de osteoporosis, las mujeres deberían dejar de fumar y limitar su consumo de alcohol.[46]

LIMITAR LA CAFEÍNA. La cafeína aumenta la velocidad de pérdida de calcio por la orina. El consumo diario de cafeína deberá limitarse a no más del equivalente a una o dos tazas de café.[47]

VITAMINA D. Es cada vez mayor el número de mujeres con osteoporosis a las que se les encuentran niveles subóptimos de vitamina D. Toma por lo menos 1.000 UI de esta vitamina al día.[48] (En el capítulo 17 encontrarás más detalles sobre la importancia de la vitamina D.)

BETACAROTENO. Toma 25.000 unidades diarias (15 mg). El betacaroteno se convierte en vitamina A en el cuerpo. La vitamina A favorece un sano epitelio intestinal, que es importante para la óptima asimilación de los nutrientes, y también fortalece las articulaciones. Se encuentra en abundancia en las hortalizas de color amarillo y naranja, como la calabaza y las zanahorias, y también en las verduras de hoja verde oscuro.

PROGESTERONA NATURAL. Aunque está bien documentado el papel de la progesterona en el metabolismo óseo, éste suele pasarse por alto.[49]

Recomiendo la aplicación diaria en la piel de un cuarto a media cucharadita de crema al 2 por ciento.

VITAMINA C. Este nutriente interviene en la síntesis y la reparación del colágeno. La dosis recomendada es de 2.000 mg diarios.[50] El trabajo del doctor Linus Pauling sugiere que, para que sea óptimo, el consumo de vitamina C debe ser mucho mayor de lo que nos han enseñado. Una naranja sólo aporta 60 mg. Las pruebas del doctor Pauling son muy convincentes de que la vitamina C es beneficiosa y no tiene efectos secundarios en dosis en torno a los 2.000 mg al día o incluso más.

MAGNESIO. El magnesio ha de tomarse en dosis de 400 a 800 mg diarios, según sea la calidad de la dieta.[51] El magnesio es componente del hueso, y es esencial para varias reacciones bioquímicas importantísimas en la formación de hueso. La dieta estadounidense estándar es pobre en magnesio. En realidad, una dieta pobre en magnesio y relativamente rica en calcio podría favorecer la osteoporosis. Aunque el nivel de magnesio en la sangre suele ser normal, eso es engañoso. Un análisis más exacto es el del nivel de magnesio en los glóbulos rojos, que suele ser bajo en los casos de depresión y agotamiento (véase la sección sobre el magnesio en el capítulo 17). El consumo excesivo de alimentos procesados suele ser el culpable de la insuficiencia de magnesio. Este nutriente se encuentra en las verduras de cultivo biológico o ecológico, los cereales integrales, las algas y las carnes como la de pavo.

MANGANESO. Este nutriente debería tomarse en forma de picolinato. La dosis recomendada es de 15 mg al día.

CALCIO. Deberá tomarse una dosis de 1.000 a 1.500 mg diarios en forma de aspartato, citrato o lactato. Se puede tomar menos si los alimentos contienen cantidades abundantes. Pese a la extendida promoción del antiácido Tums como manera de obtener el calcio necesario, existen suplementos mejores. Aunque se ha demostrado que el carbonato de calcio que contienen los antiácidos aumenta la densidad ósea, también ejerce un efecto alcalinizante en el ácido gástrico, inhibiendo así la absorción del calcio y aumentando el riesgo de cálculos renales.[52]

BORO. El boro es un oligoelemento que se encuentra en las frutas, los frutos secos y las verduras. Se ha descubierto que reduce la pérdida de calcio por la orina y aumenta el nivel del estradiol beta 17 (el estrógeno biológicamente más activo) en la sangre, dos efectos que contribuyen a la salud de los huesos. La dosis mínima de boro que se necesita al día (2 mg) se satisface fácilmente con una dieta diaria rica en frutas, frutos secos y verduras; en suplemento se pueden tomar en dosis de hasta 12 mg diarios.[53]

La sexualidad en la menopausia

Lo que creemos sobre la sexualidad y la menopausia tiene muchísimo que ver con nuestras expectativas y experiencias sexuales. Un error muy común acerca de la menopausia es que disminuyen de forma importante el deseo y la actividad sexuales durante este periodo; los últimos estudios no indican ninguna relación entre menopausia y menor funcionamiento sexual.[54] Dado que nuestra sociedad ha considerado que la menopausia constituye una «falta de productividad» y relaciona la capacidad reproductora con la capacidad sexual, muchas mujeres se han tragado la creencia de que tiene que desaparecer su impulso sexual. Pero en los seres humanos la capacidad para el placer sexual y la capacidad de reproducción son dos funciones distintas. Siempre podemos tener la una sin la otra.

Los estudios más recientes demuestran que después de la menopausia las mujeres sanas y felices no experimentan una disminución importante de la libido, ni mucho menos en la satisfacción sexual, la frecuencia de relación sexual o en la sensibilidad genital, ni cambios en la facilidad o dificultad para llegar al orgasmo. En realidad, la satisfacción de la mujer en su relación, su actitud hacia la sexualidad y el envejecimiento y sequedad vaginal, su historial cultural y su salud mental y física generales influyen mucho más en el funcionamiento sexual que estar pasando por la menopausia.

Muchas de mis clientas menopáusicas que pusieron fin a matrimonios insatisfactorios y se volvieron a casar con hombres más compatibles han acabado teniendo una vida sexual mejor que nunca. Particularmente notable es el caso de una mujer de 75 años, muy modosa y formal, que siempre venía a la consulta con blusas de cuello alto de encaje. Tenía el problema de cierta sequedad vaginal y le preocupaba la perspectiva de tener que renunciar a su actividad sexual. Se acababa de casar, y experimentaba siete orgasmos por sesión con su marido, después de haber sido anorgásmica durante sus cuarenta años de matrimonio con el primero. Me dijo que antes no tenía idea de lo maravillosa que puede ser la relación sexual. Lo único que necesitó fue un poco de crema de estrógeno y que la tranquilizara diciéndole que era una mujer normal.

Otra mujer, de 55 años, entró en su época sexual más satisfactoria cuando comenzó una relación con un hombre quince años menor que ella. Hay ciertas pruebas de que en las épocas prepatriarcales, las mujeres mayores iniciaban a los jóvenes en un aprendizaje sexual que fuera particularmente placentero para las mujeres. En este sentido la combinación de una mujer mayor y un hombre joven tiene perfecta lógica, aunque hasta hace muy poco esto iba contra todo lo que nos ha enseñado nuestra cultura. (¡Sin embargo, nadie parpadea cuando un hombre de 55 años se casa con una mujer de 25!) La preferencia sexual también podría cambiar en la mitad de la vida. Varias de mis clientas se han sentido atraídas sexualmente por mujeres después de la menopausia, aunque antes se definían como heterosexuales.

Algunas mujeres sí notan una disminución de la libido durante la menopausia. Una de ellas me dijo que esa falta de deseo sexual no era un problema para ella, pero sí la preocupaba que su marido no tuviera suficiente actividad sexual. Sospecho que esa preocupación es compartida por muchas mujeres. Uno de los motivos de esa disminución de la libido después de la menopausia en algunas mujeres es que su fuerza vital, o *chi*, sencillamente está agotada por años de estrés y no les queda nada para el deseo sexual. Además, a muchas mujeres les ocurre que su energía se vuelve hacia el interior durante un tiempo en la mitad de la vida, mientras se reinventan. También está claro que a muchas mujeres mayores les disminuye el nivel de testosterona, que tiene un papel importante en el deseo sexual, debido a una amplia variedad de motivos.[55] Si los niveles son bajos, esas hormonas andrógenas se pueden reponer hasta niveles normales.[56] (Véase la sección sobre el restablecimiento de las suprarrenales, en este capítulo.)

Pero en otras mujeres, el climaterio y el periodo posmenopáusico vienen acompañados por un aumento del deseo y la actividad sexuales. Para muchas mujeres es la primera vez que se sienten libres del temor de un embarazo no deseado. Muchos médicos creen erróneamente que a las mujeres mayores no sexualmente activas les falta el deseo sexual.

Pero los estudios han demostrado que el motivo de que no sean sexualmente activas suele ser que no tienen pareja, o que su compañero está enfermo, o que el adelgazamiento del tejido vaginal es causa de dolor durante el acto sexual (este problema se soluciona fácilmente con uno de los remedios recomendados para la sequedad vaginal). Para algunas mujeres, disponer de una pareja adecuada es más importante para su deseo sexual que cualquier otro factor. La felicidad conyugal es de la mayor importancia para el continuado interés y deseo sexual.[57]

Otro problema para muchas mujeres heterosexuales es que la capacidad de su compañero para tener una erección y mantenerla puede ir cambiando a medida que envejece. Si el hombre considera eso como una impotencia inminente, es posible que evite totalmente la actividad sexual. Muchas mujeres me han dicho que les gustaría disfrutar de actividad sexual frecuente, pero que su marido ya no participa, por temor a la impotencia. Dado que estas mujeres tienen miedo de ofender el ego de su marido, se quedan calladas en lugar de buscar ayuda. Fármacos como Viagra, Levitra y Cialis han mejorado esta situación. Pero están saliendo a la luz nuevos riesgos de estos fármacos. El Health Research Group de la organización en defensa de los consumidores, Public Citizen, ha pedido al FDA que emita una advertencia sobre estos fármacos porque casos de visión unilateral (pérdida de la vista en un ojo) se han relacionado con ellos. Sin embargo, los hombres deben saber que los mismos programas de dieta y suplementos que favorecen el equilibrio hormonal de las mujeres menopáusicas también favorecen el mantenimiento de una función sexual óptima sin fármacos.[58] Generalmente la única ayuda que necesitan la mayoría de los hombres es un poco de educación. De todos modos, algunos medicamentos, entre ellos los que se usan para la hipertensión, pueden obstaculizar la erección e incluso la capacidad orgásmica de algunos hombres. Los cambios de estilo de vida, como una dieta mejor, bajar de peso y una mayor actividad física, pueden mejorar la hipertensión a aquellos que están motivados para hacer estos cambios.

Las antiguas culturas taoístas enseñaban ejercicios especiales (como el de la respiración ovárica descrita en el capítulo 7) a las mujeres de las familias reales, gracias a los cuales, según se cuenta, conservaban su apariencia juvenil y su potencia sexual hasta mucho después de la menopausia. Todos estos ejercicios incluían el uso de la mente para hacer circular la energía o fuerza vital por todo el cuerpo. Especialmente importante en estas prácticas era (y sigue siendo) reconducir la potente energía ovárica hacia los demás órganos del cuerpo. Mantak Chia, maestro de estas técnicas, escribe: «Con el método Kung Fu Ovárico como se enseña actualmente, una mujer puede continuar su actividad sexual todo el tiempo que desee, porque no hay pérdida de energía; de hecho, se gana energía mediante la transformación de la energía sexual». Añade que muchas mujeres taoístas consideran estos ejercicios el mejor tratamiento de belleza que existe.[59] No es necesario introducirse en esas antiguas técnicas taoístas para mantener fuerte el impulso sexual. Lo que hay que hacer es entrenar el cuerpo para que sea capaz de recibir placer. Esto por sí solo se encarga de la fuerza vital. (Véase el capítulo 8, «Recuperación del erotismo»).

Tratamiento

El tratamiento para la falta de deseo sexual debe ser muy individualizado, pero, como ya he dicho, todas las mujeres que tengan este problema deberían hacerse medir sus niveles de testosterona y DHEA. Algunas mujeres dicen que con la terapia de estrógeno se sienten más como antes. Otras advierten un aumento de la libido después de aplicarse la crema transdérmica de progesterona al 2 por ciento; esto podría deberse en parte a que la progesterona natural es una molécula precursora y puede convertirse en andrógenos, e incluso en algunos tipos de estrógeno, cuando el cuerpo necesita más de estas hormonas. La testosterona es el principal andrógeno relacionado con la libido. A las mujeres que al parecer no son capaces de producir suficientes andrógenos propios, se les puede dar DHEA o testosterona, en forma de crema o gel para la piel, o en cápsulas. (La primera línea de tratamiento es el programa de restablecimiento de las suprarrenales, en la pág. 682 de este capítulo).

Si los niveles de DHEA y testosterona están bajos, prefiero restablecer el de DHEA primero, porque es precursora de la testosterona, y cuando la mujer la toma en dosis normales (10 a 25 mg diarios), su nivel de testosterona aumenta de una y media a dos veces.[60] Combinada con progesterona, la DHEA puede aumentar el bienestar en las mujeres que no responden a la progesterona sola. Algunas mujeres mayores tienen niveles naturalmente elevados de DHEA, de modo que no todas la necesitan. El efecto secundario de demasiada testosterona o demasiada DHEA es un ligero aumento del vello de los brazos y las piernas, y a veces de la cara.

La dosis de testosterona para las mujeres que no responden a la DHEA es de 1 mg diario o a días alternos, según sea la necesidad de la mujer.

A otras mujeres les ha ido bien con remedios homeopáticos, acupuntura o hierbas. Sea cual sea la terapia que elijas, es probable que tenga un efecto placebo en la libido simplemente porque estás haciendo algo para mejorarte. Recuerda que a veces es la vida la que necesita «remedio». Cuando se hacen cambios positivos (entre ellos introducir más actividades placenteras), las hormonas se equilibran solas. Dado que la función sexual y la libido están tan estrechamente conectadas con nuestros pensamientos y emociones, también es importante que la mujer que desea fortalecer su libido se tome el tiempo para pensar en sexo con más frecuencia. Leer escritos eróticos, mirar películas eróticas y dedicar un tiempo a darse placer suele estimular y activar una libido que está flaqueando.

Observación: Estratest es una combinación de estrógenos equinos y metiltestosterona sintética. Suele ser la única solución que se ofrece a las mujeres que tienen problemas de libido. Pero la dosis es demasiado elevada para muchas mujeres y es difícil hacer modificaciones. Además, las hormonas que contiene son extrañas al cuerpo femenino. No lo recomiendo.

Caída del cabello

Hasta un tercio de las mujeres menopáusicas y posmenopáusicas de esta cultura tienen problemas de caída del pelo. Lo desconcertante es que este problema puede ir acompañado de un aumento de la vellosidad en la cara. Esto se debe a que no todos los folículos capilares reaccionan igual ante las hormonas. En gran parte, este problema está relacionado con sutiles desequilibrios hormonales en los folículos capilares sensibles a los andrógenos, desequilibrios que no aparecen en los análisis corrientes y que tienen que ver con la resistencia a la insulina y el consumo excesivo de carbohidratos refinados.

Tratamiento

- Hacer una dieta que normalice los niveles de azúcar e insulina en la sangre y también disminuya la inflamación (véase el capítulo 17).

- Eliminar el exceso de grasa corporal.
- Tomar un buen suplemento multivitamínico-mineral.
- Sesiones de acupuntura con láser o la tradicional con agujas.
- Tomar el suplemento herbolario nutritivo chino llamado Shou Wu Pian. Si se toma con regularidad durante al menos dos meses, este suplemento puede restablecer el color normal del pelo que se ha vuelto canoso, tiende a aumentar la energía general, y también contribuye a restablecer el crecimiento del pelo en muchas personas (para adquirirlo visita www.qualitylife-herbs.com).

Cambios de humor y depresión

Los estudios de investigación demuestran que la menopausia por sí sola no contribuye a la mala salud psíquica ni física. Se ha descubierto que entre las mujeres menopáusicas de edades comprendidas entre los 45 y los 64 años la incidencia de depresión es muchísimo menor que entre las más jóvenes. Además, la principal causa de estrés en la vida de las mujeres menopáusicas suele estar más en la familia y en otros factores ajenos a la menopausia.[61] Por ejemplo, según han comprobado algunos estudios, alrededor del 25 por ciento de las mujeres que se encuentran en sus años menopáusicos están cuidando a algún familiar anciano, lo cual sin duda puede ser estresante.[62] La doctora Sonja McKinlay, profesora adjunta de salud comunitaria en la Universidad Brown, estudió a un grupo de mujeres menopáusicas sanas que no acudían al médico en busca de consejo. «Para la mayoría de las mujeres, la menopausia no es ese importantísimo acontecimiento negativo que se pretende tipificar —dice—. Eso es pura mitología.» Comprobó que sólo entre un 2 y un 3 por ciento de las mujeres de su estudio expresaban cierto pesar por haber dejado atrás sus años reproductivos. Una característica única de este estudio es que se realizó con mujeres sanas que no estaban viendo a ningún médico. Ciertamente, muchos médicos tienen una visión negativa de la menopausia, en parte porque ven a mujeres que han acudido a su consulta con alguna dolencia relacionada con ella.

Como he dicho antes, sin embargo, la menopausia es un periodo en el que podemos encontrarnos ante los asuntos inconclusos que hemos ido acumulando durante la primera mitad de la vida. Podríamos encontrarnos haciendo el duelo por pérdidas que no habíamos llorado totalmente, o deseando finalizar esa carrera universitaria que no terminamos, o ansiando tener otro hijo, o un primer hijo. Es más o menos como si bajáramos al sótano y nos encontráramos ante cajas y más cajas con cosas por clasificar o desechar. Si la mujer está dispuesta a afrontar y tratar sus asuntos inconclusos, tendrá menos síntomas menopáusicos. Descubrirá que sus síntomas son mensajes de su guía interior que le dicen qué partes de su vida necesitan atención. Y sus cambios hormonales le darán el ímpetu para hacer las modificaciones que necesitaba hacer desde hacía mucho tiempo.

Tratamiento

Cuando la mujer está dispuesta a resolver los asuntos emocionales inconclusos de su vida, no suele ser necesario ningún tratamiento para sus cambios de humor. El trabajo interior del que hablaré en la Tercera parte de este libro es una buena forma de comenzar. Una mejor alimentación y el ejercicio pueden hacer maravillas; muchas mujeres afectadas de depresión siguen dietas tan pobres en grasa que no logran fabricar las sustancias químicas cerebrales adecuadas para disipar la depresión (véase el capítulo 17).

Otras mujeres sí van a necesitar un apoyo físico para sus sistemas endocrino, energético y emocional, mediante tratamientos como la terapia sustitutiva de estrógeno, la homeopatía, la acupuntura y otras modalidades. Entre los remedios de hierbas, el Remifemin (cimicifuga) puede ir bien para aliviar estos síntomas.[63] También se ha comprobado que el hipérico o corazoncillo *(Hypericum perforatum)* es muy útil para la depresión de leve a moderada, y permite a muchas mujeres dejar su medicación antidepresiva. Busca un producto estandarizado al 0,3 por ciento. La dosis de hipérico es de 300 mg tres veces al día con las comidas.[64]

La terapia hormonal mejora la depresión a algunas mujeres, pero en otras no tiene ningún efecto. Cada caso ha de examinarse de forma holística para determinar el tratamiento óptimo.

Pensamiento confuso

Muchas mujeres hablan de un cambio en sus procesos de pensamiento antes de la menopausia; este «pensamiento confuso» se suele describir como una incapacidad para pensar ordenadamente, y es un cambio normal que se limita a sí mismo. En su libro *Transformation Through Menopause*, Marian Van Eck McCain llama a esto «cabeza algodonosa», la sensación de ser incapaz de usar el hemisferio izquierdo del cerebro, o intelecto, para tareas como llevar las cuentas u organizarse.[65] He preguntado sobre esto a muchas mujeres y he descubierto que es algo común. Muchas se sienten aliviadas al saber que es normal, porque tienen miedo de estar en las fases iniciales de la enfermedad de Alzheimer. No hay ninguna prueba que respalde el mito tan común de que los seres humanos normalmente pierden la memoria o se vuelven «seniles» cuando envejecen.[66]

Después de leer lo de la «cabeza algodonosa», comprendí que yo sentí eso mismo después de tener a mis hijas. Parecía prácticamente incapaz de concentrarme en tareas lineales. Sentía confuso el cerebro. Deseaba ver películas, estar con mi bebé y no tener que pensar, al menos no de la forma limitada en que define el pensamiento nuestra cultura. Según lo entiendo yo, este estado de «cabeza algodonosa» podría desconectarnos temporalmente de nuestros lóbulos frontales, esa parte del cerebro que interviene en el pensamiento lineal, racional, planificador del futuro. En este estado tenemos la posibilidad de pensar con el corazón. Si le permitimos desplegarse, si no lo combatimos ni lo consideramos una disfunción, puede ser una iniciación a una forma totalmente nueva de experimentar el mundo, muchísimo más intuitiva. A muchas mujeres, la capacidad de expresarse mediante la pintura, la literatura o la escultura les viene de permitir que su «cabeza algodonosa» las centra y las ayuda a retirarse del mundo gobernado por el intelecto inflexiblemente organizado. La doctora Mona Lisa Schulz, neuropsiquiatra y autora de *The New Feminine Brain* ([El nuevo cerebro femenino], Free Press, 2005) observa que olvidar temporalmente nombres o dónde se ha dejado el teléfono, no está causado por pérdida de memoria en sí, sino que está relacionado con la atención. Muchas mujeres perimenopáusicas vuelven la atención a su interior profundo, que es la manera natural de hacer el trabajo de curación.

De todos modos, si quieres tomar la iniciativa al respecto, varios ensayos clínicos demuestran que comer soja previene la pérdida de memoria.[67] Los investigadores creen que esto se debe a la capacidad de las isoflavonas de la soja de proteger las neuronas del estrés oxidante. En un estudio con mujeres posmenopáusicas de edades comprendidas entre los 51 y los 66 años, éstas tomaron 60 mg de isoflavonas al día durante seis semanas; pasado ese tiempo se notaba en ellas una mejoría en la memoria inmediata no verbal, la flexibilidad mental y la capacidad para planificar. Otros estudios han demostrado que la soja también mejora la memoria a mujeres premenopáusicas (y a los hombres).

Peggy, profesora de parvulario de 58 años, cuenta que cuando entró en la menopausia, comenzó a sentir una incapacidad de concentrarse en la clase: «Después de treinta años de maestra, no era capaz de recordar los nombres de los niños de mis clases, y a veces ni siquiera sabía cómo se escribían las palabras». Todas las fibras de su ser le decían que debía tomarse un año sabático para prestar atención a su vida interior. Su problema para «pensar» se le hizo tan terrible que finalmente se echaba a llorar en medio de la clase. Comprendió que necesitaba un cambio. Dejó la escuela, se fue a California y vivió durante un año en una pequeña casita cerca de la playa. Durante ese tiempo comenzó a hacer punto y macramé. Descubrió que eso era exactamente lo que necesitaba su cerebro para la actividad meditativa.

Siguiendo una corazonada, comenzó a enseñar las técnicas que estaba aprendiendo a personas mayores de la localidad. Me envió por correo una silla de playa; había tejido a mano el asiento y el respaldo con hermosos y poco habituales dibujos. Descubrió que sus habilidades tenían una gran demanda. Además de hacer punto, se permitió desahogar la pena por el fin de su matrimonio, hacía diez años; se perdonó el efecto que eso tuvo en su hijo. Cuando la vi un año más tarde, Peggy era una mujer sanada, llena de confianza en la vida. Había aceptado el desafío de la menopausia, entrando en su parte intuitiva y comenzando una vida totalmente nueva. Ahora pasa la mitad del año en California y la otra mitad en Maine. Ha reanudado su actividad de maestra, dando pocas clases y según sus propias condiciones. Ya no se olvida de los nombres de los niños ni de sus planes para la clase.

Preocupación por la salud futura

Cáncer de mama

El problema más común que tienen las mujeres respecto a la terapia sustitutiva de estrógeno es el miedo al cáncer de mama, y ese es el principal motivo de que no quieran tener nada que ver con esta terapia, aun cuando podría irles bien. La doctora Jerilynn Prior, fundadora y directora científica del Centre for Menstrual Cycle and Ovulation Research (CeMCOR) de Vancouver, opina que la progesterona podría disminuir el riesgo de cáncer de mama invasor, porque contrarresta los efectos del estrógeno.[68] Sus polémicos estudios indican que durante la perimenopausia los niveles de estrógeno son más elevados que lo normal.[69] Para contrarrestar estos niveles elevados de estrógeno, la doctora Prior, que es también la autora de *Estrogen's Storm Season: Stories of Perimenopause* (CeMCOR, 2005), receta progesterona para tratar, y con éxito, los sofocos, la densidad ósea baja y los problemas menstruales.

Yo creo que si el estrógeno y la progesterona usados en el tratamiento hormonal fueran bioidénticos, como he explicado anteriormente, y se emplearan en dosis a la medida de cada mujer, no tendríamos un aumento tan impresionante del riesgo de cáncer de mama.

El doctor Isaac Schiff, jefe del servicio de Tocología y Ginecología del Hospital General Massachusetts de Boston, tiene en su consulta un cuadro sobre el riesgo de cáncer de mama para ayudar a sus clientas a comprender claramente lo que significan para ellas personalmente las estadísticas acerca de la correspondencia entre el estrógeno y el cáncer de mama. Encuentro tan útil este cuadro que lo reproduzco aquí. Hay que tener en perspectiva el riesgo de cáncer de mama.

CUADRO 10
EFECTOS DE LA TERAPIA HORMONAL SUSTITUTIVA
EN EL RIESGO DE CÁNCER DE MAMA

Probabilidad de cáncer de mama		
Edad actual	**Diagnóstico este año**	
	Con 5 años de THS	Sin THS
50-54	1 en 320	1 en 450
55-59	1 en 275	1 en 386
60-64	1 en 209	1 en 292
65-69	1 en 144	1 en 244

Fuente: Cancer Statistics Review 1973-1989. Tomado del número de agosto de 1995 del *Harvard Women's Health Watch*, © 1995, presidente y miembros del Harvard College.

Como ya he dicho, hay relación entre una cantidad excesiva de carbohidratos en la dieta y el cáncer de mama, de modo que conviene moderar el consumo de carbohidratos.[70] Además, en un estudio con grupo de control sobre el consumo de alcohol, las mujeres que tomaban Premarin y las que estaban en terapia sustitutiva de estrógeno experimentaron una elevación promedio del 300 por ciento del nivel de estradiol durante cinco horas después de beber alcohol. En las que no estaban en terapia hormonal no hubo ningún aumento comparable. Por consiguiente, debería aconsejarse limitar el consumo de alcohol cuando se esté en terapia hormonal sustitutiva.[71]

El método óptimo para una mujer preocupada por el cáncer de mama es o bien evitar la terapia hormonal, o bien usar estriol, cantidades pequeñas de progesterona y hierbas, o bien usar la dosis mínima eficaz de estradiol o estrona. (Véase Programa para favorecer un tejido mamario sano, en el capítulo 10.)

Enfermedades cardiacas

Las enfermedades cardiacas son la principal causa de muerte de mujeres posmenopáusicas. Si tienes historial personal o familiar de esta enfermedad, comprende que los cambios en la dieta y el estilo de vida pueden dar marcha atrás o disminuir enormemente el riesgo de contraerla, con o sin estrógeno. Entre los factores de riesgo de enfermedad cardiaca, el principal es la mayor resistencia a la insulina, que afecta en cierto grado en el 50 al 75 por ciento de las estadounidenses. Los problemas con la insulina y el consumo excesivo de carbohidratos son causa de un aumento de la grasa corporal y de anormalidades en el perfil lípido[72] (véase el capítulo 17). Existe una enorme cantidad de información sobre la relación entre la nutrición y las enfermedades cardiacas, sobre todo respecto a los malos efectos del exceso de insulina y los beneficios de los antioxidantes. Un estudio realizado en 1997, publicado en la revista *American Journal of Clinical Nutrition*, demostraba la probabilidad de que una dieta demasiado rica en carbohidratos y demasiado pobre en grasas aumentara el riesgo de enfermedad cardiaca debido a sus efectos adversos en los lípidos y la insulina. Los autores llegaban a la conclusión de que, dados los resultados obtenidos, «parece sensato poner en duda la prudencia de recomendar dietas pobres en grasas y ricas en carbohidratos a las mujeres posmenopáusicas».[73] También se ha demostrado que en pacientes de angina de pecho estable, una comida rica en carbohidratos provocará isquemia cardiaca durante una prueba en la cinta de andar con mucha más rapidez que una comida rica en grasas.[74]

Un estilo de vida caracterizado por un consumo excesivo de ácidos grasos trans y carbohidratos refinados, combinado con una cantidad inadecuada de ejercicio y proteínas disponen el escenario para una inflamación celular, la que a su vez genera una predisposición a la hipertensión, la diabetes y la enfermedad cardiaca.[75] En un buen número de estudios se ha comprobado también que, por el contrario, una dieta que contiene aceite de pescado reduce la incidencia de enfermedad cardiaca mejor que los fármacos llamados estatinas. Yo recomendaría comer dos raciones a la semana de sardinas, caballa, salmón o pez espada, que no contengan mercurio[76] (como los productos de Vital Choice Seafood). Si eres vegetariana, te sería beneficioso tomar aceite de semillas de lino o de cáñamo de alta calidad, semillas de lino molidas, o nueces macadamia o su aceite. Cualquier personas en cuya familia haya un historial de diabetes, hipertensión o enfermedad cardiaca debería seguir las directrices dietéticas del capítulo 17.

Hacer ejercicios con pesas es también muy útil porque reduce de modo espectacular la resistencia a la insulina (véase el capítulo 17). Aumenta la masa muscular no grasa, y puesto que los músculos magros tienen un metabolismo más rápido que las grasas, esto sirve para quemar el exceso de grasa corporal y reducir así el riesgo de enfermedad cardiaca. Las mujeres que hacen este tipo de ejercicios viven un promedio de seis años más que las que no los hacen.

A las mujeres que ya están haciendo una terapia hormonal sustitutiva de algún tipo, por ejemplo con progestina en forma de Provera, Amen, Cycrin o Prempro, les recomendaría cambiar a progesterona natural. En un estudio realizado en el Centro Regional de Primates de Oregón, indujeron ataques al corazón, inyectando sustancias químicas, a varios grupos de monas a las que les habían extirpado los ovarios para simular la menopausia. A las monas que tomaban Provera se les produjo una brusca constricción de las arterias coronarias, que cortó el flujo sanguíneo; estas monas habrían muerto si no hubieran iniciado un tratamiento. La sustancia química produjo el mismo efecto en las monas que no tomaban ningún tipo de hormonas. Pero en las monas que tomaban estrógeno solo y las que tomaban estrógeno más progesterona, el flujo sanguíneo se restableció rápidamente sin necesidad de tratamiento alguno. Anecdóticamente se ha informado de efectos similares en seres humanos. El mensaje está claro: deja de tomar Provera (o Prempro) si la tomas para terapia hormonal, y cámbiala por progesterona bioidéntica. (Para ser justas, en el reanálisis de los datos de los estudios Women's Health Initiative [WHI] y el de la Salud de las Enfermeras se comprobó un menor riesgo de enfermedad cardiaca en las mujeres que comenzaron la terapia antes que transcurrieran diez años después de la menopausia, y este riesgo disminuyó en un 11 por ciento en los casos de mujeres que tomaban estrógeno más progesterona sintética [progestina]. Pero la reducción del riesgo era mayor aún, de un 44 por ciento, en las mujeres que tomaban estrógeno solo, lo cual podría apuntar al efecto adverso de la progestina.)

Algunas mujeres experimentan palpitaciones durante la menopausia, que suelen estar relacionadas con emociones como pánico, miedo y depresión, las que al elevar el nivel de adrenalina suben la tensión arterial y aumentan la velocidad del ritmo cardiaco. El método del *biofeedback*, como la técnica HeartMath explicada anteriormente (en la sección sobre las suprarrenales en este capítulo), va espectacularmente bien para este síntoma. También puede ser útil la hierba hipérico o corazoncillo (véase la sección sobre los cambios de humor y depresión). Las expresiones de alegría y creatividad son importantes para un sistema cardiovascular sano y en buen funcionamiento y, en último término, podrían ser la mejor medida preventiva. Estas emociones reducen los niveles de las hormonas del estrés. Louise Hay compara la circulación sanguínea con la circulación de la alegría por todo el cuerpo. ¡Cuanto más placer y alegría te procuras en la vida, más libremente circula la sangre!

Enfermedad de Alzheimer

Si bien el pensamiento confuso que experimentan muchas mujeres durante la perimenopausia no es un síntoma de la enfermedad de Alzheimer, es importante entender qué factores están relacionados con esta enfermedad, que es la causa más común de demencia (de más de la mitad de todos los casos). (Otras formas de demencia están causadas por el endurecimiento de las arterias del cerebro, y por el consumo constante de alcohol y una dieta pobre en nutrientes.) Actualmente alrededor del 7 por mil de personas de entre 65 y 69 años sufren de demencia (la mitad, de Alzheimer). Entre los 85 y los 89 la cifra sube a 118 por mil (el 73 por ciento atribuible al Alzheimer).[77] El número total de estadounidenses pacientes de la enfermedad de Alzheimer, estimado en 4,5 millones, se ha más que duplicado desde 1980, y se supone que en 2050 estará entre 11,3 y 16 millones.[78]

Aunque el Alzheimer suele pintarse como una enfermedad que ataca con más frecuencia a la mujeres que a los hombres, eso sólo es cierto en las estadísticas de Europa y Asia. Las estadísticas de Estados Unidos indican que la incidencia es bastante equitativa entre mujeres y hombres.[79]

Millones de mujeres han recurrido a la terapia hormonal sustitutiva en parte para protegerse de la demencia, porque al principio se pensaba que el estrógeno era protector; sin embargo, según los datos del Women's Health Initiative Memory Study (WHIMS), el riesgo de demencia en el grupo de mujeres que hicieron la terapia sólo con estrógeno fue un 49 por ciento mayor que en el de mujeres que no tomaron hormonas.[80] Aunque el riesgo individual es pequeño (entre 10.000 mujeres que tomaron hormonas, se podía suponer que 37 fueran afectadas por demencia, comparadas con las 25 del grupo que no tomaron hormonas; es decir, sólo 12 casos más), y no se consideró importante estadísticamente, de todos modos es causa de cierta preocupación. Como ya he dicho, creo que Premarin (el tipo de estrógeno que se usó en el estudio) es el más problemático en este estudio. También es cierto que el estrógeno, como las píldoras anticonceptivas, aumenta el riesgo de formación de coágulos sanguíneos. Este es probablemente el motivo del riesgo de demencia, aunque sea pequeño. Dado que una dieta de alimentos de índice glucémico elevado (la que siguen la mayoría de estadounidenses) también aumenta el riesgo de accidente cerebrovascular, a las mujeres que hacen terapia hormonal les recomiendo encarecidamente que limpien su dieta y tomen antioxidantes.

Si bien es difícil pronosticar a quiénes se les va a diagnosticar demencia finalmente, un estudio de monjas, de muy larga duración, demostró que aquellas que tenían la mejor función cognitiva [capacidad de pensamiento complejo o densidad de ideas] en la primera parte de su vida eran las que tenían menos probabilidades de contraer la enfermedad de Alzheimer décadas después.[81] Las mujeres que conservan normales la memoria y la función cerebral tienden a tener en común ciertas características, entre las que están:

- Buena salud
- Seguridad económica
- Inteligencia y educación superiores al promedio
- Intereses personales activos
- Sensación de satisfacción y de realización en la vida.

La demencia no es inevitable. La mayoría de las mujeres tenemos muy buenas posibilidades de conservar la memoria al hacernos mayores, y, en realidad, incluso de mejorarla. Los tests neuropsicológicos han demostrado que la función cerebral en personas mayores sanas continúa normal durante toda la octava década de la vida (que es hasta donde se ha estudiado por el momento).

No cabe ninguna duda, sin embargo, de que las hormonas tienen un efecto en la función cerebral. Hasta la fecha se han hecho algunos estudios de mujeres pacientes de la enfermedad de Alzheimer cuya memoria ha mejorado inicialmente con dosis elevadas de estrógeno. Y, de hecho, el estradiol (un tipo de estrógeno natural) actúa en las zonas del cerebro asociadas con la memoria y que son afectadas por la enfermedad de Alzheimer: la corteza, el hipocampo y el cerebro anterior basal. Por último, también se ha demostrado que el estrógeno y la progesterona favorecen la ramificación de las neuronas.[82]

A la función cerebral y a la memoria (y al nivel de acetilcolina asociado con esas funciones) los afectan una amplia variedad de otros factores además del estrógeno. Encontrarás más información en la obra ya citada *The New Feminine Brain*, de la doctora Mona Lisa Schulz.

Combatir los mitos sobre el envejecimiento

Hoy en día nuestra sociedad actúa según la errónea idea de que es normal volverse senil, perder la memoria y cambiar de personalidad con la edad, y todos hemos estado con parientes o amigos pacientes de la enfermedad de Alzheimer u otras demencias, y sabemos los terribles efectos que esta enfermedad tiene en todas las personas involucradas.

Infórmate acerca del desarrollo del cerebro para no tragarte ninguna profecía sobre el deterioro de la memoria con la edad. He aquí la realidad: nacemos dotados de todo un conjunto de neuronas en el cerebro, que llega a su tamaño máximo alrededor de los 20 años; después se va produciendo una disminución gradual a lo largo de todo el resto de la vida. Si más grande es mejor, eso significaría que a los 20 años alcanzamos el máximo de sabiduría e inteligencia, lo cual es una idea totalmente ridícula.

Lo esencial para valorar y mejorar la función cerebral es comprender que la pérdida normal de neuronas a lo largo del tiempo no está necesariamente relacionada con la pérdida de función. De hecho, los estudios han demostrado que a lo largo de toda la vida, a medida que pasamos de la ingenuidad a la sabiduría, nuestra función cerebral se va modelando junto con los surcos de sabiduría. Piensa en el cerebro como si fuera un árbol que necesita podas regulares si queremos que adquiera su forma y funcionamiento óptimo. La pérdida de neuronas con la edad se asemeja a la poda de las ramas no esenciales, que en realidad podrían obstaculizar el funcionamiento óptimo obnubilando la conciencia y la claridad mental. Para complementar este proceso, con la edad aumentan las ramificaciones de dendritas y axones entre las neuronas, así como también aumenta nuestra capacidad para hacer asociaciones complejas. Lo que esto significa es que cuanto mayores y más experimentados nos hacemos, mayores son las probabilidades de que perdamos las conexiones y neuronas no esenciales del cerebro, pero desarrollemos conexiones nuevas que nos ayuden a sintetizar las experiencias. Así es como se conecta y activa la sabiduría. Los adultos retardados, en cambio, al parecer no tienen esta capacidad selectiva al envejecer.[83]

Programa de prevención de la enfermedad de Alzheimer

PROTEGERSE CON ANTIOXIDANTES. La toma de antioxidantes y vitaminas sirve para prevenir la enfermedad de Alzheimer, ya que reducen los daños de los radicales libres en el tejido del cerebro.[84] Los radicales libres son moléculas inestables formadas en el tejido celular por culpables como la radiación, los ácidos grasos trans e incluso el oxígeno. Estos radicales libres se combinan con tejidos normales y sanos y producen cicatrices y lesiones microscópicas, que con el tiempo disponen el escenario para la pérdida de la función de los tejidos y la enfermedad. Las vitaminas antioxidantes, como la vitamina E, eliminan estos radicales libres tan pronto como se producen, contribuyendo así a librar de sus malos efectos al cerebro, el corazón, los vasos sanguíneos y otros tejidos.

Preocúpate de que tu dieta contenga mucha vitamina C y E, selenio y las vitaminas B, entre ellas el ácido fólico. De hecho, se ha comprobado que la vitamina E hace más lento el avance de una enfermedad de Alzheimer ya diagnosticada, pero, ¿para qué esperar? Otra clase de potentes antioxidantes son las proantocianidinas, que se encuentran en la corteza de pino y en las pepitas de uva. Puesto que una enorme cantidad de salud cerebral depende de reducir al mínimo las lesiones de los radicales libres, las mujeres deberían incluir una buena fórmula antioxidante en su programa de suplementos diarios.

EVITAR FUMAR Y EL CONSUMO EXCESIVO DE ALCOHOL. El alcohol afecta al cerebro anterior basal, zona relacionada con la memoria. Y los cigarrillos son factores bien conocidos que causan enfermedades cardiovasculares y pequeños cambios en los vasos sanguíneos que disminuyen la provisión de oxígeno al tejido cerebral.

PROTEGER EL NIVEL DE ACETILCOLINA EN EL CEREBRO. Evita tomar los fármacos que se sabe que disminuyen el nivel de acetilcolina. Un nivel bajo de acetilcolina está asociado a pérdida de memoria y confusión. Te sorprenderá saber la cantidad de estos fármacos que existen y los pocos médicos que, al parecer, comprenden sus efectos adversos en la función cerebral. Lee atentamente la etiqueta de cualquier medicamento recomendado para dormir, para los resfriados y alergias, para ver si contiene difenhidramina (que suele venderse con el nombre de Benadryl). Ejemplos de estos medicamentos son Tylenol PM, Excedrin PM, Actifed, Contac y Tylenol Flu PM.

ESTRÓGENO, DHEA Y PREGNENOLONA. Se ha comprobado que estas tres hormonas (la pregnenolona es una hormona esteroide pariente del estrógeno) estimulan la ramificación dendrítica y axonal entre las neuronas, proceso asociado con una mejor memoria.[85] Este es uno de los motivos de que las mujeres que toman estrógeno hablan de mejoría en el estado de ánimo y la memoria. Por otro lado, los datos del estudio Women's Health Initiative indican que en realidad Prempro aumentó el riesgo de demencia, tal vez debido a los efectos adversos de Prempro en la irrigación sanguínea del cerebro (está relacionado con un mayor riesgo de accidente cerebrovascular). Repito, este efecto pudo deberse a que se administró esta terapia a mujeres mayores que no habían comenzado la terapia antes. Yo también esperaría un efecto adverso de estas hormonas en las fumadoras. Es muy bueno para la memoria que se pueda sanar el cuerpo para que produzca naturalmente sus propios esteroides, como DHEA, por ejemplo (véase «Programa de restablecimiento suprarrenal», en este capítulo). No obstante, en algunos casos, una pequeña dosis de hormonas bioidénticas podría ser beneficiosa para la memoria.

CONSUMIR GRASAS OMEGA-3. Todas las células del sistema nervioso central (cerebro y médula espinal) están hechas de tipos específicos de grasa. La clase de grasas omega-3 es particularmente importante para la sana función cerebral. Recomiendo de 1.000 a 5.000 mg diarios. (Véase el capítulo 17.)

HACER EJERCICIO PERIÓDICAMENTE. En diversos estudios se ha comprobado que el ejercicio mejora la memoria incluso en casos de personas que ya manifiestan signos de demencia. ¡Imagínate lo que podrá hacer para prevenir el problema!

CONTINUAR APRENDIENDO TODA LA VIDA. Es imposible recalcar de forma suficiente la importancia que tiene esto. En realidad, creo que este es el factor más importante de todos para prevenir la enfermedad de Alzheimer. Para mantener y mejorar la función cerebral y la sabiduría, hay que mantenerse interesada en el proceso continuado de la vida. Hay que estar ocupada activamente en alguna forma de actividad placentera que suponga crecimiento, desarrollo y aprendizaje. Apúntate a clases, reúnete con amigas y amigos, aprende un nuevo deporte o actividad, comienza una nueva profesión o empresa o comprométete en trabajos voluntarios. Tonifica tus neuronas y rutas neuronales con nuevas ideas, nuevas conexiones y nuevos pensamientos cada día. Preocúpate de estar en el camino hacia ser una mujer sabia, de poder, no una «ancianita».

Decisión sobre el tratamiento en la menopausia

Los datos sobre Prempro del estudio Women's Health Initiative modificaron de la noche a la mañana todo el campo del tratamiento de la menopausia. De repente todos los supuestos beneficios de la terapia hormonal fueron reemplazados por dudas y miedo. Pasamos de blanco y negro a matices de gris. Y, en resumidas cuentas, esto es algo bueno, aunque tal vez no tan tranquilizador como el viejo enfoque «píldora mágica» del pasado.

Has de saber esto: en cuanto a tratamiento para tus síntomas menopáusicos, en realidad no puedes equivocarte. Piensa que todo este periodo es como una fabulosa transición en la que vas a actuar por instinto y descubrir tu verdad personal. Muchas mujeres van a acudir a sus médicos para pedir consejo y recomendaciones. Lo ideal es que el médico dé orientación comprendiendo que la persona que mejor conoce su cuerpo y está conectada con sus reacciones es la propia mujer, y por lo tanto la anime a contar sus experiencias. Todas las mujeres que pasan por esta transición vital necesitan hacer caso a su sabiduría interior para decidir el tratamiento apropiado.

Si una mujer experimenta muchos síntomas menopáusicos, ha probado con cambios dietéticos, suplementos y ejercicio, y sigue teniendo síntomas, le recomiendo un tratamiento con hormonas bioidénticas a prueba. Pasado un periodo de tres semanas, deberá revaluar su progreso. No olvides que la decisión de comenzar terapia hormonal no es irreversible. El cuerpo cambia y evoluciona constantemente; por lo tanto, las recetas deberán revisarse y ponerse al día con regularidad a medida que cambian los niveles de hormonas y las circunstancias de la vida. Recomiendo hacer una revaluación anual de la decisión sobre la terapia hormonal sustitutiva, según cómo se sienta la mujer. Con este método no hay nada que perder y mucho que ganar.

Dejar la terapia hormonal o cambiar de tipo

A muchas mujeres les ocurre que un tipo de terapia hormonal sustitutiva no les va bien mientras que otro tipo sí. En general, no hay problema en cambiar de un tipo de tratamiento a otro sin espacio de tiempo entre ellos; por ejemplo, se puede tomar Premarin un día y comenzar con estradiol natural al siguiente.

Pero si deseas dejar la terapia hormonal, hazlo muy poco a poco. Normalmente esto significa tomar un comprimido menos por semana hasta dejar totalmente de tomar el estrógeno. Cuando se va disminuyendo de esta manera, hay muchas menos posibilidades de tener sofocos de rebote. Algunas mujeres comienzan a usar crema de progesterona al 2 por ciento, y después de un mes más o menos van disminuyendo gradualmente el estrógeno hasta quedarse sólo con la crema de progesterona o la combinación de hierbas. Esto da al cuerpo el tiempo para sentir los beneficios del nuevo programa mientras se deja lentamente el anterior.

Cuidados personales durante la menopausia

Cuando tomes tus decisiones para cuidar de ti durante la transición menopáusica, por favor ten presente los siguientes principios:

- El cuerpo ha sido hecho para estar sano por lo menos cien años, y tal vez más.
- La demencia, la osteoporosis, las enfermedades cardiacas y el cáncer no son inevitables, fueren cuales fueren las experiencias de tu madre y de tu abuela.
- La transición menopáusica es una oportunidad poderosa, conducida biológicamente para revaluar todos los aspectos de nuestra vida y salud.
- Existe una amplia variedad de tratamientos para apoyarnos hormonalmente y en otros aspectos durante el periodo de la transición menopáusica. Cada mujer tiene la orientación interior que necesita para elegir aquellos que son mejores para ella. Entre ellos están las hormonas bioidénticas.
- Las mujeres estamos hechas para gozar del placer sexual toda la vida. El placer sexual puede aumentar muchísimo después de la menopausia.
- La menopausia es la primavera de la segunda mitad de la vida.
- El tiempo y la energía que estés dispuesta a invertir en ti ahora se pagará con creces en los años venideros.

La menopausia como un nuevo comienzo

Muchas mujeres menopáusicas sueñan con que dan a luz. Estos sueños con el parto son importantes; significan que hay mucho en nuestro interior que necesita salir, nacer. En esta cultura, las mujeres que están a punto de entrar en la menopausia o que ya lo están necesitan más que nunca entrar en su interior y dar a luz lo que allí está esperando a ser expresado. Ya no podemos permitirnos dejar que nuestra cultura silencie la sabiduría de la mujer sabia, la mujer que contiene su sangre sagrada.

Susun Weed escribe:

El proceso de la menopausia, y no me refiero a la última regla, a la última gota de sangre, sino a todo el proceso de trece años menopáusicos, dispone el escenario para el rito iniciático de completar la vuelta al mundo, igual como las necesidades/capacidades naturales de las mujeres fueron la base de todas las demás iniciaciones.

Durante el proceso de la menopausia, cada mujer se encuentra inmersa en y creando las tres fases clásicas de iniciación: aislamiento, muerte y renacimiento. [...] Nuestros cuerpos femeninos insisten en la plenitud, la integridad, la verdad y el cambio. Por mucho que la mujer quiera negar su yo-sombra, su cuerpo no se lo permitirá. La menopausia pone a la mujer individual, y de ese modo a toda la comunidad, cara a cara con la oscuridad, con lo desconocido.[86]

Con o sin la ayuda de hormonas, toda mujer se beneficiará si entra en la menopausia conscientemente, dispuesta a recoger los dones que le ofrece esta fase de la vida. Lo que tenemos que perder no es ni de cerca tan valioso como lo que tenemos que ganar, encontrando nuestra voz y el valor para expresar nuestra verdad. Cuando las mujeres hacen esto, son verdaderamente irresistibles en su poder y belleza. Adondequiera que voy observo que son cada vez más las mujeres mayores de 50 años que están mejor que nunca de aspecto. En cuanto cultura estamos redefiniendo verdaderamente lo que significa madurar con sabiduría.

Hace unos años mi madre comenzó a expresar su creatividad y su conexión con los animales aprendiendo el arte de esculpirlos en piedra. Hasta entonces jamás se había considerado creativa ni artística; además, estaba demasiado ocupada criando cinco hijos como para descubrir sus dones en este campo. Sus obras son bellas e inspiradoras, y ella, como tantas otras mujeres que han pasado la menopausia, ha descubierto aspectos de sí misma cuya existencia ignoraba. También habla muchísimo en las reuniones del municipio y en otros foros que le interesan. Ya no tiene miedo de decir su verdad en un grupo o ante sus familiares. «No tengo nada que perder —dice—, y he llegado a comprender que muchas veces lo que digo puede beneficiar a las personas».

En una reciente boda en la familia, dirigí un rito en honor de la novia de mi hermano, para celebrar la inminente boda y darle la bienvenida en nuestra familia. Sentadas en círculo alrededor de ella estaban mi hija mayor, mi sobrina, mi hermana, la madre de la novia, mi cuñada, la hermana de la novia y dos amigas de mi madre; en el círculo había mujeres de 16 a 83 años. Considero una bendición para nuestro grupo que pudiéramos contar con la sabiduría de tres mujeres mayores fuertes, poderosas y capaces, pero sobre todo para mis hijas. Qué regalo es tener en nuestra vida a mujeres mayores de 70 años sinceras, francas y físicamente sanas. Ellas nos dan esperanza, valor y orientación para el camino que nos aguarda.

En cuanto cultura, hemos estado demasiado tiempo sin esas mujeres poderosas, sinceras y sabias de antaño, demasiado tiempo sin las imágenes de su belleza, poder y fuerza. Démosles la bienvenida a su regreso. Ya sea que conozcas o no a alguna de ellas en estos momentos, recuerda que están dentro de cada una de nosotras, esperando nacer por medio de la iniciación de la menopausia.

TERCERA PARTE

Programa de sabiduría femenina para una curación y una salud vibrantes

Comprometerse seriamente para gozar de una salud vibrante en todos los aspectos de la vida lleva anejo un gran poder. En el instante en que te comprometas, verás cómo te llega orientación e información de muchas y diferentes fuentes. El compromiso involucra la voluntad, el poder de sostener y dirigir el pensamiento consciente y el sentimiento hacia su manifestación física deseada. Nuestro poder para hacer cualquier cosa viene de la naturaleza reflexiva de la mente y de nuestra capacidad para cambiar nuestros pensamientos y percepciones; nuestra biología responde en conformidad. Comprometerse a tener una salud vibrante supone dos pasos: el primero es admitir que es necesario sanar, y el segundo es abrirse a la información que uno comienza a atraerse con el compromiso.

Goethe lo expresó mejor:

Mientras uno no se compromete, hay vacilación, la posibilidad de echarse atrás, y siempre ineficacia. En todos los actos de iniciativa (y creación) hay una verdad elemental cuya ignorancia mata incontables ideas y planes espléndidos: en el momento en que uno se compromete categóricamente, interviene también la Providencia. Ocurren todo tipo de cosas útiles que de otro modo jamás habrían sucedido. De la decisión mana un torrente de acontecimientos que hacen surgir en favor de uno todo tipo de sucesos, encuentros y asistencia material imprevistos, que ningún hombre [ni mujer] habría soñado con encontrarse en su camino. Sea lo que sea que puedas hacer o soñar que puedes hacer, comiénzalo. La osadía posee genialidad, poder y magia. Comiénzalo ahora.

Resolver problemas, ya sea con fármacos, cirugía o hierbas, es totalmente diferente de crear salud. Crear salud vibrante exige una nueva manera de pensar acerca de ser en relación con nuestro cuerpo, mente y espíritu, y acerca de nuestra conexión con el Universo. Nos exige considerarnos y considerar a nuestro cuerpo un sistema dinámico y siempre cambiante que responde a los pensamientos y emociones. Muy pocas personas mantienen o recuperan la salud y la integridad mientras no hacen este cambio.

Crear salud vibrante significa aceptar que en la vida de toda persona ocurren acontecimientos que no se pueden explicar ni cambiar, y al mismo tiempo comprender que cada persona influye en su estado de salud mediante la elección de relaciones, pensamientos, alimentos y actividades que la sostengan y nutran totalmente. Crear salud también se basa en la siguiente verdad eterna: la clave de toda curación es reconocer, sentir y soltar o liberar la rabia o ira, la culpa, el miedo, la aflicción, el sentimiento de pérdida. Aprender a sentir y soltar estas emociones habitualmente y cambiar las pautas de pensamiento que las acompañan nos aligera, nos relaja y nos devuelve naturalmente a la salud vibrante. Los siguientes capítulos te ofrecen la información que necesitas para hacer este trabajo. Si aplicas esta información de corazón, con entusiasmo, buen humor y empatía, te cambiará la vida y experimentarás más libertad, alegría y salud vibrante. Te lo garantizo.

15
Pasos para crear una salud vibrante

Los pasos que presento en este capítulo han resultado útiles a las mujeres que desean sintonizar más profundamente con la orientación interior de su cuerpo, su mente y su espíritu. Dando los pasos que sugiero en este capítulo, practicarás la medicina preventiva en su mejor forma, estés o no estés actualmente en tratamiento para algo. Te recomiendo que lleves un diario para escribir tus reacciones a estos pasos y anotar todo lo que se te ocurra mientras lees. Eso te dará una imagen real de la situación en que estás ahora. También recomiendo repetir este proceso cada unos cuantos meses para ver hasta dónde has llegado. Será una afirmación de tu sabiduría interior. Yo hago esto en los equinoccios y solsticios. Lee tu diario dentro de un año y verás que ya no eres la misma persona.

Imaginar el futuro:
cambio de conciencia, cambio de células

Sanar siempre entraña ir dejando atrás el pasado a medida que avanzamos en el futuro. Si no nos liberamos del pasado, vivimos recreándolo, y se convierte en el futuro. Al soltarlo y dejarlo atrás, es esencial también tener una potente visión de un futuro prometedor y estimulante que nos impulse hacia delante. Durante años les decía a mis clientas que comenzaran su viaje de salud explorando su pasado para encontrar las pistas sobre cómo se crearon su situación actual. Nuestras células se van reemplazando cada día, y cada siete años nos hemos creado todo un cuerpo nuevo. Por lo tanto, no es correcto decir que tenemos el pasado encerrado en el cuerpo, aunque a veces da esa impresión. Lo que ocurre en realidad es que la conciencia que crea las células suele estar encerrada en el pasado, y esa conciencia, mediada por la programación subconsciente del sistema nervioso, continúa recreando las mismas viejas pautas del pasado. Pero si logramos cambiar la conciencia que nos crea las células, mejoran automáticamente nuestras células y nuestra vida, porque la salud y la alegría son nuestro estado natural. La manera más fácil y rápida de hacer esto es imaginarse el yo futuro con todos los detalles posibles. Hacerlo te ayudará en cualquier proceso de curación en que estés ahora. Así pues, antes de sumergirte en los pasos que presento aquí, invita a tu visión futura a que te acompañe en el viaje.

Si tuvieras una salud óptima, ¿cómo sería tu vida?

Esta pregunta la puedes contestar en forma de ejercicio, con una persona amiga que te ayude y apoye totalmente; escribiendo, sin preocuparte de la redacción ni la ortografía; o en voz alta, para ti misma, mirándote en un espejo.

Contesta a las siguientes preguntas (que tu amiga te haga las preguntas una a una, o escribe durante tres a cinco minutos sin parar, o háblale a tu imagen en el espejo): si cualquier cosa fuera posible, de modo rápido y fácil, y ahora mismo, ¿cómo sería tu vida? ¿Qué personas estarían en ella? ¿Qué estarías haciendo? ¿Dónde estarías viviendo? ¿Cómo te sentirías? ¿Qué aspecto tendrías? ¿Cuánto dinero estarías ganando?

No pienses las preguntas antes de contestar. Imagínate que eres una niña y estás creando tu vida exactamente como la deseas, sin restricciones. ¿Cómo sería? Tu guía interior sabe exactamente cuáles son los deseos de tu corazón. Cuando abras la boca y quites los frenos, y te saques de la cabeza a la jueza durante un minuto, se presentará tu guía interior con las respuestas correctas.

Si necesitas ayuda para ponerte en marcha, imagínate en la época en que tenías 11 años. ¿Qué te gustaba hacer? ¿Quién eras? ¿Quién pensabas que serías? Imagínate ahora, diciéndole al mundo quién eres y en quién te vas a convertir, sin restricciones. Háblale a tu imagen en el espejo; cuéntaselo a una amiga o al viento. Ahora llama a esa niña de 11 años, porque tiene algo que decirte. Llévala contigo hacia tu futuro y déjala que sea todo lo que soñaba que sería.

Una vez que hayas terminado la primera parte de este ejercicio, imagínate que ha transcurrido un año. Has logrado crearte todo lo que deseabas, y más. Todo lo que soñabas que podía hacerse realidad, ahora lo es. Estás celebrando y rememorando este año fenomenal. Lo has creado todo casi por arte de magia, mediante el poder de conectar con tu guía interior y tu sabiduría. Después de sentir plenamente esta escena, cuéntale con detalles a tu amiga (o a tu diario, o a tu imagen en el espejo) todo lo que has creado, dile lo entusiasmada y contenta que estás e invítala a celebrarlo contigo. Continúa hablando dos o tres minutos, sin censura. Déjalo salir todo, como una niña que juega a imaginar.[1] Si no logras imaginar o soñar ninguna circunstancia del futuro, simplemente imagínate sintiéndote dichosa, alegre y feliz.

Este ejercicio es extraordinariamente sencillo y potente. Parte del motivo es que el pensamiento concentrado en algo es el que crea la realidad que nos rodea. Se ha dicho que si uno logra sostener un pensamiento o un sentimiento durante 17 segundos como mínimo, sin introducir ninguna idea o emoción contradictoria, verá la manifestación de ese pensamiento a su alrededor, en el mundo físico; por ejemplo, comienza a pensar en y hablar de un vaso azul o lirios blancos, o algo que no contenga ninguna determinada «carga», y ve qué ocurre. Esto lo he experimentado repetidamente. Es un ejercicio tan agradable y divertido que es fácil llegar a los 17 segundos y sobrepasarlos.[2] Puedes cambiar los intervalos de tiempo, soñando con tu yo futuro dentro de una semana, o un año, e incluso imaginarte al final de tu vida. En cada caso, haz que tu yo futuro mire hacia atrás y vea todo lo que has realizado y sanado. Es muy estimulante, y te va a conectar con quien eres realmente. Recomiendo repetir esta experiencia al menos cuatro veces al año.

Ahora, avanza otro paso. Simula que ya eres tu yo futuro ideal. Eso es. Visualízate como una mujer segura, en buena forma física, próspera, magnética, atractiva, en este momento. Alégrate. Juega con esta energía ahora mismo. Invita a esa mujer, tu yo futuro, a acompañarte mientras lees el resto de este capítulo. Hazla entrar en ti y deja que tu sabiduría y alegría te ayuden a explorar tu pasado. Ella y tu sabiduría interior estarán siempre presentes para ti. No tienes por qué hacer esto sola.

Paso 1: Descubrir y poner al día nuestro legado

> Sólo has de recuperar los acontecimientos de tu vida para hacerte tuya. Cuando de verdad posees todo lo que has sido y hecho, lo cual puede llevar algún tiempo, eres fuerte con la realidad.
>
> FLORIDA SCOTT-MAXWELL

Todos heredamos de nuestra familia un legado específico que es necesario recuperar y cambiar en lo que sea necesario. Legado se define como una enorme cantidad de información acerca de nuestro pasado y del de nuestros familiares que afecta a nuestra energía, salud y potencial para el cambio en cada generación. Se transmite inconscientemente en comportamientos repetidos, y conscientemente en forma de consejos. Una mujer me comentó: «Antes de hacer este ejercicio no me había dado cuenta de la cantidad de alcoholismo que había en mi familia. Tampoco me había dado cuenta de que el mioma uterino me comenzó a crecer justo después de hacerme ese segundo aborto». Algunas comprenden la importancia de que casi a todas las mujeres de su familia les hayan hecho una histerectomía antes de los 50 años, ¡lo cual ha generado un fatalismo en torno al útero que no tiene nada que ver con la genética y sí muchísimo que ver con la creencia!

Dado que trastornos como el alcoholismo y la depresión suelen negarse dentro del sistema familiar, es importante abordar estos aspectos francamente, arrojando así luz sobre temas o cosas a las que solemos restar importancia («En realidad no soy alcohólica, sólo soy una empedernida bebedora social»). Con frecuencia se niega también el impacto emocional de una experiencia, como por ejemplo la muerte prematura de un progenitor, o el fin de una relación, o la muerte de un amado animalito doméstico. Esto también suele salir a luz al escribir el historial familiar.

Lois, mujer de 43 años que tuvo cáncer de cuello del útero y endometriosis pelviana a edad temprana, me dijo: «Hace cinco años yo era una esposa maltratada, hasta que finalmente puse fin a ese matrimonio; después mi hija tuvo un accidente de coche y me ocupé de cuidarla varios meses. Luego, este verano fui yo quien tuvo un accidente de coche y sufrí una grave lesión en las cervicales. Me parece que tengo deseos de llorar, pero vivo tragándomelos, aunque cada vez me resulta más difícil. ¿Se debe eso a una menopausia prematura?».

Al ayudarla a hacer su historial me fue fácil ver que en los últimos diez años había pasado por una importante cantidad de cambios y pérdidas, con los que había tratado de arreglárselas manteniéndolo todo en orden en su casa, yendo a trabajar cada día y aparentando alegría. Reconoció que se le estaba haciendo más difícil tener la casa en orden y que, aunque en esos momentos no estaba pasando por ninguna crisis, seguía sintiéndose poco eficiente y muy emotiva. En realidad, ya le había desaparecido el dolor de espalda producido por los malos tratos, su hija estaba en la universidad y a ella le iba bastante bien en el trabajo. Lo que comprendió fue que tenía que reconocer las pérdidas que no había lamentado y llorado, y darse para eso el tiempo y el espacio necesarios.

Lo que experimentaba Lois era lo que yo llamo «desmoronarse para avanzar». Necesitaba sentir sus sentimientos. Se tomó una semana libre del trabajo y la familia y se fue a una pequeña pensión en el campo. Se pasó la mayor parte de la semana en bata y zapatillas, leyendo, llorando y tomando té con la señora que llevaba el establecimiento, y reconectando gradualmente con las partes de sí misma y los sentimientos que había negado durante tanto tiempo. La siguiente vez que la vi, parecía tener quince años menos. Me dijo: «Ahora sé que esos sentimientos de que usted me habló no surgen cuando uno quiere. Vienen cuando vienen. He necesitado tres o cuatro días de silencio y soledad para poder llorar de verdad. Pero también he comprendido que puedo alejarme cuando lo necesito para hacer eso sola. Mi relación con mi marido [se había vuelto a casar] y mi hija es mejor que nunca. Ahora sé que *cuando cuido de mí, todo lo demás cuida de sí mismo*».

HISTORIAL DE SALUD: DÓNDE ESTOY

Llenar este formulario te será útil para hacerte una idea de cómo están tu salud y tu vida ahora. Es una forma modificada del que yo usé durante años en mi consulta. (Rodea con un círculo o marca con una X la respuesta correspondiente.)

Situación médica
Salud general: Excelente   Buena   Regular   Mala
Medicación (vitaminas, remedios, recetados o no): ....
....
....
....

Hospitalizaciones y operaciones
Fechas   Diagnóstico/Operación
....
....
....
....

Embarazos (incluidos abortos, espontáneos y provocados)

Fechas   Tiempo de embarazo   Sexo   Peso   Problemas

....

....

....

....

Problemas médicos, del pasado y actuales

Sarampión	Várices
Rubéola	Flebitis
Varicela	Defectos de coagulación
Otras enfermedades infantiles	Tendencia a hemorragias
Problema cardiaco	Transfusión de sangre
Hipertensión	Diabetes
Colesterol alto	Problema renal
Accidente cerebrovascular	Fiebre reumática
Ictericia/Hepatitis	Cáncer
Epilepsia	Asma
Artritis	Cansancio crónico/Epstein Barr
Colitis	Anorexia/Bulimia
Fracturas	Otro

Hábitos

Preferencias/restricciones dietéticas: ....

Ejemplo de un menú diario:

    Desayuno: ....

    Comida: ....

    Cena: ....

    Tentempiés: ....

Ejercicio (tipo, frecuencia, duración): ....

....

Consumo de tabaco (cuánto ahora, antes): ....

Consumo de alcohol (cuánto, frecuencia): ....

Consumo de cafeína (cuánta): ....

Consumo de sustancias que alteran el ánimo (marihuana, cocaína, etc.)
antes y ahora: ....

Cosas que hago por diversión y placer
Aficiones:
Deportes de grupo: ....
Actividades musicales/artísticas: ....
Actividades de grupo o clubes: ....
Actividades voluntarias: ....
Práctica religiosa/espiritual: ....
Otras: ....

Estrés
Estrés familiar: ....
Estrés laboral: ....
Estrés personal: ....

Historial familiar
Para cada familiar anota la edad (si aún vive), enfermedades importantes (alcoholismo, hipertensión, cáncer, diabetes, enfermedad cardiaca, osteoporosis, otras adicciones, otras enfermedades) y causa de la muerte y edad, si es pertinente.

Madre: ....
Padre: ....
Hermana(s): ....
Hermano(s): ....
Abuela materna: ....
Abuela paterna: ....
Abuelo materno: ....
Abuelo paterno: ....
Tía(s) materna(s): ....
Tía(s) paterna(s): ....
Tío(s) materno(s): ....
Tío(s) paterno(s): ....

Historial ginecológico
Edad de la primera regla: ....
¿Alguna citología anormal? ....
    Si sí, ¿cómo la o las trataron? ....
¿Eres activa sexualmente? ....

¿Tienes relaciones sexuales con coito? ....

¿Tienes orgasmos habitualmente? ....

¿Sabes dónde está tu clítoris? ....

¿Practicas el sexo seguro? ....

¿Estás tratando de concebir? ....

Actual método anticonceptivo (y desde cuándo) ....

....

    ¿Algún problemas con él? ....

    Métodos anticonceptivos anteriores: ....

....

Normalmente (no con píldoras ni terapia hormonal), número de días entre el comienzo de una regla hasta el comienzo de la siguiente: ....

Número de días de flujo menstrual: ....

Cantidad de sangrado: ....

Cantidad de dolor: ....

Síntomas premenstruales (y cuándo comienzan): ....

....

¿Algún cambio actual en tu ciclo? ....

¿Pérdida de sangre entre reglas? ....

¿Dolor, opresión o hinchazón pelvianos no habitual? ....

¿Algún flujo o picor vaginal no habitual? ....

¿Algún problema o preocupación sexual? ....

¿Alguna infección de las trompas anterior? ....

¿Alguna enfermedad de transmisión sexual anterior? ....

¿Tu madre tomó dietilestilbestrol cuando estaba embarazada de ti? .....

....

Otros: ....

....

Síntomas actuales

Generales

Fiebre o escalofríos

Sofocos

Vellosidad no habitual

Erupciones en la piel

Cambio de peso

Vejiga

Micciones frecuentes

Micción dolorosa

Sangre en la orina

Incapacidad de retener la orina

Incapacidad de vaciar la vejiga

Necesidad de levantarse

a orinar por la noche

Abdomen
- Hinchazón
- Acidez, indigestión
- Espasmos o dolor
- Náuseas o vómitos
- Cambio de hábito en evacuación
- Heces sanguinolentas o negras
- Diarrea
- Estreñimiento
- Hemorroides
- Flatulencia

Cabeza
- Dolores de cabeza
- Mareos
- Defectos visuales
- Defectos auditivos
- Problemas en los senos nasales
- Desmayos

Pecho
- Dolor
- Respiración dificultosa
- Soplo en el corazón
- Prolapso de la válvula mitral
- Palpitaciones
- Tos crónica
- Tos con sangre
- Respiración sibilante, asmática

Pechos
- Bultos
- Emisión de sangre
- Emisión de flujo
- Sensibilidad
- Otros

Perfil de la vida diaria

En cada afirmación indica si describe o no tu vida actual haciendo una marca en el lugar correspondiente. Este cuestionario tiene la finalidad de llevar a tu percepción los efectos de tu estilo de vida y estreses en tu bienestar físico. Se basa en el que usé durante años en Women to Women.

BARRIO

Me gusta mi barrio	☐ Sí	☐ No
Mi barrio es demasiado ruidoso	☐ Sí	☐ No
Mi barrio está demasiado poblado	☐ Sí	☐ No
Mi barrio es demasiado silencioso	☐ Sí	☐ No
No tengo suficientes amistades/vecinos	☐ Sí	☐ No
Es un barrio peligroso para vivir	☐ Sí	☐ No
Me irrita tener tanto trabajo doméstico	☐ Sí	☐ No
El clima de aquí me fastidia	☐ Sí	☐ No
Soy nueva en este barrio	☐ Sí	☐ No

Otros problemas con el vecindario ....
....

FAMILIA

Mi familia es una sólida fuente de apoyo	☐ Sí	☐ No
Estoy recién casada	☐ Sí	☐ No
Hace poco me divorcié (o separé)	☐ Sí	☐ No
Me he mudado de casa o estoy planeando mudarme	☐ Sí	☐ No
Paso demasiado tiempo sola en casa	☐ Sí	☐ No
Me preocupa mi relación con mi pareja	☐ Sí	☐ No
Me preocupa mi relación con un familiar (padre, madre, hijo, hija, hermano, hermana)	☐ Sí	☐ No
Creo que me crié en un ambiente disfuncional	☐ Sí	☐ No
Tenemos un bebé recién nacido en nuestra familia	☐ Sí	☐ No
Yo o uno de mis familiares tiene problemas legales	☐ Sí	☐ No
Hace poco murió un familiar o una persona muy amiga	☐ Sí	☐ No
Un familiar tiene una enfermedad grave	☐ Sí	☐ No
Estoy preocupada por uno de mis familiares	☐ Sí	☐ No
Una persona muy próxima a mí bebe demasiado	☐ Sí	☐ No
Uno de mis hijos se ha ido de casa hace poco	☐ Sí	☐ No
Mi pareja acaba de jubilarse	☐ Sí	☐ No
Otras preocupaciones relativas al hogar y la familia:		

TRABAJO

Me encanta mi trabajo y lo encuentro gratificante	☐ Sí	☐ No
Estoy aburrida con mi trabajo	☐ Sí	☐ No
Me exigen demasiado	☐ Sí	☐ No
Tengo muy poco control sobre mi trabajo	☐ Sí	☐ No
No estoy satisfecha con el trabajo que hago	☐ Sí	☐ No
Suelo sentirme abrumada por mis responsabilidades	☐ Sí	☐ No
No me alcanza el tiempo para acabar mis tareas	☐ Sí	☐ No
Acabo de empezar en un nuevo trabajo	☐ Sí	☐ No
Acabo de perder mi trabajo	☐ Sí	☐ No
No me llevo bien con mi jefe o mis empleados	☐ Sí	☐ No
Tengo problemas con mis compañeros de trabajo	☐ Sí	☐ No
Otros problemas relativos al trabajo		

PERSONAL

Mi vida es próspera y agradable	☐ Sí	☐ No
Tengo muchas amistades diferentes	☐ Sí	☐ No
Me espera un futuro brillante	☐ Sí	☐ No
Me preocupa muchísimo el dinero	☐ Sí	☐ No
Me siento sola	☐ Sí	☐ No
Estoy aburrida de mi vida	☐ Sí	☐ No
Generalmente estoy preocupada por mi salud	☐ Sí	☐ No
Pienso mucho en la muerte	☐ Sí	☐ No
Me preocupan ciertas cosas de mi religión	☐ Sí	☐ No

Otros problemas o preocupaciones personales: ....
....

FLEXIBILIDAD, CAPACIDAD DE RECUPERACIÓN

Cada noche duermo profundamente, al menos ocho horas de sueño reparador	☐ Sí	☐ No
Me cuesta conciliar el sueño	☐ Sí	☐ No
Me cuesta continuar durmiendo si me despierto	☐ Sí	☐ No
Me cuesta mantenerme despierta	☐ Sí	☐ No
Al despertar por la mañana me siento cansada	☐ Sí	☐ No
Mi estado anímico es tranquilo y estable	☐ Sí	☐ No
En general, soy feliz	☐ Sí	☐ No
Me siento nerviosa la mayor parte del tiempo	☐ Sí	☐ No
Con frecuencia me siento deprimida	☐ Sí	☐ No
Me preocupo muchísimo	☐ Sí	☐ No
Enfermo con frecuencia	☐ Sí	☐ No
He pensado en suicidarme	☐ Sí	☐ No
Tengo algunos problemas sexuales	☐ Sí	☐ No
A veces me siento débil o mareada	☐ Sí	☐ No
Suelo tener dolor de hombros, cuello o espalda	☐ Sí	☐ No
Con frecuencia siento deseos de llorar	☐ Sí	☐ No
Busco alimentos nutritivos y enteros	☐ Sí	☐ No
Me gusta la buena comida y la buena compañía	☐ Sí	☐ No
Bebo demasiado café	☐ Sí	☐ No
Fumo demasiado	☐ Sí	☐ No
Suelo beber demasiado alcohol	☐ Sí	☐ No
Como más que antes	☐ Sí	☐ No
Como mucho menos que antes	☐ Sí	☐ No

Me preocupa mi peso   ☐ Sí   ☐ No
Me irrito o me enfado más que antes   ☐ Sí   ☐ No
Creo que me iría bien una terapia   ☐ Sí   ☐ No
Otros problemas o preocupaciones: ....
....

Una vez que llenes este formulario, ve si logras encontrar la relación entre tus elementos estresantes y tus síntomas, y luego ¡cámbialos!

Paso 2: Revisar tus creencias

Hazte el propósito de dedicar un tiempo a contestar a la siguiente serie de preguntas. Tal vez te iría bien hacerlo con una amiga, o en un grupo. Tus respuestas serán un excelente comienzo de un diario que puedes ir poniendo al día periódicamente, a medida que te lleguen intuiciones y percepciones. Escribir las respuestas es en sí muy importante porque implica dedicar tiempo y energía a la creación de salud. Aprenderás muchísimo acerca de ti misma y de tu relación con tu cuerpo. Nota: esta atención a la salud no te va a costar ni un céntimo.

¿Te das cuenta de cómo las actitudes heredadas de la cultura con respecto a nuestros procesos fisiológicos femeninos han contribuido a las enfermedades del cuerpo femenino? ¿Cuáles son las actitudes de que tienes conciencia? ¿Qué pensamientos te surgen cuando oyes las palabras menstruación, parto, vagina, menopausia, etcétera?
Si, por ejemplo, has crecido creyendo que la regla es «la maldición», es muy probable que tu actitud hacia tu fisiología femenina no sea muy óptima.

¿Hasta qué punto has interiorizado la programación cultural negativa acerca del cuerpo femenino?
Una de mis clientas entró en la menopausia 27 años después de someterse a quimioterapia para la enfermedad de Hodgkin (linfogranulomatosis maligna). Durante unos años hizo la terapia de estrógeno, y finalmente la dejó porque, según me explicó, «la idea de volver a tener reglas me resulta escalofriante y repugnante». Yo en-

contré igualmente escalofriante esa expresión de repugnancia y lo que dice sobre su actitud hacia su cuerpo, pero eso es algo muy común. Afortunadamente, la actitud se puede cambiar.

¿Crees que puedes estar sana?
Las mujeres que se crían en hogares donde la norma es ir al médico para que les recete píldoras para dormir, para la ansiedad, para el dolor de cabeza y para el resfriado, suelen interiorizar la idea de que lo normal es que el cuerpo humano sufra todo tipo de enfermedades, y que hay una píldora para cada dolencia. Para algunas personas, tener mala salud es la norma; les resulta inconcebible la posibilidad de un cuerpo sano que no sea vulnerable a todos los gérmenes presentes en el entorno.

¿Qué problemas o dificultades formaron parte de tu infancia?
¿Has hecho una revisión de tus experiencias de la infancia para ver de qué modo pueden haber contribuido a tus percepciones y experiencias actuales? Una historia de incesto, la enfermedad crónica de un progenitor, las pérdidas no resueltas, como un divorcio en la familia o el abandono de uno de los padres, son circunstancias comunes en la infancia que, si no se resuelven, pueden predisponer para problemas posteriores de dinámica similar. Son muchas las mujeres a quienes su padre abandonó cuando eran niñas y no volvió jamás. Otras no han hablado nunca sinceramente sobre la muerte de un progenitor. Si bien el efecto de esos acontecimientos es tan variable como nuestras huellas digitales, siempre hay un efecto. Nuestra forma de reconocer, expresar y liberar las emociones que rodearon esas pérdidas puede ser un factor importante en nuestra salud física. Recuerda que esta información está directamente relacionada con la salud de nuestros tres primeros chakras y los órganos que comprenden.

Una de mis clientas, por ejemplo, comenzó a tener ataques de pánico y fuertes síntomas premenstruales alrededor de los 40 años, varios meses después de que a su padre le diagnosticaran un cáncer de intestino; su madre había muerto súbitamente por una reacción alérgica a la penicilina cuando ella sólo tenía cuatro años. Sin darle ninguna explicación, la enviaron a vivir con una tía y nunca le permitieron hablar de la muerte de su madre ni llorar su pérdida. Cuenta que jamás le dijeron lo que le había ocurrido a su madre, que nadie lloró, y que ella se hizo la idea de que no debía hablar nunca de eso. Al verse enfrentada a la posible pérdida de su padre, todas esas emociones que mantenía enterradas desde hacía tanto tiempo comenzaron a aflorar a la superficie. Esta vez tiene las habilidades para expresarlas de una manera sana y liberarlas con el tiempo.

¿A qué finalidad sirve tu enfermedad? ¿Qué significa la enfermedad para ti?

Una mujer de 42 años, en recuperación de un accidente de coche, me dijo que no le cabía duda de que, antes del accidente, su vida iba a un ritmo demasiado acelerado. Para prestar atención a sus necesidades, literalmente se vio obligada a estar en cama mirando el techo durante varios meses. Considera el accidente un punto decisivo muy positivo en su vida. Leslie Kussman, cineasta que tiene esclerosis múltiple, me contó que durante una de sus meditaciones matutinas se le ocurrió que tal vez necesitamos cambiar la pregunta «¿A qué finalidad sirve tu enfermedad?» por «¿Cuál es la enfermedad que va a servir para tu finalidad?».[3] La enfermedad suele ser la única forma de meditación aceptable socialmente en Occidente. Nuestra sociedad está establecida de tal forma que está mal visto echar una cabezada o meditar a mitad del día para recargar baterías y renovarnos, por considerarse hedonista o irresponsable, pero en cambio enfermar de gripe es una forma de descanso aceptada.

Sin juzgarte ni culparte, piensa en la última vez que tuviste que faltar al trabajo porque estabas enferma. ¿Fue esa enfermedad un satisfactorio descanso de tu rutina? ¿Qué obtuviste de ella? ¿Qué aprendiste? ¿Ves alguna manera de obtener el mismo descanso sin enfermar? Una joven médica enfermó de cáncer de mama cuando estaba embarazada de su tercer hijo. A consecuencia de la enfermedad, cambió su dieta, su horario de trabajo y su vida. Dos años después me dijo: «Mi vida jamás ha sido mejor. Cada día es una dicha. Me alegro de haber tenido cáncer. Me salvó la vida».

Si sólo te quedaran seis meses de vida, ¿seguirías en tu actual trabajo o con tu actual pareja? ¿Necesitarías una enfermedad grave para comenzar a hacer cambios beneficiosos ahora?

¿Estás dispuesta a ser receptiva a cualquier mensaje que tengan para ti tus síntomas o tu enfermedad?

Antes de comenzar a trabajar en esta pregunta, observa por favor que la disposición a estar receptiva al mensaje es por completo diferente de la necesidad de controlar y conocer exactamente el significado de una enfermedad, sobre todo cuando está ocurriendo. Lo primero va asociado con la salud vibrante; lo otro es simplemente manipularse, y forma parte de nuestra ilusión de dominio. Como dicen en los programas de Doce Pasos: «Buscar los porqués es morir». Estar receptiva al significado quiere decir permitir que la enfermedad nos hable, muchas veces por medio del lenguaje de las emociones, las imágenes y el dolor. Es posible que después de pasada la enfermedad llegue la comprensión intelectual.

En los años ochenta, cuando nuestra cultura estaba aprendiendo sobre la conexión mente-cuerpo, la gente preguntaba cosas de este tipo: «¿Por qué necesita uno crearse un cáncer?», como si el intelecto pudiera responder a eso mediante el pensamiento causa-efecto. Estas preguntas adictivas hacen dar vueltas en círculos al intelecto y lo alejan del corazón, que es el lugar que realmente nos sana. Estar receptiva al significado es una actitud, un proceso; es un «esperar con», no un «esperar a». Y nos conecta con la voz de nuestra alma. Glanda Green, autora de *Love without End* (Spirits, 2002), lo expresa bellamente: «La mente procura compensar las penas del corazón. Pero nunca procura curar o eliminar esas penas».

¿Cuál es tu reacción habitual ante una enfermedad?

Comprender el significado que se oculta en una enfermedad es un proceso que no se presta a preguntas como: «¿Por qué yo? ¿Por qué ahora?». Evy McDonald escribe: «No te dejes atrapar en la maraña de los porqués. La búsqueda de la explicación y el significado de la enfermedad puede llevar a la frustración y la desesperación, y paralizar la capacidad de tomar decisiones y ponerse en acción».

En el tiempo de los antiguos griegos se enviaba un mensajero al general con las noticias de la batalla. Si la noticia era mala, mataban al mensajero. Nuestra tarea no es matar al mensajero de la enfermedad no haciendo caso de ella, quejándonos, o sencillamente suprimiendo los síntomas. Nuestra tarea es examinar nuestra vida, con compasión y sinceridad, a la vez que cultivamos la objetividad, que tan sólo significa querernos y cuidarnos profundamente desde un lugar objetivo. Desde ese lugar identifica aquellos aspectos de tu vida que necesitan armonía, satisfacción y amor.

¿Qué te impide gozar de una salud vibrante?

«Esperar con» esta pregunta es una buena meditación. No esperes que aparezca inmediatamente una respuesta, aunque a veces sí ocurre. En los años ochenta, cuando tenía dos hijas pequeñas y muchísimo trabajo en la consulta, me preguntaba una y otra vez qué cambios necesitaba en mi vida y qué debía hacer a continuación. La respuesta que me llegaba era muy sencilla: descansa. Estás quemada. Obrar de acuerdo con esa percepción me llevó más de un año. ¿Por qué? Pues porque en ese tiempo creía sinceramente que un buen descanso era incompatible con el trabajo que había elegido. Era, y siempre es, un proceso.

Algunas personas no sanan jamás, porque creen que si sanaran se quedarían solas y abandonadas. En esta cultura, estar enferma es un modo muy eficaz para satisfacer legítimamente nuestras necesidades. Decirle a alguien: «Abrázame, por favor, me siento enferma» es muy distinto de decirle: «Abrázame, por favor, quiero que me abracen porque es muy agradable y me gusta». La primera frase aprovecha la enfermedad para justificar la necesidad humana y universal de cariño y la intimidad del contacto físico. La segunda simplemente expresa la necesidad con claridad. Muchas no sabemos qué sería la intimidad sin usar nuestras heridas para obtenerla; se nos ha educado para avergonzarnos de nuestras necesidades, y a edad muy temprana aprendemos a vincularnos con los demás por medio de nuestras heridas.

En el tiempo en que hacía mis prácticas como residente, una vez me sentí muy orgullosa de lo bien que había cuidado a una determinada mujer, y decidí comentárselo a una enfermera que conocía bien a esa paciente y podría celebrarlo conmigo. Cuando se lo dije, ella me contestó: «No te rompas el brazo dándote palmaditas en la espalda». Me quedé atónita. Mi única intención había sido expresar la natural necesidad humana de comentar mi éxito con una compañera que comprendería lo que entrañaba. Durante mis años de crecimiento, mis padres siempre pensaron que cada uno de sus hijos necesitaba atención, su «lugar bajo el sol». Nos reconocían nuestros talentos y consecuciones, y nosotros nos sentíamos a gusto con nosotros mismos y entre nosotros cuando estas cosas se comentaban (y seguimos haciendo esto). Pero mi compañera enfermera sin duda había aprendido que «no está bien alardear de los propios éxitos». Con frecuencia, la única vez que se dicen cosas buenas de la vida de otra persona es durante sus funerales. Eso es trágico. Todos necesitamos reconocer que por muy fuertes, independientes y sanos que seamos, siempre vamos a necesitar a los demás, para que nos acompañen, para celebrar la vida y para vivir dichosos. Y necesitamos que los demás se hagan eco de nuestra valía.

¿Te ocupas de los problemas de todos los demás y dejas para el final los tuyos?
Este es el clásico dilema de las mujeres. Sentir la necesidad de ser la sanadora y pacificadora de toda la familia o del lugar de trabajo es un hábito que muchas aprendemos en la infancia. Para crear salud, la mujer ha de encarar esa tendencia y comprometerse a cambiarla.

He aquí un ejemplo. Cuando mis hijas tenían 10 y 12 años respectivamente, vivían quejándose de una de mis colegas (que es muy buena amiga mía). Ella me ayudó en las investigaciones para este libro y fue una muy agradable compañía durante el proceso de escribirlo. Según mis hijas, mi amiga me ocupaba demasiado tiempo y yo no estaba disponible para ellas como habrían querido. Advertí, sin embargo, que cuando Ann y Kate estaban jugando con sus amigas, leyendo o viviendo su propia vida, pasaban horas e incluso días enteros sin hacer caso de mí. Y durante los muchos días y horas que mi amiga no estaba conmigo, mis hijas iban y venían a su gusto, concentradas en sus necesidades. Si estaban haciendo otras cosas, no les interesaba particularmente mi compañía. Pero tan pronto como aparecía mi amiga, se interesaban muchísimo por mí.

Para resolver la situación, al principio me pasé varias horas escuchando sus quejas, concentrada en solventar solamente sus necesidades. Entonces caí en la cuenta de que, en un plano inconsciente, ellas suponían que yo no tenía ninguna necesidad de amistad, risas ni compañía, fuera de las suyas. Cuando comprendí esto, les hice saber con mucha claridad que yo también tenía necesidades individuales que eran tan importantes (no más) como las suyas. Llegué a comprender que tenía que tener presentes mis necesidades tanto como las de mis hijas. Juntas comenzamos a trabajar en tomar conciencia de la forma en que ellas, inconscientemente, pensaban que yo no debía tener una vida separada de la suya, y la forma en que yo había sido socialmente condicionada para sacrificar mi vida por sus necesidades.

Cuando tuve clara esta situación y lo que era necesario que ocurriera, tuve un sueño en el que me regalaban una bomba de gasolina roja, estilo años cincuenta, que bombeaba leche. El nombre que llevaba pintado la bomba era «La Madre». Tenía que mantenerla refrigerada para que no se estropeara la leche. Yo pensaba y pensaba a quién le iba a dar la leche. Mi familia no la necesitaba, no bebemos leche. Cuando desperté, comprendí que la bomba me representaba a mí y que era hora de que abandonara un tipo obsoleto de maternidad (una bomba de gasolina de los años cincuenta, que sólo podía servir a un coche —realizar un solo papel— por vez).

¿Comprendes totalmente el funcionamiento de tu cuerpo femenino y la estrecha conexión que hay entre tus pensamientos y sentimientos y tu salud física?

El cuerpo experimenta todos los pensamientos y sensaciones como una «realidad física». Cuando uno piensa en el sabor y el olor del chocolate, activa muchas de las reacciones físicas que se producen cuando come realmente chocolate. Nuestro cuerpo no es una estructura estática. La cantidad de luz del sol que brilla sobre nosotras en un día afecta a nuestra fisiología. La calidad de los sonidos que oímos afecta a nuestra fisiología. La calidad de las relaciones que tenemos con los demás también. Una mujer me dijo: «¡Ah, de mis pechos se cuida la Clínica Lahey!». En lugar de pensar que la Clínica Lahey es la responsable de sus pechos, le iría mucho mejor si asumiera ella esa responsabilidad.

Muchas mujeres no entienden no sólo la profunda influencia del entorno en el cuerpo, sino tampoco la anatomía básica de nuestro cuerpo. Muchas mujeres que se han operado no saben exactamente qué les sacaron ni qué les dejaron. Sin embargo, saber dónde tenemos los órganos es muy tranquilizador. Durante mis prácticas como residente, una vez realicé una apendicectomía de urgencia a una mujer. También fue necesario extirparle el útero y los ovarios, debido a una infección que ponía en peligro su vida. Varios días después me enteré de que ella creía que su apéndice era como un enorme melón y que le había quedado totalmente vacía la parte inferior del abdomen porque se lo habíamos extirpado. Le expliqué que, pese a la pérdida de sus órganos pelvianos, todavía tenía llena la parte inferior del abdomen, por los intestinos delgado y grueso; esta fue una información muy útil para ella en su recuperación, porque le sirvió para pensar que su pérdida era menos abrumadora. También fue útil enseñarle dibujos de su anatomía: se enteró de que el apéndice es más pequeño que el dedo meñique.

Animo a las mujeres a obtener copias de todos sus informes médicos y repasarlos con un médico o terapeuta que sepa contestar las preguntas, en particular los de las intervenciones quirúrgicas, de modo que sepan exactamente qué ocurre dentro de sus cuerpos, cómo están las cosas, y qué queda. Cuando vayas al médico, lleva a una persona amiga o una grabadora. Haz preguntas. Sé emprendedora. Tener copia de sus informes también puede facilitarle a la mujer la atención médica en caso de viaje o si tiene que acudir a urgencias.

¿Sabes dónde están tus órganos? Si no, procura mirarlos en una enciclopedia o un manual de anatomía estándar. Conoce tu cuerpo cuando está sano, no sólo cuando está enfermo. También es necesario que lo reconozcas como tuyo todo entero, ¡incluso las partes que no se consideran socialmente aceptables!

¿Cómo llamas a tus genitales? ¿Qué nombre daban en tu familia a los genitales femeninos? Muchísimas mujeres se criaron en familias en las que todas las funciones corporales de cintura para abajo se consideraban vergonzosas, y no se hablaba de ellas. Una amiga me comentó: «En mi familia llamaban "ahí abajo" a la parte de cintura para abajo. Era una especie de encubrimiento. Yo no sabía cómo llamarla. Y las mujeres no debían peerse». En una reunión reciente de la Asociación de Psicología y Salud Pre y Perinatal, la famosa partera Ina May Gaskin comentó que las mujeres estarían muchísimo mejor preparadas para el parto si se les permitiera tener más humor y relajación respecto a funciones corporales como los movimientos de vientre y los pedos. Estoy de acuerdo.

El primer paso para recuperar la sabiduría femenina es llamar por su nombre y recuperar todas tus partes. Regena Thomashauer, autora de *Mama Gena's School of Womanly Arts* y *Mama Gena's Owner's and Operator's Guide to Men* (Simon & Schuster, 2002 y

2003), ha pasado años estudiando las culturas de la diosa de la antigua Europa y dedicado su vida a ayudar a las mujeres a aplicar este conocimiento de maneras prácticas, potenciadoras, en su vida diaria. Emplea la palabra algo chocante *pussy* [coño] para llamar a los genitales. Muchas mujeres encuentran insultante esto al principio, debido a su programación cultural. Sin embargo, esta palabra amistosa se puede usar como expresión cariñosa que describe acertadamente esa parte cálida, vellosa y placentera del cuerpo. Y seguro que le gana a otros términos de la jerga. Leer los libros de Regena Thomashauer te servirá para aceptar no sólo esta palabra sino también el poder de tu zona genital.

¿Estás realizando la finalidad de tu vida?

Nuestro cuerpo está hecho para funcionar mejor cuando nos ocupamos en actividades y trabajos que son idóneos para nosotras, que nos hacen sentir a gusto. La salud mejora cuando la mujer realiza un trabajo muy creativo que la satisface a ella, en lugar de hacerlo solamente por complacer a su jefe, a su marido o a su madre. Este trabajo pueden ser muchas cosas, desde ocuparse del jardín hasta programar ordenadores o hacer soldaduras.

Por desgracia, nuestra cultura no considera valiosa la creatividad en sí misma; para que una actividad se considere valiosa, debe ir unida a la productividad o a recompensas tangibles. Evaluamos el valor de una actividad según la cantidad de dinero que reporta. Para muchas personas, ir a trabajar es más «ganarse la muerte» que «ganarse la vida». Se suelen aguantar ambientes laborales muy insatisfactorios por los «beneficios». Yo a eso lo llamo «morir por los beneficios». La salud económica y ginecológica están estrechamente ligadas. El estrés económico afecta a la zona del segundo chakra (útero, ovarios, parte baja de la espalda). Creamos salud en esa zona cuando utilizamos nuestra capacidad para ser creativas y prósperas al mismo tiempo.

Ser a la vez creativa y próspera suele requerir, como primer paso, un cambio de actitud con respecto al dinero, la valía personal y el trabajo. Hemos de tener muy clara la predilección de nuestra cultura por el modelo de la escasez y cómo nos afecta eso. Por ejemplo, mucha gente cree: «Si a mí me va bien, otra persona tiene que sufrir. La cantidad de bienes es limitada». O viceversa: «Si a otra persona le va bien, entonces yo no tengo ninguna oportunidad de que me vaya bien también. No hay manera de salir adelante». Nuestras creencias acerca del dinero influyen potente y directamente en nuestras finanzas. La conciencia de pobreza invade nuestra cultura en todos los aspectos. Cuando cambiamos nuestras creencias podemos cambiar nuestros ingresos.

En su libro *Your Money or Your Life* (*La bolsa o la vida*, Planeta, 1997, 1998), Joe Dominguez, ex analista de Wall Street, y la coautora Vicki Robin señalan que para muchas personas el dinero es la sustancia por la que truecan su energía vital.[4] Sugieren que calculemos cuántas horas de vida nos quedan, nuestro total de energía vital, y luego calculemos cuánto nos cuesta en realidad el trabajo en lo que a energía vital se refiere. Si trabajamos tantas horas que necesitamos vacaciones caras y enfermar con frecuencia para compensar la energía que nos chupa el trabajo, bien podría ser que descubriéramos que recibimos mucho menos por hora de lo que en realidad nos pagan, una vez calculado el coste «oculto» de nuestras vacaciones y enfermedades. El programa entonces nos ayuda a equilibrar nuestra relación con el dinero determinando cuánta satisfacción obtenemos de cada compra, en comparación con lo que nos cuesta en energía vital.

El siguiente paso es tomar conscientemente la decisión de gastar más dinero en las cosas o actividades que nos producen más satisfacción, y menos en las cosas que en último término no tienen ningún sentido. El resultado entonces es que disminuyen nuestros gastos y aumenta la satisfacción que de ellos obtenemos. Cuando se considera de esta manera el dinero, cambia toda la relación con él. Se comienza a ver que no es necesario dejar «para más adelante» las cosas que uno siempre ha deseado hacer. Algunos de mis grandes placeres, como caminar por la playa, leer e ir al cine, no cuestan casi nada. No tiene por qué costarte mucho dinero comenzar a vivir tu vida de modo más satisfactorio. Siguiendo el programa de Dominguez y Robin a fines de los años ochenta, comprendí que mi tiempo libre no tenía precio para mí y que nunca podría volver a hacer un trabajo, por buenos que fueran la paga y los beneficios, si no satisfacía a mi alma y me daba tiempo de sobra para crear mi vida según mis condiciones.

Cuando a la mitad de mi vida pasé por un divorcio inesperado, nuevamente me vi obligada a evaluar y asumir lo que realmente valoraba. Unos dos años antes del divorcio me habían extirpado un mioma del útero, señal de que había estado derramando mi energía vital en una relación sin futuro (no olvides, el cuerpo nunca miente). De la noche a la mañana mis ingresos se redujeron a la mitad y mis gastos aumentaron considerablemente; tuve que pagar también la mayor parte de las matrículas de mis dos hijas en colegios privados. No hay nada como un crisis económica (o de salud) para captar nuestra atención. Sabiendo lo de la conexión entre prosperidad y pensamiento, leí el clásico de Napoleon Hill, *Think and Grow Rich* (*Piense y hágase rico*, Mondadori, 2001), todo lo publicado por Suze Orman y todos los consejos financieros de Robert Kiyosaki, autor de *Rich Dad, Poor Dad* (*Padre rico, padre pobre*, Ed. Alfonso Martínez, 2002). (Para más información, visita www.richdad.com.) Comprendí por fin que el conocimiento financiero es esencial para todas las mujeres. Tuve que darme prisa en resolver la manera de crear ingresos residuales (los que llegan al margen de si trabajas o no). Los ingresos residuales son la gran diferencia entre las personas prósperas y las que pasan por apuros económicos. Aprendí también a reprogramar mi forma de pensar respecto a la prosperidad gracias a las obras de Catherine Ponder, autora de *The Dynamic Laws of Prosperity* (Prentice-Hall, 1962) y de Randy Gage (para obtener información sobre Randy Gage y sus ideas sobre la prosperidad, visita su sitio web en www.randygage.com). Cuando estaba en los trámites de divorcio, me encontré por casualidad con Suze Orman en el programa *Today*. Me dijo que los problemas de salud de una persona se manifiestan primero en su situación económica, porque la hoja de balance no tiene lugar para ocultar la energía. Tarde o temprano esa energía agotada golpea al cuerpo en forma de problema de salud. Suze tiene toda la razón.

Aplicando las leyes de la prosperidad a mi vida (p. ej., la Ley de la Circulación: si quieres recibir tienes que aprender a dar, etcétera), finalmente logré crear verdadera abundancia financiera y también mejoró muchísimo mi salud. El proceso fue tan potenciador que lo he transmitido a mis hijas, para que no tengan que depender de un hombre para su seguridad económica.

¿Has programado tu vida de manera que satisfaga al mismo tiempo tus necesidades más íntimas y tu deseo de ser de utilidad a los demás?
Es totalmente posible desarrollarse en plenitud, satisfacer las necesidades emocionales más íntimas y al mismo tiempo trabajar con los

demás para el bien común. Nuestra cultura ha enseñado a las mujeres justamente lo contrario: que deben sacrificarse y sacrificar sus necesidades por el bien de los demás. Pero no se puede calmar la sed de los demás cuando el propio vaso está vacío. Muchos estudios han demostrado, por ejemplo, que las mujeres que sacrifican el trabajo que les gusta y su propio desarrollo óptimo para atender y cuidar a los demás corren un mayor riesgo de cáncer de mama. No es sólo el sacrificio lo que crea el problema de salud, sino también el resentimiento no expresado que genera. Cuando la mujer cree que no tiene derecho a progresar, ni siquiera se permite reconocer ese resentimiento. La sabiduría de su cuerpo debe entonces llamarle la atención sobre eso para que pueda equilibrarlo. Las personas más prósperas que conozco son también las más generosas. ¡Hacen del mundo un lugar mejor, y también disfrutan de abundancia!.

¿Valoras habitualmente tus fuerzas, dones, talentos y consecuciones?
Una parte muy importante de la creación de salud vibrante, y de cualquier otra cosa, es reconocernos los méritos. Aceptar los elogios, permitirnos sentir realmente, de una forma física, el éxito y la realización, es una habilidad que se puede aprender. Un importante motivo de que las personas se queden estancadas y no logren crearse una vida mejor es que no se reconocen el mérito de lo que ya han creado. Normalmente esto viene de la programación que recibimos en la infancia, por ejemplo «El dinero no crece en los árboles» o «Nunca llegarás a ser alguien». Si uno permanentemente se salta el paso de reconocer sus creaciones y continúa concentrándose en lo que le falta por hacer, entonces su inconsciente sólo escucha algo parecido a: «Vales muy poco. Aún no haces bastante. Queda muchísimo por hacer. Jamás serás capaz», en lugar de escuchar: «Buen trabajo. Fíjate en lo lejos que has llegado».

Muchas mujeres viven con la siguiente creencia: «Hay demasiado trabajo por hacer, jamás lo voy a acabar, pero no puedo descansar ni divertirme mientras no lo tenga hecho». El clásico dilema. Esta creencia viene directamente de nuestra obsesión cultural por la productividad, de que nuestra valía depende de lo que producimos para otros, ya sean hijos o bienes y servicios. Actuando según ese sistema de creencias, nos creamos más y más trabajo que nunca se siente completo ni satisfactorio. Esta es la verdad: jamás lo vas a terminar, siempre hay más trabajo por hacer. La solución: introduce con regularidad placer y valoración en tu agenda para aprender a sentirte bien contigo misma y con tu vida, ahora, ya. Ten presente que la salud óptima de los ovarios, por ejemplo, precisa que reconozcamos nuestra creatividad como una manifestación externa de nuestra profundísima necesidad interior de autoexpresión. Esta creatividad no tiene por qué medirse en dinero ni en productividad para ser una valiosa contribución a nuestra salud y a la de los demás. Cuando permitimos que otras personas exploten, juzguen y controlen nuestros dones y talentos innatos, ponemos en peligro nuestra salud.

Una de mis colegas médicas aprendió bien esta lección cuando se le desarrolló un quiste ovárico durante el tiempo en que trabajaba en un importante centro médico. Florence fue a trabajar a ese centro médico porque no creía tener la habilidad necesaria para instalar su propio consultorio a su manera, usando al máximo su creatividad. Después de la extirpación del ovario, sin embargo, supo intuitivamente que necesitaba dejar ese trabajo, que en cierto modo era peligroso para ella continuar allí. En ese ambiente de trabajo los demás no valoraban su creatividad femenina y, en consecuencia, ella tampoco la valoraba. Comprendía que aún no era lo suficientemente fuerte para sostener sus puntos de vista femeninos sin tener al menos algún apoyo de los demás, pero el «sacrificio» del ovario sí le captó la atención y motivó a hacer un cambio. Dejó el centro médico e instaló su consultorio con mucho éxito. Sólo pasados unos años, después de aprender acerca de la sabiduría ovárica, fue capaz de darse cuenta del peligro que había corrido su creatividad en su primer lugar de trabajo.

Es necesario que las habilidades y voces de las mujeres se hagan oír en todos los ámbitos de acción: en la industria, la educación, la medicina y otras profesiones. Las mujeres deben comenzar por escucharse a sí mismas y oír su propia voz. Nuestro desarrollo es una prioridad planetaria. Tenemos mucho para aportar, pero con muchísima frecuencia nos sentimos inseguras de nosotras mismas.

Piensa en algo que hayas realizado hoy, esta semana o este año, y de lo que te sientas orgullosa. Siente totalmente tu logro. Asimílalo, hasta que sea algo más que sólo un conocimiento intelectual. Acéptate a ti misma en tu corazón. Si nosotras no podemos sentirnos a gusto con nuestras habilidades y nuestros logros, nadie podrá hacerlo tampoco. Busca amigas con las que puedas alardear; enviaos *e-mails* frecuentes alardeando de lo maravillosas, capaces y hábiles que sois. (Nota: las mujeres se hacen daño quejándose demasiado; es un mal hábito; busca amigas que tengan el valor de romperlo.)

Paso 3: Respetar y liberar las emociones

El dolor es la consecuencia de la resistencia a nuestro estado natural de bienestar, y cuanta más atención le prestamos, más lo atraemos.

ABRAHAM

Las emociones son una parte esencial de nuestra guía interior. Igual que las enfermedades y los sueños que tenemos, igual que nuestra vida, son nuestras, y hemos de reconocerlas y prestarles atención. Hemos de aprender a sentirlas, a no juzgarlas y a agradecerles que nos guíen. Nos comunican cómo estamos dirigiendo nuestra energía vital. La rabia o la tristeza permanentes, por la ley de la atracción, tienden a atraernos situaciones de rabia o tristeza; por ejemplo, estás aferrada a la rabia y te caes en el hielo, o te pasan una multa por exceso de velocidad. Las dosis diarias de alegría y de aprecio por nosotras mismas y por los demás tienden a atraernos alegría y aprecio.

Los niños saben automáticamente sentir sus emociones y después dejarlas marchar. Cuando les duele algo, se detienen a llorar; pasado un ratito, ya están de nuevo jugando. Elisabeth Kübler-Ross señala que la rabia natural de un niño y su estallido emocional duran unos 15 segundos. Pero avergonzar o culpar al niño por esa rabia suele bloquear su liberación natural. ¡La emoción natural del niño podría quedarse estancada y convertirse en una forma de autocompasión que permanece durante años! Elisabeth Kübler-Ross dice que las personas a las que no se les permitió la natural expresión de la rabia suelen estar «marinadas en autocompasión» cuando son adultas, y es difícil vivir con ellas. Esta autocompasión viene a ser lo mismo que el egocentrismo. Se necesita muchísima energía para reprimir las emociones naturales; la verdad es que es agotador. Cuando no hemos sentido nuestros sentimientos con regularidad durante un periodo de crisis o cambio personal, tenemos una acumulación de emociones reprimidas almacenadas en el cuerpo.

La represión emocional es un hábito que se transmite de generación en generación. Muchas mujeres tienen una rabia natural que ha estado reprimida durante decenios. Tienen retenidos en su interior mares de lágrimas que aún les falta derramar. Una clienta mía muy obesa me dijo que había aprendido de su madre y de su abuela a darse atracones con chocolate cada vez que su marido estaba fuera y se sentía sola. La grasa que tenía en las caderas, me dijo, representaba tres generaciones de energía emocional estancada, metida y sujeta allí con chocolate.

La liberación de emociones, o lo que yo llamo «incisión y drenaje emocional», es un proceso curativo orgánico completamente natural y sin riesgos.[5] La primera vez que asistí a un taller intensivo y estuve allí sentada con personas que trabajaban en un profundo proceso, me sentí como si estuviera asistiendo en un parto en el hospital, a un lado, permitiendo a las personas darse a luz a sí mismas. Todas tenemos esta capacidad dentro de nosotras. Las zapatillas de rubí de Dorothy podían llevarla a su casa de Kansas sola, pero ella no lo sabía. Creía que necesitaba al mago. De modo similar, todas tenemos el poder para elegir pensamientos de aprecio y gratitud, y para soltar los viejos resentimientos y lágrimas.

Emitir sonidos es una parte importante de la liberación emocional. Las mujeres emiten naturalmente roncos sonidos primitivos durante la labor del parto y el parto; éstos abren el cuello del útero y hacen pasar al bebé por el canal de nacimiento. Los sonidos primitivos también forman parte de la relación sexual. Myron McClellan, música especializada en el poder sanador del sonido, dice que «cantar forma parte del sistema digestivo emocional del cuerpo». El canto es un tipo de sonido sanador. Los gemidos y sollozos son otro. Estos sonidos son como garfios que entran en el cuerpo y lo limpian de toxinas y basura vieja. Hace poco una mujer me escribió:

Durante varios meses he practicado artes marciales simplemente para liberarme de las tensiones y la incapacidad muscular que sentía en el cuerpo. Una consecuencia interesante es que he encontrado mi voz. En el taekwondo tuve que aprender a lanzar un fuerte grito junto con los golpes y patadas de esa práctica. Jamás en la vida había sido capaz de emitir un sonido con tanta autoridad. Cuando era niña me enseñaron que si una no hace ruido, podría lograr que los agresores no se irritaran y, posiblemente, evitar el abuso. He llevado conmigo ese legado durante años, e incluso silencié mi dolor cuando mataron a mi marido. En otras culturas las mujeres lloran y se lamentan en voz alta para expresar su aflicción, su pena y su rabia ante la muerte. Yo jamás había hecho eso, aunque sí he deseado y necesitado hacerlo. Sólo ahora, seis años después de la muerte de mi marido, he sido capaz de emitir esos sonidos. Me salieron, no sólo debido al kárate, sino también a consecuencia de la profunda curación de las vías respiratorias, que he conseguido mediante el régimen macrobiótico y la medicina oriental.

En muchos sentidos, el año o los dos años posteriores a una experiencia traumática son más difíciles que la experiencia misma, posiblemente porque en esta cultura recibimos apoyo durante las crisis, pero después que ha pasado se espera, y nosotras mismas esperamos, que continuemos con nuestra vida. Sin embargo, esto sólo puede ocurrir una vez que nos hemos permitido expresar y liberar totalmente nuestras emociones.

Una vez vino a verme una joven recuperada de la enfermedad de Hodgkin gracias a un trasplante de médula ósea que le habían hecho hacía un año. La quimioterapia le produjo una menopausia prematura, por lo que estábamos trabajando con terapia de estrógeno para aliviarle los sofocos. Tenía problemas de cansancio y debilidad, pero no había ningún indicio de que le hubiera vuelto el cáncer. Cuando estábamos hablando de su historia en mi consulta, se echó a llorar y me dijo que nunca había llorado, ni durante el año en que le hicieron el diagnóstico ni durante toda su experiencia con la quimioterapia. No se había permitido experimentar el miedo, limitándose a hacer frente a su enfermedad lo mejor posible.

Hacía un año de todo eso y ya no había ninguna crisis en su vida; su cuerpo estaba bien, pero no se sentía mejor. No tenía energía para hacer ejercicio, y no sentía deseos de prepararse comidas nutritivas. Después de hablar esto y pensarlo, se dio cuenta de que necesitaba tiempo para procesar emocionalmente esa experiencia.

La primera vez que visité a una acupuntora, me explicó que en la medicina china las emociones como la rabia simplemente se consideran energía. Muchas mujeres tienen problemas para expresar su rabia y la usan para manipular a otras personas. Pero la rabia puede ser una poderosa aliada. Cuando la sentimos, siempre está relacionada con algo que necesitamos reconocer en nosotras mismas. No está necesariamente relacionada con la situación o la persona que la provocó. Es una señal de que nos hemos dejado violar de alguna manera. Ese es uno de los motivos de que con tanta frecuencia la rabia forme parte del síndrome premenstrual.

Todas las mujeres hemos de comprender que nadie puede hacernos enfadar. Nuestra rabia es nuestra, y nos dice algo que necesitamos saber. Eleanor Roosevelt dijo una vez: «Nadie puede hacerte sentir inferior [ni enfadada ni triste] sin tu permiso». La rabia es energía, nuestro combustible personal. Nos dice que algo en nuestra vida necesita modificación. Nos dice que hay algo que deseamos pero que aún no sabemos cómo conseguirlo. La próxima vez que sientas rabia, di para ti misma: «¡Ah! Mi guía interior está trabajando. Estupendo. ¿Qué es lo que deseo? ¿Qué es lo que quiero que ocurra?». La rabia suele ser expresión de la energía necesaria para hacer esa modificación. Solamente es peligrosa si la negamos y la guardamos en el cuerpo o la desahogamos arremetiendo contra alguien. La rabia y todas las demás emociones «negativas» pueden sernos de gran utilidad cuando no las volvemos hacia dentro como depresión ni arremetemos con ellas contra los demás. La próxima vez que te notes enfadada o furiosa (esto se manifiesta, por ejemplo, en desazón o nerviosismo, temblor en las manos, o irritabilidad), ve a un lugar donde puedas estar sola. Muévete, camina, haz respiraciones, grita. Quiérete por tener ese sentimiento. Después pregúntate: «¿Qué necesito?». Espera la respuesta. Tu rabia con alguien puede estar justificada, pero si te aferras a ella mucho tiempo, la principal perjudicada serás tú. En resumidas cuentas, tienes que decidir si prefieres continuar dándole vueltas a los motivos de tu rabia, o vivir sana y feliz. Deja pasar la rabia. Pide lo que necesitas con amabilidad. Cuando lo obtengas, da las gracias.

Paso 4: *Aprender a escuchar al cuerpo*

Aprender a escuchar y respetar al propio cuerpo es un proceso que requiere paciencia y compasión. Puedes comenzar prestando atención a tu cuerpo mientras lees la siguiente lista. Lee lentamente y vuelve atrás cuando sea necesario.

- Anota las cosas de tu vida que encuentras difíciles, dolorosas, agradables, dichosas, etc. A medida que surgen, fíjate en tu respiración, tu ritmo cardiaco y tus sensaciones corporales. ¿Cuáles son? ¿Dónde las sientes?

- Presta atención a cómo sientes el cuerpo. ¿Notas entumecidas algunas partes? ¿Cansadas? ¿Tienes ganas de llorar? ¿Algunas partes tuyas sienten deseos de llorar? Esos sentimientos son tu sabiduría corporal. Forman parte de tu sistema interior de orientación.

- ¿Cuál es tu imagen de ti misma? ¿Cómo crees que te ve el mundo? ¿Y tú, cómo te ves? Muchas mujeres, a lo largo de años de permanente insatisfacción con su cuerpo y constantes dietas para adelgazar, se crean una imagen no realista de sí mismas. Algunas se sienten mucho más gordas de lo que son realmente. Pero las mujeres que están conectadas con su guía interior suelen parecer más altas y más imponentes físicamente de lo que indica su talla real. Lo que piensas y sientes acerca de ti genera un campo de energía electromagnética a tu alrededor que transmite esos sentimientos al mundo y te atrae tu realidad. Decide enviar tus señales conscientemente.

- Observa cómo le hablas rutinariamente a tu cuerpo. ¿Qué ocurre cuando te miras en el espejo cada mañana? ¿Te criticas la cara, las piernas, el pelo? ¿Pides disculpas a los demás por tu apariencia? ¿O le das mensajes positivos a tu cuerpo, como por ejemplo: «Gracias por digerir la cena de anoche sin ninguna intervención consciente por mi parte»? Cultiva el vínculo entre la boca y los oídos —y el resto de tu cuerpo— para acostumbrarte a oírte. En su libro *Your Body Believes Every Word* [Tu cuerpo se lo cree todo] (WordsWork Press, 2000), Barbara Levine habla de una amiga que siempre sentía dolor en el recto durante la regla. Le preguntó si consideraba la regla «*a pain in the ass*».* La amiga la miró sorprendida y reconoció que, en efecto, así era como consideraba la regla.

- Presta atención a tus pensamientos y observa cómo afectan a tu cuerpo.

- Observa qué necesita tu cuerpo día a día. ¿Tienes hambre? ¿Necesitas ir al lavabo? ¿Estás cansada? ¿Por lo general no haces caso de tu cuerpo?

- Comprende que tu salud está en peligro si constantemente minas

---

* *A pain in the ass*: literalmente, «dolor en el culo»; expresión que se usa para decir que alguien o algo fastidia. En el caso de la regla, que es un fastidio. (*N. de la T.*)

ciertas partes o funciones de tu cuerpo. Si un compañero de trabajo está resfriado, minas automáticamente la capacidad de tu cuerpo para estar sano si te obsesionas pensando a cuántos gérmenes estás expuesta. Más bien dile a tu cuerpo: «No te preocupes, sé que tienes la capacidad de estar sano cuando te proporciono una excelente nutrición y descanso».

- Observa qué temores tienes respecto a tu cuerpo. ¿Evitas tocarte los pechos por miedo a encontrarte bultos? En lugar de eso, aprende la anatomía de los pechos y a tocártelos con respeto y amor. Puedes transformar y sanar toda tu relación con ellos. Lo mismo vale para los genitales.

- Observa si hay partes de tu cuerpo de las que has renegado. ¿Cuáles son? ¿Consideras «inaceptables» algunas partes de ti misma? Una clienta mía tuvo frecuentes dolores abdominales hasta los 35 años. En su familia aprendió que era totalmente inaceptable que una mujer expulsara gases, aunque estaba bien que lo hicieran su padre y sus hermanos. Así pues, en lugar de permitir que el gas intestinal saliera de su cuerpo cuando era necesario, lo retenía hasta el punto de causarse dolor abdominal. Una vez que comprendió que había renegado de toda una función corporal natural, aprendió a permitirla, y se le acabaron los dolores abdominales. Nota: los pedos son divertidos. Hasta Shakespeare sabía eso; los niños pequeños lo saben. ¡Acéptalos y aprende a reírte y soltarlos!

- Cuando experimentes una sensación corporal, como un dolor de espalda, «una reacción visceral», un dolor de cabeza o un dolor abdominal, préstale atención y ve si logras descubrir la situación emocional que podría haberlo activado. Niravi Payne enseña a sus clientes un nuevo vocabulario de capacitación sintomática. Por ejemplo, en lugar de decir: «Me duele el estómago», di: «¿Qué me está costando digerir?». Las emociones como la rabia, o cualquier otra que tal vez consideras inaceptable o te resulta difícil experimentar francamente, suelen afectar al cuerpo. Cuando te surja una sensación corporal, deja de hacer lo que estás haciendo, túmbate, respira y espera con tu síntoma, tu emoción o tu sentimiento. Tal vez te sorprendan los demás sentimientos, sensaciones o percepciones que te surgirán. El doctor John Sarno, especialista en medicina y rehabilitación física en el Instituto Rusk de Nueva York, y autor de *Mind Over Back Pain* y *Healing Back Pain* (Berkeley Books, 1999, y Warner Books, 1991), tiene un éxito del 75 al 85 por ciento en el tratamiento del dolor de espalda y otros trastornos relacionados, como el dolor de cuello y la fibromialgia, a todos los cuales él llama «síndrome de miositis por tensión». El doctor Sarno señala que la personalidad de quienes tienden a sufrir de este síndrome se caracteriza por una minuciosidad, una responsabilidad y un perfeccionismo exagerados (esto no es lo mismo que la personalidad tipo A, que va acompañada de hostilidad). Enseña a sus clientes a librarse del dolor relacionando sus emociones con sus síntomas y diciéndole al cerebro que han recibido el mensaje y que el dolor ya se puede marchar. Los resultados suelen ser asombrosos. Una amiga mía entró en una de las reuniones del doctor Sarno cojeando, debido a una abrumadora ciática, y salió caminando bien y sin el menor dolor.

- Acostumbra a ponerte delante de un espejo y agradécele a tu cuerpo todo lo que ha hecho por ti. Observa qué surge cuando haces esto. Escribe la siguiente frase en un papel y pégalo en el espejo: «Me acepto incondicionalmente, ahora». Yo suelo escribir esta frase en una hoja para recetas y se la entrego a mis clientas con las siguientes instrucciones: «Di esta frase en voz alta frente al espejo, mientras te miras a los ojos. Hazlo dos veces al día durante un mes». Puedes aprender a aceptar tu cuerpo incondicionalmente ahora mismo, sea cual sea tu situación. Cuando hagas este ejercicio, descubrirás muchísimas cosas de tus «críticos interiores». Ponles nombres, como Esmeralda o George, por ejemplo, para no darte por aludida o no tomártelo tan a pecho la próxima vez que te critiquen o critiquen tu cuerpo. (Recuerda que sólo son viejos programas incorrectos que se descargaron en el subconsciente en algún momento de la primera parte de la vida. Se pueden cambiar.) Cuando no te tomas a pecho sus críticas, puedes decirles que se callen, e incluso reírte de ellos. Y ¿sabes qué? ¡Finalmente pierden su poder sobre ti y desaparecen!

- Recuerda siempre que el 90 por ciento de nuestras funciones corporales ocurren sin nuestra intervención consciente. ¿Quién nos mantiene el corazón latiendo? ¿Quién nos metaboliza los alimentos? ¿Quién nos dice cuándo necesitamos reponer líquido bebiendo agua? ¿Quién nos sana la piel cuando nos hacemos una herida? ¿Quién les dice a nuestros oídos que escuchen música hermosa? ¿Quién les dice a nuestros ojos que contemplen un bello paisaje? Reconoce que tu cuerpo es un milagro y que su estado natural es la salud y la alegría.

Paso 5: *Aprender a respetar al cuerpo*

Casi todas las estadounidenses tienen una imagen deformada del cuerpo debido a los millones de imágenes, manipuladas con aerógrafo, de mujeres «perfectas» con que nos bombardean continuamente los medios de comunicación. Comenzamos a compararnos con esos símbolos gráficos de la perfección incluso antes de la pubertad. Así, solemos relacionarnos con nuestro cuerpo mediante comparaciones negativas: «Tengo las caderas demasiado anchas, los pechos demasiado pequeños, las rodillas feas, el pelo demasiado fino».

Considera lo siguiente:

- A pesar de años de tener conciencia de que un cuerpo «perfecto» y delgado de modelo suele ser destructivo para las mujeres (y los hombres) en muchos sentidos, el deseo de tener ese cuerpo está profundamente arraigado en nuestra mente, aun cuando sabemos que las imágenes, incluso las de esas mujeres, no son «reales».
- El deseo de tener lo que la sociedad considera «el cuerpo perfecto» es totalmente comprensible. Respétate por ser humana y vulnerable a ese deseo. Sabe que podrías ser impotente ante él (con esto quiero decir que el deseo surge espontáneamente, sin ser invitado; eso no se puede controlar). Pero sí tienes dominio y poder sobre lo que eliges hacer con un pensamiento o deseo. Por eso es tan importante comenzar a oírnos, y a oír nuestros pensamientos.
- El deseo culturalmente inducido de un cuerpo «perfecto» no tiene por qué destruir el respeto y el amor por tu cuerpo ni el cuidado con que lo tratas. Y si tú no respetas, amas y cuidas el cuerpo que tienes, nadie lo hará ni podrá hacerlo en tu lugar. Promete tratarte tú y tratar a tu cuerpo con amabilidad, sobre todo cuando surjan «críticas» y comparaciones desde lo más profundo de tu interior.
- Comprende que tus pensamientos y creencias acerca de ti envían una potente señal al Universo que los demás perciben. En su libro *Life Magic* (Miramax Books, 2005), Laura Bushnell recomienda que nos imaginemos un inmenso espejo en el cielo. Con un pintalabios rojo escribe esta frase en ese espejo: «Soy bella e irresistible». Con el tiempo tu cuerpo reaccionará a tus pensamientos; serás lo que afirmes.

Artículos de revistas han documentado que la mayoría de las personalidades que aparecen en los medios hacen o se han hecho hacer cirugía estética en algún momento de su carrera. Los modelos de perfección que nos sonríen mirando hacia nuestras salas de estar cada día imponen un canon al que la mayoría no podemos aspirar sin recurrir a medidas como la cirugía.[6] ¡Y no hay nada malo tampoco en recurrir a la cirugía para tener la mejor apariencia! Pero claro, a las imágenes de las modelos que aparecen en las portadas de las revistas les han reducido varios centímetros de los muslos y las nalgas con aerógrafo, o en el ordenador, y les han puesto cintas adhesivas en diversas zonas del cuerpo para que se vean firmes. Después de todo son seres humanos, igual que todo el mundo, sujetas a las mismas arrugas y bolsas que el resto de nosotras. Pero las normas de su industria exigen una cierta imagen, y por lo tanto ellas las satisfacen teniendo los genes correctos en primer lugar, y luego mediante la cirugía y un estilo de vida rigurosamente disciplinado para mantener la apariencia. En los estudios de televisión o de cine, todo el día las sigue alguien con un secador de pelo. En cierto sentido, casi todas las mujeres conseguirían tener un aspecto inmejorable (o al menos el mejor determinado por su cultura) si dedicaran a su apariencia la misma cantidad de tiempo, energía y dinero que le dedican nuestras modelos de belleza, y se manipularan profesionalmente todas sus fotografías. Todas hemos visto pruebas de esto en los populares programas de maquillaje de la televisión. El perdurable atractivo del maquillaje es que nos sirve para manifestar en el exterior cómo nos sentimos en el interior.

Nota: todas tenemos partes del cuerpo que son problemáticas. Para conseguir tu mejor apariencia te recomiendo el libro *What Not to Wear* [Qué no ponerse], de Trinny Woodall y Susannah Constantine (Riverhead Books, 2004). Es muy práctico, útil y divertido.

Las antiguas artes del adorno forman parte de nuestro cuidado personal. Aplaudo la tendencia, que va en aumento, hacia un mejor cuidado personal mediante masajes, pedicura, manicura y mimos. Es un paso en la dirección correcta.

Muy útil para nuestra actitud ante la ropa, el maquillaje, el pelo y el cuidado personal es la sabiduría de Dolly Parton, que dijo: «Primero descubre quién eres y después hazlo a propósito». Si logramos descubrir quiénes somos por dentro, podemos expresarlo por fuera. Coco Chanel dijo una vez: «El adorno jamás es otra cosa que un reflejo del corazón».

Por otro lado, si nos sentimos insatisfechas con nosotras mismas cuando no vamos maquilladas o no vestimos a la última moda, no creamos salud ni equilibro en nuestra vida; estamos en peligro de caer en lo que Anne Wilson Schaef llama «adicción a lo escénico»: la insoslayable necesidad de que nuestros cuerpo, casa y vida se vean igual de «correctos» que una escena de película. Los maridos de algunas mujeres jamás las han visto sin maquillaje. Algunas todavía se visten a puerta cerrada para que su pareja no les vea el cuerpo a plena luz, cuando se perciben todas sus imperfecciones.

La próxima vez que llame inesperadamente a tu puerta alguna persona amiga, no pidas disculpas por tu aspecto ni por el desorden en que tienes la casa o el apartamento. Lo más probable es que su casa esté igual. Limítate a hacerla pasar y no hagas caso del rollo de papel higiénico que está encima de la mesa del comedor. Esta persona viene a visitarte a ti, no a tu inmaculada cocina ni a tu imagen perfecta. Fíjate en lo que aprendes cuando no pides disculpas.

Paso 6: Reconocer un Poder Superior o Sabiduría Interior

Existe una fuerza invisible, una dimensión espiritual, que nos guía como un progenitor amoroso guía a su hijo.

PYTHIA PEAY

Nuestro cuerpo está impregnado y nutrido por energía y orientación espirituales. Tener fe y confianza en esta realidad es una parte esencial para tener salud y felicidad perdurables. Cuando la mujer tiene fe en algo superior a su intelecto o sus circunstancias presentes, está en contacto con su fuente interior de poder. Todos tenemos una chispa divina en nuestro interior. Somos intrínsecamente parte de Dios, la Diosa o la Fuente. Jesús dijo que el reino de los cielos está dentro de nosotros; podemos hacer esta conexión espiritual mediante nuestro guía interior. No es necesario ir más lejos o fuera de nosotros para encontrarlo.

No es difícil aprender a conectar con nuestra sabiduría interior, con nuestra espiritualidad, pero ni el intelecto ni el ego pueden controlar la conexión o los resultados. El primer paso es querer conectar con la orientación divina. El segundo paso es desprendernos de las expectativas de lo que va a ocurrir a continuación. El tercer paso es esperar una respuesta estando receptivas a las pautas o formas de nuestra vida relacionadas con la intención inicial.

Cada persona tiene a su disposición un ángel guardián para guiarla. Pero tenemos que pedir la orientación y estar receptivas para recibirla. Ver las pautas o formas que se conectan es una manera de contemplar la vida. Ese es el cambio de modelo o de forma de pensar de que hablé al comienzo de este capítulo. Comprender el cuadro completo significa no quedarse atascada en un determinado momento. Acceder a la orientación espiritual significa mirar la pauta de nuestra vida a lo largo del tiempo. Como dijo David Spangler: «Los sueños, los acontecimientos, un libro, las palabras de un amigo: todo eso podría ser una palabra de un ser angélico».

Unos dos años antes de escribir la primera edición de este mi primer libro, un soleado viernes por la mañana estaba junto a mi cama preparándome para el día. Leí mis meditaciones favoritas que he escrito en una pequeña libreta de papel hecho a mano. Decidí decir en voz alta un párrafo tomado del libro *The Game of Life and How to Play It* [El juego de la vida y cómo jugarlo], de Frances Scovel Shinn.[7] Lo dije en voz alta y con sinceridad: «Espíritu infinito, dame una orientación clara, revélame mi autoexpresión perfecta. Muéstrame de qué talento voy a hacer uso ahora». Esa misma tarde me llamó por teléfono un conocido que es agente literario. «Creo que es hora de que escribas un libro», me dijo. Sólo fue mucho más tarde ese día cuando conecté esos dos episodios. A veces la orientación llega con facilidad y rapidez. Cuando ocurre eso, sin embargo, en ocasiones tenemos que ver más allá de esa parte del intelecto que nos dice que nos lo estamos inventando y que estamos locas por creer esas tonterías.

Aunque cada persona forma parte de un todo más grande, también somos individuos. Esa parte única de ese todo que cada una encarna debe ser expresada plenamente para crear salud, felicidad y crecimiento interior, para nosotras y para los demás. La mejor manera de expresar esa parte divina de nosotras mismas es llegando a ser todo lo que somos. El propio cuerpo nos dirige hacia la expresión personal total haciéndonos saber qué encuentra agradable y «correcto» y qué no. La enfermedad suele ser una señal de que algo va descaminado de la finalidad de nuestra vida. Por eso el doctor Bernie Siegel dice: «La enfermedad es el botón de "reinicio" de Dios».

Muchos médicos están también abiertos a este ámbito de misterio, pero no se atreven a decir nada. Una intuitiva muy cualificada del sur de Maine me dijo una vez: «Algún día voy a dar un cóctel en mi casa e invitaré a todos los médicos de esta zona que vienen a verme para que les haga lecturas. Todos vais a estar en mi casa y os vais a sorprender de cuántos sois, y también de quiénes están».

Cuando invitamos a lo sagrado a entrar en nuestra vida, pidiendo sinceramente orientación a nuestra sabiduría interior, nuestro poder superior o a Dios, invocamos un gran poder. Es algo que no se puede tomar a la ligera. El motivo de que las personas sean escépticas o se rían de esto es que tienen miedo. Cuando invitamos sinceramente a lo sagrado (guía o espíritu interior) a que nos ayude en la vida, le damos permiso para que nos cambie la vida. Es posible que comiencen a desintegrarse esos aspectos que ya no sirven a nuestra finalidad superior, y eso puede ser aterrador. Caroline Myss dice: «Acabar con un matrimonio o un trabajo es un día en la playa para un ángel». Habiendo estado en las dos situaciones, puedo dar testimonio tanto del miedo como del poder intrínsecos que hay en esto. Lo esencial para pasar por esto es estar receptiva a la grandeza de tu espíritu.

Creer en los ángeles o pedir que nos hagan la carta astral o una lectura intuitiva no exime a nadie de trabajar en sanar y recuperar la integridad. Ten presente que cualquier cosa se puede usar de forma adictiva, incluso la llamada «búsqueda espiritual»; muchísimas personas utilizan sus «prácticas espirituales» para evitar enfrentarse a los aspectos difíciles de su vida. Emplear cristales, la música de la Nueva Era, la astrología o ir a la iglesia dos veces a la semana mientras te bebes medio litro de vino cada noche, no te va a servir para sanar; meditar fielmente dos veces al día mientras tu marido te golpea cada noche no te va a mantener sana. Toda la «espiritualidad» del mundo no te va a hacer el trabajo humano. Sólo cada persona individualmente puede tomar las medidas necesarias para arreglar su vida. Una de mis amigas de los Doce Pasos me dijo: «Dios mueve montañas; trae una pala».

Para reconectar con su espiritualidad innata, muchas mujeres necesitan dejar atrás años de abuso religioso, sobre todo si han sido víctimas de sectas organizadas o religiones patriarcales. No es de extrañar que muchas estén furiosas con Dios y tengan dificultades para aceptar el concepto de un «poder superior» o «sabiduría interior», cuando Dios ha sido presentado como un ser vengativo y justiciero que está fuera del alcance de la comprensión y el conocimiento humanos. Algunas mujeres se quedan estancadas en una fase muy infantil en la que piensan: «Si existiera un Dios, jamás habría permitido que me ocurriera esto». Una de mis colegas dice: «Si hago de Dios algo separado de mí y exterior a mí, entonces tengo que acusar a Dios de castigarme cada vez que mi vida no va bien».

Todos somos seres espirituales, con alma omnisciente o Poder Superior. La conexión con el espíritu es una parte intrínseca del ser humano. Durante siglos, nuestra cultura ha tratado de dominar nuestra espiritualidad innata mediante la religión. Aunque algunas mujeres podrían acceder a su espiritualidad a través de las religiones organizadas, muchísimas religiones dependen de dogmas y normas estáticas que sirven para alejarnos de nuestra espiritualidad diaria. La espiritualidad fluye libremente y es siempre cambiante. Aunque está claro que en su origen muchas religiones se basaban en las percepciones espirituales inmediatas y profundas de sus fundadores, en la actualidad la mayoría de ellas carecen de la flexibilidad y la constante evolución necesarias para estar de verdad conectadas espiritualmente.

En parte como reacción a tantos años de religiones dominadas por los hombres, muchas mujeres se sienten atraídas hacia los diferentes aspectos de la Gran Diosa. Como mujeres necesitamos «una imagen sexualmente afirmadora de poder y belleza como foco para la oración y la meditación», dice Patricia Reis.[8] Habiendo interiorizado a un Dios masculino, las imágenes de la Diosa que están surgiendo representan un equilibrio muy necesario.

Mi madre es zahorí y suele utilizar un péndulo para guiarse intuitivamente. Otras personas usan runas, las cartas del tarot o frases bíblicas. La orientación espiritual se presenta en todas las formas, de modo que usa la forma que te dé mejores resultados.

Al margen de lo que uno crea sobre la espiritualidad, es importante introducir un sentido de lo sagrado en la vida cotidiana. La espiritualidad impregna todo lo que hago. Mi espiritualidad no está reservada para días especiales como Navidad, ni la practico solamente en edificios especiales llamados iglesias, sinagogas o templos. Mi espiritualidad está en cada parte de mí. En cierto modo me siento parte de Dios/Diosa/Todo-lo-que-Existe, no aparte. Cuando hago ejercicios estoy conectada con mi espiritualidad; cuando escribo estoy muy conectada con mi espiritualidad. Estoy particularmente conectada con mi espiritualidad cuando ayudo a mujeres a abrirse a su sistema de orientación interior. Esto se debe a que echar una mano a otra persona para ayudarla a sanar y conectar con su espiritualidad también me ayuda a mí a sanar y conectar con la mía.

Como muchas mujeres, siento una especial conexión espiritual con la naturaleza. Muchas personas encuentran paz y consuelo en un lugar especial, un lugar al que tal vez iban en su infancia para sentirse abrazadas por las propiedades sustentadoras de la naturaleza. Las mujeres suelen hablarme de árboles, rocas, colinas u otros lugares especiales que las conectan muy fuertemente con su espiritualidad. El tiempo pasado sola en un lugar natural suele activar la conexión con la propia espiritualidad.

Una poderosa manera de sintonizar con el mundo natural es observar en qué fase está la Luna y ver si su ciclo produce algún efecto en tu cuerpo, en tus emociones o percepciones.[9] Observa el efecto que tienen en ti las estaciones. La llegada del otoño, ¿te despierta los sentidos y te encuentra preparada para nuevos comienzos? ¿O eso te ocurre en primavera? Descubre cuáles son los equinoccios y los solsticios. Durante siglos, la gente pensaba que en esas fechas tenían acceso a más poder espiritual. Todas las principales festividades religiosas se celebran alrededor de esas fechas. No tienes para qué estudiar nada, simplemente toma conciencia de la Luna y de los ritmos de la naturaleza. Yo vivo junto a una ría y disfruto mirando por la ventana los cambios de marea, sabiendo que están, como mi cuerpo, conectados con las fases de la Luna.

Cuando era niña y adolescente, mi padre solía ir a la iglesia los domingos, porque le gustaba y su familia siempre había ido allí. Mi madre, en cambio, solía ir a pasear por el bosque. «Él tiene su iglesia y yo tengo la mía», decía. Cada mujer debe encontrar su centro espiritual y su guía interior propios. Y para cada mujer será diferente.

Al margen de que creamos en los ángeles, en Dios, en Jesucristo, en el espíritu humano, en la Virgen, en el Gran Espíritu o en la Diosa Gaia [Gea], estar sintonizadas con nuestros recursos espirituales es una fuerza vital sanadora. Comprometernos a recordar nuestro yo espiritual y a recibir orientación para nuestra vida forma parte de la creación de salud vibrante.

Paso 7: Recuperar la totalidad de la mente

Las mujeres necesitan saber que son capaces de pensamiento inteligente, y necesitan saberlo ya.

ADRIENNE RICH

Lo positivo de escribir es que uno conecta consigo misma en un plano muy profundo, y eso es fabuloso. Tienes la posibilidad de saber quién eres y lo que piensas. Comienzas a relacionarte con tu mente.

NATHALIE GOLDBERG

Si queremos recuperar la sabiduría del cuerpo, debemos también recuperar el intelecto, la mente y la capacidad de pensar. Una vez que hemos experimentado lo íntimamente relacionados que están nuestros pensamientos y síntomas corporales, y lo inteligentes que somos, la hipnosis cultural distrae menos nuestros pensamientos y confiamos en nuestra voz interior. Ponemos en tela de juicio nuestras suposiciones de un modo más crítico, liberándonos así de los hábitos mentales de toda una vida. Llevar un diario, la práctica de la escritura y la meditación son métodos que muchas han usado para conectar con éxito con su voz interior y llegar a conocer su mente. La escritura propioceptiva me ha enseñado a confiar en mi mente y mi sabiduría interior. Ideada por la doctora Linda Trichter Metcalf, autora de *Writing the Mind Alive* (Ballantine Books, 2002), este proceso de escritura hace intervenir simultáneamente al intelecto, la intuición y la imaginación, y se practica oyendo música barroca.[10] (Se ha descubierto que la música barroca sincroniza las ondas cerebrales a una frecuencia de alrededor de 60 ciclos/seg, frecuencia asociada con un aumento de las ondas cerebrales alfa y una mayor creatividad.) Para más información sobre la escritura propioceptiva, entra en el sitio web del Proprioceptive Writing Center en www.pwriting.org.

Escribiendo me di cuenta de que mis pensamientos tienen orden, dirección e inteligencia, y que todo esto está relacionado con mi bienestar. Más aún, que mis pensamientos están íntimamente conectados con mi yo sensible. Comprendí que uso las palabras para expresar, crear y explorar todas las relaciones y emociones que dan sentido a mi vida. Cuando estaba en el primer ciclo de enseñanza secundaria, tenía dificultades para escribir composiciones. Mis profesores me decían que no me atenía al tema y que mis pensamientos eran demasiado «desperdigados». Se me enseñó que para hacerlo bien debía organizar mis pensamientos de modo lineal, causa-efecto, colocando los puntos en orden de importancia, del primero al último; que tenía que referirme sólo a un punto en cada párrafo y luego desarrollar ese punto antes de pasar al siguiente. Se me enseñó que las ideas tenían que venir una a una y que siempre debían tener cierta relación obvia y concreta entre sí (eso nunca me pareció obvio). Pero mi mente no funcionaba de una manera lineal y no-emocional entonces, y tampoco funciona así ahora.

Cuando escribo o pienso en una palabra o concepto, mi mente inmediatamente va en varias direcciones a la vez, todas llenas de contenido emocional y relacionadas entre sí por igual, no de un modo jerárquico ni lineal. Así pues, mi proceso natural de pensamiento es circular y multimodal, como lo es en muchas mujeres. Si escribo la palabra sujetador, por ejemplo, mi mente se dirige casi simultáneamente en las siguientes direcciones: pienso en la relación de la mujer con su sujetador, cómo se compró el primer sujetador, cómo fue esa experiencia para ella, qué significa eso respecto a su relación con sus pechos, si ha usado alguna vez un sujetador con aros, qué significan sus pechos en esta cultura, si le dio el pecho su madre, etc.

Si simplemente escribía mis pensamientos y los escuchaba, al principio me parecían al azar y sin orden. Pero al continuar el proceso, vi que mis pensamientos tejían una red de sentidos interconectados que iban en cierta dirección. Mi tarea era simplemente continuar y registrar lo que oía o sentía. Siempre volvía a mi punto de partida, pero con mayor comprensión de mis creencias y mi sabiduría.

Mediante la escritura he llegado a comprender que todas las palabras que entran en mi mente tienen significado y que ese significado está conectado con todo mi ser. He llegado a entender que mis ideas, mis pensamientos y mi sabiduría proceden de mi ser total (mi cerebro, mi útero y mi poder superior) y se pueden originar en cualquiera de mis aspectos interconectados. He aprendido a confiar en mis pensamientos. Las formas de saber de las mujeres (y de algunos hombres) no son los métodos logocéntricos del hemisferio cerebral izquierdo que enseñan en nuestras escuelas y universidades. Es asombroso comprender cuántas mujeres muy inteligentes se creen estúpidas debido a la educación que recibieron.

Para liberarnos de los pensamientos y creencias que ya no nos sirven, primero hemos de ser capaces de oírlos cuando surgen. La práctica de la escritura es un instrumento muy poderoso para aprender a oírnos y a valorar la naturaleza multimodal de nuestros pensamientos. Todo el mundo tiene esa capacidad. Escuchar nuestros pensamientos nos enseña que el modo de hablar con nosotras mismas en silencio es exactamente igual al modo como nos perciben los demás. No hablamos con los demás de una manera diferente de la que hablamos con nosotras mismas dentro de la cabeza. Durante años en mis escritos aparecía la palabra «valiosa» porque muy en el fondo no me sentía valiosa. Me pasé horas preguntándome qué quería decir con esa palabra. En torno a ella siempre surgían imágenes de escuela, autoridades, exámenes e iglesia. Finalmente, mi meditación sobre la palabra valiosa me llevó a la importante comprensión del pecado original de ser mujer. ¿Cómo podría haberme sentido valiosa dada mi programación cultural?

Si una palabra o frase te viene continuamente a la mente, es importante, tiene un sentido para ti: explórala; escribe acerca de ella; medita en ella. Si te viene un pensamiento a la mente, aprende a aceptarlo sin juzgarlo; tiene un significado para ti, sea el que sea; está allí por alguna razón. Linda Metcalf dice: «No hay turistas en la mente».

Para cambiar las condiciones externas de nuestra vida hemos de hacer un cambio interior. La escritura proprioceptiva es un instrumento para explorar lo que hay en el interior. Al fin y al cabo, si no sabemos dónde estamos, ¿cómo podemos esperar llegar a otra parte? Lo que descubrí dentro de mí fueron capas y más capas de «debo» «tengo que» y otros impedimentos de mi adoctrinamiento educacional y cultural. A esto Metcalf lo llama «un manglar enmarañado con las raíces enroscadas entre sí».

Durante semanas, meses y años de escribir, tuve experiencia directa de mi adoctrinamiento, y finalmente llegué a oír mi voz, la voz de mi verdadero yo que afloraba. Pero también me di de lleno contra mi sentimiento de culpa, que parecía formar parte de mí, primorosamente instalado en mi interior desde hacía años. (También me di cuenta de cuánto había separado la espiritualidad de todo lo que fuera político. Ahora sé que no podemos separar estas dos cosas.) El sentimiento de culpa es un instrumento fabuloso para mantener en su lugar a las mujeres. Es una forma de opresión y miedo interiorizados que sirve para que las cosas sigan como están. El sentimiento de culpa nos inmoviliza con mensajes como «¿Qué van a pensar si...?». Comprendí que si continuaba revolcándome en mi sentimiento de culpa en lugar de analizar mi voz interior, siempre sería ineficiente en el trabajo que se me da mejor y que más me gusta. ¿Cómo podía ayudarme eso a mí y ayudar a otras personas? Cuando afirmé que mi trabajo era político y dejé marchar el sentimiento de culpa (en su mayor parte), me liberé de un conjunto de creencias destructoras de la salud. Esto es un proceso continuo.

Escribir fue esencial para mí, me ayudó a liberarme de esas partes mías que ya no me servían. Lo hagas como lo hagas, tú también puedes aprender a respetar tu intelecto, tu mente, y la totalidad y plenitud de tu inteligencia.

Diálogos con el cuerpo:
Escuchar a la mente que crea las células

Suelo pedir a las mujeres que mantengan un diálogo con sus síntomas corporales o con el órgano que les está dando problemas, mediante la escritura, la meditación o el dibujo. Sentada con tu diario abierto y manteniéndote receptiva a tus pensamientos, pregúntale a tu cuerpo qué necesita o qué intenta decirte.

Una de mis clientas, que tenía reglas muy abundantes y un mioma, le pidió a su pelvis que le hablara. Escribió en su diario: «¿Qué sabiduría quieres transmitirme a través de las reglas abundantes y el mioma?». Durante los días siguientes «esperó con» esta pregunta durante unos diez minutos cada día.

Finalmente, la respuesta que le llegó fue: «Tus reglas son símbolos del modo como te entregas con demasiada prodigalidad. La abundancia de sangre representa la salida de tu sangre vital. Lo mismo haces en tu relación con tu novio. Esto está relacionado con tu relación con tu padre».

Otra clienta me dijo: «Me pidió que tuviera un diálogo con mi cuello del útero [había tenido una citología anormal]. Todo tiene que ver con la vergüenza, con carencias, con no valer bastante. Me parece que tengo que escuchar más».

Se han escrito muchos buenos libros y se dan talleres sobre cómo llevar diarios u otra forma de diálogo introspectivo. Recomiendo el ya citado *Writing the Mind Alive*, de Linda Trichter Metcalf y Tobin Simon, ya citado, y los de Natalie Goldberg sobre la práctica de la escritura: *Writing Down the Bones* y *Wild Mind* (Shambhala, 1986, y Bantam Books, 1990).

Trabajo con los sueños: incubación de un sueño

Los sueños nocturnos hablan el idioma de la Mujer en Estado Natural. Ella habla. Lo único que tenemos que hacer es escribir al dictado.

CLARISSA PINKOLA ESTES

Se puede aprender a trabajar activamente con los sueños y a consultarlos sobre problemas concretos de la vida. El proceso de pedir un sueño orientador se llama incubación de un sueño.[11] Para hacer esto con eficacia hay que estar dispuesta a ser absolutamente sincera respecto a las circunstancias de la propia vida. A continuación explico la forma de hacerlo.

Elige una noche en que tengas energía y concentración para dedicarte al proceso. Escribe durante 10 a 20 minutos en tu diario acerca del problema en que deseas centrarte. Hazte las siguientes preguntas en tu interior y mantente receptiva a cualquier intervención de tu guía interior:

¿Cuál es la causa principal de mi problema?
¿Qué posibles soluciones se me ocurren en este momento?
¿Por qué no son adecuadas esas soluciones?
¿Cómo me siento ahora mientras trabajo en esto?
¿Me parece más seguro vivir con el problema que resolverlo?
¿Qué voy perder si resuelvo este problema ahora?
¿Qué voy ganar si resuelvo este problema ahora?
¿Hay algo útil que quiera decirme mi yo futuro?

Escribe una frase o pregunta, que no tenga más de una línea y que tenga que ver con el problema, de la forma más franca y sencilla posible, y mantén apaciblemente la pregunta en la mente mientras concilias el sueño. Deja a mano junto a la cama papel, un bolígrafo y una linterna, o un magnetófono, y escribe o graba cualquier sueño que recuerdes. A veces las percepciones llegan a las tres de la mañana o en cualquier momento en que te despiertes para ir al lavabo. Si no escribes en seguida aunque sea los detalles pertinentes de tu sueño, lo más probable es que los olvides por la mañana. Este proceso puede durar varias noches hasta que surja un sueño esclarecedor.

Betty, una de mis amigas, se encontraba en una dolorosa situación social: advirtió que dos de sus colegas le echaban la culpa de que a ellas no las hubieran tomado en cuenta para los ascensos laborales. Betty es muy inteligente y creativa y siempre es capaz de inventar nuevos métodos, agradables, innovadores y productivos, para hacer su trabajo. A lo largo de los años siempre ha tenido colegas que le han envidiado esas dotes. A ella le encanta trabajar con los demás y tiene muchísimas dificultades para resolver conflictos interpersonales, de modo que esa situación le resultaba muy dolorosa. Consideró la posibilidad de dejar el trabajo y trasladarse a otra parte del país, aunque su trabajo allí era muy gratificante. Cuando se dio cuenta de la hostilidad de sus colegas, el sentimiento que esto le produjo le resultó muy viejo y conocido. Ya en otras ocasiones se había visto injustamente «aislada» y «criticada» por sus compañeros y hecha responsable de faltas ajenas. Esto le había ocurrido una y otra vez en otros trabajos y en otros ambientes personales o profesionales. Estaba harta de que la convirtieran en víctima y quería elegir otra manera de vivir con sus dotes y talentos. Decidió hacer una incubación de un sueño para pedir orientación en la forma de cambiar las pautas inconscientes que le atraían situaciones en las que acababa siendo la víctima de la incapacidad de otras personas. Después de anotar las diferentes ocasiones en que había sido víctima y permitirse sentir lo asqueada que estaba con el asunto, pidió un sueño que la ayudara a esclarecer su situación. Escribió: «¿Por qué me creo una y otra vez situaciones en que las personas me critican?».

Esa noche tuvo el siguiente sueño: Una muy buena amiga suya estaba sentada a su lado. La amiga se estiró para tocar un puerco espín, y el animalito le clavó las púas. La amiga entonces cogió las púas y se las clavó en el brazo a ella, y después la miró a la cara para ver cuál era su reacción. Ella sencillamente siguió sentada y se dejó clavar las púas. Entonces la amiga cogió un puñado de alfileres y comenzó a clavárselos en el brazo. Ella continuó sentada sin decir nada, sintiendo el dolor. Finalmente decidió hacer algo con su dolor y comenzó a quitarse los alfileres; al hacerlo le brotó una gran cantidad de sangre de los agujeros que le habían dejado en el brazo. Abrumada por el dolor y la cantidad de sangre, se quejó a su amiga, diciéndole que no estaba bien que le clavara púas y alfileres en el brazo.

Miró hacia su derecha y allí vio sentados a su padre, su madre y su hermana. Entonces cayó en la cuenta de que, durante toda su infancia, ellos la habían insultado y golpeado físicamente. Betty jamás se había quejado ni había dicho nada. Simplemente se las arreglaba con el dolor y dejaba que las heridas sangraran. (Recuerda que la sangre simboliza a la familia.) Cuando despertó, comprendió que ya no podía permitir que se le siguieran acumulando más púas psíquicas, emocionales y de otro tipo sin decir nada. Se dio cuenta de que había llegado a un punto en que estaba «sangrando de muerte» por la acumulación de heridas de toda la vida que jamás había reconocido y de las que nunca se había quejado. Dada la forma en que la trataron cuando estaba creciendo, había llegado a creer que si se quejaba, simplemente la golpearían más. Comprendió que tenía que defenderse a la primera señal de incomodidad en sus relaciones. Vio con qué profundidad le habían metido la mentalidad de víctima durante su infancia. Había aprovechado sus considerables dones y talentos para escapar de su familia de origen, sólo para repetir esa situación familiar en todas sus relaciones posteriores. Una vez que tuvo clara su parte en la creación de situaciones de víctima por negarse a defenderse, ahora habla en su favor a los primeros indicios de malestar. También comprende que si sus capacidades son un problema para algún colega, eso no es algo que tenga que arreglar ella. Es ese colega quien debe enfrentarse a su envidia y su incapacidad para ver lo que esto le enseña. Betty no puede hacer eso por otra persona.

Paso 8: Buscar ayuda

No creemos en nosotros mismos mientras alguien no revele que en lo más profundo de nuestro interior hay algo valioso, digno de ser escuchado, digno de nuestra confianza, sagrado para nosotros. Una vez que creemos en nosotros mismos, podemos arriesgarnos a la curiosidad, la admiración, el placer espontáneo, o cualquier experiencia que revele un espíritu humano.

e. e. cummings

Reservarse tiempo y dinero para ir a hablar con un oyente cualificado puede tener un valor incalculable. Esta persona puede ser un terapeuta, un sacerdote o pastor religioso, un *coach* personal u otra persona digna de confianza. Estas sesiones pueden ser una manera de detenerse, revaluar la vida y darse a una misma, de modo periódico, una atención muy necesaria. Muchos terapeutas han ayudado a personas a comenzar a mirar su vida con otros ojos y a efectuar cambios. Un buen terapeuta debería ser como una partera, una persona que está al lado mientras la otra da a luz lo mejor que tiene en sí misma.

Una vez, cuando yo tenía unos 14 años y estaba triste por algo que ya ni recuerdo, mi padre me dijo lo importante que era expresar lo que sentía y «sacármelo del pecho» (la expresión «sacárselo del pecho» es una descripción muy precisa de cómo tratar los problemas del cuarto chakra, como la tristeza, que tienden a afectar a los hombros, el pecho y el corazón). Me dijo: «Noto en ti una tendencia a cerrarte y no decir lo que te pasa. Cuando haces eso, impides que otras personas te ayuden». Fue un buen consejo. A todos nos viene bien revaluar nuestra vida y contar con una persona preparada que nos escuche de forma regular. Un apoyo de esta naturaleza debería incorporarse a la cultura. La comunidad se perdió en gran parte con la revolución industrial y la consiguiente división entre trabajo, casa, vida privada y vida pública. En un mundo ideal no sería necesario acudir a terapeutas ni formar grupos de apoyo separados para enfermos de cáncer, para personas que sufren de soledad, o incluso para las que desean crear salud. Las culturas aborígenes han vivido durante siglos sin ninguna de las terapias que hemos inventado para arreglar una sociedad cuya visión básica del mundo favorece el mito del individuo fuerte que no necesita de nadie. ¡Con razón tanta gente busca la ayuda de terapeutas!

Una vez que pusimos en marcha el centro de salud Women to Women, mis socias y yo trabajamos con un terapeuta para aprender a hablar con sinceridad entre nosotras y a tratar las emociones que se supone que las mujeres no hemos de tener, como la rabia. Nuestro terapeuta jamás intentó cambiarnos ni «arreglarnos». Simplemente nos ofrecía un espacio seguro para que nos dijéramos lo que necesitábamos decirnos, sin la idea de que debíamos cuidar de los sentimientos de la persona con la que estábamos enfadadas en el momento. En los primeros años, francamente no sabíamos que éramos capaces de una relación perfectamente funcional entre nosotras, incluso expresando nuestra rabia o decepción. No conocíamos ninguna técnica para romper nuestro viejo hábito de «ser simpáticas». Una vez hecho un concienzudo trabajo de recuperación de la codependencia (adicción relacional), comprendimos que esas primeras sesiones de terapia fueron esenciales para poder ser sinceras entre nosotras y con nosotras mismas. A medida que aumentaban nuestras habilidades de autopercepción, fuimos necesitando menos sesiones. Nuestra «terapia» de grupo (ahora llamada «formación de equipo» en la profesión terapéutica) nos sirvió para crearnos independencia. Interiorizamos lo aprendido, y finalmente aprendimos a comunicarnos entre nosotras sin la asistencia de una persona de fuera.

Hay muchos tipos diferentes de terapias y terapeutas. Este campo ha ido cambiando a medida que han evolucionado los conocimientos sobre la adicción, la recuperación y la influencia de los traumas de la infancia. En mi opinión, la terapia no es algo que deba durar años. Cuando ocurre eso, se puede convertir en un proceso adictivo en sí, no muy diferente de la dualidad alcohólico-complaciente. Todas las relaciones, terapéuticas o de otro tipo, funcionan mejor cuando los participantes se consideran mutuamente seres completos con recursos y fuerzas interiores, que a veces necesitan una ayuda temporal.

Si bien la terapia individual suele ser el primer paso para muchas mujeres, algún tipo de trabajo en grupo, como los de Doce Pasos, puede ser potente y útil, ya que nos sirve para ver que nuestros problemas los tienen también muchas otras personas. Un miembro de Overeaters Anonymus [Comedores Compulsivos Anónimos] me dijo una vez: «Recuperarse de una adicción es la respuesta de Dios a la comunidad». El trabajo en grupo es sin duda una respuesta que está ayudando a millones de personas. La sabiduría práctica contenida en los Doce Pasos de Alcohólicos Anónimos es un modelo de cómo vivir basándonos en la orientación interior. Muchos otros grupos que emplean el programa de Doce Pasos simplemente reemplazan la palabra «alcohólicos» por la que corresponda. El programa y los libros sobre el programa siguen siendo muy pertinentes y útiles. Los grupos nos sirven para liberarnos del «mito de la unicidad terminal», como lo llama una terapeuta amiga, mientras que la terapia individual para heridas como las del incesto puede aislar aún más a la mujer, porque «privatiza» lo que de hecho es un problema cultural y mundial. Parte del dolor de la adicción, el incesto u otro abuso sexual es que esté oculto. Imagínate el alivio de participar en un grupo de mujeres en el cual todas dicen: «¿Eso te ocurrió a ti también? ¡Siempre pensé que yo era la única!».

En mi experiencia he comprobado que las mujeres que tienen un historial de trauma se recuperan mejor con un tipo de terapia llamada «terapia conductista cognitiva». Esta forma de terapia no se centra exclusivamente en el trauma del pasado, sino que ayuda a la persona a desarrollar las habilidades necesarias para llevar una vida productiva y sana en el presente. He visto que en general no es útil para estas mujeres dedicar mucho tiempo a evocar el pasado, en donde es muy fácil quedarse estancada en el dolor y la inmovilidad; estas mujeres con historias traumáticas necesitan aprender a desarrollar las habilidades que no desarrollaron en su infancia. Con los ejercicios de la terapia conductista cognitiva aprenden a contestar a las siguientes preguntas y a tomar medidas eficaces y equilibradas.

- ¿Qué estoy sintiendo?
- ¿Cuál es la finalidad de este sentimiento?
- ¿Qué necesito hacer para encarar con eficacia este sentimiento?

He visto más mejoría en la vida de las mujeres con este tipo de terapia que con la mayoría de las otras. Estas técnicas son prácticas y útiles para todos, no sólo para las personas que tienen historias traumáticas, porque reprograman viejos condicionamientos inconscientes.

Muchas personas que sufren de enfermedades crónicas o peligrosas para la vida también se reúnen regularmente para compartir no sólo sus lágrimas, sino también sus alegrías y risas. Este movimiento de base que se extiende por todo el país ha sido una fuente de crecimiento, consuelo y esperanza para muchas personas. Suelo enviar a personas a grupos de apoyo de todos los tipos que hay en nuestra comunidad, y también he participado yo. En estudios realizados por el doctor David Spiegel con pacientes de cáncer de mama metastásico, se comprobó claramente que aquellas que asistían a grupos de apoyo en que había apertura y participación emocional vivían el doble de tiempo que las que no asistían.[12] Si se hubiera demostrado que un fármaco tiene este efecto, podemos apostar a que su uso estaría muy extendido. Pero hasta la fecha, a la mayoría de las mujeres a las que se les diagnostica cáncer de mama no se las anima a buscar los beneficios para la salud de los grupos de apoyo.

Para muchas mujeres es importante pasar un tiempo en ambientes donde sólo hay mujeres. Cuando nos reunimos como mujeres, cada una tiene un trozo de la historia completa. Juntas sanamos más rápido que si permaneciéramos aisladas y separadas; las demás mujeres del grupo son como espejos donde podemos vernos con más claridad.

En las primeras fases del autoconocimiento, muchas veces las mujeres no dicen toda la verdad si hay un hombre presente. Lo mismo podría ocurrirles a los hombres. Todos hemos sido programados para recortar las conversaciones de modo que se adapten al otro sexo. Para conocernos a nosotras mismas necesitamos ambientes en los que podamos ser verdaderamente nosotras mismas. Para muchas, durante un tiempo eso significa ambientes en los que se puede contar cualquier experiencia sin cambiar la historia para proteger a los hombres presentes. Me ha llevado años dominar este proceso.

Annie Rafter, una colega enfermera, cuenta la siguiente historia: durante un verano ella y un grupo de amigas tripularon un velero y participaron en regatas. Notaron que si subía un hombre a bordo, automáticamente se sometían a él, entregándole el timón o esperando que él dijera cuál era la ruta correcta, antes de saber si era buen marinero o no. Al darse cuenta de esto, decidieron que durante una temporada debían navegar sin ningún hombre a bordo para poder convertirse en una tripulación unida. Así pues, durante esa temporada se atuvieron al acuerdo y aprendieron a confiar cada una en sí misma y entre ellas. A la siguiente temporada, ya podía subir quien quisiera a bordo, que ellas confiaban en sí mismas, mutuamente y en sus habilidades náuticas. Ya no entregaban automáticamente el mando a los hombres.

Durante la primera época de Women to Women solíamos decir: «Ningún hombre a bordo», recordando esta historia de Annie. Igual que su tripulación, necesitábamos aprender a confiar en nosotras y a mantener esa confianza entrara quien entrara en el edificio. En ese tiempo descubrí que trabajar en un ambiente de sólo mujeres me daba el tiempo y el espacio que necesito para hablar de mis problemas de una manera que sencillamente no resultaba con mi marido. A las mujeres se nos ha enseñado, erróneamente, que el marido debe ser su mejor amigo y su principal fuente de apoyo emocional; de vez en cuando esto resulta, pero no con frecuencia. Cuando dependemos de los hombres para que nos apoyen emocionalmente, muchas veces terminamos desilusionadas. Descubrí que cuando había tenido mi tiempo para «procesar» las cosas con otras mujeres, no necesitaba la presencia del marido para explicar los detalles de mi día y para que me diera consejos o apoyo. Cuando volvía a casa nos encontrábamos más como iguales, para hablar de los acontecimientos del día, de una manera totalmente diferente a como yo los comentaba con una de mis amigas. Pasando mucho tiempo con sólo mujeres y recibiendo su apoyo, aprendí a no cargar mi principal relación hombre-mujer con necesidades que probablemente no están destinadas a ser satisfechas en esa relación.

Las reuniones y el apoyo del grupo ayudan a las personas a salir de su negación. Los programas de Doce Pasos y otros han ayudado a millones de personas a recuperar su fuerza y su serenidad interiores; ese debería ser el primer paso para cambiar y continuar avanzando en la vida. Para sanar realmente, cada una debe llegar a un punto en que ya no se identifica con sus heridas. Eso no es fácil porque, como dice Caroline Myss, «aprendemos el idioma de las heridas como primera lengua y usamos las heridas para crear intimidad». La persona no sana totalmente ni reanuda su vida mientras continúa tomándose demasiado a pecho lo que le ha ocurrido y se identifica únicamente como víctima. Cuando la mujer se considera sólo una víctima, también ella suele convertirse en agresora; es posible que embista contra cualquiera que se atreva a sugerirle que tiene sabiduría interior para cambiar. Hay que darse cuenta de cuándo es la hora de dejar el grupo y pasar a otra cosa. Hay que tener cuidado con las palabras que se usan; aunque al principio puede ser adecuado que la mujer se llame a sí misma «superviviente» de abuso sexual incestuoso o de cáncer de mama, después esa identificación con la herida puede impedirle ser la persona sana y entera que está destinada a ser. En algún momento descubrirá que le sirve más decir algo como: «Soy una mujer que ha experimentado el cáncer de mama o el incesto»; esto amplía sus opciones, mientras que la etiqueta «superviviente» puede limitárselas. Finalmente, hemos de responsabilizarnos de nuestra vida y dejar de echarle la culpa de nuestros problemas a todo, desde las adicciones y el incesto al sistema político y el entorno. Ver nuestros comportamientos disfuncionales, trabajar con ellos y liberarnos de ellos es un proceso.

Paso 9: Trabajar con el cuerpo

Para la mayoría de nosotras sencillamente no es suficiente hablar las cosas. Una mujer me dijo: «Sé todo lo que me ocurrió cuando era niña y con mi marido, pero hablar de eso no cambia nada. Tengo la impresión de andar en círculos». Cuando ocurre esto, solemos obsesionarnos y nos da la impresión de que las ruedas giran en el aire. Es fácil quedarse atascada en la «adicción a pensar», una especie de rueda bloqueada en el cerebro que nos mantiene dando vueltas y más vueltas en círculo.

Gran parte de la información que necesitamos para sanar está encerrada o bloqueada en nuestros músculos y otras partes del cuerpo. Un buen masaje suele liberar viejos bloqueos de energía y nos permite llorar o librarnos del dolor crónico de «sostener el mundo sobre los hombros». Hay muchos tipos de trabajo corporal beneficiosos, desde la terapia de la polaridad hasta el método Feldenkrais. El trabajo corporal se puede clasificar en dos tipos diferentes: trabajo corporal físico (por ejemplo el rolfing, la osteopatía clásica y el masaje) y trabajo corporal energético (por ejemplo el reiki, la acupuntura y el toque terapéutico). Aunque no voy a hablar de ellos por separado, quiero hacer esta distinción.

El trabajo en y con el cuerpo puede ser una oportunidad para comprender y experimentar la unidad de nuestro cuerpomente. Estas terapias suelen ser muy relajantes y le dan al cuerpo la posibilidad de descansar y dormir, que es cuando se hace la mayor parte del trabajo de reparación corporal. La acupuntura va bien para todo tipo de problemas que no se tratan fácilmente mediante los métodos médicos ortodoxos. Me gustaría que en los hospitales se usara, así como los otros muchos tipos de trabajo corporal físico y energético.

A lo largo de los años he enviado a cientos de clientas a sesiones de trabajo corporal de diferentes tipos y estoy muy contenta con los resultados. Para encontrar el método de trabajo corporal adecuado para ti, te recomiendo el libro de Mirka Knaster *Discovering the Body's Wisdom* [Descubrir la sabiduría del cuerpo] (Bantam, 1996), en el que habla de más de cincuenta formas de trabajo corporal, explicando también bellamente cómo y por qué dan resultado estos métodos. Yo voy a hacerme un masaje completo una vez a la semana; lo considero parte de mi programa de mantenimiento de la salud general.

Este mes prográmate por lo menos un masaje de los hombros o los pies. También puedes intercambiar masajes con una amiga. Ve aumentando hasta hacerte un masaje completo frecuente.

Paso 10: Reunir información

En la actualidad hay más libros de interés para las mujeres que en ninguna otra época de la historia. Te recomiendo ir a tu librería o biblioteca y conectar con tu guía interior para elegir. Reconoce que tienes la sabiduría para elegir el libro adecuado en el momento oportuno. Permanece un rato ante los libros y mira unos cuantos títulos; ve cuáles te hablan; elige los que te parezcan adecuados y te atraigan. No puedes equivocarte.

Es una poderosa experiencia para las mujeres comenzar a recuperar nuestra olvidada historia leyendo acerca de nuestro cuerpo, la menstruación, el parto y las diosas, todo escrito desde el punto de vista de una mujer. Uno de los grandes regalos del movimiento feminista de los años setenta fue derribar la mentalidad patriarcal, que durante siglos se consideró «la verdad» o «así es como son las cosas». Ursula Le Guin señala que el 50 por ciento de las personas que escriben son mujeres, pero que el 90 por ciento de lo que llamamos «literatura» está escrito por hombres.

Libros que van desde *Our Bodies, Ourselves*, del Boston Women's Health Book Collective, que anunciaba una muy necesitada revaluación de la atención médica a las mujeres, hasta *The Chalice and the Blade (El cáliz y la espada: la alternativa femenina*, H. F. Martínez de Murguía, Madrid, 1996), de Riane Eisler, han ayudado a toda una generación de mujeres a repensar nuestra historia y cómo ésta ha influido en nuestra vida.[13] Por medio del poder de la pluma recibimos apoyo para nuestro viaje unidas.

Los muchos nuevos libros sobre la conexión cuerpo-mente son también de gran ayuda a las mujeres para reforzar su propia experiencia. *The Biology of Belief (La biología de la creencia*, Palmyra, Madrid, 2007), del doctor Bruce Lipton, biólogo celular y ex investigador científico de la Facultad de Medicina de la Universidad Standford, es de modo especial pertinente y útil, porque documenta científicamente el efecto de los pensamientos y emociones en las células de una manera convincente, entretenida y fácil de entender. (Para más información sobre la obra del doctor Lipton entra en www.brucelipton.com.) Los libros son fabulosos compañeros para muchas mujeres solas que aún no se han encontrado o no han entrado en comunidades. Leer y reunir información es un primer paso, nada amenazador, en el viaje hacia la salud vibrante. Muchas de mis clientas se pasaron años leyendo todo lo que encontraban hasta sentirse preparadas para entrar en un grupo o buscar otro tipo de apoyo o hermandad.

Paso 11: Perdonar

Hemos de permitirnos sentir toda la dolorosa destrucción que deseamos perdonar y no tragárnosla negándola. Si no la encaramos, no podemos elegir perdonarla.

KENNETH McNOLL,
Healing the Family Tree [Sanar el árbol familiar]

El perdón nos libera. Nos sana el cuerpo y la vida. Es sencillo pero no fácil. Perdonar no quiere decir que lo que hizo la otra persona estuviera bien o fuera justo; simplemente significa que has decidido perdonar y liberar a la persona como un regalo para ti. Requiere muchísima energía excluir a alguien del corazón. Cuando perdonamos a la persona que nos ha ofendido o hecho daño, quedamos libres la persona y nosotros. Perdonar y hacer las paces o darnos satisfacción están muy ligados. Guardar rencor o tener odio o resentimiento nos hace al menos tanto daño a nosotros como a la otra persona. Muchas veces lo que más nos cuesta es perdonarnos a nosotras mismas.

El perdón nos mueve la energía hacia la zona del corazón, el cuarto chakra. Cuando la energía del cuerpo va hacia allí, no nos tomamos tan a pecho las heridas y podemos sanar. El perdón es la iniciación del corazón, y es fácilmente la fuerza más poderosa para atraernos salud vibrante que conozco. El doctor Fred Luskin, del Proyecto del Perdón de la Universidad Stanford y autor de *Forgive for Good* [Perdonar para siempre] (HarperSanFrancisco, 2002), ha demostrado que el perdón mejora la salud y la calidad de vida incluso a personas que han sido tremendamente heridas. Después que dio un taller seminario sobre el perdón a habitantes de Irlanda del Norte, cada uno de los cuales había sufrido la muerte por asesinato de familiares de primer grado en un acto de violencia, comprobó una disminución de un 35 por ciento de los síntomas de estrés (como mareos, dolores de cabeza y de estómago), de depresión en un 20 por ciento, y de la rabia en un 12 por ciento. Además, aumentó considerablemente la vitalidad física de los participantes (entre otras cosas el grado de energía, el apetito, las pautas de sueño y el bienestar general).[14] (Para más información sobre el perdón, incluidos los Nueve Pasos hacia el Perdón del doctor Luskin, y sobre sus estudios, visita su sitio web en www.learningtoforgive.com.)

En estudios científicos se ha comprobado, por ejemplo, que cuando pensamos con el corazón dedicando un momento a concentrarnos en alguien o algo que amamos incondicionalmente (como un niño pequeño o un animalito doméstico), el ritmo del corazón se vuelve uniforme y más sano; también cambian y se normalizan los niveles hormonales. Cuando a una persona se le enseña a pensar con el corazón, puede incluso dar marcha atrás a una enfermedad cardiaca y a otros trastornos relacionados con el estrés. El campo electromagnético del corazón es cuarenta veces más fuerte que el campo electromagnético producido por el cerebro; para mí, esto significa que la calidad del corazón, cuando está latiendo en armonía con la energía del aprecio, influye positivamente en todas las células de nuestro cuerpo, y en las de los cuerpos de las personas que nos rodean.[15]

Cuando recuerdo mi absceso en el pecho, siento una gran compasión por mí y me perdono. ¿Cómo podría haber sabido lo que hacía? No tenía ningún modelo de ginecóloga para el equilibro entre el trabajo y la maternidad. Me he perdonado, y porque me he perdonado, también he perdonado a los colegas que tenía en aquel tiempo. Me ha llevado años entender el concepto del perdón. La primera vez que escribí este capítulo ni siquiera se me ocurrió incluir este paso. Cuando perdonamos a alguien porque creemos que eso es lo correcto, simplemente pasamos por un aro socialmente aceptable que no cambia nada. La psicóloga Alice Miller afirma que cuando se les pide a los hijos que perdonen a padres abusivos sin primero experimentar sus emociones y su dolor, el perdón se convierte en otra arma para silenciar. Apresurarse a perdonar en esas circunstancias en realidad no es perdonar, sino simplemente otra forma de negación. Muchas mujeres creen que perdonar a alguien que les ha hecho daño es lo mismo que decir que lo que les ocurrió está bien y que no les hizo daño. Nada puede distar más de la verdad. A muchas mujeres las han sometido lavándoles el cerebro con ese perdón mal entendido. Para llegar al perdón, primero tenemos que trabajar las dolorosas experiencias que lo hacen necesario. Perdonar no significa que lo que nos ocurrió estaba bien; simplemente significa que ya no estamos dispuestas a permitir que esa experiencia afecte adversamente a nuestra vida. Perdonar es algo que hacemos, en último término, por nosotras mismas.

Una vez atendí a una mujer que sufría de migrañas cada vez más fuertes. También tenía vaginitis crónica, alergias múltiples y otros problemas. Era una perfeccionista y normalmente se ocupaba de demasiadas cosas en su trabajo. Para hablar modulaba muy bien y hacía muchos gestos con la cara. En el cuestionario inicial escribió que su padre, sus abuelos materno y paterno, sus tres hermanos y todos sus tíos eran alcohólicos, y que casi desde que nació su madre le había exigido que actuara como una adulta: «Nunca me dejaba jugar. Tenía que tener la casa limpia y ordenada». Muy convencida afirmaba que «ninguno de esos alcohólicos tuvo ningún efecto en mí durante el tiempo que viví en casa». Su negación estaba muy claramente instalada mientras su cuerpo le gritaba para atraer su atención. Perdonar a sus padres sería ridículo en su caso. Eso simplemente le construiría otra capa más de armadura intelectual. Esa mujer primero tenía que reconocer que el comportamiento de sus padres tuvo en ella un efecto muy adverso. El perdón es sin duda prematuro cuando la mujer ni siquiera reconoce que tiene un absceso emocional, y mucho menos que tiene que ser drenado.

El verdadero perdón, por otro lado, nos cambia en un plano muy profundo. Nos cambia el cuerpo. Es una experiencia de gracia. Mientras escribo me siento conmovida hasta las lágrimas por lo sagrado que es en realidad el perdón. Hace unos años experimenté esto muy a fondo, cuando un cirujano me denunció al Consejo Médico de Maine. Una de sus clientas había venido a consultarme. Tres meses antes lo había consultado a él por un dolor abdominal, pérdida de peso y la reducción del calibre de sus heces. Él quiso hacerle una colonoscopia (exploración del colon con un catéter de fibra óptica para ver si hay algún problema, como cáncer, por ejemplo), pero no logró introducir el instrumento en todo el colon. Le dijo que debía hacerse una operación para extirpar una parte del colon, porque estaba casi seguro de que tenía un cáncer y que este era la causa de sus síntomas.

Ella se fue a su casa, cambió totalmente su dieta por una macrobiótica, y al cabo de tres meses ya había recuperado el peso perdido, le habían desaparecido los dolores abdominales y las heces volvían a ser normales. Todo esto ocurrió antes de que me fuera a ver a mí. Cuando la visité, estaba sana, llena de vitalidad y decidida a evitar la operación. Dada su gran mejoría, quería saber mi opinión respecto a si todavía necesitaba la operación.

Yo le dije que nadie podía estar seguro de si tenía o no cáncer sin hacerle más exámenes. Ya había corrido un riesgo al no operarse antes, pero, por otro lado, las medidas que había tomado ciertamente habían eliminado todos los síntomas que la llevaron a consultar al médico. Era posible que no tuviera cáncer, sino una diverticulitis (infección del colon cuyos síntomas pueden hacer pensar que es cáncer) que ya estaba curada. Decidió seguir con su dieta y repetirse la colonoscopia pasados unos meses. Después de todo, era su cuerpo, y se sentía mejor de lo que se había sentido en años.

Comprendía que su decisión estaba en franca contradicción con lo que le había dicho el cirujano, pero en esos momentos él no sabía nada de su sorprendente mejoría. Yo estaba segura de que cuando él la viera, estaría de acuerdo en aplazar la operación y repetir los exámenes. Puesto que creo que a las personas les va mejor cuando están atendidas por un equipo médico informado, le envié al cirujano una copia de nuestra conversación.

Resultó que él se enfureció conmigo por no haberla «obligado» a hacerse la operación, y por lo tanto me denunció a nuestro Consejo Médico estatal. Yo tuve que enviar un informe de mi parte de la historia y esperar que el Consejo me citara para una vista. El Consejo sólo se reunía cada tres meses, de modo que tenía tiempo de sobra para sudar la gota gorda por mi situación. Estaba segura de que una queja en mi contra presentada por un médico sería tomada muy en serio, y me sentía aterrada.

Este acontecimiento fue la lección más difícil que he tenido en mi carrera. Me había pasado toda la vida intentando hacer méritos. Venía de una tradición familiar de «buenos médicos». Sin embargo, ahí estaba la manifestación de mi peor temor: las autoridades iban a decir que era una «mala» médica y que no podría ejercer la medicina de modo coherente con mis creencias sobre la curación; y, peor aún, que mis clientas no tenían opción respecto a sus cuerpos. Trabajé con mi miedo y lo sentí diariamente durante semanas. Sabía que si lograba cambiar lo que sentía por dentro, algo cambiaría en el mundo exterior. Eso había formado siempre parte de mi credo. Había llegado el momento de ponerlo a prueba de una manera muy práctica.

En parte, la curación consiste en «soltar», abandonar la ilusión de control. Para mí ese soltar fue esta conclusión: si no podía ejercer la medicina de una manera coherente con el poder sanador del cuerpo humano y la libertad de elección de la persona, entonces de buena gana renunciaría a mi licencia. Durante este proceso recibí ayuda y apoyo de mis colegas y clientas, quienes me dijeron que testificarían en mi defensa si era necesario. La doctora Nancy Coyne, médica de la localidad, me dijo que si tenía que presentarme, ella se encargaría de que el lugar estuviera «abarrotado de feministas» en mi apoyo. Siempre estaré agradecida por todo eso.

Un día, mientras hacía mi práctica de escritura, espontáneamente comencé una carta dirigida al cirujano que me había denunciado: «Estimado doctor M., conozco sus temores, sé por qué está preocupado...». Mientras escribía, sentí compasión por ese hombre. Sabía quién era. Me pareció un hombre asustado que está luchando por el control, y lo perdoné. Continué escribiendo y de pronto noté que, por primera vez en semanas, se me distendía el plexo solar, al disiparse el miedo alojado allí. Fue una sensación física, no un ejercicio intelectual. Y al mismo tiempo supe que todo iría bien, fuera cual fuera la decisión del Consejo.

Al día siguiente, uno de mis colegas que pertenecía al Consejo me vio en el hospital y me dijo: «Por cierto, el Consejo decidió por unanimidad no aceptar tu caso. Les pareció que el cirujano está muy descaminado».

No tuve que presentarme ante el Consejo ni defenderme de ninguna manera. Confirmaron el derecho de mi clienta a la atención médica informada y mi derecho a darla.

Se acabó mi sufrimiento. Lo más increíble de esta experiencia fue la sensación física de liberación en el plexo solar cuando finalmente sanó mi miedo y sentí compasión por mi adversario. De ella aprendí que el perdón es algo orgánico, y que es físico además de espiritual y emocional. Mi intención había sido sanar mi situación, no necesariamente perdonar al cirujano. Pero después aprendí que la única manera de sanar la situación era retirar mi energía de ella y perdonar a mi denunciante. Aprendí que el perdón aparece sin ser invitado, viene solo, cuando estamos comprometidas a tener una salud vibrante. Sin embargo, para experimentar el perdón, primero hemos de comprometernos a sanar y a dar satisfacción cuando sea necesario.

No era mi intención sentir compasión por ese médico y perdonarlo. Lo que sí quería era librarme del nudo que tenía en el plexo solar. Eso lo hice estando dispuesta a permanecer con el nudo, a dialogar con él y aprender de él. En el fondo creía que podía aprender de esa experiencia y que en realidad debía aprender, para no tener que repetirla de una u otra manera.

Aunque no recomiendo la experiencia de ser denunciada a un consejo médico para el crecimiento personal, fue una de las experiencias más liberadoras de mi vida. Me vi ante uno de mis peores temores, estuve con él y lo transformé. Dos meses después se repitieron los exámenes de la clienta en otro hospital. Tenía el colon perfectamente normal, sin el menor indicio de tumor. Probablemente nunca tuvo cáncer, sino sólo una inflamación del colon. Continúa estando bien. Mi ex marido me sugirió que denunciara al cirujano a su Consejo de Massachusetts y preguntara si el criterio médico en ese estado era extirpar un colon normal. Yo le contesté: «No. Es necesario que la guerra acabe en algún

momento. Yo la voy a parar». Lo que sí hice, sin embargo, fue enviarle
una nota al doctor M. con copias de los exámenes normales de la clienta, y añadí: «Es milagrosa la capacidad de sanar del cuerpo humano,
¿no?».

Stephen Levine nos enseña que el perdón es milagroso porque da
equilibrio. A la mayoría de nosotros, nos recuerda, no se nos ha educado para trabajar con el resentimiento. Y nos ofrece la siguiente meditación.[16]

Cierra los ojos.

Piensa un momento en lo que podría significar la palabra «perdón»
¿Qué es el perdón?

Ahora, muy suavemente, sin forzarlo, sólo como un experimento
sobre la verdad, sólo por un momento, deja entrar en tu mente la
imagen de alguien a quien guardas mucho rencor, una persona
contra la que sientes rabia y de la que estás distanciada... Déjala
entrar suavemente en tu mente, muy suavemente, como una imagen, como un sentimiento.

Tal vez la sientas en el centro del pecho, como miedo, como resistencia.

Comoquiera que se manifieste en tu mentecuerpo, sencillamente invítala a entrar, muy suavemente, durante este momento, durante
este experimento.

Y en tu corazón dile en silencio: «Te perdono».

«Te perdono lo que sea que hayas hecho en el pasado que me causó
dolor, con o sin intención.

Comoquiera que me hayas causado dolor, te perdono.»

Háblale amablemente en tu corazón con tus palabras, a tu manera.

Dile en tu corazón: «Te perdono lo que sea que hayas hecho en el
pasado que me causó dolor, con palabras, con actos, con pensamientos, con intención o sin intención. Te perdono. Te perdono».

Permite que a esa persona la toque, durante un momento al menos,
tu perdón.

Permítete el perdón.

Es muy doloroso excluir a alguien del corazón. ¿Cómo puedes aferrarte a ese dolor, a ese resentimiento un solo momento más?

El miedo, la duda... déjalos marchar... y durante este momento, toca a esa persona con tu perdón.

«Te perdono.»

Ahora déjala marchar suavemente, que se vaya en silencio.

Que se vaya con tu bendición.

Ahora imagínate a una persona que te guarda mucho rencor a ti. Siéntela, tal vez en tu pecho, viéndola en tu mente como una imagen, una sensación de su ser. Invítala a entrar amablemente.

Una persona que tiene resentimiento, rabia, una persona que no quiere perdonarte.

Déjala entrar en tu corazón.

Y en tu corazón dile: «Te pido perdón, por lo que sea que haya hecho en el pasado que te causó dolor, con o sin intención, con mis palabras, con mis actos, con mis pensamientos. Comoquiera que te haya causado dolor, te pido perdón. Te pido perdón».

«Comoquiera que te haya causado dolor, con o sin intención, a causa de mi rabia, mi miedo, mi ceguera, mi pereza: te pido perdón.»

Permítelo. Deja entrar ese perdón. Déjate tocar por su perdón. Si tu mente te hace surgir pensamientos de egoísmo o dudas, simplemente ve lo profunda que es nuestra falta de piedad con nosotros mismos, y ábrete al perdón.

Permítete ser perdonada.

Permítete ser perdonada.

«Comoquiera que te haya causado dolor, te pido perdón.» Permítete sentir ese perdón.

Permítelo.

Permítelo.

Y suavemente, suavemente, deja marchar a esa persona por su camino del perdón, de su perdón para ti, con sus bendiciones.

Y ahora entra tú en tu corazón y perdónate, diciéndote: «Te perdono».

Lo que sea que trate de impedir eso, la falta de piedad, el temor, déjalo marchar.

Permítete ser tocada por tu perdón y tu piedad.

Y suavemente, en tu corazón, llamándote por tu nombre de pila, di:
«..., te perdono».
Es muy doloroso excluirse a uno mismo de su corazón.
Invítate a entrar, déjate entrar. Déjate tocar por tu perdón.
Deja entrar la curación.
Di: «Te perdono».

Que ese perdón se extienda a todos los seres que te rodean.
Que todos los seres se perdonen a sí mismos.
Que descubran la alegría.
Que todos los seres se liberen del sufrimiento.
Que todos los seres estén en paz.

Que todos los seres sean sanados.
Que sean uno con su verdadera naturaleza.
Que estén libres de sufrimiento.
Que estén en paz.
Que esa bondad amorosa, ese perdón, se extienda a todo el planeta,
    a todos los planos de la existencia, visibles e invisibles.
Que todos los seres se liberen del sufrimiento.
Que conozcan el poder del perdón, de la libertad, de la paz.
Que todos los seres visibles e invisibles, de todos los planos de la
    existencia, conozcan su verdadero ser.
Que conozcan su grandeza, su infinita paz.
Que todos los seres sean libres.
Que todos los seres sean libres.

Paso 12: Buscar activamente el placer y fijarse objetivos

Yendo en pos de lo que nos fascina, contribuimos a unir el universo.
La unidad del mundo se apoya en los intereses y actividades que nos apasionan.

BRIAN SWIMME

Cuando mi hija mayor tenía nueve años, me recordó lo bellamente que
estamos equipadas con la capacidad innata de vivir la vida en plenitud,
valorándola a medida que avanzamos. El lunes de Pascua bajó saltando

la escalera y exclamó: «¿No te encanta cuando te sientes bien, te ves bien y además tienes la habitación limpia?».

Observa a los niños durante un rato y comenzarás a ver qué cualidades necesitas incorporar para despertar tu alma y tu sistema inmunitario. La mayoría de los niños pequeños saben exactamente qué quieren. Todos nacemos con la capacidad de saber qué queremos; después se nos condiciona socialmente a creer que no podemos tener lo que deseamos, y así poco a poco vamos desechando nuestros deseos más íntimos y la pasión de nuestra vida, para evitar la desilusión.

En su libro *The Arrogance of Humanism* [La arrogancia del humanismo] (Oxford University Press, 1978), David Ehrenfeld escribe:

> Nuestra civilización está llegando a equiparar el valor de la vida con la mera evitación de la muerte. Un objetivo vacío e imposible, una tonta búsqueda de la nada ha venido a reemplazar el placer de vivir que está latente en todos nosotros. Cuando se vuelva a aceptar la muerte como una de las muchas partes importantes de la vida, entonces la vida recobrará su emoción y no se desperdiciará el trabajo de los buenos médicos.[17]

En la parte superior de una hoja de papel, escribe: «Deseo» o «Elijo» y añade lo que deseas. Por ejemplo: «Deseo un cuerpo fuerte y sano» o «Elijo un cuerpo fuerte y sano». Fíjate que las palabras «deseo» o «elijo» se sienten fáciles, naturales. Sólo tienes que permitir que lo que deseas venga. Esta es la modalidad receptiva femenina, que muchas veces falta en nuestra cultura. Ahora escribe por qué deseas lo que deseas, para sentir la emoción generada por tu entusiasmo. Ten presente que por la ley de la atracción te atraes el equivalente a tus vibraciones. Es el sentimiento y la vibración del sentimiento lo que tiene el poder de atraerte las circunstancias. En un ejemplo: «Un cuerpo fuerte y sano me hace sentirme poderosa y vibrante. Deseo que mi cuerpo sea un instrumento que esté muy sintonizado con mis necesidades. Deseo un cuerpo que sea un reflejo de la belleza que hay en mi interior. Elijo un cuerpo que sea capaz de llevarme adonde quiera ir. Elijo un cuerpo que tenga mucha energía y resistencia para poder disfrutar más plenamente de mi vida».

La energía emocional positiva generada por esa experiencia, literalmente comienza a atraerte la experiencia de salud. Piensa y concéntrate con frecuencia en lo que deseas, y así crearás un campo magnético invisible que te atraerá eso, a no ser que lo bloquees constantemente con otros pensamientos, como: «Bueno, lo deseo, pero jamás lo tendré». (Repasa el paso uno para ver si tu yo futuro tiene algo que decir al respecto.) Es necesario sintonizar con esto los pensamientos y las emociones. No se puede superar la programación subconsciente simplemente con afirmaciones. Si dices que deseas un cuerpo sano pero en el fondo crees que eres indigna o que la enfermedad es una especie de castigo por algo, crearás un mensaje confuso y los resultados serán mucho menos buenos.

Cada día dedica unos minutos a agradecer y valorar lo que te da placer ahora. Haz una costumbre de esto. Lleva un diario de gratitud. Aquello a lo que prestamos atención se expande. Dedica tiempo a fijarte en lo que va bien y te gusta. No podrás sentirte feliz ni satisfecha en el futuro salvo que puedas sentir ahora cómo sería eso. Con el tiempo este proceso te cambiará todas las células del cuerpo.

Durante treinta noches consecutivas, justo antes de dormirte, di para ti misma: «Estoy en paz. Soy belleza. Soy vibrantemente sana. Soy próspera». Durante el sueño el intelecto se calla y toma el mando tu guía interior. Mientras duermes, tu intención de conseguir o mantener el placer y la paz quedará programada en tu cuerpomente. Haz la prueba y ve qué ocurre.

Durante el día, observa con cuánta frecuencia tus pensamientos sobre lo que deseas se desvían hacia lo negativo; encarrílalos amablemente. Immaculée Ilibagiza, autora de *Left to Tell* [Viva para contarlo] (Hay House, 2006), cuya historia se relata con más detalles en el capítulo 19, sobrevivió al genocidio en Ruanda viviendo varios meses escondida de los rebeldes. En esos meses de privaciones cada día experimentaba un miedo terrible. Pero cada vez que le venía un pensamiento negativo a la cabeza (por ejemplo, ¿quién te crees que eres para pensar que debes sobrevivir cuando a todos los demás los están asesinando?), ella, ferviente católica, atribuía esos pensamientos a la voz del demonio. Después rezaba pidiendo orientación y protección. Su fe y su creencia en el bien creó milagros y le salvó la vida. Encuentro enormemente útil su concepto del demonio.

Acostúmbrate a concentrarte en lo que funciona bien en tu vida. Cultiva el hábito de advertir lo bueno y agradecerlo. Un maestro llamado Abraham dice que «la gratitud es la emoción más fuerte que tenemos para atraernos lo que deseamos».[18] Cuando mires a las personas, los lugares y las cosas para valorarlos y agradecerlos y aprendas a agradecer todos los aspectos de tu vida que funcionan bien, te atraerás más de lo que te gusta y menos de lo que no te gusta. Comienza por advertir las cosas pequeñas, como lo agradable que sientes las sábanas en los dedos de los pies por la noche o la almohada bajo la cabeza.

Recomiendo encarecidamente no ver las noticias por la televisión, no oírlas por la radio ni leerlas en los periódicos, al menos durante un mes. Ponte música al despertar en lugar de las noticias de la radio o la televisión. Cuando hagas eso, eliminarás un importante impedimento para sintonizar con tu guía interior: la sobrecarga de información negativa. Los seres humanos no fuimos hechos para actuar de receptores de las malas noticias de todo el planeta. A la mayoría, nuestra vida cotidiana y la de nuestra familia y nuestros compañeros de trabajo nos ofrecen suficientes oportunidades de ayudar y sanar. En esta esfera podemos contribuir con algo. Y si cada cual cuida de su familia inmediata, su trabajo y su comunidad, la comunidad planetaria cuidará de sí misma. Pero esto no lo podemos hacer bien si nuestros pensamientos están continuamente sobrecargados de malas noticias con respecto a las cuales no podemos hacer nada. Evita conscientemente la sobrecarga de información hasta que puedas ver las noticias sin sentirte mal, asustada o inquieta. De otra manera te estarás poniendo en peligro.

Si cada mañana despiertas con una música suave, o con silencio, serás más capaz de recordar tus sueños. Con el tiempo comprobarás que no se pierde gran cosa al evitar las noticias. Siendo la cultura como es, siempre habrá alguien que te informará de lo que está pasando «fuera». Siempre descubrirás lo que vale para ti y lo que necesitas saber. Pero tendrás la ventaja de tener una relación contigo misma mucho más íntima que la que tienen la mayoría de las personas. Yo llevo alrededor de tres años siguiendo un «régimen» principalmente libre de noticias. Me parece increíble el cambio que eso ha significado para mis pensamientos, mis sueños y mi bienestar general. Ahora, cuando veo la televisión o leo el periódico, no me lo tomo muy a pecho y soy muy selectiva. Me he demostrado, más allá de toda duda, que mi capacidad para crear la vida que deseo eligiendo selectivamente aquello en que voy a centrar mi atención es la fuerza creativa más poderosa en mi vida.

Escribe los objetivos de tu vida. Durante los veinte últimos años he escrito mis objetivos para el año cada Noche Vieja y el día de mi cumpleaños. Cuando mis hijas estaban en casa hacíamos esto como una ceremonia familiar anual. Al mirar hacia atrás, lo maravilloso es que he realizado casi todos mis objetivos, incluso aquellos que después he olvidado. El solo proceso de escribirlos y pensar en ellos pone en movimiento algo mágico. Ese «algo» mágico es el poder de la voluntad, de la intención, el poder creador que tienen nuestros pensamientos.

Acostúmbrate a fijarte en lo que deseas; así es como descubrirás tu pasión. Tal vez necesitas llevar faldas más ondulantes, caminar más al sol, andar más por caminos de tierra. Cuando la persona se permite sentir más alegría, su vida se llena de abundancia en todos los aspectos. Te garantizo que en algún lugar dentro de ti ya sabes lo que necesitas y deseas. Si cualquier cosa fuera posible, ¿cómo vivirías tu vida?

Acabas de leer los pasos para sanar y crear salud vibrante del Programa de sabiduría femenina. Fíate de lo que sientes; enorgullécete por permanecer con el sentimiento. Para tu comodidad, a continuación te ofrezco el resumen de los pasos:

Pasos para sanar

Preparación: Imaginar el futuro
Paso 1: Descubrir y poner al día nuestro legado
Paso 2: Revisar las creencias
Paso 3: Respetar y liberar las emociones
Paso 4: Aprender a escuchar al cuerpo
Paso 5: Aprender a respetar el cuerpo
Paso 6: Reconocer un Poder Superior o Sabiduría Interior
Paso 7: Recuperar la totalidad de la mente
Paso 8: Buscar ayuda
Paso 9: Trabajar con el cuerpo
Paso 10: Reunir información
Paso 11: Perdonar
Paso 12: Buscar activamente el placer y fijarse objetivos

Espero que leer este capítulo te haya:

• movido algunas partes estancadas que necesitaban un reajuste;
• tranquilizado asegurándote que estás bien encaminada;
• tocado tu rabia;

- hecho saltar lágrimas;
- hecho reír;
- estimulado e inspirado.

Esto es la vida: crecer, cambiar, moverse y crear cada día.

Tal vez necesites cantar, tal vez necesites correr. No esperes. La vida no es una urgencia, pero tampoco ofrece ninguna garantía de que va a continuar eternamente. ¿Cómo deseas sentirte? Imagínate con frecuencia sintiéndote así. ¿Qué medidas necesitas tomar en estos momentos para vivir más plenamente? ¿Lo has descubierto?

Ahora, da un paso hacia eso.

Mis mejores deseos.

16

Aprovechar al máximo la asistencia médica

Elección de médico

Uno de los instrumentos más poderosos para sanar es formar una buena sociedad con un equipo médico en el que todos sus miembros respeten la capacidad del cuerpo para sanar y mantener la salud, y estén dispuestos a trabajar unidos para facilitar ese proceso.

Los profesionales de la salud deben tener conciencia de lo poderosas que son sus palabras. Lo comprendan o no, sobre sus hombros descansa la capa del chamán. Sus palabras tienen el poder de sanar o matar, debido al potente efecto de las creencias en el cuerpo, sobre todo en una persona que es vulnerable y tiene miedo. Las palabras del médico han de ser veraces y al mismo tiempo elegidas para apoyar y contribuir a la curación. Norman Cousins escribe:

> El médico sabe que es la receta en sí, más que lo que está escrito en ella, lo que suele ser el ingrediente esencial para capacitar a un enfermo a librarse de su dolencia. No siempre son necesarios los medicamentos; sí es siempre necesaria la fe en la recuperación de la salud. Así pues, el médico puede recetar un placebo en los casos en que tranquilizar al paciente es más útil que una píldora de nombre famoso tres veces al día.[1]

El efecto placebo es físico.[2] Un ejemplo muy impresionante de esto (y hay muchos) ocurrió en un estudio de personas que sufrían de grave dolor en la rodilla, publicado en el *New England Journal of Medicine* en 2002. El doctor Bruce Moseley, cirujano ortopédico del Baylor College of Medicine de Houston, deseaba saber qué parte de su cirugía era la más eficaz. Dividió a los enfermos en tres grupos. A los de un grupo se les practicó cirugía artostrópica, en la que se hizo un raspado del cartílago. A los de otro grupo les hicieron un lavado interior en la rodilla para eliminar materia que se creía que causaba inflamación. Al los del tercer grupo los anestesiaron y les hicieron las incisiones estándar en la rodilla pero ninguna operación. Los resultados fueron sorprendentes. Las personas de los dos primeros grupos, a las que de verdad les hicieron una operación, mejoraron. Pero lo realmente impresionante fue que las del tercer grupo, a las que no les hicieron nada, mejoraron igual. (Esto mismo lo he visto ocurrir en casos de dolor pelviano intratable y laparoscopia. El solo acto de hacer algo, junto con la fe de la paciente en la intervención, producía la curación, aun cuando yo no hacía gran cosa en la pelvis.)[3]

El efecto de trabajar con un terapeuta en quien se tiene confianza y fe también es *físico*, y forma parte de la curación tanto como la modalidad de tratamiento que se elija. Hay personas que han descrito las palabras de su médico como algo que les abrasa el alma. Es necesario que cuando se deba elegir un profesional de la salud, se haga con reflexión y prudencia.

Una de las preguntas más corrientes que me hacen es: «¿Hay algún doctor como usted en Nueva York?», o en California o en otra parte. Muchas clientas valoran un sistema que respete su sabiduría interior, reconozca los mensajes que contiene la enfermedad, y complemente la medicina ortodoxa con otras modalidades. Está surgiendo con rapidez una nueva «tercera fila» de médicos abiertos a este enfoque. Adondequiera que vaya me encuentro con médicos y estudiantes de medicina interesados en y ejerciendo lo que ahora se llama medicina complementaria o integradora, la unión de lo mejor de ambas medicinas, la alopática ortodoxa y la llamada alternativa, que considera al cuerpo un sistema energético. Muchos otros terapeutas formados en diferentes disciplinas comparten este enfoque.

Hay muchísimos médicos profundamente comprometidos y humanitarios en Estados Unidos que no se identifican necesariamente con el enfoque holístico. La gran mayoría de médicos de cabecera que conozco tienen una orientación holística innata y son receptivos a nuevas ideas. Esto se debe a que la formación para médicos de cabecera acentúa la importancia del sistema familiar en la salud. Esta orientación lleva de un modo muy natural a una apertura para explorar los aspectos ocultos de la enfermedad y la conexión mente-cuerpo.

El médico con el que estás trabajando ahora podría muy bien ser receptivo a tus ideas sobre tu enfermedad y estar dispuesto a acompañarte en tu nuevo camino. Los siguientes son algunos de los pasos convenientes para encontrar al médico o terapeuta adecuado para ti.

1. *Conseguir buenas recomendaciones.* Cuando se busca un especialista u otro tipo de profesional de la salud, hay que tomar en cuenta dos clases de recomendaciones: las de los pacientes (o clientes) satisfechos y las de otros médicos. Si un terapeuta practica la medicina alternativa, puede hacer su trabajo dentro o fuera de la corriente principal de la comunidad médica; por este motivo, es posible que tu médico de cabecera no conozca a un buen acupuntor o masajista. Pero eso no significa que no los haya. Muchas veces los mejores médicos se encuentran mediante la información boca a boca, lo que dicen las mujeres a otras. Así pues, pregunta a tus amigas con qué médicos se visitan y por qué. Y si se trata de médicos de tu zona, ve si logras encontrar a una enfermera que haya trabajado con esos médicos en tu hospital favorito para que te recomiende alguno. Si buscas a un terapeuta de medicina alternativa, un buen lugar para comenzar la indagación, además de las amigas, es la tienda de alimentos dietéticos de tu localidad o barrio. Muchas veces, las personas que trabajan en esas tiendas saben qué médicos hay en la zona. También puede que tengan un tablero de anuncios en el cual faciliten esta información. Y cada vez son más los terapeutas o médicos alternativos que dan clases en centros para jóvenes, institutos, universidades y programas de educación para adultos. Asistir a clases de yoga, masaje, tai chi y otras modalidades es una muy buena manera de descubrir quién hace qué en la zona, porque las personas interesadas en la medicina complementaria tienden a conocerse entre ellas. Claro que ahora la Web ha revolucionado la red de contactos hasta tal punto que basta con escribir la palabra «acupuntor», por ejemplo, para encontrar uno en la zona. De todos modos, las mejores recomendaciones son las de personas que conocen personalmente al médico o terapeuta.

2. *Credenciales.* El título o diploma es una prueba de que el médico ha aprobado un buen número de exigentes exámenes que dan fe de su competencia para ejercer en el campo de la salud que ha elegido.

Habiendo pasado por ese proceso, puedo atestiguar el rigor con que se hace. Evidentemente conviene saber qué formación ha recibido un especialista, y la mayoría de los buenos ponen esa información en sus notas de presentación. Las credenciales varían ampliamente en el campo de la medicina alternativa, y en algunos casos esto todavía no está organizado, aunque está cambiando rápidamente. El Colegio de Médicos Holísticos de Estados Unidos (AHMA) ha formado una comisión examinadora para nuevas especialidades, con el fin de dar los títulos a los médicos formados holísticamente, empleando los mismos criterios rigurosos que se emplean para otras especialidades. (Para más información, visita el sitio web de AHMA en www.holisticmedicine.org.)

3. *¿Conviene?* Un médico o terapeuta puede tener todas las credenciales del mundo y sin embargo no ser el indicado para ti. Por lo tanto, una vez que has revisado todas las credenciales con tu intelecto, y al margen de las recomendaciones que te hayan dado, en último término tienes que confiar en tu corazón y tu instinto para dejar que alguien te atienda o te opere. Una vez tuve que llevar a mi hija al dentista para una intervención quirúrgica; aunque yo sabía de antemano que las credenciales de ese profesional eran impecables, no estaba dispuesta a permitir que la interviniera sin antes evaluar que poseía lo que yo llamo «cociente sanador». Si no lo hubiera tenido, habría abandonado su consulta, y lo mismo deberías hacer tú.

4. *Evaluación del «cociente sanador».* ¿Tienes la impresión de que tu médico es un sanador? Cuando termina la visita, ¿sales de allí tranquilizada y animada? ¿Sientes que estás en buenas manos?

A lo largo de mis años en el ejercicio de la medicina, he descubierto que los verdaderos sanadores trabajan bien en cualquier parte, al margen de los instrumentos que utilicen (¡y, desde luego, esto incluye al personal auxiliar del hospital!). Aunque yo ya sabía esto, la enseñanza me llegó de un modo impresionante un día que fui con mi marido a ver a una dotada intuitiva de Vermont, para una lectura. Esta mujer le dijo a mi marido que tenía muchísima energía sanadora en sus manos y le preguntó si hacía algún trabajo sanador con ellas. Él contestó que no; entonces ella le sugirió que tal vez le convendría dedicarse a hacer masajes o a la quiropráctica. Cuando íbamos en el coche de vuelta a casa, y él iba pensando en la lectura, me preguntó: «¿Crees que mi cirugía ortopédica cuenta como trabajo sanador con mis manos?». Después los dos nos echamos a reír, porque mi marido, como muchas personas de nuestra cultura, se imaginaba que «sanador» no forma parte de la corriente principal de la medicina. Suponía que él no era un sanador porque era un cirujano ortopédico ortodoxo y bastante escéptico con respecto a gran parte de la medicina alternativa; suponía que los sanadores son esas personas que usan hierbas y masajes. Qué equivocado estaba. Continuamente se me alegra el corazón ante la atención, la compasión y la verdadera curación que veo ocurrir cada día, al margen del consultorio en que atienda el terapeuta o médico.

Por otra parte, cuando el médico es reservado y trata de ser objetivo, se limita a los hechos y sólo atiende al intelecto del paciente, y eso no es suficiente. Una paciente de cáncer de mama me contó que una vez le dijo a su médico: «Arreglármelas con el cáncer no es ningún problema, pero recuperarme de una visita con usted me lleva unas dos semanas». Se refería a la actitud indiferente del médico y a la impresión que tenía de que a él no le importaba. Ella no esperaba un milagro, pero deseaba de él palabras tranquilizadoras y algún contacto físico ocasional. Después de decirle eso, su relación con él mejoró. Esa mejoría suele ocurrir cuando le das una oportunidad a tu médico u otro terapeuta.

Otra conocida mía, de más de 30 años, se sintió muy triste y con deseos de llorar después de que le hicieran una histerectomía necesaria, sin haber tenido hijos. Cuando se lo dijo al médico, éste le contestó: «¡Eso no puede ser!». Lo único que ella quería era que él le dijera que su reacción era normal. Una de mis clientas vino para un control y me habló de su médica de Boston: «Ella cree que no puede cuidar de mí sin llenar páginas y más páginas con numeritos. Sé que es técnicamente buena, pero no me siento escuchada».

Una de mis amigas me contó que mientras su médico le miraba los ovarios por ecografía durante un ciclo de fecundación *in vitro* que no daba resultado, le comentó: «¿Qué tiene creciendo ahí? ¿Hierba?». Ella se quejó al director del departamento de ginecología. ¿Su respuesta? «Vamos, Brenda, no seas tan sensible. Tu médico se sentía mal por los resultados y quiso quitarle importancia haciendo una broma». ¡No es mucha la importancia que se le puede quitar a un ciclo de fecundación *in vitro* que cuesta 10.000 dólares! Lamentablemente, sigo oyendo muchísimas historias como estas, y comprendo lo mucho que necesitamos, como sociedad, abrirnos el corazón los unos a los otros. Por desgracia, tratar a un paciente mediante la manipulación de la química de la sangre o la reparación de huesos fracturados es el principal enfoque de la formación en medicina alopática. Esto ha sido lo que han estudiado los alumnos de medicina, y no la forma de comunicarse bien con sus pacientes. Aunque ahora esto está cambiando en las facultades de medicina, la mayoría de los médicos en ejercicio actualmente aprendieron sólo las técnicas para curar, y no a escuchar y preocuparse de la persona.

En este país, un tocoginecólogo corriente ha sido demandado por negligencia por lo menos dos veces; yo no soy una excepción. El efecto emocional de esta experiencia es muy fuerte, y desgraciadamente ha servido para generar cierta enemistad entre médicos y pacientes. Y esto va empeorando, testimonio de la necesidad de que el corazón y el intelecto trabajen unidos en todos nosotros. Esto induce a algunos médicos a estar menos dispuestos a ir contra los tratamientos estándar en su comunidad. Una de las maneras de sortear esta situación es que las mujeres incluyan una declaración firmada en su cartilla médica por la cual liberan al médico de cualquier posible litigio si optaran por métodos alternativos a la atención médica estándar (actualmente el seguro por negligencia cuesta a muchos tocoginecólogos más de 100.000 dólares al año). Aunque esto no es una garantía a toda prueba contra un pleito, hace sentir a muchos médicos más cómodos con métodos que no estudiaron en la facultad. Si queremos establecer una relación de sociedad entre médicos y pacientes, tenemos que comenzar por donde estamos, y ambas partes hemos de ser sinceras respecto a nuestras necesidades y nuestros temores.

Dada mi disposición a evitar operaciones, he tenido la experiencia de ver desaparecer quistes ováricos con métodos como un cambio emocional y dietético. Me he enterado de muchas cosas sobre el cuerpo femenino que no formaban parte de mi formación. Mi optimismo general, unido a la valentía y la sinceridad de mis clientas, nos ha permitido a ellas y a mí recoger toda una cantidad de información de la que muchos ginecólogos no disponen necesariamente. Sin embargo, esto sólo se puede hacer con pacientes valientes que están verdaderamente dispuestas a responsabilizarse de sí mismas y de sus decisiones. Para crear salud todos debemos salirnos del modelo «culpa o acusación». De todos modos, es importante estar informada. En una reciente revisión de estadísticas gubernamentales de diez años se llegó a la conclusión de que las enfermedades yatrógenas (p. ej., reacciones adversas a medicamentos, malos resultados de operaciones, etc., que son causados sin intención por el médico) es la principal causa de muerte en Estados Unidos, y que las reacciones adversas a fármacos recetados son causa de más de 300.000 muertes al año.[4]

5. *Mantener firmemente la parte propia en la relación paciente-médico.* Sé lo tentador que es desear que alguien intuya exactamente lo que nos pasa y nos dé la receta precisa que nos va a curar, sea cual sea el problema. Todos albergamos esta fantasía infantil de encontrar a un médico cuyos consejos podamos seguir sin ponerlos en duda y sin miedo a los efectos secundarios o a un mal resultado. Lo malo es que esa autoridad externa simplemente no existe. Lo bueno es que todos tenemos una silenciosa vocecita interior (nuestra orientación y autoridad interna) que nos puede guiar infaliblemente hacia donde necesitamos ir. La parte difícil es aprender a recibir la información del exterior y luego hacerla revisar por la sabiduría interior antes de tomar una decisión o actuar. Los cambios en el sistema médico llegarán cuando todos comencemos a responsabilizarnos de la parte del problema que nos creamos (al fin y al cabo, la gran mayoría de los problemas de salud están relacionados con el estilo de vida). Mientras tanto, si bien la formación médica y la mentalidad que suele engendrar pueden ser frustrantes, es bueno tener al lado a un médico competente cuando se necesita.

Es muy fácil dejarse llevar por la corriente, sobre todo cuando nos encontramos en una situación en que está al timón una autoridad que creemos que sabe más. Además, durante años a las mujeres se nos ha enseñado a no hacer olitas ni menear el bote. Hace poco se operó una amiga mía; cuando le pregunté si antes de la operación le había pedido al anestesista que le dijera palabras sanadoras mientras estuviera anestesiada y cuando volviera en sí, contestó: «No, me dio vergüenza». Esta respuesta resume un enorme problema de la asistencia sanitaria: las mujeres suelen tener miedo de pedir lo que necesitan.

Pide a alguien que te acompañe para que te ayude a hablar si te sientes atrapada como un ciervo ante los faros de un coche. (Cuando era adolescente, solía tener sueños en que iba caminando por el pasillo de la iglesia para casarme, y de pronto me volvía hacia la gente congregada y les decía que me había equivocado, pero que podíamos celebrar la fiesta de todos modos.) Pero detener cualquier corriente de actitudes arraigadas culturalmente requiere mucho valor y confianza en nosotras mismas. El motivo de que esto sea tan difícil y necesite tanta fuerza es que a la mayoría se nos ha educado para tener miedo de cometer errores. Por eso es tan fácil ceder la responsabilidad de nuestra salud a otra persona en lugar de asumirla nosotras. Echarle la culpa a otro de sus problemas es para muchas personas un escape por incomparecencia. Pero en último término las recompensas de confiar en nosotras mismas y de saber que tenemos la capacidad de satisfacer nuestras necesidades son mucho más gratificantes que cualquier alivio pasajero que obtengamos abandonando nuestra responsabilidad y cediéndosela a otra persona.

Comprende que los diferentes médicos suelen tener una formación y unos intereses muy distintos. En calidad de médica que «camina entre dos mundos», veo el bien que hacen una diversidad de métodos. La propia mujer debe convertirse en su autoridad y entender la forma de obtener información de fuentes diversas. Si las pacientes lograran comprender la gran cantidad de desacuerdos que hay entre los tocoginecólogos de una ciudad pequeña como Portland (Maine), sobre cómo tratar un cierto trastorno, se darían cuenta de lo esencial que es su participación para conseguir un resultado óptimo.

En la práctica, es importante ir a la consulta del médico totalmente preparada, con una lista de preguntas que él o ella pueda responder en el tiempo asignado a la visita. Y ten presente que tal vez necesites pedir hora para otra visita si tu situación es más compleja de lo habitual.

6. *Aprovechar la ley de la atracción.* En la primera parte de este libro, hablé de la ley de la atracción. En esencia, esta potente ley del Universo afirma que nos atraemos lo que es semejante a nosotros. Esto significa que lo que realmente sentimos o pensamos en nuestro interior determina el tipo de experiencia que nos atraeremos. Por ejem-

plo, si una persona cree que va a ser capaz de satisfacer sus necesidades en cualquier situación, lo más probable es que se atraiga lo que necesita. No hay excepciones en esta ley de la atracción, así que, por favor, comienza a fijarte en ella en tu vida cotidiana.

Dicho eso, también reconozco que las necesidades médicas de muchísimas mujeres no se han satisfecho bien en las consultas médicas de este país. El resultado final de esto, y del despertar de las mujeres al problema, ha sido un cúmulo de desconfianza en los profesionales de la salud, sobre todo los médicos, que tiñe la relación entre el terapeuta y el paciente desde el comienzo. Y debido a la ley de la atracción, esto puede generar una especie de espiral descendente que no sirve a nadie.

Así pues, antes de acudir a un nuevo médico, por favor, hazte las siguientes preguntas y contéstalas con sinceridad:

- En general, ¿confío en los médicos? ¿Pienso que, por ejemplo, cobran demasiado y eligieron esa profesión para hacerse ricos?
- ¿Creo que los médicos no me van a escuchar, sea como sea la forma como explique mis preocupaciones?
- ¿Creo que los fármacos y las intervenciones quirúrgicas son de suyo malos y que siempre es mejor tratar las enfermedades con alternativas a estas modalidades?
- ¿Siento miedo, timidez o vergüenza de pedirle a mi médico que sea un socio conmigo en las decisiones sobre el cuidado de mi salud?
- ¿Estoy realmente dispuesta a confiar en mi guía interior, aunque lo que me diga sea diferente de lo que me sugiere mi médico?
- ¿Estoy dispuesta a sugerir una situación de concesiones recíprocas con mi médico para poder contar con las ventajas de su atención mientras a la vez yo asumo mis responsabilidades?

Si has contestado con sinceridad, tal vez hayas descubierto algunas de las creencias que te impiden tener una relación gratificante y satisfactoria con un buen profesional de la salud.

Para cambiar esta situación, quiero que consideres la realidad de que hay miles de terapeutas diferentes ejerciendo su profesión en este país y en todo el mundo que pueden ayudarte a sanar. Quisiera que dedicaras unos momentos cada día a visualizar lo fabuloso que será contar con un equipo de profesionales de la salud en los que confías, con los que te sientes segura y potenciada. Siente lo estimulante que es saber que, vayas adonde vayas, tienes la capacidad de atraerte las circunstancias que necesitas para sanar mediante tus pensamientos y sentimientos.

7. *Reconocer la capacidad de elegir.* Con los años he oído decir a muchas mujeres que no pudieron tomar un suplemento o ir a hacerse un masaje o lo que fuera porque su seguro médico no lo cubría. Casi siempre la salud de esas personas no es tan buena como la de las que dicen: «Cueste lo que cueste, encontraré la manera de obtener lo que necesito. Donde hay voluntad, hay una manera. No sé muy bien cómo voy a hacerlo, pero sé que puedo solucionarlo». Piensa un momento en lo que significa que digas que no puedes hacer algo debido a las normas y reglamentaciones inventadas por un grupo de ejecutivos de compañías de seguros. ¿A quién le estás cediendo tu poder? He llegado a comprender que una de las principales causas de la mala salud en Estados Unidos es la creencia de que la compañía de seguros, el Gobierno u otra persona es responsable de nuestras opciones en cuanto a la atención sanitaria. Culturalmente necesitamos hacer un enorme cambio en torno a este tema. En mi opinión, deberíamos abolir la expresión «seguro médico» y llamarlo como debería llamarse: «seguro para crisis». Crearse buena salud y mantenerse sano es responsabilidad de cada cual, y puesto que nadie es perfecto, necesitamos un respaldo en el caso de que contraigamos una enfermedad grave o tengamos un accidente de gravedad; para eso deberían estar los seguros de asistencia sanitaria. Así pues, por ahora, mientras se desmorona todo el antiguo sistema, te sugiero que pagues lo mínimo indispensable en el seguro médico y luego pongas la cantidad de dinero que vayas ahorrando en una cuenta bancaria que te dé buenos intereses. Entonces, con los considerables ahorros que no vas a poner en los bolsillos de los ejecutivos de la compañía de seguros, podrás permitirte comprar los mejores alimentos, y pagar las cuotas de un gimnasio o masajes. Estas sugerencias podrán parecer excesivamente simplistas, y en algunos casos lo son. Pero para muchas otras personas son un billete hacia la libertad en la verdadera salud, en contraste con la mentalidad de borrego que es tan predominante y nos quita tanto poder. (También soy consciente de la apura-

da situación de las personas que no tienen seguro médico. Me consterna el coste de los seguros médicos, siempre en aumento. Pero mientras, como nación, no comencemos a tratar los problemas de estilo de vida, continuaremos teniendo que pagar el enorme coste de sacar a personas de situaciones que podrían haberse evitado.)

Para concluir, aunque no niego que hay problemas en el sistema médico actual, también sé que estamos avanzando hacia una época de opciones y modalidades sin precedentes para crear salud diariamente en nuestra vida. ¿Por qué no ser receptora de la atención médica del futuro, comenzando hoy? Esto lo puedes hacer trabajando con una gran paradoja: tú tienes que crearte buena salud, pero no tienes por qué hacerlo sola.

Por favor, reconoce tu poder de crear salud en tu vida día a día, y comprende que la salud suele llegarnos a través de nuestra conexión con otras personas.[5]

¿Necesitas una médica?

Si bien trabajé durante años en un centro médico de sólo mujeres, hay muchísimos médicos hombres que son comprensivos, bondadosos y muy cualificados. Muchas médicas y pacientes te dirán que acudir a una mujer no es ninguna garantía de ser tratada mejor que por un hombre; es posible que te traten bastante mal. Los motivos son muchos. Para triunfar en la Facultad de Medicina, las mujeres suelen subvalorar su propio saber, y tratan de ser distantes y objetivas, como algunos de sus modelos, sean estos hombres o mujeres.

Un médico que es un verdadero sanador puede hacer al menos tanto como podría hacer una médica en la atención a las mujeres, y a veces más. Si una mujer es una superviviente de incesto, por ejemplo, y tiene la errónea idea de que no puede confiar en los hombres, toda su visión del mundo podría sanar maravillosamente con el trato amable de un médico que le demuestre que no todos los hombres son peligrosos. A una de mis clientas la habían operado de endometriosis en su adolescencia. La pelvis le quedó llena de tejido cicatricial y le dijeron que no podría tener hijos. La envié a un cirujano especialista en infecundidad, que no sólo es muy cualificado como cirujano, sino también un hombre extraordinariamente bondadoso. Después ella me dijo que el que un hombre la hubiera ayudado a sanar la pelvis fue para ella algo muy valioso.

Lo expresó así: «Un hombre me hirió cuando era una niña y dispuso las condiciones que me llevaron a los problemas pelvianos. Es muy positivo para mí que un hombre me asista para sanar esa parte de mi cuerpo».

Las mujeres que creen que sólo las mujeres son realmente sanadoras y que sólo los hombres pueden ser buenos cirujanos excluyen una gran cantidad de cosas que podrían serles útiles. En esta época de la historia, para sanar necesitamos algunos lugares donde sólo haya mujeres, pero la verdadera curación va mucho más allá de si somos hombres o mujeres. Todos y cada uno tenemos la capacidad de herirnos mutuamente. También tenemos la capacidad de sanarnos mutuamente.

Elección de tratamiento: de la cirugía a la acupuntura

Si estás enferma, hazte tratar los síntomas críticos primero, por cualquier medio que te parezca el más apropiado, y después busca intuiciones profundas. La medicina ortodoxa no tiene igual en su capacidad para tratar urgencias y síntomas graves. Aunque además de los fármacos y la cirugía hay muchos tratamientos alternativos, la medicina ortodoxa es a veces necesaria y útil.

Tratar la enfermedad sin aprovechar los instrumentos diagnósticos de la medicina moderna cuando conviene es una actitud tan dualista y dañina para las pacientes como decirle a una persona artrítica: «Ya hemos hecho todos los exámenes. Tiene artritis. Esta es una enfermedad crónica y debilitante que dura toda la vida, así que le irá muy bien aprender a convivir con ella», y esto sin haber explorado la nutrición, el trabajo con el estrés ni el estilo de vida. El misterio es una constante de la vida, de modo que nunca podemos tener la seguridad de cómo va a resultar nada; nunca podemos tener la seguridad de que un trastorno no tiene esperanza, porque hay remisiones espontáneas bien documentadas prácticamente de todo.

Una vez que se ha hecho una evaluación concienzuda de la situación de la paciente y se la ha informado de los tratamientos estándares recomendados para esa situación (p. ej., una histerectomía para un mioma uterino grande), ella debe decidir cual «siente» que es el correcto. Alguna se decidirá por la histerectomía; otra con el mismo problema podría sentirse más a gusto con un cambio de dieta, compresas de aceite de ricino o una miomectomía. Internet ha servido a muchas mujeres para estar mucho mejor informadas acerca de sus opciones.

Una vez que te hayan recomendado un programa de tratamiento, al margen de cuál sea, tómate unos cuantos días, o semanas, para que te «penetre» esa información; ve si a tu cuerpo le parece bien. Si no, piénsalo más, busca otra opinión, pide un sueño, o pásale el problema a tu guía interior. Si se ha recomendado cirugía, soy muy partidaria de buscar una segunda opinión e incluso una tercera. Muy pocos trastornos tienen una urgencia tal que haya que decidir inmediatamente. Si durante un cierto tiempo reflexionas para tomar la decisión, tendrás mucha más confianza en tu intuición en el caso de que se presente una verdadera urgencia.

¿Qué tratamiento es el mejor?

Cómo elige la mujer tratar un trastorno dependerá de sus necesidades en ese momento. Digo esto al mismo tiempo que reconozco el poder de la industria médico-farmacéutica para influir en la opinión pública, y la predisposición cultural que ya hemos explorado (véase el capítulo 1).

Suele haber ideas preconcebidas acerca de los tratamientos. Las personas orientadas hacia las terapias naturales consideran un fracaso el uso de medicamentos y cirugía, y un triunfo el uso de vitaminas para el mismo problema. Para las personas que están más familiarizadas con los medicamentos ortodoxos y la cirugía, la sola idea de que una hierba o un cambio de dieta pueda ser útil les parece ridícula. Yo les explico a las mujeres que hay muchas opciones y que no tienen por qué excluir categorías enteras que podrían irles bien, sean ortodoxas o alternativas.

Comer arroz integral, tofu y verduras, por ejemplo, va bien para algunas mujeres que desean disminuir los síntomas que acompañan al exceso de estrógeno, mientras que tomar un preparado de progesterona es la mejor opción para otras con los mismos problemas. A veces la mujer necesita ambos tratamientos. Muchas mujeres se sienten confundidas por estas cosas y necesitan comprender que tienen diversas opciones.

Una vez vino a verme una pintora de 38 años para hacerse su control anual. Llevaba un tiempo tratando de decidir si tomar Prozac para sus depresiones periódicas. Desde el punto de vista de sus principios, no le gustaba la idea, pero su trastorno iba empeorando. Se hizo hacer una lectura intuitiva por una persona muy respetada de nuestra zona, la cual la animó a probar con el fármaco. Finalmente decidió que la única manera de saber si éste le iría bien era hacer la prueba. Se liberó de prejuicios y comenzó a tomarlo.

Cuando la vi tres meses después me dijo que se sentía fabulosamente y que el fármaco parecía ser su «eslabón perdido». «Es increíble cómo me ha cambiado la vida —me comentó—. Ahora parece que el Universo me está proveyendo. Vendo muy bien mis obras de arte y estoy mucho más creativa. También estoy reivindicando mi poder y mi energía y ya no me preocupa tanto lo que piensen los demás ni si soy mejor o peor que cualquier otro [pintor]. Tengo más energía que nunca en mi vida.» Tomar el fármaco resultó ser un punto decisivo para ella, pero para poder aceptarlo primero tuvo que liberarse de sus ideas preconcebidas. Aunque decididamente el fármaco le hizo bien, ella no hizo caso omiso de sus problemas del pasado (abusos sexuales cuando era niña), que eran los causantes de su depresión. Me dijo: «Una de las cosas más útiles para mí de venir a verla fue decirle lo de la lectura intuitiva que me hicieron y adaptar mi cuidado médico a lo que sentía respecto a esa información. Que usted haya estado dispuesta a escuchar las diferentes partes de mi historia es valiosísimo para mí».

Pasados seis meses dejó de tomar Prozac porque notaba que le producía «una euforia artificial» que a ella no le parecía bien. Lo que funcionó en un momento ya no era lo apropiado. Continúa sintiéndose bien, poderosa y creativa sin el fármaco. (¡Es interesante observar que estudios sobre antidepresivos y placebos indican que los placebos son igual de eficaces! ¡Eso quiere decir que los antidepresivos funcionan porque todos tenemos confianza en ellos!)[6]

Hay muchas maneras de sanar. La correcta es la que a uno le parece la mejor en un momento determinado. Hemos de aprender a vernos como procesos, que vamos cambiando y creciendo con el tiempo. *Finalmente, cualquier directriz impuesta desde fuera sobre cómo ponernos bien debe ser coherente con nuestra guía interior. Hemos de aprender a apoyarnos mediante el respeto a nosotras mismas, no mediante regímenes restrictivos llenos de «debes» y «tienes que», que se experimentan como castigos.*

Los regímenes impuestos desde el exterior, como el cambio de dieta, son un primer paso para sanar. Suelen servir para ayudarnos a sentirnos lo suficientemente bien como para hacer el verdadero trabajo de descubrir las heridas profundas y lo que es más sustentador y que nos ayudará a sanar esas heridas. Estas dos búsquedas van cogidas de la mano. Si queremos «ir en pos de la dicha», no podemos pasar por alto las partes de nuestra vida que nos hacen daño o nos perturban. Pero cuando nos comprometemos a ir en pos de la dicha, comienza espontáneamente la curación de nuestras heridas.

Analizar mucho puede causar parálisis

Vamos de aquí para allá en busca de conocimiento, pero nos estamos ahogando en información.

KARL-HENDRICK ROBERT

Reunir información es sólo un primer paso en la creación de salud. Muchas personas, que equiparan salud con técnicas, remedios e incluso vitaminas, no pasan de ahí. He visto a mujeres con diversos trastornos que acuden a muchos médicos de todas clases pero no llegan más cerca de sanar de lo que estaban antes. Mientras más cosas saben, más confundidas están. Este dilema de la información es muy común y puede inmovilizarnos.

Algunas personas se quedan paralizadas mirando un menú, por ejemplo, al tratar de decidir qué comer: «Bueno, quiero el pollo, pero mañana vamos a comer pollo, y además no sé si éste tiene mucha grasa o si me va a gustar la salsa. ¿Qué te parece, Mark? ¿Pido el pollo o no?». Y así sucesivamente.

Otro ejemplo es el siguiente: en las personas que están tratando de sanar un trastorno mediante la dieta, llega un momento en que tratar de controlar la cantidad y calidad de todo lo que se llevan a la boca domina su vida: «¿Cuánta verdura debo comer? ¿Una taza o media taza? ¿Debo comerla hervida? Y respecto a mis deposiciones, ¿deben hundirse o flotar? ¿Y el agua, dos vasos o tres? ¿Y está bien que coma naranjas? ¿Cuántas? ¿Una o dos?». Este es un ejemplo de coger el modelo dualista y trasladarlo a todo lo que hacemos.

Sencillamente es imposible saber y comprenderlo todo. Esta actitud es muy problemática cuando se trata de un cuerpo humano vivo, que respira y está en constante cambio.

La terapia de estrógeno es un ejemplo; las mujeres llegan a enloquecerse de preocupación para tomar la decisión si se fían solamente del intelecto. Ninguna cantidad de estudios sobre la terapia de estrógeno, el consumo de calcio o el ejercicio podrá jamás tomar en cuenta todas las variables que afectan a la vida de la mujer alrededor de la menopausia.

A veces tenemos que retroceder un paso para mirar a nuestro intelecto y reírnos de él, porque corre en círculos tratando de morderse la cola. La escritora Natalie Goldberg llama «mente de mono» a esto. Al margen de cuál sea el problema, una vez que hayas leído todos los libros y consultado a todos los especialistas, solamente tu guía interior, de la cual tu intelecto es sólo una parte, podrá darte la solución correcta.

Creación de salud mediante la cirugía

Muchas mujeres se ven ante la perspectiva de una intervención quirúrgica en algún momento de su vida. En Estados Unidos cada año se operan 30 millones de personas, y el 70 por ciento de ellas son mujeres.[7] He visto a muchas mujeres dejar en suspenso su vida durante unos meses, e incluso años, mientras tratan de curar «de un modo natural» un trastorno que es muy susceptible de ser curado por medio de una operación que respete el órgano. Una cirugía de reparación de la pelvis es totalmente diferente a la de extirpar todo lo que hay en la pelvis. La cirugía siempre debería considerarse junto con otras modalidades curativas. Me gusta contribuir a sanar la negatividad que suele acompañar a la cirugía dándole a esta experiencia un nuevo nombre: «Creación de salud mediante la cirugía». La intervención quirúrgica se puede abordar como una ceremonia sanadora. En su libro *Rituals of Healing* (Bantam, 1994), Jeanne Achterberg y Barbara Dossey dan detalladas instrucciones sobre cómo hacer esto.

La segunda opinión

Antes de hacerte cualquier operación optativa, te recomiendo buscar una segunda opinión si hay alguna duda, del tipo que sea. He atendido a incontables mujeres para una segunda opinión respecto a la histerectomía. La segunda opinión les da tiempo para pensar en su decisión y las pone al tanto de las enormes diferencias en los modos de pensar que existen dentro de la profesión médica respecto al tratamiento para un determinado problema. Algunas mujeres consultan hasta a cinco o seis especialistas distintos antes de decidir el tratamiento. En último término, tienen que sintonizar con su guía interior para encontrar la mejor solución para ellas, ya que ningún médico podrá dársela.

Muchas veces, al dar una segunda opinión, he estado de acuerdo con los motivos dados por el cirujano para hacer la histerectomía; reglas muy abundantes e irregulares que han sido causa de anemia, por ejemplo, es un motivo tradicional para practicar histerectomía, aunque hay muchas otras maneras de tratar el problema. Pero si la cirugía es la solución que a la mujer le parece correcta, debería atenerse a ella. Si, por otro lado, está receptiva a alternativas como un cambio de dieta, debería probar con eso. Lo principal es que sepa que suele haber muchas opciones diferentes, ¡y que todas son valiosas!

Las mujeres que se han tomado el tiempo necesario para leer y reunir información, se embarcan en una terapia o una intervención quirúrgica elegida a partir de su fuerza y conocimiento, no porque una figura de autoridad les haya dicho que deben hacerlo. Eso es fabuloso. Nadie debería hacerse una operación optativa si piensa que no tiene permiso para hablar, estar en desacuerdo u obtener más información.

La operación no es un fracaso, sino una oportunidad de curación

Con muchísima frecuencia las mujeres creen que han fracasado si necesitan una intervención quirúrgica para su problema. Ese es otro ejemplo de mentalidad dualista, de pensar en blanco y negro. Una mujer cuyo útero tenía un tamaño de 14 semanas a causa de un mioma, me dijo llorando: «Me siento terriblemente avergonzada. No dejo de pensar que debería haber sido capaz de prevenir esto, o al menos haberlo hecho desaparecer yo sola». Más preguntas revelaron que procedía del tipo de familia en la que una y otra vez había oído la consabida frase: «No llores, o te voy a dar motivos para llorar». Le daba vergüenza pedir ayuda y tener necesidades. Comprendió que el mioma estaba relacionado con la infancia que nunca tuvo.

Gail, de cuya curación de un quiste ovárico hablamos en el capítulo 7, me dijo: «Como buena "persona de la Nueva Era", la cirugía era mi último recurso. Con el clásico orgullo de la Nueva Era, pensaba que tenía que ser capaz de curarme yo sola, y que si elegía la cirugía era un fracaso. Así pues, probé toda una gama de métodos holísticos: acupuntura, hierbas, compresas de aceite de ricino, trabajar con una amiga que es canalizadora y visualizaciones. Todos estos métodos me sirvieron, y sí que fueron sanadores en ciertos aspectos; pero comprendí que este quiste era demasiado denso, tanto física como espiritualmente, para que se deshiciera con agujas de acupuntura. Necesitaba que lo extirparan».

Otra de mis clientas, June, tenía un quiste ovárico persistente y deseaba evitar por todos los medios la operación. Estuvo tres meses haciendo visualizaciones, limpieza emocional y cambios dietéticos para sanar el quiste. Yo le dije que me parecía que la cirugía era su mejor opción. El quiste era grande, de 10 centímetros, y no había desaparecido después de esos tres meses. Aunque ella quería creer que el quiste había desaparecido y podría evitar la operación, tuvo el siguiente sueño: «Iba a buscar mi coche al taller y todavía no estaba listo. Este sueño se repitió muchas veces. Comencé a dudar de que el quiste hubiera desaparecido. Jamás me había parecido que representara algún peligro para mí, pero aun cuando creía que había hecho todo mi trabajo [había logrado tener muy claro lo que significaba el quiste en su vida y experimentado mucho dolor y tristeza por eso], se me ocurrió que tal vez el quiste seguía allí. Rara vez me permitía tener ese pensamiento; elegía pensar positivamente que tenía que haber desaparecido porque yo había hecho todo lo que creía que era mi trabajo de curación».

Unas semanas antes de la fecha programada para su operación, June estuvo comiendo con una mujer a la que acababa de conocer y a la que le fascinaban los mitos, el trabajo con los sueños y la terapia artística como instrumentos para ayudar a las personas a sanar. Después June escribió:

Cuando se enteró de mis sueños con el coche, comenzó a hacerme más preguntas. Me preguntó si sabía qué le pasaba a mi coche. Me dijo que debía descubrir qué es lo que tenía estropeado y llamar a un especialista que me dijera cómo arreglarlo. [Esto tenía que hacerse en un estado onírico.] Quedó horrorizada por el hecho de que yo fuera a permitir que alguien me sacara el ovario sin hacer algo más para conservarlo. La insinuación era que si yo no hacía las cosas a su manera, no hacía lo suficiente. Le contesté a las preguntas con toda seriedad. Las preguntas eran muy de tipo heroico,[8] muy cargadas de culpa: yo soy responsable y este quiste tiene que ser lo que deseo. Cuando salí de su casa me sentí sucia, algo así como violada emocionalmente. Después comprendí que buscar indefinidamente una cura no quirúrgica es adictivo, que o bien podía conservar el quiste y ser adicta al proceso, o liberarme y acabar con él.

Una oportunidad para sanar viejos temores

Para muchas mujeres, sobre todo para las que se sienten atraídas por los métodos curativos naturales, una operación quirúrgica es algo aterrador. Después de su operación, Gail comentó: «El quiste me ayudó a descubrir varias cosas importantes de las que no tenía conciencia. El terror que sentía por mi cuerpo, la enfermedad, los médicos y los hospitales fue consecuencia de la larga y misteriosa enfermedad del corazón de mi madre, que la llevó a la muerte. Durante partes enteras de mi infancia ella entraba y salía de hospitales, y al parecer jamás mejoraba ni los médicos sabían qué le pasaba. Lo que más me hacía sufrir eran los sentimientos que experimentaban mis familiares por su enfermedad, de los cuales jamás se hablaba».

Sin embargo, muchas mujeres han transformado su temor al hospital y la cirugía con experiencias como la «iniciación espiritual», que es un periodo para enfrentar sus temores y pasar por ellos, así como una oportunidad de cambiar viejos hábitos que ya no les sirven. Gail escribió:

Cuando esperaba mi inminente operación, tenía totalmente claro que esa sería una maravillosa oportunidad de enfrentarme al terror que sentía en mi infancia por los hospitales y todo lo que representaban. Podría experimentar que mi historia era totalmente diferente a la de mi madre. Aprendí lecciones maravillosas. Para acabar con la pauta familiar, hablé de mis temores e inquietudes con mi marido y amigas queridas y les pedí ayuda y apoyo. Su enorme cariño y su apoyo fue para mí un precioso regalo que atesoraré durante mucho tiempo.

Darnos permiso para que otra persona nos ayude puede ser una experiencia profundamente sanadora. Cuando la intervención quirúrgica es la mejor opción, rendirse a la habilidad del anestesista, el cirujano, las enfermeras y la propia guía interior puede ser una experiencia de verdadero crecimiento. Si en tu infancia recibiste el mensaje de que tus necesidades físicas y emocionales de apoyo y consuelo no merecen ser satisfechas, pedir apoyo y ayuda durante la operación o la hospitalización es una oportunidad para cambiar totalmente ese mensaje.

En los hospitales hay energía curativa. Las enfermeras y el resto del personal se pueden considerar ángeles sanadores. Las personas que trabajan en los hospitales, ya sean enfermeras, auxiliares o asistentes, suelen estar en esos centros porque se sienten naturalmente atraídas hacia la curación. Es todo un alivio dejar de luchar contra las personas que están ahí para asistir y ayudar.

Si te vas a operar, lleva a una amiga o un familiar a la visita preoperatoria. Esta persona puede acompañarte después al hospital para conocer al anestesista y asistir a la fase preoperatoria. Después de la operación, tus amistades y familiares pueden ayudarte en casa, cocinando, limpiando o dándote masajes en la espalda. Las mujeres hemos de aprender a pedir este apoyo. Obtenerlo es una habilidad. A veces necesitamos aprenderla.

June escribió lo siguiente respecto a conseguir apoyo:

De camino a casa después de descubrir que necesitaba operarme, pensé que no podría estar sola todo ese fin de semana, así que pasé por casa de mi amiga Carol. Creo que ella se asustó al verme tan deprimida. Me dio un buen sermón acerca de lo importante que soy para mi hijo, para ella y para otras personas. Yo nunca había reconocido mi importancia para nadie, aparte de mi hijo. Me expuso convincentes razones para que fuera receptiva y me dejara ayudar por mis amistades. Me dijo que me fuera a recuperar a su casa para no tener que cocinar, hacer la compra ni ocuparme de ninguna otra tarea doméstica. Me ayudó inmensamente.

En preparación para la operación, June fue a ver a un hipnotizador y tuvo tres sesiones con él. Éste le entregó dos cintas: una para prepararse para una experiencia sana y una rápida recuperación, y la otra para ayudarla a continuar con su vida después. Ella escuchó esas cintas muchas veces durante las dos semanas anteriores a la operación.[9] También comenzó a trabajar con un médico que entendía y enseñaba chi-kung (antiguo arte chino que nos enseña a hacer circular la energía vital mediante movimientos, masaje y respiración).

Cómo prepararse para la operación (o quimioterapia) y curar más rápido

A continuación expongo algunas formas probadas científicamente de entrar conscientemente en la operación quirúrgica, aprender de ella y curar rápidamente. Habiendo realizado intervenciones quirúrgicas durante años, puedo asegurarte que nada es más gratificante para un cirujano que tener un paciente que va a trabajar con él en sociedad, cada uno confiando en lo que hace el otro, para obtener unos resultados óptimos.

Peggy Huddleston, colega mía, ha escrito una excelente guía paso a paso para ayudar a personas de todas partes a aprovechar al máximo sus experiencias quirúrgicas. Su libro y el programa que presenta se están usando en hospitales de todo el país. Las técnicas que utiliza Peggy han servido a muchas de mis clientas y a personas de todo el mundo a conseguir los siguientes beneficios:

- Sentirse más tranquilas antes de la operación (o quimioterapia).
- Sentir menos dolor después de la operación (o quimioterapia).
- Tomar menos analgésicos.
- Fortalecer el sistema inmunitario.
- Ahorrar dinero en facturas médicas. (Un estudio realizado en California informó que los pacientes que se preparaban para cirugía abdominal con instrucciones específicas dejaron el hospital un día y medio antes y se ahorraron 1.200 dólares por persona en costes de hospitalización.)[10]

Ya sea que te vayas a hacer una operación importante hospitalizada o una intervención menos importante en sistema ambulatorio o el consultorio del médico, este método puede serte útil. Y, sin duda, estas técnicas también se pueden emplear para los tratamientos de radioterapia o quimioterapia.

PASO 1: RELAJARSE PARA SENTIRSE TRANQUILA. El 85 por ciento de todos los problemas médicos están relacionados con tensiones y estrés no resueltos acumulados en el cuerpo. Esta reacción constante a la tensión tiene por consecuencia un torrente de cambios fisiológicos que afectan adversamente a la salud. ¿Cuál es el antídoto? Aprender la técnica de la relajación profunda y practicarla con frecuencia para saber que se puede inducir un estado de profunda paz a voluntad. Aprender la relajación profunda es fácil y hay un buen número de maneras diferentes de hacerlo. Para prepararse para una operación, yo recomiendo usar un casete o un cedé preparado concretamente con esta finalidad. (Recomiendo particularmente los casetes y cedés de www.healthjourneys. com y de www.healfaster.com, como también la serie Surgical Support ideada por The Monroe Institute y a la venta en www.hemi-sync.com.) No te sorprendas si cuando estás comenzando a aprender a relajarte te surgen emociones intensas, como tristeza, rabia o cualquier otra. Siéntelas plenamente, llora todo lo que necesites, no te reprimas, déjate inundar por lo que sea que sientas. Da la bienvenida a esas emociones intensas; probablemente llevan mucho tiempo en tu interior esperando ser expresadas.

Los estudios han demostrado que la relajación mejora el sistema inmunitario, calma el sistema nervioso central y a menudo cura el dolor de cabeza por tensión, la migraña, la hipertensión y la ansiedad, además de servirte para prepararte para la operación. Ahora muchos hospitales ofrecen programas para prepararse para una operación.

PASO 2: VISUALIZAR LA CURACIÓN. Visualiza el resultado ideal de tu operación. Imagínate con la mayor claridad posible que ya ha terminado la operación y te sientes bien y cómoda, llena de paz y sana en todos los aspectos. Siéntete rodeada por una luz o un sonido sanadores o con una sensación de profunda paz. Cuanto más puedas imaginarte un resultado ideal, con todo detalle, más rápida será tu recuperación. Tu sabiduría intuitiva te proporcionará las imágenes que sean más sanadoras. Visualiza, visualiza, visualiza: cinco veces al día durante cinco minutos cada vez es más eficaz que una sola sesión de 25 minutos.

PASO 3: ORGANIZAR UN GRUPO DE APOYO. Una operación es un periodo fabuloso para pedir ayuda. Organiza las cosas para que alguien te acompañe cuando ingreses en el hospital, que alguien te visite diariamente mientras estés hospitalizada, y que alguien se ocupe de tu casa durante todo el tiempo que sea necesario (para una operación abdominal, por lo menos dos semanas). Muchas mujeres sencillamente no comprenden lo vulnerables que se van a sentir después de una operación, así que prepárate de modo que puedas estar en un capullo sanador todo el tiempo que sea necesario. Esto te permitirá recibir el cuidado y los pensamientos amorosos de tus amistades y familiares. Este aspecto de la preparación para la operación puede ser particularmente sanador para quienes piensan que «si quiero que algo se haga bien, tengo que hacerlo yo». Tendrás la oportunidad de que los demás hagan las cosas por ti. Aprenderás la habilidad de recibir, que para muchas mujeres es algo muy difícil.

Cuando estés en el hospital y/o cuando ya estés en casa, te recomendaría por lo menos una sesión de reiki o de toque terapéutico. Un tratamiento diario los primeros dos o tres días sería lo ideal. El reiki y el toque terapéutico son tratamientos de medicina energética que no entrañan ningún riesgo, y se ha demostrado científicamente que aceleran el proceso de recuperación. Pregúntale a tu médico o tu enfermera si conoce a alguien bien preparado en estas terapias; muchos profesionales de la salud y personas legas están entrenados en estas modalidades. (Para encontrar un practicante de reiki entra en www.reikialliance.org; para encontrar un practicante de toque terapéutico entra en www. therapeutictouch.org.)

PASO 4: HACER AFIRMACIONES SANADORAS. Hay cuatro afirmaciones sanadoras que vas a necesitar que te diga el cirujano o el anestesista durante la operación. En estudios se ha comprobado que estas afirmaciones favorecen sentir menos dolor, tener menos complicaciones y recuperarse más rápido. Haz tres copias de estas afirmaciones; dale una al cirujano, otra al anestesista y pega otra en tu bata de hospital de modo que sea visible cuando entres en el quirófano. No permitas que la vergüenza te impida pedirle eso a tus médicos. Te aseguro que la mayoría de los médicos han estudiado medicina porque desean ser sanadores. Pídeles que hagan su trabajo. Nunca he visto a un cirujano o un anestesista burlarse o reírse de un paciente que le pide que haga estas afirmaciones. Si lo hacen, acude a otros. Si tu conciencia no se siente segura con ellos, entonces tu cuerpo tampoco se va a sentir seguro, y tu curación no va a ser tan rápida como podría serlo.

Estas son las afirmaciones:

Mientras me ponen la anestesia y pierdo el conocimiento, dígame, por favor:

1. «Después de la operación vas a sentirte cómoda y vas a recuperarte muy bien.» (Repítalo cinco veces.)
Después de decir esas afirmaciones, por favor, póngame los auriculares y ponga en marcha mi casete (o cedé).

Al final de la operación, por favor, dígame:
2. «La operación ha ido muy bien.» (Repítalo cinco veces.)
3. «Después de esta operación vas a sentir hambre de .... Vas a sentir sed y vas a orinar con facilidad.» (Repítalo cinco veces.)
4. «Después de esta operación, ...» [Pídele al cirujano que diga aquí sus recomendaciones para la recuperación, por ejemplo: «Vas a poder hacer ejercicio y volver a todas tus actividades dentro de cuatro semanas», etc. Y añade algunos de tus objetivos. Si actualmente fumas, podrías pedirle también al anestesista que añada lo siguiente: «Vas a ser una no fumadora que detesta el sabor de los cigarrillos» o «Te vas a liberar del deseo de fumar». Por cierto, he visto que esto da resultado.]

Cuando prepares el reproductor de casetes o cedés para la operación, ajusta el volumen de modo que apenas puedas oír la música. Después pega cinta adhesiva en el control del volumen para que no se pueda aumentar. Cuando estés anestesiada, los diminutos tejidos de la audición estarán muy relajados y cualquier sonido sonará amplificado. No te conviene correr el riesgo de estropearte los tímpanos con un casete o un cedé que suene demasiado fuerte durante esos momentos de vulnerabilidad.

Elige el tipo de música que más te guste. Mozart es una opción muy popular, ya que se ha descubierto que su música estimula la reacción inmunitaria. Los movimientos *adagio* [lentos] son especialmente buenos. Pero cualquier cosa que te guste irá bien, incluso música country de westerns.

Paso 5: Conocer al anestesista. Vas a confiar tu conciencia a ese médico, de modo que te convendrá conocerlo antes de la operación. En esta época, es común conocer al anestesista justo en el momento en que va a comenzar la operación, pero, con un esfuerzo de tu parte, es posible programar una entrevista con anterioridad. En un estudio realizado en Harvard, se comprobó que conocer al anestesista mucho antes de la operación disminuía de forma importante la ansiedad preoperatoria de los pacientes. Pídele a tu cirujano que te organice el encuentro. Este no es un momento para preocuparse de si eso puede molestar o no. Tus médicos te van a recordar y te darán una atención más individualizada si te muestras como una persona que pide respetuosamente que cuiden de su ser total mientras la operan.

PASO 6: TOMAR SUPLEMENTOS PARA ACELERAR LA RECUPERACIÓN. Se ha demostrado que los siguientes suplementos aceleran la recuperación:

- *Vitamina A*. La dosis recomendada es de 25.000 UI por día (a no ser que estés embarazada). Numerosos estudios han demostrado los efectos beneficiosos de la vitamina A en la recuperación de una intervención quirúrgica. También estimula el sistema inmunitario. Comienza a tomarla una semana antes de la operación, y después continúa durante tres o cuatro semanas.
- *Bromelaína*. Este suplemento, derivado de la piña, va bien para evitar los hematomas y aliviar la inflamación que suelen producirse en las operaciones. La dosis es de 1.000 mg al día; comienza a tomarlo varios días antes de la operación, y después continúa durante unas dos semanas.
- *Vitamina C*. La vitamina C es esencial para la síntesis del colágeno, que forma parte de la cicatrización normal de una herida; la necesidad de esta vitamina aumenta después de una intervención quirúrgica. La dosis es de 2.000 mg al día. Comienza a tomarla por lo menos un mes antes de la operación, y después continúa durante un mes más.
- *Cinc, magnesio, complejo vitamínico B*. Se ha comprobado que estos suplementos favorecen la cicatrización. Las dosis recomendadas son: 100 mg de picolinato de cinc, 800 mg de magnesio, y alrededor de 50 mg de cada vitamina del complejo B.
- *Vitamina E*. Tan pronto como te quiten el apósito después de la operación, aplica diariamente vitamina E (d-alfa tocoferol) en aceite a la herida (si el cirujano está de acuerdo y no hay ninguna contraindicación). Esto acelera la cicatrización y reduce la marca de la cicatriz. Algunas mujeres prefieren aplicarse gel de áloe vera, pomada de caléndula, u otro remedio de hierbas para este fin.
- *Homeopatía*. El día antes de la operación toma 3 o 4 gránulos de

Arnica montana 30X dos veces al día, disueltos bajo la lengua, y vuelve a tomar esta dosis lo más cerca posible del momento de la operación (puedes hacerlo de camino al quirófano). Después de la operación, tómalos lo más pronto posible en la sala de recuperación; el anestesista puede ayudarte en esto, o espera a estar en tu habitación, y sigue tomando esta dosis diariamente durante una semana. El árnica es muy buena para prevenir los malos efectos de cualquier tipo de traumatismo físico. Hay muchos otros remedios homeopáticos que se pueden tomar para tipos concretos de operación. Consulta con un homeópata experimentado.

- *Hierbas.* La hierba china llamada «yunnan paiyo» es excelente para favorecer la cicatrización y mejorar la capacidad de coagulación de la sangre. Muchas de mis clientas la han usado con éxito para acelerar el proceso de recuperación de una operación; reduce la inflamación y los hematomas. La dosis es de 1 comprimido cuatro veces al día; comienza a tomarla una semana antes de la operación, y después continúa durante un mes, comenzando tan pronto como puedas tomar algo por la boca.

Dado que la idea de una operación es tan aterradora para muchas personas, se puede aprovechar como una llamada a despertar, un periodo para revisar las prioridades en la vida. Si honradamente la consideras con la mente y el corazón abiertos, y das los pasos que he señalado con sinceridad, con la sensación de rendirte al proceso, es realmente posible que puedas sanar sola y que la operación ya no sea necesaria. Esto lo he visto varias veces en el ejercicio de mi profesión, y Peggy Huddleston pone ejemplos de esto en su libro. Pero no intentes evitar una operación que podría ser verdaderamente necesaria. La clave para sanar en todos los aspectos es actuar con una total disposición a operarte si es necesario. En los programas de Doce Pasos llaman a esto «dejarse llevar y dejar obrar a Dios». Es algo que puede hacer milagros.

Comprende que la operación es una opción. Si deseas cancelarla en el último momento porque lo has reconsiderado todo o de pronto te parece que no es lo correcto, adelante, cancélala. Hay dos ocasiones en que la mujer necesita darse pleno permiso para cambiar de opinión: una es delante del altar, antes de la boda, y otra antes de hacerse una operación optativa. (Esto no vale en caso de operaciones de urgencia para salvar la vida.)

Cuatro o seis semanas antes de una operación importante, como una histerectomía o una miomectomía, dona dos unidades de tu sangre (a no ser que estés muy anémica) para el caso de que haya riesgo de pérdida de sangre y sea necesaria una transfusión. La aguja que usan en la Cruz Roja para extraer sangre es grande. Te recomiendo que le pidas a tu médico que te recete Emla, que es una crema anestésica transdérmica, para aplicártela en el pliegue del codo (el lugar de donde extraen la sangre) una hora antes de la extracción, y cubrirla con un apósito plástico llamado Tegaderm. Esto hace indolora la extracción.

Observa y reconoce cualquier sentimiento que te surja después de la operación. Cuando se elimina una parte del cuerpo o cuando queda estropeada la integridad de su superficie por un corte o herida de cualquier tipo, quizá sea necesario lamentar la pérdida del estado anterior.[11] A nadie le gusta tener cicatrices en el cuerpo. Poco importa si usas o no bikini o que tengas o no la intención de usarlo en el futuro. A todas nos preocupa en mayor o menor medida la apariencia de nuestro cuerpo.

Es posible que después de la operación afloren viejos recuerdos que han estado almacenados en el tejido mismo. La cirugía tiene la capacidad de hacer conscientes los recuerdos celulares. Puede que afloren recuerdos de incesto u otros abusos durante la estancia en la sala de recuperación o los días siguientes a la operación. Estos recuerdos no van a aflorar mientras no estés preparada para afrontarlos, de modo que no tienes por qué preocuparte de esto. La sabiduría del cuerpo sobre cuándo dar información es exquisita. Reconocer la aflicción y la sensación de pérdida es sólo una parte de la creación de una operación sana. Otro paso igualmente importante es esperar con ilusión la vida que nos aguarda, libres del problema que hizo necesaria la operación. Considera la pérdida quirúrgica como un arrancar lo viejo con el fin de dejar espacio para que crezca lo nuevo.

Es importante permitirse sentir las emociones relacionadas con la extirpación quirúrgica de tejido. Caroline Myss enseña: «Cuando se quita tejido celular antes de que se haya terminado de procesar la información que contiene, el cuerpo queda desincronizado». Muchas personas tienen la mayor parte de su energía ocupada en el pasado y cuentan con muy poca en el presente para la curación. Cuando se extirpa un órgano o tejido celular y no se reconocen ni procesan los mensajes relacionados con él, entonces parte de nuestra energía se queda en el pasado como una cuenta sin pagar, como parte de ese asunto personal no concluido. Así pues, si antes o después de la operación aflora cualquier emoción u otro tipo de información, siéntela plenamente para que haga su trabajo pasando por tu organismo hasta salir de él.

Una de mis clientas quería estar despierta durante la operación en la que le iban a extirpar unos miomas, para lo cual le pusieron anestesia epidural. Resultó que tenía una adenomiosis grave, trastorno benigno en que las glándulas endometriales del interior del útero invaden la pared uterina, produciendo reglas excesivamente abundantes; el mejor tratamiento para esto era la histerectomía. El cirujano le dio la opción de detener la operación y dejar el útero, pues no había nada maligno.

Debido a ese problema ella sufría de anemia crónica y cierto dolor. Había probado con cambios dietéticos y acupuntura sin mucho éxito. Tenía tres hijos relativamente pequeños, lo que le dejaba un tiempo muy limitado para cuidar bien de sí misma, por lo cual no dispondría del tiempo necesario para prepararse para otra operación. Comprendió que ese era el momento de no seguir intentando salvar su útero.

Antes de que comenzara la histerectomía, pidió al personal quirúrgico que le pusieran un espejo para poder verse el útero. Entonces le agradeció que le hubiera dado tres hijos sanos, lo bendijo y se bendijo a sí misma por tratar de conservarlo, y se despidió de él. Sólo entonces el cirujano comenzó la histerectomía. Después me diría que el proceso de dejar marchar a su útero y de poder darle las gracias había sido una parte clave en su curación. La operación la hizo sentirse más poderosa, no destrozada.

June, la que tenía el quiste ovárico, también estuvo despierta durante la operación, con anestesia epidural. Después escribió:

La operación tardó menos de una hora. Me pusieron anestesia epidural para que pudiera estar totalmente despierta durante la operación y colocaron un espejo para que pudiera observar. Fue fabuloso. Mi cuerpo tiene un aspecto sano y joven para mi edad [42 años]. Me hizo muchísimo bien poder ver el buen estado de mi cuerpo. Había perdido la confianza en mi capacidad de evaluar lo que me ocurría. [Porque no se había percatado de que el quiste le estaba creciendo; no lo sentía.] Esto me demostró que yo tenía razón; mi cuerpo está en buena forma y el quiste no era algo peligroso que fuera a obligar a la extirpación del ovario. Era casi tan grande como una pelota de béisbol, pero no estaba dentro del ovario, sino en la pared exterior.

Chris me dijo que el ovario se veía perfecto y me preguntó si deseaba salvarlo. Eso hizo».

June había escrito una dedicatoria a su ovario izquierdo, para recitarla en el momento en que se lo extirpáramos. Yo tenía una copia en el bolsillo por si ella no podía decirla; pensaba pedirle a alguien del personal que se lo leyera llegado el momento. Había escrito lo siguiente a modo de conclusión en el sacrificio de su ovario:

Gracias, ovario, por ayudarme a tomar conciencia de mi rabia,
—de mi amor mal colocado,
—de mi decepción de los hombres
—y de mis conflictos.

Mientras abandonas mi cuerpo, salgo de esta fase de aferramiento a la rabia, la decepción y el conflicto y entro en una vida de creatividad y belleza femeninas.

El vacío que se forma en tu ausencia se convierte en el receptáculo femenino que
—se llena de curación,
—me conecta con mi Qi [energía vital]
—y me da belleza y creatividad para el resto de mi vida.

Resultó que no hubo necesidad de extirparle el ovario; conseguí eliminar el quiste y repararle el ovario. La enfermera ayudante le pasó el quiste, todavía caliente, porque ella deseaba tocarlo y palparlo. Después escribió:

Cuando Chris me pasó el quiste para que lo bendijera, lo pasé mal. La dedicatoria que había escrito y memorizado era para el ovario, no para el quiste. Y me sentía tan extasiada porque pudo salvarme el ovario, que casi no me importaba. Recité las partes que venían al caso y omití las demás. No creo que tuvieran mucho sentido, pero como no estaba actuando ante un público, no importa.

Respecto a su amiga Carol, que después de la operación pasó el día y la noche con ella, escribió: «Fue muy cariñosa y me ayudó muchísimo. Me alegro de que estuviera allí. Cuando se marchaba, me dio permiso para llorar. Y lloré. Fue fabuloso».

Después de dos semanas y media de recuperación en casa de Carol, el cuerpo de June le dio todavía otra información sanadora más:

Finalmente me fui a casa. Todavía me quedaba por entender y sentir otro asunto relacionado. Una noche me estaba tocando la parte insensible de la cicatriz; me sentía indeciblemente triste por la pérdida de sensación, y de pronto me eché a llorar. Chris me había dicho que si me ocurría eso, continuara con el sentimiento y lo explorara. Lloraba porque sentía que ningún hombre me había querido jamás por mí misma, tal como soy. De pronto me di cuenta de que lloraba por mi padre. Los únicos dos hombres que me han querido por mí misma son mi primo y mi padre. Y era mi padre el que siempre había estado presente para mí. Nunca lloré su pérdida cuando murió. Así que entonces la lloré.

A otra de mis clientas, una pintora muy intuitiva, se le practicó una histerectomía cuando tenía alrededor de 44 años, porque tenía el útero muy grande debido a unos miomas. Ella había visualizado la energía de su pelvis y sus miomas y la había encontrado muy enfermiza y errática. Después de la operación, en la habitación de recuperación, me dijo que se daba cuenta de que ya no tenía esa energía estática en la pelvis; que en su lugar sentía una espiral uniforme, un torbellino de energía sana. La operación fue una curación para ella.

Pues yo me operé hace unos años y no sabía nada de esto

Si te sometiste a una operación en el pasado, es posible que este capítulo te haya causado tristeza por haber perdido la oportunidad de participar más en tu proceso curativo. (Permanece con ese sentimiento; no es demasiado tarde.) Muchas mujeres a las que se les ha practicado una histerectomía tenían pocas opciones de tratamientos alternativos. Las opciones de que he hablado prácticamente no existían hace diez años. Cada año la anestesia es más segura, y han mejorado las técnicas para preservar los órganos pelvianos, en gran parte gracias a las técnicas quirúrgicas para la infertilidad.

Es natural que las mujeres que se han hecho operaciones inevitables en el pasado tengan un sentimiento de pérdida, sobre todo ahora que las cosas han cambiado. Yo no puedo evitar que sientas aflicción por acontecimientos del pasado ni por los órganos que te han extirpado. Sí sé, sin embargo, que nunca es demasiado tarde para lamentar y llorar esa pérdida si surge el sentimiento. Permanece con tus emociones o lo que sea que sientas en el cuerpo. Esa es la manera de sanar, de procesar la información que ofrece el cuerpo y de traer las células al presente. Recuerda que parte de lo que nos mantiene estancadas en la vida es pensar que deberíamos haber sabido años atrás lo que sabemos ahora, y reprendernos por no haberlo sabido entonces.

La extirpación de un órgano no sana necesariamente el bloqueo de energía relacionado con el problema, aunque sí puede ser un paso en la dirección correcta. Algunas mujeres, años después de la operación, continúan apegadas energéticamente al tejido que se les extirpó y cuya pérdida no lamentaron por completo. Este apego se puede ver todavía en el campo energético. El campo electromagnético del cuerpo contiene un modelo de la totalidad, incluso después de que se ha eliminado una parte física.

Nuestra capacidad de sanar no está limitada por el tiempo ni el espacio. Podemos sanar el pasado en cualquier momento, incluso cincuenta años después. El pasado espera en el cuerpo hasta que estemos preparadas. La comprensión acerca del sistema energético del cuerpo femenino podría hacer aflorar los sentimientos que la mujer no enfrentó ni trató en el momento de la histerectomía u otra operación. Más vale tarde que nunca. Eso es lo hermoso de comprender la energía y la medicina. Sanar en el plano energético es siempre una posibilidad, al margen de lo que haya ocurrido en el plano puramente físico, y al margen de cuánto tiempo haga que eso ocurrió. Así pues, si ya te han operado de algo o te van a operar, has de saber que eso también puede formar parte de la creación de salud. Permanece con cualquier emoción o sentimiento que te surja y programa las cosas para hacer de la operación una oportunidad sanadora.

Existen muchas opciones y alternativas médicas para elegir. No hay una manera «correcta» única de cuidar el cuerpo. Más importante aún, y espero haberte animado a ello, es escuchar a la guía interior al elegir socios en el cuidado de la salud. Albert Schweitzer dijo una vez: «Esto es un secreto del oficio, pero os lo digo de todos modos: Toda curación es autocuración».

17

Nutrirnos con alimentos

Si las mujeres queremos disfrutar de veras de la comida, ésta debe ser uno de los placeres sensuales de la vida experimentados libremente. Comiendo bien, cuidamos de nosotras en el nivel más básico.

DRA. KAREN JOHNSON

Comer alimentos sanos, de buena calidad, es una de las formas más fáciles y potentes para crear salud día a día. Dado que las mujeres nos ocupamos la mayor parte de las veces de la compra y de la preparación de la comida, podemos influir muchísimo en nuestra salud y en la de nuestra familia cuando mejoramos la alimentación. Por consiguiente, la elección de alimentos que hacemos también influye en la salud de todo el planeta.

Durante milenios nuestro cuerpo fue evolucionando para asimilar los alimentos que se encuentran en el mundo natural. Por lo tanto, funcionamos mejor cuando comemos de estos alimentos la mayor parte del tiempo, no imitaciones. Nutriéndonos óptimamente con alimentos de buena calidad, a la vez que mejoramos la dieta tenemos la oportunidad de aumentar el respeto por nuestro cuerpo y por el cuerpo del planeta en su conjunto. La nutrición óptima entraña algo más que comer las cantidades correctas de proteínas, grasas y carbohidratos. También entraña comprender que en los procesos metabólicos influyen profundamente los siete factores siguientes:

- Estado emocional, incluidos aspectos estresantes del pasado o del presente
- Herencia genética
- Consumo de macronutrientes (proteínas, grasas, carbohidratos)
- Consumo de micronutrientes (vitaminas y minerales)
- Hábitos de ejercicio
- Entorno y horarios
- *Chi* alimentario (energía de los alimentos)

Nutrirse de modo óptimo significa prestar atención a cada uno de estos aspectos, de los que hablaré en los pasos siguientes.

Creación de una composición corporal óptima y salud vibrante

Conseguir la composición corporal óptima del cuerpo y salud vibrante mediante la elección de los alimentos es algo que ocurre simultáneamente en la mente y el cuerpo. En los planos personal y profesional, he pasado más de cuarenta años estudiando la nutrición y sus efectos en el cuerpo, la mente y el espíritu de la mujer. Mi interés comenzó en la niñez. Me criaron con alimentos biológicos, y mis padres estudiaban las obras de Adelle Davis, autora de *Let's Eat Right to Keep Fit* [Comamos bien para mantenernos en forma] (Harcourt, Brace, 1954) y de Robert Rodale. Pero comer pan de harina integral, yogur casero y desayuno de siete cereales no me impidió sentir la necesidad de hacer un régimen de adelgazamiento a los 12 años. Había leído en una revista de modas que una chica de mi altura (1,60 m) debía pesar 52 kilos, peso que no lograba mantener por mucho que me matara de hambre (mi peso natural cuando estaba en octavo curso era 56,70 kg, más que la mayoría de las chicas de mi clase en ese tiempo). Así comenzó una guerra personal con mi talla y mi peso, que duró hasta pasados los 40 años, cuando por fin aprendí los secretos para mantener el peso y la salud toda la vida que te explico aquí. Habiendo nacido con un cuerpo que mis padres calificaban de «sólido», habiendo tenido que trabajar conscientemente en controlar mi peso la mayor parte de mi vida y habiendo trabajado con miles de mujeres que tenían el mismo problema, puedo asegurarte que sé lo que resulta y lo que no resulta.

Aunque crecí sabiendo lo del poder curativo de los alimentos, sólo cuando conocí a Michio Kushi, el fundador del movimiento macrobiótico en Estados Unidos, vi en realidad, de cerca, personalmente, lo eficaz que es la dieta para hacer remitir la enfermedad crónica. Al final de mi práctica como residente en Boston en 1980 conocí a Michio y estuve con él cuando usaba técnicas similares a las de la medicina china tradicional para diagnosticar y tratar todo, desde enfermedades cardiacas a cáncer, en personas que venían de todo el mundo. Dado que venían con sus informes médicos, era fácil ver que habían probado todos los tratamientos de la medicina occidental y agotado su capacidad para curar. La macrobiótica era su última esperanza. Los cambios que vi en los meses siguientes en las personas que seguían las recomendaciones dietéticas de Michio eran prácticamente milagrosos. A las personas que estaban dispuestas a hacer los cambios, una sencilla dieta de cereales integrales, legumbres y verduras les sanaba enfermedades cardiacas, cáncer y otras enfermedades. También les producía cambios tan asombrosos en las caras que eran casi irreconocibles cuando volvían dos meses después a una visita de seguimiento. Me impresionaron tanto estos resultados que comprendí que debía incorporar este método a mi práctica siempre que fuera posible. También comprendí que tenía que adoptarlo yo. Leí todo lo que logré encontrar acerca de los beneficios para la salud de las dietas vegetarianas. También hice un curso de cocina y me transformé en una cocinera macrobiótica muy competente. A mis hijas les quedó «estampada» esta dieta, que era la que yo comía cuando estaba embarazada de ellas y la que les servía hasta que tenían alrededor de 10 años. Ahora, veinteañeras, recuerdan que las comidas «reconfortantes» de su infancia eran arroz integral y sopa de miso.

Aunque la macrobiótica no era la panacea que yo esperaba que fuera, fue un fabuloso comienzo para descubrir lo potente que es el alimento para sanar. Una dieta principalmente vegetariana, rica en cereales integrales, legumbres y verduras se convirtió en la piedra angular de mi método para tratar, durante años, el síndrome premenstrual, la endometriosis, los dolores menstruales y otros problemas de salud femeninos. Y a aquellas que la seguían, esta dieta les mejoró en un grado inconmensurable la salud, a diferencia de sus costumbres dietéticas anteriores. Ahora he perfeccionado considerablemente este método, y he descubierto la clave para bajar de peso, conseguir una salud vibrante y mantenerse así toda la vida mediante una buena dieta. Si sigues los pasos que recomiendo a continuación, te garantizo que bajarás de peso para siempre, lo mantendrás y nunca más tendrás que leer otro libro de dieta ni seguir otra «dieta de régimen». Es sencillo. Pero no fácil.

Has de saber esto: es posible conseguir tener un cuerpo sano y vital que tenga la cantidad correcta de grasa corporal y también se vea fabuloso. Puedes comenzar a avanzar hacia eso ahora mismo. Lee esta sección y comprométete a hacer lo que puedas ahora, aunque eso sólo signifique hacer una caminata una vez a la semana, disfrutar de tu desayuno con más lentitud o comenzar a tomar suplementos vitamínicos. Cada paso que des te hará mucho más fácil comenzar el siguiente. Quédate con las partes que te vayan bien ahora y deja de lado el resto. Sé amable contigo misma e integra estos pasos hacia la nutrición de una manera que te resulte agradable y cómoda. Cuando cambies tu actitud respecto a la nutrición, también se transformarán la composición de tu cuerpo y tu imagen corporal. Tendrás mucho más éxito en mantener la salud de tu cuerpo si te tomas el tiempo para integrar tu nuevo comportamiento en el concepto general que tienes de ti misma. Los estudios han demostrado que las personas que han sido obesas toda su vida, por ejemplo, y luego adelgazan rápidamente, continúan teniendo una imagen deformada de sí mismas, y no son capaces de ver el verdadero aspecto que tienen, ni siquiera cuando ya han normalizado su peso.[1]

Paso 1: Comprender que el respeto y aceptación propios son las piedras angulares de la disminución de peso y la salud permanentes

Al margen de cómo te sientas en este momento, el primer paso hacia una salud óptima es decidir respetar el cuerpo que tienes. A muchas mujeres les resulta dificilísimo amar sus cuerpos cuando tienen sobrepeso, están enfermas o han sufrido malos tratos o abuso. Pero a todas les es posible aprender a dejar de hablarles a sus cuerpos de forma insultante. ¿Le hablarías a un niño pequeño o a un ser querido de la forma en que sueles hablarle a tu cuerpo? Es probable que no. Mírate profundamente a los ojos en el espejo y di en voz alta: «Te respeto y cuidaré de ti todos los días». Comprometerse a respetar el propio cuerpo es un paso esencial hacia sentirse y verse con un aspecto inmejorable. Las mujeres que se gustan son irresistibles, simpáticas, da gusto estar con ellas, sea cual sea su peso. También es importante que tengas en cuenta que respetarte te ayudará efectivamente a conseguir tu peso óptimo. Eso se debe a que los sentimientos que van unidos al respeto por una misma generan en el cuerpo un medio metabólico conducente a quemar grasas de un modo óptimo. En cambio, los procesos metabólicos que acompañan al estrés emocional no resuelto tienden a mantener firmemente en su lugar el exceso de grasa corporal, debido a los efectos de las hormonas del estrés (cortisol y adrenalina), que afectan drásticamente al metabolismo.

El exceso de grasa no es un riesgo para la salud en ninguna mujer. Esta observación está respaldada por un estudio realizado por la doctora Margaret Mackensie, antropóloga social que trabaja en Samoa Oriental, lugar donde la grasa corporal no se considera de ningún modo indeseable. El estudio demostró que las mujeres gordas no tienen ni más ni diferentes problemas de salud que el resto de la comunidad.[2]

Sin embargo, no cabe duda de que para muchas mujeres con sobrepeso, el exceso de grasa representa una armadura contra el dolor que han evitado experimentar. El dolor de los abusos sexuales y el incesto es una causa común del hábito de comer en exceso. No es de extrañar que el importantísimo estudio ACE (Adverse Childhood Experiences: Experiencias adversas en la infancia), que ha documentado las dramáticas consecuencias para la salud en la edad adulta del abuso y disfunción en la infancia, fuera motivado por observaciones hechas a mediado de los años ochenta en el programa para la obesidad del Kaiser Permanente's Department of Preventive Medicine de San Diego.[3] Este programa tuvo un índice de abandono muy elevado, y, sorprendentemente, las personas que lo dejaron estaban bajando de peso. Detalladas entrevistas a casi 200 de estas personas revelaron algo inesperado: que el maltrato y el abuso sexual en la infancia eran extraordinariamente comunes y anteriores al comienzo de su obesidad. Muchas personas hablaron con franqueza sobre esto. La obesidad no era un problema para ellas; era su solución para protegerse de problemas de los que nunca habían hablado con nadie. Por ejemplo, una mujer que subió casi 48 kilos en el año posterior a haber sido violada dijo: «A las gordas no se las mira. Y eso era lo que yo necesitaba». Una de mis clientas, cuyo padre era alcohólico, me dijo una vez: «Siempre que estoy disgustada u ofendida, como pasteles. Mientras me atiborro, casi siento que también me estoy tragando las penas». He aquí la verdad: la consecuencia final de la disfunción familiar, ya sea una madre deprimida que era incapaz de demostrar su amor a su hija o un tío que abusó sexualmente de ella, es la misma. La niña o la mujer concluye que no es digna de amor o no es valiosa a consecuencia de cómo la trataron. Y usa la comida u otra adicción para evitar el dolor de lo mal que la hace sentirse esa creencia. Cuando la gordura se utiliza como armadura contra el mundo o para protegerse de requerimientos sexuales no deseados, es indudablemente un riesgo para la salud, porque se ha convertido en símbolo de una vida no vivida, de sueños dejados en reserva.[4]

A comienzos de los años ochenta descubrí que en todos los casos de síndrome premenstrual grave, la mujer o se había criado o vivía en una casa en que había alcoholismo. Este tipo de observación y otras similares me motivaron para escribir este libro. La primera edición se basó en mis observaciones en una pequeña ciudad del estado de Maine. Después he descubierto que las experiencias de las mujeres son las mismas en todo el mundo.

Paso 2: Dejar de hacer dieta para siempre. Come para tener una salud vibrante

Habiéndolo probado todo, desde la dieta Atkins a la macrobiótica y la dieta de la Zona, puedo asegurarte que en todas hay una semilla de verdad. Pero todas las «dietas» que existen están condenadas al fracaso a menos que comprendamos con qué tipos de alimentos funciona mejor nuestro cuerpo, por su naturaleza, y comencemos a disfrutarlos para crearnos una salud vibrante. Sé que no te digo nada que no sepas ya.

Los estudios han demostrado que bajar y recuperar peso y la «mentalidad dieta» tienen consecuencias negativas en la salud, sea cual sea el peso real de la persona.[5] Y sólo un porcentaje muy pequeño de mujeres logran bajar de peso y conservarlo haciendo dieta, pese a la multimillonaria industria de las dietas. Hemos de observar sinceramente nuestro comportamiento en este terreno y comprometernos a cambiar. Conviene hacer cambios lentos y permanentes en la forma de comer que se conviertan en una forma de vida, no en estar «a dieta».

¿Tienes la «mentalidad dieta»?

- ¿Evitas comer durante todo el día para poder atiborrarte en la cena?
- Cuando estás delante de un bufé, ¿te dices que no debes comer lo que verdaderamente te apetece?
- ¿Te pesas varias veces durante el día?
- Cuando te subes a la báscula y ves que pesas medio kilo o más que de costumbre, ¿te reprendes por eso? ¿Dejas que eso te estropee el día e influya en lo que comes?
- ¿Te matas de hambre hasta el punto de que después devoras lo que sea que encuentres, prácticamente sin saborearlo?

- ¿Te dices «Ahora comeré esto, pero comenzaré una dieta el lunes», o después de Año Nuevo?
- ¿Bebes rutinariamente café o bebidas dietéticas con cafeína durante el día para reemplazar la comida?
- ¿Sabes cuántas calorías tienen la mayoría de los alimentos?

Si has contestado «sí» a cualquiera de estas preguntas, es probable que hayas heredado la «mentalidad dieta». Bob Schwartz, autor de *Diets Don't Work* [Las dietas no resultan] (Breakthru Publications, 1996), realizó un estudio de personas que no tenían ningún problema con el peso ni con la comida, para determinar si sería la restricción de alimentos lo que generaba la «mentalidad dieta». A las personas participantes se les impusieron dietas para bajar 10 libras [4,5 kg] cada una. Mientras hacían esta dieta, muchas de estas personas que antes no eran adictas a las dietas, desarrollaron la «mentalidad dieta». Se obsesionaron con la comida, en muchos casos por primera vez en su vida. Después de bajar esas 10 libras requeridas, muchos recuperaron lo perdido e incluso añadieron otras 5 libras [2,25 kg] más. Bajar esos 2,5 kg añadidos les costó mucho más que bajar los primeros 4,5 kg. Por el proceso mismo de restricción de alimentos y dieta, esas personas anteriormente delgadas se convirtieron en personas con problemas de peso.

Después de leer ese estudio, comprendí por fin por qué yo desde los 13 años había estado luchando contra esos mismos cuatro a seis kilos y medio. Mi primera dieta me implantó firmemente la «mentalidad dieta», y mi cuerpo se rebelaba, reaccionando con un mecanismo de «inanición» fisiológica que disminuía la velocidad metabólica, haciendo más difícil cada intento posterior de restricción.[6] (Yo entonces no sabía lo de la conexión azúcar-inflamación; véase el siguiente paso.) En ese mismo instante juré parar, y pasé seis años sin pesarme (a no ser en el examen físico para el seguro). Durante ese tiempo comencé a liberarme de un ciclo destructivo de maltrato al cuerpo comenzado muchos años antes. Como les ocurre a muchas, había permitido que el número de la báscula me dijera si mi peso estaba bien o mal, y determinara la calidad de mis días: si pesaba menos de 55 kg (o el peso que fuera el ideal para mí en ese tiempo), era un buen día; si pesaba más, era un mal día.

Muchísimas mujeres no logran llegar a la fase de comer para nutrirse de forma adecuada mientras no hacen algún progreso en los aspectos que he señalado al comienzo de este capítulo. Pero finalmente estarás motivada para comer alimentos de la mejor calidad; cuando recurras con frecuencia a tu sistema de orientación interior para que te guíe acerca de la comida, descubrirás que los alimentos que te convienen y los que deseas comer son los mismos. Ten paciencia.

Una pintora de 39 años mejoró su dieta con el fin de sanar una vaginitis crónica. Después me comentó: «Me siento más ligera y más limpia cuando como así. Ya no tengo ese moquillo permanente. Además, he bajado cuatro kilos desde la última vez que vine a verla. No me siento limitada en absoluto. Sé que puedo comer cualquier cosa que me apetezca. Usted me dijo que sólo comiera alimentos integrales, y que experimentara después de evitar los productos lácteos durante un mes. Así pues, pasado ese mes volví a comer queso, pero descubrí que no me gusta cómo le sienta a mi cuerpo. Dejé de comerlo y me encuentro mejor. Voy observando que cada vez más lo que deseo es también lo que me hace sentir mejor. Esto no es un castigo, es simplemente otra manera de ver las cosas. Para mí es un cambio total de filosofía».

Esta clienta experimentó un cambio en su modo de considerar el alimento. El adelgazamiento fue un efecto secundario. Cambió la dieta para crearse salud, no para bajar de peso. Al cambiar de dieta para crear salud, no sólo bajó de peso, sino que finalmente llegó al punto en que el alimento que deseaba era también el que la hacía sentirse mejor. Ahora está sintonizada con la sabiduría de su cuerpo, y su anterior guerra contra sí misma ha acabado.

Mejorar la nutrición y hacer ejercicio periódicamente son formas poderosas de crear salud. A muchas mujeres las sorprende lo bien que se sienten cuando eliminan de su dieta gran parte de los alimentos refinados, el exceso de azúcar y la cafeína. Es impresionante la relación entre la dieta y la salud de los órganos femeninos. En un estudio reciente realizado en Italia, por ejemplo, se comprobó una relación directa entre el riesgo de cáncer de mama y el consumo de productos dulces de índice glucémico elevado.[7] Nuestra dieta rica en ácidos grasos «trans» y carbohidratos refinados, y pobre en fibra y en nutrientes, es parte del motivo de que estén en aumento el cáncer de mama, la endometriosis y los miomas uterinos, que afectan a millones de mujeres. El 60 por ciento de todos los cánceres femeninos (mamas, ovarios y útero) están relacionados con la alimentación.[8] Tanto los trastornos benignos como los malignos de ovarios, mamas y útero están relacionados con niveles de estrógeno demasiado elevados.[9] Esto se debe a que un exceso de carbohidratos refinados eleva el nivel de azúcar en la sangre, lo cual tiene por consecuencia un aumento de los niveles de estrógenos metabólicamente activos en circulación, ya que el elevado nivel de triglicéridos producidos por los carbohidratos refinados desplazan al estrógeno de las globulinas que los unen a los esteroides desactivándolos metabólicamente. Una dieta rica en diversas fibras vegetales puede bajar el nivel de estrógeno, disminuyendo así el riesgo de cáncer de mama. Las fibras vegetales cambian el metabolismo del estrógeno en el intestino: se excreta más y queda menos cantidad disponible para ser asimilada en el torrente sanguíneo.

Las mujeres que tuvieron la primera regla a edad temprana y tienen tarde la menopausia, corren un mayor riesgo de contraer cáncer de mama. En Estados Unidos es característico que las mujeres tengan la menarquia pronto (a los 12 o 13 años) y la menopausia tarde.[10] Pero las mujeres que hacen dietas principalmente vegetarianas y pobres en grasa, como las chinas y las del pueblo kung, suelen tener el primer periodo menstrual a los 16 o 17 años, y también les comienza antes la menopausia. El índice de cáncer de mama entre estas mujeres es muy bajo.[11] Sin embargo, lo mismo se puede decir de las sociedades cazadoras-recolectoras, cuyas dietas son ricas en carne y grasa, pero relativamente pobres en carbohidratos. También está claro que un elevado grado de actividad física, común entre las mujeres de los pueblos mencionados, contribuye a equilibrar las hormonas y reducir el porcentaje de grasa corporal.

Paso 3. Comprender la conexión azúcar en la sangre-inflamación

Es útil retroceder en el tiempo para comprender cómo, en cuanto cultura, hemos llegado adonde estamos en lo que se refiere a los alimentos que comemos y los problemas que tenemos con ellos. Durante más de 100.000 años, antes que se universalizara la agricultura, nuestra especie se adaptó a la dieta de los cazadores-recolectores del Paleolítico. Esa dieta se componía de muchísimas hojas verdes amargas de plantas silvestres ricas en sustancias farmacológicamente activas que tienen propiedades antiinflamatorias y otras. También se componía de frutos y bayas silvestres de temporada, y carnes de caza, de animales que comían esas mismas plantas silvestres. Hallazgos arqueológicos indican que los cazadores-recolectores ponían especial atención en consumir la carne de órganos ricos en nutrientes, como los sesos, los riñones y el corazón.

Los dulces concentrados, aparte de la ocasional miel, simplemente no existían. Y aunque eran pocas las gramíneas silvestres que contenía esa dieta, éstas casi no se parecían en nada al maíz, arroz y trigo modernos, que son los alimentos de primera necesidad hoy en día. Una de las cosas más importantes que hay que tener presente al decidir qué es sano comer, es lo siguiente: todavía tenemos el metabolismo y la fisiología de los cazadores-recolectores del Paleolítico.[12]

La agricultura se introdujo hace alrededor de 10.000 años, un simple pitido en la pantalla del tiempo evolutivo. Mirando esto en perspectiva, durante el 99,8 por ciento de nuestro tiempo en la Tierra como *Homo sapiens*, comimos alimentos silvestres.[13] Desde entonces las prácticas de cultivo selectivo han aumentado el contenido de fécula y azúcar de las frutas, verduras y cereales, y también han cambiado considerablemente la composición de la carne que comemos. Y en los últimos 60 años se han añadido muchísimos aditivos químicos, como las grasas trans y los conservantes, para los cuales simplemente no está hecho nuestro metabolismo de la Edad de Piedra. El empobrecimiento de la tierra y su fertilización con nitratos después de la Segunda Guerra Mundial (en respuesta a la necesidad de deshacerse de la acumulación de nitratos usados para las bombas) han cambiado aún más los alimentos. La sobrealimentación, el exceso de peso y niveles elevados de azúcar y grasas en la sangre son ahora la norma, dado que la cantidad ha superado a la calidad en la comida en la mayor parte del mundo desarrollado. Según el doctor Joseph Mercola, osteópata, autor de *The No-Grain Diet* [La dieta sin cereales] (Dutton, 2003), en la actualidad el estadounidense medio come anualmente 27 kilos más de cereales y 14 kilos más de edulcorantes que hace veinticinco años.[14] (Para más información, visita el sitio web del doctor Mercola en www. mercola.com.) Los cereales, las féculas y los azúcares, y todo lo que se hace de ellos (que elevan el nivel de azúcar en la sangre y llevan a una forma de comer adictiva) son los verdaderos culpables tratándose de exceso de peso. No es para sorprenderse que los recursos de nuestro sistema de asistencia médica estén aplastados bajo el peso de las enfermedades crónicas que son la consecuencia de este cambio en la dieta humana. Pero eso no quiere decir que sea imposible comer una dieta sana hoy en día. En realidad, es cada vez más fácil. He aquí todo lo que necesitas saber.

Un nivel estable de azúcar en la sangre es la solución

Lo principal para mantener el peso y la salud vibrante toda la vida es saber mantener estable el nivel de azúcar en la sangre, pura y simplemente. Lo que mantiene estable el nivel de azúcar es comer, en los momentos correctos, la cantidad correcta de proteínas, el tipo correcto de hidratos de carbono y los tipos y cantidades correctas de grasas. Mantener estable el nivel de azúcar durante todo el día es también la clave para prevenir o sanar las enfermedades relacionadas con la inflamación celular. (Observación: ¡muchísimos de los grandes cambios ocurridos en la dieta de los cazadores-recolectores con la que hemos evolucionado están relacionados con permanentes alteraciones en el nivel de azúcar en la sangre como su camino común final!)

Me ha llevado más de 45 años de estudios y experiencia clínica para entender esto. A fines de los años ochenta y comienzo de los noventa, yo seguía con una dieta compuesta principalmente por cereales y pobre en grasas. Y subía de peso. Más o menos entre las cuatro y las cinco de la tarde llegaba a casa del trabajo, muerta de hambre, abría el refrigerador y comenzaba mi «picoteo» de la tarde, que no acababa hasta cuando me iba a acostar horas después. Ansiaba comer dulces y me costaba muchísimo controlar el apetito. Mis clientas se quejaban de lo mismo. También observamos que al llegar a los 40 años comenzaba a desaparecernos la cintura. ¿Qué era lo malo en la dieta vegetariana pobre en grasas y rica en carbohidratos complejos que tantos estudios decían que nos mantendrían sanas y esbeltas?

Alrededor de ese tiempo apareció la popular 'dieta de la Zona' del doctor Barry Sears, y luego la obra de los médicos de cabecera doctores Mary Dan y Michael Eades, autores de *Protein Power* (Bantam Books, 1996) y colegas de Sears. Leí los estudios en que estaban basados sus libros. Eran muy razonables. Un exceso de carbohidrato eleva el nivel de insulina, lo que obliga al cuerpo a almacenar el exceso de calorías en forma de grasa. Y una cantidad suficiente de proteína aumenta la producción de glucagón, el que induce al cuerpo a comenzar a quemar grasas. Además, los tipos correctos de grasas en pequeñas cantidades son componentes básicos de las hormonas que combaten la inflamación celular y producen un metabolismo óptimo (se llaman eicosanoides, y las citocinas y prostaglandinas inflamatorias forman parte de este grupo; véase la sección sobre las grasas, más adelante).

Basándome en estos estudios, obedientemente añadí más proteína a mi dieta y reduje el consumo de cereales, frutas y dulces (aunque no me apetecía hacerlo, y fue difícil; recordaba lo que me dijo una amiga una vez: «Nunca he conocido un carbohidrato que no me guste»). Impresionada por la nueva energía que sentía y la disminución del deseo de comer azúcar, les recomendé lo mismo a mis clientas. Nos sentíamos mejor, pero mis ansias de comer no desaparecieron; y al parecer no lograba renunciar a mis carbohidratos refinados. Además, mi amiga intuitiva médica, doctora Mona Lisa Schulz, vivía recordándome que el camino de la privación no era sano para mí. (Y tenía razón.)

Pero continuaba con mi dificultad para bajar de peso. Así que, como otros miles de personas, decidí llevar las cosas un poco más lejos. Si los carbohidratos eran malos, ¿por qué no eliminarlos del todo durante una o dos semanas para ver si bajaba de peso? Así pues, inicié el programa de inducción del doctor Atkins. Pero tampoco me dio resultado. Aunque comía menos de 20 gramos de carbohidratos al día, mi cuerpo se negaba rotundamente a entrar en estado de cetosis (aquel en que el cuerpo comienza a usar la grasa para obtener energía, y los cuerpos cetónicos que genera esto se eliminan por la orina). Mi cuerpo se aferraba a su grasa como si en ello le fuera la vida, al parecer. Cuando llamé al doctor Robert Atkins (ya fallecido) para hablarle de esto, no supo explicarlo, a no ser para decirme: «Bueno, es que está menopáusica». Esa explicación no me sirvió. Y no me gustaba nada comer tanta carne y beicon. Encontraba infinitamente mejor comer frutas, verduras y cereales. Pero mi peso había subido a un récord no igualado: 67 kilos (¡había llegado a 68 cuando estaba al final de mis embarazos!).

El eslabón perdido: el estrés glucémico y la resistencia a la insulina

Finalmente llegó a mi conocimiento la obra del doctor Ray Strand, autor de *Healthy for Life: Developing Healthy Lifestyles That Have a Side Effect of Permanent Fat Loss* [Vida sana: cómo desarrollar estilos de vida sanos que tengan como efecto colateral la pérdida permanente de grasa] (Real Life, 2005), médico de cabecera que, como yo, había pasado más de veinticinco años visitando a las mismas personas y viéndolas aumentar, lento pero seguro, el contorno de la cintura, el nivel de colesterol, la tensión arterial y enfermar de cáncer, etcétera. Los estudios del doctor Strand documentan que los trastornos llamados estrés glucémico y abuso de insulina comienzan en la infancia, y son la consecuencia de una dieta excesivamente rica en alimentos refinados pobres en nutrientes, que elevan demasiado rápido el nivel de azúcar (y el de insulina) en la sangre. Esto les ocurre incluso a personas que nunca enfermarán de diabetes. Por desgracia, los alimentos muy glucémicos son justamente los alimentos «reconfortantes» que ansían comer la mayoría de las personas, entre ellos los macarrones, los panes, galletas, pasteles y bollos. Comer demasiado de estos alimentos diariamente tiene por consecuencia el estrés glucémico/ inflamación de los vasos sanguíneos, debido a los daños causados por los radicales libres cuando el nivel de azúcar está muy elevado. Con el tiempo se engrosa el revestimiento de los vasos sanguíneos haciendo cada vez más difícil a la insulina salir para entrar en las células. Como observa el doctor Strand, la resistencia a la insulina comienza en los vasos sanguíneos de los músculos esqueléticos, que es donde debe quemarse más eficientemente el azúcar. Este proceso, que también comienza en la infancia, crea el marco idóneo para el endurecimiento de las arterias, y también para la resistencia a la insulina a gran escala. (Para más información, visita el sitio web del doctor Strand en www.releasingfat.com.)

El estrés glucémico y el abuso de insulina son el comienzo del largo y continuado avance hacia la resistencia a la insulina o síndrome metabólico declarado (también llamado síndrome X, véase cuadro más adelante). Según sea la configuración genética de la persona, el síndrome metabólico puede llevar a diabetes o a enfermedad cardiaca, o a ambas cosas (mis abuelos por ambos lados de la familia murieron de enfermedad cardiovascular; y les gustaban los dulces). Prácticamente todas las células del cuerpo son afectadas por el abuso de insulina, que también es causa de la producción de excesivas sustancias químicas inflamatorias (que están en la base de todas las enfermedades crónicas, incluido el dolor de cabeza y el insomnio). No es de extrañar que el doctor Kenneth Cooper dijera una vez: «Morimos no tanto de una determinada enfermedad como de toda nuestra vida». No es broma. Por fin comprendí por qué toda mi vida había ansiado dulces, por qué mi colesterol HDL estaba tan peligrosamente bajo pasados los 30 años, y por qué tenía tanta dificultad para bajar de peso en la mitad de la vida. Eran todos esos alimentos de elevado índice glucémico. (Muchas personas vegetarianas comen demasiados dulces, pastas y panes, los que tienen por consecuencia un elevado nivel de azúcar en la sangre. Yo no era una excepción.) La relación entre estrés glucémico, abuso de insulina e inflamación celular es el motivo de que todo mejore, desde los dolores de cabeza hasta el síndrome premenstrual y la hipertensión, cuando se come para estabilizar el nivel de azúcar en la sangre.

Cuando el nivel de azúcar continúa demasiado alto, con el tiempo los receptores de insulina de las células pierden su capacidad para reaccionar ante ese elevado nivel. Los tipos de grasas alimentarias malas también cambian los receptores de insulina en la membrana de las células, empeorando el problema. La insuficiencia de micronutrientes, por ejemplo de cromo, también aumenta el problema (véase micronutrientes, más adelante). Con el tiempo, el páncreas sencillamente pierde su capacidad de producir insulina y las células pierden su sensibilidad frente a ella. La diabetes tipo 2 es la consecuencia. Pero hay más. Hace poco se ha descubierto que las propias células grasas producen sustancias químicas inflamatorias, lo que es otro motivo de que la obesidad sea un factor de riesgo de cáncer. La grasa corporal está llena de receptores de insulina. Cuanto más gorda es la persona, más insulina necesita para llevar el azúcar de la sangre a las células. Y dado que la insulina es una hormona de almacenamiento, cuanto mayor es su nivel, más difícil le resulta al cuerpo liberar grasa para obtener combustible. ¡En realidad, la insulina encierra la grasa en su lugar!

Fases de la resistencia a la insulina

1. *Estrés glucémico.* El consumo excesivo de alimentos muy glucémicos lleva a inflamación de los vasos sanguíneos. En esta fase muchas personas experimentan hipoglucemia, en que les baja demasiado el nivel de azúcar después de una comida muy glucémica. Esto ocurre particularmente después de comer alimentos muy glucémicos combinados con cafeína (el desayuno estadounidense típico: un donut o bollo y una taza de café).

SIGNOS DE ABUSO DE INSULINA Y ESTRÉS GLUCÉMICO TEMPRANO
Ansias de comer carbohidratos y hambre incontrolable
Comer para calmar emociones
Comer por la noche
Lento ensanchamiento del talle
Mayor resistencia a bajar de peso
Cansancio y posiblemente temblores de debilidad después de una
    comida

2. *Comienzo de la resistencia a la insulina.* Las células beta del páncreas son estimuladas para producir más insulina para que pase por los vasos sanguíneos engrosados. El elevado nivel de insulina lleva a elevados niveles de triglicéridos, metabolismo anormal del estrógeno, bajo nivel del colesterol HDL, elevado nivel de azúcar, enfermedad cardiovascular y mayor riesgo de diabetes. El nivel elevado de insulina provoca una reacción en cadena que produce tantos cambios metabólicos que no se pueden detener sin importantes cambios en el estilo de vida. (Cuando yo era vegetariana macrobiótica, y también comía muchísimo pan, mi nivel de colesterol HDL estaba en un peligroso 35. Sólo tenía 32 años. ¡Ahora está en un sano 70!) Los músculos son los primeros en volverse resistentes a la insulina; pero cuando les ocurre, el azúcar en la sangre (glucosa) se devuelve a las células grasas, principalmente las del abdomen. ¡Eso significa que cuando comes una comida muy glucémica, se va derecho a la barriga, y al parecer pasa totalmente por alto los músculos! (Con el tiempo también aparecen vetas de grasa en los músculos.) Esta es la fase en que tú y tu médico deberíais buscar signos de resistencia a la insulina (nivel elevado de triglicéridos y bajo nivel de colesterol HDL suelen ser los primeros signos de estrés glucémico y resistencia a la insulina temprana). Cuanto antes cambies tu dieta, mejor. Así podrás dar marcha atrás y prevenir todo tipo de problemas, y también conseguir tu peso normal.

SIGNOS DE RESISTENCIA A LA INSULINA TEMPRANA
Comer por la noche
Aumento de la gordura central (ensanchamiento del talle)
Bajo nivel de colesterol HDL
Mayor nivel de triglicéridos
Acidez
Más cansancio después de una comida o tentempié muy glucémicos
Irregularidades menstruales
Hipoglucemia
Ansias de comer azúcar y carbohidratos de elevado índice glucémico
Insomnio

3. *Síndrome metabólico declarado.* Si no se cambian la dieta y el estilo de vida, la resistencia a la insulina lleva inexorablemente al síndrome

metabólico a gran escala, que puede causar hipertensión, elevado nivel de colesterol, obesidad, exceso de fibrinógeno en la sangre (factor de coagulación), y todo un montón de otros problemas.

LA RESISTENCIA A LA INSULINA (SÍNDROME X O SÍNDROME METABÓLICO) PUEDE SER CAUSA DE:

Diabetes tipo 2
Mayor nivel de fibrinógeno (mayor coagulación sanguínea)
Obesidad central (figura de manzana)
Hipertensión
Niveles anormales de colesterol
Apnea del sueño
Enfermedades cardiovasculares, incluido ictus o accidente cerebrovascular
Reglas excesivamente abundantes
Muchas formas de ovario poliquístico
Anovulación y problemas de fertilidad
Hirsutismo
Calvicie de tipo masculino
Cánceres de mama, de colon y otros
Depresión
Demencia

Dada la enorme frecuencia de abuso de insulina y estrés glucémico, te aseguro que de ninguna manera puedes aprender a fiarte de los instintos de tu cuerpo en torno a la comida mientras no adoptes un programa que estabilice tu nivel de azúcar en la sangre y reinicie tu metabolismo. Sencillamente, tienes que eliminar de tu dieta todos los carbohidratos refinados, consumir carbohidratos de bajo índice glucémico, y cantidades adecuadas de proteína, grasas sanas y micronutrientes. A muchas personas esto les exige una importante reeducación. Hay muchas maneras de hacer esto (p. ej., los libros *Fat Flush Plan* de Ann Louise Gittleman, *Midlife Miracle Diet*, de Adele Puhn, *No-Grain Diet*, de Mercola, *The Schwarzbein Principle*, de Diana Schwarzbein, etcétera), pero encuentro que el programa Reset [reajuste] del laboratorio Usana, de cinco días de duración, es la manera más fácil y eficaz para disminuir las ansias de comer y reiniciar el metabolismo (entra en www.usana.com, y en la pestaña Productos del menú haz clic en Macro-optimizers y después en Reset).

Cuando hayas terminado el programa de cinco días sabrás cómo es estar libre de ansias de comer y tener estable el nivel de azúcar. También podrías notar que duermes mejor y tienes más energía. Verás que mejoran considerablemente una amplia variedad de problemas de salud cuando se tienen controlados los niveles de azúcar y de insulina.

Una vez que hayas reiniciado tu metabolismo estarás en posición mucho mejor para continuar comiendo para la buena salud. Se ha demostrado clínicamente que el programa Reset, ya citado, de batidos prepreparados, vitaminas y minerales de calidad farmacéutica y barras nutritivas complementadas con frutas y verduras, estabiliza los niveles de azúcar y de insulina, baja el de colesterol, aumenta la energía, disminuye las ansias de comer y favorece la disminución de peso (una persona corriente baja alrededor de 2,5 kilos en cinco días, principalmente por eliminar el exceso de líquido que es tan común cuando está demasiado elevado el nivel de insulina). Dado que el programa Reset está científicamente estudiado para reiniciar el metabolismo de forma rápida y fácil, para muchas personas es una manera cómoda y práctica de experimentar cómo es tener un metabolismo normal con un nivel de azúcar estable en la sangre. Lo que es particularmente extraordinario es que la primera grasa que se elimina es la de alrededor del abdomen, que es justamente la más «reacia» a marcharse. El motivo de esto, observa el doctor Strand, es que cuando empiezan a dar marcha atrás la resistencia a la insulina y el estrés glucémico, el cuerpo comienza automáticamente a soltar su grasa almacenada, sobre todo la de alrededor del abdomen que es muy activa metabólicamente y tan difícil de eliminar con las dietas corrientes de bajo contenido calórico y graso.

Qué comer

Tu dieta debería componerse de un 80-90 por ciento de alimentos de bajo índice glucémico, grasas de buena calidad (véase más adelante), y mucha fruta y verdura de bajo índice glucémico. Algunas personas toleran los cereales y otras no. Eliminar todos los cereales durante un mes más o menos puede hacer maravillas. Después añades unos pocos y ves cómo te va. Lo mismo vale para pequeñas cantidades de alimentos de índice glucémico alto. (Yo tomo postre normalmente, incluso chocolate. Pero he llegado al punto en que sé cuándo es «bastante», y no es mucho. ¡Créeme, eso me llevó años!)

DESAYUNO. El desayuno es la comida más importante del día porque nos establece el marco para el nivel de azúcar el resto del día. Si la persona no ha tomado un desayuno estabilizador del nivel de azúcar, va a sentir sus efectos en el momento que yo llamo «hora arsénico» (más o menos entre las cuatro y las cinco de la tarde, cuando los niveles de las hormonas del estrés están en el nivel máximo y cuando todos los estreses del día parecen acumularse de golpe). Si no has tomado un desayuno decente, a esa hora vas a estar tan desesperada que desearás comerte el papel de la pared.

El desayuno debe contener algo de proteína, grasa sana y carbohidratos de bajo índice glucémico. Si no tienes tiempo para cocinar, en el mercado hay muchos batidos y barras que te lo ponen fácil. Si tienes el tiempo, entonces un par de huevos, ricos en omega-3, unas cuantas bayas y una taza de té son un buen desayuno. Otro de mis favoritos es avena cocida lentamente con 1 cucharada de proteína de soja en polvo. (Nota: todos los alimentos «instantáneos» tienen un índice glucémico muy alto; la avena instantánea no es una excepción.)

COMIDA DE MEDIO DÍA: Proteína magra (pescado, pollo, carne, o alternativas vegetarianas como el tofu). Añade muchas verduras, como bok choy (col china), col verde, lechugas, etcétera. Nota: las verduras como la zanahoria tienen un índice glucémico relativamente alto, pero su carga glucémica (cantidad total de azúcar) es baja. Son estupendas. Otras alternativas son sopa de alubias o lentejas y una ensalada, etcétera.

CENA: Lo mismo que a medio día.

Para tentempiés, opta por frutas y queso, diversas barras nutritivas de bajo índice glucémico, o un puñado pequeño de frutos secos.

Nota acerca de la hora de las comidas

Muchísimas mujeres cometen el error de «reservar» el consumo de calorías para la cena matándose de hambre durante el día. Esta costumbre lleva inevitablemente a niveles de azúcar variables, y es una trampa que lleva a problemas de peso. Se ha demostrado científicamente que las personas que tomaron alimentos equivalentes a 2.000 calorías por la mañana bajaron alrededor de 1 kilo por semana, mientras que las que los tomaban después de las seis de la tarde subieron de peso.[15] Es ideal esperar que pasen tres horas después de cenar para ir a acostarse, aunque esto no le va bien a todo el mundo.

Controlar el nivel de azúcar en la sangre no es una «dieta», es un trabajo de toda la vida

Aprender a controlar el nivel de azúcar en la sangre y las ansias de comer es un trabajo de toda la vida para el 75 por ciento de las personas (como yo) propensas a consumir un exceso de carbohidratos refinados. Habrá ocasiones en que te bajarás del carro. Entonces vuelve a subirte. No esperes que los carbohidratos dejen de «cantarte», que no dejarán. Y según sea tu recuperación en torno a la adicción al azúcar, puede que seas, o no, capaz de tolerar un postre de vez en cuando. Por ejemplo, hace poco fui a Nueva York a pasar un fin de semana con mis hijas; fuimos a desayunar a un restaurante francés, y yo me sentí compelida a pedir la cesta de cruasanes y bollos porque se veían fabulosos. Después de disfrutar concienzudamente de esos carbohidratos refinados, «pagué» el precio; me sentí tan cansada por el bajón del nivel de azúcar que me vino por comer todo ese pan, que deseaba echarme en la acera a dormir una siesta (y eso fue en noviembre, así que hacía frío). Tardé un total de 24 horas en recuperarme totalmente del efecto metabólico de comer dos bollos y dos cruasanes, a pesar de que también comí una tortilla francesa rica en proteína, la que, teóricamente, debería haber prevenido los altibajos del nivel de azúcar (la proteína comida junto con los carbohidratos refinados contribuye a mantener estable el nivel de azúcar en la sangre). Una vez que de verdad sientas el efecto del exceso de alimentos muy glucémicos en el nivel de azúcar, no volverás a comer tontamente.

Ansiar comer carbohidratos muy glucémicos no es un defecto de carácter ni se debe a falta de fuerza de voluntad. Estamos hechas para desear comer alimentos que nos aumentan rápidamente el peso, que siempre son los de índice glucémico alto. La verdad pura y simple es que durante la mayor parte de la historia de la humanidad, era una ventaja de supervivencia poder subir de peso rápidamente durante los periodos de abundancia para compensar la escasez en los periodos de hambruna. Es interesante observar que los descendientes de los cazadores-recolectores más recientes (p. ej., los indios norteamericanos, los inuit) tienen los mayores problemas con los alimentos muy glucémicos y también con los cereales. (Observación: alrededor de un 25 por ciento de las personas de ascendencia aria, aunque no siempre, son lo que yo llamo celebridades genéticas; pueden comer cualquier cosa que se les antoje y jamás suben ni medio kilo. Lo interesante, sin embargo, es que en realidad estas personas no desean comer carbohidratos refinados como el resto de nosotros. A muchas ni siquiera les gusta el chocolate. ¡Imagínate!)

Paso 4: Ser totalmente sincera respecto a la conexión comida-emoción

> El sentimiento de culpa es uno de los peores alimentos para los intestinos.
>
> BILL TIMS, EX ASESOR MACROBIÓTICO

Muchas mujeres aumentan de peso cuando están preocupadas o afligidas, y adelgazan fácilmente cuando se sienten felices o se acaban de enamorar. La tendencia a comer cuando se sufre un trastorno emocional, primero puede producir una retención de líquido y luego añadir grasa corporal, en parte debido a la acción de la hormona cortisol, que se secreta en grandes cantidades cuando la persona se encuentra en un estado que percibe como un estrés inevitable. El cortisol es un esteroide, y si alguna vez has tomado esteroides o has visto a alguien inflarse con prednisona, sabes de qué hablo. Los estudios científicos han demostrado que el estrés emocional no expresado ni resuelto produce cambios metabólicos que inhiben la descomposición de las grasas, comparable a lo que produce la prednisona. Comer alimentos cargados de grasa y carbohidratos refinados cuando se está estresada no sólo produce un almacenamiento excesivo de grasa, sino que también prepara el terreno para muchas otras enfermedades.[16] Una vez di una fiesta para mi hija después de su primer baile formal. Eso me exigió estar en pie hasta las tres de la madrugada después de un ajetreado día de preparativos. Aunque comí mi cantidad habitual de comida, subí algo más de 1 kilo, que tardó cuatro días en desaparecer. Lo mismo le ocurrió a una de mis amigas que vino a ayudarme. Esto me ha ocurrido repetidas veces. Por otro lado, también he pasado vacaciones en que he comido más de lo habitual, y he bajado de peso porque no había estrés. Muchas mujeres han tenido esta misma experiencia en Francia e Italia, donde comer bien es un rito placentero libre de estrés.

El exceso de grasa y de líquido puede también ser una armadura corporal para no sentir lo que no queremos sentir. He visto a mujeres liberar emociones retenidas durante mucho tiempo en una buena sesión de llanto (o de risa), y bajar dos o más kilos literalmente de la noche a la mañana. Muchas habréis tenido la experiencia de que cuando estáis enamoradas no necesitáis comer mucho, porque estáis llenas de energía vital. Esta energía vital está siempre a nuestra disposición cuando hacemos un trabajo que nos gusta, aunque no estemos «enamoradas» de alguien. Este es otro motivo más para seguir los impulsos del corazón con el fin de crear salud en nuestra vida.

Observa con sinceridad cómo utilizas la comida y cuánto comes realmente. Incluye el momento, el por qué y el cómo. Si de veras deseas hacer las paces con la comida, durante dos semanas o más anota todo lo que comes, dónde lo comes y cómo te sientes en el momento. Este ejercicio rompe la negación y te servirá para aclararte y llegar a un acuerdo respecto a lo bien o mal que te nutres con alimentos. Mi experiencia clínica me ha hecho ver que las mujeres que anotan lo que comen para aclararse tienen muchas más posibilidades de cambiar su salud.

Si comes sobre todo para consolarte emocionalmente, tal vez no te convenga renunciar a eso de inmediato. Hacerlo está bien. Una de mis clientas, que fue obesa hasta los 21 años, me contó que siempre supo que bajaría de peso una vez que se fuera de casa y dejara de cuidar a su madre, enferma mental, y a sus hermanos menores. Aunque sus padres la llevaron de médico en médico y le impusieron una serie de dietas, ella sabía que necesitaba la comida para no sentir el dolor de sus circunstancias. Una vez que cambiaron éstas, bajó de peso.

No podemos aplicar *ninguna* información sobre mejorar la nutrición mientras no hayamos analizado sinceramente nuestros problemas en torno a la comida y nos hayamos comprometido a hacer las paces con ellos. Por ese motivo, es posible que te convenga probar los pasos para sanar que explico en el capítulo 15, antes o al mismo tiempo que decidas mejorar tu nutrición.

Si no logras dominar la compulsión a comer en exceso, tal vez te convenga seguir un plan estructurado de comidas, como el de Overeaters Anonymous [en España, Comedores Compulsivos Anónimos], por ejemplo. Ese plan actuará a modo de sistema de control externo mientras comprendes cuáles son los activadores internos que desencadenan tu deseo de comer en exceso. Muchas mujeres aún no han establecido la relación entre su dolor emocional y la forma en que utilizan la comida para controlarlo. Otras podrían tener tanto estrés en su vida que estén afectados adversamente sus sistemas inmunitario y metabólico; para estas mujeres, incluso pequeñas cantidades de alimentos dulces o con levadura, o de alimentos salados o grasos, desencadenan el atracón. La mayoría de las mujeres entran en una de dos categorías amplias: las que se dan atracones con dulces muy grasos, por ejemplo helados, y las que se dan atracones con alimentos salados muy grasos, por ejemplo patatas fritas. Para estas mujeres, el alimento graso azucarado o salado es como el alcohol para un alcohólico. Mujeres adictas al azúcar me han dicho que una vez que comienzan, se sienten embriagadas y desorientadas, y les viene un deseo insaciable de comer más y más cosas azucaradas (lo mismo vale para los atracones con alimentos grasos y salados). Cuando la mujer evita esos «alimentos desencadenantes», se normaliza su forma de comer. Las ansias de comer también disminuyen considerablemente con una dieta que contenga cantidades adecuadas de proteínas y grasas y pocos carbohidratos refinados (véase el Paso 10: Rehabilitar el metabolismo). Con frecuencia, cuando la mujer ya ha encarado las causas emocionales de sus excesos en la comida y ha mejorado su dieta para reducir las ansias de comer, no necesita un plan de comidas a modo de «autoridad externa». Ya sabe qué comer y cuándo.

Demostrarse cariño

Nutrirnos por nosotras mismas y no para complacer a los demás no es algo muy común entre las mujeres. Hemos sido condicionadas socialmente para relacionarnos con los demás y demostrarles nuestro amor comprando los alimentos, preparándolos, sirviéndolos y después fregando los platos cada día. Cuando las relaciones en casa o en el trabajo no son totalmente satisfactorias y sustentadoras, las mujeres (y los hombres) tratamos de llenar con comida el vacío que sentimos en nuestro centro, vacío que ninguna cantidad de comida va a llenar. Dadas las poderosas fuerzas culturales que nos mantienen atascadas en el hábito de comer para llenar ese vacío interior, los intentos por mejorar la dieta van a ser saboteados mientras no comprendamos, intelectual y emocionalmente, por qué comemos en exceso, o dejamos de comer, o sólo comemos alimentos de poco valor nutritivo. Solamente nosotras mismas podemos dar el paso hacia la liberación de esas influencias. Cuando haya suficientes mujeres que hagan esto, la cultura también cambiará.

La mejora en la dieta y los programas de ejercicios están destinados al fracaso si no van acompañados por una gran cantidad de amor por nosotras mismas, buen humor y flexibilidad personal. Cualquier sombra de culpabilidad mientras comemos un helado es disponernos al fracaso, y también es una forma de maltratarnos. Una de mis clientas, que seguía una dieta macrobiótica para sanar sus miomas, descubrió que cuando decía: «Me quiero y me respeto» le desaparecían las ansias de comer. Cuanto mejor se sentía consigo misma, más deseos tenía de comer de forma sana.

Comer en buena compañía

Prácticamente todas las personas que han mejorado su estilo de vida saben una cosa: cuando comienzas a adoptar costumbres sanas, nunca faltan amistades y familiares que intentan sabotear tu trabajo. Esto se debe a que tu deseo de tener una mejor salud (o cualquier otra cosa) se levanta como un espejo ante estas personas y las obliga a cuestionar su comportamiento, el que tal vez no desean cambiar; entonces te consideran una amenaza. Espera esto; la resistencia al cambio es normal. ¡Haz todo lo posible por pasar un tiempo con personas que sigan tu mismo estilo de vida y en quienes puedas encontrar ayuda y apoyo en esas inevitables ocasiones en que te sientes como si un dulcísimo helado con frutas y nueces fuera la solución para todos tus problemas!

Nutrición no es sólo la comida que nos ponemos en la boca; es también el ambiente que nos rodea: las personas con quienes estamos, la luz del sol y de las estrellas, el color de las paredes; estas cosas influyen en la forma como se metabolizan los alimentos en nuestro cuerpo. Necesitas revaluar cualquier amistad que apoye una forma insana de comer. Si siempre pasas el tiempo con personas que usan la comida para ahogar sus emociones o como su única forma de diversión, te vas a sentir más gorda y vas a actuar con más pesadez cuando estés con ellas, y es posible que adquieras un exceso de grasa. Tal vez necesites hacer nuevas amistades. Por otro lado, cuando comas con personas que disfrutan totalmente de la comida sin ningún sentimiento de culpabilidad, quizá descubras que te sientes más satisfecha que en el pasado.

He observado que como mucho menos cuando salgo a comer fuera que cuando como en casa. Todo el ritual de que me sirvan, de tener que esperar entre plato y plato, produce un proceso digestivo diferente y una mayor sensación de bienestar.

Paso 5: Actualizar la programación cultural

La comida y las emociones están muy profundamente ligadas en los seres humanos, y por motivos mucho más antiguos que la actual obsesión por la delgadez. Durante siglos fuimos capaces de sobrevivir porque comíamos lo que nuestra tribu decía que estaba bien comer. Evitábamos las bayas venenosas y comíamos lo que la Madre nos decía que no entrañaba ningún peligro. El alimento ha sido siempre una parte esencial del ritual diario de vivir, y los alimentos que nos daban en la infancia nos han dejado una profunda huella. En un plano inconsciente y consciente, *nos sirven para sentirnos seguros y queridos.*

El papel tradicional de las mujeres como madres, las proveedoras del «alimento tribal», está pasado de moda; las mujeres ya no necesitan considerarse las únicas proveedoras de alimento para sus clanes, pero de todos modos este papel continúa profundamente arraigado, así como la elección de elementos tribales que implica. Varias clientas mías vegetarianas tienen madres que continúan ofreciéndoles carne asada como plato especial cuando van a casa. Para esas madres, el asado simboliza el amor y la atención. Está profundamente arraigado el condicionamiento que dice a la mujer que debe servir abundantes alimentos grasos a su familia para asegurar su supervivencia. Es necesario tomar conciencia de esos patrones. Lo que en otro tiempo aseguraba la supervivencia, hoy nos está matando.

En su libro *Fat Is a Feminist Issue* [La gordura es un asunto feminista] (Galahad Books, 1997), Susie Orbach documenta lo ligadas que estamos las mujeres con la comida, porque es nuestro imperativo cultural alimentar a todo el mundo. Si bien mi madre estaba bastante adelantada a su época en muchas cosas, en lo relativo a la comida seguía siendo un producto de su cultura. Tan pronto como se limpiaba la mesa de los platos del desayuno, mi padre le preguntaba: «¿Qué tendremos para comer a mediodía?». Mi madre solía decirme que no le preguntara a mi padre nada que fuera importante o controvertido mientras no hubiera comido, lo cual me enseñó que mi tarea era alimentar a los hombres, porque se supone que un hombre hambriento es imprevisible. A última hora de la tarde, cuando mi padre llegaba del trabajo, mi madre ponía la mesa, aunque no hubiera comenzado a preparar la cena, para que mi padre «creyera» que estaba en marcha, que ella llevaba horas ocupadísima preparándosela. Una colega amiga dice que su madre solía comenzar a freír cebolla justo antes de que llegara su padre; entonces la casa olía como si se estuviera haciendo la cena, aunque todavía no la hubiera comenzado a preparar. Él decía: «¡Qué bien huele, cariño!». Entonces ella empezaba a preparar la cena, cuando él ya se había convencido de que hacía rato que se estaba haciendo.

Mi madre y la madre de mi amiga actuaban según el imperativo de los años cincuenta y sesenta de que la función de la mujer era alimentar al que mantenía a la familia cuando llegaba a casa, fueran cuales fueren las necesidades o los planes que tuviera ella. Este imperativo de alimentar a los hombres hambrientos también funciona en el terreno sexual, al menos eso creo. A las mujeres se nos ha educado en la creencia de que los hombres tienen «necesidades sexuales» que nosotras hemos de satisfacer. Es la tarea y el deber de la mujer satisfacer el apetito sexual del hombre, además de su apetito alimentario. Si no lo hace lo suficientemente bien, él está justificado para buscar fuera de casa la satisfacción a sus necesidades masculinas. Aunque jamás nadie ha muerto por falta de un orgasmo, el mito cultural de los siglos pasados ha sido que si un hombre no es feliz en su matrimonio, la culpa es de la mujer. Mi abuelo dejó a mi abuela, según me han dicho, porque ella no era «lo bastante mujer» para él (lo que eso significa sólo podemos suponerlo).

Muchas mujeres me han contado que cuando eran niñas, las horas de las comidas dependían de la llegada del padre a casa. Si se atrasaba, lo esperaban una o dos horas, mientras la madre trataba de mantener apetitosa la comida y tranquilizar a los hambrientos hijos diciéndoles que había que esperar para sentarse todos a la mesa a hacer una comida familiar como «debe ser». En su libro *Composing a Life* (Grove Press, 2001), Mary Catherine Bateson explica que la presencia de un hombre en casa aumenta considerablemente el trabajo, no porque vaya dejando muchos calcetines sucios tirados por ahí, sino debido a las expectativas que tiene de las personas que lo rodean, y las que tienen de sí mismas esas personas. «A las mujeres se les enseña a negarse a sí mismas por el bien del matrimonio —escribe—; a los hombres se les enseña que el matrimonio existe para apoyarlos.»[17] Tenemos el poder de cambiar esa situación y el de crear relaciones felices con hombres, en primer lugar observando cómo nosotras mismas perpetuamos esos patrones anticuados.

Muchas mujeres me han comentado cuánto más fácil les resulta la vida cuando su marido sale de viaje y ellas no tienen que organizar las comidas, la limpieza y las horas de descanso según los planes de él. Habiendo sido adoctrinadas toda la vida acerca de que su valía está ligada a cocinar para los hombres, muchas mujeres simplemente no cocinan cuando no hay ningún hombre en casa a quien complacer. Muy en el fondo han asimilado que sólo por «él» vale la pena ese trabajo, no por ellas mismas. Y durante años se han sentido resentidas en silencio por eso.

Las necesidades alimentarias y emocionales de muchos hombres han sido satisfechas por mujeres desde su nacimiento. Cuando se casan, su mujer toma el relevo de su madre. Si un hombre cocina o se ocupa de los hijos, eso no es algo que se espere culturalmente que haga, de modo que casi se considera un regalo, algo extra que él hace por la familia. Cuando una mujer me cuenta que prepara tres comidas diferentes cada noche debido a las diversas preferencias que hay en su casa, inmediatamente le recomiendo que lea un libro sobre la codependencia, o que asista a reuniones que tratan de este tema. Preparar tres comidas diferentes para personas que no valoran ese trabajo, y que en realidad hacen comentarios negativos sobre la comida, es una clásica adicción a las relaciones. (Pero, por otro lado, si ella es bien recompensada por su trabajo, le encanta cocinar y ha acordado con su familia ese arreglo, no hay problema.)

Mi madre y miles de otras mujeres recurrían a estrategias como la de freír cebolla para crear la ilusión de que estaban preparando la comida con el fin de sobrevivir, y nos transmitieron esas sutiles formas de engañar. Sólo en los diez últimos años más o menos he tomado conciencia de lo lejos que he llegado en la desprogramación de esos primeros mensajes. Antes, cuando estaba en casa y mi marido no, tenía muy clara mi programación personal de que tenía que ordenar la casa antes que él llegara del trabajo y debía comenzar a preparar la cena, aun cuando los dos trabajábamos a jornada completa. A veces también me resentía cuando mi marido me preguntaba inocentemente: «¿Qué vamos a cenar?». Pensaba que él me obligaba a planear las comidas, comprar lo necesario y prepararlas. Él no entendía por qué me irritaba tanto. Por un tiempo, yo tampoco. Después caí en la cuenta de que yo suponía automáticamente que alimentarlo era mi responsabilidad, aunque los dos trabajáramos largas horas en el mismo trabajo.

Una vez que tomé conciencia de mi programación (que había llevado a mi matrimonio junto con mis esperanzas y sueños), dejé de culparlo a él de que yo me sintiera obligada a cocinar y limpiar en contra de mis deseos. También comencé a cambiar mi comportamiento. Por ejemplo, no ordenaba las cosas a no ser que lo deseara. Al mismo tiempo él comenzó a echarle una mirada a su programación, con cierta ayuda mía. Llegó a comprender que esperaba que yo hiciera los trabajos que su madre había hecho siempre. Una vez que los dos tomamos conciencia de nuestras expectativas inconscientes respecto a la comida, la cocina y la limpieza, nuestra relación mejoró en ese aspecto. (En la mayoría de las relaciones hace falta expresar los tácitos «tengo que» y «debo» de los dos miembros de la pareja, y no digo que sea fácil.)

Te animo a revisar algunas de las formas sutiles y no tan sutiles en que has sido condicionada. No se puede hacer ninguna mejora dietética mientras no se ha explorado el propio campo minado de la alimentación (desde la infancia al momento actual) y analizado sinceramente las suposiciones de que una es el chef de cocina y la limpiadora de biberones, o que no tiene tiempo para prepararse una comida sola y disfrutarla. Ahora sobre todo, cuando la gran mayoría de mujeres trabajan a jornada completa fuera de casa, es muy necesario que hagamos una puesta al día respecto a la época de nuestras madres.

Hazte las siguientes preguntas:

- ¿Te sientes personalmente responsable de pensar en las comidas de la familia, comprar los alimentos necesarios y prepararlas?
- Si el refrigerador está vacío cuando tu familia tiene hambre, ¿te sientes culpable o incapaz?
- ¿Has hablado de esto con tu pareja? ¿Y con tus hijos? ¿Y con otros seres queridos?
- ¿Disfrutas cocinando?
- ¿Te preparas comidas deliciosas incluso cuando estás sola? Si la respuesta es que no, ¿eliges comidas sanas cuando comes fuera o cuando otras personas te preparan la comida?

Para mí, las vacaciones no valen si tengo que cocinar tres comidas al día. Una vez alquilamos una cabaña en una isla cercana, y tuve la impresión de que lo único que hacía era cocinar y limpiar. Las niñas querían tentempiés cada dos por tres, y aún no eran lo suficientemente mayores para preparárselos ellas solas. Al final de esa semana, no me sentía relajada, sino furiosa. Sin embargo, sí puede ser agradable cocinar en vacaciones cuando la actividad se comparte con los demás.

Mi madre comentó una vez: «No me extraña que las jubiladas salgan a comer fuera con tanta frecuencia. Muchas de esas mujeres han tenido que preparar tres comidas al día durante más de cuarenta años. No es raro que estén hartas de cocinar». Y aunque la comida en los aviones no siempre es sana, yo prefiero que me sirvan antes que llevar conmigo comida sana. Creo que esto nace de ser madre y haber tenido que servir a otros, excluyéndome a mí misma, durante tanto tiempo. Me encanta que me sirvan y no tener que fregar los platos después. También noto que cuando como fuera y me sirven, como menos pero me siento más satisfecha. Ahora que vivo sola y mis hijas ya no viven en casa, casi todos los días como en restaurantes que sirven alimentos de cultivo ecológico. Esto me nutre en todos los aspectos y vale bien el gasto.

El movimiento femenino de fines de los años sesenta dio a un número de mujeres sin precedentes el ímpetu y los medios para mantenerse económicamente por primera vez. En consecuencia, ya no tenemos que casarnos por la supervivencia económica. Esto hace las verdaderas relaciones entre hombres y mujeres una propuesta mucho más viable. Pero para conseguir eso tenemos que cambiar nuestros condicionamientos. Cuando lo hagas, descubrirás que muchos hombres se desvivirán por complacerte, si te valoras, sabes lo que deseas, y lo pides sin rabia, sentimiento de culpa, inseguridad ni desconfianza de ti misma.

Paso 6: Hacer las paces con el peso

> El exceso de peso son sueños almacenados. Existe el mito de que podemos almacenar tiempo. Las culturas primitivas almacenaban alimentos para el invierno. Nosotras almacenamos tiempo en las caderas.
>
> DRA. PAULANNE BALCH

A lo largo de los años muchísimas mujeres me han preguntado: «¿Cuánto debo pesar?». Si bien desde que nacimos nos han pesado y medido, comparándonos con el ideal cultural, cada mujer tiene un peso natural en el que su cuerpo va a permanecer la mayor parte del tiempo si come de acuerdo con sus necesidades físicas y hace ejercicio con regularidad. Su peso fluctuará en uno o dos kilos en cualquier semana, y también variará con su ciclo mensual o su ciclo anual. Esta fluctuación casi siempre se debe a cambios en los niveles de líquido, no de grasa o músculos, y es normal. Es posible que el peso natural y sano de la mujer no concuerde con las tablas de peso de las compañías de seguros o del médico, y que no tenga relación alguna con las tallas de ropa (véase el cuadro 11).

El peso como medida de la salud no toma en cuenta la composición del cuerpo y es, por lo tanto, engañoso y ambiguo. El concepto de peso corporal «ideal» no sólo es muy destructivo para muchas mujeres, sino también una forma obsoleta de pensar en la salud. Una medida mucho más lógica es el porcentaje de grasa corporal, del que hablaremos en el paso 8, y también el índice de masa corporal (IMC). Para determinar tu IMC simplemente busca tu altura y tu peso en la figura 17. Un IMC de 24 o menos se considera ideal, mientras que de 30 o más se define como obesidad y entraña un mayor riesgo de muerte y enfermedad. Un índice de masa corporal entre 25 y 29, si bien no es ideal, no aumenta necesariamente el riesgo para la salud.

Sin embargo, a casi todas las mujeres, yo incluida, se nos ha hecho un lavado de cerebro en algún momento de nuestra vida acerca de lo que debemos pesar. Así, generalmente a partir de su adolescencia, cada mujer vive con un peso ideal grabado en el cerebro, un peso que es casi siempre de 2 a 5 kilos menos de lo que pesamos realmente. Si constantemente nos juzgáramos según el ideal de nuestros medios de comunicación, estaríamos en guerra perpetua con nuestro cuerpo. El peso promedio de Miss Estados Unidos bajó de 60 kg en 1954 a 53 kg en 1980. La modelo ideal de hace 25 años pesaba un 8 por ciento menos que la estadounidense normal de esa época; hoy en día la modelo ideal pesa un 25 por ciento menos que la estadounidense normal.[18] Así pues, la imagen del cuerpo «ideal» que aparece en los medios de comunicación actuales es inalcanzable para la mayoría de las mujeres, a no ser que tomen laxantes diariamente, sean anoréxicas, o hagan ejercicio de modo adictivo como forma de controlar el peso.

Las revistas dirigidas a las adolescentes están llenas de información sobre dietas y peso, y sólo sirven para enganchar a las jóvenes en una obsesión permanente por el peso y la comida que mantiene su energía y

CUADRO 11
PESO RECOMENDADO PARA ADULTOS*

	Peso en kilogramos[2]	
Altura[1] (cm)	19-34 años	>35 años
150	42,5-56	47,5-60
152,5	44-58	49-62,5
155	45,5-60	50-65
157,5	47-62	52-67
160	48,5-64	54-69
162,5	50-66	55-71
165	51,5-68	57-73,5
167,5	53,5-70	59-75,5
170	55-72,5	61-78
172,5	56,5-74,5	62,5-80,5
175	58,5-76,5	64,5-83
177,5	60-79	66-85
180	61,5-81	68,5-88
182,5	63-83,5	70-90

1. La altura se mide sin zapatos.
2. El peso se toma sin ropa. En general el peso mayor se aplica a los hombres, que tienden a tener más masa muscular y ósea que las mujeres, y el peso inferior a las mujeres.
Adaptado de *Nutrition and Your Health: Dietary Guidelines for Americans*, publicación del Departamento de Agricultura y del Departamento de Salud y Servicios Humanos de Estados Unidos (Washington D.C., 1990).
* Se ha hecho la conversión de libras a kilogramos, y de pies y pulgadas a centímetros. *(N. de la T.)*

su poder obstruidos hasta que finalmente encuentran el valor y la orientación necesarios para salirse de ese camino que no va a ninguna parte, y liberar al mismo tiempo una gran cantidad de energía creativa. Las estadísticas sobre los trastornos de anorexia y bulimia hablan por sí solas. En la actualidad, el 1 por ciento de la población femenina de Estados Unidos sufre de anorexia nerviosa.[19] La bulimia, que consiste en atiborrarse de comida y luego inducirse el vómito, tomar laxantes o diuréticos y hacer ejercicio para adelgazar, está presente en un 20 por ciento de las jóvenes universitarias; se produce en su mayoría en jóve-

FIGURA 17. ÍNDICE DE MASA CORPORAL

Altura (m)

Peso (kg)	1,52	1,55	1,57	1,60	1,62	1,65	1,67	1,70	1,73	1,75	1,78	1,80	1,83	1,85	1,88	1,90	1,93
45,5	20	19	18	18	17	17	16	16	15	15	14	14	14	13	13	12	12
47,5	21	20	19	19	18	17	17	16	16	16	15	15	14	14	13	13	13
50	21	21	20	19	19	18	18	17	17	16	16	15	15	15	14	14	13
52	22	22	21	20	20	19	19	18	17	17	17	16	16	15	15	14	14
54,5	23	23	22	21	21	20	19	19	18	18	17	17	16	16	15	15	15
57	24	24	23	22	21	21	20	20	19	18	18	17	17	16	16	16	15
59	25	25	24	23	22	22	21	20	20	19	19	18	18	17	17	16	16
61	26	26	25	24	23	22	22	21	21	20	19	19	18	18	17	17	16
63,5	27	26	26	25	24	23	23	22	21	21	20	20	19	18	18	17	17
66	28	27	27	26	25	24	23	23	22	21	21	20	20	19	19	18	18
68	29	28	27	27	26	25	24	23	23	22	22	21	20	20	19	19	18
70	30	29	28	27	27	26	25	24	24	23	22	22	21	20	20	19	19
72,5	31	30	29	28	27	27	26	25	24	24	23	22	22	21	21	20	19
75	32	31	30	29	28	27	27	26	25	24	24	23	22	22	21	21	20
77	33	32	31	30	29	28	27	27	26	25	24	24	23	22	22	21	21
79,5	34	33	32	31	30	29	28	27	27	26	25	24	24	23	22	22	21
82	35	34	33	32	31	30	29	28	27	27	26	25	24	24	23	22	22
84	36	35	34	33	32	31	30	29	28	27	27	26	25	24	24	23	23
86	37	36	35	34	33	32	31	30	29	28	27	26	26	25	24	24	23
88,5	38	37	36	35	33	32	31	31	30	29	28	27	26	26	25	24	24
91	39	38	37	35	34	33	32	31	30	30	29	28	27	26	26	25	24
93	40	39	37	36	35	34	33	32	31	30	29	29	28	27	26	26	25
95	41	40	38	37	36	35	34	33	32	31	30	29	28	28	27	26	26
97,5	42	41	39	38	37	36	35	34	33	32	31	30	29	28	28	27	26
100	43	42	40	39	38	37	36	34	33	32	32	31	30	29	28	27	27
102	44	43	41	40	39	37	36	35	34	33	32	31	31	30	29	28	27
104	45	43	42	41	39	38	37	36	35	34	33	32	31	30	30	29	28
106,5	46	44	43	42	40	39	38	37	36	35	34	33	32	31	30	29	29
109	47	45	44	43	41	40	39	38	36	35	34	33	33	32	31	30	29
111	48	46	45	43	42	41	40	38	37	36	35	34	33	32	31	31	30
113,5	49	47	46	44	43	42	40	39	38	37	36	35	34	33	32	31	30

☐ Peso insuficiente ☐ Peso adecuado ☐ Sobrepeso ☐ Obesidad

nes de menos de 30 años. Menos del 5 por ciento de los casos corresponden a hombres.[20] En todo caso, la mayoría de las bulímicas no bajan de peso de un modo excesivo, sino que pesan ligeramente más de lo que querrían.

Los profesionales de la medicina refuerzan este comportamiento adictivo haciendo de «policías del peso», pesando a las mujeres en su consulta año tras año y recomendándoles que bajen de peso, sin tratar los complejos problemas que tienen para nutrirse. Dado que hasta hace poco la mayoría de los médicos eran hombres, su imagen interior de la mujer «ideal» ha sido fuertemente influida por los medios. La experiencia masculina del control del peso suele ponerse de modelo para las mujeres. Uno de mis colegas era remero del equipo de la universidad, en la categoría de peso ligero. Siempre ha pesado alrededor de 72 kilos y mide 1,80 m. Cuando una semana antes de una regata su peso sobrepasaba un poco el límite del permitido en su categoría, sencillamente dejaba de comer postre unos días y corría un poco más; siempre le ha resultado fácil controlar su peso; para él no era un problema «de moral» en absoluto. Además, procede de una familia a la que yo llamo «dotada genéticamente», porque en ella nadie tiende al sobrepeso, ni siquiera en la edad madura; es evidente que él y sus familiares metabolizan los carbohidratos en energía con mucha eficiencia. La actitud de mi colega ante los problemas de peso es la norma en la comunidad médica. Bajar de peso, se les dice a las mujeres, es sólo cuestión de autodisciplina y fuerza de voluntad. Por lo tanto, si no consigues tener el cuerpo como lo quieres (o como la sociedad dice que debe ser), eres débil y careces de autodominio.

Personalmente, alrededor de los 15 años decidí que mi peso ideal para mi altura debía ser 52 kilos. Tomé esa decisión después de leer revistas para adolescentes en las que se decía que para una persona de 1,60 m de estatura esa cifra era la ideal; luego me pasé los veinte años siguientes tratando de conseguir ese peso, y lo logré sólo una vez, cuando estaba en la universidad, al comer de forma irregular y privarme de ciertos alimentos. Más adelante, después de tener dos hijas, de mala gana me conformé con un nuevo peso «ideal», 56 kilos, otro objetivo esquivo que tampoco logré conseguir pese al ejercicio y las modificaciones dietéticas. Tuve que llegar a los 47 años para comprender que con un porcentaje sano de grasa corporal y con el esqueleto grande que tengo, mi peso debía estar entre los 62 y los 63 kilos, en los que me mantuve hasta cinco años después de la menopausia, cuando bajó a alrededor de 60, a consecuencia de comer muchos más alimentos de bajo índice glucémico, no tener que preparar comida para otros y tener el tiempo para hacer más ejercicio. Hasta ese año, al igual que muchas de mis clientas, me pasé la mayor parte de mi vida adulta luchando contra mi volumen natural y sano. Agradezco que ese comportamiento haya acabado por fin, en mí y en muchas otras mujeres también. Para darle importancia a mi autoaceptación recién hallada, en la solicitud para renovar mi permiso de conducir este año, puse mi peso correcto, relegando a la historia esos esquivos 56 kilos. Esto lo hice como un acto de recuperación de mi poder personal, y animo a más mujeres a hacer lo mismo.

La mayoría de las mujeres tenemos el cuerpo hecho para ser más voluminoso que el ideal cultural. El cuerpo femenino almacena más grasa que el masculino; es el modo que tiene la naturaleza de asegurar que se satisfagan las necesidades de crianza y lactancia durante las épocas de hambruna. La mayor cantidad de testosterona que produce el cuerpo masculino contribuye a que los hombres suelan tener un cuerpo más delgado y un metabolismo mucho más rápido que el de las mujeres. Los hombres también tienen proporcionalmente más masa muscular que las mujeres, lo cual es otro factor que contribuye a su mayor velocidad metabólica. Dado que la expectativa cultural de las mujeres es que nunca podemos estar demasiado delgadas, y dado que la delgadez se relaciona con el autodominio, el combate de toda la vida con la comida y el peso corporal es una norma cultural. Nuestro cuerpo y su peso son los barómetros por los cuales la sociedad mide lo sanas, atractivas y valiosas que somos.

¿Cuánto autodominio y cuánto maltrato al cuerpo debemos soportar las mujeres para caer en la cuenta de que hay algo terriblemente erróneo en nuestro enfoque del «problema del peso»? Fuerza de voluntad y autodominio son exactamente lo contrario de lo que nos hace falta. Necesitamos ver en los medios imágenes de mujeres normales y sanas, que sean fuertes y delgadas, pero no anoréxicas. Oprah Winfrey es un ejemplo de esto, y la aplaudo. Pero resulta que incluso mujeres que tienen un cuerpo culturalmente «perfecto» me dicen que no se sienten a gusto consigo mismas. Al margen de nuestro volumen corporal, respetarnos y aceptarnos a nosotras mismas es el punto de partida para hacer las paces con nuestro peso. Hemos de saber que tenemos el poder necesario para salirnos de la rueda del peso y comenzar a disfrutar de la vida, estemos como estemos en estos momentos. Tratándose de nuestro cuerpo, seremos sabias al seguir el consejo de Louise Hay, que enseña que los cambios en la vida (y en el cuerpo) que nos atraemos con amor son permanentes, mientras que los que se producen cuando nos maltratamos y nos negamos a nosotras mismas serán siempre pasajeros. ¡Encuentro fascinante que a mí y a muchas otras mujeres de mi edad (50 y más) nos guste nuestro cuerpo más de lo que nos gustaba cuando éramos veinteañeras; esto es un fabuloso motivo para celebrar! Sanar la propia imagen corporal es decididamente posible, sean cuales sean los mensajes culturales.

Paso 7: Determinar la constitución ósea (o volumen esquelético)

Para conseguir una salud y una composición corporal óptimas, podría ser necesario cambiar la forma programada de pensar en nuestro volumen. Para saber si tienes una constitución ósea pequeña, mediana o grande, rodéate una muñeca con el pulgar y dedo medio de la otra mano, justo en el lugar donde llevas normalmente el reloj o una pulsera. Si las puntas de los dedos se solapan, tienes un esqueleto pequeño; si sólo se tocan, lo tienes mediano, y si no se tocan, lo tienes grande. La longitud de los dedos no tiene nada que ver en esto, porque es proporcional al tamaño de tu muñeca. Los estudios han demostrado que las personas de constitución ósea grande suelen hacer repetidos intentos, innecesarios e infructuosos, de adelgazar con dietas. Así pues, si tienes un esqueleto grande, bendícelo y continúa con tu vida; probablemente nunca vas a pesar 52 kilos, y no hay ningún motivo para pensar que deberías pesar eso; en realidad, sería peligroso. Aunque he dicho que el peso es una medida obsoleta de la salud, deseo ayudarte a sanar de tus antiguos conceptos erróneos sobre el tema. Mira en el cuadro 11 (p. 866) los pesos recomendados por el Departamento de Agricultura para personas adultas, tanto hombres como mujeres. Verás que, según sea el tamaño de tu estructura ósea, hay un amplio margen de pesos que son perfectamente aceptables y sanos.

Paso 8: Descubrir si se está en forma o no

El exceso de grasa o gordura no sólo es feo sino también un grave riesgo para la salud. Pero el peso en sí es en realidad una medida de salud sin sentido. ¿Por qué? Pues, porque la masa corporal magra pesa mucho más que la grasa. Los músculos son en un 80 por ciento agua, mientras que la grasa es sólo de un 5 a un 10 por ciento agua. La masa muscular pesa ocho veces más que la cantidad equivalente de grasa.[21] Una persona puede tener un peso «normal», e incluso menos, y tener exceso de grasa. Otras podrían pesar mucho más de lo que «deberían» según las tablas de peso y sin embargo tener un porcentaje ideal de grasa corporal. Algunas mujeres suben de peso cuando comienzan a aumentar su masa corporal magra, pero al mismo tiempo reducen algunos centímetros de volumen. Esto se debe a que 1 kilo de grasa ocupa un espacio de alrededor de 1,4 dm^3 (casi un litro y medio).

Una de mis clientas, a la que llamaré Mildred, era ex corredora de maratón y durante años pensó que tenía forma de *knockwurst* [salchicha corta y gruesa]. Aunque usaba una talla 44, hacía ejercicio y se veía estupendamente bien, yo no lograba convencerla de que debía dejar de intentar bajar hasta los 56 kilos. Sus amigos siempre creían que pesaba menos de lo que pesaba porque tenía una muy considerable cantidad de masa muscular magra. Sólo cuando le medimos la composición corporal, que reveló que su porcentaje de grasa era sólo de un 25 por ciento, comenzó a caer en la cuenta de que su peso, que oscilaba entre los 61 y los 63 kilos, era sano y se encontraba en la franja ideal.

Hazte medir la grasa corporal. Este es uno de los pasos más útiles que puedes dar para liberarte de la tiranía del «peso demasiado». Puedes pedir esta medición en las consultas de muchos médicos y en casi todos los gimnasios o centros de deporte. También se venden aparatos para medir la grasa corporal. Un porcentaje de grasa sano para las mujeres varía entre un 18 y un 28 por ciento. Actualmente la grasa corporal de la estadounidense promedio es del 33 por ciento.[22]

Por hacer una comparación, la grasa corporal término medio de las corredoras de competición es de un 18 por ciento, mientras que la de las anoréxicas puede llegar al 10 por ciento, porcentaje tan bajo que su cuerpo debe consumir sus órganos internos por falta de combustible. En cambio, un porcentaje sano de grasa corporal en los hombres es del 15 por ciento, y en los atletas puede bajar hasta el 3 o el 4 por ciento. El porcentaje de grasa corporal es un terreno en el que puede ser mortal imitar a los hombres, porque el ciclo hormonal normal de la mujer se interrumpe si la grasa corporal es inferior al 17 o 18 por ciento.

Si en estos momentos tu grasa corporal está en una franja sana, felicítate y continúa haciendo lo que haces. Si es demasiado elevada, reduciéndola no sólo vas a verte y sentirte mejor, sino que también disminuirás el riesgo de hipertensión, nivel elevado de colesterol, diabetes de adulto, enfermedad cardiaca y retención de líquido. En realidad, si ya tienes alguno de estos trastornos, aumentar la masa corporal magra y reducir el porcentaje de grasa es uno de los mejores tratamientos.

Paso 9: Reeducar los ojos

Todas nos damos cuenta de que las supermodelos, los símbolos culturales actuales de belleza, se ven más delgadas que casi cualquier persona que conocemos o vemos regularmente. También sabemos que las imágenes que aparecen en las revistas se retocan con aerógrafo o por ordenador y están tan manipuladas que las mismas supermodelos no se reconocen en ellas. ¿Cómo puede alguna de nosotras sentirse atractiva con un porcentaje sano de grasa corporal cuando todas las supermodelos deben de tener un 18 por ciento o menos?

La respuesta es que todas tenemos que reeducar los ojos para ver la belleza intrínseca de una mujer sana con una composición sana del cuerpo, cuya imagen no esté manipulada con aerógrafo ni mejorada con ordenador, y que no es la de un cuerpo casi anoréxico ni parece algo así como un adolescente con pechos grandes. Una vez que comiences a buscarla, verás este tipo de belleza en todas partes.

Paso 10: Rehabilitar el metabolismo

HACER EJERCICIO. A medida que la mujer se hace mayor, su masa muscular suele ser reemplazada por grasa debido a falta de ejercicio. El ejercicio invierte este proceso de acumulación de grasa y pérdida de masa muscular, sea cual sea la edad. Las mujeres que hacen ejercicio periódicamente pueden esperar un promedio de 20 años más de vida productiva que las que no lo hacen. El ejercicio también disminuye la resistencia a la insulina, lo cual ayuda al cuerpo a quemar con más eficiencia los carbohidratos, haciendo menos probable el almacenamiento de grasa. La mejor manera de aumentar la masa muscular magra es hacer ejercicio con pesas. La doctora Miriam Nelson ha demostrado que un programa de ejercicios con pesas que haga trabajar los principales grupos de músculos durante 45 minutos dos veces a la semana, va bien para perder el exceso de grasa y aumentar de modo importante la masa muscular, lo cual produce una mayor velocidad metabólica y la capacidad de quemar bien las calorías.[23]

El ejercicio aeróbico también aumenta la velocidad metabólica. Cualquier cantidad de tiempo superior a 12 minutos al día de ejercicio que aumente el ritmo cardiaco hasta su velocidad tope es eficaz (véase el capítulo 18). Procura hacer tres sesiones de 20 a 30 minutos de ejercicio aeróbico y dos de ejercicio con pesas a la semana. Cuanto más ejercicio se hace, más rápido se acelera el metabolismo. Caminar rápido va muy bien, así como subir escaleras, montar en bicicleta y formas de ejercicio similares. (Ten cuidado: el ejercicio llevado a extremos también puede ser una forma de adicción.) El aumento de la velocidad metabólica dura incluso después de haber acabado el ejercicio.

COMER LOS CARBOHIDRATOS ADECUADOS. En mi experiencia clínica he observado que en las familias en las que hay varios alcohólicos, casi siempre hay familiares adictos al azúcar, aunque no sean propensos a beber en exceso. Estas adicciones tienden a intercambiarse; cualquier veterano de la asociación Alcohólicos Anónimos te podría afirmar que los alimentos dulces son la comida corriente en las reuniones de cualquier tipo cuando las personas reemplazan el alcohol por el azúcar.

Esta observación la ha confirmado el trabajo de la doctora Kathleen DesMaisons, especialista en nutrición y adicciones y autora de *Potatoes Not Prozac* [Patatas, no Prozac] (Simon & Schuster, 1999), que ha logrado un 90 por ciento de éxito en la rehabilitación de responsables de repetidos accidentes por conducir bebidos, enseñándoles a comer para estabilizar el nivel de azúcar en la sangre y la química cerebral. Sus estudios (que corroboran mi experiencia clínica) han revelado que las personas que ansían tomar alcohol o azúcar, o ambas cosas, tienen una mayor necesidad (probablemente innata) de las sustancias químicas cerebrales serotonina, dopamina y betaendorfina en el cerebro. (Muchas de estas personas son también muy creativas; no es ningún secreto que algunos de los más grandes escritores han sido alcohólicos.) Lo principal para que estas personas adquieran dominio sobre esa forma de comer y beber adictiva y muchas veces destructiva, es que aprendan a equilibrar las sustancias químicas del cerebro comprendiendo la relación entre alimento y estado anímico.

La doctora DesMaisons tiene una sencilla pregunta para determinar si uno es sensible al azúcar. Es esta: cuando eras niña y salías con tu familia las noches de verano a tomar helado, ¿qué parte recuerdas mejor? ¿El coche, la sensación del aire nocturno, a tus familiares o el helado? Si lo primero que recuerdas es el helado, probablemente eres sensible al azúcar.

Sabemos que tener suficiente cantidad de serotonina es esencial para sentirnos tranquilos y centrados; por eso se han hecho tan populares los antidepresivos Prozac, Paxil y Zoloft, que estimulan la producción de serotonina. Los fármacos para bajar de peso «fen-phen» y Redux, ahora eliminados del mercado debido a sus peligrosos efectos secundarios, también estimulaban la producción de serotonina. Afortunadamente, es posible aprender a estimular y equilibrar la serotonina sin la ayuda de fármacos.

La serotonina se fabrica en el cerebro a partir del aminoácido triptófano, presente en las proteínas. Para que el triptófano entre en el cerebro desde el torrente sanguíneo, el cuerpo necesita insulina, lo cual significa que es necesario comer carbohidratos también. Se necesita insulina suficiente para que haga este trabajo, pero no tanta que produzca el efecto de rebote de bajar el nivel de azúcar en la sangre. Si la persona es propensa al trastorno afectivo estacional (SAD) u otras formas de depresión, tal vez necesite consumir más carbohidratos que la mayoría de la gente para estimular la producción de serotonina hasta el nivel adecuado.

Hay un motivo para llamar «alimentos reconfortantes» a los carbohidratos refinados. Los macarrones con queso, el puré de patatas con ajo machacado y mucha mantequilla, las crepes, los gofres, los pasteles y galletas elevan rápidamente el nivel de azúcar en la sangre, aumentando por lo tanto el nivel de betaendorfinas, sustancia natural similar a la morfina. Hay un nuevo medicamento de venta sin receta para el síndrome premenstrual, llamado Escape, que prácticamente no contiene otra cosa que azúcar pura; está pensado para elevar el ánimo. Estarás mejor comiendo un poco de chocolate. Por desgracia, lo que sube tiene que bajar. Y comer continuamente «alimentos reconfortantes» al final hace estragos en más o menos todos los sistemas del cuerpo, y lleva a inflamación celular y enfermedad degenerativa crónica. ¡No tienen nada de reconfortantes a largo plazo! Afortunadamente, hay otras maneras de estimular la producción de serotonina y equilibrar las sustancias químicas del cerebro. Buenos son el ejercicio, la luz natural y la meditación.

Lo principal es lo siguiente: es estresante crecer en una familia de alcohólicos o disfuncional de alguna otra manera (lo que, según he llegado a ver, le ocurre a la mayoría). El «estampado» de ese estrés continúa afectando a lo que pensamos de nosotras mismas. Usamos el alimento como una droga para consolarnos. La adicción al azúcar, seas o no de una familia alcohólica, es una adicción como cualquier otra; es necesario tratarla como tal. Muchos alcohólicos comienzan finalmente a recuperarse cuando comprenden que no son capaces de controlarse en la bebida ellos solos. Es decir, reconocen que son «impotentes» ante la adicción. Y entonces invocan la ayuda de su Poder Superior (que se puede considerar el alma). De eso va el programa de los doce pasos, de entregarse en las manos de Dios. El mejor libro que he leído sobre la adicción al azúcar y la recuperación es *Holy Hunger: A Memoir of Desire* [Bendita hambre: Un recuerdo de lo deseado] (A. A. Knopf, 1999), de Margaret Bullitt-Jonas, genial sacerdotisa episcopaliana. No toca el azúcar jamás, está en paz con la comida y escribe las siguientes palabras de sabiduría:

> El primer paso en el largo proceso de recuperación y el cimiento del subsiguiente bienestar del adicto a la comida es poner a un lado el tenedor y la comida, día a día. Nada de mirar el interior en busca de nuevas percepciones, por sutiles que sean; nada de analizar la dinámica de la adicción, por acertado que sea el análisis; nada de comprensión de la naturaleza del deseo, por sofisticado o iluminador que sea esto; ninguna de estas excelentes cosas puede reemplazar a la acción. La curación de la adicción depende, en primer y principal lugar, no de lo que sabemos ni de lo que sentimos, sino de lo que hacemos, realidad que sigue siendo tan obstinadamente cierta para los veteranos como para los principiantes.[24]

COMER SUFICIENTES PROTEÍNAS. ¿Qué significa suficientes proteínas? Bueno, los especialistas no están de acuerdo al respecto. Algunos piensan que sólo necesitamos unos 30 g diarios; otros recomiendan cantidades mayores. Si bien algunos estadounidenses comen más proteínas de las que necesitan, otros, entre ellos muchísimas mujeres, no comen las suficientes para estar en su mejor forma. Este es un tema en el que he cambiado de opinión en los diez últimos años, basándome en nuevos estudios y en mi experiencia clínica y personal.

Como muchas personas, yo creía que a todo el mundo le era posible obtener toda la cantidad de proteínas necesarias para una salud óptima de los cereales, legumbres y verduras. Ahora comprendo que, aunque una dieta rica en carbohidratos complejos de alimentos integrales es fabulosa para algunas personas (las dotadas metabólicamente, que no tienen problemas con la insulina), no es adecuada para todo el mundo. Creía, erróneamente, que una dieta rica en proteínas y grasas iba siempre acompañada por una mayor probabilidad de perder calcio por la orina, aumentando así el riesgo de osteoporosis. Pero una revisión de la literatura científica actual me ha demostrado que sencillamente esto no siempre es así;[25] depende de la calidad de las proteínas y grasas.

Ya sea que decidas mejorar tu dieta por tu cuenta o seguir las recomendaciones de alguno de los muchos libros sobre dieta y nutrición, preocúpate de comer cada día una cantidad de proteínas adecuada para mantener (o formar) tu masa muscular magra, esa parte que quema las grasas con más eficacia. (No cualquier dieta que se proclame «rica en proteínas» va a aportar las cantidades suficientes de proteína. En el cuadro 12 explico la forma de determinar la cantidad adecuada de proteínas.)

Como puedes ver, las expresiones «rico en proteínas» y «pobre en proteínas» no tienen ningún sentido cuando el método dietético se individualiza.

No cabe la menor duda de que algunas personas son muy sensibles al ácido araquidónico, que se encuentra en todos los productos de origen animal, pero sobre todo en los menudillos o vísceras, la carne roja y la yema de huevo. En realidad, esta sensibilidad a este ácido es la que causa la mayoría de los problemas que comúnmente se han atribuido a la grasa saturada y al colesterol. La cantidad de ácido araquidónico en la actual carne para consumo es mayor que la que contenía antes, debido a que el grano con que se alimenta a los animales produce en éstos el mismo desequilibrio eicosanoideo que produce en los seres humanos, es decir, produce más sustancias químicas inflamatorias de lo que es sano. El famoso estudio sobre China del doctor T. Colin Campbell, el más completo y extenso que se ha hecho sobre la relación entre dieta y enfermedad, ha demostrado, sin dejar ni un asomo de duda, que es letal la predilección occidental por consumir demasiada proteína de origen animal y no suficientes alimentos de origen vegetal (véase su libro *The China Study*, BenBella Books, 2005). Los síntomas de sensibilidad al

CUADRO 12
CÓMO CALCULAR LAS NECESIDADES DIARIAS
DE PROTEÍNAS

Para determinar la cantidad diaria de proteínas necesaria para preservar la masa corporal magra (MCM), primero hay que medirse el porcentaje de grasa corporal (véase el paso 8 de este capítulo). Pondré de ejemplo a Mildred, la ex corredora de maratón; pesa 62,5 kg y tiene un 25 por ciento de grasa corporal.

1. Multiplica tu peso por tu porcentaje de grasa corporal, expresado en decimales. Esto te da el peso de tu grasa corporal. (Para Mildred: 62,5 x 0,25 = 15,6 kg)
2. Resta el peso de la grasa de tu peso total. Esto te da el peso de tu masa corporal magra. (Para Mildred: 62,5 — 15,6 = 46,9 kg de MCM)
3. Ahora multiplica el peso de tu masa corporal magra por el cofactor que mejor te describa:
   - *Sedentaria* (no haces nada de ejercicio físico): Necesitas 1,1 g de proteínas por kilo de masa corporal magra. Multiplica el peso de tu MCM por 1,1.
   - *Moderadamente activa* (haces de 20 a 30 minutos de ejercicios dos a tres veces a la semana): Necesitas 1,3 g de proteínas por kilo de masa corporal magra. Multiplica tu MCM por 1,3.
   - *Activa* (realizas una actividad física organizada durante más de 30 minutos de tres a cinco veces a la semana): Necesitas 1,5 g de proteínas por kilo de masa corporal magra. Multiplica tu MCM por 1,5.
   - *Muy activa* (realizas una actividad física vigorosa durante una hora o más cinco o más veces a la semana): Necesitas 1,7 g de proteínas por kilo de masa corporal magra. Multiplica tu MCM por 1,7.
   - *Atleta* (participas en competiciones y te entrenas dos veces al día con ejercicios vigorosos durante una hora o más): Necesitas 1,9 g de proteínas por kilo de masa corporal magra. Multiplica tu MCM por 1,9.

Mildred tiene una MCM de 46,9 kg y es moderadamente activa. Por lo tanto, su necesidad diaria de proteínas es de 60 gramos, considerablemente menos que cuando se entrenaba para las maratones.

Fuente: Este método para calcular las necesidades de proteínas se basa en *Protein Power*, de los doctores Michael y Mary Dan Eades, Bantam, 1996.

ácido araquidónico son los siguientes: cansancio permanente, sueño no reparador, pereza o flojedad al despertar, cabellos frágiles, uñas frágiles, piel seca y escamosa, sarpullidos de poca importancia y artritis. Parece estar claro que algunas de las ventajas para la salud que hemos atribuido a la dieta vegetariana son una simple consecuencia de que contiene menos ácido araquidónico. Para descubrir si eres sensible a este ácido, elimina de tu dieta toda la carne roja y las yemas de huevo durante un mes. Después haz una comida que contenga bistec y huevo y ve si te vuelven los síntomas. Para evitar el exceso de este ácido, come solamente carne magra (el ácido araquidónico se almacena principalmente en la grasa del animal), o carne de caza, o de animales criados sin piensos, que tienen niveles mucho menores de este ácido. Compra pollos y huevos de corral, en una tienda de alimentos naturales. El consumo excesivo de carbohidratos (sobre todo de los refinados) también aumenta el nivel de ácido araquidónico.

En todo caso, no es necesario comer carne para aumentar el consumo de proteínas. Actualmente existen muchas variedades de proteína en polvo, entre ellas la hecha con soja entera. Se han estudiado en profundidad las propiedades nutritivas de la proteína de soja. En estudios se ha comprobado que entre la carne vacuna y la proteína de soja son similares el equilibrio del nitrógeno, la digestibilidad y la utilización de la proteína.[26] Otros estudios demuestran que la proteína de soja contribuye al equilibrio del nitrógeno[27] y aporta cantidades adecuadas del aminoácido metionina, que es importante para el crecimiento y el desarrollo.[28] En estudios recientes se informa que la absorción del nitrógeno, la digestibilidad, el valor biológico y la utilización neta de la proteína de soja son similares a los de la proteína de la leche.[29]

Su excelente digestibilidad, el contenido y bioaccesibilidad de sus aminoácidos y su contenido de nitrógeno dan una alta calidad a la proteína de soja. Haciendo los cálculos de su digestibilidad, la proteína de soja llega a una puntuación de 1,0, la más elevado posible y a la par de la de otras proteínas de alta calidad, como la clara de huevo y las proteínas de la leche. Por lo tanto, añadir soja a la dieta es una buena manera de satisfacer las necesidades nutricionales de proteína.

También es posible obtener la cantidad adecuada de proteína comiendo hamburguesas vegetales, tofu, seitán y tempeh. Los huevos, el suero de leche en polvo y los productos lácteos son buenas fuentes de proteínas si no eres alérgica a ellos. A la mayoría de las mujeres les va mejor la proteína de origen animal. Aunque valoro los sentimientos de los activistas defensores de los derechos de los animales, y los efectos en el medio ambiente de la industria productora de carne actual, no creo que sea sano ni necesario que todo el mundo se convierta al vegetarianismo. Los métodos biológicos o ecológicos de criar a los animales, que respetan la tierra, el agua y al propio animal, pueden paliar los problemas medioambientales planteados por la industria cárnica. Ahora se puede comprar carne de animales criados sin productos químicos ni antibióticos; esta carne tiende a ser más magra y tiene menos residuos de pesticidas. Los efectos de la carne vacuna magra en los niveles de colesterol y otros lípidos en la sangre no son diferentes de los del pescado y el pollo.[30] El problema de la carne vacuna producida comercialmente es que tiene mucha grasa veteada, a consecuencia de que a los animales se los alimenta con demasiados cereales, y por lo tanto tienen el mismo desequilibrio de sustancias químicas inflamatorias que tenemos los seres humanos.

COMER EL TIPO CORRECTO DE GRASAS. El cuerpo produce muchos ácidos grasos a partir de los carbohidratos que comemos, pero hay dos ácidos grasos, llamados esenciales, que el cuerpo no puede fabricar y que, por lo tanto, debemos incorporar a la dieta. Estos son el ácido linoleico (LA), que es un ácido graso omega-6, y el ácido alfa-linolénico (ALA), que es un ácido graso omega-3. Este ácido, ALA, es la materia prima para la biosíntesis de los ácidos eicosapentaenoico (EPA) y docosahexaenoico (DHA), dos importantes ácidos grasos poliinsaturados. ALA, EPA y DHA son los principales miembros de la familia de los ácidos grasos omega-3.

En el cuerpo, los ácidos grasos esenciales también se convierten en dos importantes clases de eicosanoides, los leucotrienos y las prostaglandinas; estos compuestos son sustancias similares a hormonas que influyen en un inmenso número de procesos metabólicos. Una excesiva abundancia de eicosanoides del tipo malo lleva (lo has adivinado) a inflamación celular. Comer suficientes grasas omega-3 (entre 1.000 y 5.000 mg al día) previene la inflamación celular, que es la causa de los dolores menstruales, dolor de las articulaciones, dolor en los pechos, síndrome premenstrual y muchísimos otros problemas.[31] (Nota: prácticamente todos los medicamentos que existen en el mercado, como Celebrex y Advil [ibuprofeno] actúan en parte eliminando la inflamación celular debida al daño de los radicales libres y al desequilibrio de los eicosanoides como los leucotrienos y las prostaglandinas.)

Las grasas omega-3 (que se encuentran en el pescado, las verduras de hojas verde oscuro, las semillas de lino y las algas) son esenciales para el funcionamiento óptimo de todas las membranas celulares del cuerpo. Por lo tanto, comer suficiente cantidad de este nutriente es muy beneficioso para el sistema inmunitario, el sistema cardiovascular, el cerebro y los ojos. Una insuficiencia de grasas omega-3 puede ser causa de sequedad de la piel, fragilidad y agrietamiento de las uñas, fragilidad del pelo, cansancio, depresión, problemas de memoria, desequilibrios hormonales, dolor de las articulaciones, artritis y sistema inmunitario deficiente. Cientos de estudios han demostrado los beneficios para la salud de aumentar el consumo de grasas omega-3 (contenido en pescados, semillas de lino, yema de huevo y nueces macadamia, y también en los aceites de pescado, de semillas de lino, de semillas de cáñamo y de nueces macadamia) y disminuir el de carbohidratos refinados, grasas saturadas, grasas trans y grasas omega-6 (las que se encuentran en muchos aceites de semilla, como los de maíz, de colza, de cacahuete y de cártamo).

Todo un conjunto de pruebas indica que nuestra actual epidemia de enfermedades cardiacas comenzó en los setenta últimos años, cuando se introdujeron en la alimentación grasas parcialmente hidrogenadas (ácidos grasos trans), los productos que las contienen, y alimentos refinados desprovistos de vitaminas antioxidantes. Las grasas trans no se encuentran en la naturaleza, así que nuestro cuerpo no ha evolucionado para asimilarlas. Producidas mediante un proceso químico en que se añade hidrógeno a la grasa poliinsaturada natural a temperaturas extremadamente altas, estas grasas son sólidas a temperatura ambiente y tienen una larga duración (lo que las hace útiles para fabricar margarina y más o menos todos los productos procesados que se te puedan ocurrir, entre ellos galletas, galletas cracker, bollería, e incluso leche de fórmula para bebés). Los productos procesados que contienen grasas trans suelen reemplazar a alimentos que contienen ácidos grasos esenciales naturales, como casi todos los frutos secos, cereales y muchas verduras sin procesar.

Beneficios de las grasas «buenas»

- Los ácidos grasos omega-3 en suplemento (aceite de pescado en cápsulas) baja el colesterol mejor que los fármacos llamados estatinas.[32]
  Una serie de estudios prospectivos han comprobado una relación inversa entre el consumo de pescado y la enfermedad cardiovascular.[33]
  Los ácidos grasos esenciales también previenen el endurecimiento de las arterias al hacer menos «pegajosos» los glóbulos sanguíneos, por lo que se adhieren menos a las paredes arteriales.[34]

- Otros estudios han demostrado que los ácidos grasos esenciales moderan los efectos cancerígenos de la radiación y de ciertas sustancias químicas debido a su capacidad para equilibrar las sustancias químicas inflamatorias.[35] Los aceites dietéticos correctos también podrían inhibir el desarrollo del cáncer de mama y otros al regular la función del sistema inmunitario.[36]
- Las grasas omega-3 (en particular DHA) favorecen la función cerebral. En estudios se ha comprobado una relación entre cantidades suficientes de DHA a bebés y bebés en el útero y un mayor coeficiente intelectual, mientras su insuficiencia se ha relacionado con discapacidades de aprendizaje como los trastornos de déficit de atención sin o con hiperactividad y la dislexia.
- DHA estabiliza el estado anímico. Su insuficiencia es un factor que contribuye a la depresión, depresión posparto, preeclampsia y diversos trastornos posmenopáusicos.
- Se ha demostrado que el aceite de pescado en suplemento es eficaz para mantener sanas las articulaciones.[37]
- Los ácidos grasos esenciales disminuyen los síntomas de las enfermedades debidas al sistema inmunitario, o autoinmunes. En un estudio, los pacientes de esclerosis múltiple que continuaron haciendo una dieta rica en ácidos grasos esenciales naturales y pobre en grasas saturadas tuvieron sólo una mínima discapacidad durante treinta años. En cambio a los pacientes que no continuaron esta dieta terapéutica se les reactivó la enfermedad y les aumentaron tremendamente los síntomas.[38]

RIESGOS DE LAS GRASAS «MALAS»

- Las grasas parcialmente insaturadas están relacionadas con índices más elevados de cánceres que las grasas saturadas.[39]
- Estas grasas artificiales inhiben el metabolismo ácido graso normal, bajan el nivel de colesterol HDL (el bueno) y suben el de colesterol LDL (el malo), aumentando la posibilidad de contraer una enfermedad cardiaca.
- El exceso de ácidos grasos trans (como también el de azúcar, cortisol, alcohol y niveles insuficientes de magnesio, cinc, vitaminas B_3, B_6 y C) inhiben la conversión de los ácidos grasos esenciales en las hormonas celulares que son necesarias para la salud óptima del cuerpo femenino. Esto puede llevar a acumulación de líquido (edemas), mayor

riesgo de formación de coágulos, artritis, y más espasmos uterinos y dolor pelviano.[40]

- Se ha descubierto que las dietas ricas en grasas saturadas, grasas trans y grasas omega-6 alteran considerablemente la eficiencia de la insulina y la reacción glucosa y contribuyen a la resistencia a la insulina. También se ha comprobado que estos tipos de grasa aumentan la acumulación de triglicéridos en los músculos esqueléticos (que se vetean de grasa). Esto lleva directamente a la resistencia a la insulina en estos músculos, y además redirige a los triglicéridos a los sitios abdominales de almacenamiento de grasa. Las membranas celulares deben estar flexibles para quemar eficientemente la glucosa, y se componen del tipo de grasa que comemos. Cuanto más «insaturadas» son las membranas celulares, mejor se utiliza la glucosa y mejor es nuestra salud general. (Recuerda que la membrana celular es el «cerebro» de la célula, y debe estar compuesta por las grasas adecuadas para funcionar óptimamente). Cuanto más saturada y «tiesa» es la membrana y cuanto más grasas trans contiene, más perjudicial es el efecto en la eficiencia insulínica, y también en otras funciones celulares.

Concluyendo, la grasa no es la enemiga que se ha creído que era durante los cuarenta últimos años más o menos. Cuando se mantienen normales los niveles de azúcar e insulina en la sangre y la dieta contiene un adecuado equilibrio de grasas omega-3 y omega-6 y micronutrientes, no hay ninguna necesidad de preocuparse de que el consumo de grasa afecte a la salud general. (Por cierto, el aceite de oliva es una grasa omega-9, y su efecto es neutro.) Se puede añadir a la dieta un poco de mantequilla y también algo de grasa saturada, sin riesgo. Pero es necesario limitar severamente el consumo de grasas «dulces», como los donuts, los pasteles y bollería, los macarrones con queso, etc.

Las calorías cuentan, pero no las cuentes

Si bien en un sentido amplio y general las calorías cuentan (¡es posible que al comer en exceso casi cualquier cosa el cuerpo encuentre la manera de almacenarla como exceso de grasa!), el método de fijarse en las calorías que aportan los alimentos para determinar qué comer se considera obsoleto. Basarse únicamente en el número de calorías de un alimento para saber si comerlo o no deja totalmente de lado cómo metaboliza el cuerpo el alimento, y eso es lo importante para tener una salud óptima. Aunque se logre bajar de peso con 1.200 calorías al día procedentes de pan y pasta, el cuerpo no será capaz de formar la masa muscular magra necesaria para quemar de modo eficiente la grasa, y entonces, como reacción al nivel de insulina producida para metabolizar las féculas, entrará en la modalidad conservadora.

Paso 11. Tomar suplementos nutritivos

El papel de los micronutrientes

Durante más de veinte años he recomendado suplementos nutritivos a mis clientas, amistades y familiares y los he tomado yo. Durante este tiempo he visto resultados inmensos. Por ejemplo, las mujeres que siguen un buen programa de suplementos no se resfrían casi nunca. También dicen que sufren menos achaques y dolores u otros síntomas debidos al desequilibrio hormonal, y se recuperan más rápido de operaciones quirúrgicas y de otras situaciones estresantes.

Las vitaminas y minerales hacen todo lo siguiente:

- Mejoran el sistema inmunitario[41]
- Reducen el estrés oxidante y el daño de los radicales libres
- Favorecen el sano funcionamiento del cerebro
- Protegen el sistema cardiovascular
- Disminuyen el dolor de las articulaciones y mejoran la salud de los huesos y articulaciones
- Contribuyen a dar un aspecto radiante a la piel y previenen las arrugas
- Aumentan la eficiencia del metabolismo y contribuyen a estabilizar el nivel de azúcar en la sangre
- Mantienen sana la vista

Los suplementos nutritivos llenan la laguna entre una nutrición adecuada y una óptima. Y esto es lo que hace la diferencia. Actualmente vivimos más años y todos deseamos pasar de los 70, los 80, e incluso los 90 años, estando activos y sanos. Recibir las cantidades correctas de nutrientes de fuentes alimentarias y suplementos sirve a todo el mundo para conseguir este objetivo. Las Dosis Dietéticas Recomendadas

(RDA) las estableció por primera vez una comisión del Departamento de Alimentos y Nutrición (FNB) en 1941, y en los pasados sesenta años se han puesto al día sólo unas pocas veces. En ese tiempo la comisión consideraba poblaciones grandes para determinar la manera de prevenir enfermedades debidas a insuficiencia importante de vitaminas. Basándose en sus estudios fijaron la dosis de vitamina C en 60 mg, la cantidad diaria necesaria para prevenir el escorbuto, y la vitamina D la fijaron en 400 UI (unidades internacionales), la cantidad necesaria para prevenir el raquitismo. Si bien se ve claramente que esas cantidades son anticuadas según los criterios actuales, muchas personas siguen aferradas a la creencia de que es posible obtener todos los nutrientes que se necesitan con una dieta sana. Aunque estemos hechos para obtener todos los nutrientes que necesita el cuerpo de lo que comemos, hoy en día es casi imposible hacerlo, aun cuando nuestra dieta esté compuesta por alimentos integrales y muchas frutas y verduras de cultivo biológico. Esto se debe a que en los cincuenta últimos años a la tierra se le han agotado los nutrientes, en especial los minerales, debido a la sobreexplotación, la aplicación de fertilizantes químicos y otras prácticas. En consecuencia, ha bajado el valor nutritivo de muchos alimentos. Además, rara vez comemos las frutas y las verduras recién cogidas del huerto y la huerta. Se recogen, se transportan y se almacenan, perdiendo nutrientes en estos procesos. (Uno de los motivos de que los alimentos sepan tan bien en Italia y Francia es que los recogen cuando están fresquísimos y se comen muy poco después.)

Además, hoy en día estamos expuestos a muchos más peligros ambientales, entre ellos la contaminación, los pesticidas y las sustancias químicas que se usan para lavar o limpiar los productos. El cuerpo tiene que desintoxicarse de esos ataques, y para hacer bien ese trabajo necesita los nutrientes apropiados. Las toxinas que quedan en el cuerpo pueden ser causa de diversos problemas de salud y llevar a daños en el ADN. Cuando se altera el ADN de las células, aumenta considerablemente el riesgo de enfermedades degenerativas crónicas (como enfermedades cardiacas, ciertos cánceres, artritis, degeneración macular, osteoporosis y el Alzheimer). Estudios recientes han demostrado que tomar los multinutrientes apropiados protege de este tipo de daño celular.[42] Aunque las dosis recomendadas oficiales se siguen usando como base para tomar suplementos nutritivos (y las defienden y mantienen muchas organizaciones médicas), en los últimos años ha cambiado el énfasis en el Departamento de Alimentos y Nutrición. Ahora consideran la nutrición una manera de reducir el riesgo de enfermedades crónicas, no sólo para prevenir insuficiencias de vitaminas y minerales. Centrar la atención en la nutrición óptima, que no sólo en la adecuada, es un paso gigantesco en la dirección correcta, puesto que hay una enorme diferencia entre las dos.

Cuatro categorías básicas

Un buen programa de suplementos proporciona respaldo nutritivo en cuatro categorías básicas: antioxidantes, grasas omega-3, vitaminas B y minerales (más adelante, en el cuadro 14, pág. 906, encontrarás la lista de nutrientes importantes de cada categoría). Dar detalles concretos de cada vitamina o mineral de esa lista ocuparía una biblioteca entera, pero explicaré lo más básico.

ANTIOXIDANTES. A veces llamados sustancias «antienvejecimiento», los antioxidantes protegen al cuerpo a nivel celular librándolo de los radicales libres. Los radicales libres son moléculas inestables que se liberan cuando la persona come mal, cuando está experimentando muchísimo estrés y cuando está expuesta a contaminantes ambientales, y también durante las funciones normales del cuerpo. Fumar tabaco o lo que sea (incluida la marihuana), beber alcohol, tomar drogas, beber cafeína y comer alimentos muy glucémicos es estresante para el cuerpo y produce los daños de los radicales libres. Si no se los controla, estos radicales libres pueden dañar las membranas celulares y cambiar la forma de expresión del ADN, acelerando el envejecimiento y poniendo en peligro la salud. Los antioxidantes más comunes son las vitaminas A, C y E, aunque hay muchos otros, entre ellos el glutatión, la coenzima Q_{10} y el ácido alfa-lipoico. Uno de mis favoritos de siempre es el OPC; muchas veces llamado pycnogenol, se hace de semillas de uva o de corteza de pino. Muchas personas lo han tomado con éxito para disminuir los síntomas de la artritis, debido a sus propiedades antiinflamatorias. Y puesto que el OPC mejora la flexibilidad del colágeno de todo el cuerpo, también es bueno para el pelo, la piel y las uñas. Los antioxidantes actúan juntos, de modo sinérgico, por lo tanto el OPC también aumenta el nivel de vitamina E, la que frustra el daño de los radicales libres, por ejemplo, la oxidación del colesterol HDL (véase a continuación la nota sobre la vitamina E). Esto a su vez protege el sistema cardiovascular y estimula el sistema inmunitario. Si tienes algún problema de inflamación, comienza con alrededor de 2,2 mg por kilo de peso, en dosis repartidas a lo largo del día. Por ejemplo, en el caso de que pesaras unos 63-64 kilos, deberías comenzar con unos 140 mg de OPC (40-50 mg tres veces al día con las comidas), y luego seguir con esa dosis durante dos semanas, para cargar los tejidos. Después puedes bajar la dosis a 30-90 mg diarios. Toma más o menos según sea la cantidad que necesita tu cuerpo. (Existen muchas marcas de OPC y se compra en las tiendas de alimentos dietéticos. Yo tomo la marca Proflanavol, de USANA Health Sciences.)

La vitamina E no entraña riesgo y es importante

Un estudio reciente presentado por el doctor Edgar Miller III y sus colegas en la reunión de la American Heart Association en Nueva Orleans recibió una exagerada cantidad de publicidad y asustó a la gente, haciéndola pensar que la vitamina E entraña riesgos. Lo cierto es exactamente lo contrario. El estudio del doctor Miller, que fue un metaanálisis de estudios anteriores (de los cuales muchos eran de poco alcance, por el número de participantes, y poco homogéneos) sugería que la vitamina E en suplemento en dosis elevadas podría aumentar la tasa de mortalidad en adultos.[43] Muchos estudios que se podrían haber incluido en el análisis fueron eliminados porque en ellos la tasa de mortalidad total era baja. Y muchos de los estudios que se incluyeron fueron realizados con personas muy mayores que ya sufrían de una enfermedad degenerativa crónica avanzada. Es decir, muchos de los estudios que incluyó el doctor Miller no fueron realizados con adultos normales sanos. Y dejó fuera muchos de los estudios que demostraban los mayores beneficios de la vitamina E. Muchos de esos estudios se hicieron con menos de 1.000 personas. Más importante aún, sólo los estudios de poco alcance demostraban efectos adversos importantes. Ninguno de los estudios de más alcance (y por lo tanto, más poderosos), con varios miles de participantes cada uno, indicaba un impacto estadísticamente importante en la mortalidad por causa de la vitamina E en suplemento. Además, el análisis secundario de los investigadores demostró que las diferencias en tasas de mortalidad eran estadísticamente insignificantes, ¡y que con la mayor dosis el riesgo de muerte era en realidad más bajo!

Lo principal es lo siguiente: años de investigaciones clínicas han demostrado que la vitamina E en suplemento es eficaz y no entraña riesgos.[44] Por ejemplo, en el famoso Estudio de la Salud de las Enfermeras, en el que participaron miles de mujeres durante muchos años, se comprobó que la vitamina E en suplemento (no la obtenida de los alimentos) reducía el riesgo de ataque al corazón en un 30 por ciento.[45] En el estudio de mujeres de Iowa se comprobó una importante reducción en la tasa de cáncer de intestino.[46] También se ha demostrado que la vitamina E reduce el riesgo de demencia.[47] Y un estudio reciente realizado en la Universidad Tufts demostró que este potente antioxidante enlentece el avance de las cataratas.[48] La vitamina E debería formar parte de un programa completo de suplementos.

Grasas omega-3 (véase la sección anterior sobre las grasas)

VITAMINAS DEL COMPLEJO B. Las dosis apropiadas de vitaminas B refuerzan la energía y el vigor. Las mujeres que toman píldoras anticonceptivas o hacen terapia hormonal, las que están con mucho estrés o las que experimentan cambios hormonales necesitan vitaminas B adicionales; el hígado necesita estos nutrientes para metabolizar las hormonas. Cuando el estrógeno no se metaboliza bien, queda demasiado en el torrente sanguíneo, especialmente en relación con el nivel de progesterona, y entonces la consecuencia es el predominio de estrógeno. El predominio estrogénico lleva a un desequilibrio de los neurotransmisores noradrenalina, serotonina y dopamina, lo que causa propensión a la ansiedad, tensión nerviosa y síntomas del síndrome premenstrual. Además, las vitaminas B ayudan a las glándulas suprarrenales, que suelen estar debilitadas durante los periodos estresantes.[49]

En los diez últimos años hemos aprendido muchísimo acerca de los beneficios del ácido fólico, que es una de las vitaminas B. Favorece la salud cardiovascular bajando el nivel de homocisteína,[50] y es también una de las vitaminas B que ayuda a metabolizar las hormonas en el hígado (muchas personas tienen una predisposición genética a tener elevado el nivel de homocisteína, que es un factor de riesgo independiente de enfermedad cardiaca; tomando suficiente ácido fólico [800-1.000 mcg al día] se metaboliza bien la homocisteína y se elimina el riesgo).[51] Tal vez más importante aún, si se toman antes de la concepción, 800 mcg al día pueden prevenir defectos de nacimiento, como el labio leporino y la espina bífida. Dado que actúan sinérgicamente, es importante tomar el ácido fólico con las otras vitaminas B. Siguiendo con el tema, un estudio reciente ha demostrado que tomar un multivitamínico antes de la concepción reduce de modo importante el riesgo de tener bebés prematuros. También favorece la fertilidad.[52]

MINERALES. Diversos minerales, pero en especial el calcio y el magnesio, normalmente se relacionan con la salud de los huesos, aunque son responsables de muchísimo más. Por ejemplo, el magnesio mitiga el dolor neuromuscular, disminuye la intensidad y la frecuencia de las jaquecas y mantiene sano el corazón (véase, más adelante, «Las maravillas del magnesio»); el cobre y el selenio tienen una acción beneficiosa en el sistema inmunitario; el cromo y el vanadio contribuyen a estabilizar el nivel de azúcar en la sangre, y el manganeso estimula el proceso antioxidante. Se necesita calcio, lógicamente, para tener lo huesos fuertes, pero solo no actúa eficientemente; hay que tomarlo junto con todos los minerales formadores de hueso, entre ellos el magnesio, el boro, el cinc, el manganeso y el cobre; también debe haber una cantidad suficiente de vitamina D. La mayoría de las mujeres que menstrúan necesitan hierro; desear tomar helados es signo de insuficiencia; lo sé, yo tenía ese síntoma. La dosis normal de hierro es de 30 mg al día, y esto es particularmente importante durante el embarazo. Se ha descubierto que el cromo acelera el ritmo metabólico; este mineral escasea en nueve de cada diez dietas en Estados Unidos, y es absolutamente esencial para el funcionamiento normal de la insulina;[53] se ha demostrado que tomar 200 mcg de cromo al día favorece un nivel óptimo de azúcar en la sangre;[54] a veces, en casos de problemas, es necesario aumentar la dosis hasta 1.000 mcg diarios; búscalo en forma de cromo polinicotinato.

LOS PRODUCTOS LÁCTEOS Y EL CALCIO. Cuando éramos niños mis hermanos y yo no bebíamos leche, y mis hijas tampoco la bebieron. Una vez mi hermana le contó a una pediatra amiga que mis hijas no tomaban leche. «Se van a morir», exclamó la pediatra. Esa no es una evaluación científica; es pura emoción, y una respuesta típica.

Mis hijas mamaron hasta casi los dos años. La leche humana, que es un alimento vivo y dinámico, está hecha para el desarrollo y el crecimiento óptimos de los bebés humanos. La leche de vaca, muy diferente en composición de la leche humana, está hecha para producir el desarrollo y crecimiento óptimos de los bebés bovinos. Los niños crecen más ahora que antes; la leche de vaca produce un crecimiento rápido en los niños, igual que en el ganado bovino. Este es uno de los motivos de que los hijos estadounidenses de inmigrantes relativamente bajos sean mucho más altos que sus padres. En Estados Unidos asociamos «más grande» con «mejor».[55]

Pero la leche producida de modo convencional puede ser un alimento problemático para muchos niños y adultos. El doctor Frank Oski, ex director de pediatría de la Facultad de Medicina Johns Hopkins, publicó un fabuloso librito titulado *Don't Drink Your Milk* [No te bebas la leche] (Mollica Press, 1983), en el que documenta la relación entre los productos lácteos y las alergias, los eccemas, la incontinencia urinaria nocturna y las infecciones de oídos de los niños.[56] Incontables niños son tratados innecesariamente con antibióticos para repetidas infecciones de oídos que desaparecerían si se eliminaran los productos lácteos de su dieta. La sinceridad del doctor Oski sobre los efectos adversos para la salud de los productos lácteos es una aportación muy valiosa. Dado que vas a encontrar muy poco apoyo cultural para eliminar de la dieta de tus hijos la leche producida de modo convencional, te será útil disponer de buena información.

A lo largo de los años he visto muchos problemas relacionados con los productos lácteos: trastornos benignos de mamas, flujo vaginal crónico, acné, dolores menstruales, miomas, molestias intestinales crónicas y aumento del dolor por endometriosis. El consumo de productos lácteos se ha relacionado con los cánceres de mama y de ovarios.[57] No puedo sino pensar que podría haber una relación entre el exceso de estimulación de las glándulas mamarias de las vacas (por ciertas hormonas que se les administra para aumentar la producción de leche) y el consiguiente exceso de estimulación de las nuestras. Lo que come la mujer la afecta a ella y también a su bebé lactante; a veces los bebés tienen síntomas de alergia a la leche de vaca cuando la madre consume mucha.

Como a la mayoría de los estadounidenses, se me enseñó que la leche es necesaria para obtener suficiente calcio, aun cuando tres cuartas partes de la población mundial se las arregla para mantener la salud sin beber leche después de la infancia. (Muchos sí consumen otros tipos de productos lácteos, normalmente en formas fermentadas, como el queso y el yogur, que suelen hacerlos de leche de oveja o de cabra.) Dejar de tomar productos lácteos, o sustituirlos por los producidos de modo ecológico, suele mejorar los dolores menstruales, el dolor de la endometriosis, las alergias, la sinusitis e incluso la vaginitis recurrente. Dado que toda una generación de madres fueron criadas con leche de vaca en lugar de leche humana, existe una tendencia muy arraigada a relacionar a la vaca con la «madre» y la «nutrición». La sola idea de eliminar los productos lácteos les produce palpitaciones a algunas personas; no conciben la idea de vivir sin leche.

Por otro lado, los productos lácteos producidos biológica o ecológicamente, sin hormonas del crecimiento bovino ni antibióticos, tienen un efecto muy distinto en el cuerpo. Algunas de mis clientas que tenían problemas ginecológicos relacionados con los productos lácteos han tenido una remisión total de esos problemas al empezar a tomar productos lácteos producidos de esta manera, que ahora es posible encontrar en todas partes. Una de las subscriptoras de mi hoja informativa, de Indiana, incluso llegó a comprar una vaca lechera para la provisión de leche de su familia; no han tenido ningún problema de salud. En cambio, otras personas continúan teniendo una reacción de tipo alérgico incluso con leche de vaca criada ecológicamente.

«¿Y de dónde obtengo calcio si no bebo leche?», se preguntarán muchas personas. Aunque generalmente la leche es una buena fuente de calcio, existen también fuentes no lácteas, por ejemplo las verduras de hoja verde como las coles y los brécoles. La mayor parte de la población mundial, incluidos los habitantes de China, donde en las zonas rurales casi no hay cáncer de mama ni osteoporosis, obtienen el calcio de las verduras de hoja verde. En estudios también se ha comprobado que aunque en China se consume sólo la mitad del calcio que se consume en Estados Unidos, la osteoporosis no es común, aun cuando el promedio de esperanza de vida es de 70 años, sólo cinco años menos que la nuestra.[58]

Las mujeres bantúes de África no consumen productos lácteos, pero sí consumen entre 150 y 400 mg de calcio diario, obtenido de los alimentos que comen. Esta es la mitad del calcio consumido por la mujer estadounidense corriente. Sin embargo, la osteoporosis es prácticamente desconocida entre las mujeres bantúes que llegan a más de 60 años (el 10 por ciento). Se pensaba que el motivo de esto era la protección genética, pero esta opinión ha sido descartada; cuando parientes de estas mismas mujeres bantúes emigran a sociedades más prósperas y adoptan dietas más suculentas, se hacen más comunes en ellas la osteoporosis y las enfermedades de los dientes.[59]

La dosis diaria de calcio recomendada en Estados Unidos es actualmente de 1.200 mg para mujeres a partir de los 25 años; un 50 por ciento de las mujeres no consumen esa cantidad recomendada y por lo tanto están en mayor riesgo de osteoporosis. La dosis de calcio recomendada actualmente por la Organización Mundial de la Salud es de 400 mg diarios, un tercio de la que se recomienda en Estados Unidos. Para la mayor parte del mundo esta dosis es adecuada. La mujer china normal, que tiene muy poco riesgo de osteoporosis, consume 544 mg diarios de calcio.[60]

Las industrias de suplementos de calcio y de productos lácteos han sido tan eficaces en ofrecernos un «remedio» para la osteoporosis que creemos que podemos reducir la complejidad de la fisiología ósea a una fórmula tan sencilla como tomar comprimidos de calcio. Pero son muchísimos los factores que influyen en la salud de los huesos (véase el capítulo 14), y entre ellos están los alimentos que consumimos diariamente y la cantidad de ejercicio que hacemos. Además, la cafeína, el alcohol, el azúcar y el tabaco tienen un efecto negativo en la salud ósea y contribuyen a la aparición de la osteoporosis. Si mejoramos nuestro

FIGURA 18. FORMA TÍPICA DE OBTENER CALCIO EN ESTADOS UNIDOS

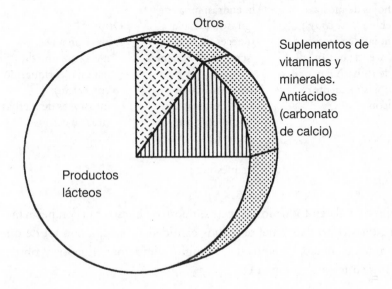

Otros

Suplementos de vitaminas y minerales. Antiácidos (carbonato de calcio)

Productos lácteos

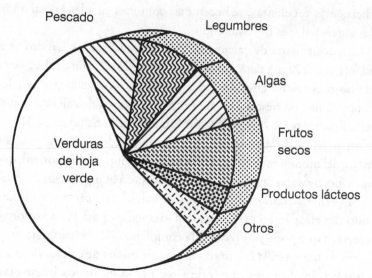

FIGURA 19. FORMA EQUILIBRADA DE OBTENER CALCIO

Verduras de hoja verde
Coles; verduras silvestres (cenizo [*Chenopodium album*], cebollas silvestres); brécol; acelga; espinacas; hojas de mostaza china *(bok choy)*; hojas de mostaza de Sarepta; berro; tallos de ruibarbo; perejil, hojas de diente de león

Legumbres
Tofu sólido; tempeh; garbanzos; judías negras; judías pintas; tortas de maíz; maíz

Frutos secos
Almendras; pipas de girasol; castañas; nueces de Brasil, semillas de sésamo

Productos lácteos
Leche (desnatada y completa); queso; leche helada; yogur descremado; requesón

Pescado
Sardinas; salmón; ostras

Algas
Hijiki; wakame; kombu (kelp); agar-agar; dulse

Otros
Aguas minerales; melaza; zumo de naranja (enriquecido con calcio); infusiones de hierbas ricas en calcio

estilo de vida en todos los aspectos, nuestros huesos pueden permanecer sanos con relativamente menos cantidad de calcio, con tal de que hagamos ejercicio, dejemos de consumir alimentos refinados y obtengamos suficiente vitamina D.

Puesta al día respecto a la vitamina D

Los estudios más recientes revelan que el calcio es prácticamente inútil si no hay suficiente vitamina D, la que tiene un papel importantísimo en el mantenimiento de la salud de los huesos. Estos estudios indican que por lo general las mujeres que sufren de osteoporosis tienen menos vitamina D en el organismo que las mujeres que tienen huesos sanos. En realidad, la dosis que se recomendaba oficialmente de vitamina D en Estados Unidos (400 UI al día) no es ni la mitad de la cantidad que se necesita realmente para mantener una salud ósea óptima; recomiendo tomar por lo menos 1.000 UI al día.[61] Ten en cuenta que tomar el sol de 15 a 20 minutos sin filtro solar proporciona entre 300 y 350 unidades de vitamina D, pero muchas personas no salen al aire libre lo suficiente, y cuando salen dejan demasiado poca piel expuesta al sol. A una persona blanca corriente residente en Estados Unidos, la exposición de las manos, la cara y los brazos de 15 a 20 minutos al sol de media mañana o de última hora de la tarde tres veces a la semana, le da suficiente vitamina D desde marzo a octubre. Después, una sesión de ocho a diez minutos de sol artificial una vez a la semana da una cantidad adecuada de esta vitamina. Las mujeres de piel morena corren menos riesgos de sufrir de osteoporosis, y todas las mujeres que viven cerca del ecuador lo tienen más fácil para satisfacer sus necesidades de vitamina D con la luz del sol. También te recomiendo que pidas a tu médico que te haga un análisis para ver tu nivel de vitamina D, para tenerlo como punto de referencia. Según el destacado especialista en vitamina D, doctor Michael Holick, jefe del Departamento de Endocrinología, Metabolismo y Nutrición de la Facultad de Medicina de la Universidad de Boston, el nivel de vitamina D debería ser de por lo menos 20 ng/ml [ng: nanogramo], y de preferencia de 30-50 ng/ml.[62] Esos son niveles adecuados; el nivel ideal es de 100 ng/ml.

En el famoso estudio Women's Health Initiative (WHI) sobre tomar suplementos de calcio y vitamina D se comprobó que las mujeres que tomaron ambos nutrientes experimentaron una reducción del 29 por ciento del riesgo de fractura de caderas, comparadas con las del grupo con placebo, pero ninguna disminución del riesgo de fracturas vertebrales. Las participantes tomaron 1.000 mg de calcio al día y sólo 400 UI de vitamina D, dosis que los especialistas consideran no suficientemente elevada. En las que tomaron calcio aumentó el riesgo de formación de cálculos renales, riesgo que habría disminuido muchísimo si se hubiera añadido la dosis apropiada de magnesio para equilibrar el calcio. La otra limitación del estudio fue que la mayoría de las mujeres eran mayores de 60 años cuando comenzaron a tomar el suplemento, y es probable que muchas ya hubieran perdido considerable masa ósea.[63]

Hay mucho más que calcio en la composición de los huesos.[64] El magnesio escasea mucho más en nuestra dieta que el calcio, debido a la mala elección de los alimentos (cereales refinados y demasiada poca verdura de hoja verde), el agotamiento de la tierra por la erosión, y el excesivo uso de fertilizantes químicos en lugar de métodos de cultivo biológicos o ecológicos. (Véase más adelante «Las maravillas del magnesio».)

Los anuncios de televisión promocionan la toma de antiácidos (p. ej., Tums) por su contenido en calcio; pero estos antiácidos (carbonato de calcio) disminuyen la acidez gástrica, lo cual puede ser causa de una menor absorción del calcio, porque el ácido clorhídrico que secreta el estómago es necesario para esa absorción.[65] Puesto que los estudios han demostrado que en aproximadamente el 40 por ciento de las mujeres posmenopáusicas hay una insuficiente secreción de ácido gástrico, no tiene sentido tomar un antiácido como suplemento de calcio. También se ha comprobado que las personas con insuficiente ácido gástrico sólo absorben alrededor de un 4 por ciento de una dosis oral de calcio en forma de carbonato, mientras que las que tienen una cantidad normal de ácido gástrico absorben alrededor de un 22 por ciento. Una persona cuya secreción de ácido gástrico es insuficiente necesita una forma de calcio soluble, ionizado, por ejemplo citrato, succinato, malato, aspartato o fumarato de calcio.[66] Además, la fuerte naturaleza alcalina del carbonato en combinación con el calcio que se absorbe puede predisponer a la formación de cálculos renales, sobre todo si la leche constituye una parte normal de la dieta. El citrato de calcio es un buen antiácido, para el caso de que se necesite uno, aunque no se venda como tal.

Los refrescos de cola y otras gaseosas hechas de raíces también contribuyen a la osteoporosis, porque los colorantes y el fósforo que se añaden a estas bebidas obstaculizan el metabolismo del calcio.[67] La depresión contribuye también de modo importante a la osteoporosis, porque los elevados niveles de adrenalina y cortisol producidos por las glándulas suprarrenales de las personas deprimidas aumentan la pérdida de calcio por la orina y pueden ser causa de fracturas de huesos.[68]

El mejor método para crear salud ósea es uno holístico en el que tomamos en cuenta todos los factores dietéticos, ambientales y genéticos relacionados con la osteoporosis, y mejorar aquellos aspectos en los que tenemos cierto control (véase el capítulo 14). Ten presente los siguientes puntos respecto a las fuentes de calcio:

• El contenido nutritivo de los alimentos depende del lugar donde se cultivan, el tiempo de la cosecha, la calidad de la tierra, etcétera.
• Puede variar mucho el contenido mineral de los alimentos según sea la mineralización de la tierra.
• Las verduras cultivadas con abonos orgánicos tienen un mayor contenido nutritivo.
• Las proporciones presentadas en el cuadro 13 representan las cantidades promedio de calcio encontradas al analizar los alimentos en la fecha de la recogida de datos.
• El calcio es solamente uno de los minerales necesarios para una nutrición óptima.
• Las fuentes de calcio no lácteas son particularmente ricas en los demás minerales necesarios para la salud. Hay quienes alegan que los oxalatos vegetales que se encuentran en las espinacas y otras verduras de hoja verde obstaculizan la absorción del calcio. Este mismo argumento se ha utilizado respecto a los fitatos de los cereales. Los últimos informes indican que se ha dado una excesiva trascendencia a este problema de absorción, y que en realidad no es muy importante.

INFUSIONES DE HIERBAS RICAS EN CALCIO

Old «*Sour Puss*» *Mineral Mix à la Susun Weed*[70]
(1 cucharada aporta 150-200 mg de calcio)

Elige una o más de las siguientes hierbas:

Artemisa *(Artemisia vulgaris)*, hojas
Consuelda mayor *(Symphytum officinalis)*, hojas/pedúnculos
Diente de león *(Taraxacum officinale)*, hojas/raíces
Frambueso *(Rubus idaeus)*, hojas/tallos/bayas
Llantén *(Plantago)*, hojas

CUADRO 13. ALIMENTOS RICOS EN CALCIO[69]

Alimento	Cantidad	Calcio (en mg)
Verduras de hoja verde (cocidas, a menos que se especifique otra cosa)		
acelga	1 taza	165
berro (crudo)	1 taza	53
brécol	1 taza	150
col (repollo)	1 taza	179
col verde o de hoja oscura	1 taza	300
espinaca	1 taza	278
hojas de diente de león	1 taza	147
hojas de mostaza china (bok choy)	1 taza	200
hojas de mostaza Sarepta	1 taza	150
hojas de nabo	1 taza	229
perejil (crudo)	1 taza	122
ruibarbo	1 taza	348
verduras silvestres (cenizo, cebolla)	1 taza	350
Algas (cocidas, a menos que se especifique otra cosa)		
agar-agar (copos secos)	1 taza	400
usada para espesar salsas, etc.		
dulse (seco)	1 taza	567
hijiki	1 taza	610
kombu (kelp)	1 taza	305
wakame	1 taza	520
Pescado (en la espina está la mayor fuente de calcio)		
ostras (crudas)	1 taza	226
salmón (en lata)	1 taza	431
sardinas (en lata, con espinas y escurridas)	100 g	300
Legumbres		
garbanzos (cocidos)	1 taza	150
judías negras (cocidas)	1 taza	135

Alimento	Cantidad	Calcio (en mg)
judías pintas (cocidas)	1 taza	128
tempeh	110 gr	172
tofu sólido	110 gr	80-150
tortas de maíz	2	120

Frutos secos y semillas

almendras	1 taza	300
avellanas	1 taza	282
castañas de Pará	1 taza	260
semillas/pipas de girasol (descascaradas)	1 taza	174
semillas de sésamo (molidas, para absorción)	3 cucharadas	300

Otras fuentes

melaza	1 cucharada	137
zumo de naranja (enriquecido con calcio)	1 taza	210

*Aguas minerales**

Productos lácteos
leche

descremada	1 taza	300
entera	1 taza	288
helado de leche	1 taza	204
queso (suizo, cheddar)	40 gr	300
requesón (semidescremado)	1 taza	150
yogur (descremado)	1 taza	294

* En el original aparecen aguas minerales propias de Estados Unidos, y dado que las marcas de aguas minerales varían según la región, convendrá ver la etiqueta para saber el contenido de calcio. *(N. del E.)*

Ortiga mayor *(Urtica dioica)*, hojas
Ruibarbo *(Rumex obtusifolius)*, hojas/raíces
Trébol *(Trifolium pratense)*, flores
cáscaras de huevo/huesos limpios

Llena un jarro de litro con las hierbas frescas y vierte encima vinagre de sidra hasta llenarlo (el vinagre disuelve el calcio y otros minerales y los mantiene en solución). Cúbrelo con un plástico y déjalo reposar 6 semanas. Puedes usar el vinagre para aderezar la ensalada, añadirlo a las legumbres o a la sopa, o diluir 1 cucharada en 1 taza de agua junto con 1 cucharada de melaza, lo que le aporta 137 mg más de calcio.

Bonny Bony Brew
[Bonito brebaje para los huesos]
(1 taza aporta 300 mg de calcio)

Cola de caballo o equiseto menor *(Equisetum arvense)* seco: 2 g
    (1 cucharada)
Ortiga *(Urtica dioica)* seca: 30 g
Salvia *(Salvia officinalis)* seca: 2 g (1 cucharada)
(La ortiga se puede reemplazar por trébol, paja de avena o
    frambueso.)

Tritura la salvia entre las palmas, ponla en un recipiente de litro con las otras dos hierbas. Añade agua hirviendo hasta llenar el recipiente, tapa con cierre hermético y deja macerar 4 horas. Cuela.

Observación: Las hierbas se pueden considerar verduras de hoja verde muy ricas en minerales. Estas recetas son una manera muy fácil de añadir minerales y otros elementos nutritivos a la dieta.

Las maravillas del magnesio

El magnesio exige su propia sección porque con mucha frecuencia se pasa por alto y es importantísimo para la salud femenina. Comencé a conocer las maravillas del magnesio cuando hacía mis prácticas en tocología, en las que veía personalmente y de cerca lo eficaz que era el sulfato de magnesio para prevenir los ataques y normalizar la tensión arterial en las embarazadas que sufrían de toxemia. Años después, muchas veces les ponía a mis clientas magnesio intravenoso (junto con una serie de otras vitaminas), como parte de una mezcla llamada fórmula de Meyer. Comprobé que con frecuencia esa mezcla aliviaba el dolor muscular, y también aceleraba la curación de la heridas de intervenciones quirúrgicas, los esguinces de tobillo, etcétera. También parecía estimular la inmunidad, y por eso cuando me veía a punto de caer enferma de algo, le pedía a alguna colega que me pusiera la mezcla intravenosa. Actuaba como un ensalmo.

Un impresionante número de estudios han documentado la eficacia del magnesio intravenoso para prevenir lesiones cardiacas e incluso la muerte después de un ataque al corazón. El motivo de esto es que entre el 40 y el 60 por ciento de las muertes repentinas por ataque al corazón se deben a contracciones de las arterias, no a bloqueo por trombos ni arritmias.[71] Y el magnesio relaja los músculos de la arteria coronaria (y todos los demás músculos).

Claro que la mayoría no necesitamos magnesio intravenoso. Podemos obtener todos sus beneficios encargándonos de que haya cantidad suficiente en la dieta o tomándolo en suplemento. He aquí lo que todo el mundo necesita saber acerca este mineral esencial (pero muchas veces olvidado), para obtener sus máximos beneficios.

Por qué necesitamos suficiente magnesio

El magnesio es esencial para el funcionamiento de cientos de enzimas diferentes en el cuerpo, en particular de aquellas que producen, transportan, almacenan y utilizan energía. El magnesio es esencial para lo siguiente:

- Síntesis de las proteínas. El ADN y el ARN de las células necesitan magnesio para la multiplicación y el desarrollo de las células.
- La activación de las señales eléctricas que deben recorrer todo el cuerpo a lo largo de los nervios (incluidos el cerebro, el corazón y otros órganos).
- La tensión arterial normal, el tono vascular, la transmisión de señales entre neuronas y la irrigación sanguínea.

- El funcionamiento de todos los nervios y músculos.
- La liberación y enlace de cantidades adecuadas de serotonina en el cerebro.

En resumen, vivir con un nivel subóptimo de magnesio es como intentar accionar un aparato eléctrico sin enchufarlo.

La conexión magnesio-calcio

El papel del calcio ha recibido muchísima atención, pero muy pocas personas comprenden que sin su socio, el magnesio, el calcio no sirve al cuerpo tan bien como debiera. En realidad, un exceso de calcio podría impedir la captación del magnesio y su acción, produciendo más desequilibrio. Tratándose de formación de huesos sanos, el magnesio es tan importante como el calcio y la vitamina D.

Por sus funciones, el magnesio y el calcio deben actuar juntos. Por ejemplo, el magnesio controla la entrada del calcio en todas y cada una de la células, hecho fisiológico que ocurre cada vez que se activa una neurona. Sin una cantidad adecuada de magnesio (que es también bloqueador natural del calcio) entra demasiado calcio en la célula; esto puede causar calambres, constricción de los vasos sanguíneos, migraña o jaqueca, e incluso ansiedad.[72]

El magnesio también mantiene disuelto el calcio en la sangre, para que no forme cálculos renales. ¡En realidad, tomar calcio sin magnesio para la osteoporosis podría favorecer la formación de cálculos!

¡La insuficiencia de magnesio va en aumento!

En 1997, la National Academy of Sciences descubrió que la insuficiencia de magnesio afecta a muchísimos estadounidenses.[73] Hay motivos que explican esto:

- *El procesado de los alimentos les reduce enormemente el contenido de magnesio.* Y la gran mayoría de estadounidenses comen principalmente productos procesados. Cuando se refina el trigo para convertirlo en harina blanca, se va el 90 por ciento de magnesio en el salvado; cuando la melaza se refina para convertirla en azúcar, se pierde el 98 por ciento. De modo similar, cuando las verduras se hierven en

agua o se congelan, pierden magnesio. Los aditivos como el aspartamo y el glutamato monosódico (GMS), y también el alcohol, agotan
las reservas de magnesio.

• *La indigestión y el uso de antiácidos.* La insuficiencia de ácido gástrico impide la absorción del magnesio. Por desgracia, una dieta de alimentos refinados es una potente receta para la indigestión. Los antiácidos, principal fármaco de venta sin receta que se consume en
Estados Unidos, agotan el ácido clorhídrico del estómago.

• *Prácticas de cultivo.* En gran parte de la tierra en que cultivamos
nuestros alimentos se han agotado el magnesio y otros minerales.

• *Medicamentos.* Muchos fármacos, entre ellos los diuréticos, las píldoras anticonceptivas, la insulina, la tetraciclina y otros antibióticos, así
como la cortisona, son causa de que el cuerpo desperdicie magnesio.

Alimentos ricos en magnesio
(En milígramos por ración de 100 gramos [3,5 onzas])

• Almendras   270
• Alubias cocidas   37
• Cacahuetes   175
• Col verde   57
• Dulse   220
• Germen de trigo   336
• Kelp   760
• Melaza   258
• Mijo   162
• Salvado de trigo   490
• Tofu   111

En general, son ricos en magnesio los cereales integrales y las
verduras de cultivo ecológico o biológico. También lo son la sal
marina de buena calidad y las algas.

El efecto de la insuficiencia de magnesio

La siguiente es una lista parcial de trastornos o enfermedades relacionadas con insuficiencia de magnesio, los que se pueden mejorar aumentando el consumo de este mineral.

- *Ansiedad y ataques de pánico.* El magnesio contribuye a controlar las hormonas del estrés y también a mantener normal el funcionamiento del cerebro. En su libro *The Miracle of Magnesium* (Ballantine Books, 2003), la doctora Carolyn Dean señala que desde la Segunda Guerra Mundial ha aumentado la incidencia de la depresión. Es muy posible que esto esté relacionado con insuficiencia o carencia de magnesio por su merma en las tierras de cultivo.
- *Asma.* El magnesio relaja los músculos de los bronquiolos de los pulmones.
- *Estreñimiento.* El magnesio regulariza los movimientos de vientre al mantener en buen funcionamiento los músculos peristálticos del intestino. Durante décadas se ha tomado leche de magnesia como remedio para el estreñimiento.
- *Diabetes.* El magnesio ayuda a la insulina a transportar la glucosa al interior de las células. Sin esa ayuda la glucosa se acumula en los tejidos, causando estrés glucémico y daños.
- *Cardiopatías.* Es común la insuficiencia de magnesio en las personas enfermas del corazón. Es un eficaz tratamiento para los ataques al corazón y las arritmias.
- *Hipertensión.* Sin un nivel adecuado de magnesio, los vasos sanguíneos se constriñen y aumenta la tensión arterial.
- *Insomnio.* El magnesio regula la producción de la melatonina, la hormona esencial para tener normales los ciclos de sueño y vigilia.
- *Problemas nerviosos.* El magnesio elimina los trastornos de los nervios periféricos que pueden llevar a jaquecas, calambres en los pies y las piernas, dolorosas contracciones gastrointestinales, etcétera.
- *Osteoporosis.* Sin magnesio, el calcio podría en realidad favorecer la osteoporosis.

Complementar la dieta con suplementos de magnesio

A lo largo de la mayor parte de la historia de la humanidad, la proporción calcio/magnesio era 1:1, que se considera la proporción óptima. Cualquier proporción que vaya de 1:1 a 2:1 es adecuada (por ejemplo 800 mg de calcio para 400 mg de magnesio). Lamentablemente, en la actualidad las dietas contienen un promedio de diez veces más calcio que magnesio.

Además de comer alimentos nutritivos en tu dieta, te recomiendo tomar un suplemento que contenga magnesio (yo tomo, en especial cuando estoy de viaje, agobiada por el estrés de cumplir plazos topes, etcétera). Hay bastante diferencia entre las personas en lo relativo a la cantidad ideal de magnesio que deben tomar. Esto es lo que recomiendo: mantén tu dosis de calcio entre 800 y 1.400 mg al día, y añade suficiente magnesio para equilibrarlo; por ejemplo, si tomas 1.000 mg de calcio, necesitas por lo menos 500-800 mg de magnesio.

El magnesio se presenta en muchas formas. En forma de óxido o de cloruro va bien, ya que es magnesio quelado. Normalmente las cápsulas contienen 250-500 mg. También puedes tomar un suplemento que combine el calcio y el magnesio. Experimenta por grados. Si estás sana, comienza con 200 mg de magnesio dos veces al día. Si tienes alguno de los trastornos mencionados, podría convenirte comenzar con una dosis más elevada: 500 mg dos veces al día. Lo sabrás cuando llegues a tu límite; notarás las heces diarreosas. Es mejor, por supuesto, tomarlo en dosis repartidas a lo largo del día; puedes tomarlo con el estómago vacío o con las comidas. También puedes añadir sales de Epsom a tus baños; la sal de Epsom es sulfato de magnesio; se absorbe por la piel y te servirá para reponer tus reservas de magnesio. (¡Y es un fabuloso pretexto para leer un buen libro en la bañera!) También hay un magnesio transdérmico, en fórmula ideada por el doctor Shealy (véase la sección «Programa de restablecimiento suprarrenal para una menopausia más sana» del capítulo 14, pág. 682).

Si quieres informarte más (y creo que todos deberían), te recomiendo leer *The Miracle of Magnesium* de la doctora Dean. Muy francamente, este libro debería estar en la librería de toda casa; la información podría salvarte la vida, o la de un ser querido.

PUESTA EN MARCHA. Al comenzar un programa de suplementos lo mejor es que sea bien redondeado, completo. Algunas personas creen erróneamente que las vitaminas deben tomarse para tratar un trastorno o enfermedad. Por ejemplo, leen que la vitamina E reduce la formación de quistes en las mamas y sus síntomas dolorosos, y toman un montón de vitamina E. Este método equivale a la práctica de la medicina ortodoxa de recetar un fármaco para suprimir los síntomas. Es mejor que comiences con una buena base y añadas otros suplementos según sean tus necesidades personales. Pero cuida de no distorsionar la base. Considéralo así: añadir un poquito de azúcar extra a una tarta no la cambia mucho, pero añadirle un montón desbarata la proporción. Comprende que para obtener un resultado óptimo de un suplemento es necesario tomar por lo menos cuatro a cinco cápsulas o tabletas al día. Es decir, la mentalidad «una al día» no es la adecuada; no se puede obtener el beneficio óptimo del suplemento con una sola tableta al día.

Cuando hayas dado con el sistema equilibrado, persevera con él por lo menos tres meses antes de cambiar a otro producto o añadir más suplementos. A veces los resultados son espectaculares; la mayoría de las veces no se notan mucho las primeras semanas. Pero pasado un periodo de seis semanas a tres meses (a veces hasta seis meses), notarás que tienes menos resfriados y que simplemente te sientes mejor, porque disminuyen o desaparecen algunos achaques menos importantes. También es posible que experimentes más vitalidad y más capacidad para «seguir la corriente». Muchas veces cuando uno se siente bien le cuesta recordar lo lejos que ya llegado. Este es el consejo para medir tu progreso: al comenzar el programa de suplementos haz una lista de tus dolencias y achaques y ve revisando esa lista cada tres semanas. Esta es fabulosa manera de reflejar nuestro progreso.

CONSEJOS PARA ELEGIR SUPLEMENTOS. Haz el test sobre los beneficios de tomar suplementos del Council for Responsible Nutrition en www. crnusa.org/benefits. También te recomiendo que veas la bien ideada evaluación gratuita sobre la salud en el sitio web de Usana (www.usana.com) con recomendaciones específicas para tu actual estilo de vida. Ten en cuenta también los siguientes consejos:

- Elige suplementos de alta calidad, de laboratorios que se atengan a las normas de buena fabricación; usan ingredientes de calidad farmacéutica (que difieren de los de calidad alimentaria) para asegurar la calidad y la eficacia.
- Los buenos suplementos cuestan dinero. Como en el caso de los productos de cultivo ecológico, los suplementos caros reflejan el verdadero precio de nutrientes de alta calidad.
- El ácido fólico es un ingrediente caro. Si tu multivitamínico contiene 800 mcg de este nutriente (en lugar de 400 mcg), esto suele ser un indicador de que el fabricante no escatima en los otros ingredientes de su producto.
- Una fórmula que combina antioxidantes, como la rutina, bioflavonoides, extracto de semillas de uva y extracto de olivo suele ser más eficaz que un producto que sólo contiene uno o dos antioxidantes.
- Verifica que tu suplemento contiene vitamina E natural (d-tocoferol, que no dl-tocoferol) y tocotrienoles; éstos forman parte de la familia de la vitamina E, y se obtienen los mejores beneficios cuando están los dos presentes.
- Siempre toma un complejo de vitamina B, no sólo una o dos de estas vitaminas.
- En los minerales elige solamente quelados; cuando los fabrican los envuelven en un aminoácido para asegurar su buena absorción.
- Si tomas una fórmula bien equilibrada, no tienes por qué preocuparte del peligro de megadosis.

Ten presente que los suplementos no reemplazan a una dieta de alimentos enteros y de cultivo biológico. La calidad de los alimentos que comes sigue siendo la piedra angular de la buena salud. Pero cada vez más estudios demuestran claramente que el compromiso de tomar suplementos todos los días de toda la vida influye poderosamente en la salud. Y recuerda el dicho: «Un gramo de prevención vale un kilo de curación».

SUPLEMENTOS RECOMENDADOS Y SUS DOSIS. Esta es mi lista de suplementos diarios recomendados para adultos. No hay mucha diferencia entre las necesidades nutricionales de hombres y mujeres (aparte del hierro), a no ser que la mujer esté embarazada o amamantando. Así pues, estas recomendaciones sirven también para los hombres de tu vida.

CUADRO 14
SUPLEMENTOS DIARIOS RECOMENDADOS

Vitaminas	(total: 1.000-5.000 mg)
Vitamina C	1.000-5.000 mg
Vitamina D_3	800-5.000 mg
Vitamina A (betacaroteno)	25.000 UI
Vitamina E (tocoferoles mezclados)	400-800 UI
Glutatión	2-10 mg
Ácido alfalipoico	10-100 mg
Coenzima Q_{10}	10-100 mg

Grasas omega-3	
DHA (ácido docosahexaenoico)	200-2.500 mg
EPA (ácido eicosapentaenoico)	500-2.500 mg

Vitaminas del complejo B	(total: 1.000-5.000 mg)
Tiamina (B_1)	8-100 mg
Riboflavina (B_2)	9-50 mg
Niacina (B_3)	20-100 mg
Ácido pantoténico (B_5)	15-400 mg
Piridoxina (B_6)	10-100 mg
Cobalamina (B_{12})	20-250 mg
Ácido fólico (B_{10}, B_{11})	400-800 mg
Biotina (B_8)	40-500 mg
Inositol	10-500 mg
Colina	10-100 mg

Minerales (quelados para una absorción óptima)	
Calcio	500-1.200 mg
Magnesio	400-1.000 mg
Potasio	200-500 mg
Cinc	6-50 mg
Manganeso	1-15 mg

Boro	2-9 mg
Cobre	1-2 mg
Hierro	15-30 mg
Cromo	100-400 mcg
Selenio	50-200 mcg
Molibdeno	10-20 mcg
Vanadio	50-100 mcg
Oligoelementos de fuentes marinas	

Otras preguntas comunes

¿Puede la dieta mejorar el síndrome de intestino irritable y otros problemas digestivos?

Muchas mujeres han seguido numerosos tratamientos con antibióticos para el acné y las infecciones de las vías urinaria y respiratoria superior. La toma prolongada de antibióticos mata la flora intestinal normal, necesaria para el sano funcionamiento del colon, lugar del cuerpo donde las bacterias esenciales tienen un papel importante en la absorción y la fabricación de los nutrientes. Además, se ha comprobado que la toma habitual de aspirina y otros antiinflamatorios no esteroideos, como el ibuprofén (el ingrediente activo de Advil) y el acetaminofeno (el ingrediente activo de Tylenol), también afecta a la actividad fisiológica del estómago y los intestinos (entre la mitad y dos tercios de las personas que toman permanentemente antiinflamatorios no esteroides tienen indicios de inflamación del intestino delgado).[74] Más de 56.000 visitas a la sala de urgencias al año se deben a sobredosis de acetaminofeno; 100 personas mueren al año por sobredosis de este fármaco, que también es la principal causa de insuficiencia hepática en este país.[75]

Dada nuestra predilección nacional por el abuso de antibióticos y aspirina (y otros antiinflamatorios no esteroides), una dieta de alimentos refinados y un estilo de vida saturado de estrés, muchas mujeres tienen problemas digestivos, entre ellos estreñimiento crónico, exceso de gases, diarreas frecuentes y molestias en el bajo vientre. Todos estos trastornos pueden ser consecuencia de un desequilibrio en las bacterias intestinales normales, diversos tipos de parásitos intestinales, excesiva proliferación de hongos y aumento de la permeabilidad intestinal. Estos trastornos se conocen en conjunto con el nombre de disbiosis intestinal (o síndrome del intestino «agujereado»), que suele estar relacionada con o ser causa de vaginitis crónica, migrañas, artritis, enfermedades autoinmunes y alergias alimentarias.

Este problema se diagnostica en el examen clínico por síntomas como flatulencia o diarrea crónicas, o enviando cultivos de heces a un laboratorio especializado; suelen diagnosticarse también parásitos intestinales. Como en casi todas las demás enfermedades, la inflamación celular crónica está causada en parte por una dieta demasiado rica en carbohidratos refinados y pobre en fibra, nutrientes y grasas omega-3. Así pues, el primer paso, y muchas veces el único necesario, es seguir las directrices dietéticas esbozadas en este capítulo. Suplementos adicionales, como las bacterias acidófilus y bífidus, enzimas digestivas y ácido clorhídrico también restablecen la flora intestinal y controlan la proliferación de hongos.

A algunas personas se les recomienda además evitar los alimentos que contienen levaduras u hongos, pero, según he visto repetidamente en mi experiencia, esta rigurosa restricción dietética no es necesaria una vez que el metabolismo, las emociones y las opciones dietéticas vuelven a ser óptimos. Entonces, los hongos, y también los parásitos si los hay, desaparecen solos.

Otro problema relacionado muy común, el síndrome de intestino irritable, suele responder bien a la menta con recubrimiento entérico; se encuentra en las tiendas de alimentos dietéticos. He recetado la marca Mentharil con buenos resultados.[76]

¿Y las alergias alimentarias?

Muchas mujeres son sensibles a ciertos alimentos, que pueden producir síntomas que van desde las molestias intestinales hasta la subida de peso. Culpables comunes son los productos lácteos, los productos del trigo y otros que contienen gluten, el maíz y los aditivos. La disbiosis intestinal suele ir acompañada por alergias alimentarias.[77] Hay varios métodos para diagnosticar estas alergias; el más común es un análisis de sangre llamado «batería de pruebas IgG Elisa». Este análisis debe pedirlo un médico de cabecera que esté familiarizado con este tipo de pruebas, y realizarlo un laboratorio especializado.[78] Después, según los resultados, se prescribe una dieta especial. Yo te recomiendo que en lugar de pasar por todo esto, simplemente elimines de la dieta todos los cereales y productos lácteos durante una semana, y comas principalmente proteínas magras, frutas y verduras. Otra alternativa cómoda es el programa Reset del laboratorio Usana (véase pág. 852-853).

Las mujeres que tienen muchas alergias resistentes a los cambios dietéticos sencillos suelen tener un historial de maltrato o abuso de algún tipo, o continúan manteniendo relaciones disfuncionales, o siguen en trabajos muy estresantes. En estos casos los cambios dietéticos por sí solos no tratan adecuadamente el problema a la larga. Hay una increíble sinergia entre el estilo de vida, el estrés y las partes del sistema inmunitario que mantienen la salud intestinal y vaginal.[79] Es enormemente útil sustentar el cuerpo con buena nutrición mientras al mismo tiempo aprendemos a sustentarnos o apoyarnos en los aspectos emocional y psíquico. Los estudios han demostrado que eso normaliza la reacción del sistema inmunitario. A este paso yo lo llamo «reaprovisionar el terreno».

La técnica Nambudripad de eliminación de la alergia (NAET) es un método muy eficaz para eliminar alergias de todo tipo, también las alimentarias. Este método lo ideó la doctora Devi Nambudripad, acupuntora y quiropráctica que, por experiencia personal y clínica, descubrió que las alergias suelen acompañar a ciertos comportamientos físicos, emocionales y nutricionales que es necesario reprogramar para eliminarlas. Su técnica aplica acupuntura y digitopresión para «limpiar» el comportamiento, a la vez que se elimina temporalmente el alérgeno hasta que se haya normalizado el comportamiento. He enviado a muchas clientas a terapeutas formados en esta revolucionaria técnica (para más información, visita www.naet.com).

¿Tengo que renunciar a la cafeína?

La cafeína es una droga muy popular en todo el mundo, tal vez la más popular. El estadounidense corriente bebe al año unos 120 litros de bebidas no alcohólicas con cafeína y 106 litros de café; además, en la composición de más de 1.000 medicamentos patentados hay cafeína. El 95 por ciento de las embarazadas consumen cafeína durante el embarazo.[80] A mí me encanta el café, pero ahora lo tomo descafeinado porque a lo largo de los años me ha aumentado muchísimo la sensibilidad a la cafeína.

La cafeína estimula el sistema nervioso central y afecta al corazón, los músculos esqueléticos, los riñones y las glándulas suprarrenales. Debido a la oleada de adrenalina que viene con ella, aumenta la agudeza mental al principio, pero luego podría venir el efecto de rebote y producir confusión mental. También aumenta el nivel de azúcar en la sangre, seguido por un repentino bajón. Si se combina con pastas dulces u otro alimento «blanco», como un bollo, por ejemplo, el bajón es peor aún, y causa de ansias desenfrenadas de comer más avanzado el día. En algunas mujeres la cafeína es uno de los factores causantes del dolor y de quistes en los pechos. Alguna que otra mujer es tan sensible a la cafeína que un solo trozo de chocolate (que contiene cafeína y teobromina, sustancia emparentada) le causa sensibilidad premenstrual en los pechos el mes en que lo come. La cafeína también suele ser causa de inflamación celular.

Sin embargo, estudios hechos a partir de 2000 han demostrado que el café, como el vino, no es dañino si se bebe con moderación. Repito, debes consultarlo con la sabiduría de tu cuerpo.

Los trastornos del sueño suelen desaparecer cuando la persona deja de tomar cafeína, y también disminuye la frecuencia urinaria. En algunos estudios se ha comprobado que los efectos de la cafeína en las mujeres pueden variar según el nivel de estrógeno presente en el organismo.[81] Incluso el café descafeinado puede irritar las mamas y la vejiga a algunas mujeres.

Puedes hacer la prueba siguiente para ver si eres adicta a la cafeína: no tomes cafeína durante tres días; si esto te produce dolor de cabeza, eres adicta; si no, probablemente no te afecta mucho. Dejar la cafeína sólo lleva dos o tres días, pero los dolores de cabeza y el cansancio que acompañan a esta abstinencia pueden ser muy debilitantes. Si deseas dejar la cafeína te recomiendo programarlo durante un fin de semana, o cuando tengas tiempo para descansar, cuidarte y mimarte de otras maneras. Durante esos días bebe mucha agua y 3 o 4 tazas de infusión de manzanilla al día; esta infusión se considera un tónico para los nervios y es útil para mantenerse despabilada y alerta. Muchas de mis clientas me comentaban que su tolerancia a la cafeína le disminuía con los años. Las que la han dejado y vuelven a probarla suelen notar que esta droga las afecta muchísimo.

Eliminar la cafeína podría ser un paso en la dirección correcta para ti. Ciertamente te convendrá hacerlo si estás planeando quedarte embarazada.

¿Puedo beber refrescos de dieta o tomar otros alimentos que contengan aspartamo?

El aspartamo es una combinación de dos aminoácidos que se producen naturalmente (ácido aspártico y ácido glutámico), y que cuando se combinan pueden ser tóxicos. Estos aminoácidos activan las neuronas, y aunque cierta activación es necesaria para estar alertas, demasiado las sobreestimula y las hace liberar radicales libres. Esto causa la muerte de las neuronas. El consumo de aspartamo se ha relacionado con dolor de cabeza, visión borrosa, dicción confusa o enredada y pérdida de memoria. Algunas personas son particularmente sensibles a los efectos tóxicos del aspartamo. Entre ellas están las que sufren de los siguientes trastornos (o en su familia hay historial de estos trastornos): problemas neuropsiquiátricos como depresión, ansiedad, ataques, síntomas obsesivo-compulsivos o maniaco-depresivos o esquizofrenia; historial de lesiones en la cabeza; visión borrosa; pérdida de memoria; síndrome de cansancio crónico o fibromialgia; tinnitus (sensación subjetiva de campanilleo o retintín); espasmos, dolores punzantes o entumecimiento; trastorno de déficit de atención o trastorno de hiperactividad; lesión en la médula espinal; esclerosis múltiple; esclerosis lateral amiotrófica; migrañas o jaquecas; problemas de disco vertebral; enfermedad de Parkinson, enfermedad de Alzheimer. Creo que, como ocurre en todo, a la mayoría de las personas no les hace daño el aspartamo en pequeña cantidad. Muchas hablan también de efectos adversos de Splenda (sucralosa); no creo que entrañe riesgos tomada con moderación. Stevia, que es un edulcorante natural extraído de la planta estevia, es sin duda el que entraña menos riesgos.

¿Puedo beber alcohol?

El consumo excesivo de bebidas alcohólicas se ha relacionado con un mayor riesgo de cáncer de mama, irregularidades menstruales, osteoporosis y defectos de nacimiento. A las mujeres que beben alcohol con regularidad les pido que tomen conciencia de por qué lo hacen y cómo lo utilizan. Si sienten necesidad de beber dos copas cada noche para «relajarse» (sea en casa o fuera), examino seriamente ese hábito. Meditar, escuchar música, hacer el amor o darse un largo baño caliente son buenas alternativas.

Les señalo que dos copas de alcohol por noche eliminan la fase de sueño REM, de movimientos rápidos de los ojos, que es la fase en que ocurren los sueños. Soñar forma parte de nuestro sistema de orientación interior. ¿Para qué borrarlo con alcohol? Beber dos copas por noche también aumenta el riesgo de cáncer de mama. En el estudio de la Salud de las Enfermeras, por ejemplo, los investigadores comprobaron que el riesgo de cáncer de mama era un 60 por ciento mayor en aquellas que bebían una o más copas al día que en las que no bebían.[82]

La cantidad de alcohol que se bebe tiene muy poco que ver con si se tiene o no un problema con él. Lo que determina si una persona es alcohólica es su relación con el alcohol. Una de mis clientas cayó en la cuenta de que se sentía mucho más tranquila cuando tenía su botella de jerez junto a la cama. Rara vez bebía, pero si la botella no estaba allí, se sentía agitada. Por ese motivo asistió a unas cuantas reuniones de Alcohólicos Anónimos y descubrió que en realidad tenía una tendencia al alcoholismo.

(Nota: el abuso del alcohol es común y comienza a edad temprana. Según los últimos datos del estudio «Monitoring the Future» de la Universidad de Michigan, el 32 por ciento de los chicos del último curso se emborrachan una vez al mes. Esto empeora cuando entran en la universidad).

Para muchas mujeres la «hora del cóctel o aperitivo» es un rito sagrado. Cuando les sugiero que beban agua mineral o sidra a modo de alternativa, para ver qué efecto tiene el alcohol en ellas, la reacción que veo me da algunas pistas sobre su relación con el alcohol. Una mujer me dijo: «Pero es que mi marido y yo esperamos con ilusión esa hora. Nos lo pasamos tan bien que a menudo nos olvidamos de la cena» (!). Otra me dijo: «No puedo reemplazarlo por una bebida no alcohólica, porque si lo hago, todo el mundo me va a comenzar a parecer estúpido» (Hmmmmm).

Sé amable contigo misma. Examina tu relación con el alcohol y haz cambios si es necesario. Si crees que no puedes pasar sin tu vino o aperitivo de la noche, es que tienes un problema.

Cuestionario para diagnosticar alcoholismo

Normalmente los médicos hacen las siguientes preguntas para diagnosticar alcoholismo (dos o tres respuestas afirmativas son indicios de elevada sospecha; cuatro respuestas afirmativas se consideran diagnóstico).[83]

¿Alguna vez:
* Has pensado que deberías beber menos?
* Te has molestado porque te critican que bebas?
* Te has sentido culpable por beber?
* Has bebido una copa por la mañana para aliviar la resaca o los nervios?

Observa también que cuando consumes suficientes vitaminas B, reduces el azúcar y aumentas las proteínas, disminuyen tus deseos de beber alcohol.

Beber más agua

Estudios realizados por el difunto doctor Fereydoon Batmanghelidj, autor de *Your Body's Many Cries for Water* (Global Health Solutions, 1995) indican que muchas dolencias y enfermedades que sufrimos son en realidad consecuencias de deshidratación permanente. Él opinaba que la cafeína y el azúcar que contienen las bebidas que bebemos (p. ej., café, té, gaseosas y zumos) agotan la provisión de agua del organismo porque la extraen de nuestras reservas a la vez que nos hacen perder la sed natural de agua. (Para más información visita el sitio web del doctor Batmanghelidj en www.watercure.com.) Por lo general, la consiguiente deshidratación permanente es causa de cansancio o fatiga (sobre todo a media tarde), como también de trastornos como dispepsia (acidez), dolores artríticos, dolor de espalda, dolor de cabeza (incluso migraña), dolor de colitis y estreñimiento relacionado, dolor de angina (del corazón) y dolor de las piernas (al caminar). Una de mis colegas de muchos años, especialista en alimentación y curación, de fama internacional, me contó que su constante problema de agrietamiento de las uñas se le mejoró al mes de comenzar a beber más agua. Recomiendo beber agua de manantial o filtrada, porque en muchos lugares el agua potable no es bastante pura. Bebe más o menos 3 cl por cada kilo de peso corporal. Por ejemplo, si pesas 63 kg, bebe 1,8 litros de agua al día.

Unas palabras acerca del tabaco

«Sé que debería dejar de fumar.»
No doy sermones a las fumadoras porque generalmente desean dejarlo como sea. A veces unas cuantas realidades las ayudan a tomar la decisión:

* Las tabacaleras tienen por blanco a las adolescentes, el sector más importante del mercado de cigarrillos, porque se ha descubierto que su autoestima es muy baja y por lo tanto es más probable que comiencen a fumar a consecuencia de la presión de sus compañeras. De hecho, el porcentaje de fumadoras entre las chicas de octavo curso se elevó a más del 40 por ciento entre 1991 y 1996, gracias en parte a la eficacia de la propaganda de las tabacaleras, combinada con la vulnerabilidad de las chicas, por no decir nada del deseo de adelgazar. (Afortunadamente desde entonces ese porcentaje ha ido bajando de forma pareja, y en 2005 fue de menos de la mitad del de 1996).[84]
* Si bien ha disminuido el número de adolescentes que fuman (en 1996 el 49 por ciento de chicas de octavo decían que habían intentado fumar, comparado con el 26 por ciento en 2005), el número sigue siendo inaceptable, muy elevado. Los últimos informes, del estudio Monitoring the Future, indican que una de cada once chicas de octavo y una de cada cuatro del último curso dijeron haber fumado ese mes.[85]
* Aunque la principal causa de muerte entre todos los estadounidenses continúa siendo la enfermedad cardiaca, el cáncer es la principal causa de muerte entre mujeres de 40 a 79 años, y la principal causa de muerte por cáncer entre mujeres es el cáncer de pulmón, según Action on Smoking and Health. (Para más información, visita www. ash.com.)
* Las personas que fuman tienen cuatro veces más probabilidades que las no fumadoras de sufrir ceguera más adelante en la vida por dege-

neración macular, según un estudio realizado en 2004, publicado en el *British Medical Journal.*

- Cada año el tabaco mata a más *no* fumadores que el sida, las drogas ilegales y el alcoholismo de los adolescentes.
- El tabaco le cuesta al contribuyente estadounidense más de 100.000 millones de dólares anuales [unos 70.000 millones de euros).[86]
- Una de cada seis muertes en Estados Unidos está relacionada con el tabaco.
- El tabaco aumenta en un 300 por ciento el riesgo de accidente cerebrovascular (derrame cerebral, apoplejía).
- Son más los estadounidenses que mueren cada año a causa del tabaco que los que mueren a causa de incendios, accidentes de coches, drogas ilegales, asesinatos y el sida, juntos.
- El tabaco mata a más personas en dos días que el crack y la cocaína en un año.[87]
- Las tabacaleras saben que, una vez enganchadas, las mujeres son menos propensas a dejarlo que los hombres. (Más enfermeras comienzan a fumar durante su formación que en cualquier otra profesión.)
- El cigarrillo es más adictivo que la heroína, porque cuando llega el humo a los pulmones, produce de inmediato un profundo efecto de droga en el cerebro. Es como inyectarse la sustancia más adictiva del mundo. Algunos chicos quedan «enganchados» después de un solo cigarrillo.
- En el tabaco se albergan más de 4.000 sustancias químicas, entre ellas 200 venenos conocidos, como DDT, arsénico, formol y monóxido de carbono.

El tabaco y los problemas de salud específicamente femeninos

El poder de la adicción y la negación no es nunca tan sorprendente como en el caso de una embarazada que, pese a su historial de infecundidad, continúa fumando durante todo su embarazo. Consideremos los siguientes datos:

- El índice de abortos espontáneos entre las fumadoras es el doble que entre las no fumadoras. Los fetos de estos abortos espontáneos suelen ser genéticamente normales.

- Los bebés de madres fumadoras corren el doble de riesgo de morir del síndrome de muerte repentina.[88]
- Fumar durante el embarazo es la principal causa de nacimientos de bebés de peso por debajo de lo normal, entre los cuales el índice de mortalidad es muy superior al de los bebés que nacen con un peso normal. Esto se debe en parte a que el tabaco aumenta considerablemente el riesgo de partos prematuros.
- Los hijos de padres fumadores tienen anualmente más enfermedades de las vías respiratorias (como el asma) que los hijos de los no fumadores.
- Las fumadoras corren un mayor riesgo de cáncer del cuello del útero y de la vulva, y de resultados anormales en las citologías, posiblemente porque el tabaco agota las vitaminas C y A y el betacaroteno, antioxidantes que protegen del cáncer.[89] El tabaco literalmente envenena los ovarios.
- Fumar envejece la piel con más rapidez de la normal.
- El cáncer de pulmón ya ha superado al cáncer de mama como asesino número uno de mujeres. (¡Sí que has progresado, nene!)
- Las fumadoras corren un mayor riesgo de osteoporosis, envejecimiento prematuro y enfermedades cardiacas.

El doctor Andrew Weil observa que hay hojas de tabaco talladas en los pilares del edificio del Capitolio en Washington, testimonio de los entrelazados intereses del Gobierno y las tabacaleras. Desde que está en vigor la seria advertencia contra el tabaco en Estados Unidos, los cultivadores de tabaco apuntan ahora hacia el mercado casi ilimitado del extranjero, a lugares como China, por ejemplo.

Cómo dejar de fumar

- Has de saber que cada intento de dejarlo aumenta tus posibilidades de éxito la próxima vez. Reconócete el mérito de intentarlo. Recuerda que 50 millones de mujeres estadounidenses lo han conseguido.
- Por el momento, cuando fumes, trata de tomar conciencia de lo que haces. Sal fuera, inspira profundamente y presta atención a tus pulmones.
- Pide permiso a tus pulmones para fumar. Obsérvate esa parte del cuerpo y comprueba cómo se siente.

- Cuando fumes, fuma; trata de obtener todo el placer posible del cigarrillo. Como con la comida, se trata de cambiar la conciencia respecto al fumar. Hacerlo acaba con el sistema «robot» que está en la base de este hábito.

- Cuando decidas dejarlo, lleva un diario del fumar durante una semana; allí anota dónde fumaste, en qué momento, con quién estabas y cómo te sentiste. Esto te servirá para identificar tus «desencadenantes».

- Hazte una lista de comportamientos alternativos a fumar, que puedas tener a mano en tus «momentos desencadenantes». Podrían ser: hacer unas cuantas respiraciones profundas, salir a dar un corto paseo al aire libre, comer algún caramelo duro de sabor fuerte, por ejemplo de canela, o beber un vaso de agua.

- Comprende que cuando dejes de fumar, no sólo vas a renunciar a los cigarrillos, sino también a tu identidad de fumadora. Eso significa que cambiará todo tu mundo de relaciones, que suele organizarse en torno a fumar. Dado que muchas mujeres tienen una naturaleza básicamente social, esta parte podría ser la más difícil. Cuando miro a los grupos de fumadores que se pasean fuera de los recintos donde no se puede fumar, veo cómo se vinculan durante los descansos estas personas que tal vez no tienen nada más en común. Una de las lectoras de mi hoja informativa me escribió: «Mi único motivo para dejar de fumar fue que nunca sabía dónde podía fumar y quería tratar con consideración a las personas sensibles al humo».

- Prepárate para sentir plenamente. Todas las adicciones adormecen los sentimientos. El tabaco en particular apaga la energía del corazón y hace difícil sentir la intensidad de la pasión y la alegría, aun cuando sí sirve temporalmente para sentir menos pena, ansiedad o rabia. Una suscriptora de nuestra hoja informativa que consiguió dejar de fumar me comentó: «Tenía la impresión de que fumar me adormecía en cierto modo, y pensé que si había sentimientos o partes de mí misma que estaban dormidos, no me eran accesibles. Me dispuse a dejarlo cuando me molestó seguir viviendo con partes perdidas o sentimientos inaccesibles por estar adormecidos o envueltos en humo. Me llevó un tiempo llegar a eso, pero en ese punto me pareció más importante ser totalmente accesible para mí en mi vida que fumar».

- No te preocupes pensando que vas a subir de peso; eso no es una consecuencia inevitable de dejar de fumar. El único motivo de que se suba de peso es que se sustituye una adicción por otra. (El dictamen de estar delgada es tan poderoso que muchas fumadoras prefieren el riesgo de enfermar de cáncer de pulmón y morir al riesgo de subir de peso. Unas cuantas fumadoras muy sinceras me han dicho esto.)

- Busca apoyo. Puedes encontrar un grupo de apoyo o un programa para dejar de fumar en casi todos los hospitales. A través de Alcohólicos Anónimos se puede conseguir un programa de Doce Pasos de Fumadores Anónimos (busca en las páginas amarillas). También puedes entrar en el sitio web de la American Lung Association (www.lungusa.org), de la American Cancer Society (www.cancer.org), de Nicotine Anonymous (www.nicotineanonymous.org), o ver la amplia información de The Foundation for a Smokefree America en www.anti-smoking.org.

- Prueba con hipnosis. Durante años he enviado a fumadoras a hacerse tratamiento con hipnosis, muchas veces con muy buenos resultados.

- Prueba con acupuntura. Se sabe que la acupuntura y la medicina china tradicional son beneficiosas en la curación de la adicción al tabaco y a otras drogas. En Nueva York, el March of Dimes y el Hospital Columbia-Presbyterian recomiendan un tratamiento con acupuntura a sus clientes adictos. En un estudio de tres años, realizado con 2.282 participantes, la acupuntura tuvo un 90 por ciento de éxito en un programa de desintoxicación de la nicotina.[90] Por lo general basta con un solo tratamiento. Un beneficio añadido es que la acupuntura disminuye la posibilidad de subir de peso al dejar de fumar.

¿Y LA AYUDA CON FÁRMACOS? A algunas mujeres les ha ido bien el chicle o el parche de nicotina; estos dos productos se venden sin receta y se los ha promocionado muchísimo como un medio para «ir disminuyendo» el consumo de tabaco. El índice de éxito a corto plazo de cada uno es similar, y los dos dan mejores resultados si se combinan con una ayuda psicológica. Los informes sobre los resultados a largo plazo son variados. Yo prefiero los programas que he indicado. Conviene eliminar la nicotina del organismo lo antes posible, y estos productos simplemente alargan el proceso. Si los pruebas, sigue con exactitud las instrucciones que acompañan el paquete, porque si no, podrías tener una sobredosis de nicotina.

Apreciar la energía de los alimentos

Años de práctica clínica me han convencido de que la energía de los alimentos tiene consecuencias emocionales y psíquicas. Al digerirse, los alimentos no se descomponen totalmente en grasas, carbohidratos y proteínas anónimos; retienen parte de su energía original.[91] A semejanza de los seres humanos, el alimento es más que la suma de sus partes. Influye en él la forma como se cría o cultiva, se procesa, se maneja o se trata y se cocina. En resumen, el alimento tiene su campo único de energía, *prana* o *chi*. En los monasterios antiguos, sólo se permitía cocinar y tocar los alimentos a los monjes más iluminados, porque se creía que su campo energético afectaba a la comida.

En un reciente viaje a Italia me maravilló lo bien que sabe la comida hecha con alimentos de producción local. Claro que allí hay una exquisita tradición en lo que a comida se refiere. Los alimentos se cultivan en tierra rica en minerales, se cosechan cuando están con el mayor frescor, y se comen de temporada entre familiares y amigos. Comer ahí en lugar de tragar comida rápida en Estados Unidos es una experiencia totalmente distinta.

Un buen número de estudios han documentado la relación entre el alimento, el comportamiento y el humor o estado de ánimo. Estudios realizados con escolares y las observaciones de muchos padres han respaldado el hecho de que los alimentos pobres en nutrientes y ricos en azúcar, cafeína y aditivos producen a veces comportamientos excéntricos. Alexander Schauss ha documentado el vínculo entre la dieta y la delincuencia, mostrando la conexión entre las dietas ricas en azúcar y conservantes y la subsiguiente conducta excéntrica.[92] Por otro lado, si estuvieras sentada en una playa de Hawai leyendo novelas, podrías comer casi cualquier cosa que te apeteciera y sufrir pocos malos efectos, incluso de alimentos que suelen darte problemas (suponiendo, lógicamente, que te gusten Hawai y la playa). Pero cuando estás estresada o con prisas, o te sientes desgraciada, eso afecta adversamente a la digestión y la asimilación de los alimentos, debido a los efectos adversos de las hormonas del estrés en los niveles de insulina y azúcar en la sangre y en la función digestiva. Es importante entender esta relación.

La digestión, la absorción y la asimilación de los alimentos también dependen de nuestro estado de conciencia. Es decir, si comes arroz integral y verduras porque te sientes culpable o como forma de castigarte, lo más probable es que estos alimentos no tengan ni de cerca los efectos beneficiosos que son capaces de producir.

En la Universidad Estatal de Ohio se realizó un experimento con conejos, ya famoso, para estudiar las enfermedades del corazón y los vasos sanguíneos. Todos los conejos estaban predispuestos genéticamente a enfermar de aterosclerosis (formación de placas en las paredes de las arterias que las estrechan y obstruyen) y de la arteria coronaria. Los investigadores los alimentaron con una dieta rica en grasas para acelerar el proceso de la enfermedad. Al final del estudio, cuando se sacrificaron los conejos, se descubrió que más del 15 por ciento prácticamente no tenían enfermedad coronaria; sus arterias estaban limpias. Después de mucho rascarse la cabeza perplejos, descubrieron que esos conejos eran aquellos cuyas jaulas estaban a la altura de la cintura. La universitaria que alimentaba a los conejos solía sacarlos de la jaula, acariciarlos y jugar con ellos un rato antes de darles la comida.[93] Este estudio se ha repetido varias veces, principalmente porque al principio nadie podía creérselo, pero los resultados siempre han sido los mismos. Estudios como éste contradicen abiertamente lo que normalmente creemos que ocurre. Mi consejo: si te vas a comer unos pocos donuts, que antes te den un masaje o reza una oración primero.

Otro ejemplo del efecto de la conciencia en la forma de asimilar los alimentos es el caso de personas que tienen el trastorno de personalidad múltiple, que pueden ser muy alérgicas a un determinado alimento mientras están en una personalidad, y ese mismo alimento no las afecta en absoluto cuando están en otra personalidad, aunque en el mismo cuerpo, claro. Es evidente que ocurre algo más con la comida y la nutrición que simplemente la grasa, los carbohidratos, las proteínas, las vitaminas y las calorías. Una vez que se ha dicho y hecho todo, la dieta sólo es un factor en la creación de salud, si bien uno muy poderoso. Según numerosos investigadores, los hábitos alimentarios que están relacionados con un bajo riesgo de cáncer y enfermedad cardiaca suelen darse en personas que tienen otros factores de estilo de vida relacionados con un bajo riesgo de estas enfermedades. Entre ellos están el menor consumo de alcohol y comidas rápidas, más ejercicio y una actitud optimista.

Comprométete a la alegría y el placer de comer alimentos completos, no procesados, de crianza y cultivo ecológico. Pero también comprende que tu conciencia en torno a un alimento puede cambiar el efecto de ese alimento en tu cuerpo. Para mí, el placer de comer en un restaurante con mi familia, donde me sirven y puedo relajarme, supera al daño de cualquier grasa parcialmente hidrogenada que haya en el aderezo de la ensalada o en el pescado. En un estudio realizado por Melvin Morse con supervivientes de experiencias de muerte clínica temporal, se observó que estas personas comían mejor que las del grupo de control y en general cuidaban mejor de sí mismas. No hacen esto para evitar morir, sino porque, a consecuencia de su experiencia de muerte temporal, valoran su vida más que antes. Comer bien es una manera de valorarnos, querernos y sustentarnos.[94]

George Burns, el difunto cómico y actor, que vivió hasta los 101 años, dijo una vez: «Si hubiera sabido que iba a vivir tanto tiempo, me habría cuidado mejor». Parte del secreto de la longevidad de George Burns era su sentido del humor. No pierdas el tuyo, ¡y no comas sin él! Considera la comida con objetividad, con cierta perspectiva.

18
El poder del movimiento

Nuestro cuerpo crea nuestra alma, así como nuestra alma
crea nuestro cuerpo.

DAVID SPANGLER

El ejercicio físico o algún tipo de movimiento es parte esencial de la
creación de salud, y ese es el motivo de que en la nueva pirámide de
alimentación del Departamento de Agricultura tenga el ejercicio en
su base. El cuerpo está hecho para moverse, estirarse y correr. Es
maravillosamente agradable tener un cuerpo fuerte y flexible, con
un corazón resistente. El ejercicio debe formar parte de tu compromiso contigo misma. Es fácil dejarlo para después que la casa esté
limpia, hayas adelantado algo el trabajo o hayas atendido la correspondencia. Pero es necesario que cada una de nosotras adquiera la
disciplina para hacerlo de todos modos. Los interminables quehaceres domésticos y el trabajo siempre van a estar ahí, incluso cuando
ya nos hayamos muerto. Considéralo así: puesto que el ejercicio
añade un promedio de siete años a la vida, «ganas» tiempo haciendo
ejercicio.

Si esperamos a que todo lo demás esté hecho para cuidar de nosotras
mismas, nunca vamos a tener tiempo para hacer ejercicio. Si no nos
creamos el tiempo necesario para hacer ejercicio, nunca lo vamos a tener. Hacer ejercicio es parte esencial del control del peso. Aunque tengo un historial familiar de enfermedades cardiacas, no dejo de hacer
ejercicio por miedo a esa enfermedad. Lo hago porque me hace sentirme bien y a mi cuerpo le encanta. El viejo refrán feminista «dime cómo
lo haces y te diré qué obtienes» vale tanto para el ejercicio como para
cualquier otro aspecto de la vida. Llegar a este punto me ha llevado más
de cuarenta años: primero tuve que superar el legado del «sin sacrificio
no hay beneficio» con que me crié.

Nuestra herencia cultural

Muchas mujeres han de sanar primero las antiguas percepciones de sí mismas y de sus capacidades físicas para poder sentirse a gusto con la actividad física. Los colegios y la cultura tienden a confundir deporte con estar en forma. Ser buena para batear una pelota y estar en buena forma física no están necesariamente relacionados. Muchas chicas acaban sintiéndose mal respecto a su destreza física simplemente porque no son «buenas» para los deportes, sobre todo durante los primeros años de enseñanza media, cuando hay tanta variación en el desarrollo. John Douillard, autor de *Body, Mind, and Sport* [Cuerpo, mente y deporte] (Crown, 1994), y pionero en el campo de la forma física y la conciencia, cita una encuesta realizada por Louis Harris que revela que más del 50 por ciento de los estadounidenses tuvieron su primer fracaso en la vida en los deportes. El único motivo de que muchas chicas no tengan esa habilidad es que nunca nadie se la ha enseñado. Uno de mis amigos que era jugador de béisbol profesional me dijo que cuando los chicos están aprendiendo a lanzar la pelota también la lanzan «como una chica». Los chicos aprenden a «lanzar como chicos» practicando una y otra vez con los que son más expertos. Eso forma parte de su legado cultural.

¿Fuiste una de las chicas a las que nunca elegían para un equipo de baloncesto u otro deporte de pelota en la escuela? ¿Pensaste que debías dejar de practicar deportes con los chicos cuando comenzaron a desarrollársete los pechos? Revisa tu historia en busca de los mensajes que recibiste en tu infancia que te impiden disfrutar de la actividad física ahora. Si los hay, hazlos salir a la conciencia para poder experimentarlos plenamente y después olvidarlos. Brian Swimme, físico y autor de *The Universe is a Green Dragon* [El universo es un dragón verde] (Bear, 1985), lo expresa mejor:

> Hacer ejercicio en realidad significa poner en movimiento. Cuando hacemos ejercicio, ponemos en movimiento nuestros recuerdos ancestrales. Nuestro cuerpo recuerda que vivíamos en los árboles y bosques. Necesitamos caminar a gatas, trepar y correr si queremos desarrollar nuestras capacidades intelectuales, emocionales y espirituales. [...] Tendemos a pensar en el ejercicio como una manera de bajar de peso, de quitar grasa. Pero hacer ejercicio es capacitar al

cuerpo para recordar su pasado, para que pueda estirarse con toda su capacidad de ser, pensar y reflexionar.[1]

Muchos de los cambios corporales que asociamos con el envejecimiento no tienen nada que ver con el envejecimiento propiamente tal. Puede que en esta cultura sean normales la disminución de masa muscular y el aumento de grasa, pero estos cambios no son necesariamente naturales, y no tenemos por qué esperarlos. Están causados por la inactividad y los efectos acumulativos del estrés glucémico y la resistencia a la insulina, acompañados por una mentalidad que supone que nos debilitamos a medida que nos hacemos mayores. Como hemos visto, el estado físico de los corredores tarahumara de 60 años era mejor que el de los de 20. Eso lo entiendo; en realidad ahora soy más flexible y estoy en mejor forma que cuando era veinteañera.

Por desgracia, nuestra «tribu» cree colectivamente que tenemos que desmororarnos cuando envejecemos. No disponemos de ninguna tradición respaldada culturalmente que nos enseñe que podemos mejorar con la edad. Aunque existen incontables excepciones a esta regla, seguimos engañadas en relación a lo que le ocurre a nuestro cuerpo con la edad.

Beneficios del ejercicio

Joanne Cannon, educadora de salud y bienestar, define la destreza física como «la capacidad de satisfacer las exigencias del día, además de una urgencia». Me gusta esa definición porque la encuentro muy individualizada. Sentirse fuerte y capaz es un ingrediente esencial para crear salud. Los estudios demuestran que las mujeres que tienen una moderada actividad física disfrutan más de los siguientes beneficios que las sedentarias:[2]

• Menor riesgo de cáncer y mejor funcionamiento del sistema inmunitario (más glóbulos blancos y niveles más elevados de inmunoglobulinas).[3]
• Menor riesgo de cáncer de mama (se ha comprobado que a las mujeres que hacen ejercicio por lo menos cuatro veces a la semana les disminuye el riesgo de este cáncer en un 37 por ciento).[4]

- Un promedio de 7 años más de longevidad;[5] en un estudio reciente publicado en el *New England Journal of Medicine*, se comprobó que mujeres asintomáticas que no estaban en buena forma física corrían el doble de riesgo de muerte que aquellas que estaban en buena forma.[6]
- Importante reducción del riesgo de ataque al corazón y accidente cerebrovascular debido al beneficioso efecto del ejercicio en la función de los vasos sanguíneos.[7]
- Menos depresión y ansiedad y mayor eficiencia y velocidad mental (en algunos estudios se ha comprobado un mayor coeficiente intelectual relacionado con el ejercicio).[8]
- Mejor funcionamiento cognitivo en la madurez hasta avanzada edad.
- Más relajación, seguridad y osadía, más espontaneidad y entusiasmo; mejor actitud hacia su cuerpo y mayor autoaceptación.[10]
- Huesos más fuertes, de mayor densidad, aumento de la masa ósea y mayor capacidad de resistencia ósea a la presión mecánica y las fracturas.[11]
- Sueño más reparador.[12]
- Mayor autoestima.[13]

Otro beneficio del ejercicio físico es que aumenta la sensibilidad a la insulina y por lo tanto previene el estrés glucémico, la resistencia a la insulina y la diabetes no insulinodependiente;[14] recuerda, del capítulo 17, que la resistencia a la insulina comienza en los músculos esqueléticos; el ejercicio habitual es parte esencial del control del nivel de azúcar en la sangre y del peso. Además, da energía. Si te sientes siempre cansada, podría deberse a que no te mueves lo suficiente. (Pero a veces se debe a que necesitas descansar; eso tienes que verlo tú misma.) A las mujeres que sufren del síndrome premenstrual, el ejercicio suele aliviarles los síntomas.[15] Y las embarazadas que hacen ejercicio con moderación tienen menos estreñimiento, menos hemorroides, menos complicaciones con varices y menos náuseas matutinas.[13]

Incluso las mujeres discapacitadas o confinadas a una silla de ruedas pueden beneficiarse de fortalecer la parte superior del cuerpo y mejorar su buena forma cardiovascular.

Ejercicio e intuición

La mente impregna todo el cuerpo. Mover el cuerpo rítmica y repetitivamente sirve para conectar con la intuición, y acceder a más partes de mente, esa mente que tenemos en las piernas, el corazón y los bíceps. Hacer ejercicio es un proceso necesario para digerir totalmente los pensamientos. Aumentar el ritmo cardiaco pone en juego más de nosotras mismas. El cuerpo despierta, y también la mente. Mientras se hace ejercicio surgen intuiciones y percepciones espontáneamente. ¡Cuando no haces ejercicio, finalmente descubres que tu cuerpo lo desea!

En estudios se ha comprobado que el movimiento repetitivo aumenta las ondas alfa del cerebro, y el estado alfa se relaciona con una mayor intuición. El ejercicio enérgico es el equilibrio perfecto para la actividad mental tan necesaria en la vida moderna.

Las personas tenemos formas muy distintas de enfocar el ejercicio y la actividad física. Todos tenemos un sentido innato para saber lo que le va bien a nuestro cuerpo. Siendo la académica en una familia de «deportistas», he tenido que descubrir mi verdad acerca de lo que me va mejor a mí. Tú tendrás que descubrir la tuya también. Tu verdad no será necesariamente lo que cualquier autoridad externa te diga que es «la manera correcta de hacerlo». Además, distintos tipos de ejercicio van mejor en las diferentes etapas de la vida de una persona. Algunas personas lo único que necesitan es hacer una caminata de 20 minutos tres veces a la semana. Para otras, lo mejor puede ser el ejercicio aeróbico, los ejercicios con pesas o el baile. Por encima de todo, el ejercicio y el movimiento del cuerpo han de ser algo agradable y placentero.

Formas de mover el cuerpo

Ejercicio aeróbico y ritmo cardiaco tope

En los años sesenta, el concepto de ejercicio aeróbico fue un descubrimiento revolucionario en la fisiología del ejercicio. Hacer ejercicio aeróbico mantiene en forma el corazón, los pulmones y todo el sistema cardiovascular. También quema el exceso de grasa. La actividad aeróbica es un tipo de ejercicio en el cual el ritmo cardiaco se eleva durante 15 a 20 minutos a lo que se llama «la zona tope».

Para calcular tu ritmo cardiaco tope:

1. Resta tu edad a la cifra 220.

2. A la cifra resultante réstale tu ritmo cardiaco (latidos por minuto) en reposo.

3. Multiplica esta cifra por tu «cociente de ejercicio». Este cociente es de 0,6 para un principiante y de 0,8 para un practicante avanzado.

4. Suma tu ritmo cardiaco en reposo a la cifra resultante del paso 3. El resultado indica tu ritmo cardiaco tope o máximo por minuto. Puedes dividirlo por 6 si quieres encontrarlo para un intervalo de 10 segundos.

Ejemplo: Tienes 32 años, tu ritmo cardiaco en reposo es de 60 pulsaciones por minuto y eres una principiante. Por lo tanto: 220 − 32 = 188; 188 − 60 = 128; 128 x 0,6 = 76,8; 76,8 + 60 = 136,8. Tu ritmo cardiaco tope o máximo es de 137 latidos por minuto, o 23 latidos en 10 segundos. La mayoría de los expertos están de acuerdo en que 20 minutos de ejercicio de tipo aeróbico tres veces por semana es apropiado para la buena forma cardiovascular.

Replanteo del ritmo cardiaco tope y todo lo demás

John Douillard, director del programa «Atleta Invencible» en Boulder (Colorado), ha descubierto que el ritmo cardiaco tope y la mayoría de las otras «verdades de la buena forma física» no se aplican necesariamente a las personas que respiran plenamente por la nariz mientras hacen ejercicio y sintonizan de un modo consciente con lo que le gusta a su cuerpo. Cuando uno aprende a respirar y sintonizar así puede hacer fácilmente un ejercicio con un ritmo cardiaco y respiratorio mucho más lento y cómodo que el esperado. Esta percepción de Douillard ha revolucionado mi forma de considerar todos los deportes y ha aumentado inconmensurablemente mi disfrute de la actividad física.

(Para más información visita el sitio web del doctor Douillard en www. lifespa.com.)

Tómate un momento ahora mismo y haz tres respiraciones lentas y profundas por la boca. Cuando termines, espera un momento y luego haz tres respiraciones profundas y lentas por la nariz, haciendo entrar el aire hasta los lóbulos inferiores de los pulmones. Fíjate en qué tipo de respiración te hace entrar más aire en los pulmones. La respiración por la nariz gana de lejos, aunque al principio puede parecer más difícil. Los bebés normalmente respiran por la nariz, como también todos los animales (¿alguna vez has visto respirar por la boca a un caballo de carreras?). En realidad, respirar por la boca es señal de estrés. La respiración nasal favorece el equilibrio entre los sistemas parasimpático y simpático, e induce un estado muy meditativo; estimula el equilibrio entre los hemisferios cerebrales derecho e izquierdo. Cuando aprendas a hacer ejercicio respirando por la nariz, notarás mucho más eficientes tus pulmones y podrás conseguir un nivel de buena forma física mayor que nunca con mucho menos esfuerzo.

Considera también las consecuencias más amplias para nuestra vida. Respiramos 28.000 veces al día. Si la respiración es superficial, inspirando por la boca, y limitada principalmente a los lóbulos superiores de los pulmones, el cuerpo recibe el mensaje de que estamos ante una emergencia: se acelera el ritmo cardiaco y aumentan las sustancias químicas que acompañan al estrés. La mayoría de las enfermedades están relacionadas con el estrés, y nosotras podemos elegir disminuirlo o aumentarlo cada vez que respiramos. Cuando aprendemos a respirar plenamente por la nariz, a airear la parte inferior de los pulmones y a expandir del todo la caja torácica, se nos relaja el cuerpo y experimentamos una sensación de paz; y, paradójicamente, el cuerpo también nos funciona de un modo mucho más eficiente. Respirar bien tiene por sí solo la capacidad de curar la sinusitis, los resfriados crónicos e incluso el asma. Más de una mujer me ha dicho que cuando adoptó la respiración por la nariz, logró liberarse de los ataques de asma. Estoy convencida de que todos deberíamos adoptar esta forma de respirar, no sólo cuando hacemos ejercicio sino en nuestra vida cotidiana.

En todos los deportes tradicionales y los ejercicios para adquirir buena forma física, el entrenador (o el jefe del equipo) es la mente, y el atleta es el cuerpo. (Probablemente has experimentado esto en las clases de gimnasia o de ejercicios.) En consecuencia, a la mayoría se nos entrena para el ejercicio desintonizando el cuerpo. (Cuando mi hija hacía atletismo en el instituto y acababa una carrera sintiéndose bien y llena de energía, el entrenador le decía que no se había esforzado lo suficiente.) El dictamen es: «Simplemente hazlo», ¡pero no lo sientas! En todos los gimnasios en que he estado veo pruebas de esto: la gente pone música fuerte o programas de televisión para evitar sentir la reacción de su cuerpo al ejercicio. Duele demasiado, y en lugar de sentir eso, es más fácil evitar totalmente el ejercicio, o bien hacerlo distrayéndose.

Pero una vez que comiences a respirar bien y a disfrutar del estado meditativo resultante, verás cómo sintonizas con la capacidad de tu cuerpo y la respetas más que nunca. Comprenderás claramente que el viejo refrán «sin sacrificio no hay beneficio» es fisiológicamente incorrecto. Y también descubrirás que el ejercicio, el deporte y cualquier otro tipo de actividad física se convierten en un modo muy personal de sintonizar y fortalecerse. Lo que antes era un trabajo se convierte en placer. Ahora, en lugar de una marcha forzada al ritmo de otra persona, mi rato de ejercicio o deporte es simplemente entre yo y yo. Eso no quiere decir que no me esfuerce para mejorar. Me esfuerzo. Y también trabajo con una profesora de Pilates periódicamente, que es una gran ayuda.

Ejercicio aeróbico y con pesas

El ejercicio aeróbico combinado con levantamiento de pesas es más eficaz que solo, porque el ejercicio con pesas aumenta la cantidad de masa muscular con relación a la cantidad de grasa y lo hace con mucha más eficacia que los ejercicios aeróbicos solos.[17] Esto se ha comprendido hace relativamente poco tiempo.

Los estudios demuestran que, a medida que envejecemos, generamos un promedio de 700 g de grasa al año; también perdemos 700 g de masa muscular cada año si no hacemos ejercicio con periodicidad. La pérdida de masa muscular tiene por consecuencia el aumento de grasa. El ejercicio con pesas evita la pérdida de masa muscular que con tanta frecuencia acompaña al envejecimiento; el ejercicio aeróbico con pesas produce más aumento de masa muscular que el ejercicio aeróbico solo. También da forma a los músculos, lo que tiene por resultado una apariencia más sana. El aumento de fuerza muscular que acompaña al ejercicio con pesas es muy beneficioso para las mujeres, que con frecuencia tienen débil la parte superior del cuerpo. (Las mujeres mayores se fracturan las caderas no sólo debido a la osteoporosis, sino también a causa de la debilidad de sus músculos y la pérdida de fuerza, que las hace más propensas a caerse.)

El ejercicio aeróbico combinado con pesas hace perder más grasa y aumentar más la masa muscular que el ejercicio aeróbico solo. El motivo de que esto sea tan importante es que 450 gramos de músculo necesitan entre 30 y 50 calorías diarias sólo para continuar vivos; la misma cantidad de grasa necesita menos calorías para mantenerse. Recuerda, la grasa está cubierta por receptores de insulina, que tienden a «encerrarla» ahí, mientras que el músculo contribuye a quemar grasa. Las personas más musculosas tienen una velocidad metabólica más alta. Ese es un motivo de que las mujeres obesas, que tienen mucha grasa corporal, suelan mantener su peso aunque coman relativamente poco; para cambiar la velocidad de su metabolismo, necesitan aumentar la actividad física y también reducir o eliminar el consumo de carbohidratos de elevado índice glucémico. Entonces el cuerpo reinicia su metabolismo y libera la grasa con más facilidad.

Es bien sabido que el contenido mineral de los huesos aumenta con la actividad física.[18] Aplicar «vectores verticales de fuerza» sobre los huesos haciendo ejercicios como caminar, trotar, montar en bicicleta, levantar pesas o subir escaleras, produce una minicorriente eléctrica en el hueso, llamada efecto piezoeléctrico. El yoga y la gimnasia Pilates también la producen. Esta corriente atrae el calcio y otros minerales que necesitamos para la densidad y la fuerza óseas. La doctora Miriam Nelson ha logrado demostrar un importante aumento de densidad ósea en mujeres posmenopáusicas que hacían sesiones de 40 minutos de ejercicio con pesas dos veces a la semana. Ninguna de estas mujeres seguía una terapia sustitutiva de estrógeno.

Un fabuloso efecto secundario de este programa de ejercicios fue que a medida que a las mujeres les aumentaba la confianza en sí mismas y la fuerza, también se sentían más capacitadas en el mundo, y tendían a salir más e interesarse e implicarse en la vida.[19]

Métodos suaves, amables con el cuerpo

La buena forma física entraña algo más que fuerza y resistencia; también debe incluir flexibilidad y una correcta alineación corporal. Con el paso del tiempo, los efectos de la gravedad y de andar encorvadas bajo las presiones y tensiones de la vida nos desgastan. Se nos deterioran los músculos, la flexibilidad y la alineación, a no ser que tomemos conciencia de ello y hagamos algo para contrarrestarlo. El yoga, el Método Feldenkrais, la gimnasia Pilates y la Técnica Alexander, y otras técnicas de realineación del cuerpo, son formas maravillosas de relajar, estirar y estimular suavemente los músculos y órganos internos. También mantienen el cuerpo bien alineado respecto a la gravedad, y la columna y las articulaciones flexibles. He visto a mujeres transformar totalmente su cuerpo con la gimnasia Pilates, yo entre ellas. Más que cualquier otro tipo de ejercicio, mi experiencia con Pilates me ha convencido de que es posible hacerse más fuerte, estar en estar en mejor forma y ser más flexible con la edad, no lo contrario.

Las artes marciales

Los ejercicios de artes marciales como el aikido o el tai chi combinan muy conscientemente el cuerpo, la mente y el espíritu. También aumentan al mismo tiempo la fuerza, la resistencia y la flexibilidad. En estudios realizados con personas que practican tai chi habitualmente, por ejemplo, se ha comprobado que este tipo de ejercicio les modifica el funcionamiento biológico a través de sus sistemas nervioso y endocrino. Se ha comprobado que el tai chi es eficaz en el tratamiento de las enfermedades cardiacas, la hipertensión, el insomnio, el asma y la osteoporosis, y reduce o alivia la depresión, la tensión, la rabia, el cansancio, la confusión y la ansiedad.[20] En un estudio más reciente realizado con 200 personas mayores de 70 años, se observó que el tai chi les disminuía las caídas, que es factor importante en la fractura de caderas.[21]

Cuando estaba en el instituto, llegué a ser cinturón verde en jiujitsu. Aunque este no es una categoría elevada, sí tuve que contender con dos chicos enormes de Cleveland Heighs para ganar ese cinturón. Gracias a eso sé que tengo la fuerza y la voluntad necesarias para luchar con alguien en defensa propia en caso de necesidad. Estudios realizados con violadores demuestran que tienden a ir detrás de mujeres de apariencia muy vulnerable. La seguridad y la confianza en uno misma, y la consiguiente postura confiada y segura, que nace de saber que se es capaz de luchar para defenderse, se transmite en el campo energético circundante y es una manera de reducir las posibilidades de ser violada. Las artes marciales pueden también servirnos para descubrir nuestra voz.[22]

Ejercicio y adicción

Prácticamente todo se puede hacer de forma adictiva, y el ejercicio no es una excepción. La llamada a utilizar la actividad física como una forma de desconectarnos de la naturaleza y vencerla (y a los sentimientos) satura nuestra cultura. Por ejemplo, el anuncio de una conocida marca de zapatillas para correr reza: *Los árboles deberán agacharse y las piedras encogerse de miedo. Todo lo que es blando y lento deberá enterarse de lo que es duro. Hemos venido a las montañas porque ellas no vienen a nosotros. Y luego las movemos.*

Algunas personas han tenido que hacerse un tratamiento de rehabilitación de la adicción a correr. Hace varios años visité un popular balneario para dar unas charlas. Una de las mujeres del grupo se pasaba tres horas de la mañana en la cinta andadora, cada tarde hacía ejercicio con un entrenador personal, y al anochecer salía a comprar bebidas alcohólicas, las que bebía hasta emborracharse. Aunque se veía en buena forma, comprendí que a ese paso estaban en peligro su salud y su belleza. Cuando utilizamos el ejercicio para escapar del estrés de la vida, eso no se diferencia en nada del uso adictivo del Valium. (Puede que al principio sea una opción más sana, pero no deja de ser una adicción.)

La actitud de nuestra sociedad hacia el ejercicio como remedio queda ilustrado a la perfección en un artículo aparecido en la revista *Longevity* de mayo de 1991 (justo antes de la temporada de los «trajes de baño»). El artículo se titulaba «Las soluciones más rápidas: dieta de urgencia. Estrategias de 8 cuerpos famosos para estar en forma».[23] En el margen superior izquierdo decía: «Faltan 30 días para el verano». (Esto sirve para «engancharnos» a la modalidad de intervención de urgencia para el «control de la celulitis».)

Hablaba de las celebridades y sus rutinas casi imposibles. Cuando leí ese artículo, no podía dar crédito a lo que estaba leyendo. ¿Cuántas mujeres tenemos entrenadores personales o el tiempo necesario para hacer ejercicio aunque sea una hora diaria? Es ridículo presentar esa información sobre mujeres célebres a simples mortales y esperar que nos pongamos a su nivel. Para las mujeres célebres, tener un cuerpo perfecto forma parte de su profesión. No lo hacen además de criar una familia y realizar otro trabajo. No hace falta ser un terapeuta especializado en la drogadicción o el alcoholismo para darse cuenta del lenguaje y el proceso de adicción que hay en ese artículo y otros cientos por el estilo. Las mujeres célebres caen presas de las mismas tendencias adictivas del resto de la cultura. «Simplemente lo hago más vigoroso», contesta una de ellas en el artículo cuando le preguntan qué tipo de ejercicio hace cuando quiere quitarse rápidamente unos pocos kilos.

Por desgracia, muchas mujeres hacen ejercicio a modo de solución para escapar del estrés o para mantener bajo el peso. Si bien el ejercicio logra esos dos objetivos, jamás vamos a establecer una relación sana con él ni con nuestro cuerpo si lo hacemos estrictamente con el fin de controlar el estrés y/o el peso.

Ejercicio, amenorrea y pérdida de masa ósea

Los estudios han demostrado una y otra vez que las atletas a las que se les han detenido los ciclos menstruales sufren de pérdida prematura de masa ósea.[24] Antes yo creía que estos informes se usaban para asustar a las mujeres y disuadirlas de usar su cuerpo con la misma plenitud y potencia que los hombres. (Por cierto, tener un bebé requiere usar el cuerpo con tanta plenitud y potencia como cualquier prueba atlética que pueda imaginarme, ¡pero no podemos hacer eso de rutina cada semana!)

En estudios de seguimiento se ha demostrado que muchas atletas dejen de tener la regla por el mismo motivo que dejan de tenerla muchas mujeres que hacen dietas rigurosas o se vuelven anoréxicas: no comen lo suficiente y baja demasiado su porcentaje de grasa corporal. Esto es causa de faltas de reglas (amenorrea) y de osteoporosis prematura.[25] En un estudio se comprobó que cuando las mujeres que tenían amenorrea por causa del ejercicio aumentaban 500-700 calorías a su dieta diaria, les volvían las reglas. (Muchas corredoras de competición no quieren hacer esto.)

Una amiga mía, ex culturista de competición me contó que las competidoras en esta modalidad en realidad desean que se les interrumpa la menstruación, y consideran eso una señal de entrenamiento correcto. Las corredoras de competición me han dicho lo mismo. ¡Un apagón hormonal de esta naturaleza es en realidad un objetivo del ejercicio! Sin duda eso es señal de comportamiento adictivo. No es de extrañar que la toma de drogas en forma de esteroides anabolizantes sea la norma y no la excepción en las competiciones de alto nivel. En el culturismo se aplican las mismas normas culturales que en cualquier otra cosa: a mi amiga culturista le dijeron que tendría más posibilidades de ganar si se teñía el pelo de rubio y se hacía implantes de mama. El ideal del culturismo, me dijo, es «una muñeca Barbie con músculos».

Los estudios indican que las corredoras de maratón que hacen ejercicio hasta el punto de enfermar de amenorrea suelen tener una densidad ósea comparable a la de mujeres mucho mayores. No hay un momento definido en el cual correr puede comenzar a tener efectos nocivos en el cuerpo femenino, aunque al parecer en las corredoras de competición comienza alrededor de los 80 kilómetros de entrenamiento a la semana.

Otro motivo más de que esas mujeres sufran de amenorrea es que, como han demostrado los estudios, la delgadez combinada con la inquietud permanente de engordar está relacionada con una alteración del ciclo menstrual.[26] Las atletas están tan influidas como las demás mujeres por el deseo cultural de ser delgadas. Por esa razón, su consumo calórico suele ser más bajo que el que se necesita para el grado de actividad en el que participan. La anorexia y la bulimia son tan comunes entre las atletas como en las que no lo son, pero las atletas a veces utilizan el entrenamiento como una forma de controlar el peso. Hacen mucho ejercicio y después no comen. Eso no se diferencia en nada de otras formas de anorexia.

Dado que la reanudación de las reglas puede llevar un tiempo, suele ser útil la terapia con progesterona para restablecer la masa ósea. Una vez que se reanudan los periodos ovulatorios, la densidad mineral ósea también comienza a mejorar.[27]

No todas las mujeres están en peligro de que se les interrumpan las reglas a causa de una cantidad extrema de ejercicio. En un estudio se comprobó que la amenorrea por exceso de ejercicio es principalmente un problema de mujeres jóvenes sin hijos. Después que ha tenido hijos, la mujer es menos propensa a tener este problema, porque por lo visto tener hijos hace más difícil suprimir su sistema hormonal por ejercicio extremo; el ciclo menstrual se vuelve más difícil de desconectar. Por eso las corredoras mayores de 30 y 40 años que han tenido hijos rara vez sufren de amenorrea.[28] Yo creo que hay otro motivo más para que las mujeres que han tenido hijos corran menos riesgo de amenorrea inducida por el ejercicio: tienen menos tendencia a mantener una competitividad implacable, y ese cambio va acompañado por una apertura del corazón que les cambia la química corporal. Tener un hijo cambia a la mujer de modo muy fundamental en los aspectos emocional, psíquico, físico y espiritual. Cambian sus prioridades en cuanto a lo que es verdaderamente importante.

Mi historial de ejercicios: hacer las paces

Como ya he dicho, me crié en un ambiente lleno de actividad y ejercicio físico. La mayor parte se hacía al aire libre y eran ejercicios vigorosos, como jogging y esquí. Incluso el día de Navidad, con gran fastidio para mí, mis padres y hermanos salían corriendo a patear las colinas. Aunque mi madre hacía yoga y aprendí las posturas elementales cuando estaba en octavo año, eso no se hacía como una meditación interior prestando atención a la respiración; era una festiva competición para ver quién era capaz de lograr que su cuerpo hiciera las posturas. Nos gustaban particularmente las posturas sobre la cabeza, que parecen impresionantes.

Mi hermana consideraba método «mariquita» cualquier estiramiento o tonificación muscular de tipo meditativo. Cuando no estaba participando en carreras, corría por la colina de atrás con palos de esquí entrenándose en terreno seco. Todas las vacaciones familiares eran salir de campamento o hacer excursiones, y la mayor parte de las excursiones tenían la tónica de «carrera a la cima»; yo ni siquiera simulaba que me interesaba. Disfrutaba de estar en la naturaleza, pero no como un acontecimiento competitivo.

Mi hermana, corredora en esquíes, ahora hace yoga y tai chi habitualmente, y presta atención a su respiración y sus sentimientos más profundos. Después de años de ejercicios enérgicos y múltiples lesiones, ya no enfoca el ejercicio de la antigua manera abusiva. Durante años ni siquiera soportaba mirar ningún aparato para ejercicios con pesas, más o menos al mismo tiempo que yo comencé a hacer ejercicio con pesas con mucho entusiasmo. Ahora a las dos nos gusta hacer yoga y baile y algo de ejercicios con pesas y actividad aeróbica. Nuestros caminos se han cruzado ahora que las dos tenemos un enfoque equilibrado de la actividad física.

Durante mis años en la Facultad y mis prácticas como residente, hacía 20 a 30 minutos de jogging tres o cuatro veces a la semana, y un poco de yoga para equilibrar. Lamentablemente, en ese tiempo yo iba en pos de la esquiva «euforia del corredor». Cuando pienso en esos años, lo que más recuerdo es lo maravilloso que era estar a la luz del sol y respirar el aire fresco después de todas esas horas encerrada en un hospital. Por ese motivo esperaba con ilusión mis momentos de correr, pero también deseaba ganar mis 30 puntos aeróbicos de la semana. Para lograrlo, continuaba corriendo en el mismo lugar ante los semáforos en rojo. Ojalá hubiera tenido más conciencia del aire y la luz, y menos de la distancia que hacía y lo acelerado que tenía el pulso. En ese tiempo no sabía que es mejor correr para disfrutar del proceso mismo. Lo hacía para obtener algo, no para disfrutar (clásico comportamiento adictivo).

Durante mis embarazos hacía yoga prenatal. Como muchas embarazadas, descubrí que hacer jogging entonces era simplemente horrible. Jamás he vuelto a hacerlo. Después que nacieron mis hijas y mientras eran pequeñas (menos de cuatro años), de vez en cuando salía a caminar, y ese era el único ejercicio que hice durante unos años. (No recuerdo mucho de ese tiempo, es como un borrón de pañales y cansancio.) Cuando llegaba a casa después del trabajo, no lograba decidirme a salir al aire libre a ejercitarme. Me parecía que las niñas necesitaban demasiado mi atención. Aprender a equilibrar mis necesidades con las de ellas me llevó un tiempo. Sólo serían pequeñas una vez, y mis instintos me decían que era importantísimo estar con ellas todo lo que pudiera.

Cuando las niñas crecieron, me compré un andador NordicTrack y lo instalé delante del televisor. Allí hacía unos 20 minutos tres veces a la semana mientras veía un programa de variedades o escuchaba música.

Durante los primeros meses mis hijas lloraban, se quejaban y no paraban de pedirme algo: agua, que les atara los cordones de los zapatos o cualquier cosa que centrara completamente mi atención en ellas. Decirles que podían pintar o jugar en la misma habitación conmigo y que no las iba a dejar solas dio resultado. Las niñas entendieron. Cuando tenía claras mis necesidades, sin sentirme culpable, incluso ellas colaboraban durante ratos cortos. También les prometía que cuando acabara mi ejercicio jugaría con ellas o les daría la atención que necesitaban. Eso funcionó bien durante unos cuantos años. Después añadí ejercicios con pesas de tres a cuatro veces a la semana y una caminata de 20 a 30 minutos en cinta andadora o en el aparato elíptico [*elliptical trainer*] entre medio. Como ya he dicho, una vez que incorporé el método de respiración y presencia mental del doctor Douillard, el ejercicio adquirió sentido completamente nuevo.

Es necesario renovar totalmente nuestro enfoque de la buena forma física y los deportes si nuestro objetivo es estar en forma toda la vida. Debemos añadir a los programas de educación física de todas las escuelas esos deportes o actividades individuales de los que los adolescentes disfrutan hasta mucho después de haber acabado el colegio. Y es necesario enseñarles a sintonizar con la sabiduría interior de su cuerpo (Douillard ha documentado lo eficaz que ha sido esto en las escuelas donde se ha enseñado). Si bien en enseñanza secundaria suele haber la opción de practicar el tenis, el yoga, el baile y las artes marciales, me gustaría verlos también en las escuelas de enseñanza primaria.

Las pasadas Navidades fui a mi casa de la infancia a la fiesta del 80 cumpleaños de mi madre. Era la primera vez que estaba ahí para Navidad desde hacía treinta años. Toda la familia ya había hecho el círculo completo con ejercicios y deportes. Nadie se levantó para salir a esquiar la mañana de Navidad. En lugar de eso nos sentamos todos a la mesa a desayunar. Había materializado por fin mi mañana de Navidad ideal.

Puesta en marcha

PASO 1: ELEGIR UN PROGRAMA DE EJERCICIOS. Es tan saludable desechar el concepto «cantidad ideal» de ejercicio como desechar el concepto «peso ideal». Cuando me preguntan qué programa de ejercicios es el mejor, contesto: «El que de verdad vas a hacer». Las mujeres pueden encontrar placer y buena forma participando en una amplia variedad de actividades, desde el yoga, el tai chi y el baile hasta los cursos de Outward Bound [deportes de riesgo].

Prueba esto: recuerda un momento de tu infancia en el que estuvieras jugando al aire libre: saltando a la comba, corriendo, brincando o lanzando una pelota por simple diversión; o tal vez bailando, girando y girando hasta caer al suelo mareada. Juega mentalmente con este recuerdo durante un rato y siente cómo era; percibe el olor que tenía esa actividad; siente el sol o la brisa en la cara; siente lo agradable que era mover el cuerpo con alegría y energía, estirándolo en toda su capacidad.

Cuando estés preparada, vuelve al momento presente. Comienza a mover el cuerpo tal como lo movías entonces. Observa qué sientes ahora. Manténte dentro de tu cuerpo. Disfrútalo, valóralo, experimenta moviéndolo. ¿Te viene a la mente algún tipo de movimiento que era francamente agradable? ¿Cuál? ¿Cómo podrías incorporar eso a tu vida ahora?

PASO 2: COMPROMETERSE A MOVER EL CUERPO. Comprométete a mover el cuerpo de alguna manera de tres a cinco veces a las semana durante 20 a 30 minutos. Organiza las cosas para que hacer ejercicio te resulte lo más sencillo posible. Para mí, eso significaba tener siempre el andador NordicTrack instalado en la sala familiar y las pesas ordenadas en el suelo; no tenía que hacer ninguna preparación complicada; al fin y al cabo la casa es para vivir, no para estar perfecta por si vienen visitas. A veces iba a un gimnasio, sobre todo cuando estaba de viaje. La mayor parte del tiempo me gusta estar en casa. Ahora que las niñas ya no están, he convertido una habitación en sala para ejercicio.

Comprométete a hacer un programa de ejercicios durante un mes. En ese tiempo, es probable que tu cuerpo espere con ilusión la hora del ejercicio.

Si lo dejas por un tiempo, comunícate que lo vas a reanudar cuando puedas. No malgastes ni un instante en reprenderte.

PASO 3: APRENDER A RESPIRAR POR LA NARIZ. Ve lentamente. Aprende las posturas del Saludo al Sol y hazlas para aprender a acompasar la respiración. (Las instrucciones completas están en el libro de John

Douillard *Body, Mind, and Sport*. Estas posturas también se encuentran en muchos libros o vídeos de yoga.) No te esfuerces más allá del grado en que puedes mantener cómodamente la respiración uniforme por la nariz. Si ya haces ejercicio con regularidad, probablemente te llevará tres semanas o más recuperar tu nivel anterior respirando bien. Tómate tu tiempo. Una vez que hayas entrenado el cuerpo para usar de un modo eficiente el oxígeno, verás que pronto correrás más distancia, o caminarás más rápido, con menos esfuerzo del que jamás habrías creído posible. También tendrás más flexible la caja torácica y más eficiente la respiración.

Paso 4: Estar alerta al autosabotaje. Una de las causas más comunes de que las mujeres dejen de hacer ejercicio es que hacen demasiado y demasiado pronto (comportamiento adictivo). Después de tres años de estar en mala forma, juran que van a correr 5 kilómetros diarios durante una semana para ponerse en forma con rapidez. Un método mucho mejor es hacer diariamente menos de lo que se es capaz, al menos durante un tiempo. Esto envía al cuerpo el mensaje de que puede confiar en que cuidamos de él y no lo forzamos hasta el agotamiento. El cuerpo capta la idea de que el ejercicio es agradable, divertido. A los perros les encanta salir a hacer sus caminatas; nosotros tendríamos el mismo entusiasmo si siguiéramos nuestros instintos como hacen los animales.

Por otro lado, si nunca te esfuerzas y siempre haces menos de lo que se espera o necesita, tal vez te conviene darte un empujoncito. Es agradable saber que el cuerpo es capaz de hacer un esfuerzo prolongado cuando es necesario. No hagas jamás ejercicio como una manera de golpear al cuerpo para que se someta ni de castigarlo si no tiene una apariencia perfecta. (Anne Wilson Schaef dijo una vez que cree que la adicción a maltratarse es probablemente la más corriente en nuestra cultura, y yo estoy de acuerdo.)

Guárdate de hacer ejercicio como una manera de escapar de tus sentimientos o reducir el estrés. Aunque el ejercicio puede desahogar, si lo haces principalmente con esa finalidad se te puede convertir en un «remedio» cada vez que te sientes estresada; harás ejercicio para «medicar» tu dolor emocional. Es mucho mejor tratar la causa del estrés que hacer ejercicio como remedio. Por otro lado, una caminata enérgica de 10 a 15 minutos suele elevar el ánimo y sirve para ver las cosas con cierta perspectiva; también ayuda al cuerpo a librarse de los efectos de las hormonas del estrés que suelen impulsar a comer en exceso.

Si detestas tu programa de ejercicios y tienes que manipularte u obligarte a hacerlo, simplemente vas a crearte resistencia en algún plano. Finalmente lo dejarás o te las arreglarás para lesionarte, o lo convertirás en una autoridad controladora externa y te sabotearás a ti misma para dejar de hacerlo. Así pues, haz algo que te guste.

PASO 5: DISFRUTAR. Una de mis clientas, profesora de arte de unos 40 años, comenzó a ir a un gimnasio para levantar pesas. Se lo pasaba fabulosamente subiendo y bajando hierros. Recién divorciada, vivía sola, y su fortalecimiento muscular reflejaba el fortalecimiento que estaba logrando en otros aspectos de su vida también. Comenzó a verse y a sentirse maravillosa y poderosa. El ejercicio libera en el organismo unas sustancias naturales llamadas endorfinas, que están emparentadas con la morfina y los demás opiáceos. Por este motivo, produce de un modo natural una sensación de bienestar.

Dale una oportunidad a la actividad física. Si, como dice David Spangler, «nuestro cuerpo crea nuestra alma del mismo modo como nuestra alma crea nuestro cuerpo», ¡tal vez a tu alma le iría bien un mejor par de bíceps!

19

Sanarnos a nosotras, sanar a nuestro mundo

*Cuando saquéis fuera lo que tenéis dentro,
lo que saquéis fuera os salvará.
Si no sacáis fuera lo que tenéis dentro,
lo que no saquéis fuera os destruirá.*

JESÚS, en *El Evangelio según Tomás*

Todas hemos de reconocer nuestro legado cultural femenino y luego tener el valor para transformarlo y crearnos así una vida de salud vibrante y dicha. En el cuerpo llevamos no sólo nuestro dolor, sino también, aunque inconscientemente, el de nuestras madres y abuelas. El odio a su cuerpo es muy profundo en muchas mujeres, tiene una profundidad de generaciones. La mayoría tuvimos madres que fueron educadas para desconfiar de su cuerpo y sus procesos corporales. Así fueron educadas sus madres, abuelas y bisabuelas antes que ellas.

De vez en cuando he tenido la experiencia muy vívida de entrar en un lugar dentro de mí misma al que llamo «el dolor de las mujeres». La primera vez que me ocurrió fue en una sesión intensiva con Anne Wilson Schaef; sentí que mi conciencia retrocedía en el tiempo a medida que se desprendían capas y más capas, siglos y más siglos de negación. Mi entrada en ese proceso ocurrió cuando Anne me dijo: «Estás muy cansada», y me sugirió que me tumbara sobre una estera para ver «qué surgía». Que una mujer, mentora mía en ese tiempo, reconociera mi cansancio en lugar de exigirme más sacrificio, fue una de las experiencias más profundas de mi vida. Al principio, cuando ella se sentó a mi lado y me dijo que permaneciera conmigo misma, sentí la fuerza con que mi cuerpo se resistía a sentir lo que estaba sintiendo. Experimenté lo buena que era para tragarme las lágrimas y continuar haciendo lo que fuera que tuviera que hacer. Pero finalmente, cuando Anne me sugirió que me limitara a estar conmigo misma, sentí cómo mi conciencia retrocedía en el tiempo pasando por todas las épocas en las que no descansaba jamás: cuando tuve a mis hijas, durante mis prácticas como residente, en la Facultad, durante los estudios preuniversitarios y en el instituto. Continuó retrocediendo hasta llegar a mi infancia. «No pidas una carga más liviana, sino una espalda más fuerte», oí decir a mi madre. Entonces lloré por mí y por esa parte mía que tanto necesitaba descansar. Cuando lloré todas las lágrimas que jamás había derramado por mí, comencé a llorar por mi madre, por todas las veces que no se le había permitido sentir ni descansar, por todas las veces que pasó toda la noche en pie cuidando a un hijo enfermo, por la infinita aflicción de perder a dos hijos.

Y cuando acabó esa parte, sentí el dolor de mi abuela, criada por su hermana de 12 años porque su madre murió de parto. Cuando acabé eso, continué retrocediendo más aún, hasta seguir llorando por todas las mujeres, por todo el dolor, por todos los partos no asistidos, por todas las injusticias, durante tantos miles de años. Lo que comenzó siendo algo muy personal se convirtió en universal: no era mi dolor, era «el» dolor.

Cuando acabó esto, muchas horas después, sabía exactamente por qué estaba en la Tierra y cuál era mi misión: trabajar en transformar en dicha ese dolor colectivo. En un relámpago supe que no había ningún error, que estaba destinada a ser tocoginecóloga, y que ningún otro camino me habría servido tan bien. Comprendí por qué, hacía muchos años, antes de entrar a estudiar medicina, lloré al ver por primera vez el nacimiento de un bebé: había entrado en el campo de la experiencia femenina, con todo el dolor y el miedo que entraña. Ver el parto me produjo emociones para las cuales no tenía palabras en ese tiempo, en 1973. Esa vez sólo supe que ese parto me había conmovido de tal manera que para mí no había ninguna especialidad en medicina aparte de la atención a las mujeres; pero me tragué esas emociones, en lugar de experimentarlas plenamente, igual que hacía en tantas otras ocasiones.

Dos días después de esta experiencia me vino la regla; eso me confirmó que nuestro material más profundo suele aflorar a la conciencia antes de la menstruación, la fase en que el velo entre los mundos es más tenue.

Más o menos una semana después, le conté a mi madre, por teléfono, mi experiencia de este profundo proceso. Cuando acabé, ella estuvo callada un buen rato. Finalmente me dijo: «Abusaron sexualmente de mí. Recuerdo la habitación, recuerdo el olor de su pipa. Lo veo como si estuviera ocurriendo en este momento. Fue Bill, el hombre a quien mi madre le alquilaba una habitación de la casa. Me dijo que nunca se lo dijera a nadie. Me sentí sucia. Tenía ocho años».

A los 63 años que tenía entonces, mi madre nunca había recordado antes de ese momento esa parte de su historia. De alguna manera yo había accedido a la memoria familiar con mi proceso, y el contenido le fue más accesible a ella también. Un mes antes de eso, mi madre había estado teniendo un sueño recurrente en el que tenía horribles erupciones en el cuerpo, y despertaba aterrada. En ese momento se dio cuenta de que esos sueños estaban relacionados con ese abuso borrado durante tanto tiempo; las erupciones en la piel eran símbolos del material que estaba a punto de aflorar a la conciencia, que se hallaba justo bajo la superficie, un material feo, horroroso.

Mi madre estaba sola en su cabaña cuando la llamé y recordó el abuso. Le pregunté si se sentiría bien después de que colgáramos. Me dijo que sí, pero que me llamaría si necesitaba ayuda. Le recomendé que estuviera dispuesta a permanecer con «lo que no era aceptable». Ella oró pidiendo orientación y se permitió experimentar los horribles sentimientos que afloraron con el recuerdo del abuso sexual. Después se fue a la cama. Era una cálida noche de otoño y tenía abierta la ventana de la buhardilla. Después me contó que entraron tres luces azules por la ventana, seguidas por una gran esfera brillante de luz blanca. Lo siguiente que recuerda es que ya era la mañana. Despertó con una profunda sensación de paz, sabiendo que había tenido una experiencia de la gracia.

Nuestras madres, nuestras células

Tenemos los recuerdos almacenados en el cuerpo. Muchas veces después de una biopsia uterina afloran recuerdos de incesto, y después de una operación pélvica surge tristeza; todo esto tiene un motivo. Llevamos nuestra historia personal en los tejidos que la conciencia va creando; allí queda, como un banco de datos, hasta que la transformamos. Pero llevamos mucho más que lo puramente personal. En cierto modo llevamos a todos y a todo (lo colectivo); todo está dentro y alrededor de nuestras células.

Se sabe que el ADN mitocondrial, es decir, el ADN que lleva a cabo las actividades diarias del citoplasma de la célula, se hereda exclusivamente por línea materna. Toda la raza humana puede remontarse a un grupo de mujeres de África.[1] Este hecho da validez científica a mis experiencias y a las de aquellas de mis clientas que han entrado en dominios de la experiencia que no calzan con el pensamiento lógico. A veces los síntomas corporales son la puerta de entrada no sólo a nuestro dolor individual, sino también al dolor colectivo de otros. Nuevas percepciones de la física cuántica han demostrado ya que la conciencia de una persona nos afecta a todos.

Un antiguo dicho sufí capta la esencia de lo que esto significa y de lo que cada una de nosotras debe hacer con ello:

Supera cualquier amargura que pueda venirte por no haber estado a la altura de la magnitud del dolor que se te confió.

A semejanza de la madre del mundo, que lleva el dolor del mundo en su corazón, cada uno de nosotros forma parte de su corazón y lleva en sí cierta medida del dolor cósmico. Tú participas de la totalidad de ese dolor.

Estás llamado a recibirlo con alegría, no con autocompasión. El secreto es ofrecer tu corazón como un vehículo para transformar en alegría el sufrimiento cósmico.

Stephen Levine me enseñó que el trabajo que hacemos para liberarnos de nuestro sufrimiento disminuye el sufrimiento de todo el Universo. Cuando tenemos espacio para nuestro dolor, tenemos espacio para el dolor de los demás, y nuestra compasión aligera el sufrimiento de los demás.

Rito de recuperación

Años atrás, Brenda, mi amiga íntima de la infancia, decidió quitarse el DIU para quedar embarazada. Desde hacía 18 años llevaba estos dispositivos anticonceptivos sin ningún problema, pero a sus 40 años conoció a un hombre con el que quería compartir su vida y tener hijos. Puesto que esa decisión era un punto decisivo importante en su vida, quería compartirlo con una amiga, y por lo tanto me pidió a mí que se lo quitara durante una de sus visitas a Maine.

Decidimos hacer una sencilla ceremonia antes de la intervención, para poner intención y conciencia en el proceso de quitar el DIU e invitar a entrar a un hijo. Así pues, una gloriosa mañana de otoño, con los árboles resplandecientes de color, fuimos a Women to Women, hicimos un círculo con telas sobre la alfombra de mi consulta, cogimos una maceta de geranios de una oficina y reunimos algunas conchas para colocar dentro de nuestro círculo; llenamos una concha con agua y encendimos algunas velas. Después, sentadas fuera del círculo, dimos las gracias a las fuerzas de la naturaleza, a Dios y a los misterios de la vida, y los invitamos a estar presentes con nosotras.

Llamamos por teléfono al novio de Brenda (en esos momentos estaba en su trabajo en otro estado). Les pedí que hablaran sobre sus miedos y esperanzas con respecto a tener un hijo, y eso hicieron. El novio ya había tenido un hijo hacía muchos años, pero estaba deseoso de tener la oportunidad de participar plenamente en el proceso. Su apoyo y su amor por Brenda quedaron muy claros y evidentes cuando hablaba; no tenía la menor duda de su deseo de experimentar conscientemente la paternidad. Su compromiso de apoyarla era fuerte y estimulante. Su relación parecía ser la encarnación misma de lo masculino en su mejor aspecto cuando apoya plenamente a lo femenino.

La propia Brenda, aunque deseosa de tener un bebé, expresó su mayor preocupación al respecto: no saber dar a luz. A pesar de su temor, estaba dispuesta a quitarse el DIU. Se despidió de su novio, prometiéndole llamarlo tan pronto como hubiera acabado la intervención.

Entonces pasamos a la sala de examen y le inyecté un poco de anestesia local en el cuello del útero. Cuando se sintió preparada, le pedí que tosiera mientras yo tiraba del DIU (toser mientras se introduce o saca algo por el cuello del útero suele bloquear las vías del dolor, por lo tanto hace más fácil y menos molesta o dolorosa la intervención).

Le expliqué que tendría una sensación visceral del útero cuando le sacara el DIU y que ese sería un buen momento para que sintonizara con la información almacenada allí. Le dije que el cuerpo almacena recuerdos, y que éstos a veces salen a la superficie durante una operación en la consulta, por ejemplo una biopsia del endometrio o la extracción de un DIU. Le expliqué que después de la intervención yo dedicaría algún tiempo a «restablecerle el campo energético» colocándole las manos sobre el útero. Lo único que tenía que hacer ella era prestar atención a cualquier pensamiento o sentimiento que surgiera.

El DIU salió sin ninguna dificultad. Después le quité los talones de los estribos de la camilla, la dejé allí tendida y le pasé varias veces las manos desde la cabeza a los pies, con el toque terapéutico. Cuando acabé, le coloqué las manos sobre la parte baja del abdomen. Ella se echó a llorar y reír al mismo tiempo mientras su cuerpo liberaba la tensión y la carga emocional ligada a este tipo de operación. La animé a hacer lo que fuera que se sintiera movida a hacer. Y le recordé que sencillamente permaneciera con lo que surgiera.

Después de unos cuantos sollozos, cerró los ojos y comenzó a reírse. Me explicó que estaba en un bosque en el que entraba luz por en medio de elevados árboles. Ella era joven, demasiado joven. Entonces volvió a asustarse. En ese momento yo no sabía qué estaba pasando exactamente, pero continué con las manos puestas sobre su abdomen. Me dijo que era agradable sentir mis manos y que quería que las mantuviera allí.

Continuó contándome su experiencia. Era una chica sola en el bosque. Estaba embarazada y no tenía a nadie que la asistiera y la apoyara. De pronto su cuerpo comenzó a experimentar algo parecido a la labor del parto. Repetía una y otra vez: «Es demasiado pronto, no sé hacer esto». Comenzó a tener contracciones y después a pujar (he acompañado a suficientes mujeres durante la labor del parto como para saber lo que ocurre en el cuerpo de una parturienta). Pasados unos diez minutos, se miró hacia abajo y vio a un bebé nacido muerto del tamaño, según su descripción, de unas 30 semanas. Y me preguntó: «¿Qué es eso parecido a una cuerda blanca que me entra en la vagina?». Lo que describía era el cordón umbilical. Le dije lo que era y le expliqué que tendría que expulsar la placenta. Entonces su cuerpo hizo otras contracciones y los movimientos de expulsar una placenta. Brenda jamás había visto un bebé prematuro de 30 semanas, ni una placenta ni un cordón umbilical blanco translúcido, pero los describió perfectamente, aunque con la curiosidad de una chica que no sabía qué le estaba ocurriendo, no de una mujer de mundo de 40 años.

En ese momento, ya finalizado el parto, comenzó a reírse y a cantar: «Uan-an-ta, uan-an-ta». Parecía un idioma indio norteamericano. En esos momentos dijo: «Conozco ese idioma». Ojalá hubiera tenido allí un magnetófono; podríamos haber descubierto qué idioma era.

Continuamos en la sala de examen un rato más mientras ella volvía al siglo XX y estiraba las piernas. Las dos estábamos sorprendidas por lo que acababa de suceder. Le recordé que en realidad su cuerpo sí sabía dar a luz, acababa de pasar por un parto, aunque no en un plano al que pudiéramos llamar físico en el sentido habitual. Sin embargo, su cuerpo ya «sabía» o «recordaba» cómo eran la labor del parto y el parto, y se le evaporó el miedo. Volvimos a mi consulta, cantamos una nana y apagamos las velas. Cuando se sintió preparada, llamó a su novio y le contó la experiencia.

Brenda había entrado en el inconsciente colectivo, había logrado acceder a cierto antiquísimo recuerdo que todavía vivía en sus células. Fue una experiencia extraordinaria. Creo que al quitarle el DIU y permitir que se desplegara su proceso, logramos sanar algo profundo, en un plano que nos es accesible a todas, pero que rara vez nos permitimos tocar o reconocer

Martha, de cuya experiencia hablé en el capítulo 2, hizo lo mismo cuando tuvo ese terrible dolor de estómago. Nuestro cuerpo contiene información que supera la capacidad intelectual de la mente para entender. Somos mucho más de lo que creemos que somos. Y cuando reconocemos nuestro dolor y luego lo liberamos o soltamos, nuestra vida se hace dichosa y sana. Martha no ha vuelto a tener dolor de estómago. Y Brenda concibió tres meses después que le retiré el DIU, y dio a luz a un hijo sano. El trabajo que hacemos para transformar nuestro dolor en alegría sana a todo el mundo.

Superar el miedo a nuestro pasado chamánico

En la Edad Media, según algunas estimaciones, quemaron hasta a 9 millones de mujeres, muchas de ellas parteras y curanderas, por brujería.[1]* Esta locura con las brujas, alimentada por la Iglesia Católica, duró cien años y ha sido bien documentada.[2] No es infrecuente que mujeres que están recuperando su poder o expresando sus verdades personales tengan terribles pesadillas en las que son quemadas. Esto lo he oído innumerables veces en mi trabajo. Esa parte de nuestra historia ha estado suprimida durante siglos, pero ahora está aflorando a nuestra conciencia para ser limpiada y transformada, de modo que las energías femenina y masculina puedan formar una verdadera unión dentro de cada cual y los hombres y mujeres podamos crear juntamente como iguales. Cuando escribí sobre el miedo a nuestro pasado en la primera edición de este libro, no tenía idea de con qué potencia lo llevaba yo también.

Después de publicado el libro, las pesadillas que tuve cada noche durante una semana, en las que me asesinaban, me hicieron ver lo proféticas que habían sido mis palabras.

Cuando una mujer comienza la tarea de sanar su cuerpo y decir su verdad, debe romper el campo colectivo de miedo y dolor que nos rodea por todas partes y que ha existido durante los últimos 5.000 años de sociedad modelo dominador. Es un campo saturado de miedo a la violación, a los golpes y maltratos, al abandono.

Rupert Sheldrake, biólogo británico, postula que todo el conocimiento del pasado de la Tierra existe a nuestro alrededor en forma de campos electromagnéticos de información, o «campos morfogénicos» (o «mórficos»).[3] Jung lo llamó «inconsciente colectivo»; la física cuántica lo llama «campo unificado». Cuando un atleta bate un récord mundial, señala Sheldrake, generalmente trabajó durante años para lograrlo, y se le decía que eso no se puede hacer, que es humanamente imposible; en otro tiempo se creía, por ejemplo, que nadie podría jamás correr 1 milla en menos de 4 minutos. Sin embargo, una vez que Roger Bannister lo consiguió, atletas de todo el mundo comenzaron a conseguirlo también. Lo mismo ocurre en muchas otras hazañas atléticas. El doctor Sheldrake explica que la primera persona que bate un récord mundial cambia el campo morfogénico que rodea a ese récord, facilitando así a otros igualar ese rendimiento entrando en el nuevo campo morfogénico. (Para más información entra en el sitio web del doctor Sheldrake, en www.sheldrake.org.)

Mujeres de todo el mundo están encontrando el valor para pasar al otro lado y romper el campo morfogénico colectivo de vergüenza, miedo y dolor. Hace poco una de mis clientas fue a ver a su padre para decirle cómo fue crecer en una casa en la que él había abusado sexualmente de ella y sus hermanas durante años. Se plantó delante de él y se lo dijo todo, no para hacerlo cambiar, sino para romper los años de silencio. Después me comentó: «Estoy dispuesta a aparecer en la televisión nacional a explicarlo dando el nombre de mi padre. ¡No sólo arruinó mi infancia, sino que además ha abusado de casi todas las niñas de mi barrio!». Había encontrado finalmente el valor para sentir su rabia y dolor. Este es un primer paso hacia la transformación; el verdadero perdón no puede llegar mientras la mujer no dé este paso. A otra de mis clientas le hicieron una mastectomía; cuando le preguntan por rutina cómo le va, aunque sea uno de sus colegas de negocios que no lo sabe, contesta con naturalidad: «Estoy recuperándome muy bien de la mastectomía. Sabes que me operé, ¿verdad?». Estas dos mujeres están rompiendo el silencio, soltando los secretos que nos tienen atrapadas a todas. Están diciendo: «¡Basta, se acabó!». En todo el mundo, mujeres como ellas están cambiando el campo morfogénico del miedo y el silencio. Desde África, donde las mujeres están hablando de la mutilación de los genitales femeninos, a India, donde se habla del aborto selectivo de bebés mujeres, a Estados Unidos, donde ya no se tolera la violencia íntima doméstica: ¡en todas partes se está rompiendo el silencio y abunda la curación!

Romper el silencio requiere valor. No sé de ninguna mujer que haya destapado su fuente interior de poder sin pasar por un casi palpable velo de miedo, muchas veces con la sensación de que pondría su vida en peligro por decir la verdad. La periodista Vivian Gornick dice: «Salir del miedo para una mujer es como salir de las drogas para un drogadicto». No conozco ninguna manera de sortear ese miedo aparte de pasar por él con la ayuda de otras que también lo hayan experimentado y ya están al otro lado. Millones de curanderas y mujeres sabias, y los hombres que las han apoyado, han sido asesinados por decir la verdad. No es extraño que tengamos miedo, dada la historia colectiva de las mujeres. Cuando negamos este miedo o descartamos su presencia en otras, lo único que hacemos es darle más poder. Experimentar el miedo que tenemos colectivamente es un paso muy importante hacia la curación; no hemos de juzgarlo, ni en nosotras mismas ni en las demás.

Pero cuando cada una reconoce ese miedo, lo siente y pasa por él, le hace mucho más fácil sanar a la mujer siguiente, igual que cuando se bate un récord mundial. Cuando miles de mujeres atraviesan sus campos de miedo al mismo tiempo, juntas cambiamos el campo morfogénico. A las primeras mujeres que dijeron la verdad sobre las violaciones que sufrieron por parte de su padre u otros parientes, las acusaron de inventarlo. Ahora, cuando una mujer recuerda y habla, sea cual sea la indignidad que ha sufrido, tiene a su disposición apoyo, libros, internet y reuniones. Ya no se siente sola, como si estuviera loca o fuera la única a la que le ha ocurrido esto.

Y entonces comienza la magia. Cuando permitimos que la fuerza vital nos oriente la vida, viene el júbilo. Una vez que uno atraviesa ese miedo y comienza a vivir su vida según su sabiduría interior, tiene la oportunidad de crearse una vida basada en la libertad, la dicha y la oportunidad. Esto lo he visto repetidas veces y lo he experimentado personalmente. Así pues, anímate. Hay muchísima cantidad de esperanza, alegría y amor a nuestro alrededor, todo el tiempo, cuando nos limpiamos de hábitos del pasado, cambiamos nuestra forma de pensar y aceptamos nuestro poder.

En 1993 escribí: «Suelo imaginarme de pie sobre los hombros de todas las mujeres fuertes que vinieron antes que yo, sostenida y apoyada por ellas; mujeres que tuvieron el valor de decir sus verdades aun cuando debieron hacer frente a una enorme oposición. Me tranquilizo pensando "Ahora no pueden quemarme. Esta vez somos demasiadas. Esta vez estoy a salvo"». Ahora, en 2006, me alegra decir que no sólo estoy a salvo, sino que soy más libre y más feliz que nunca. En mi vida hay más abundancia, más amor y más alegría de la que habría imaginado posible. Recuerdo dónde estaba en 1993 y sonrío con compasión por quien era yo entonces. Y deseo que sepas que diariamente veo mi viaje reflejado en las vidas de las mujeres de todo el mundo.

Nuestros sueños, los sueños de la Tierra

> Las mujeres se están levantando como la levadura en todo el planeta.
>
> SONIA JOHNSON

Cuando sanamos, gracias a sentir nuestras aflicciones y alegrías, sana la Tierra. Parte del ascenso de lo femenino que veo producirse en todo el mundo es el fortalecimiento de los lazos entre las mujeres. Gwendolyn, una de las mujeres que conocimos antes, decía que gracias a haber sanado «han entrado en mi vida hermosas amistades femeninas. Eso nunca me había ocurrido antes porque ponía demasiada energía en los hombres. Ahora está comenzando a surgir una hermandad de mujeres. Cuando una se toma el tiempo necesario para sintonizar consigo misma y con sus necesidades, comienza a producirse esta hermandad». Yo la veo hacerse más fuerte y poderosa día a día.

Yo no podría hacer el trabajo que hago sin el apoyo de mis hermanas de todo el país. Mis amigas y colegas me sostienen. Me siento apoyada y bendecida. Brian Swimme escribió una vez que los seres humanos somos el espacio donde sueña la Tierra. Nuestros sueños personales no son sólo nuestros, son lo que la Tierra sueña a través de nosotras. Los deseos de nuestro corazón son los deseos de la Tierra, son lo que Ella nos pide que hagamos. El sistema dominador nos ha dicho que «si no duele, no vale la pena hacerlo; sin sacrificio no hay beneficio». Pero lo cierto suele ser justamente lo contrario. Si lo que hacemos no nos procura ninguna alegría, ningún placer, ningún propósito definido, ninguna satisfacción, no vale la pena hacerlo. Nuestro estado de salud es el barómetro de esto. Nuestras células saben lo que necesitamos hacer. ¡Escuchémoslas!

Todas las células de nuestro cuerpo responden a nuestros sueños. Estos son necesarios para nuestra salud y para la salud de nuestro planeta. Los sueños que sueña la Tierra a través de ti son distintos de los que sueña a través de mí. Pero yo necesito oír tus sueños y tú necesitas oír los míos, todas necesitamos oír los sueños de las demás mujeres; si no, no tenemos la historia completa. El sistema adictivo ha puesto mucho interés en impedir que nos escuchemos las unas a las otras, durante siglos. Pero ha llegado nuestra hora. Escuchémonos mutuamente.

La curación personal es curación planetaria

Durante toda la historia escrita, la Tierra y el mundo natural han sido considerados femeninos, con «recursos vírgenes» para ser «explotados». Lo que les ocurre a las mujeres individualmente está ligado con lo que le ocurre a nuestro planeta. La degradación personal y colectiva de la naturaleza, de las mujeres y de lo femenino está llegando a su fin, persona a persona.

La anticuada ciencia newtoniana no nos salvará porque está obsoleta. Le falta la voz de la intuición, la voz femenina, la voz que habla desde nuestro cuerpo. Necesitamos equilibrio ya. Necesitamos encarnar la sabiduría que se filtra a través de todas nosotras, incluyendo lo que nos dicen nuestra mente corporal y nuestra guía interior.

Recuerdo una portada de la revista *Ms.* en que aparece una multitud de mujeres y el título: «RABIA + MUJERES = PODER».[4] Este mensaje me produjo desagrado, hasta que comprendí el potencial que contenía. Sí que son poder la rabia y la furia de las mujeres silenciadas cuando se usan como combustible para el cambio positivo. Pero tiene que ser un poder procedente de dentro, un poder totalmente conectado y centrado, no una furia dirigida *contra* alguien o algo. La furia *transformada* es poder. La furia transformada es *fuerza*. Se puede comparar con el fuego: el fuego puede destruirte la casa o puede cocerte la comida; todo depende de cómo lo usas.

Llamar «político» a nuestro trabajo, sobre todo cuando se trata de nuestro cuerpo y de cosas que son «femeninas», es un acto de poder. Si eres madre, créeme, tu trabajo es político. Si eres enfermera, pediatra, cuidadora de niños o cualquier otra cosa, tu trabajo es político. Si estás sanando un mioma o recordando tu incesto, estás haciendo un trabajo político. Dar de mamar es político.

Qué alentador es considerar la curación de nuestro cuerpo como algo político. ¡Démosle la importancia que se merece! Gloria Steinem dijo una vez: «Cualquier mujer que está hasta el culo forma parte del movimiento femenino». Me gusta muchísimo esta frase, porque deja espacio para una amplia gama de interpretaciones. Tenemos muchas opciones. Nadie sino tú tiene que definir tu curación o tu política. ¿Necesitas tomarte seis semanas de baja en el trabajo para sanar de una operación pelviana? Considéralo algo político. Y después, cuando hayas aprendido de esa experiencia, ve si logras canalizar la energía futura de tu cuerpo hacia un trabajo que sea positivo y afirmador de la vida. O si necesitas tomarte las seis semanas simplemente para disfrutar y conectar contigo misma, ¡eso también es político!

En el epílogo de su libro sobre su recuperación de un cáncer de mama, *Burst of Light* [Estallido de luz] (Firebrand Books, 1998), la poetisa Audre Lorde escribe: «En mis sueños y en los análisis de mi actividad inmunitaria tuve que examinar los desastrosos efectos de estirarse demasiado. Estirarme demasiado no es estirarme. Tuve que aceptar lo difícil que es controlar la diferencia. Cuidar de mí no es autocomplacencia, es autoconservación, y eso es un acto de guerra política».[5]

En un sistema político que no ha representado los valores femeninos, cada mujer debe representarse a sí misma y convertirse en cabildera de sus necesidades. Cuidar de sí misma lo mejor posible, tenga o no una enfermedad socialmente aceptable, es en efecto un acto de guerra política.

Médico, cúrate a ti mismo, otra vez

Mi guía interior conectó conmigo a través de la mente de mi útero cuando estaba escribiendo la primera edición de este libro. Me diagnosticaron un mioma que daba al útero el tamaño de unas 13 semanas de embarazo. No tenía ningún síntoma. Llevaba años siguiendo una dieta pobre en grasas y sin productos lácteos (por entonces no sabía que probablemente mi consumo de pan y alimentos muy glucémicos era en parte causa del problema). Al principio me entristecí y no quería que nadie lo supiera. Hice duelo por la pérdida de mi útero «normal». Cuando mi colega Annie Rafter me hizo el examen pelviano y me dijo lo del mioma, lo primero que me pasó por la cabeza fue: «Será mejor que acabe el libro este año, porque seguro que este tumor tiene relación con él».[6] Mi intuición me dijo que se había comenzado a desarrollar durante las primeras fases del proceso de escribir el libro, hacía dos años. También pensé: «Maldita sea, he estado atendiendo a demasiadas mujeres con miomas, tal vez cogí uno».[7]

Me sentí como si hubiera hecho algo malo, como si en cierto modo hubiera fracasado. Esto me hizo recordar que nuestras emociones no siempre están a la altura de nuestro nivel de desarrollo intelectual. Me hizo sentir humilde. Esa noche, ya en la cama, me coloqué las manos sobre el bajo vientre y le dije a mi útero: «De acuerdo, ahora tengo que tomar mi propio remedio y sintonizar con lo que quieres decirme». Mi útero me dio el siguiente mensaje: «Este mioma es un recordatorio de que necesitas aprender a mover con más eficiencia la energía por tu cuerpo. Si ahora te cuidas y prestas atención, evitarás problemas más graves en el futuro. Esta es también una maravillosa oportunidad de enseñar a las demás mujeres con el ejemplo. Ten presente que el trabajo que haces con otras también vale para ti. Siempre has creído que un mioma se puede desmaterializar. Esta es tu oportunidad». Medité sobre la creatividad y sobre lo que necesitaba nacer a través de mí.

Al día siguiente comencé un tratamiento con compresas de aceite de ricino y otro de sesiones de acupuntura, algo que hacía tiempo que deseaba hacer como medida de prevención general. Mi acupuntora me dijo que tenía en baja forma los meridianos del riñón y del triple calentador, y que llevaban algún tiempo así; eso estaba relacionado con un exceso de trabajo, estrés y agotamiento de las suprarrenales. Me recordó una configuración crónica de energía en el lado derecho de mi cuerpo, que en medicina oriental llaman «sangre estancada» o «*chi* estancado». Las migrañas que tenía antes eran en el lado derecho; una vez Caroline Myss me diagnosticó que perdía energía por la cadera derecha, lo cual se manifestaba en problemas en la cadera; el absceso había sido en la mama derecha, y en esos momentos tenía un mioma en el lado derecho del útero. Todo me ocurría en el lado derecho del cuerpo, el lado «masculino» o yang, y todo tenía que ver con la energía. Lo que eso significaba para mí era que había sido importante crear fuertes cimientos para mi trabajo y para sacarlo al mundo; esa era mi tarea «masculina». Hasta fines de los años ochenta había tenido miedo de hacerlo, debido a que percibía que el mundo no estaba preparado para oírlo y que sería peligroso para mí. De ahí las repetidas «heridas» en mi lado derecho. El mioma era sencillamente la última manifestación, y muy oportuna por cierto, dado mi trabajo con mujeres. A pesar de mi recuperación en marcha de la adicción a las relaciones, me di cuenta de lo mucho que deseaba todavía la aprobación de los demás, y finalmente comprendí lo impotente que soy con respecto a lo que la gente va a pensar de mí. Me quedó claro que el mioma estaba relacionado con algo más que con el libro y los meridianos agotados. Después de varios meses de acupuntura y compresas de aceite de ricino, el mioma seguía creciendo en lugar de reducirse. Tenía que ahondar más en mi aprendizaje. ¿Qué necesitaba saber?

Sabía que los miomas están relacionados con poner la creatividad en relaciones o trabajos sin porvenir. Supuse que el mío estaba relacionado con mi trabajo. Comprendí que necesitaba cambiar mi relación con mi consulta y mi profesión, que era esclava de una modalidad obsoleta. Mientras mi corazón deseaba escribir, dar conferencias y enseñar a las mujeres toda una nueva manera de ser en relación con su cuerpo, mi sentido intelectual de la responsabilidad me ordenaba que continuara ejerciendo la medicina de la manera en que me habían enseñado: atendiendo a mujeres en mi consulta, operando, y cumpliendo con mis turnos para atender las llamadas de urgencia (¡mi adicción relacional con otro disfraz más!). Comprendí que me hacía falta más libertad; necesitaba cambiar mi trabajo para enseñar más acerca del material de este libro. Necesitaba responsabilizarme de mis sueños más profundos y mi sabiduría interior.

La salud de las mujeres nunca va a cambiar sustancialmente a menos que grandes grupos de mujeres comiencen a reclamar y recuperar colectivamente la sabiduría de su cuerpo. Para mí, hacer eso significaba dejar de ser «la doctora» para los cientos de mujeres con quienes había disfrutado tanto trabajando a lo largo de los años. No quería abandonar el ejercicio de la medicina, deseaba transformarlo. Sabía que ya no debía trabajar en la atención primaria con todas sus implicaciones culturales, implicaciones que me tenían encadenada a límites que ya no podía tolerar.

Deseaba reinventar el ejercicio de la medicina, darle una forma totalmente nueva. Comprendí con mayor profundidad que nunca que la atención sanitaria individual, aunque valiosa, tiende a aislar el problema de cada mujer y no deja a los médicos el tiempo necesario para educarla sobre todos los problemas que pueden afectar a su cuerpo y sobre cómo ella tiene el poder para transformarlos. Así pues, decidí enseñar a grupos de mujeres la forma de crear salud día a día.

Escribí una carta a mis clientas que decía: «No voy a abandonar el ejercicio de la medicina. Lo estoy redefiniendo y ampliando hacia nuevos aspectos que son esenciales para mejorar verdaderamente la salud de las mujeres a largo plazo». Les decía que examinar y diagnosticar una enfermedad (para lo cual me había preparado en la Facultad) y crear salud (que era hacia donde me impulsaba mi corazón) son dos cosas diferentes. Tenía que concentrarme en una nueva forma, ya. En mi carta les pedía que pensaran en las siguientes preguntas. A ti te pido que hagas lo mismo:

- ¿Cómo te iría si recuperaras la sabiduría de tu cuerpo y aprendieras a confiar en sus mensajes?
- ¿Cómo sería tu vida si ya no temieras a los gérmenes ni al cáncer?
- ¿Cómo cambiaría tu vida si tu cuerpo fuera tu amigo y aliado?
- ¿Cómo cambiaría tu vida si aprendieras a amar y respetar a tu cuerpo como si fuera una preciada creación tuya, tan valioso como una amiga o un hijo muy queridos? ¿Cómo te tratarías?
- ¿Cómo sería saber, en lo más profundo, que cada parte de tu anatomía y cada proceso de tu cuerpo femenino contienen sabiduría y poder?

Estos son los tipos de preguntas que se están haciendo mujeres de todo el mundo y, me fascina decir, están encontrando respuestas, respuestas que transforman su vida y la vida de todas las personas con las que se relacionan.

Aunque estaba segura de que el mioma comenzaría a reducirse una vez que terminara este libro, no ocurrió. Continuó allí, y tendía tanto a crecer como a reducirse de tamaño. Le pedí que me enseñara; tuve diálogos con él; traté de amarlo. Entonces comprendí que mi relación con el trabajo era sólo una parte de mi vida. Tenía que revaluar todas mis relaciones, incluyendo las que tenía con mi marido y con mis familiares más inmediatos. Y entonces vi surgir otro comportamiento más: tendía a dejar en suspenso mis necesidades emocionales y creativas hasta que estuvieran satisfechas las de mi marido y mis hijas. Les permitía interrumpirme en mi escritorio en casa y durante mi trabajo, y no fijaba límites claros. Mi marido y yo, sobre todo, teníamos que comenzar el proceso de renegociar todos los aspectos de nuestra relación, puesto que mi éxito lo hacía sentirse «menos que».

También descubrí mi profunda creencia de que si desarrollaba de veras todo mi potencial, esas personas más queridas se sentirían amenazadas y dejadas atrás. En consecuencia, me sentía responsable de ayudar a los demás a ser todo lo que podían ser, para que pudieran avanzar conmigo. (O a veces sentía la necesidad de parecer yo «menos que» para no ser amenazadora.)

Justo antes de la Navidad de 1996, el mioma creció de tamaño; una ecografía reveló que me producía retención de orina en el riñón derecho. Descubrí que poco a poco había ido adaptando mi vida (y mi ropa) al mioma. Aunque nunca tuve problema con mis reglas y no tenía ningún síntoma, sencillamente me harté de tener el abdomen protuberante; decidí que ya era hora de abandonar mi sueño de desmaterializarlo. Comprendí que yo también tenía la creencia de que era «bueno» usar métodos «naturales» para reducir el mioma, pero «malo» buscar la ayuda que con tanta frecuencia yo ofrecía a otras mujeres; había caído de bruces en mi forma de pensar adictiva. Así pues, decidí operarme el mioma, tomar el camino que durante cuatro años había tratado de evitar. Llamé a un cirujano de confianza, al que he enviado a muchas de mis clientas, y le pedí hora para la extirpación del mioma. No se lo conté casi a nadie, pensando que sería mejor para mí contener mis energías, pensamientos y sentimientos acerca de esto. También comencé a tomar un agonista de la hormona liberadora de gonadotropina (Synarel) para reducir el mioma con el fin de que la incisión fuera más pequeña (el mioma ya tenía el tamaño de un melón cantalupo grande). Synarel me producía sofocos y concluí que, para mí al menos, estos no eran «oleadas de poder», sino perturbaciones desagradables y sudorosas en mi vida cotidiana. Pero aparte de eso no tuve ningún problema y el mioma se redujo muy bien.

Llegó el momento de la operación. Le pedí a mi cirujano y a mi anestesista que me dijeran las cuatro afirmaciones sanadoras (véase la sección sobre cómo prepararse para la operación en el capítulo 16). Además de esas cuatro afirmaciones, le pedí al anestesista que me dijera la siguiente y la repitiera varias veces: «Cuando despiertes, ya habrás dejado marchar la actitud emocional relacionada con este mioma». La operación fue bien; sólo era un mioma grande incrustado en la pared derecha del útero; mi recuperación fue fácil, con muy poco dolor; al día siguiente abandoné el hospital. Durante las tres semanas siguientes, dormí siestas, tuve sesiones de acupuntura, miré películas y descansé. La operación y la recuperación fueron experiencias cumbres para mí, en muchos sentidos. Acababa de afrontar algo que había intentado evitar (el camino sanador de la cirugía), y al afrontarlo y pasarlo, había encontrado atención, compasión, habilidad y muchísima curación. Aunque mi deseo era poder escribir algún día que había desmaterializado mi mioma, en un deslumbrante relámpago de percepción vi que no sería así en mi caso, y que mi aferramiento a eso como un camino «ideal» y «superior» no era otra cosa que materialismo espiritual. (Con todo, sigo creyendo que es posible desmaterializar los miomas; lo he visto ocurrir).

Al pensar en lo que escribí acerca de ese mioma en 1993 y luego en 1998 en la primera revisión, tengo que reírme de mí misma. Escribí sobre ser la «portadora de las creaciones» de otras personas, de la necesidad de cambiar mi trabajo, etcétera. Ahora veo que daba vueltas y vueltas alrededor del verdadero problema, pero estaba ciega a él porque no quería llegar a eso. No deseaba cambiar justamente lo que más necesitaba cambiar: mi matrimonio. Lo que tenía ante los ojos. Esto es muy frecuente. Ten cuidado con lo que pides, reza el refrán, porque es muy posible que lo obtengas. Pues sí, una vez que terminó la operación, esas palabras mágicas que me susurraron cuando estaba anestesiada, «cuando despiertes ya te habrás desprendido de la actitud emocional relacionada con este mioma», comenzaron a obrar su magia. Mi matrimonio de veinticuatro años acabó en 1999, más o menos un año y medio después. Como todo lo importante en la vida, esto fue un proceso, no un acontecimiento repentino o aislado. Y como ocurre con tanta frecuencia en la vida, no me interesaba tomar esa determinada dosis de remedio sanador; deseaba seguir casada hasta que la muerte nos separara. Pero el precio se estaba volviendo demasiado alto, y mi cuerpo no me permitía olvidarlo. Lo sabía demasiado bien: si no prestas atención la primera vez, te golpea un martillo más grande; un mioma hoy, un cáncer de mama mañana.

Mi mioma, como todos los trastornos o enfermedades de nuestro cuerpo, fue un fabuloso maestro. Por él aprendí, personalmente, que no se puede crear nada para otra persona sino sólo para uno mismo. También comprendí que cuando enfrentamos nuestros problemas y los tratamos, el proceso nos transforma de formas milagrosas e imprevisibles. No puedes llevar a otra persona adonde no quiere ir, por muy hábil, amorosa y comprensiva que seas. Pero sí puedes llevarte tú adonde temías ir. El crecimiento y la realización personales es un trabajo interior. En último término, cada persona debe explorar y utilizar la Fuente de creatividad, salud, bienestar y dicha que es nuestra por derecho. Todos tenemos esa capacidad. Se fortalece con la intención, la fe y el valor para preferir el placer al dolor. Nunca falla. Mi divorcio me obligó a crecer de maneras que no habría imaginado posibles. Me obligó a tomar el mando de mi vida y mis finanzas como ninguna otra cosa. Me obligó a fiarme de mí en todos los aspectos por primera vez en mi vida. Aunque fue terriblemente doloroso, ahora no siento otra cosa que gratitud. Me convirtió en una mujer sabia.

No podemos crear un mundo nuevo si creemos que debemos seguir siendo poca cosa e incompetentes en lo que sea para que los demás nos amen o se sientan seguros con nosotros. Cuando atenuamos nuestra luz para que los demás se vean más brillantes, todo el mundo se oscurece. He tenido que aplicar este conocimiento a todas mis relaciones, desde la conyugal a las de amistad y a aquellas con instituciones, como hospitales y organismos financieros. Sean grandes o pequeños, en cada situación los problemas son los mismos; y se reducen al mismo miedo: ¿seré amada si me convierto en lo que estoy destinada a ser? Permíteme que te informe desde la primera fila de este proceso: la respuesta es un sonoro ¡SÍ! Pero este amor debe comenzar por una misma. Cuanto más amorosa eres contigo misma, más amorosa con tu cuerpo y sus procesos, y te valoras más, cambian tus vibraciones. Cambia tu punto de atracción. Si esperas a que otra persona dé el primer paso en esto, te quedas atascada interminablemente en la dolorosa e impotente modalidad víctima, con todos tus infinitos anhelos, suspiros y problemas de salud. Lo he vivido. Pero cuando tienes el valor para decirte «sí» a ti misma, «sí» a tu alma y «sí» a la vida, y comprendes que te mereces una vida maravillosa, celestial, ya, ahora, en este momento, comienzan a hacerse realidad tus más locos sueños; las cosas te llegan. Se desmoronan las anticuadas maneras de ser y de vivir y también las relaciones que están en punto muerto, sin futuro. Y esto puede ser muy doloroso. Simplemente considéralo el proceso natural de la labor del parto en que das a luz a tu nuevo yo, un yo que refleja lo que verdaderamente eres y siempre has estado destinada a ser. Siempre vale la pena.

Hacer seguro el mundo para las mujeres: comenzar por nosotras mismas

Si alguna vez vamos a crear seguridad en el mundo externo, primero hemos de crearnos seguridad en el cuerpo. Si cuando nos desvestimos para acostarnos nos miramos en el espejo y nos reprendemos por el tamaño de los pechos o la celulitis, no estamos haciendo nuestro camino; no estamos a salvo con nosotras mismas. Si no podemos crearnos un espacio interior seguro para nuestro cuerpo, su forma, su volumen, sus funciones naturales y su peso, si siempre estamos menospreciándolo, matándolo de hambre y enviándole mensajes adversos, ¿cómo podemos esperar que otra persona nos cree salud desde el exterior? Y aunque alguien lo hiciera, de todos modos continuaríamos acarreando a nuestra terrorista interior.

La verdad es que sólo podemos cambiar nosotras mismas, no hacer cambiar a otra persona ni cosa. Esto es muy positivo, ¡y un inmenso alivio! Después de siglos de que se nos dijera que, respecto al cuidado de nosotras, alguien (diferente de nosotras) podía hacerlo, debía hacerlo y lo hacía, nos convertimos en lo que deseaban que fuéramos y hacíamos lo que deseaban que hiciéramos. Pero ahora tenemos la posibilidad de cuidar de nosotras mismas, juntas. Podemos crearnos una vida plena, satisfactoria, según nuestras condiciones. Un antiguo folleto del Boston Women's Fund lo expresaba mejor: «Las personas a las que estábamos esperando somos nosotras». ¿No te da energía sólo leer eso? Podemos comenzar a salvarnos ya. Podemos comenzar a vivir nuestra vida ya. Este es el punto de partida de relación solidaria y comunión con los demás, incluidos los hombres.

Cuando cambiamos *por dentro* permitiéndonos experimentar y reconocer las emociones y heridas por tanto tiempo suprimidas, así como las esperanzas y sueños para nosotras, nuestra familia y nuestro planeta, cambian por fuera las condiciones de nuestra vida. El trabajo por los cambios sociales debe ir de la mano con la disposición a sanar por dentro todos los mensajes interiorizados de culpa, duda y odio por nosotras mismas que llevamos codificados en las células. Si no, nuestros actos salen de lugares interiores no sanos y simplemente recrean polarización y sufrimiento. Ser conducidas por el espíritu significa vivir en comunicación con nuestra guía interior. Escucha en silencio. ¿Qué necesitas hacer ahora? Tal vez simplemente estar quieta un rato es la mejor manera de sanar o ayudar. Quizá no hay nada que necesites hacer en este momento. No hay una única «manera correcta» de sanar el cuerpo. Lo mismo vale para cualquier otro aspecto de la vida. Cada una debe encontrar su camino sola. Emerson escribió una vez: «La esencia del heroísmo es la confianza en uno mismo». La confianza en uno mismo es más que la esencia del heroísmo; es también la base para fiarnos de nuestra intuición y de la voz sanadora de nuestras células. Discernir los auténticos mensajes de nuestro yo más profundo (y de nuestras células) no es tarea pequeña. En realidad es un trabajo de héroes.

Hace falta valor para respetarnos a nosotras mismas y a nuestro cuerpo, al margen de las heridas recibidas, al margen de nuestro peso actual, al margen de con quién estemos casadas o cuales sean nuestras preferencias sexuales. Hace poco conocí a una verdadera heroína, que es la encarnación de mi mensaje: cuando cambias las condiciones en tu interior, cambian las condiciones en tu exterior, por reacción. Esta heroína se llama Immaculée Ilibagiza, autora de *Left to Tell* [Sobreviví para contarlo] (Hay House, 2006) acerca del genocidio en Ruanda; es una mujer hermosa que rezuma paz y divinidad por todos sus poros. Durante este genocidio, ella y siete mujeres se vieron obligadas a permanecer escondidas, encerradas en un pequeño cuarto de baño durante tres meses. Asesinaron a toda su familia. Llegó a pesar 30 kilos, se le cubrió el cuerpo de piojos, y no podían hablar ni moverse en el pequeño espacio, no fuera a enterarse alguien de que estaban ahí, y con frecuencia oían fuera de la puerta a sus ex amigos y vecinos, que iban a inspeccionar la casa en que estaban ocultas, proclamando su intención de matarlas. En medio de esas circunstancias de inimaginable sufrimiento, ella entraba en lo profundo de su interior con fe y convicción y encontraba la presencia de Dios en su corazón. Recurriendo a esa Fuente materializó acontecimientos milagrosos que le salvaron la vida y le han permitido crearse una vida dichosa a pesar de haber perdido a su familia y a su país. Conocer a esta mujer y leer su historia ha llevado mi fe a un nuevo plano. Si ella fue capaz de enfrentar lo que enfrentó y no sólo sobrevivir sino prosperar también, los demás podemos hacer lo mismo.

Llames como llames al poder interior al que recurrió Immaculée (Dios, Diosa, Fuente, el Universo, Poder Superior), recuerda que vive en todas y cada una de las células de tu cuerpo. Es lo único con que podemos contar siempre. Las mujeres cuyas historias te he relatado son mujeres corrientes, son mujeres sanadoras. Todas ellas han accedido a sus fuentes de bondad y milagros. Sus historias son las historias de la transformación del sufrimiento en alegría. Esas mujeres son mis heroínas.

La autocuración es un proceso muy personal e individual. Requiere un desarme personal, negarse a continuar en guerra con una parte del cuerpo que trata de decir algo. Permite que la guerra acabe en ti. Una de mis clientas, miembro de Alcohólicos Anónimos desde hace quince años, resume bellamente esto: «Cada mañana pido una buena disposición para hacer lo que sea que deba hacer. *Y también pido ser 'enseñable'*. Ha habido periodos en mi vida en que nadie podía enseñarme nada: yo creía que lo sabía todo. Jamás quiero volver a ser así». Comprométete a crear el cielo en la Tierra, para ti. Ten presente que hace falta mucho valor para ser todo lo feliz y realizada que puedes ser. Exige mucho valor resistirse a las voces de dudas y miedo que inevitablemente nos suenan en la cabeza y el corazón cuando decidimos ser tan magníficas como realmente somos. Ten valor de todos modos.

Comprométete a vivir tus sueños día a día. Ese es el proceso que se requiere para crear salud vibrante en nuestras familia y comunidad, y en nuestro planeta. Te deseo que continúes adelante, eches una siesta, abraces a un hijo, sientas el sol en la cara o comas lentamente una buena comida, sabiendo en el fondo que el siguiente paso para sanar y vivir dichosa ya está ahí, esperando a que lo escuches, esperando a nacer en el mundo, a través de ti, querida mujer.

Recursos y proveedores*

Esta sección se pone al día en las reimpresiones de este libro. Para la información más actual, visitar el sitio web de la doctora Northrup:

Christiane Northrup, M.D., F.A.C.O.G.
P.O. Box 1999
Yarmouth, ME 04096
www.drnorthrup.com

La doctora Northrup agradece las cartas de sus lectoras, aunque no puede contestarlas personalmente. Muchas de las preguntas de ellas las trata en su sitio web y en su hoja informativa mensual.

Bibliografía médica y educativa para mujeres

The Wisdom of Menopause: Creating Physical and Emotional Health and Healing During the Change, Bantam, 2006. En castellano, *La sabiduría de la menopausia*, Urano, Barcelona, 2000; la versión revisada aparecerá próximamente. En este su segundo libro, la doctora Northrup enseña a la mujer la forma de hacer de la menopausia un periodo de potenciación personal y energía positiva, para salir de ella más sabia, más sana y fuerte en mente y cuerpo. El «cambio» no es un simple conjunto de síntomas que hay que «mejorar», explica, sino una revolución mente-cuerpo que ofrece la mayor oportunidad de crecimiento desde la adolescencia. Subraya cómo las decisiones que toma la mujer en este periodo, desde las relativas a la calidad de sus relaciones a la calidad de su dieta, tienen el poder de asegurarle salud y bienestar para el resto de su vida.

Mother-Daughter Wisdom: Understanding the Crucial Link Between Mothers, Daughters, and Health, Bantam, 2005. En castellano, *Madres e hijas*, Urano, 2006. En este libro la doctora Northrup explica cómo la relación madre-hija dispone el escenario para nuestra salud y bienestar de toda la vida. Dado que nuestra madre es el primero y más potente modelo femenino, de ella vienen nuestras creencias más arraigadas acerca de nosotras mismas como mujeres.

---

* La lista que presenta esta sección corresponde a una selección hecha por la autora para el público de Estados Unidos. Ediciones Urano no puede ofrecer una selección similar para España ni Latinoamérica. Como siempre, en las referencias bibliográficas informamos si hay traducción de los libros al castellano. *(N. del E.)*

Y nuestra conducta en las relaciones (con la comida, con los hijos, con la pareja y con nosotras mismas) es un reflejo de esas creencias. En este libro explica cómo una vez que entendemos nuestros lazos madre-hija podemos reconstruir nuestra salud, sea cual sea nuestra edad, y crear un legado positivo y duradero para la siguiente generación.

Women's Health Wisdom Monthly E-letter. En su carta mensual por internet, la doctora Northrup ofrece un foro para hablar de soluciones sin riesgo, eficaces y naturales para los problemas de salud femeninos. Con su característica comprensión y empatía, presenta la información más actual sobre los diversos temas, desde el alivio de los sofocos a la elección de los mejores alimentos para el cuerpo. También contesta a las preguntas de las lectoras, relata casos de lectoras que han sanado y da recomendaciones sobre lecturas. Las suscriptoras también tienen acceso a una amplia gama de productos y servicios destinados a ayudar a la mujer a vivir una vida más plena y sana. Disponible en www.drnorthrup.com.

The Dr. Christiane Northrup Newsletter. Esta hoja informativa mensual cubre temas que van desde la sexualidad y menopausia hasta la relación entre la salud económica y física. En cada número la doctora incluye artículos, lecturas recomendadas y útiles consejos para conocerse el cuerpo, nutrir el alma y descubrir que «la verdadera salud viene del interior». También contesta preguntas de las lectoras y ofrece columnas escritas por famosos autores, entre ellos Louise Hay, Terah Kathryn Collins y Caroline Myss. Disponible en www.drnorthrup.com o a través de Hay House (800-654-5126 o 760-431-7695; www.hayhouse.com).

Cartas sanadoras

Women's Bodies, Women's Wisdom Healing Cards, paquete de cincuenta cartas y manual. Estas cartas las ideó la doctora Northrup para ayudar a las mujeres a encontrar claridad, satisfacción y éxito en cada una de las cinco facetas principales de la vida: fertilidad y creatividad, relación de pareja, nutrición y cuidado de sí mismas, autoexpresión, y el desarrollo del corazón y la mente informados. El paquete viene acompañado por un manual de instrucciones de 72 páginas que ofrece diversas maneras prácticas de acceder a la información intuitiva sobre un buen número de temas. Disponible en Hay House, Inc. (800-654-5126 o 760-431-7695; www.hayhouse.com) o www.drnorthrup.com.

Audio CD

Todos estos programas se pueden adquirir en www.drnorthrup.com o en Hay House (800-654-5126 o 760-431-7695; www.hayhouse.com)

Mother-Daughter Wisdom: Creating a Legacy of Physical and Emotional Health. La doctora Northrup narra una versión resumida de su último libro, *Mother-Daughter Wisdom*, explicando los lazos transmitidos de generación en generación que conforman nuestro bienestar físico, mental y espiritual.

Intuitive Listening: How Intuition Talks Through Your Body. Programa en seis cedés, realizado por las doctoras Christiane Northrup y Mona Lisa Shulz, que nos ayudan a ayudan a sintonizar con nuestra guía interior comprendiendo el lenguaje en que nos habla el cuerpo. El programa cubre la salud del sistema inmunitario, la salud del sistema endocrino y hormonal, la salud del sistema digestivo, el sistema estructural, y el cerebro y la mente.

Igniting Intuition: Unearthing Body Genius — Six Ways to Create Health, Happiness, and Almost Everything Else in Your Life. Programa en seis cedés realizado por las doctoras Christiane Northrup y Mona Lisa Schulz, que nos muestran potentes herramientas vigorizadoras y transformadoras, para el crecimiento personal; nos enseñan a usar el lenguaje corporal intuitivo y único para sanar el cuerpo, la mente y el alma. También explican los siete centros emocionales asociados con los principales sistemas orgánicos, y cómo tanto la buena salud como la enfermedad nos comunican información que podemos utilizar para cambiar nuestra vida. Con ingenio y sabiduría nos enseñan a reconocer las pautas relacionadas con la enfermedad de modo que podamos cambiar el estado de las células modificando los pensamientos, las relaciones y las actividades.

Igniting Intuition. Programa en dos cedés, realizado por las doctoras Christiane Northrup y Mona Lisa Shulz, en que exploran los elementos básicos de cómo está instalada la intuición en el cuerpo y el cerebro.

Recursos generales

Organizaciones de atención médica holística

American Holistic Medical Association (AHMA). (505-292-7788; www.holisticmedicine.org). Fundada en 1978, es una organización de médicos, osteópatas y estudiantes de estas modalidades. Están representados médicos de todas las especialidades. Su sitio web contiene un directorio de médicos, y también orientación para encontrar o elegir a uno.

Citizens for Health (612-879-7585; www.citizen.org). Organización formada por un grupo de personas corrientes que creen que la buena salud es un derecho, no un beneficio que deba ser determinado por el Gobierno ni basarse en la posición económica o social. Esta idea dio origen a un movimiento que ahora es una red nacional e internacional de personas, jóvenes y mayores, de todas las capas sociales, que desean ejercer su derecho a tomar decisiones informadas respecto al cuidado de su salud.

Homeopatía

National Center for Homeopathy (NCH)(877-624-0613 o 703-548-7790: www.homeopathic.org). Su sitio web contiene muchísima información y recursos, entre otros un directorio para encontrar un homeópata en la zona.

Farmacias especializadas en fórmulas

International Academy of Compounding Pharmacists (IACP) (800-927-4227 o 281-933-8400; www.iacprx.org). Antes llamada Professionals and Patients for Customized Care, o P2C2, es un organización no lucrativa formada por más de 1.300 farmacéuticos de todo el país. Su sitio web tiene un localizador para encontrar una farmacia de este grupo en la zona.

Laboratorios diagnósticos

Genova Diagnostics (800-522-4762 o 828-253-0621; www.gdx.net). Ofrece análisis hormonales salivales además de una amplia gama de análisis funcionales de la salud intestinal, cardiovascular y otros; material para análisis, artículos, extractos de ponencias y otras publicaciones sobre metodología analítica, aplicaciones clínicas y asistencia a pacientes.

Hierbas y otros productos vegetales

Emerson Ecologics (800-654-4432 o 603-656-9778; www.emersonecologics. com). Ofrece suplementos nutricionales, antioxidantes, vitaminas, minerales, hierbas, extractos de hierbas estandarizados y ácidos grasos esenciales de la mejor calidad, procedentes de los principales fabricantes mundiales de suplementos.

Quality Life Herbs (207-842-4929; qualitylifeherbs.com). Mi acupuntora Fern Tsao y su hija Maureen, expertas en el uso de hierbas chinas, ahora distribuyen hierbas chinas a todo el mundo. Todas las hierbas que menciono en el libro se pueden encargar a Quality Life Herbs. Sus productos satisfacen los requisitos más exigentes de eficacia y calidad. Durante años he enviado clientas a Fern, con excelentes resultados en una amplia variedad de trastornos.

Suplementos multivitamínico-minerales

USANA (888-950-9595 o 905-264-9863; www.usana.com). Produce una excelente línea de suplementos nutritivos usando ingredientes de calidad farmacéutica.

Entre otras marcas que recomiendo está Verified Quality, que se compran en Emerson Ecologics (www.emersonecologics.com).

Capítulo 1: El mito patriarcal: el origen de la división mente/cuerpo/emoción

Anne Wilson Schaef, *When Society Becomes an Addict*, Harper & Row, 1987.
Riane Eisler, *The Chalice and the Blade: Our History, Our Future*, Harper & Row, 1987. [*El cáliz y la espada*, H. F. Martínez de Murguía, Madrid, 1996.]
Riane Eisler, *Sacred Pleasure: Sex, Myth, and the Politics of the Body*, Harper-SanFrancisco, 1995.

Capítulo 3: La orientación o guía interior

Jerry y Esther Hicks, *Ask and It Is Given: Learning to Manifest Your Desires*, Hay House, 2004. [*Pide y se te dará: aprende a manifestar tus deseos*, Urano, 2005.]

Deena Spear (607-387-7787; www.singingwoods.org). Deena es terapeuta vibracional y acústica con título en neurobiología de la Universidad Cornell, que combina 29 años de experiencia en fabricar violines con su formación como terapeuta energética de la Barbara Brennan School of Healing.

Capítulo 5: El ciclo menstrual

Lara Owen, *Honoring Menstruation: A Time of Self-Renewal*, Crossing Press, 1998.

The Red Web Foundation (415-469-5425; www.theredweb.org). Fundación dedicada a generar en mujeres y niñas una visión positiva del ciclo menstrual (en su totalidad, desde la menarquia a la menopausia) mediante educación y comunidad. Otra finalidad del grupo es que las mujeres redescubran el significado de sus ciclos, porque, como dice en su sitio web: «Cuando aprendemos a vivir sabiamente con los ciclos vitales aprendemos a arraigar nuestra autoestima en una profunda sabiduría interna. La imagen corporal y los ciclos menstruales son facetas conectadas de la salud y bienestar total de las mujeres».

Dolores menstruales (dismenorrea)

Para información sobre nutrición, véase capítulo 17.

Para compresas de aceite de ricino, véase más adelante el apartado «Sangrado uterino disfuncional».

Menastil (a la venta en Claire Ellen Products, 508-366-6311; www.menastil. com) es un producto de aplicación tópica en barra, de acción rápida y eficaz, hecho de un extracto de pétalos de caléndula y otros aceites esenciales; se ha probado clínicamente siguiendo directrices del FDA.

Acupuntura: Para localizar un acupuntor cerca de tu zona, llama a la American Association of Acupuncture and Oriental Medicine (866-455-7999 o 916-443-4770) o entra en www.aaom.org.

Bupleurum (Xiao Yao Wan): Este producto para los dolores menstruales se encuentra en Quality Life Herbs (207-842-4929; www.qualitylifeherbs.com).

Síndrome premenstrual

Trastorno afectivo estacional/Terapia de luz: Para comprar luz de espectro completo contacta con **Light for Health** (800-468-1104 o 303-823-0277; www. lightforhealth.com).

Crema de progesterona: Hay varios proveedores de crema de progesterona al 2 por ciento. He usado los siguientes preparados y los encuentro comparables en calidad y eficacia:

Pro-Gest. Se encuentra en Emerson Ecologics (800-654-4432 o 603-656-9778; www.emersonecologics.com), y también en muchas farmacias y tiendas de alimentos dietéticos.

Progesterona natural en cápsulas, que se consigue en cualquier farmacia especializada en fórmulas.

Suplementos herbolarios chinos: Xiao Yao Wan Plus (también llamado Soothing Flow) es un suplemento nutritivo que va bien para el síndrome premenstrual o para los síntomas perimenopáusicos. Contiene la hierba peaonia, conocido tónico femenino. Se compra en Quality Life Herbs (207-842-4929; www.qualitylifeherbs.com).

Sangrado uterino disfuncional

Compresas de aceite de ricino. Las compresas de aceite de ricino son excelentes para sanar los problemas menstruales, las infecciones de las vías urinarias y las molestias intestinales; aplicadas sobre el pecho también alivian la tos. La duración y frecuencia normal de las aplicaciones es de 1 hora, tres a cinco veces a la semana. (No usarlas durante los días más abundantes de la regla.) Aplicadas una vez a la semana son también buena medicina preventiva. Se ha demostrado que estimulan y mejoran el funcionamiento del sistema inmunitario.

Una compresa de aceite de ricino consiste en un paño de franela de lana empapado en aceite de ricino aplicado directamente sobre la piel; encima se coloca un plástico y una fuente de calor. Recomendamos una botella o bolsa de agua caliente. Aunque se puede usar una almohadilla termoeléctrica, es preferible una fuente de calor no eléctrica. Una vez hecha la compresa, se puede guardar en una bolsa de plástico durante meses y usarla repetidamente, simplemente añadiéndole más aceite cuando sea necesario.

El aceite y la franela están a la venta en Emerson Ecologics (800-654-4432 o 603-656-9778; www.emersonecologics.com).

Preparación de nuestras hijas

En recursos para el capítulo 5 véase información sobre la Red Web Foundation.

Joan Morais, *A Time To Celebrate: A Celebration of a Girl's First Menstrual Period*, Lua Publishing, 2003; www.joanmorais.com.

Capítulo 6: El útero

Endometriosis

Jeanne Blum, *Woman Heal Thyself: An Ancient Healing System for Contemporary Women*, Charles E. Tuttle, 1995.

Endometriosis Treatment Program, St. Charles Medical Center, de Bend, Oregón (541-383-6904; www.endometriosistreatment.org). Este programa se basa en el tratamiento quirúrgico pionero de la endometriosis ideado por el doctor David Redwine. Ha tratado del dolor de la endometriosis a mujeres de todo Estados Unidos y Canadá, enviadas por sus médicos. El centro publica una hoja muy informativa tres veces al año.

The Endometriosis Association (414-355-2200; www.endometriosisassn.org). Organización educativa y de información para las que sufren de endometriosis.

Miomas

Muchos centros médicos tienen departamentos dedicados al tratamiento de miomas. Entre otros:

Cleveland Clinic's Menstrual and Fibroid Treatment Center (800-223-2273, ext. 46601, o 216-444-6601; www.clevelandclinic.org/obgyn). Este nuevo centro de la famosa Cleveland Clinic se creó con el fin de dar a las mujeres opciones mínimamente invasoras para tratar los problemas menstruales y alternativas a la histerectomía. El centro también ofrece a las pacientes el acceso a ensayos clínicos pioneros, oportunidades de investigación clínica y programas de educación.

Johns Hopkins Fibroid Center (410-583-2749; http://womenshealth.jhmi.edu/gyn/conditions/fibroids.html). Este nuevo centro para tratar miomas se especializa en terapias de vanguardia y la pronta aplicación de resultados de investigación (como la resonancia magnética nuclear, ultrasonido de alta intensidad), con énfasis en técnicas mínimamente invasoras.

Para información sobre progesterona natural y cómo encontrar un acupuntor, véase recursos para el capítulo 5.

Para información sobre farmacias especializadas en fórmulas, véase Recursos Generales.

Histerectomía

Para ver laboratorios que hacen el análisis hormonal de saliva, véase recursos para el capítulo 14.

Nambudripad Allergy Elimination Technique (NAET), Dra. Devi S. Nambudripad (714-523-8900; www.naet.com). La doctora Nambudripad, acupuntora y quiropráctica, tiene mucha experiencia personal y profesional en el tratamiento de las alergias. Ha creado un sistema de tratamiento que «reprograma el cerebro» para que la persona pueda librarse de las alergias sin evitar totalmente las sustancias alérgenas. Ha escrito el libro *Say Goodbye to Allergies* (Delta Publishing, 1993) y prepara a terapeutas en sus innovadoras técnicas. También se ha informado que NAET sana miomas, endometriosis y otros numerosos trastornos. Escribe o llama para encontrar un terapeuta en tu zona.

Indole-3 Carbinol, de Longevity Science se compra en Emerson Ecologics (800-654-4432 o 603-656-9778; www.emersonecologics.com).

Capítulo 7: Los ovarios

Para proveedores de luz de espectro completo, véase recursos para el capítulo 5.

Asesoramiento genético

Si en tu familia hay un historial de cáncer de ovario, tal vez te convenga determinar si tienes un alto riesgo genético; te recomendaría consultar a un asesor genético, o contactar con el Gilda Radner Familial Ovarian Cancer Registry del Roswell Park Cancer Institute (800-682-7426 o 716-845-4503; www. ovariancancer.com).

Capítulo 8: Recuperación del erotismo

Para proveedores de conos para ejercicios de Kegel, véase recursos para el capítulo 9 en «Incontinencia urinaria por esfuerzo».

Véase Terapia Conductista Dialéctica, en el capítulo 8.

Capítulo 9: Vulva, vagina, cuello del útero y vía urinaria inferior

Vulvodinia

Oxalate Levels of Selected Food se vende por 12 dólares en la librería de la Universidad de California en San Diego (800-520-7323; www.bookstore. ucsd.edu). En la *Vulvar Pain Foundation* también se encuentran recetas pobres en oxalato (333-226-0704; www.vulvarpainfoundation.org).

National Vulvodynia Association (301-299-0775; www.nva.org). Ofrece una hoja informativa, grupos de apoyo y servicio de información.

Para el método NAET, véase recursos para el capítulo 6.

Vías urinarias: infecciones crónicas, recurrentes, o cistitis intersticial

El método NAET (recursos para el capítulo 6) va bien para la cistitis intersticial.

Incontinencia urinaria por esfuerzo

Ejercicios de Kegel: Para aliviar la incontinencia urinaria por esfuerzo se pueden usar conos vaginales con peso para hacer este tipo de ejercicios.

FemTone Weights se compran en As We Change (800-203-5585 o 619-213-2200; www.aswechange.com).

Pesarios para la incontinencia: Mentor Corporation fabrica pesarios con la marca EvaCare (800-525-0245; www.mentorcorp.com).

Proantocianidinas

Estos potentes antioxidantes se encuentran en las semillas de uva y la corteza de pino. Recomendaciones: comienza por 2 mg por kilo de peso corporal al día, dividido en tres dosis. Al cabo de dos semanas, reduce la dosis a 40-80 mg al día. Recomiendo:

Proflavanol y *Proflavanol 90*. A la venta en USANA (888-950-9595 o 905-264-9863; www.usana.com).

OPC Pine Gold y *OPC Grape Gold*, fabricados por Primary Source, se encuentran en Emerson Ecologics (800-654-4432 o 603-656-9778; www.emersonecologics.com). En farmacias y tiendas de alimentos dietéticos se encuentran también muchas excelentes marcas de productos OPC.

Para farmacias especializadas en fórmulas véase Recursos Generales.

Capítulo 10: Los pechos

Para compresas de aceite de ricino, véase recursos para el capítulo 5.

National Lymphedema Network (800-541-3259 o 510-280-3200; www. lymphnet.org). Organización no lucrativa de información y contactos para ayudar a pacientes de linfedema, ya sea congénito primario o secundario (posterior a operación o lesión, como mastectomía y resección del ganglio linfático). Publican una hoja informativa muy útil.

Cáncer de mama

The Cancer Report: The Latest Research in Psychoneuroimmunology (How Thousands Are Achieving Permanent Recoveries), de John Voell y Cynthia Chatfield, Change Your World Press, 2005. (Para más información sobre estos estudios visita www.cancer-report.com).

The Moss Reports (800-980-1234 o 814-238-3367; www.cancerdecisions.com). Ralph W. Moss, ex escritor de temas científicos y director adjunto de asuntos públicos en el Memorial Sloan-Kettering Cancer Center de Nueva York, ha dedicado los treinta últimos años a evaluar por su cuenta las promesas y los resultados de diversos tratamientos para el cáncer (ortodoxos y alternativos). Sus informes, que se piden *online* y se reciben por *e-mail*, contienen información sobre los tratamientos más innovadores y de mayor éxito.

Sanoviv Medical Institute (800-726-6848 o 801-954-7600; www.sanoviv.com). Este establecimiento médico en la Costa Baja de México (a una hora más o menos de San Diego) combina las medicinas tradicional y complementaria para tratar a toda la persona, la salud física, mental y espiritual. Ofrece de todo, desde intervenciones quirúrgicas a balneario. También trata a pacientes de enfermedades inducidas por el sistema inmunitario, entre otros de lupus, esclerosis múltiple, diabetes, cansancio crónico, y enfermedades degenerativas como las de Parkinson y de Alzheimer.

Strang Cancer Prevention Center (212-794-4900; http//home.strang.org). Si hay preocupación sobre riesgo de cáncer de mama (u otro), recomiendo la información que ofrece este centro.

Coenzima Q_{10}: Recomiendo **CoQuinone 30** de USANA (888-950-9595 o 905-264-9863; www.usana.com), que contiene ácido alfalipoico además de coenzima Q_{10}. También recomiendo **Pure Coenzyme Q_{10}**, de Verified Quality, a la venta en Emerson Ecologics (800-654-4432 o 603-656-9778; www.emersonecologics.com).

Capítulo 11: Nuestra fertilidad

Candace DePuy, *The Healing Choice*, Simon & Schuster, 1997. Recomiendo calurosamente este libro compasivo y esclarecedor a todas las mujeres que buscan orientación e información más profundamente sanadora sobre el aborto.

Conexión intuitiva para el parto

Teresa Robertson (303-258-3904; www.BirthIntuitive.com). Enfermera y partera, Teresa ha asistido en partos durante más de veinte años y actualmente enseña a las mujeres a conectar con sus bebés aún no nacidos para aliviar las complicaciones durante el embarazo y el parto. Ofrece clases y talleres, y está disponible para consultas por teléfono o en persona. Su trabajo lo considero la tocología del futuro, que entraña conectar intuitivamente con el bebé antes que nazca y trabajar en colaboración con la conciencia del bebé.

Anticoncepción de urgencia

La Office of Population Research de la Universidad de Princeton y la Association of Reproductive Health Professionals llevan juntas un teléfono rojo (888-NOT2LATE) y un sitio web (www.not-2-late.com o http://ec.princeton.edu/) que da información sobre la anticoncepción de urgencia. El sitio web también contiene una lista puesta al día de médicos que prescriben anticonceptivos de urgencia en Estados Unidos y en partes de Canadá, a los que se accede por código postal.

Fertilidad

Randine A. Lewis, *The Infertility Cure: The Ancient Chinese Wellness Program for Getting Pregnant and Having Healthy Babies*, Little, Brown, 2004.

Julia Indichova, *Inconceivable: A Woman's Triumph Over Despair and Statistics*, Broadway Books, 2001.

Niravi B. Payne y Brenda Lane Richardson, *The Whole Person Fertility Program: A Revolutionary Mind-Body Process to Help You Conceive*, Three Rivers Press, 1997.

Planificación familiar natural

MÉTODO DE LA OVULACIÓN

American Academy of Natural Family Planning, St. John's Mercy Medical Center, Department of Fertility Care Service (314-569-6495; www.stl catholics.org). Emplea el método Creighton Model Ovulation.

Billings Ovulation Method Association (888-637-6371 o 651-699-8139; www. boma-usa.org).

Ovulite (800-923-9023; www.ovulite.com). Ayuda a la mujer a determinar sus ciclos de ovulación y fecundidad basándose en el contenido químico de su saliva. Permite coger una pequeña muestra de saliva para determinar no sólo si está o no fecunda sino también si se está aproximando o alejando del periodo de ovulación. Índice de exactitud del 98 por ciento.

Ovusoft Fertility Software (757-722-0991; www.ovusoft.com). Recomiendo este programa *online*, muy detallado y abundante en ilustraciones y gráficas, hecho para que se corresponda con los muy exitosos métodos ideados por el doctor Toni Weschler, autor de *Taking Charge of Your Fertility* (HaperCollins, 2002). El programa Ovusoft Fertility no sólo automatiza los métodos de Toni sino que también da margen a preferencias individuales, de formateado, previsión, hechura de gráficas e ilustraciones e información personalizadas, adaptables a programas de ordenador a la medida de los usuarios.

Presentación de nalgas, parto prematuro y otras complicaciones del embarazo

Dr. Lewis Mehl-Madrona, *Coyote Medicine*, Scribner, 1997.

Dr. Lewis Mehl-Madrona, www.drmadrona.com; se puede contactar con el doctor Mehl-Madrona por *e-mail*, en coyotehealing@aol.com). Atiende consultas personales sobre problemas especiales del embarazo, como presentación de nalgas. También da seminarios en todo el país.

Véase también, en recursos para el capítulo 11, la información sobre Teresa Robertson, enfermera partera que actualmente enseña a las mujeres a conectar con sus bebés aún no nacidos para mitigar complicaciones durante el embarazo y el parto.

Aborto espontáneo o muerte del bebé antes o durante el parto

Lorraine Ash, *Life Touches Life: A Mother's Story of Stillbirth and Healing*, NewSage, 2004.

Los siguientes sitios web ofrecen una amplia variedad de opciones y recursos para más información dirigida a mujeres que han perdido un hijo:

Empty Cradles: www.empty-cradles.com
Silent Grief: www.silentgrief.com
Ob/Gyn.net: www.obgyn.net/women/loss/loss.htm

Capítulo 12: Embarazo y parto

Doulas

Las profesionales del apoyo durante la labor del parto, o doulas, suelen trabajar bien dentro del sistema médico. Para localizar una en tu zona pregunta a tu médico o comadrona, o llama al departamento de maternidad del hospital local. También puedes contactar con las siguientes organizaciones:

DONA International, antes llamada Doulas of North America o DONA (888-788-3662; 812-482-5077; www.dona.org).

Association of Labor Assistants and Childbirth Educators o ALACE (888-222-5223 o 617-441-2500; www.alace.org).

Marshall Klaus, John Kennell y Phyllis Klaus, *Mothering the Mother: How a Doula Can Help You Have a Shorter, Easier, and Healthier Birth*, Addison-Wesley, 1993. (Antes titulado *Mothering the Mother*.)

Embarazo y educación para el parto

CIMS (888-282-2467 o 904-285-1613; www.motherfriendly.org). La Coalition for Improving Maternity Services (CIMS), ONG reconocida por la ONU, es un organismo de colaboración formado por numerosas personas, investigadores de vanguardia y más de cincuenta organizaciones, que representan a más de 90.000 miembros. Fomenta un modelo de atención de maternidad saludable que mejore los resultados del parto y reduzca considerablemente los costes; en

1996 ideó y redactó la Mother-Friendly Initiative, documento consensuado que ha sido reconocido como importante modelo para mejorar la atención sanitaria y el bienestar de los niños a partir de su nacimiento, Mother-Friendly Initiative ha sido traducida a varios idiomas y está obteniendo apoyo en todo el mundo.

International Childbirth Education Association (ICEA) (952-854-8660; www. icea.org).

Ina May Gaskin, *Ina May's Guide to Childbirth*, Bantam, 2003.

Pilates y el embarazo

Elizabeth Jones-Boswell, *Exercise for Pregnancy and Beyond: A Pilates-Based Approach for Women*, Jones-Boswell, Inc., 2006. Para más información sobre este programa puedes contactar con Elizabeth (509-443-6497; www.pilates-rehab.org), que es madre de cuatro hijos y profesora de Pilates.

Capítulo 13: La maternidad: el vínculo con el bebé

Depresión posparto

Postpartum Support International (800-944-4PPD o 805-967-7636; www. postpartum.net). Este es un grupo de educación, apoyo e información sobre médicos y tratamientos, dedicado a aumentar la conciencia de la depresión posparto y favorecer que se hable más de ella. Su sitio web contiene mucha información de fondo, como también librería, forums por Internet, salas para charlas de grupo (chat), enlaces con grupos de apoyo locales de todo el país y un test o cuestionario para autoevaluación.

Sequedad vaginal

Existen un buen número de excelentes lubricantes naturales para mantener la humedad vaginal durante los periodos de cambios hormonales, como son el periodo posparto y la perimenopausia. Véase recursos para el capítulo 14.

Circuncisión

National Organization of Circumcision Information and Resource Centers (415-488-9883; www.nocir.org).

Doctors Opposing Circumcision (DOC) (www.doctorsopposingcircumcision. org). Organización no lucrativa que ofrece publicaciones, vídeos y una hoja informativa para educar a médicos y padres sobre cómo dejar de perpetuar la práctica de la circuncisión.

Circumcision Resource Center (617-523-0088; www.circumcision.org). Se centra en la circuncisión como práctica cultural estadounidense y práctica religiosa.

Ronald Goldman, *Circumcision: The Hidden Trauma*, Vanguard Publications, 1997.
— *Questioning Circumcision: A Jewish Perspective*, Vanguard Publications, 1998.
Kristen O'Hara, *Sex as Nature Intended It*, Turning Point Publications, 2002.
Thomas J. Ritter, *Say No to Circumcision: 40 Compelling Reasons Why You Should Respect His Birthright and Keep Your Son Whole*, Hourglass Book Publishing, 1996.

Lactancia

La Leche League International (800-LALECHE o 847-519-7730; www.lalecheleague.org). Esta organización ofrece buena información y apoyo práctico de base para un buen amamantamiento.

International Lactation Consultant Association (919-861-5577; www.ilca.org). Organización de profesionales de la salud especializados en promocionar, proteger y apoyar el amamantamiento en todo el mundo.

Capítulo 14: La menopausia

Véase también Recursos Generales (Farmacias de fórmulas) y recursos para el capítulo 5, especialmente para las cremas de progesterona al 2 por ciento.

Dra. Christiane Northrup, *The Wisdom of Menopause*, Bantam, 2006, ed. revisada (*La sabiduría de la menopausia*, Urano, 2002; edición revisada de próxima aparición). El sitio web interactivo de la doctora Northrup (www.drnorthrup.com) es el mejor lugar para encontrar información puesta al día sobre sus charlas y otros recursos. La doctora Northrup también agradece las cartas.
Barbara Hand Clow, *The Liquid Light of Sex: Kundalini, Astrology, and the Key Life Transitions*, Bear & Co., 1991.

Terapia hormonal individualizada

Muchos médicos y farmacias de fórmulas trabajan en sociedad con sus clientas para ofrecer soluciones de terapia hormonal individualizada.

Pregúntale a tu médico sobre este tipo de atención a medida del cliente; puedes llamar a una farmacia para consultar con un farmacéutico informado.

Análisis hormonal salival para ver el funcionamiento suprarrenal y ovárico: El médico debe pedir este análisis y los resultados se los enviarán a él. Recomiendo pedirle que pida el análisis llamado Adrenal Stress Index [Índice de estrés suprarrenal] o Temporal Adrenal Profile [Perfil suprarrenal temporal].

Diagnos-Techs, Inc. (800-878-3787 o 425-251-0596; www.diagnostechs.com). Este laboratorio, establecido en 1987, fue el primero del país en introducir el análisis hormonal salival en la rutina de la práctica clínica. Ofrecen una amplia variedad de análisis salivales, y en su sitio web también ofrecen un directorio de laboratorios que ofrecen este servicio.

Genova Diagnostis Great Smokies (800-522-4762 o 828-253-0621; www.gsdl.com). Ofrece análisis hormonales de sangre y de saliva además de una gran variedad de otros análisis para ver la salud del funcionamiento intestinal, cardiovascular y otros. También ofrece muchos kits, artículos, extractos y otras publicaciones relativos a métodos de análisis, aplicaciones clínicas y ayudas para los pacientes.

Dra. Erika Schwartz, *The 30-Days Natural Hormone Plan*, Warner Books, 2002. La doctora Schwartz (866-373-7452, o 212-873-3420; www.drerika.com.) es la fundadora del International Hormone Institute, que investiga las hormonas naturales y educa al público acerca de sus beneficios. Ofrece consultas *online* además de programas personalizados de tres meses para equilibrar las hormonas.

Sequedad vaginal

Existen numerosos lubricantes naturales excelentes para mantener la humedad vaginal durante los periodos de cambios hormonales, como son el periodo postparto y la perimenopausia.

Mi favorito es *Crème de la Femme* (a la venta en www.drnorthrup.com), lubricante en base de aceite que se puede usar de vehículo para aplicar hormonas naturales al tejido vaginal cuando es necesario (un farmacéutico de fórmula tiene que añadir las hormonas a la crema). Las hormonas añadidas van bien para mujeres menopáusicas y perimenopáusicas, pero, en la mayoría de los casos, no para las que están en el periodo posparto.

Caída del pelo

Shou Wu Pian es un suplemento eficaz para estimular el crecimiento del pelo en caso de caída durante la menopausia o perimenopausia. Se compra en Quality Life Herbs (207-842-4929; www.qualitylifeherbs.com).

Suplementos nutritivos herbolarios chinos

Joyful Change es una fórmula herbolaria china para aliviar sofocos, sudores nocturnos, calor en palmas y plantas, dolor de la baja espalda, estreñimiento y reglas muy abundantes. Tomar 3 comprimidos dos veces al día antes de las comidas. Se compra en Quality Life Herbs (véase entrada anterior).

Women's Phase II es una combinación de dong quai, raíz de regaliz, bardana, agripalma y ñame silvestre. Lo ha probado clínicamente la doctora Tori Hudson, naturópata especialista en salud femenina. Tomar 2-6 cápsulas al día. A la venta en Emerson Ecologics (800-654-4432 o 603-656-9778; www.emersonecologics.com).

Revival Soy Products. Véase recursos para el capítulo 17.

Semillas de lino

El *Flax Council de Canadá* (204-982-2115; www.flaxcouncil.ca) se ocupa de ofrecer información general sobre el lino para consumidores e información más especializada para nutricionistas, dietistas, agricultores y fabricantes.

FiProFlax. Semillas de alta calidad molidas en frío por Health from the Sun, con un alto contenido oleoso; las vende Emerson Ecologics.

Whole Flax Seed (semillas de lino enteras) de Cathy's Country Store, de cultivo ecológico. También las vende Emerson Ecologics.

Dakota Flax Gold. Estas son semillas cultivadas ecológicamente en Dakota del Sur por Heintzman Farms (888-333-5813 o 605-447-5823); www.heintzmanfarms.com). Existe un «starter kit» consistente en tres bolsas de semillas, de medio kilo cada una, y un molinillo eléctrico.

Capítulo 15: Pasos para crear una salud vibrante

Imaginar el futuro, Paso 9,
Sanar del abuso sexual

Family Violence Prevention Fund (800-313-1310 o 415-252-8900; http://endabuse.org). El sitio web de esta organización contiene estudios de investigación, estadísticas y recursos, como por ejemplo un detallado plan de seguridad personal (Personal Safety Plan).

National Center for Victims of Crime (800-394-2255 o 202-467-8700; www.ncvc.org). Este centro es la principal organización de recursos y ayuda o apoyo para las víctimas de delincuencia en Estados Unidos. En su sitio web ofrece un exhaustivo conjunto de proveedores de servicios a los cuales recurrir.

Capítulo 16: Aprovechar al máximo la asistencia médica

Asistencia médica alternativa

Mary Morton y Michael Morton, *Five Steps to Selecting the Best Alternative Medicine: A Guide to Complementary and Integrative Health Care*, New World Library, 1996.

Preparación para una operación

Jeanne Achterberg y Barbara Dossey, *Rituals of Healing*, Bantam, 1994.

Successful Surgery. Programa audio de visualización guiada, de Belleruth Naparstek. A la venta en Health Journeys (800-800-8661 o 330-633-3831; www. healthjourneys.com).

Los audiolibros de Belleruth Naparstek combinan visualizaciones sanadoras, música inspiradora y la más actual comprensión de la conexión mentecuerpo para ocupar la imaginación en el proceso de curación. Entre los temas están: asma, cáncer, quimioterapia, depresión, diabetes, salud general, aflicción o duelo, dolor de cabeza, síndrome premenstrual, dolor, estrés, accidente cerebrovascular, operación quirúrgica, disminución de peso y otros.

Prepare for Surgery, Heal Faster. Libro y programa audio de relajación-curación de Peggy Huddleston (800-726-4173 o 303-487-4440; www.healfaster. com), a la venta por separado o juntos.

Capítulo 17: Nutrirnos con alimentos

Para información sobre luz de espectro completo, véase recursos para el capítulo 5.

Para información sobre NAET, véase recursos para el capítulo 6.

Para información sobre análisis hormonales y nutricionales, véase recursos para el capítulo 14.

Multivitamínicos de calidad farmacéutica

USANA (888-950-9595 o 905-264-9863; www.usana.com). Proveedores de suplementos vitamínicos y minerales de vanguardia. Sus Essencials Nutritionals combinados con Proflavonol son un excelente programa nutritivo básico.

Emerson Ecologics (800-654-4432 o 603-656-9778; www.emersonecologics. com). Distribuidor de servicio completo de productos de alta calidad nutritiva y para la salud; ofrece información a los profesionales de la salud.

Suplementos proteínicos y opciones para sustituir comidas

USANA ofrece batidos para reemplazar comidas y barras para tentempiés ricos en proteínas y equilibrados para evitar el estrés glucémico.

Revival Soy Products (800-738-4825 o 336-722-2337; www.revivalsoy.com). Revival es una deliciosa bebida de proteína de soja para reemplazar comidas, que contiene 1.490 mg de soja por ración. Se comercializa a través de la profesión médica y fue ideado por un grupo de médicos que deseaban añadir los beneficios de la soja para la salud a la base de datos de la investigación clínica. La variedad chocolate sabe a Nestlé's Quick. Muchas mujeres que han tomado este producto periódicamente han experimentado un alivio total de sus síntomas menopáusicos. El batido Revival contiene 20 g de proteína y más de 160 mg de isoflavonas de soja por ración, el equivalente a 6 raciones de soja. Gramo por gramo, esta bebida contiene más isoflavonas que la leche de soja, por ejemplo, porque está hecha con granos de soja enteros, genéticamente puros, y está seis veces más concentrada que la mayoría de los otros productos de soja. Revival también produce barras de soja en un buen número de sabores, entre ellas variedades de bajo contenido en carbohidratos.

Notas bibliográficas y aclaratorias

Capítulo 1. El mito patriarcal: el origen de la división mente/cuerpo/emoción

1. Jamake Highwater, *Myth and Sexuality*, Penguin, Nueva York, 1988, pp. 8-9.
2. Anne Wilson Schaef, *The Addictive Organization*, HarperSanFrancisco, San Francisco, 1988, p. 58.
3. S. Plichta y M. Falik, «Prevalence of Violence and Its Implications for Women's Health», *Women's Health Issues*, vol. 11 (2001), pp. 244-258.
4. National Consensus Guidelines on Identifying and Responding to Domestic Victimization in Health Care Settings, The Family Violence Prevention Fund, San Francisco, septiembre de 2002.
5. M. A. Rodriguez, H. M. Bauer, E. McLoughlin y K. Grumbach, «Screening and Intervention for Intimate Partner Abuse: Practices and Attitudes of Primary Care Physicians», *Journal of the American Medical Association*, vol. 282 (1999), pp. 468-474.
6. L. Heise, M. Ellsberg y M. Gotemoeller, «Ending Violence Against Women», Population Reports, Series L, núm. 11, Johns Hopkins University School of Public Health, Population Information Program, Baltimore, diciembre de 1999; H. M. Bauer, P. Gibson, M. Hernandez y cols., «Intimate Partner Violence and High-Risk Sexual Behaviors Among Female Patients with Sexually Transmitted Diseases», *Sexually Transmitted Diseases*, vol. 29 (2002), pp. 411-416; N. Romero-Daza, M. Weeks y M. Singer, «"Nobody Gives a Damn If I Live or Die": Violence, Drugs, and Street-Level Prostitution in Inner-City Hartford, Connecticut», *Medical Antropology*, vol. 22 (2003), pp. 233-259; R. M. Harris, P. W. Sharps, K. Allen y cols., «The Interrelationship Between Violence HIV/AIDS, and Drug Use in Incarcerated Women», *Journal of Associated Nurses AIDS Care*, vol. 14 (2003), pp. 27-40; P. Braitstein, K. Li, M. Tyndall y cols., «Sexual Violence Among a Cohort of Injection Drug Users», *Social Science & Medicine*, vol. 57 (2003), pp. 561-569; R. J. Peters Jr., S. R. Tortolero, R. C. Addy y cols., «The Relationship Between Sexual Abuse and Drug Use: Findings from Houston's Safer Choices 2 Program», *Journal of Drug Education*, vol. 33 (2003), pp. 49-59.
7. V. Felitti, R. Anda, D. Nordenberg y cols., «Relationship of Childhood Abuse and Household Dysfunction to Many of the Leading Causes of Death in Adults», *American Journal of Preventive Medicine*, vol. 14 (1998), pp. 245-258.
8. «Gender and Education for All: The Leap to Equality Summary Report», UNESCO Publishing, París, 2003.
9. OMS, Hoja Informativa núm. 24, junio de 2000.
10. Amelia Gentleman, «India Still Fighting to "Save the Girl Child"», *International Herald Tribune*, 15 de abril de 2005.

11. Fadia Faqir, «Intrafamily Femicide in Defence of Honour: The Case of Jordan», *Third World Quaterly*, vol. 22, núm. 1 (2001), pp. 65-82.

12. Nathan Morley, "New Report Blames Cyprus Government for Virtually Uncontrolled Trafficking of Women", *Voice of America*, 27 de noviembre de 2003.

13. «Gender and Education for All: The Leap to Equality Summary Report», UNESCO Publishing, París, 2003.

14. Saniye Gulser Corat, «UNESCO and Violence Against Women», ponencia ante la UNESCO, Nueva York, 1 de marzo de 2005.

15. Simone de Beauvoir, *Le deuxième sexe*, editado en inglés por Alfred A. Knopf, Nueva York, 1953. (*El segundo sexo*, Cátedra, Madrid, 1998/2005.)

16. Anne Wilson Schaef y Diane Fassel, *The Addictive Organization*, HarperSanFrancisco, San Francisco, 1988, pág. 58.

17. Datos de Oxfam America, 115 Broadway, Boston, Massachusetts 02116.

18. B. Grad y cols., «An Unorthodox Method of Treatment on Wound Healing in Mice», *International Journal of Parapsychology*, vol. 3 (primavera de 1961), pp. 5-24. Este bien concebido estudio, demostró que la curación de heridas en ratones se aceleraba de manera importante (p. <0,01) cuando un supuesto sanador pasaba las manos por encima de la jaula del animal.

19. M. T. Stein, J. H. Kennell y A. Fulcher, «Benefits of a Doula Present at the Birth of a Child», *Journal of Developmental and Behavioral Pediatrics*, vol. 25 (supl. 5) (octubre de 2004), pp. S89-92; M. T. Stein, J. H. Kennell y A. Fulcher, «Benefits of a Doula Present at the Birth of a Child», *Journal of Developmental and Behavioral Pediatrics*, vol. 24, núm. 3 (junio de 2003), pp. 195-198; J. H. Kennell y M. H. Klaus, «Continuous Nursing Support During Labor», *Journal of the American Medical Association*, vol. 289, núm. 2 (8 de enero de 2003), pp. 175-176; M. H. Klaus, J. H. Kennell, S. S. Robertson y R. Sosa, «Effects of Social Support During Parturition in Maternal and Infant Mortality», *British Medical Journal*, vol. 293 (1986), pp. 585-587; M. H. Klaus, J. H. Kennell, G. Berkowitz y P. Klaus, «Maternal Assistance and Support in Labor: Father, Nurse, Midwife, or Doula?», *Clinical Consultation in Obstetrics and Gynecology*, vol. 4 (diciembre de 1992); M. Klaus, J. Kennell y P. Klaus, *Mothering the Mother: How a Doula Can Help You Have a Shorter, Easier, and Healthier Birth*, Addison-Wesley, Nueva York (1993), p. 25.

20. Stephen Hall, «Cheating Fate», *Health*, vol. 6, núm. 2 (abril de 1992), p. 38. Todos los médicos han visto por lo menos unos pocos casos de «remisión espontánea», y cada año estos casos aparecen en la literatura médica, pero en lugar de estudiarlos, con excesiva frecuencia no se les hace caso. Su existencia desafía los credos del sistema médico.

21. Thomas E. Andreoli y cols., *Cecil: Essentials of Medicine*, W. B. Saunders and Co., Filadelfia, 2.ª edic., 1990, pp. 422-423. (*Compendio de medicina interna de Cecil*, McGraw-Hill / Interamericana de España, Aravaca, 1994.)

22. K. Hartmann, M. Viswanathan, R. Palmieri y cols., «Outcomes of Routine Episiotomy: A Systematic Review», *Journal of the American Medical Association*, vol. 293, núm. 17 (4 de mayo de 2005), pp. 2141-2148.

23. Anne Wilson Schaef, *When Society Becomes an Addict* (HarperSanFrancisco, San Francisco, 1987), p. 72.

24. Clarissa Pinkola Estes, *Women Who Run with the Wolves: Myths and Stories of the Wild Woman Archetype* (Ballantine, Nueva York, 1992), p. 3.

25. Patricia Reis, «The Women's Spirituality Movement: Ideas Generated and Questions Asked», ponencia presentada en el seminario feminista, Proprioceptive Writing Center, Maine, 3 de diciembre de 1990.

Capítulo 2: La inteligencia femenina y una nueva modalidad de curación

1. Stephanie Field y cols., *Science News*, vol. 127, núm. 301, reseñado en *Brain/ Mind Bulletin*, 9 de diciembre de 1985.

2. Marshall H. Klaus y John H. Kennell, *Parent/Infant Bonding*, C. V. Mosby Co., St Louis, 2.ª ed., 1982.

3. L. F. Berman y S. L. Syme, «Social Networks, Host Resistance, and Mortality: A Nine-Year Follow-up of Almeda County Residents», *American Journal of Epidemiology*, vol. 109 (1978), pp. 186-204.

4. Jeanne Achterberg, *Imagery in Healing: Shamanism and Modern Medicine*, Shambhala, Boston, 1985.

5. V. J. Felitti, R. F. Anda, D. Nordenberg y cols., «Relationship of Childhood Abuse and Household Dysfunction to Many of the Leading Causes of Death in Adults. The Adverse Childhood Experiences (ACE) Study», *American Journal of Preventive Medicine*, vol. 14, núm. 4 (mayo de 1998), pp. 245-258.

6. Michael Gershon, *The Second Brain*, HarperCollins, Nueva York, 1998.

7. Candace Pert, *Molecules of Emotion: Why You Feel the Way You Feel*, Scribner, Nueva York, 1997.

8. Larry Dossey, *Healing Words: The Power of Prayer and the Practice of Medicine*, HarperSanFrancisco, San Francisco, 1993. (*Palabras que curan: el poder de la plegaria y la práctica de la medicina*, Obelisco, Barcelona, 1997.)

9. Tomado de notas personales de la serie de charlas Mystery School Program, de las que Jean Houston era la organizadora.

10. Anne Moir y David Jessel, *Brain Sex*, Carol Publishing Co., Lyle Stuart Book, Nueva York, 1991, p. 195. (*El sexo en el cerebro*, Planeta, Barcelona, 1991.)

11. Robert Bly y Deborah Tannen, «Where Are Women and Men Today», *New Age*, enero-febrero de 1992, p. 32.

12. S. J. Schleifer y cols., «Depression and Immunity: Lymphocyte Function in Ambulatory Depressed Patients, Hospitalized Schizophrenic Patients, and Patients Hospitalized for Herniorrhaphy», *Archives of General Psychiatry*, vol. 42 (1985), pp. 129-133.

13. J. K. Kiecolt-Glaser y cols., «Stress, Loneliness, and Changes in Herpes Virus Latency», *Journal of Behavioral Medicine*, vol. 8, núm. 3 (1985), pp. 249-260.

14. Las siguientes enfermedades autoinmunes afectan a las mujeres con mucha más frecuencia que a los hombres (entre paréntesis el porcentaje de pacientes que son mujeres): Lupus eritematoso sistémico (90 por ciento); miastenia grave (85 por ciento); tiroiditis autoinmune (80 por ciento); artritis reumatoidea (75 por ciento); esclerosis múltiple (70 por ciento).

15. S. F. Maier y cols., «Opiate Antagonists and Long-Term Analgesic Reaction Induced by Inescapable Shock in Rats», *Journal of Comparative Physiology*

and Psychology, vol. 4 (diciembre de 1980), pp. 1177-1183; M. L. Laudenslager, «Coping and Immunosuppression: Inescapable but Not Escapable Shock Suppresses Lymphocyte Proliferation», *Science*, agosto de 1983, pp. 568-570; Steven E. Locke y cols., «Life Change Stress, Psychiatric Symptoms and Natural Killer Cell Activity», *Psychosomatic Medicine*, vol. 46, núm. 5 (1984), pp. 441-453; B. S. Linn y cols., «Degree of Depression and Immune Responsiveness», *Psychosomatic Medicine*, vol. 44 (1982), p. 128.

16. R. J. Weber y C. B. Pert, «Opiatergic Modulation of the Immune System», en E. E. Muller y Andrea R. Genazzani, eds., *Central and Peripheral Endorphins*, Raven Press, Nueva York (1984), p. 35.

17. R. L. Roessler y cols., «Ego Strenght, Life Changes, and Antibody Titers», ponencia presentada en la reunión anual de la American Psychosomatic Society, Dallas (Tejas), 25 de marzo de 1979.

18. B. R. Levy, M. D. Slade, S. R. Kunkel y S. V. Kasl, «Longevity Increased by Positive Self-Perceptions of Aging», *Journal of Personality and Social Psychology*, vol. 83, núm. 2 (agosto de 2002), pp. 261-270.

19. Ellen Langer, *Mindfulness* (Addison-Wesley, Reading [Massachusetts], 1989), pp. 100-113.

20. Maude Guerin, «Psychosocial Lecture Notes», Departamento de Obstetricia y Ginecología, Facultad de Medicina de la Universidad Estatal de Michigan, Lansing (Michigan), 1991.

16. Elisabeth Kübler-Ross, *On Death and Dying*, Macmillan, Nueva York, 1969. (*Sobre la muerte y los moribundos*, Grijalbo, Barcelona, 1993.)

Capítulo 3: La orientación o guía interior

1. Stephen Sullivan, «Inhibition of Salivary and Lacrimal Secretion by an Enkephalin Analogue», *American Journal of Psychiatry*, vol. 139, núm. 3 (marzo de 1982), pp. 385-386.

2. W. H. Frey y cols., «Effect of Stimulus on the Composition of Tears», *American Journal of Ophtalmology*, vol. 92, núm. 4 (1982), pp. 559-567.

3. Olga y Ambrose Worrall, *The Gift of Healing*, Ariel Press, Columbus (Ohio), 1985. El trabajo de Olga Worrall, sanadora intuitiva de fama mundial, fue estudiado y documentado por médicos de la Facultad de Medicina Johns Hopkins. El libro se puede encargar a Ariel Press, P.O. Box 30975, Columbus, OH 43230. Su trabajo lo continúa actualmente el doctor Robert Leichtman. Edgar Cayce es otro famoso intuitivo médico.

4. Marilyn Ferguson, «Commentary: Waking Up in the Dark», *Brain/Mind and Common Sense*, abril de 1993, p. 3.

5. E. R. McDonald, S. A. Wiedenfeld, A. Hillel, C. L. Carpenter y R. A. Walter, «Survival in Amyotrophic Lateral Sclerosis: The Role of Psychological Factors», *Archives of Neurology*, vol. 51, núm. 1 (enero de 1994), pp. 17-23.

6. Fox, citado en Michael Toms, «Renegade Priest: An Interview with Matthew Fox», *The Sun*, núm. 89, agosto de 1991, p. 10.

Capítulo 4: El sistema energético femenino

1. Graham Bennette, «Psychic and Cellular Aspects of Isolation and Identity Impairment in Cancer», *Annals of the New York Academy of Sciences*, vol. 131 (1972), pp. 352-363.
2. C. E. Wenner y S. Weinhouse, «Diphosphopyridine Nucleotide Requirements of Oxidations by Mitochondria of Normal and Neoplastic Tissues», *Cancer Research*, vol. 12 (1952), pp. 306-307.
3. Me refiero a patrones comunes. Algunas enfermedades son misteriosas, casi arquetípicas, y no entran en los patrones personales de que hablo en esta sección.
4. D. B. Clayson, *Chemical Carcinogenesis*, Churchill Publishers, Londres, 1962.
5. Caroline B. Thomas y K. R. Duszynski, «Closeness to Parents and the Family Constellation in a Prospective Study of Five Disease States: Suicide, Mental Illness, Malignant Tumor, Hypertension, Coronary Heart Disease», *Johns Hopkins Medical Journal*, vol. 134 (1974), pp. 251-270.
6. Comunicación personal de una colega.
7. Véase Norm Shealy y Caroline Myss, *The Creation of Health*, Stillpoint Publications, Walpole (New Hampshire), 1988 (*La creación de la salud*, Luciérnaga, Barcelona, 1998), y también C. Miss, *Anatomy of The Spirit*, Harmony Books, Nueva York, 1996 (*Anatomía del espíritu*, Ediciones B, Barcelona, 1997), libros que entran en muchos más detalles sobre el sistema de energía humano. El doctor Shealy, neurocirujano fundador del Colegio Médico Holístico de Estados Unidos, ha realizado extensas investigaciones sobre la medicina energética con Caroline Myss. Intuitiva médica de fama mundial, a Caroline Myss le basta con conocer el nombre y la edad de una persona para hacerle una lectura diagnóstica completa; la persona puede encontrarse en cualquier parte del mundo. Durante años me asistió en mi práctica clínica haciendo lecturas a mis clientas cuyos trastornos físicos estaban relacionados con su anatomía energética. Sus conceptos formaron la base de este capítulo. En la puesta al día para la segunda edición revisada me ayudó Mona Lisa Schulz, doctora en psiquiatría y especialista en neurociencia conductista, con un amplio historial a sus espaldas como investigadora; también ella es intuitiva médica y responsable de investigación de la revista *Health Wisdom for Women*.
8. G. A. Bachmann y cols., «Childhood Sexual Abuse and Consequences in Adult Women», *Obstetrics and Gynecology*, vol. 71, núm. 4 (1988), pp. 631-641.
9. R. C. Reiter y cols., «Correlation Between Sexual Abuse and Somatization in Women with Somatic and Nonsomatic Pain», *American Journal of Obstetrics and Gynecology*, vol. 165, núm. 1 (1991), p. 104.
10. Entre los estudios científicos que apoyan esta premisa se encuentra M. Tarlau y M. A. Smalheiser, «Personality Patterns in Patients with Malignant Tumors of the Breast and Cervix», *Psychosomatic Medicine*, vol. 13 (1951), p. 117. En ese estudio de pacientes de cáncer de cuello del útero, la mayoría tenían sentimientos negativos hacia las relaciones heterosexuales. La mayor parte de ellas tenían un alto índice de experiencias sexuales prematrimoniales, y casi el 75 por ciento habían acabado uno o varios matrimonios con divorcio o separación.

11. Colin A. Ross, «Childhood Sexual Abuse and Psychosomatic Symptoms in Irritable Bowel Syndrome», *Journal of Child Sexual Abuse*, vol. 14, núm. 1 (2005), pp. 27-38; P. Salmon, K. Skaife y J. Rhodes, «Abuse, Dissociation and Somatization in Irritable Bowel Syndrome: Towards an Explanatory Model», *Journal of Behavioral Medicine*, vol. 26, núm. 1 (febrero de 2003), pp. 1-18; Sarah Payne, «Sex, Gender, and Irritable Bowel Syndrome: Making the Connections», *Gender Medicine*, vol. 1, núm. 1 (agosto de 2004), pp. 18-28; J. M. Lackner, G. D. Gudleski y E. B. Blanchard, «Beyond Abuse: The Association Among Parenting Style, Abdominal Pain, and Somatization in IBS Patients», *Behaviour Research and Therapy*, vol. 42, núm. 1 (enero de 2004), pp. 41-56; D. A. Drossman, Y. Ingel, B. A. Vogt y cols., «Alterations of Brain Activity Associated with Resolution of Emotional Distress and Pain in a Case of Severe Irritable Bowel Syndrome», *Gastroenterology*, vol. 124, núm. 3 (marzo de 2003), pp. 754-761; A. Ali, B. B. Toner, N. Stuckless y cols., «Emotional Abuse, Self-Blame, and Self-Silencing in Women with Irritable Bowel Syndrome», *Psychosomatic Medicine*, vol. 62, núm. 1 (enero-febrero de 2000), pp. 76-82.

12. «Las diferencias respecto a la imagen corporal entre las mujeres del grupo con cánceres externos y del grupo con cánceres internos parecen reflejar diferencias básicas en la orientación de la personalidad.» S. Fisher y S. E. Cleveland, «Relationship of Body Image to Site of Cancer», *Psychosomatic Medicine*, vol. 18, núm. 4 (1956), p. 309.

13. Tarlau y Smalheiser, «Personality Patterns» (véase nota 10).

14. J. I. Wheeler y B. M. Caldwell, «Psychological Factors in Breast Cancer: A Preliminary Study of Some Personality Trends in Patients with Cancer of the Breast», *Psychosomatic Medicine*, vol. 17 (1955), p. 96; A. H. Labrum, «Psychological Factors in Gynecologic Cancer», *Primary Care*, vol. 3, núm. 4 (1976), pp. 811-824.

Capítulo 5: El ciclo menstrual

1. E. Hartman, «Dreaming Sleep (the D State) and the Menstrual Cycle», *Journal of Nervous and Mental Disease*, vol. 143 (1966), pp. 406-416; y E. M. Swanson y D. Foulkes, «Dream Content and the Menstrual Cycle», *Journal of Nervous and Mental Disease*, vol. 145, núm. 5 (1968), pp. 358-363.

2. F. A. Brown, «The Clocks: Timing Biological Rhythms», *American Scientist*, vol. 60 (1972), pp. 756-766; M. Gauguelin, «Wrangle Continues over Pseudoscientific Nature of Astrology», *New Scientist*, 25 de febrero de 1978; W. Menaker, «Lunar Periodicity in Human Reproduction: A Likely Unit of Biological Time», *American Journal of Obstetrics and Gynecology*, vol. 77, núm. 4 (1959), pp. 905-914; y E. M. Dewan, «On the Possibility of the Perfect Rhythm Method of Birth Control by Periodic Light Stimulation», *American Journal of Obstetrics and Gynecology*, vol. 99, núm. 7 (1967), pp. 1016-1019.

3. R. P. Michael, R. W. Bonsall y P. Warner, «Human Vaginal Secretion and Volatile Fatty Acid Content», *Science*, vol. 186 (1974), pp. 1217-1219; W. B. Cutler, «Human Sex-Attractant Pheromones: Discovery Research, Development, and Application in Sex Therapy», *Psychiatric Annals*, vol. 29 (1999), pp. 54-59.

4. Charles Wira, «Mucosal Immunity: The Primary Interface Between the Patient and the Outside World», en el manual «The ABC's of Immunology», Dartmouth Hitchcock Medical Center, 20-21 de septiembre de 1996.

5. E. Hampson y D. Kimura, «Reciprocal Effects of Hormonal Fluctuations on Human Motor and Perceptual Skills», *Behavioral Neuroscience*, vol. 102 (1988), pp. 456-459.

6. Wira, «Mucosal Immunity...», art. cit. (véase nota 4).

7. Demetra George, *Mysteries of the Dark Moon: The Healing Power of the Dark Goddess*, HarperSan Francisco, San Francisco, 1992, pp. 70-71.

8. Menaker, «Lunar Periodicity...», art. cit. (véase nota 2).

9. Información lunar adaptada de Caroline Myss.

10. Hartman, «Dreaming Sleep», y Swanson y Foulkes, «Dream Content» (véase nota 1).

11. M. Altemus, B. E. Wexler y N. Boulis, «Neuropsychological Correlates of Menstrual Mood Changes», *Psychosomatic Medicine*, vol. 51 (1989), pp. 329-336.

12. Therese Benedek y Boris Rubenstein, «Correlations Between Ovarian Activity and Psychodynamic Processes: The Ovulatory Phase», *Psychosomatic Medicine*, vol. 1, núm. 2 (1939), pp. 245-270.

13. Bernard C. Gines, «Cultural Hypnosis of the Menstrual Cycle», en *New Concepts of Hypnosis*, George Allen Press, Londres, 1953.

14. Diane Ruble, «Premenstrual Symptoms: A Reinterpretation», *Science*, vol. 197 (15 de julio de 1977), pp. 291-292.

15. Para más información, véase Riane Eisler, *The Chalice and the Blade: Our History, Our Future*, HarperSanFrancisco, San Francisco, 1988 (*El cáliz y la espada: la alternativa femenina*, H. F. Martínez de Murguía, Madrid, 1996); y Marija Gimbutas, *Godesses and Gods of Old Europe, 7000 to 3500 B.C.*, University of California Press, Berkeley y Los Ángeles, 1974/1982 (*Dioses y diosas de la vieja Europa*, 7000-3500 a.C., Istmo, Madrid, 1974/1991]. La degradación de la sabiduría femenina sucedió de forma gradual. Cuando llegaron los colonos europeos a lo que sería Estados Unidos, había diversas actitudes hacia la mujer entre las tribus aborígenes; algunas las degradaban a ellas y a sus procesos corporales, apartándolas y avergonzándolas, mientras que otras reverenciaban la sabiduría femenina.

16. El mérito de la expresión «oficios del sexo femenino» recae en Tamara Slayton. Véase también Brooke Medicine Eagle, «Women's Moontime: A Call to Power», *Shaman's Drum*, vol. 4 (primavera de 1986), p. 21.

17. P. L. Brown and W. M. O'Neil, citados en P. Shuttle y P. Redgrove, *The Wise Wound*, Grove, Nueva York, 1986.

18. Citado por el doctor Ronald Norris en una conferencia sobre el síndrome premenstrual, Rockland (Maine), noviembre de 1982.

19. R. Loudall, P. Snow y J. Johnson, «Myths about Menstruation: Victims of Our Folklore», *International Journal of Women's Studies*, vol. 1 (1984), p. 70; W. M. O'Neil, *Time and the Calendars*, Manchester University Press, Manchester, 1976; P. L. Brown, *Megaliths, Myths and Men: An Introduction to Astro-Archeology*, Blandford Press, 1976.

20. Dr. John Goodrich, conferencia sobre ginecología adolescente, Centro Médico de Maine, Portland, 29 de julio de 1992.

21. Copiado de una nota inserta en una caja de Tampax; me lo dio Gina Orlando.
22. A. H. DeCherney, «Hormone Receptors and Sexuality in the Human Female», *Journal of Women's Health and Gender-Based Medicine*, vol. 9, supl. 1 (2000), pp. S9-13.
23. Para un análisis más a fondo de la sexualidad posparto, véase mi libro *Mother-Daugther Wisdom* (Bantam, Nueva York, 2005), pp. 99-100. (*Madres e hijas* [Urano, 2006], pp. 121-122.)
24. Cutler, «Human Sex-Attractant Pheromones»: véase nota 3.
25. M. K. McClintock, «Menstrual Synchrony and Suppression», *Nature*, vol. 299 (1971), pp. 244-245.
26. M. C. P. Rees, A. Anderson y cols., «Prostaglandins in Menstrual Fluid in Menorrhagia and Dysmenorrhea», *British Journal of Obstetrics and Gynaecology*, vol. 91 (1984), p. 673.
27. K. M. Fairfield, D. J. Hunter, G. A. Colditz y cols., «A Prospective Study of Dietary Lactose and Ovarian Cancer», *International Journal of Cancer*, vol. 110, núm. 2 (10 de junio de 2004), pp. 271-277.
28. Z. Harel, F. M. Biro, R. K. Kottenhahn y S. L. Rosenthal, «Supplementation with Omega-3 Fatty Acids in the Management of Dysmenorrhea in Adolescents», *American Journal of Obstetrics and Gynecology*, vol. 174 (1996), pp. 1335-1338.
29. G. E. Abraham, «Nutritional Factors in the Etiology of the Premenstrual Tension Syndromes», *Journal of Reproductive Medicine*, vol. 28, núm. 7 (1983), pp. 446-464.
30. F. Facchineti y cols., «Magnesium Prophylaxis of Menstrual Migraine», *Headaches*, vol. 31 (1991), pp. 298-304; F. Facchinetti y cols., «Oral Magnesium Successfully Relieves Premenstrual Mood Changes», *Obstetrics and Gynecology*, vol. 78, núm. 2 (agosto de 1991), pp. 177-181.
31. E. B. Butler y E. McKnight, «Vitamin E in the Treatment of Primary Dysmenorrhea», *Lancet*, vol. 1 (1955), pp. 844-847.
32. Joseph M. Helms, «Acupuncture for the Management of Primary Dysmenorrhea», *Obstetrics and Gynecology*, vol. 69, núm. 1 (enero de 1987), pp. 51-56.
33. El diagnóstico «estancamiento del hígado» o «chi del hígado bloqueado» está respaldado por pruebas de que estas hierbas normalizan el nivel elevado de enzimas hepáticas. Margaret Naeser, «Outline Guide to Chinese Herbal Patent Medicines in Pill Form — with Sample Pictures of the Boxes: An Introduction to Chinese Medicine»; se puede encargar a Boston Chinese Medicine Society, P.O. Box 5747, Boston, MA 02114.
34. Durante el ciclo menstrual, el exceso de epinefrina liberada por el estrés (lo que se llama «sobremarcha autónoma») puede alterar el equilibro natural del sistema nervioso autónomo. E. W. Winenman, «Autonomic Balance Changes During the Human Menstrual Cycle», *Psychophysiology*, vol. 8, núm. 1 (1971), pp. 1-6.
35. En la literatura médica no hay ninguna definición uniformemente unánime del síndrome premenstrual, por lo que muchos estudios sobre la incidencia de este trastorno no están de acuerdo. Al margen de la definición médica, la experiencia de miles de mujeres cuando se acerca la menstruación es de sufrimiento emocional y físico. R. L. Reid y S. S. Yen, «Premenstrual Syndrome», *American Journal of Obstetrics and Gynecology*, vol. 139, 1981, p. 86.

36. Ronald Norris, «Progesterone for Premenstrual Tension», *Journal of Reproductive Medicine*, vol. 28, núm. 8 (agosto de 1983), pp. 509-515.

37. D. L. Jakubowicz, E. Godard y J. Dewhurst, «The Treatment of Premenstrual Tension and Mefenamic Acid: Analysis of Prostaglandin Concentration», *British Journal of Obstetrics and Gynaecology*, vol. 91 (1984), p. 78.

38. En un estudio, las pacientes de síndrome premenstrual consumieron cinco veces más productos lácteos que las mujeres del grupo de control, que no sufrían este trastorno. El exceso de calcio de los productos lácteos puede obstaculizar la absorción del magnesio. G. S. Goci y G. E. Abraham, «Effect of Nutritional Supplement [...] on Symptoms of Premenstrual Tension», *Journal of Reproductive Medicine*, vol. 83 (1982), pp. 527-531.

39. A. M. Rossignol, «Caffeine-Containing Beverages and Premenstrual Syndrome in Young Women», *American Journal of Public Health*, vol. 75, núm. 11 (1985), pp. 1335-1337.

40. B. L. Snider y D. F. Dietman, «Pyridoxine Therapy for Premenstrual Acne Flare», *Archives of Dermatology*, vol. 110 (julio de 1974); G. E. Abraham y J. T. Hargrove, «Effect of Vitamin B on Premenstrual Tension Syndrome: A Double Blind Crossover Study», *Infertility*, vol. 3 (1980), p. 155; M. S. Biskind, «Nutritional Deficiency in the Etiology of Menorrhagia, Cystic Mastitis, Premenstrual Syndrome, and Treatment with Vitamin B Complex», *Journal of Clinical Endocrinology and Metabolism*, vol. 3 (1943), pp. 227-334; y R. W. Engel, «The Relation of B Complex Vitamins and Dietary Fat to the Lipotropic Action of Choline», *Journal of Biological Chemistry*, vol. 37 (1941), p. 140.

41. D. G. Williams, «The Forgotten Hormone», *Alternatives*, vol. 4, núm. 6 (1991), p. 11.

42. B. L. Denrefer y cols., «Progesterone and Adenosine 3,5' Monophosphate Formation by Isolated Corpora Lutea of Different Ages: Influence of Human Chorionic Gonadotropin and Prostaglandins», *Journal of Clinical Endocrinology and Metabolism*, vol. 3 (1943), pp. 227-234.

43. B. R. Goldin y cols., «Estrogen Excretion Patterns and Plasma Levels in Vegetarian and Omnivorous Women», *New England Journal of Medicine*, vol. 307 (1982), pp. 1542-1547; B. R. Goldin y cols., «Effect of Diet on Excretion of Estrogens in Pre- and Post-Menopausal Women», *Cancer Research*, vol. 41 (1981), pp. 3771-3773.

44. G. E. Abraham, «Nutritional Factors in the Etiology of the Premenstrual Tension Syndromes», *Journal of Reproductive Medicine*, vol. 28 (1983), p. 446; M. Lubran y B. Abraham, «Serum and Red Cell Magnesium Levels in Patients with Premenstrual Tension», *American Journal of Clinical Nutrition*, vol. 34 (1982), p. 2364; G. E. Abraham y J. T. Hargrove, «Effect of Vitamin B on Premenstrual Tension Syndrome: A Double Blind Crossover Study», *Infertility*, vol. 3 (1980), p. 155; F. Facchinetti y cols., «Oral Magnesium» (véase nota 307).

45. R. S. Landau y cols., «The Effect of Alpha Tocopherol in Premenstrual Symptomatology: A Double-Blind Trial», *Journal of the American College of Nutrition*, vol. 2 (1983), pp. 115-123; M. R. Werbach, *Nutritional Influences on Illness*, Third Line Press, Tarzana (California), 1988.

46. Lubran y Abraham, «Serum and Red Cell Magnesium Levels» (véase nota 44); Facchinetti y cols., «Oral Magnesium» (véase nota 30).

47. B. L. Parry y cols., «Morning vs. Evening Bright Light Treatment of Late Luteal Phase Dysphoric Disorder», *American Journal of Psychiatry*, vol. 146 (1991), p. 9.

48. J. Ott, *Health and Light*, Pocket Books, Nueva York, 1978; Z. Kime, *Sunlight Could Save Your Life*, World Health Publications, Penryn (California), 1980 (se puede encargar escribiendo a World Health Publications, P.O. Box 400, Penryn, CA 95663); Jacob Liberman, *Light: Medicine of the Future*, Bear and Co., Santa Fe, 1991; M. D. Rao, B. Muller-Oerlinghausen y H. P. Volz, «The Influence of Phototherapy on Serotonin and Melatonin in Nonseasonal Depression», *Pharmacopsychiatry*, vol. 23 (1990), pp. 155-158; J. E. Blundell, «Serotonin and Appetite», *Neuropharmacology*, vol. 23, núm. 128 (1984), pp. 1537-1551.

49. M. Steiner y cols., «Fluoxetine in the Treatment of Premenstrual Dysphoria», *New England Journal of Medicine*, vol. 332, núm. 23 (1995), pp. 1529-1534.

50. P. Muller, ponencia en el Primer Simposio Internacional sobre la Insuficiencia de Magnesio en la Patología Humana, 1971; G. E. Abraham, «Nutritional Factors in the Etiology of the Premenstrual Tension Syndromes» (véase nota 29); Facchinetti, «Magnesium Prophylaxis of Menstrual Migraine» (véase nota 30).

51. Kim Dirke y cols., «The Influence of Dieting on the Menstrual Cycle of Healthy Young Women», *Journal of Clinical Endocrinology and Metabolism*, vol. 60, núm. 6 (1985), pp. 1174-1179.

52. I. Goodale, A. Domar y H. Benson, «Alleviation of Premenstrual Syndrome Symptoms with the Relaxation Response», *Obstetrics and Gynecology*, vol. 75, núm. 4 (abril de 1990), pp. 649-689.

53. Terry Oleson y William Flocco, «Randomized Controlled Study of Premenstrual Symptoms Treated with Ear, Hand and Foot Reflexology», *Obstetrics and Gynecology*, vol. 82 (1993), pp. 901-911; Jeanne Blum, *Woman Heal Thyself*, Charles Tuttle, Boston, 1995.

54. J. Prior y cols., «Conditioning Exercise Decreases Premenstrual Symptoms: A Prospective Controlled Six-Month Trial», *Fertility and Sterility*, vol. 47 (1987), pp. 402-409.

55. Parry, «Morning vs. Evening» (véase nota 44). Para un estudio completo de la terapia de la luz, véase J. Liberman, *Light: Medicine of the Future* (véase nota 48).

56. Los estudios controlados de la progesterona natural que aparecen en la literatura ginecológica *no* están de acuerdo con mi experiencia. Creo que esto se debe a que en estos estudios no se han tomado en cuenta la dieta, el ejercicio ni los suplementos, y también a que a las mujeres participantes en ellos no se les ha enseñado a considerar el síndrome premenstrual una señal de que su vida está desequilibrada.

57. A. J. Rapkin, M. Morgan, L. Goldman y cols., «Progesterone Metabolite Allopregnanolone in Women with Premenstrual Syndrome», *Obstetrics and Gynecology*, vol. 90, núm. 5 (noviembre de 1997), pp. 709-714; E. S. Arafat, J. T. Hargrove, W. S. Maxon y cols., «Sedative and Hypnotic Effects of Oral Administration of Micronized Oral Progesterone May Be Mediated Through Its Metabolites», *American Journal of Obstetrics and Gynecology*, vol. 159 (1988), p. 1203; Andrew Herzog, «Intermittent Progesterone Therapy and Frequency

of Complex Partial Seizures in Women with Menstrual Disorders», *Neurology*, vol. 36 (1986), pp. 1607-1610.

58. Datos tomados del informe sobre pruebas independientes de progesterona y cremas de ñame de venta sin receta, realizadas por el Laboratorio Aeron Life-Cycles, 1933 Davis Street, Suite 310, San Leandro, CA 94577; tel.: (1-800) 631 79 00.

59. Durante años, los interesados en el síndrome premenstrual han discutido acerca de que hay una «menotoxina» presente en la mujeres cuando tienen sus reglas, debido a este fenómeno de la personalidad Jekyll y Hyde, y también debido a que las apariciones de manchas o granos en la piel son peores antes de la menstruación.

60. A. Barbarino, L. De Marinis, G. Folli y cols., «Corticotrophin-Releasing Hormone Inhibition of Gonadotropin Secretion During the Menstrual Cycle», *Metabolism*, vol. 38 (1989), pp. 504-506; I. Nagata, K. Kota, K. Seki y K. Furuya, «Ovulatory Disturbances: Causative Factors Among Japanese Women Student Nurses in a Dormitory», *Journal of Adolescent Health Care*, vol. 7 (1986), pp. 1-5; y también M. R. Soules, R. I. McLachlan, E. K. Marit y cols., «Luteal Phase Deficiency: Characterization of Reproductive Hormones over the Menstrual Cycle», *Journal of Clinical Endocrine Metabolism*, vol. 69 (1989), pp. 804-812.

61. S. Zuckerman, «The Menstrual Cycle», *Lancet*, 18 de junio de 1949, pp. 1031-1035.

62. La hiperplasia quística y adenomatosa del endometrio es muy común después de periodos de amenorrea o anovulación. Es un trastorno benigno si no hay atipia de las células. Un buen patólogo ginecológico puede hacer un pronóstico de la peligrosidad del trastorno, según sea la naturaleza de las células presentes en la muestra.

63. Clomid tiene una estructura parecida a la del estrógeno. Su presencia durante la primera mitad del ciclo menstrual es causa de que el hipotálamo aumente la producción de las hormonas luteinizante y foliculoestimulante, estimulando así al ovario para que produzca un óvulo.

64. A. J. Hartz, P. N. Barboriak, A. Wong y cols., «The Association of Obesity with Infertility and Related Menstrual Abnormalities in Women», *International Journal of Obesity*, vol. 3 (1979), pp. 57-73.

65. Dewan, «Perfect Rhythm Method of Birth Control» (véase nota 2).

66. D. M. Lithgow y W. M. Polizer, «Vitamin A in the Treatment of Menorrhagia», *South African Medical Journal*, vol. 51 (1977), p. 191; T. Fumii, «The Clinical Effects of Vitamin E on Purpura Due to Vascular Defects», *Journal of Vitaminology*, vol. 18 (1972), pp. 125-130.

67. J. D. Cohen y H. W. Rubin, «Functional Menorrhagia: Treatment with Bioflavonoids and Vitamin C», *Current Therapeutic Research*, vol. 2 (1960), p. 539.

68. C. Benedetto, «Eicosanoids in Primary Dysmenorrhea, Endometriosis and Menstrual Migraines», *Gynecological Endocrinology*, vol. 3, núm. 1 (1989), pp. 71-94; A. Anderson y cols., «Reduction of Menstrual Blood Loss by Prostaglandin-Synthetase Inhibitors», *Lancet*, 1976, p. 774.

69. Hugh O'Connor y Adam Magos, «Endometrial Resection for the Treatment for Menorrhagia», *New England Journal of Medicine*, vol. 335 (1996), pp. 151-156.

70. Rachael O'Neil, «A Modern Day Tribal Menarche Ceremony», *The Red Web Foundation Newsletter*, vol. 2, núm. 4 (otoño de 2005), pp. 1-3.
71. Tamara Slayton me dio a conocer este concepto.

Capítulo 6: El útero

1. Cuando reunía material para este libro, me sorprendió la falta de información sobre el útero en sí, aparte de su función en la reproducción. El silencio sobre este órgano dice muchísimo.
2. Celso-Ramón García y Winnifred Cutler, «Preservation of the Ovary: A Reevaluation», *Fertility and Sterility*, vol. 42, núm. 4 (octubre de 1984), pp. 510-514.
3. Lisa Lepine y cols., «Hysterectomy Surveillance — United States, 1980-1993», *Centers for Disease Control and Prevention Surveillance Summaries*, Morbidity and Mortality Weekly Report 1997, vol. 46, núm. SS-04 (8 de agosto de 1997), pp. 1-16.
4. Homa Keshavarz y cols., «Hysterectomy Surveillance — United States, 1994-1999», *Centers for Disease Control and Prevention Surveillance Summaries*, Morbidity and Mortality Weekly Report 2002, vol. 51, núm. SS-05 (12 de julio de 2002), pp. 1-8.
5. W. Cutler y E. Genovese-Stone, «Wellness in Women After 40 Years of Age: The Role of Sex Hormones and Pheromones», *Disease-A-Month*, vol. 44, núm. 9 (septiembre de 1998), p. 526.
6. Todos los datos estadísticos están tomados de Thomas G. Stovall, «Hysterectomy», en Jonathan S. Berek, Eli Adashy y Paula Hillars, eds., *Novak's Gynecology*, Williams and Wilkins, Baltimore (Maryland), 12.ª ed., 1996, p. 727.
7. J. C. Gambone y R. C. Reiter, «Nonsurgical Management of Chronic Pelvic Pain: A Multidisciplinary Approach», *Clinical Obstetrics and Gynecology*, vol. 33 (1990), pp. 205-211; y R. C. Reiter y J. C. Gambone, «Demographic and Historic Variables in Women with Idiopathic Chronic Pelvic Pain», *Obstetrics and Gynecology*, vol. 75 (1990), pp. 428-432.
8. Reiter y Gambone, «Demographic and Historic Variables» (véase nota 7).
9. Información de Caroline Myss.
10. Doctor Isaac Schiff (Director del Departamento de Ginecología del Hospital General de Massachusetts) en el congreso «Grand Rounds» celebrado en el Centro Médico de Maine, Portland, 1993.
11. Nancy Petersen y B. Hasselbring, «Endometriosis Reconsidered», *Medical Self Care*, mayo-junio de 1987.
12. David B. Redwine, «The Distribution of Endometriosis in the Pelvis by Age Groups and Fertility», *Fertility and Sterility*, vol. 47 (enero de 1987), p. 173.
13. Se pueden encontrar pruebas que apoyan esto en Vaugham Bancroft, C. A. Williams y M. Elstein, «Minimal/Mild Endometriosis and Infertility: A Review», *British Journal of Obstetrics and Gynaecology*, vol. 96, núm. 4, pp. 450-454. Continúa no estando claro el papel de la endometriosis mínima o moderada en la etiología de la infecundidad, pero es posible que un mayor contenido prostanoide y una mayor actividad macrófaga en el líquido peritoneal puedan ejercer un efecto por diversos mecanismos, entre ellos la alteración de la moti-

lidad de las trompas, la actividad del esperma y la pérdida temprana del embrión. La actividad ovárica podría alterarse de muchas formas, entre ellas por muchas y sutiles anormalidades sólo detectables por una detallada investigación. También podrían contribuir los fenómenos de autoinmunidad.

14. John Sampson, «Peritoneal Endometriosis Due to the Menstrual Dissemination of Endometrial Tissue into the Peritoneal Cavity», *American Journal of Obstetrics and Gynecology*, vol. 14 (1927), pp. 422-469.

15. Esta teoría se basa en el trabajo del doctor David Redwine, quien, junto con Nancy Petersen, enfermera titulada, es el creador del programa de tratamiento de la endometriosis del Centro Médico St. Charles, en Bend (Oregón).

16. Petersen y Hasselbring, «Endometriosis Reconsidered» (véase nota 11). Véase también David Redwine, «Age-Related Evolution in Color Appearance of Endometriosis», *Fertility and Sterility*, vol. 48, núm. 6 (diciembre de 1987), pp. 1062-1063; y David Redwine, «Is Microscopic Peritoneal Endometriosis Invisible?», *Fertility and Sterility*, vol. 50, núm. 4 (octubre de 1988), pp. 665-666.

17. Norbert Gleicher, «Is Endometriosis an Autoimmune Disease?», *Obstetrics and Gynecology*, vol. 70, núm. 1, julio de 1987; E. Surrey y J. Halme, «Effect of Peritoneal Fluid from Endometriosis Patients on Endometrial Stromal Cell Proliferation in Vitro», *Obstetrics and Gynecology*, vol. 76, núm. 5, parte 1 (noviembre de 1990), pp. 792-798; S. Kalma y cols., «Production of Fibronectin by Peritoneal Macrophages and Concentration of Fibronectin in Peritoneal Fluid from Patients With or Without Endometriosis», *Obstetrics and Gynecology*, vol. 72 (julio de 1988), pp. 13-19; J. Halme, S. Becker y S. Haskil, «Altered Maturation and Function of Peritoneal Macrophages: Possible Role in Pathogenesis of Endometriosis», *American Journal of Obstetrics and Gynecology*, vol. 156 (1987), p. 783; J. Halme, M. G. Hammond, J. F. Hulka y cols., «Retrograde Menstruation in Healthy Women and in Patients with Endometriosis», *Obstetrics and Gynecology*, vol. 64 (1984), pp. 13-18.

18. Christiane Northrup, *Mother-Daughter Wisdom*, Bantam, Nueva York, 2005, p. 234. (*Madres e hijas*, Urano, 2006, p. 268.)

19. El seguro convencional sólo cubre ciertas modalidades de tratamiento y no suele cubrir medidas relativamente baratas para mantener la salud. Se ha escrito mucho sobre la política del tratamiento médico, tema que escapa a la finalidad de este libro. Si bien todos terminamos pagando el coste de los tratamientos médicos ortodoxos muy caros, como el de los agonistas de la hormona liberadora de gonadotropina, las personas aseguradas no desembolsan el coste *directamente*, y por lo tanto no quieren pagar modalidades que no están cubiertas por el seguro.

20. H. Koike, T. Egawa, M. Lhytsuka y cols., «Correlation Between Dysmenorrheic Severity and Prostaglandin Production in Women with Endometriosis», *Prostaglandins, Leukotrienes, Essential Fatty Acids*, vol. 46 (1992), pp. 133-137.

21. D. Mills, «The Nutritional Status of the Endometriosis Patient», proyecto del Institute for Optimum Nutrition, septiembre de 1991, en Nancy Edwards Merrill, *Endometriosis Association Newsletter*, vol. 17, núms. 5-6 (1996).

22. Francis Hutchins Jr., «Uterine Fibroids: Current Concepts in Management», *Female Patient*, vol. 15 (octubre de 1990), p. 29.

23. A. D. Feinstein, «Conflict over Childbearing and Tumors of the Female

Reproductive System: Symbolism in Disease», *Somatics* (otoño/invierno de 1983).

24. R. C. Reiter, P. L. Wagner y J. C. Gambone, «Routine Hysterectomy for Large Asymptomatic Leiomyomata: A Reappraisal», *Obstetrics and Gynecology*, vol. 79, núm. 4 (abril de 1992), pp. 481-484.

25. Existe abundante literatura sobre el poder curativo del sonido. Cada chakra, por ejemplo, está asociado con cierta vibración. Los terapeutas que usan el sonido pueden sugerirle a la persona que cante ciertos tonos o escuche una música especialmente seleccionada. Para más información sobre este tratamiento, véase W. David, *The Harmonics of Sound, Color, and Vibration: A System for Self-Awareness and Evolution*, DeVorss and Co., Marina del Rey (California), 1985); Kay Gardner, *Sounding the Inner Landscape*, Caduceus Publications, Stonington (Maine), 1990.

26. A. J. Friedman y cols., «A Randomized Double-Blood Trial of Gonadotropin... in the Treatment of Leiomyomata Uteki», *Fertility and Sterility*, vol. 49 (1987), p. 404.

27. La hormona progestina, en forma de Provera o Aygestin, se puede tomar diariamente del día 14 al 28 del ciclo menstrual para disminuir la excesiva acumulación de tejido endometrial en el interior del útero. Este tratamiento a veces actúa como un legrado, y de hecho en ocasiones se llama «legrado médico». Recomiendo este tratamiento a mujeres en las que el cambio de dieta no influye en la abundancia de la menstruación o a las que no les resulta práctico cambiar de dieta. A veces se usa en combinación con otras terapias, como la acupuntura, por ejemplo. Cada caso es individualizado.

28. El doctor Alan de Cherney, director del Departamento de Obstetricia y Ginecología del Centro Médico de la Universidad Tufts, Boston, es pionero en esta cirugía y ha entrenado a médicos de todo el país en esta técnica.

29. L. Bradley y J. Newman, «Uterine Artery Embolization for Treatment of Fibroids: From Scalpel to Catheter», *The Female Patient*, vol. 25 (2000), pp. 71-78.

30. K. J. Carlson, B. A. Miller y F. J. Fowler, «The Maine Women's Health Study: I. Outcomes of Hysterectomy», *Obstetrics and Gynecology*, vol. 83 (1994), pp. 556-565.

31. Susan Rako, *The Hormone of Desire*, Harmony Books, Nueva York, 1996. (*La hormona del deseo*, Susaeta, Madrid, 1997.)

32. L. Zussman y cols., «Sexual Response After Hysterectomy-Oophorectomy: Recent Studies and Reconsideration of Psychogenesis», *American Journal of Obstetrics and Gynecology*, vol. 140, núm. 7 (1 de agosto de 1981), pp. 725-729.

33. Carlson, Miller y Fowler, «Outcomes of Hysterectomy» (véase nota 30).

34. J. P. Roovers, J. G. van der Bom, C. H. van der Vaart y A. P. Heintz, «Hysterectomy and Sexual Wellbeing: Prospective Observational Study of Vaginal Hysterectomy, Subtotal Abdominal Hysterectomy, and Total Abdominal Hysterectomy», *British Medical Journal*, vol. 327, núm. 7418 (4 de octubre de 2003), pp. 774-778.

35. B. Ranney y S. Abu-Ghazaleh, «The Future Function and Control of Ovarian Tissue Which is Retained in Vivo During Hysterectomy», *American Journal of Obstetrics and Gynecology*, vol. 128 (1977), p. 626; N. Siddle, P. Sarrel y M.

Whitehead, «The Effect of Hysterectomy on the Age of Ovarian Failure: Identification of a Subgroup of Women with Premature Loss of Ovarian Function and Literature Reviews», *Fertility and Sterility*, vol. 47 (1987), p. 94.

36. B. J. Parys y cols., «The Effects of Simple Hysterectomy on Vesicourethral Function», *British Journal of Urology*, vol. 64 (1989), pp. 594-599; S. J. Snooks y cols., «Perineal Nerve Damage in Genuine Stress Urinary Incontinence», *British Journal of Urology*, vol. 42 (1985), pp. 3-9; C. R. Wake, «The Immediate Effect of Abdominal Hysterectomy on Intervesical Pressure and Detrusor Activity», *British Journal of Obstetrics and Gynaecology*, vol. 87 (1980), pp. 901-902; A. G. Hanley, «The Late Urological Complications of Total Hysterectomy», *British Journal of Urology*, vol. 41 (1969), pp. 682-684.

37. J. H. Manchester y cols., «Premenopausal Castration and Documented Coronary Atherosclerosis», *American Journal of Cardiology*, vol. 28 (1971), pp. 33-37; A. B. Ritterband y cols., «Gonadal Function and the Development of Coronary Heart Disease», *Circulation*, vol. 27 (1963), pp. 237-287.

38. El shiatsu es un tipo de masaje que aplica presión sobre los meridianos de acupuntura para estimular la circulación del *chi* en el cuerpo.

39. Dado el tamaño y la ubicación de los miomas, no era candidata para la ablación endometrial.

40. Stanley West, *The Hysterectomy Hoax*, Doubleday, Nueva York, 1994; Harold Goldfarb, *The No-Hysterectomy Option*, John Wiley and Sons, Nueva York, 1990.

Capítulo 7: Los ovarios

1. J. Johnson, J. Canning, T. Kaneko, J. K. Pru y J. L. Tilly, «Germline Stem Cells and Follicular Renewal in the Postnatal Mammalian Ovary», *Nature*, vol. 428, núm. 6979 (11 de marzo de 2004), pp. 145-150.

2. R. H. Asch y R. Greenblatt, «Steroidogenesis in the Postmenopausal Ovary», *Clinical Obstetrics and Gynecology*, vol. 4, núm. 1 (1977), p. 85.

3. E. R. Novak, B. Goldberg y G. S. Jones, «Enzyme Histochemistry of the Menopausal Ovary Associated with Normal and Abnormal Endometrium», *American Journal of Obstetrics and Gynecology*, vol. 93 (1965), p. 669; y C. R. García y W. Cutler, «Preservation of the Ovary: A Reevaluation», *Fertility and Sterility*, vol. 42, núm. 4 (octubre de 1985), pp. 510-514.

4. K. P. McNatty y cols., «The Production of Progesterone, Androgens, and Estrogens by Granulosa Cells, Thecal Tissue, and Stromal Tissue by Human Ovaries in Vitro», *Journal of Clinical Endocrinology and Metabolism*, vol. 49 (1979), p. 687.

5. B. Dennefors y cols., «Steroid Production and Responsiveness to Gonadotropin in Isolated Stromal Tissue of Human Postmenopausal Ovaries», *American Journal of Obstetrics and Gynecology*, vol. 136 (1980), p. 997; G. Mikhail, «Hormone Secretion of Human Ovaries», *Gynecological Investigation*, vol. 1 (1970), p. 5; B. B. Sherwin y M. M. Gelfand, «The Role of Androgen in the Maintenance of Sexual Functioning in Oophorectomized Women», *Psychosomatic Medicine*, vol. 49 (1987), p. 397.

6. Mantak Chia y Maneewan Chia, *Cultivating Female Sexual Energy: Healing*

Love Through the Tao, Healing Tao Books, Huntington (Nueva York), 1986. Se puede encargar a Healing Tao Books, 2 Creskill Place, Huntington, NY 11743.

7. Frank P. Paloucek y John B. Graham, «The Influence of Psychosocial Factors on the Prognosis in Cancer of the Cervix», *Annals of the New York Academy of Sciences*, vol. 125 (1966), pp. 815-816.

8. I. Gerendai, W. Rotsztejn y cols., «Unilateral Ovariotomy-Induced Luteinizing Hormone-Releasing Hormone Content Changes in the Two Halves of the Mediobasal Hypothalamus», *Neuroscience Letters*, vol. 9 (1978), pp. 333-336.

9. J. R. Givens, «Reproduction and Hormonal Alterations in Obesity», en P. Bjorntorp y B. Brodoff (eds.), *Obesity*, Lippincott, Nueva York, 1992.

10. R. L. Barbieri y cols., «Insulin Stimulates Androgen Accumulation in Incubations of Ovarian Stroma Obtained from Women with Hyperandrogenism», *Journal of Clinical Endocrinology and Metabolism*, vol. 62 (1986), p. 904.

11. R. J. Chang, R. M. Nakamura, H. L. Judd y S. A. Kaplan, «Insulin Resistance in Non-Obese Patients with Polycystic Ovarian Syndrome», *Journal of Clinical Endocrinology and Metabolism*, vol. 61 (1985), p. 946; C. A. Stuart y cols., «Insulin Resistance with Acanthosis Nigricans: The Role of Obesity and Androgen Excess», *Metabolism*, vol. 35 (1986), p. 197.

12. Kelly y cols., «Psychodynamic Psychological Correlates with Secondary Amenorrhea», *Psychosomatic Medicine*, vol. 16 (1954), p. 129; M. M. Gill, «Functional Disturbances in Menstruation», *Bulletin of the Menninger Clinic*, vol. 7 (1943), p. 12.

13. T. B. Clarkson, M. R. Adams, J. R. Kaplan y cols., «From Menarche to Menopause: Coronary Artery Atherosclerosis and Protection in Cynomolgus Monkeys», *American Journal of Obstetrics and Gynecology*, vol. 7, núm. 5, parte 2 (mayo de 1989), pp. 1280-1285.

14. T. Piotrowski, «Psychogenic Factors in Anovulatory Women», *Fertility and Sterility*, vol. 13 (1962), p. 11; T. Loftus, «Psychogenic Factors in Anovulatory Women; Behavioral and Psychoanalytic Aspects of Anovulatory Amenorrhea», *Fertility and Sterility*, vol. 13 (1962), p. 20.

15. W. Menaker, «Lunar Periodicity in Human Reproduction: A Likely Unit of Biological Time», *American Journal of Obstetrics and Gynecology*, vol. 77, núm. 4 (1959), pp. 905-914; E. M. DeWan, «On the Possibility of the Fact of the Rhythm Method of Birth Control by Periodic Light Stimulation», *American Journal of Obstetrics and Gynecology*, vol. 99. núm. 7 (1967), pp. 1016-1019.

16. R. A. DeFronzo, «The Triumvirate: B-cell, Muscle, Liver: A Collusion Responsible for NIDDM», *Diabetes*, vol. 37 (1983), pp. 667-687; G. W. Mitchell y J. Rogers, «The Influence of Weight Reduction on Amenorrhea in Obese Women», *New England Journal of Medicine*, vol. 249 (1953), pp. 835-837.

17. Si bien algunos podrían alegar que todos los quistes han de extirparse cuando se diagnostican y son relativamente pequeños, yo no estoy de acuerdo. No todos los quistes se desarrollan con rapidez, y no todos reemplazan por completo el tejido ovárico. Y, claro, algunos desaparecen solos.

18. B. S. Centerwall, «Premenopausal Hysterectomy», *American Journal of Obstetrics and Gynecology*, vol. 139 (1981), p. 38; R. Punnonen y L. Raurama,

«The Effect of Long-Term Oral Oestriol Succinate Therapy on the Skin of Castrated Women», *Annals of Gynaecology*, vol. 66 (1977), p. 214.

19. W. B. Cutler, «Human Sex Attractant Pheromones: Discovery, Research, Development, and Application in Sex Therapy», *Psychiatric Annals*, vol. 29 (1999), pp. 554-559.

20. J. G. Annegers y cols., «Ovarian Cancer: Reappraisal of Residual Ovaries», *American Journal of Obstetrics and Gynecology*, vol. 97 (1967), p. 124; G. V. Smith, «Ovarian Tumors», *American Journal of Surgery*, vol. 95 (1958), p. 336; V. S. Counsellor y cols., «Carcinoma of the Ovary Following Hysterectomy», *American Journal of Obstetrics and Gynecology*, vol. 69 (1955), p. 538; y R. H. Grogan, «Reappraisal of Residual Ovaries», *American Journal of Obstetrics and Gynecology*, vol. 97 (1967), p. 124.

21. Theodore Speroff, «A Risk-Benefit Analysis of Elective Bilateral Oophorectomy: Effect of Changes in Compliance with Estrogen Therapy on Outcome», *American Journal of Obstetrics and Gynecology*, enero de 1991, pp. 165-174.

22. D. W. Cramer y B. L. Harlow, «Author's Response to Progress in Nutritional Epidemiology of Ovarian Cancer», *American Journal of Epidemiology*, vol. 134, núm. 5 (1991), pp. 460-461; D. W. Cramer y cols., «Galactose Consumption and Metabolism in Relationship to Risks of Ovarian Cancer», *Lancet*, vol. 2 (1989), pp. 66-71; D. W. Cramer, «Lactose Persistence and Milk Consumption as Determinants of Ovarian Cancer Risk», *American Journal of Epidemiology*, vol. 130 (1989), pp. 904-910; D. W. Cramer y cols., «Dietary Animal Fat and Relationship to Ovarian Cancer Risk», *Obstetrics and Gynecology*, vol. 63, núm. 6 (1984), pp. 833-838.

23. C. J. Mettlin y M. S. Diver, «A Case-Control Study of Milk-Drinking and Ovarian Cancer Risk», *American Journal of Epidemiology*, vol. 132 (1990), pp. 871-875; C. J. Mettlin, «Invited Commentary: Progress in Nutritional Epidemiology of Ovarian Cancer», *American Journal of Epidemiology*, vol. 134, núm. 5 (1991), pp. 457-459.

24. K. M. Fairfield, D. J. Hunter, G. A. Colditz y cols., «A Prospective Study of Dietary Lactose and Ovarian Cancer», *International Journal of Cancer*, vol. 110, núm. 2 (10 de junio de 2004), pp. 271-277.

25. D. W. Cramer, W. R. Welsh, R. E. Scully y C. A. Wojciechowski, «Ovarian Cancer and Talc: A Case-Control Study», *Cancer*, vol. 50 (1982), pp. 372-376; W. J. Henderson, T. C. Hamilton y K. Griffiths, «Talc in Normal and Malignant Ovarian Tissue», *Lancet*, vol. 1 (1979), p. 499.

26. G. E. Egli y M. Newton, «The transport of carbon particles in the human female reproductive tract», *Fertility and Sterility*, vol. 12 (1961), pp. 151-155.

27. B. L. Harlow y cols., «The Influence of Lactose Consumption on the Association of Oral Contraceptive Pills and Ovarian Cancer Risk», *American Journal of Epidemiology*, vol. 134, núm. 5 (1991), pp. 445-461.

28. B. V. Stadel, «The Etiology and Prevention of Ovarian Cancer», *American Journal of Obstetrics and Gynecology*, vol. 123 (1975), pp. 772-774.

29. K. Helzisouer y cols., «Serum Gonadotrophins and Steroid Hormones and the Development of Ovarian Cancer», *Journal of the American Medical Association*, vol. 274, núm. 24 (27 de diciembre de 1995), pp. 1926-1930.

30. S. E. Hankinson y cols., «Tubal Ligation, Hysterectomy, and Risk of Ovarian Cancer: A Prospective Study», *Journal of the American Medical Association*,

15 de diciembre de 1993; A. S. Whittemore, R. Harris, J. Intyre y el Grupo Colaborador en Cáncer de Ovario, «Characteristics Relating to Ovarian Cancer Risk: Collaborative Analysis of 12 U.S. Case-Control Studies. Part II: Invasive Epithelial Ovarian Cancers in White Women», *American Journal of Epidemiology*, vol. 136 (1992), pp. 1184-1203.

31. Rebecca Ferrini, «Screening Asymptomatic Women for Ovarian Cancer: American College of Preventive Medicine Practice Policy Statement», *American Journal of Preventive Medicine*, vol. 13, núm. 6 (noviembre-diciembre 1997), pp. 444-446.

32. Ibíd.

33. C. Granai, «Sounding Board: Ovarian Cancer: Unrealistic Expectations», *New England Journal of Medicine*, vol. 327, núm. 3 (1993), pp. 197-200.

34. S. J. Skates y D. E. Singer, «Quantifying the Potential Benefit of CA-125 Screening for Ovarian Cancer», *Journal of Clinical Epidemiology*, vol. 44 (1991), pp. 365-380; M. M. Shapira, D. B. Matchar y M. J. Young, «The Effectiveness of Ovarian Cancer Screening: A Decision-Analysis Model», *Annals of Internal Medicine*, vol. 118 (1993), núm. 838-843.

35. S. Campbell, V. Bhan, J. Royston y cols., «Screening for Early Ovarian Cancer», *Lancet*, vol. 1 (1988), pp. 710-711.

36. E. Andolf, E. Svalenius y B. Astedt, «Ultrasonography for the Early Detection of Ovarian Cancer», *British Journal of Obstetrics and Gynaecology*, vol. 93 (1986), pp. 1286-1289.

37. Gilda Radner, famosa comediante y esposa del actor Gene Wilder, murió de cáncer de ovario hereditario. Para prevenir que esto suceda a otras, Wilder ha dado publicidad al riesgo genético para las mujeres en cuyas familias se ha dado esta enfermedad, generalmente en familiares de primer grado de parentesco por el lado materno.

38. J. K. Tobachman y cols., «Intra-abdominal Carcinomatosis after Prophylactic Oophorectomy in Ovarian Cancer Prone Families», *Lancet*, vol. 1 (1982), p. 795; Elvio Silva y Rosemary Jenkins, «Serious Carcinoma in Endometrial Polyps», *Modern Pathology*, vol. 3, núm. 2 (1990), pp. 120-122.

39. S. L. Parker, T. Tong, S. Bolden y P. A. Wingo, «Cancer Statistics, 1997», *CA: A Cancer Journal for Clinicians*, vol. 47 (1997), pp. 5-27.

40. Denise Grady, «Gain Reported in Combating Ovary Cancer», *The New York Times*, 5 de enero de 2006, pp. 1-3.

41. Brendan O'Regan y Caryle Hirshberg, *Spontaneous Remission: An Annotated Bibliography*, Institute of Noetic Sciences, Petaluma (California), 1993.

Capítulo 8: Recuperación del erotismo

1. Gina Ogden, *Women Who Love Sex*, Pocket Books, Nueva York, 1994.

2. Josephine Lowndes Sevely, *Eve's Secrets: A New Theory of Female Sexuality* (Random House, Nueva York, 1987), pp. 89-90.

3. Caroline Muir y Charles Muir, *Tantra: The Art of Conscious Loving*, Mercury House, San Francisco, 1989. (*Tantra: El arte del amor consciente*, Oasis, Barcelona, 1991.) Los Muir enseñan que suele ser difícil para la mujer encontrar ella sola ese lugar sagrado. Incluso en el caso de que lo localice, podría resultar-

le difícil estimularlo, que es la única forma de acceder a su poder sanador y a su potencial sexual y espiritual. Sin embargo, se puede tratar de localizarlo de la siguiente manera: en cuclillas, con dos dedos dentro de la vagina, empuja los dedos hacia arriba, en dirección al ombligo al mismo tiempo que presionas sobre el hueso púbico con la otra mano. Si consigues estimular o masajear esa zona, ese lugar se va a hinchar. Entonces es posible que logres palparlo entre los dedos. Para la mayoría de las mujeres, este proceso de despertar requiere la caricia amorosa de una pareja que respete la naturaleza vulnerable de ese lugar.

Después de publicada la primera edición de este libro, recibí una carta de Robert Svoboda, el primer occidental graduado en una escuela de medicina ayurvédica en India. Como estudiante de la tradición tántrica y poseedor de una profunda comprensión de sus complejidades y sutilezas, me dice que equiparar el yoga tántrico solamente con el «sexo placentero», como hacen los Muir en su libro, es entender y representar mal este campo. Aunque considero útil el libro de los Muir, no quiero llevar a mis lectoras a pensar erróneamente que éste representa al verdadero yoga tántrico. Para más información sobre esta disciplina, véase Douglas Renfrew Brooks, *The Secret of the Three Cities: An Introduction to Hindu Sakta Tantrism*, University of Chicago Press, Chicago, 1990.

4. Muir y Muir, *Tantra*, ob. cit., p. 74 (véase nota 3).
5. T. M. Hines, «The G-Spot: A Modern Myth», *American Journal of Obstetrics and Gynecology*, vol. 185, núm. 2 (agosto de 2001), pp. 359-362.
6. J. K. Davidson, Sr., C. A. Darling y C. Conway-Welch, «The Role of the Grafenberg Spot and Female Ejaculation in the Female Orgasmic Response: An Empirical Analysis», *Journal of Sex & Marital Therapy*, vol. 15, núm. 2 (verano de 1989), pp. 102-120.
7. Naura Hayden, *How to Satisfy a Woman Every Time and Have Her Beg for More*, Biblio-Phile, Nueva York, 1980 (*Cómo satisfacer siempre a una mujer*, Ediciones B, Barcelona, 1993). Aunque no estoy de acuerdo con todo lo que dice este libro, es una guía muy práctica para una relación heterosexual satisfactoria. Un buen libro para regalar a una pareja masculina. Puede solicitarse a: Biblio-Phile, P. O. Box 5189, Nueva York, NY 10022.
8. Paula Brown Doress y Diana Laskin Siegal, *Ourselves Growing Older*, Simon & Schuster, Nueva York, 1987 (*Envejecer juntas: Las mujeres y el paso del tiempo*, Paidós Ibérica, Barcelona, 1993).
9. H. B. Van de Weil, W. C. Schultz y cols., «Sexual Functioning Following Treatment of Cervical Cancer», *European Journal of Gynaecologic Oncology*, 1988, pp. 275-281.
10. Las denominadas necesidades sexuales masculinas «naturales» también están profundamente influidas por la cultura. En su libro *The Liquid Ligth of Sex* (Bear and Co., Santa Fe, 1991), Barbara Hand Clow dice que en esta cultura muchos hombres llegan a la erección a través de los centros de poder del tercer chakra. Pero la erección producida de esa manera es una forma de poder sobre otros, y las erecciones mantenidas mediante la energía del tercer chakra son la base de las violaciones, que no tienen nada que ver con la sexualidad, sino sólo con el poder y el dominio. Caroline Myss dice que en esta cultura el tamaño de la cartera del hombre y el tamaño de su erección están relacionados. Cuando

un hombre es capaz de limpiar de negatividad sus chakras inferiores, sus erecciones se producen más por el cuarto chakra o la energía del corazón. Entonces el acto sexual se convierte en un acto de intimidad, cariño y amor. El orgasmo logrado de esta manera simboliza el amor de ese hombre, no sólo por la mujer con quien está, sino también por la creación misma.

11. Aaron Glatt, S. Zinner y W. McCormack, «The Prevalence of Dyspareunia», *Obstetrics and Gynecology*, vol. 75, núm. 3 (marzo de 1990), pp. 433-436.

12. «A View from Above: The Dangerous World of Wannabes», *Time*, 25 de noviembre de 1991, p. 77.

13. Ibíd.

14. J. E. Darroch, D. J. Landry y S. Oslak, «Age Difference Between Sexual Partners in the United States», *Family Planning Perspectives*, vol. 31, núm. 4 (julio-agosto de 1999).

15. Bill Albert, Laura Lipmann, Kerry Franzetta, Erum Ikramullah, Julie Dombrowski Keith, Rebecca Shwalb, Suzanne Ryan y Elizabeth Terry-Humen, *Freeze Frame: A Snapshot of America's Teens*, National Campaign to Prevent Teen Pregnancy, septiembre de 2005, p. 21.

16. Barbara Walker, *The Women's Encyclopedia of Myths and Secrets*, HarperSanFrancisco, 1983, pp. 1049-1051. Se ha realizado una investigación erudita sobre todo el tema del parto virginal. «En épocas remotas la fecundación por un espíritu solía ser "la explicación aceptable del embarazo en muchos países paganos donde el acto sexual formaba parte de los ritos de fertilidad", de modo que los cristianos pensaban que la fecundación por espíritus era todavía creíble, ya fuera que el supuesto padre fuera un héroe muerto, un demonio, un íncubo, o incluso, en algunas sectas, el Espíritu Santo otra vez». R. Holmes, *Witchcraft in History* (Citadel Press, Secaucus [Nueva Jersey], 1974), citado por B. Walker en *The Women's Encyclopedia*, p. 1050.

17. Ibíd., pp. 1051-1052.

18. Elizabeth Cady Stanton, *The Original Feminist Attack on the Bible* (Arno Press, Nueva York, 1974, p. 114), citado por B. Walker en *The Women's Encyclopedia*, p. 1051 (véase nota 16).

19. Barbara Walker señala que los Evangelios hebreos designaban a María por la palabra *mah*, traducida erróneamente por «virgen», pero que en realidad significaba «mujer joven». Véase también Esther Harding, *Women's Mysteries, Ancient and Modern*, Rider and Co., Nueva York, 1955 (*Los misterios de la mujer*, Obelisco, Barcelona, 1995).

20. El olfato de las mujeres es más agudo que el de los hombres. Un olor puede evocar toda una serie de recuerdos, ya sean positivos o negativos. El olor es la sensación que más tiempo se recuerda. Un determinado olor evoca recuerdos relacionados con él más que los sentidos de la vista, el oído y el tacto. El centro olfatorio está situado en el cerebro en una zona que está íntimamente conectada con la memoria.

21. Parte de la vida normal de los delfines es ser sexuales entre ellos. Los delfines machos enrollan el pene alrededor de la parte inferior de la hembra, de modo juguetón, no para procrear, sino simplemente para comunicarse. A veces también lo hacen cuando se comunican con seres humanos. Esto le ocurrió una vez a mi hermana; contaba su encuentro con su delfín como una experiencia extática.

22. Mantak Chia y Maneewan Chia, *Cultivating Female Sexual Energy: Healing Love Through the Tao*, Healing Tao Books, Huntington (Nueva York), 1986; se puede encargar a Healing Tao Books, 2 Creskill Place, Huntington, NY 11743.

23. Riane Eisler, *Sacred Pleasure: Sex, Myth, and the Politics of the Body* (Harper-SanFrancisco, 1995), p. 15.

24. National Geographic Channel, «Totally Wild», 25 de mayo de 2005.

25. W. Cutler y E. Genovese-Stone, «Wellness in Women After 40 Years of Age: The Role of Sex Hormones and Pheromones», *Disease-A-Month*, vol. 44, núm. 9 (septiembre de 1998), p. 526.

26. Antonio Damasio, «Brain Trust», *Nature*, vol. 435 (2 de junio de 2005), pp. 571-572.

27. Bud Berkeley, *Foreskin: A Closer Look* (Alyson Publications, Boston, 1993), p. 188.

28. Josephine Lowndes Sevely, *Eve's Secrets: A New Theory of Female Sexuality* (ob. cit.: véase nota 2), p. 17; William H. Masters y Virginia E. Johnson, *Human Sexual Response* (Little, Brown, Boston, 1966), p. 46. (*Respuesta sexual humana*, H. F. de Murguía, Madrid, 1981.)

29. K. O'Hara y J. O'Hara, «The Effect of Male Circumcision on the Sexual Enjoyment of the Female Partner», British Journal of Urology, vol. 83 (supl. 1, enero de 1999), pp. 79-84.

30. He reemplazado la repugnante palabra *masturbación* por amor por sí misma, o, como lo llama una amiga mía, «ser tu mejor amiga».

Capítulo 9: Vulva, vagina, cuello del útero y vía urinaria inferior

1. Riane Eisler, *Sacred Pleasure: Sex, Myth, and the Politics of the Body* (Harper-SanFrancisco, 1995), p. 225; Robert Stoller, *Sexual Excitement: The Dynamics of Erotic Life* (Pantheon Books, Nueva York, 1979), pp. 6, 23 y 26.

2. Véase el libro del Body Shop Team, *Mamamoto: A Celebration* (Viking, Nueva York, 1992), p. 78.

3. T. R. Nansel y cols., «The Association of Psychosocial Stress and Bacterial Vaginosis in a Longitudinal Cohort», *American Journal of Obstetrics and Gynecology*, vol. 194, núm. 2 (febrero de 2006), pp. 381-386.

4. R. J. Hafner, S. L. Stanton y J. Guy, «A Psychiatric Study of Women with Urgency and Urge Incontinence», *British Journal of Urology*, vol. 49, 1977, pp. 211-214; L. R. Staub, H. S. Ripley y S. Wolf, «Disturbance of Bladder Function Associated with Emotional States», *Journal of the American Medical Association*, vol. 141 (1949), p. 1139.

5. A. J. Macaulay y cols., «Psychological Aspects of 211 Female Patients Attending a Urodynamic Unit», *Journal of Psychosomatic Research*, vol. 31, núm. 1 (1991), pp. 1-10; D. L. P. Rees y N. Farhoumand, «Psychiatric Aspects of Recurrent Cystitis in Women», *British Journal of Urology*, vol. 49, 1977, pp. 651-658.

6. M. Tarlau y M. A. Smalheiser, «Personality Patterns in Patients with Malignant Tumors of the Breast and Cervix», *Psychosomatic Medicine*, vol. 13 (1951), p. 117. De modo característico en este estudio, las mujeres que tenían

cáncer del cuello del útero experimentaron un rechazo en sus primeros años; las pacientes se criaron en hogares en que faltaba la figura paterna debido a la muerte o el abandono del padre.

7. James H. Stephenson y William Grace, «Life Stress and Cancer of the Cervix», *Psychosomatic Medicine*, vol. 16, núm. 4 (1954), pp. 287-294.

8. A. Schmale y H. Iker, «Psychological Setting of Uterine Cervical Cancer», *Annals of the New York Academy of Sciences*, vol. 125 (1966), pp. 807-813.

9. M. H. Antoni y K. Goodkin, «Host Moderator Variables in the Promotion of Cervical Neoplasia: I. Personality Facets», *Journal of Psychosomatic Research*, vol. 32, núm. 3 (1988), pp. 327-328.

10. K. Goodkin y cols., «Stress and Hopelessness in the Promotion of Cervical Intraneoplasia to Invasive Squamous Cell Carcinoma of the Cervix», *Journal of Psychosomatic Research*, vol. 30, núm. 1 (1986), pp. 67-76.

11. L. Koutsky, «Epidemiology of Genital Human Papillomavirus Infection», *The American Journal of Medicine*, vol. 102, núm. 5A (5 de mayo de 1997), pp. 3-8.

12. J. Buscema, «The Predominance of Human Papilloma Virus-Type 16 in Vulvar Neoplasia», *Obstetrics and Gynecology*, vol. 71, núm. 4 (1988), pp. 601-605.

13. R. Kiecolt-Glaser, J. K. Glaser, C. E. Speicher y J. E. Holliday, «Stress, Loneliness, and Changes in Herpes Virus Latency», *Journal of Behavioral Medicine*, vol. 8, núm. 3 (1985), pp. 249-260.

14. Para diagnosticar verrugas que no son visibles, o las llamadas verrugas planas, ha de bañarse el pene en vinagre y después examinarse con alguna clase de lente de aumento. Sólo entonces se harán visibles las verrugas blancas y planas para aquellos que sepan qué buscan. Los tratamientos para los hombres son exactamente los mismos que para las mujeres.

15. Para más información sobre podofilox, escribir, tú o tu médico, a Oclassen Pharmaceuticals, Inc., 100 Pelican Way, San Rafael, CA 94901.

16. L. Sadler, A. Saftlas, W. Wang y cols., «Treatment for Cervical Intraepithelial Neoplasia and Risk of Preterm Delivery». *Journal of the American Medical Association*, vol. 291, núm. 17 (5 de mayo de 2004), pp. 2100-2106.

17. Dos estudios observan que muchas pacientes han usado eficazmente la hipnosis para aliviar las verrugas. Véase R. H. Rulison, «Warts: A Statistical Study of 921 Cases», *Archives of Dermatology and Syphilology*, vol. 46 (1942), pp. 66-81; y M. Ullman, «On the Psyche and Warts. II: Hypnotic Suggestion and Warts», *Psychosomatic Medicine*, vol. 22 (1960), pp. 68-76.

18. N. Whitehead y cols., «Megaloblastic Changes in Cervical Epithelium: Association of Oral Contraceptive Therapy and Reversal with Folic Acid», *Journal of the American Medical Association*, vol. 226 (1993), pp. 1421-1424; J. N. Orr, «Localized Deficiency of Folic Acid in Cervical Epithelial Cells May Promote Cervical Dysplasia and Eventually Carcinoma of the Cervix», *American Journal of Obstetrics and Gynecology*, vol. 151 (1985), pp. 632-635; J. Lindenbaum y cols., «Oral Contraceptive Hormones, Folate Metabolism, and Cervical Epithelium», *American Journal of Clinical Nutrition*, abril de 1975, pp. 346-353; S. L. Romney y cols., «Plasma Vitamin C and Uterine Cervical Dysplasia», *American Journal of Obstetrics and Gynecology*, vol. 151, núm. 7 (1985), pp. 976-980; S. L. Romney y cols., «Retinoids in the Prevention of Cervical Dysplasia»,

American Journal of Obstetrics and Gynecology, vol. 141, núm. 8 (1981), pp. 890-894; S. Wassertheil-Smaller y cols., «Dietary Vitamin C and Uterine Cervical Dysplasia», *American Journal of Epidemiology*, vol. 114, núm. 5 (1981), pp. 714-724; C. LaVecchia y cols., «Dietary Vitamin A and the Risk of Invasive Cervical Cancer», *International Journal of Cancer*, vol. 34 (1985), pp. 319-322; P. Ramsnamy y R. Natarajan, «Vitamin B_6 Status in Patients with Cancer of the Uterine Cervix», *Nutrition and Cancer*, vol. 6 (1984), pp. 176-180; E. Dawson y cols., «Serum Vitamin and Selenium Changes in Cervical Dysplasia», *Federal Proceedings*, vol. 43 (1984), p. 612.

19. Louise Hay, *I Love My Body* (Coleman Publishing, Farmingdale [Nueva York], 1985), p. 49.

20. D. T. Fleming y cols., «Herpes Simplex Virus Type 2 in the United States, 1976 to 1994», *New England Journal of Medicine*, vol. 337, núm. 16 (16 de octubre de 1997), pp. 1105-1111; L. Stanberry y cols., «New Developments in the Epidemiology, Natural History and Management of Genital Herpes», *Antiviral Research*, vol. 42, núm. 1 (mayo de 1999), pp. 1-14; A. J. Nahmias y cols., «Sero-Epidemiological and Sociological Patterns of Herpes Simplex Virus Infection in the World», *Scandinavian Journal of Infectious Diseases, Supplementum*, vol. 69 (1990), pp. 19-36.

21. G. J. Mertz, S. L. Rosenthal y L. R. Stanberry, «Is Herpes Simplex Virus Type 1 (HSV-1) Now More Common Than HSV-2 in First Episodes of Genital Herpes?», *Sexually Transmitted Diseases*, vol. 30, núm. 10 (octubre de 2003), pp. 801-802; A. Wald y cols., «Oral Shedding of Herpes Simplex Virus Type 2», *Sexually Transmitted Infections*, vol. 80, núm. 4 (agosto de 2004), pp. 272-276 (fe de erratas publicada en vol. 80, núm. 6 [diciembre de 2004], p. 546); R. Engelberg y cols., «Natural History of Genital Herpes Simplex Virus Type 1 Infection», *Sexually Transmitted Diseases*, vol. 30, núm. 2 (febrero de 2003), pp. 174-177.

22. Wald y cols., «Frequent Genital Herpes Simplex Virus 2 Shedding in Immunocompetent Women: Effect of Acyclovir Treatment», *The Journal of Clinical Investigation*, vol. 99, núm. 5 (marzo de 1997), pp. 1092-1097.

23. L. Koutsky y cols., «Underdiagnosis of Genital Herpes by Current Clinical and Viral-Isolation Procedures», *New England Journal of Medicine*, vol. 326, núm. 23 (1992), pp. 1533-1539.

24. H. C. Taylor, «Vascular Congestion and Hyperemia», *American Journal of Obstetrics and Gynecology*, vol. 57, núm. 22 (1949), p. 22; M. E. Kemeny y cols., «Psychological and Immunological Predictors of Genital Herpes Recurrence», *Psychosomatic Medicine*, vol. 52, 1989, pp. 195-208.

25. A. Wald y cols., «Reactivation of Genital Herpes Simplex Virus Type 2 Infection in Asymptomatic Seropositive Persons», *New England Journal of Medicine*, vol. 342, núm. 12 (23 de marzo de 2000), pp. 844-850.

26. Z. A. Brown y cols., «Genital Herpes Complicating Pregnancy», *Obstetrics and Gynecology*, vol. 106, núm. 4 (octubre de 2005), pp. 845-856.

27. K. M. Stone y cols., «Pregnancy Outcomes Following Systemic Prenatal Acyclovir Exposure: Conclusions from the International Acyclovir Pregnancy Registry, 1984-1999», *Birth Defects Research Part A, Clinical and Molecular Teratology*, vol. 70, núm. 4 (abril de 2004), pp. 201-207.

28. Z. A. Brown y cols., «Effect of Serologic Status and Cesarean Delivery on

Transmission Rates of Herpes Simplex Virus from Mother to Infant», *Journal of the American Medical Association*, vol. 289, núm. 2 (8 de enero de 2003), pp. 203-209.

29. J. J. van Everdingen, M. F. Peeters y P. ten Have, «Neonatal Herpes Policy in The Netherlands: Five Years After a Consensus Conference», *Journal of Clinical Investigation*, vol. 21, núm. 5 (1993), pp. 371-375.

30. M. A. Adefumbo y B. H. Lau, «Allium Sativum (Garlic): A Natural Antibiotic», *Medical Hypotheses*, vol. 12, núm. 3 (1983), pp. 327-337.

31. Hay varias marcas de ajo en el mercado. Dos de las que se suelen recomendar en Women to Women son Kyolic (de Wakunga Company) y Garlicin (de Murdock).

32. R. H. Wolbling y K. Leonhardt, «Local Therapy of Herpes Simplex with Dried Extract from *Melissa officinalis*», *Phytomedicine*, vol. 1 (1994), pp. 25-31; R. A. Cohen y cols., «Antiviral Activity of *Melissa officinalis* (Lemon Balm Extract)», *Proceedings of the Society for Experimental Biology and Medicine*, vol. 117 (1964), pp. 431-434; F. C. Herrmann Jr. y L. S. Kucera, «Antiviral Substances in Plants of the Mint Family (*labiatae*). II. Nontannin Polyphenol of *Melissa officinalis*», *Proceedings of the Society for Experimental Biology and Medicine*, vol. 124, núm. 3 (1967), pp. 869-874; Z. Dimitrova y cols., «Antiherpes Effect of *Melissa officinalis* L. Extracts», *Acta Microbiologica Bulgarica* (Sofía), vol. 29 (1993), pp. 65-75.

33. No todos los productos que llevan la etiqueta «tea tree oil» (aceite del árbol del té) son igualmente eficaces. Yo he usado aceite de melaleuca o Melagel, de Melaleuca Company; véase también Richard Bruse, *Melaleuca: Nature's Antiseptic*, 1989, Sunnyside Health Center, 8800 S.E. Sunnyside Rd., Suite 111, Clackamus, Oregón 97015; tel. (503) 654 82 25.

34. G. Eby, «Use of Topical Zinc to Prevent Recurrent Herpes Simplex Infection: Review of Literature and Suggested Protocols», *Medical Hypotheses*, vol. 17 (1985), pp. 157-165; G. T. Terezhabny y cols., «The Use of a Water-Soluble Bioflavonoid Ascorbic Acid Complex in the Treatment of Recurrent Herpes Labialis», *Oral Surgery, Oral Medicine, and Oral Pathology*, vol. 45 (1978), pp. 56-62; G. R. B. Skinner, «Lithium Ointment for Genital Herpes», *Lancet*, vol. 2 (1983), p. 288; E. F. Finnerty, «Topical Zinc in the Treatment of Herpes Simplex», *Cutis*, vol. 37, núm. 2 (febrero de 1986), pp. 130-131.

35. R. S. Griffith y cols., «Multicentered Study of Lysine Therapy on HSV Infection», *Dermatological*, vol. 156 (1978), pp. 157-167; M. A. McCune y cols., «Treatment of Recurrent Herpes Simplex Infections with L-lysine Monohydrochloryde», *Cutis*, vol. 34 (1984), pp. 366-373; D. D. Schmeisser y cols., «Effect of Excess Lysine on Plasma Lipids in the Chick», *Journal of Nutrition*, vol. 113 (1983), pp. 1777-1783; D. J. Thein y W. C. Hurt, «Lysine as a Prophylactic Agent in the Treatment of Recurrent Herpes», *Oral Surgery*, vol. 58 (1984), pp. 659-666; J. H. DiGiovanni y H. Blank, «Failure of Lysine in Frequently Recurrent Herpes Simplex Infection», *Archives of Dermatology*, vol. 120 (1984), pp. 48-51.

36. Antoni y Goodkin, «Host Moderator Variables» (véase nota 9); Goodkin y cols., «Stress and Hopelessness» (véase nota 10).

37. «Pap Smear Screening for Cervical Cancer», *Maine Cancer Perspectives*, vol. 2, núm. 2 (abril de 1996).

38. Damaris Christensen, «New Cervical Test "More Effective" than Pap Smear», *Medical Tribune*, 12 de diciembre de 1996.

39. J. D. Oriel, «Sex and Cervical Cancer», *Genitourinary Medicine*, vol. 64 (1988), pp. 81-89; C. LaVecchia, A. Decarli, A. Fosoli y cols., «Oral Contraceptives and Cancer of the Breast and of the Female Genital Tract: Interim Results of a Case-Control Study», *British Journal of Cancer*, vol. 54 (1986), p. 311; J. J. Schlesselman, «Cancer of the Breast and Reproductive Tract in Relation to Use of CC's», *Contraception*, vol. 40 (1989), p. 1.

40. N. Potischman y L. Brinton, «Nutrition and Cervical Neoplasia», *Cancer Causes and Control*, vol. 7 (1996), pp. 113-126.

41. Se hacen análisis citológicos incluso después que se ha extirpado el cuello del útero en una histerectomía. Esto es especialmente importante para las mujeres que han tenido un historial de resultados citológicos anormales.

42. El toque terapéutico, sistema de curar con las manos, ha sido muy estudiado, y sus efectos beneficiosos los ha documentado muy bien la doctora Delores Kreiger, de la Universidad de Columbia. Marcelle Pick, cofundadora de Women to Women, ha estudiado con la doctora Kreiger.

43. Pienso que la clamidia también podría ser un habitante normal de la vagina en algunas mujeres y que podría causar problemas sólo cuando hay un desequilibrio. Por lo que a mí respecta, la clamidia es como las águilas que revolotean alrededor de un ternero moribundo, aunque muchos de mis colegas no estén de acuerdo.

44. C. Wira y C. Kaushic, «Mucosal Immunity in the Female Reproductive Tract: Effect of Sex Hormones on Immune Recognition and Responses», en H. Kiyono, P. L. Ogra y J. R. McGhee (eds.), *Mucosal Vaccines*, Academic Press, Nueva York, 1996, pp. 375-388.

45. Gardiner-Caldwell SynerMed, «The Role of Reduced Regimens in the Management of Vulvovaginitis», *Medical Monitor*, vol. 1, núm. 1 (abril de 1991); se puede encargar a Gardiner-Caldwell SynerMed, P.O. Box 458, Califon, NJ 07830.

46. Mary Ryan Miles, Linda Olsen y Alvin Rogers, «Recurrent Vaginal Candidiasis: Importance of an Intestinal Reservoir», *Journal of the American Medical Association*, vol. 238, núm. 17 (24 de octubre de 1977), pp. 1836-1837.

47. Genova Diagnostics, en Asherville (Carolina del Norte). Véase pág. 980.

48. Miles, Olsen y Rogers, «Recurrent Vaginal Candidiasis» (véase nota 46).

49. D. Steward y cols., «Psychosocial Aspects of Chronic, Clinically Unconfirmed Vulvovaginitis», *Obstetrics and Gynecology*, vol. 76, núm. 5, 1ª parte (noviembre de 1990), pp. 852-856.

50. S. Mathur y cols., «Anti-ovarian and Anti-lymphocyte Antibodies in Patients with Chronic Vaginal Candidiasis», *Journal of Reproductive Immunology*, vol. 2 (1980), pp. 247-262.

51. C. Fordham von Reyn, «HIV and Acquired Immunodeficiency Syndrome», conferencia, 21 de septiembre de 1996, Dartmouth Medical School, Lebanon (New Hampshire).

52. También se conocen casos de personas infectadas por el virus de inmunodeficiencia humana durante más de diez años en las que no hay indicios de disminución de los linfocitos T CD4+ ni de sida. A. R. Lifson y cols., «Long-term Human Immunodeficiency Virus Infection in Asymptomatic Homosexual

and Bisexual Men with Normal CD4+ Lymphocite Counts: Immunologic and Virologic Characteristics», *Journal of Infectious Disease*, vol. 163 (1991), pp. 959-965.

53. Frank Pitman, «Frankly Speaking», *Psychology Today*, septiembre-octubre de 1996, p. 60.

54. F. J. Palella Jr. y cols., «Declining Morbidity and Mortality Among Patients with Advanced Human Immunodeficiency Virus Infection. HIV Outpatient Study Investigators», *New England Journal of Medicine*, vol. 338, núm. 13 (26 de marzo de 1998), pp. 853-860.

55. Caroline Myss, *AIDS, Passageway to Transformation*, Stillpoint Publications, Walpole (Massachusetts), 1985 (*SIDA: Puerta de transformación*, Luciérnaga, Barcelona, 1992).

56. Niro Markoff, mujer que pasó de seropositiva a seronegativa, ahora enseña internacionalmente. Su historia y sus enseñanzas aparecen en *Why I Survive AIDS* (Simon & Schuster, Nueva York, 1991). Bob Owen también documenta un caso de cambio de seropositivo a seronegativo en *Roger's Recovery from AIDS* (Davar Press, Cannon Beach [Oregón], 1987; *Roger venció al sida*, Higea, Colmenar Viejo [Madrid], 1993).

57. S. M. Hammer, «Clinical Practice, Management of Newly Diagnosed HIV Infection», *New England Journal of Medicine*, vol. 353, núm. 16 (20 de octubre de 2005), pp. 1702-1710.

58. Se puede encargar un casete de esta ponencia [en inglés] al Colegio de Médicos Holísticos: AHMA, 4101 Lake Boone Trail, Suite 201, Raleigh, NC 27607; tel. (919) 787 51 81. Véase también Laurence Badgley, *Healing AIDS Naturally*, Human Energy Press, San Bruno (California), 1987; se puede pedir a Human Energy Press, Suite D, 370 West San Bruno Avenue, San Bruno, CA 94066.

59. W. W. Fawzi y cols., «A Randomized Trial of Multivitamin Supplements and HIV Disease Progression and Mortality», *New England Journal of Medicine*, vol. 351, núm. 1 (1 de julio de 2004), pp. 23-32.

60. C. B. Furlonge y cols., «Vulvar Vestibulitis Syndrome: A Clinicopathological Study», *British Journal of Obstetrics and Gynaecology*, vol. 98 (1991), pp. 703-706.

61. Eduard Friedrich, «Vulvar Vestibulitis Syndrome», *Journal of Reproductive Medicine*, vol. 32, núm. 2 (febrero de 1987), pp. 110-114.

62. T. Warner y cols., «Neuroendocrine Cell-Axonal Complexes in the Minor Vestibular Gland», *Journal of Reproductive Medicine*, vol. 41 (1996), pp. 397-402.

63. C. C. Solomons, M. H. Melmed y S. M. Heitler, «Calcium Citrate for Vestibulitis», *Journal of Reproductive Medicine*, vol. 36, núm. 12 (1991), pp. 879-882.

64. En el estudio del doctor McNamara se usan las marcas Essentials y Proflavenol, de Usana.

65. Donna E. Stewart y cols., «Psychological Aspects of Chronic Clinically Unconfirmed Vulvovaginitis», *Obstetrics and Gynecology*, vol. 76 (1990), pp. 852-856; Donna E. Stewart y cols., «Vulvodynia and Psychological Distress», *Obstetrics and Gynecology*, vol. 84, núm. 4 (octubre de 1994), pp. 587-590.

66. E. A. Walker y cols., «Medical and Psychiatric Symptoms in Women with Childhood Sexual Abuse», *Psychosomatic Medicine*, vol. 54 (1992), pp. 658-664.

67. Howard Glazer, «Treatment of Vulvar Vestibulitis Syndrome with Electrom-yographic Biofeedback of Pelvic Floor Musculature», *Journal of Reproductive Medicine*, vol. 4, núm. 4 (1995), pp. 283-290.
68. Benson Horowitz, ponencia en Grand Rounds, Maine Medical Center, 24 de julio de 1996.
69. Ibíd.
70. M. M. Karram, «Frequency, Urgency, and Painful Bladder Syndromes», en M. D. Walters y M. M. Karram (eds.), *Clinical Urogynecology*, Mosby, St. Louis, 1993, pp. 285-298.
71. E. M. Messing y T. A. Stamey, «Interstitial Cystitis: Early Diagnosis, Patholo-gy, and Treatment», *Urology*, vol. 12 (1978), p. 381.
72. Sitio web de la National Kidney and Urologic Diseases Information Clearing-house: http://kidney.niddk.nih.gov/kudiseases/pubs/interstitialcystitis/
73. A. E. Sobota, «Inhibition of Bacterial Adherence by Cranberry Juice: Potential Use for the Treatment of Urinary Tract Infections», *Journal of Urology*, vol. 131 (1984), pp. 1013-1016; P. N. Papas y cols., «Cranberry Juice in the Treatment of Urinary Tract Infections», *Southwestern Medicine*, vol. 47A (1966), pp. 17-20; D. R. Schmidt y A. E. Sobota, «An Examination of the An-tiadherence Activity of Cranberry Juice on Urinary and Non-urinary Bacte-rial Isolates», *Microbios*, vol. 55, núms. 224-225 (1988), pp. 173-181.
74. J. Avorn y cols., «Reduction of Bacteria and Pyuria After Ingestion of Cran-berry Juice», *Journal of the American Medical Association*, vol. 271 (1994), pp. 751-754.
75. V. Frohne, «Untersuchungen zur Frage der Garbdesfuzierenden Wirkungen von Barentraubenblatt-Extracten», *Planta Medica*, vol. 18 (1970), pp. 1-25.
76. R. Raz, W. Stamm y cols., «A Controlled Trial of Intravaginal Estriol in Postmenopausal Women with Recurrent Urinary Tract Infections», *New England Journal of Medicine*, vol. 329 (1993), pp. 753-756.
77. D. C. H. Tchou y cols., «Pelvic Floor Musculature Exercises in Treatment of Anatomical Urinary Stress Incontinence», *Physical Therapy*, vol. 68 (1988), pp. 652-655; K. Bo y cols., «Pelvic Floor Muscle Exercises for the Treatment of Female Stress Incontinence: Effects of Two Different Degrees of Pelvic Floor Muscle Exercises», *Neurological Urodynamics*, vol. 11 (1990), pp. 107-113; y P. A. Burns y cols., «A Comparison of Effectiveness of Biofeedback and Pelvic Muscle Exercise Treatment in the Treatment of Strees Incontinence in Older Community-Dwelling Women», *Journal of Gerontology*, vol. 48, núm. 4 (1993), pp. 167-174.
78. N. Bhatia y cols., «Urodynamic Effects of a Vaginal Pessary in Women with Stress Urinary Incontinence», *American Journal of Obstetrics and Gynecolo-gy*, vol. 147, 1983, p. 876; y A. Diokno, «The Benefits of Conservative Mana-gement for SUI», *Contemporary ObGyn*, marzo de 1997, pp. 128-142.

Capítulo 10: Los pechos o mamas

1. C. Chen, «Adverse Life Events and Breast Cancer: A Case-Controlled Study», *British Medical Journal*, vol. 311 (9 de diciembre de 1995), pp. 1527-1530.
2. S. Geyer, «Life Events Prior to Manifestation of Breast Cancer: A Limited

Prospective Study Covering Eight Years Before Diagnosis», *Journal of Psychosomatic Research*, vol. 35 (1991), pp. 353-363.

3. A. Ramírez y cols., «Stress and Relapse of Breast Cancer», *British Medical Journal*, vol. 298 (1989), pp. 291-293.

4. En el siglo XIX, el excepcional estudio de casos de Herbert Snow relacionaba los cánceres de mama y de útero con un historial de «mente preocupada y ansiedad crónica». Particularmente evidente en las mujeres que estudió era la pérdida de una relación importante como factor desencadenante de la formación de un tumor. Véase Herbert Snow, *The Proclivity of Women to Cancerous Disease*, Londres, 1883.

En este siglo, M. Tarlau y M. A. Smalheiser descubrieron que el cuadro típico de pacientes de cáncer de mama era que sus padres habían estado ausentes psíquicamente; para las pacientes de cáncer de cuello del útero, el padre había estado ausente debido a muerte o abandono. Véase M. Tarlau y M. A. Smalheiser, «Personality Patterns in Patients with Malignant Tumors of the Breast and Cervix», *Psychosomatic Medicine*, vol. 13 (1951), p. 117. También comprobaron que todas las pacientes de cáncer de mama tenían sentimientos negativos respecto a su sexualidad, se habían adaptado negándola, y con frecuencia tenían sentimientos negativos respecto a las relaciones heterosexuales en sí. Las pacientes de cáncer de cuello del útero, en cambio, tenían menos sentimientos negativos respecto a su sexualidad. Con más frecuencia las pacientes de cáncer de mama tendían a continuar en un matrimonio insatisfactorio, mientras que muchas de las pacientes de cáncer de cuello del útero eran divorciadas o se habían casado varias veces.

Un estudio realizado por Bacon y sus colaboradores comprobó que muchas pacientes de cáncer de mama con frecuencia eran incapaces de desahogar la rabia, la agresividad o la hostilidad, o de arreglárselas apropiadamente con ellas. Muchas veces esas mujeres encubrían esos sentimientos bajo una fachada de simpatía y amabilidad. Solían reaccionar con «negación y un sacrificio no realista» para resolver conflictos de hostilidad con su madre. Véase C. L. Bacon y cols., «A Psychosomatic Survey of Cancer of the Breast», *Psychosomatic Medicine*, vol. 14, núm. 6 (1952), pp. 453-459.

Véase también C. B. Bahnson, «Stress and Cancer: The State of the Art», *Psychosomatics*, vol. 22, núm. 3 (1981), pp. 207-220.

5. Sandra Levy y cols., «Perceived Social Support and Tumor Estrogen Progesterone Receptor Status as Predictors of Natural Killer Cell Activity in Breast Cancer Patients», *Psychosomatic Medicine*, vol. 52 (1990), pp. 73-85.

6. A. Bremond, G. Kune y C. Bahnson, «Psychosomatic Factors in Breast Cancer Patients: Results of a Case Control Study», *Journal of Psychosomatic Obstetrics and Gynecology*, vol. 5 (1986), pp. 127-136.

7. K. W. Pettingale y cols., «Serum IgA Levels and Emotional Expression in Breast Cancer Patients», *Journal of Psychosomatic Research*, vol. 21 (1977), p. 395.

8. D. B. Thomas y cols., «Randomized Trial of Breast Self-Examination in Shanghai: Final Results», *Journal of the National Cancer Institute*, vol. 94, núm. 19 (2 de octubre de 2002), pp. 1445-1457.

9. S. M. Love, R. S. Gelman y W. J. Sile, «Fibrocystic 'Disease' of the Breast: A Non-disease», *New England Journal of Medicine*, vol. 307 (1982), p. 1010.

10. P. E. Preece y cols., «Importance of Mastalgia in Operable Breast Cancer», *British Medical Journal*, vol. 284, 1982, pp. 1299-1300; y L. E. Hughes y D. J. Webster, «Breast Pain and Modularity», en *Benign Disorders and Disease of the Breast*, Bailliere Tindale, Londres, 1989.

11. G. Plu-Bureau y cols., «Cyclic Mastalgia as a Marker of Breast Cancer Susceptibility: Results of a Case Control Study Among French Women», *British Journal of Cancer*, vol. 65 (1992), pp. 945-949; y J. R. Harris y cols., «Breast Cancer, part 1», *New England Journal of Medicine*, vol. 327 (1992), pp. 319-328.

12. P. L. Jenkins y cols., «Psychiatric Illness in Patients with Severe Treatment-Resistant Mastalgia», *General Hospital Psychiatry*, vol. 15 (1993), pp. 55-57.

13. N. Boyd, «Effect of a Low-Fat, High Carbohydrate Diet on Symptoms of Cyclical Mastopathy», *Lancet*, vol. 2 (1988), p. 128; D. Rose y cols., «Effect of a Low-Fat Diet on Hormone Levels in Women with Cystic Breast Disease. I: Serum Steroids and Gonadotropins», *Journal of the National Cancer Institute*, vol. 78 (1987), p. 623; D. Rose y cols., «Effect of a Low-Fat Diet on Hormone Levels in Women with Cystic Breast Disease. II: Serum Radioimmunoassayable Prolactin and Growth Hormone and Bioactive Lactogenic Hormones», *Journal of the National Cancer Institute*, vol. 78 (1987), p. 627.

14. M. Woods, «Low-Fat, High-Fiber Diet and Serum Estrone Sulfate in Premenopausal Women», *American Journal of Clinical Nutrition*, vol. 49 (1989), p. 1179; D. Ingram, «Effect of Low-Fat Diet on Female Sex Hormone Levels», *Journal of the National Cancer Institute*, vol. 79 (1987), p. 1225; y H. Aldercreutz, «Diet and Plasma Androgens in Postmenopausal Vegetarian and Omnivorous Women and Postmenopausal Women with Breast Cancer», *American Journal of Clinical Nutrition*, vol. 49 (1989), p. 433; A. Tavani y cols., «Consumption of Sweet Foods and Breast Cancer Risk in Italy», Annals of Oncology, 25 de octubre de 2005 (publicación electrónica [*epub*] antes de su impresión).

15. Rose y cols., «Serum Steroids and Gonadotropins» (véase nota 13).

16. K. J. Chang y cols., «Influences of Percutaneous Administration of Estradiol and Progesterone on Human Breast Epithelial Cell Cycle in Vivo», *Fertility and Sterility*, vol. 63 (1995), pp. 785-791.

17. D. Bagga y cols., «Dietary Modulation of Omega-3/Omega-6 Polyunsaturated Fatty Acid Ratios in Patients with Breast Cancer», *Journal of the National Cancer Institute*, vol. 89, núm. 15 (1997), pp. 1123-1131.

18. R. S. London y cols., «The Effect of Alpha-Tocopherol on Premenstrual Symptomatology», *Cancer Research*, vol. 41 (1981), pp. 3811-3816; R. S. London y cols., «The Effect of Alpha-Tocopherol on Premenstrual Symptomatology: A Double-Blind Study», *Journal of American College Nutrition*, vol. 3 (1984), pp. 351-356; R. S. London y cols., «The Role of Vitamin E in Fibrocystic Breast Disease», *Obstetrics and Gynecology*, vol. 65 (1982), pp. 104-106; A. A. Abrams, «Use of Vitamin E for Chronic Cystic Mastitis», *New England Journal of Medicine*, vol. 272 (1965), pp. 1080-1081.

19. B. A. Eskin y cols., «Mammary Gland Dysplasia in Iodine Deficiency», *Journal of the American Medical Association*, vol. 200 (1967), pp. 115-119.

20. P. E. Mohr y cols., «Serum Progesterone and Prognosis in Operable Breast Cancer», *British Journal of Cancer*, vol. 73 (1996), pp. 1552-1555.

21. R. Harris, «Effectiveness: The Next Question for Breast Cancer Screening», *Journal of the National Cancer Institute*, vol. 97, núm. 14 (20 de julio de 2005), pp. 1021-1023.

22. D. A. Berry y cols., «Effect of Screening and Adjuvant Therapy on Mortality from Breast Cancer», *New England Journal of Medicine*, vol. 353, núm. 17 (27 de octubre de 2005), pp. 1784-1792.

23. J. G. Elmore y cols., «Ten-Year Risk of False Positive Screening Mammograms and Clinical Breast Exams», *New England Journal of Medicine*, vol. 338, núm. 16 (16 de abril de 1998), pp. 1089-1096.

24. P. C. Gotzche y O. Olsen, «Is Screening for Breast Cancer with Mammography Justifiable?», *Lancet*, vol. 355, núm. 9198 (8 de enero de 2000), pp. 129-134; P. C. Gotzche y O. Olsen, «Cochrane Review on Screening for Breast Cancer with Mammography», *Lancet*, vol. 358, núm. 9290 (20 de octubre de 2001), pp. 1340-1342.

25. Andrew M. D. Wolf, «Share the Burden of Uncertainty with Patients», *Consultant*, vol. 43, núm. 9 (agosto de 2003), pp. 1102-1103.

26. A. B. Miller y cols., «Canadian National Breast Screening Study-2: 13-Year Results of a Randomized Trial in Women Aged 50-59 Years», *Journal of the National Cancer Institute*, vol. 92, núm. 18 (20 de septiembre de 2000), pp. 1490-1499.

27. K. Kerlikowske y cols., «Continuing Screening Mammography in Women Aged 70 to 79 Years: Impact on Life Expectancy and Cost-Effectiveness», *Journal of the American Medical Association*, vol. 282, núm. 22 (8 de diciembre de 1999), pp. 2156-2163.

28. J. P. van Netten y cols., «Physical Trauma and Breast Cancer», *Lancet*, vol. 343, núm. 8903 (16 de abril de 1994), pp. 978-979.

29. C. Baines, «Rethinking Breast Screening — Again», *British Medical Journal*, vol. 331 (2005), p. 1031.

30. A. T. Stavros y cols., «Solid Breast Nodules: Use of Sonography to Distinguish Between Benign and Malignant Lesions», *Radiology*, vol. 195, 1995, pp. 123-134; E. Staren, «Breast Ultrasound for Surgeon», *American Surgeon*, vol. 62 (1996), pp. 109-112.

31. Gina Kolata, «Breast Cancer Screening Under 50: Experts Disagree if Benefit Exists», *The New York Times*, 14 de diciembre de 1993, p. C-1; W. Gilbert Welch y William Black, «Advances in Diagnostic Imaging», *New England Journal of Medicine*, vol. 328 (abril de 1993), pp. 1237-1242; M. Nielson y cols., «Breast Cancer and Atypia Among Young Middle-Aged Women: A Study of 110 Medical-Legal Autopsies», *British Journal of Cancer*, vol. 56 (1987), pp. 814-819. En el Hospital del condado Cook de Chicago se realizó un estudio, no publicado, con autopsias, con similares resultados (comunicación personal de la doctora Kate Havens).

32. V. Ernster y cols., «Incidence of and Treatment for Ductal Carcinoma In Situ of the Breast», *Journal of the American Medical Association*, vol. 275, núm. 12 (27 de marzo de 1996), pp. 913-918.

33. G. Arpino, R. Laucirica y R. M. Elledge, «Premalignant and In Situ Breast Disease: Biology and Clinical Implications», *Annals of Internal Medicine*, vol. 143, núm. 6 (20 de septiembre de 2005), pp. 446-457.

34. C. I. Li y cols., «Age-specific Incidence Rates of In Situ Breast Carcinomas in

Histologic Type, 1980 to 2001», *Cancer Epidemiology, Biomarkers & Prevention*, vol. 14, núm. 4 (abril de 2005), pp. 1012-1015.

35. National Center for Health Statistics, *Vital Statistics of the United States, 1987*, vol. 2, *Mortality, Part A*, publicación núm. (PHS) 90-1101 del DHHS, (U.S. Government Printing Office, Washington, D.C., 1990).

36. Han sido implicadas las siguientes sustancias químicas: los pesticidas DDT, el heptacloro y la atrazina, varios hidrocarburos aromáticos policíclicos (PAHs), subproductos del petróleo, la dioxina y los bifenilos policlorinados (PCBs). Véase también Janet Raloff, «Ecocancer: Do Environmental Factors Underlie a Breast Cancer Epidemic?», *Science News*, vol. 144 (3 de julio de 1993), pp. 10-13.

37. Dr. Samuel Epstein, carta al doctor David Kessler, comisario del FDA, 14 de febrero de 1994, citado en Barbara Joseph, *My Healing from Breast Cancer* (Keats, New Canaan [Connecticut], 1996), p. 7.

38. P. Buell, «Changing Incidence of Breast Cancer in Japanese-American Women», *Journal of the National Cancer Institute*, vol. 51 (1973), pp. 1479-1483; L. Kinlen, «Meat and Fat Consumption and Cancer Mortality: A Study of Strict Religious Orders in Britain», *Lancet*, 1982, pp. 946-949; W. Willett y cols., «Dietary Fat and Risk of Breast Cancer», *New England Journal of Medicine*, vol. 316, núm. 22 (1987).

39. D. J. Hunter y cols., «Cohort Studies of Fat Intake and the Risk of Breast Cancer: A Pooled Analysis», *New England Journal of Medicine*, vol. 334 (1996), pp. 356-361.

40. S. Franceschi y cols., «Intake of Macronutrients and Risk of Breast Cancer», *Lancet*, vol. 347 (1996), pp. 1351-1356.

41. S. Seely y D. F. Horrobin, «Diet and Breast Cancer: The Possible Connection with Sugar Consumption», *Medical Hypotheses*, vol. 3 (1983), pp. 319-327; K. K. Carroll, «Dietary Factors in Immune-Dependent Cancers», en M. Winick, ed., *Current Concepts in Nutrition*, vol. 6: *Nutrition and Cancer*, John Wiley & Sons, Nueva York, 1977, pp. 25-40; S. K. Hoeh y K. K. Carroll, «Effects of Dietary Carbohydrate in the Incidence of Mammary Tumors Induced in Rats by 7, 12-dimethylbenzanthracene», *Nutrition and Cancer*, vol. 1, núm. 3 (1979), pp. 27-30; R. Kazer, «Insulin Resistance, Insulin-like Growth Factor I and Breast Cancer: A Hypothesis», *International Journal of Cancer*, vol. 62 (1995), pp. 403-406.

42. M. H. Holl y cols., «Gut Bacteria and Aetiology of Cancer of the Breast», *Lancet*, vol. 2 (1971), pp. 172-173; R. E. Hughes, «Hyphotesis: A New Look at Dietary Fiber in Human Nutrition», *Clinical Nutrition*, vol. 406 (1986), pp. 81-86.

43. H. Aldercreutz y cols., «Dietary Phytoestrogens and the Menopause in Japan», *Lancet*, vol. 339 (1992), p. 1233; H. P. Lee y cols., «Dietary Effects on Breast Cancer Risk in Singapore», *Lancet*, vol. 337 (18 de mayo de 1991), pp. 1197-1200.

44. N. N. Ismael, «A Study of Menopause in Malaysia», *Maturitas*, vol. 19 (1994), pp. 205-209.

45. L. J. Lu y cols., «Decreased Ovarian Hormones During a Soya Diet: Implications for Breast Cancer Prevention», *Cancer Research*, vol. 60, núm. 15 (1 de agosto de 2000), pp. 4112-4121; N. B. Kumar y cols., «The Specific Role of

Isoflavones on Estrogen Metabolism in Premenopausal Women», *Cancer*, vol. 94, núm. 4 (15 de febrero de 2002), pp. 1166-1174; C. Nagata y cols., "Decreased Serum Estradiol Concentration Associated with High Dietary Intake of Soy Products in Premenopausal Japanese Women", *Nutrition and Cancer*, vol. 29, núm. 3 (1997), pp. 228-233.

46. T. Hirano y cols., «Antiproliferative Activity of Mammalian Lignan Derivatives Against the Human Breast Carcinoma Cell Line ZR-75-1», *Cancer Investigations*, vol. 8 (1990), pp. 595-602.

47. H. Aldercreutz y cols., «Excretion of the Lignans Enterlactone and Enterodiol and of Equol in Omnivorous and Vegetarian Women and in Women with Breast Cancer», *Lancet*, vol. 2 (1982), pp. 1295-1299.

48. J. Michnovicz y H. Bradlow, «Altered Estrogen Metabolism and Excretion in Humans Following Consumption of Indole-3-Carbinol», *Nutrition and Cancer*, vol. 16 (1991), pp. 59-66.

49. K. P. McConnell y cols., «The Relationship Between Dietary Selenium and Breast Cancer», *Journal of Surgical Oncology*, vol. 5, núm. 1 (1980), pp. 67-70.

50. L. C. Clark, G. F. Combs, B. W. Turnbull y cols., «Effects of Selenium Supplementation for Cancer Prevention in Patients with Carcinoma of the Skin», *Journal of the American Medical Association*, vol. 276 (1996), pp. 1957-1963.

51. T. T. Kellis y L. E. Vickery, «Inhibition of Human Estrogen Synthetase (Aromatase) by Flavonoids», *Science*, vol. 255 (1984), pp. 1032-1034. Los bioflavonoides compiten por el estrógeno como substrato en el metabolismo de las grasas.

52. B. Goldin y J. Gorsbach, «The Effect of Milk and Lactobacillus Feeding on Human Intestinal Bacterial Enzyme Activity», *American Journal of Clinical Nutrition*, vol. 39 (1984), pp. 756-761. El *Lactobacillus acidophilus* inhibe la glucuronidasa beta, que es la enzima bacteriana fecal responsable de desconjugar el estrógeno conjugado por el hígado.

53. R. R. Brown y cols., «Correlation of Serum Retinol Levels with Response to Chemotherapy in Breast Cancer», *American Journal of Obstetrics and Gynecology*, vol. 148, núm. 3, pp. 309-312.

54. K. Lockwood y cols., «Partial and Complete Regression of Breast Cancer in Patients in Relation to Dosage of Coenzyme Q10», *Biochemical and Biophysical Research Communications*, vol. 199, núm. 3 (1994), pp. 1504-1508.

55. L. Rosenberg y cols., «Breast Cancer and Alcoholic Beverage Consumption», *Lancet*, vol. 1 (1982), p. 267.

56. I. Kato y cols., «Alcohol Consumption in Cancers of Hormone Related Organs in Females», *Japan Journal of Clinical Oncology*, vol. 19, núm. 3 (1989), pp. 202-207.

57. I. Thune y cols., «Physical Activity and the Risk of Breast Cancer», *New England Journal of Medicine*, vol. 336 (1997), pp. 1269-1275.

58. B. Rockhill y cols., «A Prospective Study of Recreational Physical Activity and Breast Cancer Risk», *Archives of Internal Medicine*, vol. 159, núm. 19 (25 de octubre de 1999), pp. 2290-2296.

59. P. K. Verkasalo y cols., «Sleep Duration and Breast Cancer: A Prospective Cohort Study», *Cancer Research*, vol. 65, núm. 20 (15 de octubre de 2005), pp. 9595-9600.

60. E. S. Schernhammer y cols., «Rotating Night Shifts and Risk of Breast Cancer in Women Participating in the Nurses Health Study», *Journal of the National Cancer Institute*, vol. 93, núm. 20 (17 de octubre de 2001), pp. 1563-1568.

61. D. E. Blask y cols., «Melatonin-Depleted Blood from Premenopausal Women Exposed to Light at Night Stimulates Growth of Human Breast Cancer Xenografts in Nude Rats», *Cancer Research*, vol. 65, núm. 23 (1 de diciembre de 2005), pp. 11174-11184.

62. E. S. Schernhammer y cols., «Urinary Melatonin Levels and Breast Cancer Risk», *Journal of the National Cancer Institute*, vol. 97, núm. 14 (20 de julio de 2005), pp. 1084-1087.

63. S. Narod y cols., «Familial Breast-Ovarian Cancer Locus on Chromosome 17q12q23», *Lancet*, vol. 338 (13 de julio de 1991), pp. 82-83.

64. M. B. Fitzgerald y cols., «German Line BrCa 1 Mutations in Jewish and Non-Jewish Women with Early Onset Breast Cancer», *New England Journal of Medicine*, vol. 334, núm. 3 (1996), pp. 143-149; F. S. Collins, «BrCa 1: Lots of Mutations, Lots of Dilemmas», *New England Journal of Medicine*, vol. 334, núm. 3 (1996), pp. 186-188; A. A. Langston, «BrCa 1 Mutations in a Population-Based Sample of Young Women with Breast Cancer», *New England Journal of Medicine*, vol. 334, núm. 3 (1996), pp. 137-142.

65. S. B. Haga y cols., «Genomic Profiling to Promote a Healthy Lifestyle: Not Ready For Prime Time», *Nature Genetics*, vol. 34, núm. 4 (agosto de 2003), pp. 347-350.

66. Sonia Johnson, *Wildfire: Igniting the She-volution* (Wildfire Books, Albuquerque [Nuevo México]), p. 38.

67. En sentido convencional, el cáncer de mama puede recurrir en cualquier momento. Por eso ningún médico ortodoxo consideraría «curada» a Monica. Dirían que está «en remisión». Sea cual sea el nombre que se le dé, me gusta el aspecto que tiene y su manera de vivir.

68. Puedes ver un fascinante informe sobre la polémica de los implantes de mama en la página «Chronology of Silicone Breast Implant» del sitio web del programa *Frontline* del PBS [Public Broadcasting Service] en www.pbs.org/wgbh/pages/frontline/implants/cron.html.

69. L. A. Brinton y cols., «Cancer Risks at Sites Other Than the Breast Following Augmentation Mammoplasty», *Annals of Epidemiology*, vol. 11, núm. 4 (mayo de 2001), pp. 248-256.

70. Estadísticas de implantes citadas en Marsha Angell, «Shattuck Lecture - Evaluating the Health Risks of Breast Implants: The Interplay of Medical Science, the Law, and Public Opinion», *New England Journal of Medicine*, vol. 334, núm. 23 (1996), pp. 1513-1518.

71. L. A. Brinton y cols., «Mortality Among Augmentation Mammography Patients», *Epidemiology*, vol. 12, núm. 3 (mayo de 2001), pp. 321-326.

72. V. C. Koot y cols., «Total and Cause Specific Mortality Among Swedish Women with Cosmetic Breast Implants: Prospective Study», *British Medical Journal*, vol. 326, núm. 7388 (8 de marzo de 2003), pp. 527-528.

73. J. S. Hasan, «Psychological Issues in Cosmetic Surgery: A Functional Overview», *Annals of Plastic Surgery*, vol. 44, núm. 1 (enero de 2000), pp. 89-96.

74. Comunicación personal de la doctora Mona Lisa Schulz, que investigó con-

cienzudamente este campo antes de hacerse reconstrucción bilateral una vez que le diagnosticaron cáncer de mama.

75. «Saline-Filled Breast Implant Surgery: Making an Informed Decision», informe orientador acerca de los implantes rellenos de suero salino, Mentor Corporation (puesto al día en enero de 2004); «Making an Informed Decision: Saline-Filled Breast Implant Surgery; 2004 Update»; informe orientador sobre implantes rellenos de suero salino, INAMED Corporation (puesto al día en noviembre de 2004).

76. Schulz (véase nota 74).

77. Nancy Hurst, «Lactation After Augmentation Mammoplasty», *Obstetric and Ginecology*, vol. 87, núm. 1 (1996), pp. 30-34.

78. A. R. Staib y D. R. Logan, «Hypnotic Stimulation of Breast Growth», *American Journal of Clinical Hypnosis*, abril de 1977; R. D. Willard, «Breast Enlargement Through Visual Imagery and Hypnosis», *American Journal of Clinical Hypnosis*, abril de 1977; J. E. Williams, «Stimulation of Breast Growth by Hypnosis», *Journal of Sex Research*, vol. 10, núm. 4 (1974), pp. 316-326; L. M. LeCron, «Breast Development Through Hypnotic Suggestion», *Journal of the American Society of Psychosomatic Dentistry and Medicine*, vol. 16, núm. 2 (1969), pp. 58-62.

79. S. Levy y cols., «Survival Hazards Analysis in First Recurrent Breast Cancer Patients: 7-Year Follow-Up», *Psychosomatic Medicine*, vol. 50 (1988), pp. 520-588.

Capítulo 11: Nuestra fertilidad

1. David Chamberlain, *The Mind of Your Newborn Baby*, North Atlantic Books, Berkeley (California), 1998 (*La mente del bebé recién nacido*, Ob Stare, Santa Cruz de Tenerife, 2002).

2. Conocí a una ginecóloga de China, quien me contó que había realizado 20.000 abortos. En China sólo se permite un hijo por pareja, y a veces ni siquiera uno. El aborto se practica corrientemente como control de la natalidad. Si una pareja tiene más de un hijo, los padres podrían perder un empleo o sufrir otras sanciones. En consecuencia, las parejas chinas eligen abortar los fetos femeninos, y ahora toda una generación de varones jóvenes no tienen mujeres suficientes de su edad para formar pareja, hecho que, aunque trágico, parece ser un cruel tipo de justicia.

3. Carroll Smith-Rosenberg, *Disorderly Conduct: Visions of Gender in Victorian America*, Oxford University Press, Nueva York, 1986.

4. En una sociedad en la que hay tantos incestos y violaciones, el comportamiento sexual suele deformarse, lo cual comienza en la infancia. Cualquier mujer que se ha recuperado del abuso sexual te dirá que la promiscuidad y «fingir» en el acto sexual están entre las consecuencias de haber sufrido abusos sexuales. No es mi intención culpar a esas mujeres. Simplemente sugiero que necesitamos comenzar el proceso de curación.

5. Puede adquirirse en Kris Bercov, P.O. Box 3586, Winter Park, FL 32790; tel. (407) 628 00 95. Precio: 5 dólares, más 1 dólar por gastos de envío [dentro de Estados Unidos]. Descuento a mayoristas.

6. Smith-Rosenberg, *Disorderly Conduct*, ob. cit. (véase nota 3).
7. Ibíd., p. 218.
8. M. Melbye, J. Wohlfahrt y cols., «Induced Abortion and the Risk of Breast Cancer», *New England Journal of Medicine*, vol. 336 (1996), pp. 81-85.
9. Gladys McGarey, *Born to Live* (Gabriel Press, Phoenix [Arizona], 1980), p. 54. Está retirado de catálogo, pero debería haber una reimpresión en el futuro cercano. Para más información, contacta con la doctora Gladys McGarey, Scottsdale Holistic Medical Group, 7350 Statson, Suite 128, Scottsdale, AZ 85251; tel. (602) 990 15 28.
10. «Preven Emergency Contraceptive Kit — the first and only emergency contraceptive product — approved by the FDA», comunicado de prensa de Gynetics, Inc., Somerville (Nueva Jersey), 2 de septiembre de 1998.
11. J. Trussell, F. Stewart, F. Guest y R. A. Hatcher, «Emergency Contraceptive Pills: A Simple Proposal to Reduce Unintended Pregnancies», *Family Planning Perspectives*, vol. 24, núm. 6 (noviembre-diciembre de 1992), pp. 269-273.
12. S. F. Wood, «Women's Health and the FDA», *New England Journal of Medicine*, vol. 353, núm. 16 (20 de octubre de 2005), pp. 1650-1651.
13. R. Hatcher y cols., *Contraceptive Technology*, Irvington Publishers, Nueva York, 1991.
14. M. K. Horwitt y cols., «Relationship Between Levels of Blood Lipids, Vitamins C, A, E, Serum Copper, and Urinary Excretion of Tryptophan Metabolites in Women Taking Oral Contraceptive Therapy», *American Journal of Clinical Nutrition*, vol. 28 (1975), pp. 403-412; K. Amatayakul, «Vitamin Metabolism and the Effects of Multivitamin Supplementation in Oral Contraceptive Users», *Contraception*, vol. 30, núm. 2 (1984), pp. 179-196; y J. L. Webb, «Nutritional Effects of Oral Contraceptive Use», *Journal of Reproductive Health*, vol. 25, núm. 4 (1980), p. 151.
15. A. M. Kaunitz, «Oral Contraceptives», en Thomas G. Stovall y Frank W. Ling (eds.), *Gynecology for the Primary Care Physician*, Current Medicine, Filadelfia, 1999.
16. I. F. Godsland y cols., «The Effects of Different Formulations of Oral Contraceptive Agent on Lipid and Carbohidrate Metabolism», *New England Journal of Medicine*, vol. 323, núm. 20 (15 de noviembre de 1990), pp. 1375-1381.
17. V. Cogliano y cols., «Carcinogenicity of Combined Oestrogen-Progestagen Contraceptives and Menopausal Treatment», *Lancet Oncology*, vol. 6, núm. 8 (agosto de 2005), pp. 552-553.
18. Collaborative Group on Hormonal Factors in Breast Cancer, «Breast Cancer and Hormonal Contraceptives: Further Results», *Contraception*, vol. 54, núm. 3, supl. (septiembre de 1996), pp. 1S-106S.
19. C. Panzer y cols., «Impact of Oral Contraceptives on Sex Hormone Binding Globulin and Androgen Levels: A Retrospective Study in Women with Sexual Dysfunction», *Journal of Sexual Medicine*, vol. 3, núm. 1 (enero de 2006), pp. 104-113.
20. U.S. Food and Drug Administration, «FDA Updates Labeling for Ortho Evra Contraceptive Patch», 10 de noviembre de 2005. Disponible *online* en www.fda.gov/bbs/topics/news/2005/NEW01262.html
21. Tomado de un folleto informativo de Joan Morais, citado con su permiso.

22. Mi introducción a la verdadera envergadura de la ciencia que respalda la planificación familiar natural ocurrió cuando oí hablar al doctor Joseph Stanford en la reunión anual del Colegio de Médicos Holísticos en Kansas City en 1993. Los estudios que se citan en esta sección me los proporcionó amablemente el doctor Stanford, que actualmente enseña en el Departamento de Medicina Familiar y Preventiva de la Universidad de Utah, 50 North Medical Drive, Salt Lake City, Utah 84132.

23. El método del ritmo se basa en cálculos de calendario del periodo de fertilidad, no en sus signos fisiológicos. Es mucho menos fiable que los métodos de que hablo en el texto.

24. La observación del flujo de mucosidad vaginal para determinar la fase fértil fue desarrollada originalmente por dos médicos, John y Evelyn Billings. De ahí que a veces se la conozca como «método Billings».

25. T. W. Hilgers, A. I. Bailey y A. M. Prebil, «Natural Family Planning IV: The Identification of Postovulatory Infertility», Obstetrics and Gynecology, vol. 58, núm. 3 (1981), pp. 345-350.

26. T. W. Hilgers, «The Medical Applications of Natural Family Planning: A Contemporary Approach to Women's Health Care», Pope Paul VI Institute Press, Omaha (Nebraska), 1991; T. W. Hilgers, «The Statistical Evaluation of Natural Methods of Family Planning», International Review of Natural Family Planning, vol. 8, núm. 3 (otoño de 1984), pp. 226-264; J. Doud, «Use-Effectiveness of the Creighton Model of NFP», International Review of Natural Family Planning, vol. 9, núm. 54 (1985).

27. Thomas Hilgers y cols., «Cumulative Pregnancy Rates in Patiens with Apparently Normal Fertility and Fertility-Focused Intercourse», Journal of Reproductive Medicine, vol. 37, núm. 10 (octubre de 1992), pp. 864-866.

28. Cita tomada del impreso de la ponencia de J. Stanford en la Reunión Anual del Colegio de Médicos Holísticos, el 13 de marzo de 1993. El estudio citado está en la obra de T. W. Hilgers, «The Medical Applications of Natural Family Planning» (véase nota 26).

29. G. Freundl y cols., «Demographic Study on the Family Planning Behavior of the German Population: The Importance of Natural Methods», International Journal of Fertility, vol. 33 (1988), suplem., pp. 54-58.

30. A. Wilcox y C. Weinberg, «Timing of Sexual Intercourse in Relation to Ovulation: Effects on the Probability of Conception, Survival of Pregnancy, and Sex of Baby», New England Journal of Medicine, vol. 333 (1995), pp. 1517-1521.

31. H. Klaus, «Natural Family Planning: A Review», encuesta de Obstetrics and Gynecology, vol. 37, núm. 2 (febrero de 1982), pp. 128-150; T. W. Hilgers y A. M. Prebil, «The Ovulation Method: Vulvar Observations as an Index of Fertility/Infertility», Obstetrics and Gynecology, vol. 53, núm. 1 (enero de 1979), pp. 12-22; Organización Mundial de la Salud, «A Prospective Multicentre Trial of the Ovulation Method of Natural Family Planning. I: The Teaching Phase», Fertility and Sterility, vol. 362 (agosto de 1981), pp. 152-158.

32. T. W. Hilgers, G. F. Abraham y D. Cavanagh, «Natural Family Planning. I: The Peak Symptom and Estimated Time of Ovulation», American Journal of Obstetrics and Gynecology, vol. 52, núm. 5 (noviembre de 1978), pp. 575-582.

33. El material para esta sección lo obtuve del doctor Joseph Stanford.

34. J. F. Cattanach y B. J. Milne, «Post-Tubal Sterilization Problems Correlated with Ovarian Steroidogenesis», *Contraception*, vol. 38, núm. 5 (1988); J. Donnez, M. Wauters y K. Thomas, «Luteal Function After Tubal Sterilization», *Obstetrics and Gynecology*, vol. 57, núm. 1 (1981); y M. M. Cohen, «Long-Term Risk of Hysterectomy After Tubal Sterilization», *American Journal of Epidemiology*, vol. 125 (1987).

35. S. Sumiala y cols., «Salivary Progesterone Concentration After Tubal Sterilization», *Obstetrics and Gynecology*, vol. 88 (1996), pp. 792-796.

36. A. Domar y cols., «The Prevalence and Predictability of Depression in Infertile Women», *Fertility and Sterility*, vol. 58 (1992), pp. 1158-1163; A. Domar y cols., «The Psychological Impact of Infertility: A Comparison with Patients with Other Medical Conditions», *Journal of Psychosomatic Obstetrics and Gynecology*, vol. 14 (1993), pp. 45-52.

37. I. Gerhard y cols., «Prolonged Exposure to Wood Preservatives Induces Endocrine and Immunologic Disorders in Women», *American Journal of Obstetrics and Gynecology*, vol. 165, núm. 2 (agosto de 1991), pp. 487-488; y P. Thompkins, «Hazards of Electromagnetic Fields to Human Reproduction», *Fertility and Sterility*, vol. 53, núm. 1 (enero de 1990), p. 185.

38. A. Stagnaw-Green y cols., «Detection of At Risk Pregnancy by Means of Highly Sensitive Assays for Thyroid Autoantibodies», *Journal of the American Medical Association*, vol. 269, núm. 11 (19 de septiembre de 1990), pp. 1422-1425; y O. B. Christiansen y cols., «Autoimmunity and Spontaneous Abortion», *Human Reproduction* [Dinamarca], vol. 4, núm. 8 (1989), pp. 913-917.

39. M. Stauber, «Psychosomatic Problems of Childless Couples», *Archives of Gynecology and Obstetrics*, vol. 245, núms. 1-4 (1989), pp. 1047-1050.

40. L. Jeker y cols., «Wish for a Child and Infertility: A Study of 116 Couples. I: Interview and Psychodynamic Hypotheses», *International Journal of Fertility*, vol. 33, núm. 6 (1988), pp. 411-420.

41. T. Shevell y cols., «Assisted Reproductive Technology and Pregnancy Outcome», *Obstetrics and Gynecology*, vol. 106, núm. 5 (noviembre de 2005), pp. 1039-1045.

42. Ellen Hopkins, «Tales from the Baby Factory», *New York Times Magazine*, 15 de marzo de 1992.

43. P. Kemeter, «Studies on Psychosomatic Implications of Infertility: Effects of Emotional Stress on Fertilization and Implantation in In Vitro Fertilization», *Human Reproduction*, vol. 3, núm. 3 (abril de 1988), pp. 341-352.

44. F. Facchinetti y cols., «An Increased Vulnerability to Stress Is Associated with a Poor Outcome of In Vitro Fertilization - Embryo Transfer Treatment», *Fertility and Sterility*, vol. 67 (1997), pp. 309-314.

45. Karl Menninger, «Somatic Correlations with the Unconscious Repudiation of Femininity in Women», *Journal of Nervous and Mental Disease*, vol. 89 (1939), p. 514; Therese Benedek y Boris Rubenstein, «Correlation Between Ovarian Activity and Psychodynamic Processes: The Ovulatory Phase», *Psychosomatic Medicine*, vol. 1, núm. 2 (1939), pp. 245-270; A. Mayer, «Sterility in Women as a Result of Functional Disturbance», *Journal of the American Medical Association*, vol. 105 (1935), p. 1474; Kemeter, «Studies on Psychosomatic Implications of Infertility» (véase nota 43).

46. Havelock Ellis, *Studies in the Psychology of Sex*, Davis and Co., Filadelfia, 1928; T. H. Van de Veld, *Fertility and Sterility in Marriage*, Covic-Fried, Nueva York, 1931.

47. H. F. Dunbar, *Emotions and Bodily Changes*, Columbia University Press, Nueva York, 1935, p. 595; R. L. Dickerson, «Medical Analysis of 1000 Marriages», *Journal of the American Medical Association*, vol. 97 (1931), p. 529; C. C. Norris, «Sterility in the Female Without Gross Pathology», *Surgery, Gynecology, and Obstetrics*, vol. 15 (1912), p. 706.

48. D. H. Hellhammer y cols., «Male Infertility, Relationships Among Gonadotropins, Sex Steroids, Seminal Parameters, and Personality Attitudes», *Psychosomatic Medicine*, vol. 47, núm. 1 (1985), pp. 58-66.

49. A. M. Brkovich y W. A. Fisher, «Psychological Distress and Infertility: Forty Years of Research», *Journal of Psychosomatic Obstetrics and Gynaecology*, vol. 19, núm. 4 (diciembre de 1998), pp. 218-228.

50. A. D. Domar y cols., «The Mind/Body Program for Infertility: A New Behavioral Treatment Approach for Women with Infertility», *Fertility and Sterility*, vol. 53, núm. 2 (febrero de 1990), pp. 246-249.

51. Parte de este material se publicó en el número de junio de 1997 en mi hoja informativa *Health Wisdom for Women*.

52. D. R. Meldrum, «Female Reproductive Aging — Ovarian and Uterine Factors», *Fertility and Sterility*, vol. 59, núm. 1 (enero de 1993), pp. 1-5; C. Wood, I. Calderon y A. Crombie, «Age and Fertility: Results of Assisted Reproductive Technology in Women Over 40 Years», *Journal of Assisted Reproduction and Genetics*, vol. 9, núm. 5 (octubre de 1992), núm. 482-484; S. L. Tan y cols., «Cumulative Conception and Livebirth Rates After In-Vitro Fertilisation», *Lancet*, vol. 339, núm. 8806 (junio de 1992), núm. 1390-1394.

53. W. J. Kennedy, *Edinburgh Medical Journal*, vol. 27 (1882), p. 1086.

54. Comunicación personal de Brant Secunda.

55. J. Johnson y cols., «Germline Stem Cells and Follicular Renewal in the Postnatal Mammalian Ovary», *Nature*, vol. 428, núm. 6979 (11 de marzo de 2004), pp. 145-150.

56. B. E. Hamilton y cols., «Births: Preliminary Data for 2003», *National Vital Statistics Report*, vol. 53, núm. 9 (23 de noviembre de 2004), pp. 1-17.

57. S. K. Henshaw, «Unintended Pregnancy in the United States», *Family Planning Perspectives*, vol. 30, núm. 1 (enero-febrero de 1998), pp. 24-29, 46.

58. H. Benson, «Stress, Anxiety and the Relaxation Response», *Behavioral Biology in Medicine: A Monograph Series, N.º 3*, Meducation, South Norwalk (Connecticut), 1985.

59. En tanto que el porcentaje de embarazos para otras parejas infértiles que siguen algún tipo de tratamiento médico fluctúa entre el 17 y el 25 por ciento, para las que siguen el programa de la doctora Domar es del 44 por ciento, con un 37 por ciento de nacidos vivos (algunos embarazos terminan en aborto espontáneo). «The Goddess of Fertility», *Boston Magazine*, marzo de 1997, pp. 57-117.

60. Facchinetti y cols., «An Increased Vulnerability to Stress» (véase nota 44).

61. Harry Fish con Stephen Braun, *The Male Biological Clock: The Startling News About Aging, Sexuality, and Fertility in Men* (Free Press, Nueva York, 2005), p. xiii.

62. J. Pei y cols., «Quantitative Evaluation of Spermatozoa Ultrastructure After

Acupuncture Treatment for Idiopatic Male Infertility», *Fertility and Sterility*, vol. 84, núm. 1, julio de 2005, pp. 141-147.

63. Fisch, p. xiv (véase nota 61).

64. E. Dewan, «On the Possibility of a Perfect Rhythm Method of Birth Control by Periodic Light Stimulation», *American Journal of Obstetrics and Gynecology*, vol. 99, núm. 7 (1 de diciembre de 1967), pp. 1016-1019. Véanse también las notas del capítulo 5.

65. E. R. González, «Sperm Swim Singly after Vitamin C Therapy», *Journal of the American Medical Association*, vol. 20, 1983, p. 2747; T. R. Hartoma y cols., «Zinc, Plasma Androgens, and Male Sterility», carta al director, *Lancet*, vol. 3 (1977), pp. 1125-1126; M. Igarashi, «Augmentative Effects of Ascorbic Acid upon Induction of Human Ovulation in Clomiphene Ineffective Anovulatory Women», *International Journal of Fertility*, vol. 22, núm. 3 (1977), pp. 68-73; y D. W. Dawson, «Infertility and Folate Deficiency», informes de casos, *British Journal of Obstetrics and Gynaecology*, vol. 89 (1982), p. 678.

66. J. Hargrove y E. Guy, «Effect of Vitamin B_6 on Infertility in Women with Premenstrual Tension Syndrome», *Infertility*, vol. 2, núm. 4 (1979), pp. 315-322.

67. L. M. Westphal y cols., «A Nutritional Supplement for Improving Fertility in Women: A Pilot Study», *Journal of Reproductive Medicine*, vol. 49, núm. 4 (abril de 2004), pp. 289-293.

68. D. E. Stewart y cols., «Infertility and Eating Disorders», *American Journal of Obstetrics and Gynecology*, vol. 163 (1990), pp. 1196-1199.

69. *2002 Assisted Reproductive Technology Success Rates: National Summary and Fertility Clinic Reports*, Centers for Disease Control and Prevention, U.S. Department of Health and Human Services.

70. Lucia Cappachione, *The Wisdom of Your Other Hand*, Newcastle Publishing Co., North Hollywood (California), 1990.

71. Para más información, se puede escribir a Whitney Oppersdorff a la siguiente dirección: RFD 2, Box 606, Lincolnville, ME 04849.

72. A. Blau y cols., «The Psychogenic Etiology of Premature Births», *Psychosomatic Medicine*, vol. 25 (1963), p. 201; Robert J. Weil, «The Problem of Spontaneous Abortion», *American Journal of Obstetrics and Gynecology*, vol. 73 (1957), p. 322.

73. L. Fenster y cols., «Caffeinated Beverages, Decaffeinated Coffee, and Spontaneous Abortion», *Epidemiology*, vol. 8, núm. 5 (septiembre de 1997), pp. 515-523.

74. Robert J. Weil y C. Tupper, «Personality, Life Situation, Communication: A Study of Habitual Abortion», *Psychosomatic Medicine*, vol. 22, núm. 6 (1960), pp. 448-455.

75. Ibíd.

76. E. R. Grimm, «Psychological Investigation of Habitual Abortion», *Psychosomatic Medicine*, vol. 24, núm. 4 (1962), pp. 370-378.

77. R. L. VandenBergh, «Emotional Illness in Habitual Aborters Following Suturing of Incompetent Cervical Os», *Psychosomatic Medicine*, vol. 28, núm. 3 (1966), pp. 257-263.

78. «Chapter 10: Ectopic Pregnancy», en F. Gary Cunningham y cols., eds., *Williams Obstetrics*, 22nd edition, McGraw Hill Professional, Nueva York, 2005,

pp. 254-255. (En castellano está hasta la 21ª edición: *Obstetricia Williams*, Médica Panamericana, Buenos Aires, Madrid, 2002.)

79. Jennifer Ehrle Macomber, Erica H. Zielewski, Kate Chambers y Rob Geen, «Foster Care Adoption in the United States: An Analysis of Interest in Adoption and a Review of State Recruitment Strategies», Urban Institute, Washington, D.C., noviembre de 2005.

80. Union of Concerned Scientists, 26 Church Street, Cambridge, MA 02238; tel. (617) 547 55 52.

Capítulo 12: El embarazo y el parto

1. Thomas R. Verny y Pamela Weintraub, *Tomorrow's Baby: The Art and Science of Parenting from Conception Through Infancy*, Simon & Schuster, Nueva York, 2002, p. 29. (*El futuro bebé: arte y ciencia de ser padres*, Urano, Barcelona, 2003; Urano/Books4pocket, 2008.)

2. Peter W. Nathanielsz, *Life in the Womb: The Origin of Health and Disease*, Promethean Press, Ithaca (Nueva York), 1999.

3. Departamento de Salud, Educación y Bienestar de Estados Unidos, Centro Nacional de Estadísticas de la Salud, *Wanted and Unwanted Births by Mothers 15-44 Years of Age: United States, 1973* (Government Printing Office, Washington, D.C., 1973); datos previos de Vital and Health Statistics, núm. 9 (10 de agosto de 1977); Institutos Nacionales de Salud, Instituto de Salud Infantil y Desarrollo Humano, informes de investigaciones (noviembre de 1992), disponibles en NICHD Office of Research Reporting, building 31, room 2A312; National Institutes of Health, Bethesda, MD 01892; tel. (310) 496 51 33; M. D. Muylder y cols., «A Woman's Attitude Toward Pregnancy: Can It Predispose Her to Preterm Labor?», *Journal of Reproductive Medicine*, vol. 37, núm. 4 (abril de 1992); R. Newton y L. Hunt, «Psychosocial Stress in Pregnancy and Its Relationship to Low Birth Weight», *British Medical Journal*, vol. 288 (1984), p. 1191.

4. Ronald Meyers, «Maternal Anxiety and Fetal Death», *Psychoneuroimmunology in Reproduction*, Elsevier/North-Holland Biomedical Press, Nueva York, 1979, pp. 555-573.

5. L. E. Mehl y cols., «The Role of Hypnotherapy in Facilitating Normal Birth», en P. G. Fedor-Freyburgh y M. L. V. Vogel, eds., *Encounter with the Unborn: Perinatal Psychology and Medicine*, Parthenon, Park Ridge (Nueva Jersey), 1988, pp. 189-207; I. E. Mehl, «Hypnosis in Preventing Premature Labor», *Journal of Prenatal and Perinatal Psychology*, vol. 8 (1988), pp. 234-240; A. Omer, «Hypnosis and Premature Labor», *Journal of Psychosomatic Medicine*, vol. 57 (1986), pp. 454-460.

6. R. L. VandenBergh y cols., "Emotional Illness in Habitual Aborters Following Suturing of the Incompetent Cervical Os», *Psychosomatic Medicine*, vol. 28, núm. 3 (1966), pp. 257-263.

7. G. Berkowitz y S. Kasl, «The Role of Psychosocial Factors in Spontaneous Preterm Delivery», *Journal of Psychosomatic Research*, vol. 27 (1983), p. 283; R. Newton y cols., «Psychological Stress in Pregnancy and Its Relation to the Onset of Premature Labour», *British Medical Journal*, vol. 2 (1979), p. 411; A.

Blau y cols., «The Psychogenic Etiology of Premature Births: A Preliminary Report», *Psychosomatic Medicine*, vol. 25 (1963), p. 201.

8. V. Laukaran y C. Van Den Berg, «The Relationship of Maternal Attitude to Pregnancy Outcomes and Obstetric Complications: A Cohort Study of Unwanted Pregnancies», *American Journal of Obstetrics and Gynecology*, vol. 139 (1981), p. 596; R. McDonald, «The Role of Emotional Factors in Obstetric Complications», *Psychosomatic Medicine*, vol. 30, 1968, p. 222; M. D. De Muylder, «Psychological Factors and Preterm Labour», *Journal of Reproductive Psychology*, vol. 7 (1989), p. 55.

9. R. Myers, «Maternal Anxiety and Fetal Death», en L. Zichella y P. Pancheri (eds.), *Psychoneuroendocrinology and Reproduction*, Elsevier, Nueva York, 1979.

10. L. E. Mehl, «A Psychosocial Prenatal Intervention to Reduce Alcohol, Smoking, and Stress and Improve Birth Outcome Among Minority Women». Puede pedirse a: Dr. Lewis Mehl-Medrona, 16 Quail Run, South Burlington, VT 05403; tel. (800) 931 85 84.

11. H. P. Schobel y cols., «Preeclampsia: A State of Sympathetic Overactivity», *New England Journal of Medicine*, vol. 335, núm. 20 (1996), pp. 480-485; H. J. Passloer, «Angstlich - Feindseliges Verhalten als Prekursor einer Schaumangerschafstinduzierten Hypertonic (SIH)», *A. Geburtsh Perinat.*, vol. 195 (1991), pp. 137-142.

12. E. Muller-Tyl y B. Wimmer-Puchinger, «Psychosomatic Aspects of Toxemia», *Journal of Psychosomatic Obstetrics and Gynecology*, vol. 1, núms. 3-4 (1982), pp. 111-117; C. Ringrose, «Psychosomatic Influence in the Genesis of Toxemia of Pregnancy», *Canadian Medical Association Journal*, vol. 84 (1961), p. 647; y A. J. Copper, «Psychosomatic Aspects of Pre-eclamptic Toxemia», *Journal of Psychosomatic Research*, vol. 2 (1958), p. 241.

13. R. L. McDonald, «Personality Characteristics in Patients with Three Obstetric Complications», *Psychosomatic Medicine*, vol. 27, núm. 4 (1965), pp. 383-390.

14. C. Cheek y E. Rossi, *Mind-Body Hypothesis*, W. W. Norton, Nueva York, 1989.

15. L. Mehl, «Hypnosis and Conversion of the Breech to the Vertex Position», *Archives of Family Medicine*, vol. 3 (1994), pp. 881-887.

16. Katz y cols., «Catecholamine Levels in Pregnant Physicians and Nurses: A Pilot Study of Stress and Pregnancy», *Obstetrics and Gynecology*, vol. 77, núm. 3 (marzo de 1991), pp. 338-341.

17. J. A. McGregor y cols., «The Omega-3 Story: Nutritional Prevention of Preterm Birth and Other Adverse Pregnancy Oucomes», *Obstetrical and Gynecological Survey*, vol. 56, núm. 5 supl. 1 (mayo de 2001), pp. S1-13.

18. E. B. Da Fonseca y cols., «Prophylactic Administration of Progesterone by Vaginal Suppository to Reduce the Incidence of Spontaneous Preterm Birth in Women at Increased Risk: A Randomized Placebo-Controlled Double-Blind Study», *American Journal of Obstetrics and Gynecology*, vol. 188, núm. 2 (febrero de 2003), pp. 419-424; P. J. Meis y cols., «Prevention of Recurrent Preterm Delivery by 17 Alpha-Hydroxyprogesterone Caproate», *New England Journal of Medicine*, vol. 348, núm. 24 (12 de junio de 2003), pp. 2379-2385.

19. N. Namelle y cols., «Prevention of Preterm Birth in Patients with Symptoms

of Preterm Labor — The Benefits of Psychologic Support», *American Journal of Obstetrics and Gynecology*, vol. 177, núm. 4 (1977), pp. 947-952.

20. T. Field y cols., «Pregnant Women Benefit from Massage Therapy», *Journal of Psychosomatic Obstetrics and Gynaecology*, vol. 20, núm. 1 (marzo de 1999), pp. 31-38.

21. D. A. Oren y cols., «An Open Trial of Morning Light Therapy for Treatment of Antepartum Depresion», *American Journal of Psychiatry*, vol. 159, núm. 4 (abril de 2002), pp. 666-669.

22. K. C. Johnson y B. A. Daviss, «Outcomes of Planned Home Births with Certified Professional Midwives: Large Prospective Study in North America», *British Medical Journal*, vol. 330, vol. 7505 (18 de junio de 2005), p. 1416.

23. Centers for Disease Control and Prevention, «State-Specific Maternal Mortality Among Black and White Women—United States, 1987-1996», *Morbidity and Mortality Weekly Report*, vol. 48, núm. 23 (18 de junio de 1999).

24. Judith Levitt, *Brought to Bed: Childbearing in America, 1750-1950*, Oxford University Press, Nueva York, 1988.

25. R. Sosa y cols., «The Effect of Supportive Companions on Perinatal Problems, Length of Labor, and Mother-Infant Interaction», *New England Journal of Medicine*, vol. 303 (1980), pp. 597-600; M. H. Klaus, J. H. Kennell, S. S. Robertson y R. Sosa, «Effects of Social Support During Parturition in Maternal and Infant Mortality», *British Medical Journal*, vol. 293 (1986), pp. 585-587; M. H. Klaus, J. H. Kennell, G. Berkowitz y P. Klaus, «Maternal Assistance and Support in Labor: Father, Nurse, Midwife, or Doula?», *Clinical Consultation in Obstetrics and Gynecology*, vol. 4 (diciembre de 1992).

26. Robert M. Sapolsky, *Why Zebras Don't Gert Ulcers*, W. H. Freeman, Nueva York, 1994, pp. 116-122. (¿*Por qué las cebras no tienen úlcera?: la guía del estrés*, Alianza Editorial, Madrid, 1995.)

27. F. T. Kapp y cols., «Some Psychological Factors in Prolonged Labor Due to Inefficient Uterine Action», *Comparative Psychiatry*, vol. 4 (1963), p. 9; L. Gunter, «Psychopathology and Stress in the Life Experience of Mothers of Premature Infants», *American Journal of Obstetrics and Gynecology*, vol. 86 (1963), p. 333; A. Davids y S. Devault, «Maternal Anxiety During Pregnancy and Childbirth Abnormalities», *Journal of Psychosomatic Medicine*, vol. 24 (1972), p. 464.

28. Estas preguntas forman parte del Programa de Investigación sobre Violencia Doméstica del American College of Obstetrician and Gynecologists.

29. J. J. Oat y cols., «Characteristics and Motives of Women Choosing Elective Induction of Labor», *Journal of Psychosomatic Research*, vol. 30, núm. 3 (1986), pp. 375-380.

30. Citado en Gayle H. Peterson, *Birthing Normally: A Personal Approach to Childbirth* (Mindbody Press, Berkeley [California], 1981), Apéndice 2, pp. 181-199. Véanse también Lewis Mehl, Gayle Peterson y cols., «Complications of Home Delivery: Analysis of a Series of 287 Deliveries from Santa Cruz, California», *Birth and Family Journal*, vol. 2, núm. 4 (1975), pp. 123-131; y Gayle Peterson, Lewis Mehl y cols., «Outcome of 1146 Elective Home Births», *Journal of Reproductive Medicine*, vol. 19, núm. 3 (1977), pp. 281-290.

31. Peggy O'Mara, «The Community of Normal Birth: What Does It Look Like? How Do You Find It?», discurso de apertura de la conferencia anual de la

Association for Pre- & Perinatal Psychology and Health (APPPAH), noviembre de 2005, San Diego (California).

32. Los datos están tomados de Houston Healthcare Coalition, Houston (Tejas), 1986. Comunicación personal con la doctora Bethany Hays.

33. D. A. Luthy, K. K. Shy y cols., «Effects of Electronic Fetal Heart Rate Monitoring, As Compared with Periodic Auscultation, on the Neurologic Development of Premature Infants», *New England Journal of Medicine*, 1 de marzo de 1990, pp. 588-593.

34. S. Gardner, «When Your Patient Demands a C-Section», *OBG Management*, noviembre de 1991.

35. M. H. Hall, «Commentary: Confidential Enquiry into Maternal Death», *British Journal of Obstetrics and Gynaecology*, vol. 97, núm. 8 (agosto de 1990), pp. 752-753; N. Schuitemaker y cols., «Maternal Mortality After Cesarean Section in the Netherlands», *Acta Obstetricia et Gynecologica Scandinavica*, vol. 76, núm. 4 (1997), pp. 332-334.

36. E. L. Shearer, «Cesarean Section: Medical Benefits and Costs», *Social Science & Medicine*, vol. 37, núm. 10, 1993, pp. 1223-1231; American College of Obstetricians and Gynecologists, Task Force on Cesarean Delivery Rates, *Evaluation of Cesarean Delivery* (ACOG, Washington, DC, 2000.

37. S. M. Miovich y cols., «Major Concerns of Women After Cesarean Delivery», *Journal of Obstetric, Gynecologic, and Neonatal Nursing*, vol. 23, núm. 1 (1994), pp. 53-59.

38. E. R. Declerq y cols., *Listening to Mothers: Report of the First National U.S. Survey of Women's Childbearing Experiences*, Maternity Center Association/ Harris Interactive Inc., Nueva York, octubre de 2002.

39. M. Lydon-Rochelle y cols., «Association Between Method of Delivery and Maternal Rehospitalization», *Journal of the American Medical Association*, vol. 283, núm. 18 (2000), pp. 2411-2416.

40. J. Jolly, J. Walker y K. Bhabra, «Subsequent Obstetric Performance Related to Primary Mode of Delivery», *British Journal of Obstetrics and Gynaecology*, vol. 106, núm. 3 (1999), pp. 227-232.

41. J. M. Crane y cols., «Neonatal Oucomes with Placenta Previa», *Obstetrics and Gynecology*, vol. 93, núm. 4 (1999), pp. 541-544.

42. Referencias médicas de la organización March of Dimes sobre parto antes de término: www.marchofdimes.com/professionals/14332_1157.asp

43. M. A. van Ham, P. W. van Dongen y J. Mulder, «Maternal Consequences of Caesarean Section. A Retrospective Study of Intra-Operative and Postoperative Maternal Complications of Caesarean Section During a 10-Year Period», *European Journal of Obstetrics, Gynecology, and Reproductive Biology*, vol. 74, vol. 1 (1997), pp. 1-6.

44. D. J. Annibale y cols., «Comparative Neonatal Morbidity of Abdominal and Vaginal Deliveries After Uncomplicated Pregnancies», *Archives of Pediatrics & Adolescent Medicine*, vol. 149, núm. 8 (1995), pp. 862-867.

45. E. M. Levine y cols., «Mode of Delivery and Risk of Respiratory Diseases in Newborns», *Obstetrics and Gynecology*, vol. 97, núm. 3 (2001), pp. 439-442.

46. K. Hartmann y cols., «Outcomes of Routine Episiotomy: A Systematic Review», *Journal of the American Medical Association*, vol. 293, vol. 17 (4 de mayo de 2005), pp. 2141-2148.

47. P. Shiono y cols., «Midline Episiotomies: More Harm than Good», *American Journal of Obstetrics and Gynecology*, vol. 75, núm. 5 (mayo de 1990), pp. 765-770.

48. Walker y cols., «Epidural Anesthesia, Episiotomy, and Obstetric Laceration», *American Journal of Obstetrics and Gynecology*, vol. 77, núm. 5 (mayo de 1991), pp. 668-671.

49. J. Ecker y cols., «Is There a Benefit to Episiotomy at Operative Vaginal Delivery: Observations over 10 Years in a Stable Population», *American Journal of Obstetrics and Gynecology*, vol. 176 (1997), pp. 411-414.

50. Harmann, «Oucomes of Routine Episiotomy» (véase nota 46).

51. P. Press y cols., «Mode of Delivery and Pelvic Floor Dysfunction: A Systematic Review of the Literature on Urinary and Fecal Incontinence and Sexual Dysfunction by Mode of Delivery», Medscape Ob/Gyn & Women's Health, Clinical Update (enviado el 17 de enero de 2006); accesible en www.medscape.com/viewprogram/4989.

52. James Thorpe y cols., «The Effect of Continuous Epidural Anesthesia on Cesarean Sections for Dystocia in Primiparous Patients», *American Journal of Obstetrics and Gynecology*, septiembre de 1989; H. Kaminski, A. Stafl y J. Aiman, «The Effect of Epidural Analgesia on the Frequency of Instrumental Obstetric Delivery», *American Journal of Obstetrics and Gynecology*, vol. 69, núm. 5 (mayo de 1987); L. Fusi, P. J. Steer, M. J. A. Maresh y R. W. Bears, «Maternal Pyrexia Associated with the Use of Epidural Analgesia in Labour», *Lancet*, vol. 1, núm. 8649, 1989, pp. 1250-1251.

53. E. Lieberman y cols., «Association of Epidural Analgesia with Caesarean Delivery in Nulliparas», *Obstetrics and Gynecology*, vol. 88 (1996), pp. 993-1000; Shiv Sharma y cols., «Cesarean Delivery: A Randomized Trial of Epidural versus Patient-Controlled Meperidine Analgesia during Labor», *Anesthesiology*, vol. 87, núm. 3 (1997), pp. 487-494; David Chestnut, «Epidural Analgesia and the Incidence of Cesarean Section», *Anesthesiology*, vol. 87, núm 3, 1997, pp. 472-476.

54. E. Lieberman y cols., «Changes in Fetal Position During Labor and Their Association with Epidural Analgesia», *Obstetrics and Gynecology*, vol. 105, núm. 5 parte 1 (mayo de 2005), pp. 974-982.

55. E. Lieberman, «Epidural Analgesia, Intrapartum Fever, and Neonatal Sepsis Evaluation», *Pediatrics*, vol. 99, núm. 1 (1997), pp. 415-419.

56. Jeanne Achterberg, *Woman as Healer*, Shambhala, Boston, 1990, p. 126.

57. Llamada 'Maniobra de los McRobert', esto se puede demostrar levantando las piernas y colocándolas en «postura de cuclillas» estando echada en la cama de espaldas.

58. M. Klaus, J. Kennell y P. Klaus, *Mothering the Mother: How a Doula Can Help You Have Shorter, Easier, and Healthier Birth* (Addison-Wesley, Nueva York, 1993), p. 25.

59. Jacqueline Stenson, «Number of C-sections Must Be Reduced», *Medical Tribune*, 2 de mayo de 1996.

60. Información de *Medical Tribune*, 21 de marzo de 1996.

61. M. B. Landon y cols., «Maternal and Perinatal Outcomes Associated with a Trial of Labor After Prior Cesarean Delivery», *New England Journal of Medicine*, vol. 351, núm. 25 (16 de diciembre de 2004), pp. 2581-2589.

62. Rara vez se rompen las membranas por los exámenes pelvianos. Tal vez las mías se rompieron debido a que el cordón umbilical no estaba insertado en la placenta del modo habitual, sino a través de las membranas, lo cual se llama «placenta velamentosa». O tal vez es que estaban a punto de romperse.

63. Como veremos, estar «distraída» en medio de un proceso tan importante como el parto podría no ser el mejor método.

64. Vicki Noble, *Shakti Woman*, Harper and Row, San Francisco, 1992 (*La mujer shakti*, Perito en Lunas, S.L., Madrid, 2004).

Capítulo 13: La maternidad: el vínculo con el bebé

1. Marshall H. Klaus y John H. Kennell, *Maternal-Infant Bonding*, C. V. Mosby Company, St. Louis (Missouri), 1976.

2. Marshall H. Klaus y John H. Kennell, *Parent-Infant Bonding*, C. V. Mosby Company, St. Louis, 1982.

3. C. M. Kuhn y cols., «Tactile-Kinesthetic Stimulation Effects on Sympathetic and Adrenocortical Function in Preterm Infants», *Journal of Pediatrics*, vol. 119, núm. 3 (1991), pp. 434-440.

4. En realidad, los primeros estudios sobre poner bebés en «incubadoras» se realizaron con bebés prematuros que no se esperaba que vivieran, los cuales, por lo tanto, habían sido «desechados» por sus madres. Martin Cooney, pionero en la atención neonatal, puso a un grupo de estos bebés en incubadoras e hizo una gira con ellos, incluso a la Feria Mundial de Chicago, donde puso una atracción titulada «Bebés vivos en incubadoras»; su venta de entradas sólo fue superada por Sally Rand, la Bailarina Abanico. Una vez que los bebés alcanzaron un cierto peso, trató de devolvérselos a sus madres, pero éstas no los quisieron, ya que no habían formado ningún vínculo emocional con ellos. Esta información está tomada de Klaus y Kennell, *Maternal-Infant Bonding*.

5. G. M. Morley, «Cord Closure: Can Hasty Clamping Injure the Newborn?», *OBG Management*, vol. 10, núm. 7 (1998), pp. 29-36; S. Kinmond y cols., «Umbilical Cord Clamping and Preterm Infants: A Randomized Trial», *British Medical Journal*, vol. 306, núm. 6871, 1993, pp. 172-175. Si se coloca un manómetro para la presión arterial en un cordón umbilical no pinzado, la tensión aumenta hasta 60 mm de mercurio con cada contracción uterina. Esto indica que estas contracciones intervienen estrechamente en el paso de la sangre placental por el cordón. También es evidente una impresionante elevación de la presión en la vena cava y la aurícula derecha del corazón del bebé, la que persiste durante las primeras horas de vida. Todos los estudios sobre esto indican una presión sistémica considerablemente mayor en los bebés a los que no se les ha pinzado el cordón inmediatamente (90 por ciento en las nueve primeras horas) y, a la inversa, un considerable descenso en aquellos a los que se les ha pinzado el cordón muy pronto (70 por ciento de presión sistémica a la segunda hora, y casi un 50 por ciento a la cuarta hora). (A. J. Moss y M. Monset-Couchard, «Placental Transfusion; Early versus Late Clamping of the Umbilical Cord», *Pediatrics*, vol. 40, núm. 1, julio de 1967, pp. 109-126.) La sangre placental pertenece normalmente al bebé, y que no la reciba equivale a someter al recién nacido a una grave hemorragia al nacer. El momento de pinzar el cor-

dón podría estar relacionado con la patogénesis del síndrome de sufrimiento respiratorio (cuanto antes se pinza el cordón, mayor el sufrimiento respiratorio) (S. Saigal y cols., «Placental Transfusion and Hyperbilirubinemia in the Premature», *Pediatrics*, vol. 49, núm. 3 [marzo de 1972], pp. 406-419.) La sangre placental actúa a modo de fuente de sustento que protege a los bebés de la descomposición de la proteína corporal. (Q. B. De Marsh y cols., «The Effect of Depriving the Infant of Its Placental Blood», *Journal of the American Medical Association*, vol. 116, núm. 23 [7 de junio de 1941], pp. 2568-2573.) Estudios han demostrado que el pinzamiento inmediato del cordón prolonga la duración media de la tercera fase y aumenta enormemente la pérdida de sangre de la madre. (S. Z. Walsh, «Maternal Effects of Early and Late Clamping of the Umbilical Cord», *Lancet*, vol. 1, núm. 7550 (11 de mayo de 1968), pp. 996-997.)

6. Shaila Kulkarni Misri, *Pregnancy Blues: What Every Woman Needs to Know About Depression During Pregnancy*, Delacorte Press, Nueva York, 2005.

7. H. Viinamaki y cols., «Evolution of Postpartum Mental Health», *Journal of Psychosomatic Obstetrics and Gynecology*, vol. 18, 1997, pp. 213-219; D. D. Affonso y G. Domino, «Postpartum Depression: A Review», *Birth*, vol. 11, núm. 4 (invierno de 1984), pp. 231-235.

8. K. Dalton, «Successful Prophylactic Progesterone for Ideopathic Post-Natal Depression», *International Journal of Prenatal Studies*, 1989, pp. 322-327.

9. D. Sichel y cols., «Prophylactic Estrogen in Recurrent Postpartum Affective Disorder», *Society of Biological Psychiatry*, vol. 38 (1995), pp. 814-818.

10. George Dennison, «Unnecessary Circumcision», *Female Patient*, vol. 17 (julio de 1992), p. 13.

11. Se pueden obtener informes sobre los efectos de la circuncisión en el Circumcision Resource Center, escribiendo a Ronald Goldman, P.O. Box 232, Boston, MA 02133; tel. (617) 523 00 88.

12. Número de julio-agosto de 1995 de la revista *Baby Friendly Hospital Initiative Newsletter*, citado por Elizabeth Baldwin en el artículo «So Why Do We Have Breastfeeding Legislation?», *New Beginnings: La Leche League's Breastfeeding Journal*, vol. 13, núm. 2 (marzo-abril de 1996), p. 43.

13. A. Lucas y cols., «Breast Milk and Subsequent Intelligence Quotient in Children Born Preterm», *Lancet*, 1 de febrero de 1992, pp. 261-264.

14. Una solución podría ser la visualización mencionada al final del apartado sobre el aumento de tamaño de los pechos en el capítulo 10.

15. Ellen Goodman, «Search for Father Dominating Lives», *Portland Press Herald*, 10 de abril de 1992, perteneciente al grupo del *Boston Globe*.

16. Nancy McBrine Sheehan, 11 Fox Run, East Sandwich, MA 02537; publicado aquí con su permiso.

Capítulo 14: La menopausia

1. Tamara Slayton, *Reclaiming the Menstrual Matrix: Evolving Feminine Wisdom — A Workbook* (Menstrual Health Foundation, Petaluma [California], 1990), p. 41.

2. Ibíd.

3. J. C. Prior y cols., «Spinal Bone Loss and Ovulatory Disturbances», *New England Journal of Medicine*, vol. 323, 1990, pp. 1221-1227.

4. C. Longscope, R. Hunter y C. Franz, «Steroid Secretion by the Postmenopausal Ovary», *American Journal of Obstetrics and Gynecology*, vol. 138 (1980), pp. 654-668; C. Longscope, C. Bourget y C. Flood, «The Production and Aromatization of Dehydroepiandrosterone in Postmenopausal Women», *Maturitas*, vol. 4 (1982), pp. 325-332; C. Longscope, W. Jaffe y G. Griffing, «Production Rates of Androgens and Oestrogens in Post-Menopausal Women», *Maturitas*, vol. 3 (1981), pp. 215-223.

5. W. M. Jeffries, «Cortisol and Immunity», *Medical Hypotheses*, vol. 34 (1991), pp. 198-208: J. P. Kahn y cols., «Salivary Cortisol: A Practical Method for Evaluation of Adrenal Function», *Biological Psychiatry*, vol. 23 (1988), pp. 335-349; M. H. Laudet y cols., «Salivary Cortisol: A Practical Approach to Assess Pituitary-Adrenal Function», *Journal of Clinical Endocrinology and Metabolism*, vol. 66 (1988), pp. 343-348; R. F. Vining y R. A. McGinley, «The Measurement of Hormones in Saliva: Posibilities and Pitfall», *Journal of Steroid Biochemistry*, vol. 27, núms. 1-3 (1987), pp. 81-94.

6. E. Barrett-Connor y cols., «A Prospective Study of Dehydroepiandrosterone Sulfate, Mortality, and Cardiovascular Disease», *New England Journal of Medicine*, vol. 315, núm. 24 (1986), pp. 1519-1524; R. E. Bulbrook y cols., «Relation Between Urinary Androgen and Corticoid Excretion and Subsequent Breast Cancer», *Lancet*, 1971, pp. 395-398; S. E. Monroe y K. M. J. Menon, «Changes in Reproductive Hormone Secretion During the Climateric and Postmenopausal Periods», *Clinical Obstetrics and Gynecology*, vol. 20 (1977), pp. 113-122; W. Regelson y cols., «Hormonal Intervention: "Buffer Hormones" or "State Dependency": The Role of DHEA, Thyroid Hormone, Estrogen, and Hypophysectomy in Aging», *Annals of the New York Academy of Sciences*, vol. 521 (1988), pp. 260-273. En un estudio reciente con mujeres posmenopáusicas de entre 60 y 70 años que usan crema de DHEA para la piel, se comprobó que al cabo de 1 año de tratamiento, experimentaban una disminución de un 10 por ciento de la grasa corporal, un 10 por ciento de aumento de la masa muscular, y la disminución de los niveles de azúcar, insulina y colesterol en la sangre. Su tejido vaginal también mostraba un engrosamiento similar al obtenido mediante estrógenos, pero sin que hubiera estimulación del revestimiento del útero. También se observó un aumento de la densidad ósea. Por desgracia, estas mujeres también experimentaron un aumento del 70 por ciento de la grasa cutánea, lo que se tradujo en acné (efecto que probablemente podría haberse reducido con dosis algo más bajas). Véase R. Sahelian, «Landmark One-Year DHEA Study», *Health Counselor*, vol. 9, núm. 2 (1997), pp. 46-47.

7. Ralph Golan, *Optimal Wellness*, Ballantine, Nueva York, 1995, especialmente el cap. 11, «Adrenal Exhaustion», pp. 197-207; E. Olya, *The New Definition of Stress Evaluation: Adrenal Stress Index*, Diagnos-Techs, Kent (Washington), 1991; Laudet y cols., «Salivary Cortisol» (véase nota 5); Kahn y cols., «Salivary Cortisol» (véase nota 5); J. B. Jemmott y cols., «Academie Stress, Power, Motivation, and Decrease in Salivary IgA Secretion Rate», *Lancet*, junio de 1983, pp. 1400-1402; F. Horst y J. Born, «Evidence for the Entrainment of Nocturnal Cortisol Secretion and Sleep Process in Human Beings», *Neuroendocrinology*, vol. 53 (1991), pp. 171-176; J. W. Tintera, «The Hypoadrenocortical State

and Its Management», *New York Journal of Medicine*, vol. 55, núm. 13 (1 de julio de 1955).

8. R. McCraty y cols., «The Impact of a New Emotional Self-Management Program on Stress, Emotions, Heart Rate Variability, DHEA and Cortisol», *Integrative Physiological and Behavioral Sciences*, vol. 33, núm. 3 (abril-junio de 1998). El artículo «Research Overview» puesto al día ofrece más información sobre los muchos estudios realizados y en realización por el Institute of Heart-Math. Se puede obtener escribiendo a Institute of HeartMath, P.O. Box 1463, Boulder Creek, CA 95006; tel. (931) 338 85 00.

9. J. Hargrove y E. Eisenberg, «Menopause», *Medical Clinics of North America*, vol. 79, núm. 6 (1995), pp. 1337-1356.

10. C. B. Coulam, «Premature Gonadal Failure», *Fertility and Sterility*, vol. 38, núm. 645 (1982); C. B. Coulam, S. C. Adamson y J. F. Annegers, «Incidence of Premature Ovarian Failure», *American Journal of Obstetrics and Gynecology*, vol. 67, núm. 4 (1986); R. des Moraes y cols., «Autoimmunity and Ovarian Failure», *American Journal of Obstetrics and Gynecology*, vol. 112, núm. 5 (1972); H. J. Gloor, «Autoimmune Oophoritis», *American Journal of Clinical Pathology*, vol. 81 (1984), pp. 105-109; M. Leer, B. Patel, M. Innes y cols., «Secondary Amenorrhea Due to Autoimmune Ovarian Failure», *Australia and New Zealand Journal of Obstetrics and Gynecology*, vol. 20 (1980), pp. 177-179; T. Miyake y cols., «Acute Oocyte Loss in Experimental Autoimmune Oophoritis as a Possible Model of Premature Ovarian Failure», *American Journal of Obstetrics and Gynecology*, vol. 158, núm. 1 (1988); T. Miyake y cols., «Evidence of Autoimmune Etiology in Some Premature Menopause», *ObGyn News*, noviembre de 1985.

11. J. Pfenninger, «Sex and the Maturing Female», *Mature Health*, enero-febrero de 1987, pp. 12-15.

12. L. Zussman y cols., «Sexual Response After Hysterectomy-Oophorectomy: Recent Studies and Reconsideration of Psychogenesis», *American Journal of Obstetrics and Gynecology*, vol. 140, núm. 7 (1981), pp. 725-729.

13. L. C. Swartzman, «Impact of Stress on Objectively Recorded Menopausal Hot Flashes and on Flush Report Bias», *Health Psychology*, vol. 9 (1990), pp. 529-545.

14. F. Grodstein, J. E. Manson y M. J. Stampfer, «Hormone Therapy and Coronary Heart Disease: The Role of Time Since Menopause and Age at Hormone Initiation», *Journal of Women's Health (Larchmont)*, vol. 15, núm. 1 (enero-febrero de 2006), pp. 35-44.

15. B. R. Bhavnani y A. Cecutti, «Pharmacokinetics of 17b-Dihydroequilin Sulfate and 17b-Dihydroequilin in Normal Postmenopausal Women», *Journal of Clinical Endocrinology and Metabolism*, vol. 78 (1994), pp. 197-204.

16. A. Follingstad, «Estriol, the Forgotten Hormone», *Journal of the American Medical Association*, vol. 239, núm. 1 (1978), pp. 29-39; H. Lemon, «Clinical and Experimental Aspects of the Anti-Mammary Carcinogenic Activity of Estriol», *Frontiers of Hormonal Research*, vol. 5, núm. 1 (1977), pp. 155-173; H. Lemon, «Estriol Prevention of Mammary Carcinoma Induced by 7,12-Dimethylbenzathrecene and Procarbazine», *Cancer Research*, vol. 35 (1975), pp. 1341-1353; H. Lemon, «Oestriol and Prevention of Breast Cancer», *Lancet*, vol. 1, núm. 802 (1973), pp. 546-547; H. Lemon, «Pathophysiologic Conside-

rations in the Treatment of Menopausal Patients with Oestrogens: The Role of Oestriol in the Prevention of Mammary Cancer», *Acta Endocrinologica*, vol. 233, supl. (1980), pp. 17-27; H. Lemon, H. Wotiz, L. Parsons y cols., «Reduced Estriol Excretion in Patients with Breast Cancer Prior to Endocrine Therapy», *Journal of the American Medical Association*, vol. 196 (1966), pp. 1128-1136; B. G. Wren y J. A. Eden, «Do Progesterones Reduce the Risk of Breast Cancer? A Review of the Evidence», *Menopause: The Journal of the North American Menopause Society*, vol. 3, núm. 1 (1996), pp. 4-12; M. van Haafen, G. H. Donker, A. A. Haspeis y cols., «Oestrogen Concentration in Plasma, Endometrium, Myometrium, and Vagina of Postmenopausal Women, and Effects of Vaginal Oestriol (E3) and Oestradiol (E2) Applications», *Journal of Steroid Biochemistry*, vol. 4A (1989), pp. 647-653.

17. M. Melamed y cols., «Molecular and Kinetic Basis for the Mixed Agonist/Antagonist Activity of Estriol», *Molecular Endocrinology*, vol. 11, núm. 12 (noviembre de 1997), pp. 1868-1878.

18. L. Rajkumar y cols., «Prevention of Mammary Carcinogenesis by Short-Term Estrogen and Progestin Treatments», *Breast Cancer Research*, vol. 6, núm. 1 (2004), pp. R31-37.

19. S. Granberg y cols., «The Effects of Oral Estriol on the Endometrium in Postmenopausal Women», *Maturitas*, vol. 42, núm. 2 (25 de junio de 2002), pp. 149-156.

20. K. Takahashi y cols., «Efficacy and Safety or Oral Estriol for Managing Postmenopausal Symptoms», *Maturitas*, vol. 34, núm. 2 (15 de febrero de 2000), pp. 169-177; K. Takahashi y cols., «Safety and Efficacy of Oestriol for Symptoms of Natural or Surgically Induced Menopause», *Human Reproduction*, vol. 15, núm. 5 (mayo de 2000), pp. 1028-1036.

21. R. Punnonen y L. Raurama, «The Effect of Longterm Oral Oestriol Succinate Therapy on the Skin of Castrated Women», *Annals of Gynecology*, vol. 66 (1977), p. 214.

22. Hargrove y Eisenberg, «Menopause» (véase nota 9).

23. Ibíd.

24. J. Hargrove y cols., «Menopausal Hormone Replacement Therapy with Continuous Daily Oral Micronized Estradiol and Progesterone», *Obstetrics and Gynecology*, vol. 73, núm. 4 (1989), pp. 606-612.

25. Citado en A. Voda, M. Dinnerstein y C. R. O'Donnell (eds.), *Changing Perspectives on Menopause,* University of Texas Press, Austin, 1982.

26. J. K. Brown y V. Kerns (eds.), *In Her Prime: A New View of Middle-Aged Women,* Bergin & Garvey, Amherst (Massachusetts), 1985.

27. F. Kronenberg y J. A. Downey, «Thermoregulatory Physiology of Menopausal Hot Flashes: A Review», *Canadian Journal of Physiological Pharmacology*, vol. 65 (1987), pp. 1312-1324.

28. R. S. Finkler, «The Effect of Vitamin E in the Menopause», *Journal of Clinical Endocrinology and Metabolism*, vol. 9 (1949), pp. 89-94.

29. C. J. Smith, «Non-hormonal Control of Vasomotor Flushing in Menopausal Patients», *Chicago Medicine*, vol. 67, núm. 5 (1964), pp. 193-195.

30. C. A. B. Clemetson, S. J. DeCarol, G. A. Burney y cols., «Estrogens in Food: The Almond Mystery», *International Journal of Gynecology and Obstetrics*, vol. 15 (1978), pp. 515-521; S. O. Elakovich y J. Hampton, «Analysis of

Couvaestrol, a Phytoestrogen, in Alpha Tablets Sold for Human Consumption», *Journal of Agricultural and Food Chemistry*, vol. 32 (1984), pp. 173-175.

31. H. Aldercreutz y cols., «Dietary Phyto-oestrogens and the Menopause in Japan», *Lancet*, vol. 339 (1992), p. 1233; M. J. Messina, V. Persky, K. D. R. Setchell y cols., «Soy Intake and Cancer Risk: A Review of the In Vitro and In Vivo Data», *Nutrition and Cancer*, vol. 21 (1994), pp. 113-131; y G. Wilcox y cols., «Oestrogenic Effects of Plant Foods in Postmenopausal Women», *British Medical Journal*, vol. 301 (1990), pp. 905-906.

32. K. Dupree y cols., «Effects of Soy on Quality of Life in Post-Menopausal Women», en reunión anual de la Endocrine Society, San Diego, 4-7 de junio de 2005.

33. M. Murray, «HRT vs. Remifemin in Menopause», *American Journal of Natural Medicine*, vol. 3, núm. 4 (1996), pp. 7-10; G. Warnecke, «Beeinflussung Klimakterischer Beschwerden durch ein Phytotherapeutikum» [Cómo influir en los síntomas menopáusicos mediante un agente fitoterapéutico], *Medwelt*, vol. 36 (1958), pp. 871-874.

34. I. I. Bukhman y O. I. Kirillov, «Effect of Eleutherococcus on Alarm-Phase of Stress», *Annual Review of Pharmacology*, vol. 8, 1969, pp. 113-121; A. Milewicz, E. Gejdel y cols., «Vitex Agnus Castus Extract in the Treatment of Luteal Phase Defects Due to Hyperprolactinemia: Results of a Randomized Placebo-Controlled Double-Blind Study», *Arzneimittel-Forschung/Drug Research*, vol. 43 (1993), pp. 752-756; D. B. Mowrey, *The Scientific Validation of Herbal Medicine*, Keats, New Canaan (Connecticut), 1986; G. Sliutz, P. Speiser y cols., «Agnus Castus Extracts Inhibit Prolactin Secretion of Rat Pituitary Cells», *Hormone and Metabolic Research*, vol. 2 (1993), pp. 253-255.

35. J. R. Lee, *What Your Doctor May Not Tell You About Menopause*, Warner Books, Nueva York, 1996.

36. A. D. Domar y H. Dreher, *Healing Mind, Healthy Women* (Henry Holt & Co., Nueva York, 1996), pp. 291-292; Swartzman, «Impact of Stress» (v. nota 13); R. R. Freedman y S. Woodward, «Behavioral Treatment of Menopausal Hot Flashes: Evaluation by Ambulatory Monitoring», *American Journal of Obstetrics and Gynecology*, vol. 167 (1992), pp. 436-439; L. C. Swartzman, R. Edelberg y E. Kemmann, «The Menopausal Hot Flush: Symptom Reports and Concomitant Physical Changes«, *Journal of Behavior Medicine*, vol. 13 (1990), pp. 15-30; D. W. Stevenson y D. J. Delprato, «Multiple Component Self-Control Program for Menopausal Hot Flashes», *Journal of Behavior Therapy and Experimental Psychology*, vol. 14, núm. 2 (1983), pp. 137-140.

37. Susun Weed, *Menopausal Years: The Wise Woman's Way: Alternative Approaches for Women 30-90*, Ash Tree Publishing, Woodstock (Nueva York), 1992.

38. M. Bygdeman y M. L. Swahn, «Replens versus Dienoestrol Cream in Symptomatic Treatment of Vaginal Atrophy in Postmenopausal Women», *Maturitas*, vol. 23 (1996), pp. 259-263.

39. Susan Rako, *The Hormone of Desire: The Truth About Sexuality, Menopause, and Testosterone*, Harmony, Nueva York, 1996.

40. V. L. Handa, «Vaginal Administration of Low-Dose Conjugated Estrogens: Systemic Absorption and Effects on the Endometrium», *Obstetrics and Gyne-*

cology, vol. 84 (1994), pp. 215-218; G. M. Heimer y D. E. Englund, «Effects of Vaginally Administered Oestriol on Postmenopausal Urogenital Disorders: A Cytohormonal Study», *Maturitas*, vol. 3 (1992), pp. 171-179; C. S. Iosif, «Effects of Protracted Administration of Estriol on the Lower Urinary Tract in Postmenopausal Women», *Archives of Gynecology and Obstetrics*, vol. 3, núm. 251 (1992), pp. 115-120; A. L. Kirkengen, P. Andersen, E. Gjersoe y cols., «Oestriol in the Prophylactic Treatment of Recurrent Urinary Tract Infections in Postmenopausal Women», *Scandinavian Journal of Primary Health Care*, junio de 1992, pp. 139-142; R. Ruz y W. Stamm, «A Controlled Trial of Intravaginal Estriol in Post-Menopausal Women with Recurrent Urinary Tract Infections», *New England Journal of Medicine*, vol. 329, núm. 11 (1993), pp. 753-756; M. van Haaften y cols., «Oestrogen Concentration in Plasma, Endometrium, Myometrium, and Vagina of Postmenopausal Women, and Effects of Vaginal Oestriol (E3) and Oestradiol (E2) Applications», *Journal of Steroid Biochemistry*, vol. 4A (1989), pp. 647-653.

41. L. Avioli, «Osteoporosis: A Growing National Health Problem», *Female Patient*, vol. 17 (1992), pp. 25-28; W. A. Wallace, «The Increasing Incidence of Fractures of the Proximal Femur: An Orthopedic Epidemic», *Lancet*, vol. 1, núm. 833 (25 de junio 1993), p. 1413.

42. W. S. Browner y cols., «Mortality Following Fractures in Older Women: The Study of Osteoporotic Fracture», *Archives of Internal Medicine*, vol. 156 (1996), pp. 1521-1525; P. Dargen-Molina y cols., «Fall-Related Factors and Risk of Hip Fracture: The EPI-DOX Prospective Study», *Lancet*, vol. 348 (1996), pp. 148-149.

43. L. S. Harkness y cols. «Decreased Bone Resorption with Soy Isoflavone Supplementation in Postmenopausal Women», *Journal of Women's Health (Larchmont)*, vol. 13, núm. 9 (noviembre de 2004), pp. 1000-1007; M. Mori y cols., «Soy Isoflavone Tablets Reduce Osteoporosis Risk Factors and Obesity in Middle-Aged Japanese Women», *Clinical and Experimental Pharmacology and Physiology*, vol. 31, supl. 2 (diciembre de 2004), pp. S39-41; M. Mori y cols., «Soy Isoflavones Improve Bone Metabolism in Postmenopausal Japanese Women», *Clinical and Experimental Pharmacology and Physiology*, vol. 31, supl. 2 (diciembre de 2004), pp. S44-46; E. Nikander y cols., «Effects of Phytoestrogens on Bone Turnover in Posmenopausal Women with a History of Breast Cancer», *Journal of Clinical Endocrinology and Metabolism*, vol. 89, núm. 3 (marzo de 2004), pp. 1207-1212.

44. D. Michaelson, C. Stratakis, L. Hill y cols., «Bone Mineral Density in Women with Depression», *New England Journal of Medicine*, vol. 335 (1996), pp. 1176-1181.

45. C. E. Cann, M. C. Martin y R. B. Jaffe, «Decreased Spinal Mineral Content in Amenorrheic Women», *Journal of the American Medical Association*, vol. 25, núm. 5 (3 de febrero de 1984), pp. 626-629; J. S. Lindberg, M. R. Powell y cols., «Increased Vertebral Bone Mineral in Response to Reduced Exercise in Amenorrheic Runners», *Western Journal of Medicine*, vol. 146 (1987), pp. 39-42; R. Marcus y cols., «Menstrual Function and Bone Mass in Elite Women Distance Runners», *Annals of Internal Medicine*, vol. 102 (1985), pp. 158-163; J. C. Prior, «Spinal Bone Loss and Ovulatory Disturbances», *New England Journal of Medicine*, vol. 323 (1990), pp. 1221-1227.

46. M. Hernández-Ávila y cols., «Caffeine, Moderate Alcohol Intake, and Risk of Fracture of the Hip and Forearm in Middle-Aged Women», *American Journal of Clinical Nutrition*, vol. 54 (1991), pp. 157-163; D. E. Nelson, R. W. Suttin, J. A. Langois y cols., «Alcohol as a Risk Factor for Fall Injury Events Among Elderly Persons Living in the Community», *Journal of the Geriatric Society*, vol. 40 (1992), pp. 658-661; H. D. Nelson y cols., «Smoking, Alcohol, and Neuromuscular and Physical Function of Older Women», *Journal of the American Medical Association*, vol. 272, núm. 24 (1994, pp. 1909-1913.

47. D. C. Bauer y cols., «Factors Associated with Appendicular Bone Mass in Older Women», *Archives of Internal Medicine*, vol. 118, núm. 9 (1993), pp. 657-665; D. P. Kiel y cols., «Caffeine and the Risk of Hip Fracture: The Framingham Study», *Biological Psychiatry*, vol. 23 (1988), pp. 335-349.

48. B. Dawson-Hughes y cols., «Effect of Vitamin D Supplementation on Wintertime and Overall Bone Loss in Healthy Posmenopausal Women», *Annals of Internal Medicine*, vol. 115, núm. 17 (1991), pp. 505-512.

49. H. I. Abdalla, D. M. Hart, D. Purdee y cols., «Prevention of Bone Mineral Loss in Postmenopausal Women By Norethisterone», *Obstetrics and Gynecology*, vol. 66 (1985), pp. 789-792; J. Dequeker y E. De Muylder, «Long-term Progestogen Treatment and Bone Remodeling in Premenopausal Women: A Longitudinal Study», *Maturitas*, vol. 4 (1982), pp. 309-313; R. Lindsay, D. M. Hart, D. Purdee y cols., «Comparative Effectiveness of Estrogen and a Progestogen on Bone Loss in Postmenopausal Women», *Clinical Science and Molecular Medicine*, vol. 54 (1978), pp. 93-95; J. McCann y N. Horwitz, «Provera Alone Builds Bone», *Medical Tribune*, 22 de julio de 1987, pp. 4-5; J. C. Prior y cols., «Progesterone as a Bone-Tropic Hormone», *Endocrine Reviews*, vol. 11 (1990), pp. 386-398; B. L. Riggs, J. Jowsery, P. J. Kelly y cols., «Effect of Sex Hormones in Bone in Primary Osteoporosis», *Journal of Clinical Investigation*, vol. 48 (1969), pp. 1065-1072; G. R. Snow y C. Anderson, «The Effect of 17-beta Estradiol and Progestogen on Trabecular Bone Remodeling in Oophorectomized Dogs», *Calcification Tissue*, vol. 39 (1986), pp. 198-205.

50. A. K. Banerjee, P. J. Lane y F. W. Meichen, «Vitamin C and Osteoporosis in Old Age», *Age and Aging*, vol. 7, núm. 1 (1978), pp. 16-18.

51. F. H. Nielsen, «Studies on the Relationship Between Boron and Magnesium Which Possibly Affects the Formation and Maintenance of Bones», *Magnesium and Trace Elements*, vol. 9, núm. 2 (1990), pp. 61-91; J. U. Reginster y cols., «Preliminary Report of Decreased Serum Magnesium in Post-Menopausal Osteoporosis», *Magnesium*, vol. 8, núm. 2 (1989), pp. 106-109.

52. T. L. Holbrook y cols., «Dietary Calcium and Risk of Hip Fracture: A 14-Year Prospective Population Study» *Lancet*, vol. 2 (1988), pp. 1046-1049; H. Spencer y cols., «Absorption of Calcium in Osteoporosis», *American Journal of Medicine*, vol. 37 (1964), pp. 223-224.

53. F. H. Nielsen y cols., «Effects of Dietary Boron on Mineral, Estrogen, and Testosterone Metabolism in Post-Menopausal Women», *Federation of American Societies for Experimental Biology Journal*, vol. 1 (1987), pp. 394-397.

54. U. Harmann y cols., «Low Sexual Desire in Midlife and Older Women: Personality Factors, Psychosocial Development, Present Sexuality», *Menopause*, vol. 11, núm. 6, parte 2 (noviembre-diciembre de 2004), pp. 726-740; R. Basson, «Recent Advances in Women's Sexual Function and Dysfunctio», *Meno-*

pause, vol. 11, núm. 6, parte 2 (noviembre-diciembre de 2004), pp. 714-725; *NAMS Supplement — Update on Sexuality at Menopause and Beyond: Normative, Adaptive, Problematic, Dysfunctional*, North American Menopause Society, vol. 11, núm. 6 (noviembre de 2004), pp. 708-786; P. Sarrel y M. I. Whitehead, «Sex and Menopause: Defining the Issues», *Maturitas*, vol. 7 (1985), pp. 217-224; R. H. van Lunsen y E. Laan, «Genital Vascular Responsiveness and Sexual Feelings in Midlife Women: Psychophysiologic, Brain, and Genital Imaging Studies», *Menopause*, vol. 11, núm. 6, parte 2 (noviembre-diciembre de 2004), pp. 741-748.

55. B. Zumoff, B. W. Strain, L. K. Miller y W. Roser, «24-Hour Mean Plasma Testosterone Concentration Declines with Age in Normal Premenopausal Women», *Journal of Clinical Endocrinology and Metabolism*, vol. 80, núm. 4 (1995), pp. 1429-1430.

56. G. A. Bachmann, «Correlates of Sexual Desire in Postmenopausal Women», *Maturitas*, vol. 7, núm. 3 (1985), p. 211; citado en David Youngs, «Common Misconceptions About Sex and Depression During Menopause: A Historical Perspective», *Female Patient*, vol. 17 (abril de 1992), pp. 25-28; Pfenninger, «Sex and the Maturing Female» (v. nota 11); J. R. Wilson, «Sexuality in Aging», en J. J. Sciarra, ed., *Gynecology and Obstetrics*, Lippincot, Philadelphia, 1987, pp. 1-12.

57. Bachmann, «Correlates of Sexual Desire» (v. nota 56).

58. Harry Fisch con Stephen Braun, *The Male Biological Clock: The Startling News About Aging, Sexuality, and Fertility in Men*, Free Press, Nueva York, 2005.

59. Mantak Chia y Maneewan Chia, *Cultivating Female Sexual Energy: Healing Love Through the Tao*, Healing Tao Books, Huntington (Nueva York), 1986; se puede encargar a Healing Tao Books, 2 Creskill Place, Huntington, NY 11743.

60. Comunicación personal con el doctor Alan Gaby, especialista en medicina nutricional; comunicación personal con David Zava, Laboratorio Aeron Lifecycles.

61. J. K. Meyers, M. M. Weissman y G. L. Tischler, «Six-Month Prevalence of Psychiatric Disorder in Three Communities», *Archives of General Psychiatry*, vol. 41 (1984), p. 959.

62. S. M. McKinley, J. B. McKinlay y D. J. Bramblilla, «Health Status and Utilization Behavior Associated with Menopause», *American Journal of Epidemiology*, vol. 125 (1987), p. 110.

63. M. Murray, «HRT vs. Remifemin in Menopause», *American Journal of Natural Medicine*, vol. 3, núm. 4 (1996), pp. 7-10; Warnecke, «Beeinflussung» (v. nota 33).

64. S. Hozl, L. Demisch y B. Gollnik, «Investigations About Antidepressive and Mood Change Effects of *Hypericum perforatum*», *Planta Medica*, vol. 55 (1989), p. 643.

65. Marian Van Eck McCain, *Transformation Through Menopause*, Bergin and Garvey, Amherst (Massachusetts), 1991.

66. Marguerite Holloway, «The Estrogen Factor», *Scientific American*, junio de 1992.

67. S. E. File y cols., «Eating Soya Improves Human Memory», *Psychopharmaco-*

logy (Berl), vol. 157, núm. 4 (octubre de 2001), pp. 430-436; S. E. File y cols., «Cognitive Improvement After 6 Weeks of Soy Supplements in Postmenopausal Women Is Limited to Frontal Lobe Function», *Menopause*, vol. 12, núm. 2 (marzo de 2005), pp. 193-201; R. Duffy y cols., «Improved Cognitive Function in Postmenopausal Women After 12 Weeks of Consumption of a Soya Extract Containing Isoflavones», *Pharmacology, Biochemistry, and Behavior*, vol. 75, núm. 3 (junio de 2003), pp. 721-729.

68. K. J. Chang y cols., «Influences of Percutaneous Administration of Estradiol and Progesterone on Human Breast Epithelial Cell Cycle in Vivo», *Fertility and Sterility*, vol. 63 (1995), pp. 785-791; M. J. Foidart y cols., «Estradiol and Progesterone Regulate the Proliferation of Human Breast Epithelial Cells», *Fertility and Sterility*, vol. 69, núm. 5 (mayo de 1998), pp. 963-969.

69. J. C. Prior, «Perimenopause: The Complex Endocrinology of the Menopausal Transition», *Endocrine Reviews*, vol. 19, núm. 4 (agosto de 1998), pp. 397-428.

70. S. Franceschi, A. Gavero, A. Decarli y cols., «Intake of Macronutrients and Risk of Breast Cancer», *Lancet*, vol. 347 (1996), pp. 1351-1356; A. Tavani y cols., «Consumption of Sweet Foods and Breast Cancer Risk in Italy», *Annals of Oncology*, octubre de 2005 (publicación electrónica [*epub*] antes de su impresión).

71. E. Ginsburg, N. Mello y cols., «Effects of Alcohol Ingestion on Estrogens in Postmenopausal Women», *Journal of the American Medical Association*, vol. 276, núm. 21 (1996), pp. 1747-1751.

72. M. Eades y M. D. Eades, *Protein Power*, Bantam, Nueva York, 1996. Los doctores Eades y los doctores Heller han realizado una investigación pionera acerca de los efectos de la dieta, el exceso de grasa y la insulina en la salud. Ambos equipos están disponibles para consultas por parte de médicos, y sus libros constituyen excelentes guías prácticas tanto para pacientes como para médicos.

73. J. Jeppesen y cols., «Effects of Low-Fat, High-Carbohydrate Diets on Risk Factors for Ischemic Heart Disease in Postmenopausal Women», *American Journal of Clinical Nutrition*, vol. 65 (1997), pp. 1027-1033.

74. M. Kearney y cols., «William Heberden Revisited: Postprandial Angina Interval - Interval Between Food and exercise and Meal Consumption Are Important Determinants of Time of Onset of Ischemia and Maximal Exercise Tolerance», *Journal of the American College of Cardiology*, vol. 29 (1997), pp. 302-307.

75. B. M. Altura y cols., «Cardiovascular Risk Factors and Magnesium: Relationships to Atherosclerosis, Ischemic Heart Disease, and Hypertension», *Magnesium and Trace Elements*, vol. 10 (1991-1992), pp. 182-192; R. DeFronzo y E. Ferrannini, «Insulin Resistance: A Multifaceted Syndrome Responsible for NIDDM, Obesity, Hypertension, Dyslipidemia, and Atherosclerotic Cardiovascular Disease», *Diabetes Care*, vol. 14, núm. 13 (1991), pp. 173-194; A. Ferrara y cols., «Sex Differences in Insulin Levels in Older Adults and the Effect of Body Size, Estrogen Replacement Therapy, and Glucose Tolerance Status: The Rancho Bernardo Study, 1984-87», *Diabetes Care*, vol. 18, núm. 2 (1995), pp. 220-225; J. M. Gaziano, «Antioxidant Vitamins and Coronary Artery Disease Risk», *American Journal of Medicine*, vol. 97 (1994), pp. 3A-18S, 21S; J.

Hallfrisch y cols., «High Plasma Vitamin C Associated with High Plasma HDL and HDL(2) Cholesterol», *American Journal of Clinical Nutrition*, vol. 60 (1994), pp. 100-105; M. Modan y cols., «Hyperinsulinemia: A Link Between Hypertension, Obesity, and Glucose Intolerance», *Journal of Clinical Investigation*, vol. 75 (1985), pp. 809-817; H. Morrison y cols., «Serum Folate and Risk of Fatal Coronary Heart Disease», *Journal of the American Medical Association*, vol. 275, núm. 24 (1996), pp. 1893-1896; R. A. Riemersma y cols., «Risk of Angina Pectoris and Plasma Concentrations of Vitamins A, E, C, and Carotene», *Lancet*, vol. 337 (1991), pp.1-5; M. Stampfer y cols., «Vitamin E Consumption and the Risk of the Coronary Heart Disease in Women», *New England Journal of Medicine*, vol. 328 (1993), pp. 1444-1449; D. Steinberg y cols., «Antioxidants in the Prevention of Human Atherosclerosis», *Circulation*, vol. 85, núm. 6 (1992), pp. 2338-2343; D. A. Street y cols., «A Population-Based Case Control Study of the Association of Serum Antioxidants and Myocardial Infarction», *American Journal of Epidemiology*, vol. 124 (1991), pp. 719-720.

76. M. Daviglus y cols., «Fish Consumption and the 30-Year Risk of Fatal Myocardial Infarction», *New England Journal of Medicine*, vol. 336 (10 de abril 1997), pp. 1046-1053.

77. D. L. Bachman y cols., «Incidence of Dementia and Probable Alzheimer's Disease in a General Population: The Framingham Study», *Neurology*, vol. 43, núm. 3, parte 1 (marzo de 1993), pp. 515-519.

78. L. E. Hebert y cols., «Alzheimer Disease in the U.S Population: Prevalence Estimates Using the 2000 Census», *Archives of Neurology*, vol. 60, núm. 8 (agosto de 2003), pp. 1119-1122.

79. S. D. Edland y cols., «Dementia and Alzheimer Disease Incidence Rates Do Not Vary by Sex in Rochester, Minn.», *Archives of Neurology*, vol. 59, núm. 10 (octubre de 2002), pp. 1589-1593.

80. M. A. Espeland y cols., «Conjugated Equine Estrogens and Global Cognitive Function in Postmenopausal Women: Women's Health Initiative Memory Study», *Journal of de American Medical Association*, vol. 291, núm. 24 (23 de junio de 2004), pp. 2959-2968.

81. D. Snowden y cols., «Linguistic Ability in Early Life and Cognitive Function and Alzheimer's Disease in Late Life», *Journal of the American Medical Association*, vol. 275, núm. 7 (1996), pp. 528-532.

82. V. Henderson y cols., «Estrogen Replacement Therapy in Older Women: Comparisons Between Alzheimer's Disease Cases and Nondemented Control Subjects», *Archives of Neurology*, vol. 51 (1994), pp. 896-900; H. Honjo, Y. Ogina, K. Tanaka y cols., «An Effect of Conjugated Estrogen to Cognitive Impairment in Women with Senile Dementia, Alzheimer's Type: A Placebo-Controlled Double Blind Study», *Journal of the Japanese Menopause Society*, vol. 1 (1993), pp. 167-171; T. Ohkura, K. Isse, K. Akazawa y cols., «Evaluation of Estrogen Treatment in Female Patients with Dementia of the Alzheimer's Type», *Endocrine Journal*, vol. 41 (1994), pp. 361-371; A. Paganini-Hill y V. W. Henderson, «Estrogen Deficiency and Risk of Alzheimer's Disease in Women», *American Journal of Epidemiology*, vol. 140 (1994), pp. 256-261.

83. M. Freedman, J. Knoefel y cols., «Computerized Axial Tomography in Aging», en M. L. Albert, ed., *Clinic Neurology of Aging*, Oxford University Press,

Nueva York, 1984; U. Lehr y R. Schmitz-Scherzer, «Survivors and Non-survivors: Two Fundamental Patterns of Aging», en H. Thomas, ed., *Patterns of Aging*, S. Karger, Basilea, 1976; A. L. Benton, P. J. Eslinger y A. R. Damasio, «Normative Observations on Neuropsychological Test Performane in Old Age», *Journal of Clinical Neuropsychiatry*, vol. 3, 1981, pp. 33-42.

84. P. H. Evans, J. Klinowski y E. Yano, «Cephaloconiosis: A Free Radical Perspective on the Proposed Particulate-Induced Etiopathogenesis of Alzheimer's Dementia and Related Disorders», *Medical Hypotheses*, vol. 34 (1991), pp. 209-219; I. Rosenberg y J. Miller, «Nutritional Factors in Physical and Cognitive Functions of Elderly People», *American Journal of Clinical Nutrition*, vol. 55 (1992), pp. 1237S-1243S; R. N. Strachan y J. G. Henderson, «Dementia and Folate Deficiency», *Quarterly Journal of Medicine*, vol. 36 (1967), pp. 189-204.

85. J. F. Flood, J. E. Morley y E. Roberts, «Memory-Enhancing Effects in Male Mice of Pregnenolone and Steroids Metabolically Derived from It», *Proceedings from the National Academy of Sciences*, vol. 89 (marzo de 1992), pp. 1567-1571; C. R. Mevril y cols., «Reduced Plasma DHEA Concentrations in HIV Infection and Alzheimer's Disease», en M. Kalimi y W. Regelson, eds., *The Biological Role of Dehydroepiandrosterone*, De Gruyter, Nueva York, 1990, pp. 101-105; W. Regelson y cols., «Dehydroepiandrosterone (DHEA) - The "Mother Steroid". I: Immunologic Action», *Annals of the New York Academy of Sciences*, vol. 719 (1994), pp. 553-563; S. S. C. Yen y cols., «Replacement of DHEA in Aging Men and Women: Potential Remedial Effects», *Annals of the New York Academy of Sciencies*, vol. 774 (1995), pp. 128-142.

86. Susun Weed, de un folleto informativo para su libro *Menopausal Years* (véase nota 37).

Capítulo 15: Pasos para crear una salud vibrante

1. Ejercicio adaptado de un seminario en el que participé con Annie Gill O'Toole, la autora del libro *Choosing Life*, que contiene muchos otros ejercicios para crearse una buena salud. Se puede encargar a Lighthouse International, 22 Stacey Rd., Marlborough, MA 01752; tel. (508) 624 77 35.

2. Esta enseñanza es de Abraham, que enseña a través de Esther Hicks. Siempre he considerado que las enseñanzas de Abraham son un material muy práctico para vivir con alegría. Para mayor información, escribe a Abraham Hicks Publications, P.O. Box 690070, San Antonio, TX 78269.

3. Leslie Kussman, en comunicación personal conmigo, el 6 de mayo de 1992, antes de que filmara *Harbour of Hope*, documental sobre personas que han sanado de enfermedades crónicas o terminales. Para más información, escribir a Aquarius Productions, 31 Martin Road, Wellesley, MA 02181; tel. (617) 237 06 08.

4. Joe Dominguez y Vicki Robin, *Your Money or Your Life* (Viking, Nueva York, 1992) (*La bolsa o la vida*, Planeta, Barcelona, 1997); Joe Dominguez, «Transforming Your Relationship with Money and Creating Financial Independence», folleto; escribir a New Road Map Foundation, P.O. Box 15981, Seattle, WA 98115.

5. En uno de mis talleres, una mujer de Atlanta me dijo que su grupo de mujeres llama simplemente «el proceso» a este trabajo profundo. Nunca había oído hablar de Ann Wilson Schaef ni de su obra.

6. Naomi Wolf ha documentado los trágicos aspectos de esto en *The Beauty Mith*, Morrow, Nueva York, 1990 (*El mito de la belleza*, Emecé, Barcelona, 1991).

7. Frances Scovell Shinn, *The Game of Life and How to Play It*, DeVorss and Co., Marina del Rey (California), 1925 (*El juego de la vida*, Obelisco, Barcelona, 1993).

8. Patricia Reis, autora de *Through the Goddess* (Crossing Press, Freedom [California], 1991), trabajó cuatro años con nosotras en Women to Women y nos enseñó los muy arraigados hábitos que hay en la psique y el cuerpo de las mujeres.

9. Una explicación en detalle de esto se encuentra en Vicki Noble, *Shakti Woman*, HarperSanFrancisco, 1992 (*La mujer shakti*, Perito en Lunas, S.L., Madrid, 2004).

10. Para más información, escribir al Proprioceptive Writing Center, P.O. Box 83333, Portland, ME 05102; tel. (207) 772 18 47.

11. La incubación de los sueños está adaptada de la obra de Patricia Reis.

12. D. Spiegel, J. Bloom, H. D. Kraemer y cols., «Effects of Psychosocial Treatment on Survival of Patients with Metastatic Breast Cancer», *Lancet*, vol. 2 (1989), pp. 888-891; D. Spiegel, «A Psychosocial Intervention and Survival Time of Patients with Metastatic Breast Cancer», *Advances*, vol. 7, núm. 3 (1991), pp. 10-19.

13. Boston Women's Health Book Collective, *The New Our Bodies, Ourselves*, Simon & Schuster, Nueva York, 1984; Riane Eisler, *The Chalice and the Blade: Our History, Our Future*, Harper, San Francisco, 1988 (*El cáliz y la espada: la alternativa femenina*, H. F. Martínez de Murguía, Madrid, 1996).

14. F. Luskin y B. Bland, «Stanford-Northern Ireland Hope 2 Project», manuscrito inédito, Stanford University, Palo Alto (California), febrero de 2001.

15. R. McCraty y cols., «The Effects of Emotions on Short-Term Power Spectrum Analysis of Heart Rate Variability», *American Journal of Cardiology*, vol. 76, núm. 14 (15 de noviembre de 1995), pp. 1089-1093; Doc Lew Childre, *Women Lead with Their Hearts: A White Paper*; puede solicitarse al Institute of Heart Math, P.O. Box 1463, 14700 West Park Ave., Boulder Creek, CA 95006; tel. (408) 338 87 00; sitio web: www.hearthealth.org.

16. Stephen Levine, *Guided Meditations, Explorations and Healings*, Doubleday, Nueva York, 1991, p. 324. (*Meditaciones, exploraciones y otras sanaciones*, Libros del Comienzo, Madrid, 1997.)

17. David Ehrenfeld, *The Arrogance of Humanism*, citado en Richard Sandor, «The Attending Physician», *Sun*, vol. 4, septiembre de 1991, p. 4.

18. Citado en Jerry Hicks y Esther Hicks, *A New Beginning*, primera y segunda partes (véase nota 2).

Capítulo 16: Aprovechar al máximo la asistencia médica

1. Norman Cousins, *Anatomy of an Illness as Perceived by the Patient*, Bantam, Nueva York, 1979, pp. 49-50. (*Anatomía de una enfermedad o la voluntad de vivir*, Kairós, Barcelona, 1982.)

2. H. Benson y cols., «The Placebo Effect: A Neglected Asset in the Care of Patients», *Journal of the American Medical Association*, vol. 232, núm. 12 (23 de junio de 1975); A. B. Carter, «The Placebo: Its Use and Abuse», *Lancet*, 17 de octubre de 1973, p. 823; B. Blackwell y cols., «Demonstration to Medical Students of Placebo Responses and Non-Drug Factors», *Lancet*, vol. 2 (junio de 1972), p. 1279; S. Wolf, «The Pharmacology of Placebo», *Pharmacological Review*, vol. 2 (1959), p. 698; H. K. Beecher, «The Powerful Placebo», *Journal of the American Medical Association*, vol. 159 (1955), pp. 1602-1606.

3. J. B. Moseley y cols., «A Controlled Trial of Arthroscopic Surgery for Osteoarthritis of the Knee», *New England Journal of Medicine*, vol. 347, núm. 2 (11 de julio de 2002), pp. 81-88.

4. G. Null, C. Dean, M. Feldman y D. Rasio, «Death by Medicine», Nutrition Institute of America, octubre de 2000; Ray D. Strand, *Death by Prescription*, Thomas Nelson Publishers, Nashville, 2003.

5. Estos pasos son una adaptacion de un suplemento a mi hoja informativa *Health Wisdom for Women*.

6. Irving Kirsch, Thomas J. Moore y cols., «The Emperor's New Drugs: An Analysis of Antidepressant Medication Data Submitted to the U.S. Food and Drug Administration», *Prevention & Treatment*, vol. 5, núm. 1 (julio de 2002), p. 23.

7. Peggy Huddleston, *Prepare for Surgery, Heal Faster*, Angel River Press, Cambridge (Massachusetts), 1996.

8. El sentido de la palabra «heroica» en este contexto está tomado de la filosofía de Susun Weed, sabia herbolaria que relaciona la tradición heroica con la medicina alopática.

9. *Gentle Visions: A Pre-operative Relaxation Program*, 1991, 1992. Para más información o para encargar estas cintas, escribir a Healing Images, P.O. Box 2972, Framingham Center Station, Framingham, MA 01701.

10. Toda esta sección es una adaptación de un artículo publicado en el número de abril de 1996 de mi hoja informativa *Health Wisdom for Women*. Una extensa bibliografía de los estudios que han servido de base a estos pasos puede encontrarse en la obra de Huddleston *Prepare for Surgery* (véase nota 7).

11. Un día de verano, cuando iba subiendo por Mount Katahdin, me clavé una ramita en la pierna, en la espinilla. No sólo me dolió, sino que me hizo una fea herida, que sin duda dejaría cicatriz. Lamenté esa cicatriz que me iba a quedar mientras mi hermano bromeaba: «¿Y qué importa? No eres una modelo, no tienes ninguna necesidad de tener las piernas tan perfectas».

Capítulo 17. Nutrirnos con alimentos

1. Cuando estaba en la Facultad, uno de los cirujanos con que estudié practicaba anastomosis intestinal a mujeres y hombres que eran patológicamente obesos. Aunque estas personas adelgazaban rápidamente, después de la operación muchas eran incapaces de adaptarse a su nuevo volumen y continuaban sintiéndose obesas y pensando como tales.

2. M. Mackensie, «A Cultural Study of Weight: America vs. Western Samoa», *Radiance*, vol. 3, núm. 3 (verano/otoño de 1986), pp. 23-25; citado en K. John-

son y T. Ferguson, *Trusting Ourselves: The Sourcebook of Psychology for Women*, Atlantic Monthly Press, Nueva York, 1990.

3. V. J. Felitti y cols., «Relationship of Childhood Abuse and Household Dysfunction to Many Leading Causes of Death in Adults. The Adverse Childhood Experiences (ACE) Study», *American Journal of Preventive Medicine*, vol. 14, núm. 4 (mayo de 1998), pp. 245-258.

4. V. J. Felitti, «Long-Term Medical Consequences of Incest, Rape, and Molestation», *Southern Medicine Journal*, vol. 84 (1991), pp. 328-331; I. Cleary-Merker, «Childhood Sexual Abuse as an Antecedent to Obesity», *Bariatrician*, primavera de 1991, pp. 17-22; y D. A. Drossman, J. Leserman, G. Nachman y cols., «Sexual and Physical Abuse in Women with Functional or Organic Gastrointestinal Disorders», *Annals of Internal Medicine*, vol. 113 (1990), pp. 828-833.

5. L. Lissner y cols., «Variability of Body Weight and Health Outcomes in the Framingham Population», *New England Journal of Medicine*, vol. 324 (1991), pp. 1839-1844.

6. El panorama de la adolescente ambiciosa que trabaja por el éxito es el marco perfecto para la anorexia. Se calcula que el 50 por ciento de las chicas preuniversitarias son anoréxicas o bulímicas en algún grado. Los profundos problemas representados por estos trastornos los explora bellamente Marion Woodman en *Addiction to Perfection: The Still Unravished Bride*, Inner City Press, Toronto (Canadá), 1982 (*Adicción a la perfección*, Luciérnaga, Barcelona, 1993).

7. A. Tavani y cols., «Consumption of Sweet Foods and Breast Cancer Risk in Italy», *Annals of Oncology*, 25 de octubre de 2005 (publicación electrónica [*epub*] antes de su impresión).

8. Véase la extensa bibliografía de literatura médica en National Academy of Sciences, *Diet, Nutrition, and Cancer*, National Academy Press, Washington, D.C., 1982, pp. 73-105.

9. B. MacMahan y cols., «Urine Estrogen Profiles in Asian and North American Women», *International Journal of Cancer*, vol. 14 (1974), pp. 161-167; L. E. Dickinson y cols., «Estrogen Profiles of Oriental and Caucasian Women in Hawaii», *New England Journal of Medicine*, vol. 291 (1974), pp. 1211-1213; D. A. Snowden, carta al director, *Journal of the American Medical Association*, vol. 3, núm. 254 (1985), pp. 356-357; D. W. Cramer y cols., «Dietary Animal Fat and Relationship to Ovarian Cancer Risk», *Obstetrics and Gynecology*, vol. 63, núm. 6 (1984), pp. 833-838; T. McKenna, «Pathogenesis and Treatment of Polycystic Ovary Syndrome», *New England Journal of Medicine*, vol. 318 (1988), p. 558; D. Polson, «Polycystic Ovaries-A Common Finding in Normal Women», *Lancet*, vol. 1 (1988), p. 870.

10. P. Hill, «Diet, Lifestyle and Menstrual Activity», *American Journal of Clinical Nutrition*, vol. 33 (1980), p. 1192.

11. A. Sanchez, «A Hypothesis on the Etiologic Role of Diet on the Age of Menarche», *Medical Hypotheses*, vol. 7 (1981), p. 1339; S. Schwartz, «Dietary Influences on the Growth and Sexual Maturation in Premenstrual Rhesus Monkeys», *Hormones and Behavior*, vol. 22 (1988), p. 231.

12. C. Leigh Broadhurst, «Nutrition and Non-Insulin Dependent Diabetes Mellitus from an Anthropological Perspective», *Alternative Medicine Review*, vol. 2, núm. 5 (1997), pp. 378-399.

13. S. B. Eaton, S. B. Eaton III, M. J. Konner y M. Shostak, «An Evolutionary Perspective Enhances Understanding of Human Nutritional Requirements», *Journal of Nutrition*, vol. 126, núm. 6 (junio de 1996), pp. 1732-1740; S. B. Eaton, S. B. Eaton III, M. J. Konner, «Paleolithic Nutrition Revisited: A Twelve-Year Retrospective on Its Nature and Implications», *European Journal of Clinical Nutrition*, vol. 51, núm. 4 (abril de 1997), pp. 207-216; Michael Crawford y David Marsh, *Nutrition and Evolution*, Keats Publishing, New Canaan (Connecticut), 1995.

14. Joseph Mercola, *The No-Grain Diet* (Dutton, Nueva York, 2003), p. 3.

15. Estudios citados en Philip Lipetz, *The Good Calorie Diet* (HarperCollins, Nueva York, 1994), p. 72. Este libro contiene una información más útil y científicamente documentada sobre las diferencias entre los carbohidratos que cualquier otro libro que yo conozca.

16. Raphael Melmed y cols., «The Influence of Emotional State on the Mobilization of Marginal Pool Leukocytes and Insulin-Induced Hypoglycemia: A Possible Role for Eicosanoids as Major Mediators of Psychosomatic Processes», *Annals of the New York Academy of Sciences*, vol. 296 (1987), pp. 467-476.

17. Mary Catherine Bateson, *Composing a Life* (Plume, Nueva York, 1989), p. 200.

18. Datos estadísticos tomados de Kerry O'Nell, «*The Famine Within* Probes Women's Pursuit of Thinness», *Christian Science Monitor*, 31 de agosto de 1992; artículo sobre la película *The Famine Within*, de Katherine Gilday.

19. L. K. G. Hsu, «The Treatment of Anorexia Nervosa», *American Journal of Psychiatry*, vol. 143 (1986), p. 573.

20. J. E. Mitchell, M. C. Seim, E. Clon y cols., «Medical Complications and Medical Management of Bulimia», *Annals of Internal Medicine*, vol. 71 (1987).

21. R. E. Frisch, «The Right Weight: Body Fat, Menarche, and Ovulation», *Baillieres Clinical Obstetrics and Gynecology*, vol. 4, núm. 3 (septiembre de 1990), pp. 419-439.

22. Michael Eades y Mary Dan Eades, *Protein Power*, Bantam, Nueva York, 1996.

23 M. Nelson y cols., «Effects of High-Intensity Strength Training on Multiple Risk Factors for Osteoporitic Fractures: A Randomized Controlled Trial», *Journal of the American Medical Association*, vol. 272, núm. 24 (28 de diciembre de 1994), pp. 1909-1914.

24. Margaret Bullit-Jonas, *Holy Hunger: A Memoir of Desire* (A. A. Knopf, Nueva York, 1999), p. 119.

25. Comunicación personal con el doctor Michael Eades, quien revisó la literatura existente sobre este tema y la compartió conmigo.

26. A. Wayler, E. Queiroz, N. S. Scrimshaw y cols., «Nitrogen Balance Studies in Young Men to Assess the Protein Quality of an Isolated Soy Protein in Relation to Meat Proteins», *Journal of Nutrition*, vol. 113, núm. 12 (diciembre de 1983), pp. 2485-2491.

27. N. Istfan, E. Murray, M. Janghorbani y V. R. Young, «An Evaluation of the Nutritional Value of a Soy Protein Concentrate in Young Adult Men Using the Short-Term N-Balance Method», *Journal of Nutrition*, vol. 113, núm. 12 (diciembre de 1983), pp. 2516-2523; V. R. Young, A. Wayler, C. Garza y cols., «A Long-Term Metabolic Balance Study in Young Men to Assess the Nutri-

tional Quality of an Isolated Soy Protein and Beef Proteins», *American Journal of Clinical Nutrition*, vol. 39, núm. 1 (enero de 1984), pp. 8-15.

28. V. R. Young, M. Puig, E. Queiroz, N. S. Scrimshaw y W. M. Rand, «Evaluation of the Protein Quality of an Isolated Soy Protein in Young Men: Relative Nitrogen Requirements and Effects of Methionine Supplementation», *American Journal of Clinical Nutrition*, vol. 39, núm. 1 (enero de 1984), pp. 16-24; A. Y. Zezulka y D. H. Calloway, «Nitrogen Retention in Men Fed Varying Levels of Amino Acids from Soy Protein With or Without Added L-Methionine», *Journal of Nutrition*, vol. 106, núm. 2 (febrero de 1976), pp. 212-221.

29. A. Baglieri, S. Mahe, S. Zidi y cols., «Gastro-Jejunal Digestion of Soya-Bean-Milk Protein in Humans», *British Journal of Nutrition*, vol. 72, núm. 4 (octubre de 1994), pp. 519-532; F. Mariotti, S. Mahe, R. Benamouzig y cols., «Nutritional Value of [15N]-Soy Protein Isolate Assessed from Ileal Digestibility and Postprandial Protein Utilization in Humans», *Journal of Nutrition*, vol. 129, núm. 11 (nov. de 1999), pp. 1992-1997; C. Gaudichon, S. Mahe y cols., "Net Postprandial Utilization of [15N]-Labeled Milk Protein Nitrogen Is Influenced by Diet Composition in Humans", *Journal of Nutrition*, vol. 129, núm. 4 (abril de 1999), pp. 890-895.

30. «Lean Beef Shown to Be as Healthy as Chicken and Fish», *Food Chemistry News*, vol. 32, núm. 39 (1990), p. 6, citado en Jeffrey Bland, carta al director, *New England Journal of Medicine*, vol. 326, núm. 3 (1992), p. 200.

31. J. F. Balch, *Prescription for Nutritional Healing*, Avery Publications, Nueva York, 1990.

32. M. Studer y cols., «Effect of Different Antilipidemic Agents and Diets on Mortality: A Systematic Review», *Archives of Internal Medicine*, vol. 165, núm. 7 (11 de abril de 2005), pp. 725-730.

33. A. Leaf y P. C. Weber, «Cardiovascular Effects of N-3 Fatty Acids», *New England Journal of Medicine*, vol. 318, núm. 9 (3 de marzo de 1988), pp. 549-557; E. B. Schmidt, K. Varming, N. Svaneborg y J. Dyerberg, «N-3 Polyunsaturated Fatty Acid Supplementation (Pikasol) in Men with Moderate and Severe Hypertriglyceridaemia: A Dose-Response Study», *Annals of Nutrition & Metabolism*, vol. 36, núm. 5-6 (1992), pp. 283-287; F. B. Hu, E. Cho, K. M. Rexrode y cols., «Fish and Long-Chain Omega-3 Fatty Acid Intake and Risk of Coronary Heart Disease and Total Mortality in Diabetic Women», *Circulation*, vol. 107, núm. 14 (15 de abril de 2003), pp. 1852-1857; P. J. Skerrett y C. H. Hennekens, «Consumption of Fish and Fish Oils and Decreased Risk of Stroke», *Preventive Cardiology*, vol. 6, núm. 1 (invierno de 2003), pp. 38-41.

34. R. L. McLennon, «Reversal of Arrythmogenic Effects of Long-Term Saturated Fatty Acid Intake by Dietary N3 and N6 Polyunsaturated Fatty Acids», *American Journal of Clinical Nutrition*, vol. 51 (1990), pp. 53-58; D. Kim y cols., «Dietary Fish Oil Added to Hyperlipidemic Diet for Swine Results in Reduction in Excessive Number of Monocytes Attached to Arterial Epithelium», *Atherosclerosis*, vol. 81 (1991), pp. 209-216; y C. J. Diskin y cols., «Fish Oil to Prevent Intimal Hyperplasia and Thrombosis», *Nephron*, vol. 55 (1990), pp. 445-447.

35. U. N. Das y cols., «Benzo(a)pyrene and Gamma Radiation Induced Genetic Damage in Mice May Be Prevented in Mice by GLA but Not by Arachidonic Acid», *Nutrition Research*, vol. 5 (1985), pp. 101-105.

36. D. Horrobin y cols., «Omega-6 Fatty Acids May Reverse Carcinogenesis by Restoring Natural PGE-1 Metabolism», *Medical Hypotheses*, vol. 6, 1980, pp. 469-486; J. J. Jarkowski y W. T. Cave, «Dietary Fish Oil May Inhibit Development of Breast Cancer», *Journal of the National Cancer Institute*, vol. 74 (1985), pp. 1145-1150.

37. J. M. Kremer, «N-3 Fatty Acid Supplements in Rheumatoid Arthritis», *American Journal of Clinical Nutrition*, vol. 71, núm. 1 supl. (enero de 2000), pp. 349S-351S.

38. R. L. Weank y cols., «Effect of Low Saturated Fat Diet in Early and Late Cases of Multiple Sclerosis», *Lancet*, vol. 336 (1990), pp. 1145-1150.

39. M. G. Enig y cols., «Dietary Fat and Cancer Trends: A Critique», *Federal Proceedings*, vol. 37 (1978), pp. 25-30.

40. G. Abraham, «Primary Dysmenorrhea», *Clinical Obstetrics and Gynecology*, vol. 21, núm. 1 (1978), pp. 139-145.

41. T. A. Barringer y cols., «Effect of a Multivitamin and Mineral Supplement on Infection and Quality of Life. A Randomized, Double-Blind, Placebo Controlled Trial», *Annals of Internal Medicine*, vol. 138, núm. 5 (4 de marzo de 2003), pp. 365-371.

42. B. Villeponteau, R. Cockrell y J. Feng, «Nutraceutical Interventions May Delay Aging and the Age-Related Diseases», *Experimental Gerontology*, vol. 35, núm. 9-10 (diciembre de 2000), pp. 1405-1417.

43. E. R. Miller III, «Meta-Analysis: High Dosage Vitamin E Supplementation May Increase All-Cause Mortality», *Annals of Internal Medicine*, vol. 142, núm. 1 (4 de enero de 2005), pp. 37-46.

44. C. D. Morris y S. Carson, «Routine Vitamin Supplementation to Prevent Cardiovascular Disease: A Summary of the Evidence for the U.S. Preventive Services Task Force», *Annals of Internal Medicine*, vol. 139, núm. 1 (1 de julio de 2003), pp. 56-70.

45. M. J. Stampfer y cols., «Vitamin E Consumption and the Risk of Coronary Disease in Women», *New England Journal of Medicine*, vol. 328, núm. 20 (20 de mayo de 1993), pp. 1444-1449.

46. R. M. Boskick y cols., «Reduced Risk of Colon Cancer with High Intakes of Vitamin E: The Iowa Women's Health Study», *Cancer Research*, vol. 53, núm. 18 (15 de septiembre de 1993), pp. 4230-4237.

47. P. P. Zandi, «Reduced Risk of Alzheimer Disease in Users of Antioxidant Vitamin Supplements: The Cache County Study», *Archives of Neurology*, vol. 61, núm. 1 (enero de 2004), pp. 82-88.

48. M. Lu, «Prospective Study of Dietary Fat and Risk of Cataract Extraction Among US Women», *American Journal of Epidemiology*, vol. 161, núm. 10 (15 de mayo de 2005, pp. 948-959).

49. Christiane Northrup, *The Wisdom of Menopause*, Bantam, Nueva York, 2001 (*La sabiduría de la menopausia*, Urano, 2002).

50. M. R. Malinow y cols., «The Effects of Folic Acid Supplementation on Plasma Total Homocysteine Are Modulated by Multivitamin Use and Methylenetetrahydrofolate Reductase Genotyopes», *Arteriosclerosis, Thrombosis, and Vascular Biology*, vol. 17, núm. 6 (junio de 1997), pp. 1157-1162.

51. M. F. Bellamy y cols., «Oral Folate Enhances Endothelial Function in Hyperhomocysteinaemic Subjets», *European Journal of Clinical Investigation*, vol.

29, núm. 8 (agosto de 1999), pp. 659-662; A. Bronstrup y cols. «Effects of Folic Acid and Combinations of Folic Acid and Vitamin B-12 on Plasma Homocysteine Concentrations in Healthy, Young Women», *American Journal of Clinical Nutrition*, vol. 68, núm. 5 (1998), pp. 1104-1110.

52. A. Vahratian y cols., «Multivitamin Use and Risk of Preterm Birth», *American Journal of Epidemiology*, vol. 160, núm. 9 (1 de noviembre de 2004), pp. 886-892.

53. R. A. Anderson y S. Koslovsky, «Chromium Intake, Absorption, and Excretion of Subjects Consuming Self-Selected Diets», *American Journal of Clinical Nutrition*, vol. 41 (1985), pp. 1177-1180.

54. W. Mestz y cols., «Present Knowledge of the Role of Chromium», *Federal Proceedings*, vol. 33 (1974), pp. 2275-2283.

55. Es interesante observar que la leche materna humana contiene 300 mg de calcio por litro, mientras que la leche de vaca contiene 1200 mg por litro. Sin embargo, el bebé alimentado con leche materna asimila más calcio que el alimentado con leche de vaca. «Más» no es necesariamente «mejor». Fuente: William Manahan, *Eat for Health* (H. J. Kramer, Tiburón [California], 1988), p. 164.

56. Frank Oski, *Don't Drink Your Milk* (Mollica Press, Syracuse [Nueva York], 1983; se puede encargar a Teach Services, Route 1, Box 182, Brushton, NY 12916; tel. (800) 367 18 44.

57. Daniel Cramer y cols., «Galactose Consumption and Metabolism in Relation to the Risk of Ovarian Cancer», *Lancet*, vol. 2, núm. 8654 (8 de julio de 1989), pp. 66-71.

58. T. Colin Campbell, citado en «More on the Dietary Fat and Breast Cancer Link», *NABCO News*, vol. 4, núm. 3 (julio de 1990), pp. 1-2; puede solicitarse a la National Alliance of Breast Cancer Organizations (NABCO), 2nd floor, 1180 Avenue of the Americas, New York, NY 10036; tel. (212) 719 01 54.

59. William Manahan, *Eat for Health* (véase nota 55). Los dentistas observan que el primer lugar donde aparece la osteoporosis es en la mandíbula inferior, y que está relacionada con la enfermedad periodontal, principal causa de la pérdida de dientes en los adultos.

60. T. Colin Campbell, «Nutrition, Environment and Health Project; Chinese Academy of Preventive Medicine-Cornell-Oxford», reseñado en Nathaniel Mead, «The Champion Diet», *East West*, septiembre de 1990, p. 46.

61. B. Dawson-Hughes y cols., «Effect of Vitamin D Supplementation on Wintertime and Overall Bone Loss in Healthy Postmenopausal Women», *Annals of Internal Medicine*, vol. 115, núm. 17 (1991), pp. 505-512.

62. M. F. Holick, «Vitamin D Deficiency: What a Pain It Is», *Mayo Clinic Proceedings*, vol. 78, núm. 12 (diciembre de 2003), pp. 1457-1459.

63. R. D. Jackson y cols., «Calcium Plus Vitamin D Supplementation and the Risk of Fractures», *New England Journal of Medicine*, vol. 354, núm. 7 (26 de febrero de 2006), pp. 669-683.

64. El metabolismo de los huesos también requiere vitamina C, vitamina D y un buen número de oligoelementos, entre ellos cinc, sílice, cobre, boro y magnesio. Todas estas sustancias, en colaboración sinérgica, forman el hueso.

65. M. Grossman, J. Kirsner e I. Gillespie, «Basal and Histalog-Stimulated Gastric Secretion in Control Subjects and Patients with Peptic Ulcer or Gastric Cancer», *Gastroenterology*, vol. 45 (1963), pp. 15-26.

66. R. Recker, «Calcium Absorption and Achlorhydria», *New England Journal of Medicine*, vol. 313 (1985), pp. 70-73; M. J. Nicar y C. Y. C. Pak, «Calcium Bioavailability from Calcium Carbonate and Calcium Citrate», *Journal of Clinical Endocrinology and Metabolism*, vol. 61 (1985), pp. 391-393.

67. Jeffrey Bland, comunicación personal.

68. D. Michaelson y cols., «Bone Mineral Density in Women with Depression», *New England Journal of Medicine*, vol. 335 (1996), pp. 1176-1181.

69. Las fuentes para este cuadro son: Departamento de Agricultura de Estados Unidos, *Composition of Foods*, manuales núms. 8 y 456 (U.S. Government Printing Office, Washington, D.C., 1963); J. A. Duke y A. A. Atchley, *Handbook of Proximate Analysis — Tables of Higher Plants* (CRC Press, Boca Ratón, 1986); Leonard Jacobs, artículo en *East/West Journal*, mayo de 1985; John Lee, «Osteoporosis Reversal: The Role of Progesterone», *International Clinical Nutrition Review*, vol. 10 (1990), pp. 384-391; Judith Cooper Madlener, *The Sea Vegetable Book* (Clarkson N. Potter, Nueva York, 1977); Nutrition Search, Inc., director John Kirschmann, *Nutrition Almanac*, ed. rev. (Mac-Graw-Hill, 1979); Departamento de Agricultura de Estados Unidos, *Nutritive Value of Foods*, manual núm. 72 (U.S. Government Printing Office, Washington, D.C., 1971); Mark Pedersen, *Nutritional Herbology* (Pedersen, Bountiful [Utah], 1987); y Maine Coast Sea Vegetables, Co. (Shore Road, Franklin, ME 04634).

70. Estas recetas están tomadas de Susun Weed, *Menopausal Years: The Wise Woman's Way: Alternative Approaches for Women 30-90* (Ash Tree Publishing, Woodstock [Nueva York], 1992). La misma autora ofrece una gran variedad de fuentes en *Healing Wise: A Wise Woman's Herbal*, Ash Tree Publishing, Woodstock, 1992.

71. M. J. Eisenberg, «Magnesium Deficiency and Sudden Death», *American Heart Journal*, vol. 124, núm. 2 (1992), pp. 544-549; P. D. Turlapaty y B. M. Altura, «Magnesium Deficiency Produces Spasms in Coronary Arteries: Relationship to Etiology of Sudden Death Ischemic Heart Disease», *Science*, vol. 208, núm. 4440 (11 de abril de 1980), pp. 198-200; B. M. Altura, «Sudden Death Ischemic Heart Disease and Dietary Magnesium Intake: Is the Target Site Coronary Vascular Smooth Muscle?», *Medical Hypotheses*, vol. 5, núm. 8 (agosto de 1979), pp. 843-848.

72. B. S. Levine y J. W. Coburn, «Magnesium, the Mimic/Antagonist of Calcium», *New England Journal of Medicine*, vol. 310, núm. 19 (10 de mayo de 1984), pp. 1253-1255.

73. Institute of Medicine, *Dietary Reference Intakes for Calcium, Phosphorus, Magnesium, Vitamin D, and Fluoride* (National Academy Press, Washington, D.C., 1997).

74. M. DeVos, «Articular Disease and the Gut: Evidence for a Strong Relationship Between Spondylarthropathy and Inflammation of the Gut in Man», *Acta Clinica Belgica*, vol. 45, núm. 10 (1990), pp. 20-24; y P. Jackson y cols., «Intestinal Permeability in Patients with Eczema and Food Allergy», *Lancet*, vol. 1 (1981), p. 1285.

75. A. M. Larson y cols., «Acetaminophen-Induced Acute Liver Failure: Results of a United States Multicenter, Prospective Study», *Hepatology*, vol. 42, núm. 6 (diciembre de 2005), pp. 1364-1372.

76. En los números de abril, mayo y junio de 1997 de mi hoja informativa *Health Wisdom for Women* se encuentra una serie en tres partes sobre problemas intestinales comunes y su tratamiento holístico.

77. Se sabe que cambia el nivel de IgG en las enfermedades relacionadas con disbiosis intestinal y alergias alimentarias. IgG es una inmunoglobulina que interviene en la reacción corporal ante elementos externos como polen, pelo de animales, hierba, trigo, etc., que normalmente no son dañinos para el cuerpo. Sin embargo, el nivel de IgG es elevado en las personas que sufren de estrés permanente, ya sea de tipo emocional o físico, y eso crea la posibilidad de una hiperreacción inmunitaria, lo que produce una reacción a sustancias normalmente presentes en el ambiente. Algunas personas tienen bajo el nivel de IgG, lo cual se traduce en inmunosupresión, y por lo tanto en mayor vulnerabilidad y propensión a resfriados, etc.

78. El laboratorio que usa Women to Women para este efecto es ImmunoLaboratories, Fort Lauderdale, Florida; tel. (800) 231 91 97.

79. T. Shirakawa y cols., «Lifestyle Effect on Total IgG: Lifestyles Have a Cumulative Impact on Controlling Total IgG Levels», *Allergy*, vol. 46 (1991), pp. 561-569; I. Waxman, «Case Records of the MGH: A 59-Year-Old Woman with Abdominal Pain and an Abnormal CT Scan», *New England Journal of Medicine*, vol. 329, núm. 5 (1993), pp. 343-349.

80. Datos tomados de *Brain/Mind Bulletin*, diciembre de 1988.

81. Thomas Petros, artículo en *Physiology and Behavior*, vol. 41 (1991), pp. 25-30.

82. W. C. Willet y cols., «Moderate Alcohol Consumption and the Risk of Breast Cancer», *New England Journal of Medicine*, vol. 316, núm. 19 (7 de mayo de 1987), pp. 1174-1180.

83. J. A. Ewing, «Detecting Alcoholism. The CAGE Questionnaire», *Journal of de American Medical Association*, vol. 252, núm. 14 (12 de octubre de 1984), pp. 1905-1907.

84. L. D. Johnson, P. M. O'Malley, J. G. Bachman y J. E. Schulenberg (Ann Arbor, Michigan), «Decline in Teen Smoking Appears to Be Nearing Its End», University of Michigan News and Information Services, 19 de diciembre de 2005; accesible *online* en www.monitoringthefuture.org.

85. Ibíd.

86. Datos estadísticos tomados de ASH-Action on Smoking and Health, 2013 H Street, N. W., Washington, DC, 20006; tel.: (203) 659 43 10.

87. F. Clavel-Chapelon y cols., «Smoking Cessation Rates Four Years After Treatment by Nicotine Gum and Acupuncture», *Preventive Medicine*, vol. 26, núm. 1 (1997), pp. 25-28.

88. B. Haglund y cols., «Cigarette Smoking as a Risk Factor for Sudden Infant Death Syndrome», *American Journal of Public Health*, vol. 80 (1990), pp. 29-32.

89. R. A. Riemersma y cols., «Risk of Angina Pectoris and Plasma Concentration of Vitamins A, C, E, and Carotene», *Lancet*, vol. 337 (1991), pp. 1-5.

90. S. E. Moner, «Acupuncture and Addiction Treatment», *Journal of Addictive Disease*, vol. 15, núm. 3 (1996), pp. 79-100.

91. Saul Miller, *Food for Thought: A New Look at Food and Behavior*, Prentice-Hall, Nueva York, 1979.

92. Alexander Schauss, *Diet, Crime, and Delinquency*, Parker House, Berkeley (California), 1980.
93. R. M. Nerem, M. J. Levesque y J. T. Cornill, «Social Environment as a Factor in Diet-Induced Atherosclerosis», *Science*, vol. 208, núm. 4451 (1980), pp. 1474-1476.
94. Melvyn Morse, *Transformed by the Light*, Villard, Nueva York, 1992.

Capítulo 18: El poder del movimiento

1. Brian Swimme, *The Universe Is a Green Dragon* (Bear and Company, 1983), p. 106.
2. Muchos de los estudios siguientes se encuentran en R. A. Anderson, *Wellness Medicine*, American Health Press, Lynnwood (Washington), 1987.
3. *Body Bulletin*, Rodale Press, Emmaus (Pensilvania), enero de 1984.
4. I. Thune y cols., «Physical Activity and the Risk of Breast Cancer», *New England Journal of Medicine*, vol. 336 (1997), pp. 1269-1275.
5. Belloc y Breslow, «Relationship of Physical Fitness and Health Status», *Preventive Medicine*, vol. 1, núm. 3 (1972), pp. 109-121.
6. Martha Gulati y cols., «The Prognostic Value of a Nomogram of Exercise Capacity in Women», *New England Journal of Medicine*, vol. 353, núm. 5 (4 de agosto de 2005), pp. 468-475.
7. P. J. Harvey y cols., «Exercise as an Alternative to Oral Estrogen for Amelioration of Endothelial Dysfunction in Postmenopausal Women», *American Heart Journal*, vol. 149, núm. 2 (febrero de 2005), pp. 291-297.
8. R. J. Young, «Effects of Regular Exercise on Cognitive Functioning and Personality», *British Journal of Sports Medicine*, vol. 13, núm. 3 (1979), pp. 110-117; B. Gutin, «Effect of Increase in Physical Fitness on Mental Ability Following Physical and Mental Stress», *Research Quarterly*, vol. 37, núm. 2 (1966), pp. 211-220.
9. Archana Singh-Manoux y cols., «Effects of Physical Activity on Cognitive Functioning in Middle Age: Evidence from the Whitehall II Prospective Cohort Study», *American Journal of Public Health*, vol. 95, núm. 12 (diciembre de 2005), pp. 2252-2258.
10. M. S. Bahrke, «Exercise, Meditation, and Anxiety Reduction», *American Corrective Therapy Journal*, vol. 33, núm. 2 (1979), pp. 41-44; J. W. Collingswood y L. Willet, «The Effects of Physical Training Upon Self-Concept and Body Attitude», *Journal of Clinical Psychology*, vol. 27, núm. 3 (1971), pp. 411-412.
11. R. Prince y cols., «Prevention of Postmenopausal Osteoporosis: A Comparative Study of Exercise, Calcium Supplementation, and Hormone Replacement Therapy» *New England Journal of Medicine*, vol. 325, núm. 17 (1991), pp. 1189-1204; J. F. Aloia y cols., «Prevention of Involutional Bone Mass by Exercise», *Annals of Internal Medicine*, vol. 89, núm. 3 (1978), pp. 351-358; Consensus Development Conference on Osteoporosis, National Institutes of Health, Washington, D.C., 1989.
12. S. J. Griffin y J. Trinder, «Physical Fitness, Exercise, and Human Sleep», *Psychophysiology*, vol. 15, núm. 5 (1978), pp. 447-450.

13. J. Morgan y cols., «Psychological Effects of Chronic Physic Activity», *Medical Science Sports*, vol. 2, núm. 4 (1970), pp. 213-217.

14. S. P. Helmrich y cols., «Physical Activity and Reduced Occurrence of Non-Insulin-Dependent Diabetes Mellitus», *New England Journal of Medicine*, vol. 325, núm. 3 (18 de julio de 1991).

15. J. Prior, «Conditioning Exercise Decrease Premenstrual Symptoms: A Prospective, Controlled 6-Month Trial», *Fertility and Sterility*, vol. 47, núm. 402 (1987).

16. B. P. Worth y cols., «Running Through Pregnancy», *Runner's World*, noviembre de 1978, pp. 54-59.

17. He descubierto que el ejercicio aeróbico con pesas The Firm es muy eficaz si se tiene tiempo para hacerlo. Cada sesión de ejercicios dura de 45 a 60 minutos, y los resultados se notan en el cuerpo después de sólo 5 sesiones más o menos, haciendo un promedio de tres sesiones a la semana. Para encargar un vídeo resumen de 5 minutos, llama al 1-800-THE FIRM. Mis favoritos son los volúmenes 4, 5 y 6. Te recomiendo que empieces con el volumen 6. Los vídeos Usana Lean también son excelentes (véase «Recursos y proveedores»).

18. H. H. Jones y cols., «Humeral Hypertrophy in Response to Exercise», *Journal of Bone and Joint Surgery*, vol. 59, núm. a2 (1977), pp. 204-208; N. K. Dalen y E. Olsson, «Bone Mineral Content and Physical Activity», *Acta Orthopaedica Scandinavia*, vol. 45, núm. 2 (1974), pp. 170-174.

19. M. Nelson y cols., «Effects of High-Intensity Strength Training on Multiple Risk Factors for Osteoporitic Fractures: A Randomized Controlled Trial», *Journal of the American Medical Association*, vol. 272, núm. 24 (1994), pp. 1909-1914. El programa Nelson que se ha utilizado ha sido adaptado para uso doméstico, y puede encontrarse en su libro *Strong Women Stay Young*, Bantam, Nueva York, 1997.

20. Jin Putai, «Changes in Heart Rate, Noradrenaline, Cortisol, and Mood During Tai Chi», *Journal of Psychosomatic Research*, vol. 33, núm. 2 (1989), pp. 197-206.

21. S. L. Wolf, H. X. Barnhart y N. G. Kutner, «Reducing Frailty and Falls in Older Persons: An Investigation of Tai Chi and Computerized Balance Training», *Journal of the American Geriatric Society*, vol. 44 (1996), pp. 489-497.

22. Soy una gran aficionada al simulacro de asalto, el entrenamiento que sirve a las mujeres para desarrollar estrategias de defensa para sobrevivir a un ataque.

23. Ann Ray Martin y Valerie Gladstone, «The Quickest Fixes», *Longevity*, mayo de 1991, pp. 48 y 49.

24. R. Markus y cols., «Menstrual Function and Bone Mass in Elite Women Distance Runners: Endocrine and Metabolic Features», *Annals of Internal Medicine*, vol. 102 (1985), pp. 158-163.

25. N. A. Rigotti y cols., «Osteoporosis in Women with Anorexia Nervosa», *New England Journal of Medicine*, vol. 311 (1989), pp. 1601-1605.

26. L. L. Schweiger y cols., «Caloric Intake, Stress, and Menstrual Function in Athletes», *Fertility and Sterility*, vol. 49 (1988), pp. 447-450.

27. B. L. Drinkwater y cols., «Bone Mineral Density After Resumption of Menses in Amenorrheic Athletes», *Journal of the American Medical Association*, vol. 256 (1986), pp. 380-382; J. S. Lindbergh y cols., «Increased Vertebral Bone Mineral in Response to Reduced Exercise in Amenorrheic Runners», *Western Journal of Medicine*, vol. 146 (1987), pp. 39-47.

28. Nancy Lane, «Exercise and Bone Status», *Complementary Medicine*, mayo-junio de 1986.

Capítulo 19: Sanarnos a nosotras, sanar a nuestro mundo

1. C. W. Birky, «Relaxed Cellular Controls and Organelle Heredity», *Science*, vol. 222 (1983), pp. 466-475; M. C. Corballis y M. J. Morgan, «On the Biological Basis of Human Laterality», *Journal of Behavioral Science*, vol. 2 (1978), pp. 261-336; Norman Geschwind y Albert Galaburda, «Cerebral Lateralization, Biological Mechanisms, and Pathology», *Archives of Neurology*, vol. 42, núm. 6 (1985), pp. 521-552.

1*. La mayor parte de los historiadores creen que el total de personas quemadas en la hoguera acusadas de brujería varía entre 40.000 y 100.000, una cuarta parte de varones, lo que dejaría la cantidad de mujeres entre 30.000 y 75.000, cifra espeluznante, de todas maneras, pero muy alejada de los 9 millones a que alude la autora. *(N. del E.)*

2. *The Burning Tree* es una película documental que describe la quema de nueve millones de mujeres, acusadas de brujería, y de sus simpatizantes durante la Edad Media. Se puede pedir más información sobre la película escribiendo a: Donna Reed, Direct Cinema, P.O. Box 10003, Santa Mónica, CA 90410; tels.: (310) 396 47 74 y (800) 525 40 00. Para más información sobre este tema, véase Starhawk, *The Spiral Dance: A Rebirth of the Ancient Goddess*, HarperSanFrancisco, 1979.

3. Rupert Sheldrake, *The Presence of the Past: Morphic Resonance and the Habits of Nature* (Collins, Londres, 1988) y *A New Science of Life* (Houghton Mifflin, Boston, 1981 (*Presencia del pasado: resonancia mórfica y hábitos de la naturaleza* y *Una nueva ciencia de la vida*, Kairós, Barcelona, 1990.) La teoría que postula Sheldrake se refiere a «unidades mórficas», que se pueden considerar formas de energía. «Si bien estos aspectos de forma y energía se pueden separar conceptualmente, siempre están relacionados entre sí. Así como ninguna unidad mórfica puede tener energía sin forma, tampoco ninguna forma material puede existir sin energía.» La forma característica de una unidad mórfica dada está determinada por la forma de organismos similares anteriores que actúan sobre ella a través del tiempo y del espacio, en un proceso de «resonancia mórfica» a través de «campos morfogénicos». Esta influencia depende de las estructuras tridimensionales y patrones de vibración del organismo. Por ejemplo, en un laboratorio de Londres se entrena a miles de ratas para realizar una tarea nueva. Si se sostiene la teoría de Sheldrake, pasado un tiempo y en un laboratorio de otra parte, ratas similares deberían ser capaces de aprender y realizar esa misma tarea más rápidamente. Esto se debe a que las primeras ratas han cambiado el «campo morfogénico» que rodea el aprendizaje de las ratas. Este efecto ha de producirse en ausencia de toda conexión física conocida o comunicación entre los dos laboratorios.

Pruebas de que este efecto realmente se produce han sido registradas por Ager y cols., «Fourth (Final) Report on a Test of McDougall's Lamarckian Experiment in the Training of Rats», *Journal of Experimental Biology*, vol. 3 (1954), pp. 304-321.

4. Portada de *Ms.*, enero-febrero de 1992.
5. Audre Lorde, *Burst of Light* (Firebrand Books, Ithaca [Nueva York], 1988), p. 131. Como explica en su libro, tuvo metástasis de cáncer de mama en el hígado, diagnosticada en 1984. En 1992 fue la poetisa laureada del estado de Nueva York. Normalmente, un tumor que ha extendido metástasis hasta el hígado da seis meses de vida. Lorde vivió nueve años más después de ese diagnóstico.
6. Annie Rafter, enfermera, es una de las fundadoras de Women to Women. Actualmente ejerce su profesión en Santa Fe (Nuevo México).
7. Había una cierta verdad en este pensamiento. Es bien sabido que los estudiantes de medicina comienzan a experimentar los síntomas de los pacientes que ven cuando están aprendiendo las diferentes enfermedades. Mis límites personales no estaban muy bien fijados en el pasado, y me he «llevado a casa» demasiadas de las cosas que ocurren en la consulta. Dado que todo el día estoy en el campo energético relacionado con miomas y muy compenetrada con mis clientas, no cabe duda de que mi campo energético ha sido influido por los de ellas, y todavía tengo que responsabilizarme de este trastorno, aprender de él y crecer.